# 黄帝内经集注

(清)张志聪 集注

【上】

## 素 问

中医古籍出版社
Publishing House of Ancient Chinese Medical Books

**图书在版编目(CIP)数据**

黄帝内经集注 / (清) 张志聪著. — 北京 :
中医古籍出版社, 2015.2(2019.1 重印)
ISBN 978-7-5152-0762-9

Ⅰ. ①黄… Ⅱ. ①张… Ⅲ. ①《内经》-注释
Ⅳ. ①R221

中国版本图书馆 CIP 数据核字(2014)第 304475 号

**黄帝内经集注**(全二册)
(清)张志聪 集注

| | |
|---|---|
| **责任编辑** | 刘从明 |
| **出版发行** | 中医古籍出版社 |
| **社　　址** | 北京东直门内南小街 16 号(100700) |
| **经　　销** | 全国各地新华书店 |
| **印　　刷** | 北京时捷印刷有限公司 |
| **开　　本** | 880mm×1230mm　1/32 |
| **印　　张** | 27.5 |
| **字　　数** | 860 千字 |
| **版　　次** | 2015 年 2 月第 1 版　2019 年 1 月第 5 次印刷 |
| **书　　号** | ISBN 978-7-5152-0762-9 |
| **定　　价** | 82.00 元 |

# 出版说明

《黄帝内经》是我国现存最早、影响最大的一部医学典籍。《黄帝内经》书名最早见于《汉书·艺文志》，自隋唐杨上善、王冰注释以来，注释几十余家。清代张志聪集诸家之说，随文衍义，注成《黄帝内经集注》。张志聪（1616—1674），字隐庵，浙江钱塘人。他自幼学医，行医数十载，构侣山堂于杭州胥山，招同志讲论其中，参考经论，辨其是非。著作有《素问集注》、《灵枢经集注》、《伤寒论宗印》、《金匮要略注》、《侣山堂类辨》、《本草崇原》等流传于世。

本次整理出版的《黄帝内经集注》，以清代浙江官医局刻本为底本。在整理过程中，以保持原本原貌为原则，对原书不删节，不改动。原书繁体竖排，现改为简体横排，异体字、俗字改为通行简体字，通假字、古今字保留原貌。为方便读者阅读，根据现代标点符号用法对全书统一标点，原书中较长的段落酌情分段。

# 序

五帝以上有书乎？曰:无书也,无书而实肇书之蕴也。五帝以下有书乎？曰:多书也,多书而实淆书之传也。夫无书而肇书之蕴,多书而淆书之传,则作与述之相为终始,不可诬也。

聿稽五帝,首自庖牺,仰观俯察,近取远求,而八卦以通,昭然为明道开天之祖。嗣后伊耆,断耜揉耒,教穑辨物,而百汇以明,焕然为养生达性之主。厥传公孙,上稽天象,下究渊泉,中度人事,以人之五行六气,配天地阴阳,以天地之四时五行,应人部候,洞然为见垣彻微之宗。是三圣代兴,而三坟之义著,三才之理备矣。

然羲皇画卦,而爻辞彖义,姬、文、周、孔创始于前,李、邵、陈、朱阐明于后,而开物成务,易道遂历千古而不晦。炎帝察材,而金石草木,品上中下,《本经》以传,《别录》《图经》《纲目》以著,而补遗增阙,方书遂行万祀而无敝。独《素问》一册,帝与俞跗、巫彭诸臣,论次一堂,所详者天人一原之旨,所明者阴阳迭乘之机,所究研者气运更胜之微,所稽求者性命攻荡之本,所上穷者寒暑日月之运行,所下极者形气生化之成败,开阖详尽,几无馀蕴。然其中论生生之统居其半,言灾病者次之,治法者又次之,盖欲天下后世,子孙氓庶,勿罹灾眚,咸归生长,圣教不唐乎大哉!

第经义渊微,圣词古简,苟非其人,鲜有通其义者。即如周之越人,汉之仓公,晋之皇甫谧,唐之王启元,以及宋、元、明诸名家,迭为论疏,莫不言人人殊。而经旨櫽括者,或以一端求之,经言缕析者,或以偏见解之。经词有于彼见而于此若隐者,或以本文诠释而昧其大原。经文有前未言而今始及者,或以先说简脱而遗其弘论。是皆余所深悯也。

聪辄忘愚昧，竭力覃思，自庚子五载，注仲祖《伤寒论》及《金匮要略》二书，刊布问世。今复自甲辰五载，注释《内经·素问》九卷，以昼夜之悟思，印黄岐之精义。前人咳唾，概所勿袭；古论糟粕，悉所勿存。惟与同学高良，共深参究之秘；及门诸弟，时任校正之严。剞劂告成，颜曰集注。盖以集共事参校者什之二三，先辈议论相符者什之一二，非有弃置也，亦曰前所已言者，何烦余言！唯未言者，亟言之以俟后学耳。讵敢追康节、希彝通易之秘，隐君、齐相搜药之遗，以自附古人也乎？

虽然，人惮启辟，世乐因仍。维《诗》有云：如彼飞虫，时亦弋获。然则天下后世之誉我，或于此书，天下后世之毁我，亦或于此书，余何敢置喙！夫亦以见志之有在，恶容矜慎哉！

康熙庚戌花朝武陵张志聪书于西泠怡堂

# 凡例增补

一、医家谓《灵枢》在《素问》之前，殊难征信。盖《素问》述病所由起，《灵枢》明病所由瘳，学者先读《素问》，次读《灵枢》，方为得门而入。

一、《内经》惟圣医张仲景运用最熟，自隋唐杨氏王氏，至近世马氏吴氏，注释几十馀家，经旨反为所掩。但马氏于《内经》原文未尝割截，张隐庵照本录出，集诸及门一得之见，创为集注，实迫于不容已。汪讱庵因其屏弃旧闻而疑之，误矣。

一、程子谓《素问》出于战国之际，今按篇首及通篇语气，诚非轩岐自著，乃由雷公之伦传授成书。至于司运之说，张飞畴议之，程子亦云：除是尧舜之世，五风十雨始验。迨门人问难，则曰善言天者必有验于人，善言古者必有验于今，岂不当哉！是为通篇定案。

一、从前注家，每于经文极难理会之处，强经就我，阙疑者居其半。惟隐庵集注，体贴入妙，凡经中章节字句，均释得融洽分明，不愧长沙贤裔。

一、《侣山堂类辩》《针灸秘传》二书，俱因《素灵集注》告成而作。向闻《秘传》从《内经》推出，极切明用。乾隆时其书已亡，故王琢崖《医林指月》有《类辩》无《秘传》。

一、隐庵集注有《素问》《灵枢》两序，学者应从隐庵两序读起，读至终篇，自知体要。又宜潜心领会，不可浅尝辄止。习熟之后，再读《神农本经》，仲景《伤寒论》《金匮要略》等书。庶得源流俱清，与道大适。

一、隐庵与高士宗所著各书，陈修园亦未全读，观《修园十六种》可见矣。然辨证释方，已高出前代名医，凡时下狂瞽之谈，铲消殆尽，非力学好古，诵法张、高者不能。学者苟得张、高之一体，则获益已不浅云。

浙江官医局谨志

# 总　目　录



## 黄帝内经集注上·素问

## 黄帝内经集注下·灵枢

# 黄帝内经集注上

## 素问目录

# 卷一

## 上古天真论篇第一

上古，谓所生之来。天真，天乙始生之真元也。首四篇论调精神气血。所生之来谓之精，故首论精；两精相搏谓之神，故次论神；气乃精水中之生阳，故后论气。

昔在黄帝，生而神灵，弱而能言，幼而徇齐，长而敦敏，成而登天。徇，音循。长，上声。按《史记》：黄帝姓公孙，名轩辕。有熊国君少典之子，继神农氏而有天下，都轩辕之丘，以土德王，故号黄帝。神灵，智慧也。徇，顺。齐，正。敦，信。敏，达也。此节记圣德禀性之异，发言之早。方其幼也，能顺而正；及其长也，既敦且敏。故其垂拱致治，教化大行，广制度以利天下，垂法象以教后世，生知之圣人也。后铸鼎于鼎湖山，鼎成而白日升天，此亦寿敝天地无有终时之真人也。乃问于天师曰：余闻上古之人，春秋皆度百岁，而动作不衰；今时之人，年半百而动作皆衰者，时世异耶？人将失之耶？天师，尊称岐伯也。天者，谓能修其天真。师，乃先知先觉者也。言道者上帝之所贵，师所以传道而设教，故称伯曰天师。度，越也。度百岁者，百二十岁也。岐伯对曰：上古之人，其知道者，法于阴阳，和于术数。上古，太古也。知道，谓知修养之道也。法，取法也。阴阳，天地四时五行六气也。和，调也。术数者，调养精气之法也。盖阴阳者，万物之终始，死生之本，逆之则灾害生，从之则苛疾不起，故能取法以和调，是谓得道。食饮有节，起居有常，不妄作劳，故能形与神俱，而尽终其天年，度百岁乃去。《灵枢·决气篇》曰：上焦开发，宣五谷味，熏肤充身泽毛，若雾露之溉，是谓气。饮食有节，养其气也。《生气通天论》曰：起居如惊，神气乃浮。起居有常，养其神也。烦劳则张，精绝。不妄作劳，养其精也。夫神气去，形独居，人乃死。能调养其神气，故能与形俱存，而尽终其天年。今时之人不然也，以酒为浆,以妄为常,醉以入房,酒能伤脾,脾气伤则不能宣五谷味,而生气伤矣。以妄为常,伤其神矣。醉以入房,伤其精矣。言今时之人,不知道者,纵嗜欲而伤其精气神也。以欲竭其精,以耗散其真。不知持满,不时御神,乐色曰欲,轻散曰耗。真者,元真之气也。不知持满,不慎谨也。不时御神,不能四时调御其神也。言不知道者,不能慎谨调养,而丧其精气神也。务快其心,逆于生乐,起居无节,故半百而衰也。心藏神,务快其心,丧其神守矣。乐则气缓,而更逆之,伤其气矣。起居无节,耗其精矣。言今时之人,惟务快乐,不能积精全神,是以半百而衰也。

夫上古圣人之教下也,皆谓之虚邪贼风,避之有时,恬惔虚无,真气从之,精神内守,病安从来?虚邪,虚乡不正之邪风也。恬,安静也。惔,朴素也。虚无,不为物欲所蔽也。言上古之人,得圣人之教化,内修养生之道,外避贼害之邪,所以年皆度百岁,而动作不衰。是以志闲而少欲,心安而不惧,形劳而不倦。气从以顺,各从其欲,皆得所愿。恬惔无为,是以志闲而少欲矣。精神内守,是以心安而不惧,形劳而不倦矣。真气从之,是以气从以顺矣。五方之民,衣食居处,各从其欲,是以皆得所愿也。故美其食,任其服,乐其俗,高下不相慕,其民故曰朴。故者,承上文而言。按《异法方宜论》曰:东方之民,皆安其处,美其食;西方之民,依山陵而居,不衣而褐荐,华食而肥脂;北方之域,其地高陵居,风寒冰冽,其民乐野处而乳食;南方之域,其地下,水土弱,其民嗜酸而食胕;中央者,其地平以湿,其民食杂而不劳。此五方之民,随天地万物之所生,山川地土之高下,衣食居处,各从其欲,彼此不相爱慕,故其民曰朴。是以嗜欲不能劳其目,淫邪不能惑其心。此复言五方之民,各有嗜欲淫邪而致病。惟上古恬惔之世,民皆安居乐俗,而无外慕之思,故虽有嗜欲淫邪,不能伤其内也。愚智贤不肖,不惧于物,故合于道。上古之人,无贵贱贤愚,皆全德不危,故不外惧于物,而合于养生之道焉。所以能年皆度百岁,而动作不衰者,以其德全不危也。德者,所得乎天之明德也。全而不危者,不为物欲所伤也。《庄子》曰:执道者德全,德全者形全。形全者,圣人之道也。

帝曰:人年老而无子者,材力尽邪?将天数然也?阴阳者,万物之终始也。此复论男女阴阳气血,有始有终,有盛有衰,各有自然之天数。材力，精力也。**岐伯曰：女子七岁，肾气盛，齿更发长。**更，平声。长，上声。七为少阳之数，女本阴体，而得阳数者，阴中有阳也。人之初生，先从肾始。女子七岁，肾气方盛。肾主骨，齿者骨之馀，故齿更。血乃肾之液，发乃血之馀，故发长也。按阴阳之道，孤阳不生，独阴不长，阴中有阳，阳中有阴，是以天乙生水，地二生火，离为女，坎为男，皆阴阳互换之道，故女得阳数而男得阴数也。**二七而天癸至，任脉通，太冲脉盛，月事以时下，故有子。**天癸，天乙所生之癸水也。冲脉任脉，奇经脉也。二脉并起于少腹之内胞中，循腹上行，为经血之海，女子主育胞胎。夫月为阴，女为阴。月一月而一周天，有盈有亏，故女子亦一月而经水应时下泄也。亏即复生，故于初生之时，男女构精，当为有子，虚则易受故也。**三七肾气平均，故真牙生而长极。**长，上声。肾气者，肾藏所生之气也。气生于精，故先天癸至，而后肾气平。肾气足，故真牙生。真牙者，尽根牙也。**四七筋骨坚，发长极，身体盛壮。**肾生骨髓，髓生肝，肝生筋，母子之相生也。女子四七，精血盛极之时，是以筋骨坚，发长极也。血气盛则充肤热肉，是以身体盛壮。**五七阳明脉衰，面始焦，发始堕。**阳阴之脉荣于面，循发际，故其衰也，面焦发堕。夫气为阳，血脉为阴，故女子先衰于脉，而男子先衰于气也。再按足阳明之脉并冲任挟脐上行，冲任脉虚而阳明脉亦虚矣。**六七三阳脉衰于上，面皆焦，发始白。**三阳之脉尽上于头，三阳脉衰，故面皆焦。血脉华于色，血脉衰，故发白也。**七七任脉虚，太冲脉衰少，天癸竭，地道不通，故形坏而无子也。**地道，下部之脉道也。《三部九候论》曰：下部也，足少阴也。癸水藏于肾，天癸竭，是足少阴下部之脉道不通。冲任虚，是以形衰而无子也。

**丈夫八岁，肾气实，发长齿更。**八为少阴之数，男本阳体，而得阴数者，阳中有阴也。**二八肾气盛，天癸至，精气溢泻，阴阳和，故能有子。**《灵枢经》曰：冲脉任脉，皆起于胞中，上循背里，为经络之海。其浮而外者，循腹右上行，会于咽喉，别而络唇口。血气盛则充肤热肉，血独盛则淡渗皮肤生毫毛。今妇人之生，有馀于气，不足于血，以其数脱血也。冲任之脉不荣唇口，故须不生焉。是则男子之天癸，溢于冲任，充肤热肉，而生髭须；女子之天癸，溢于冲任，充肤热肉，为经水下行而妊子也。男子二八，精气满溢，阴阳和合，泻泄其精，故能有子也。**三八肾气平均，筋骨劲强，故真牙生而长极。**

平,足也。均,和也。极,止也。故真牙生而筋骨所长,以至于极矣。**四八筋骨隆盛,肌肉满壮**。四居八数之半,是以隆盛之极。**五八肾气衰,发堕齿槁**。肾为生气之原,男子衰于气,故根气先衰,而发堕齿槁也。**六八阳气衰竭于上,面焦,发鬓颁白**。根气先衰,而标阳渐竭矣。《平脉篇》曰:寸口脉迟而缓,缓则阳气长,其色鲜,其颜光,其声商,毛发长。阳气衰,故颜色焦而发鬓白也。**七八肝气衰,筋不能动,天癸竭,精少,肾藏衰,形体皆极**。肝乃肾之所生,肾气衰故渐及于肝矣。肝主筋,肝气衰,故筋不能运动。肾主骨,筋骨皆衰,故形体疲极也。**八八则齿发去**。数终衰极,是以不惟颁白枯槁,而更脱落矣。**肾者主水,受五藏六府之精而藏之,故五藏盛乃能泻。今五藏皆衰,筋骨解堕,天癸尽矣。故发鬓白,身体重,行步不正,而无子耳**。此复申明先天之癸水,又藉后天之津液所资益也。肾者主水,言肾藏之主藏精水也。受五藏六府之精而藏之者,受后天水谷之精也。盖五味入胃,各归所喜,津液各走其道,肾为水藏,受五藏之精而藏之。肾之精液入心化赤而为血,流溢于冲任为经血之海,养肌肉,生毫毛,所谓流溢于中布散于外者是也。故曰天癸者,天乙所生之精也。是以男子天癸至而精气溢泻,肾之精化赤为血,溢于冲任生髭须,女子天癸至而月事以时下,故精血皆谓之天癸也。再按经云荣血之道,内谷为宝。谷入于胃,乃传之肺,流溢于中,布散于外,专精者行于经隧,常荣无已。男子八八,女子七七,天地之数终而天癸绝,然行于经隧之荣血未竭也。是以老年之人,能饮食而脾胃健者,尚能筋骨坚强,气血犹盛。此篇论天癸绝而筋骨衰,其后天水谷之精,又不可执一而论也。再按女子过七七而经淋不绝者,此系行于经隧之血,反从冲任而下,是以面黄肌瘦,骨惫筋柔。当知经隧之血行于脉中,冲任之血兼渗于脉外。

**帝曰:有其年已老而有子者,何也?岐伯曰:此其天寿过度,气脉常通,而肾气有馀也。此虽有子,男不过尽八八,女不过尽七七,而天地之精气皆竭矣**。此复申明天地阴阳之数,止尽终于七七八八也。天寿过度,先天所秉之精气盛也。气脉常通,后天之地道尚通也。是以肾气有馀而有子。此虽有子,然天地之精气尽竭于七八之数者也。**帝曰:夫道者年皆百数,能有子乎?岐伯曰:夫道者,能却老而全形,身年虽寿,**

能生子也。此承上文而言，惟修道者能出于天地阴阳之数也。

黄帝曰：余闻上古有真人者，提挈天地，把握阴阳，呼吸精气，独立守神，肌肉若一。故能寿敝天地，无有终时。此其道生。上古真人者，言所生之来自然合道，而能全其天真之人也。天真完固，故能斡旋造化，燮理阴阳，吐纳精气，与道独存，守神全形，是以肌肤若冰雪，绰约如处子，寿过天地，无有终极之时。此由道之所生，故无为而道自合也。

中古之时，有至人者，淳德全道，和于阴阳，调于四时，去世离俗，积精全神，游行天地之间，视听八达之外。此盖益其寿命而强者也。亦归于真人。中古至人者，谓有为以入道，而能全所生之天真者也。天真虽泄，复能修德全道，积精养神，故令神气充塞于天地之间，耳目聪明于八达之外。此盖从修炼保固得来，亦能复完天真，而同归大道。夫真人者，得先天之真者也；至人者，得后天一气者也。其趋则一，故亦归于真人。

其次有圣人者，处天地之和，从八风之理，适嗜欲于世俗之间，无恚嗔之心。行不欲离于世，被服章，举不欲观于俗，外不劳形于事，内无思想之患。以恬愉为务，以自得为功。形体不敝，精神不散，亦可以百数。至人真人者，去世离俗，修道全真，无妻室之爱，无嗜欲之情，所谓游方之外，高出人类者也。圣人者，处天地之内，顺八方之理，教以人伦，法于制度，黻冕于朝堂之上，不欲离于世俗章服，无为而治，不劳其形，随机而应，不役其神，此治世之圣人也，亦可以优游泮奂而长享百年矣。如五帝三皇，周公孔子，寿不越百岁，而灵明真性与太虚同体，万劫常存。

其次有贤人者，法则天地，象似日月。辨列星辰，逆从阴阳。分别四时，将从上古。合同于道，亦可使益寿而有极时。贤人者，处尘俗之内，鲜拘蔽之习，取法天地，如日月之光明，推测象纬，顺逆二气，序别四时，将与上古天真之圣同合于道，亦可使益寿，而至于寿敝天地之极。此修道之贤人，而由人以合天，超凡以至圣者也。此帝勉人修为，而不得以凡庸自弃。故《移精变气》章曰：去故就新，乃得真人。

# 四气调神大论篇第二

神藏于五藏，故宜四气调之。脾不主时，旺于四季月。

春三月，此谓发陈。发，启也。陈，故也。春阳上升，发育万物，启故从新，故曰发陈。天地俱生，万物以荣。天地之气俱主生发，而万物亦以生荣。夜卧早起，广步于庭。夜卧早起，发生气也。广，宽缓也。所以运动生阳之气。被发缓形，以使志生。东方风木之气，直上巅顶。被发者，疏达肝木之气也。缓，和缓也。举动舒徐，以应春和之气。志者，五藏之志也。志意者，所以御精神，收魂魄，适寒温，和喜怒者也。是以四时皆当顺其志焉。生而勿杀，予而勿夺，赏而勿罚。予，与同。皆所以养生发之德也。故君子启蛰不杀，方长不折。此春气之应，养生之道也。四时之令，春生夏长，秋收冬藏，此春气以应养生之道。逆之则伤肝，夏为寒变，奉长者少。逆，谓逆其生发之气也。肝属木，王于春，春生之气逆则伤肝，肝伤则至夏为寒变之病，因奉长者少故也。盖木伤而不能生火，故于夏月火令之时，反变而为寒病。

夏三月，此为蕃秀。蕃，茂也。阳气浮长，故为茂盛而华秀也。天地气交，万物华实。夏至阴气微上，阳气微下，故为天地气交。阳气施化，阴气结成，成化相合，故万物华实也。夜卧早起，无厌于日。夜卧早起，养长之气也。无厌于长日，气不宜惰也。使志无怒，使华英成秀。长夏火土用事，怒则肝气易逆，脾土易伤，故使志无怒，而使华英成秀。华者，心之华，言神气也。使气得泄，若所爱在外。夏气浮长，故欲其疏泄，气泄则肤腠宣通，时气疏畅，有若好乐之在外也。此夏气之应，养长之道也。长，上声。凡此应夏气者，所以养长气之道也。逆之则伤心，秋为痎疟，奉收者少，冬至重病。心属火，王于夏，逆夏长之气则伤心矣。心伤至秋为痎疟，因奉收者少故也。盖夏之阳气浮长于外，至秋而收敛于内，夏失其长，秋何以收？至秋时阴气上升，下焦所出之阴，与上焦所逆之阳，阴阳相搏而为寒热之阴疟也。夫阳气发原于下焦阴藏，春生于上，夏长于外，秋收于内，冬藏于下。今夏逆于上，秋无以收，收机有碍，则冬无所藏，阳不归原，是根气已损。至冬时寒水当令，无阳热温配，故冬时为病甚危险也。有云逆夏气则暑气伤心，至秋成痎疟。此亦邪气伏藏于上，与阳气不收之义相同。但四时皆论藏气自逆而不涉外淫之邪，是不当独以夏时为暑病也。

秋三月，此为容平。容，盛也。万物皆盛实而平定也。天气以急，地气以明。寒气上升，故天气以急。阳气下降，故地气以明。早卧早起，与鸡俱兴。鸡鸣早而出埘晏，与鸡俱兴，与春夏之早起少迟，所以养秋收之气也。使志安宁，以缓秋刑。阳和日退，阴寒日生，故使神志安宁，以避肃杀之气。收敛神气，使秋气平。无外其志，使肺气清。皆所以顺秋收之气，而使肺金清净也。此秋气之应，养收之道也。凡此应秋气者，所以养收气之道也。逆之则伤肺，冬为飧泄，奉藏者少。飧，音孙。肺属金，王于秋。逆秋收之气，则伤肺矣。肺伤至冬为飧泄之病，因奉藏者少故也。盖秋收而后冬藏，阳藏于阴而为中焦釜底之燃，以腐化水谷。秋失其收，则奉藏者少，至冬寒水用事，阳气下虚，则水谷不化而为飧泄矣。

冬三月，此为闭藏。万物收藏，闭塞而成冬也。水冰地坼，无扰乎阳。坼，音拆。坼，裂也。阳气收藏，故不可烦扰以泄阳气。早卧晚起，必待日光。早卧晚起，顺养闭藏之气。必待日光，避寒邪也。使志若伏若匿，若有私意，若已有得。若伏若匿，使志无外也。若有私意，若已有得，神气内藏也。夫肾藏志，心藏神，用三若字者，言冬令虽主闭藏，而心肾之气时相交合，故曰私者，心有所私得也。去寒就温，无泄皮肤，使气亟夺。去寒就温，养标阳也。肤腠者，阳气之所主也。夫阳气根于至阴，发于肤表，外不固密，则里气亟起以外应，故无泄皮肤之阳，而使急夺其根气也。此言冬令虽主深藏，而标阳更宜固密。此冬气之应，养藏之道也。凡此应冬气者，所以养藏气之道也。逆之则伤肾，春为痿厥，奉生者少。肾属水，王于冬，逆冬藏之气则伤肾。肾气伤，至春为痿厥之病，因奉生者少故也。盖肝木生于冬水，主春生之气而养筋，筋失其养则为痿，生气下逆则为厥。

天气清净光明者也。上节论顺四时之气而调养其神，然四时顺序，先由天气之和，如天地不和，则四时之气亦不正矣。故以下复论天地之气焉。藏德不止，故不下也。上天之气，至清净光明，然明德惟藏，而健运不息者也。夫天气下降,地气上升,斯成地天之泰。惟其运用不止,故不必下而后谓之下也。盖言天气布于六合九州,化生万物,而体位仍尊高也。天明则日月不明,邪害空窍。天气至光明者也。明德藏隐,故昼明者日焉,夜明者月焉。若不藏而彰著于外,以天明而日月不明矣。天德不藏,则虚其清净高明之体,而邪乘虚以害之,故曰天运当以日光明,阳因而上卫外者也。如人之阳不固密于上,不卫护于外,则邪走空窍而为害矣。此言天包乎地,阳抱于阴,然当藏隐固密,而不宜外张下泄者也。阳气者闭塞,地气者冒明。阳气者,天气也。此承上文而复言天德惟藏,无运用不息之机,则地气上乘而昏冒其光明矣。上节言虚其藏德之体,此节言失其不止之机。云雾不精,则上应白露不下。地气升而为云为雾,天气降而为雨为露。云雾不精,是地气不升也。地气不升,则天气不降,是以上应白露不下。上节言天气闭塞,此节言地气伏藏,天地不交而为否矣。交通不表,万物命故不施,不施则名木多死。表,外也,扬也。言天地之气虽上下交通,而不表彰于六合九州之外,则万物之命不能受其施化矣。不施则名木多死,盖木为万物之始生也。上节言不交通于上下,此节言不运用于四方。恶气不发,风雨不节,白露不下,则菀槁不荣。菀,音郁。菀,茂木也。槁,禾秆也。上节言天地之气不施,则名木多死,此复言四时之气不应,则草木不荣。盖天地之气不和,而四时之气亦不正矣。恶气,忿怒之气也。《脉要精微论》曰:彼秋之忿,成冬之怒。恶气不发,则失其劲肃严凛之令矣。风雨不节,则失其温和明曜之政矣。白露不下,则无溽蒸湿泽之濡矣。四时失序,虽茂木嘉禾而亦不能荣秀也。按岁运四之气大暑立秋处暑白露,乃太阴湿土主气。盖湿热之气上蒸,而后清凉之露下降,故曰恶气不发者,言秋冬之令不时也。风雨不节者,言春夏之气不正也。白露不下者,言长夏之气不化也。贼风数至,暴雨数起,天地四时不相保,与道相失,则未央绝灭。数,音朔。贼风数至,阳气不正而太过也。暴雨数起,阴气不正而偏胜也。此总结上文而言,天地四时不相保其阴阳和平,而又失其修养之道,则未久而有绝灭之患矣。唯圣人从之,故身无奇病,万物不失,生气不竭。惟圣人能顺天地四时之不和,而修养其神气,故无奇暴之害。夫万物有自然之生气,虽遇不正之阴阳而不至于绝灭,惟人为嗜欲所伤,更逆其时则死。圣人内修养生之道,外顺不正之时,与万物不失其自然,而生气不绝也。朱济公曰:此即与万物浮沉于生长之义。此言万物之有生气,后言万物之有根本。

逆春气,则少阳不生,肝气内变;逆夏气,则太阳不长,心气内洞;逆秋气,则太阴不收,肺气焦满;逆冬气,则少阴不藏,肾气独沉。此论阴阳之气随时出入,逆则四时所主之藏自病于内也。少阳主春生之气,春气逆则少阳不生,致肝气郁而内变矣;太阳主夏长之气,太阳不长则心气虚而内洞矣;太阴主秋收之气,太阴不收则肺叶热焦而胀满矣;少阴主冬藏之气,少阴不藏则肾气虚而独沉矣。首论所奉者少,而所生之藏受病;此论四时之气逆,而四时所主之藏气亦自病焉。济公曰:少阳主厥阴中见之化,故少阳不生而肝气内变。心为阳中之太阳,故太阳不长而心气内虚。夫四时阴阳者,万物之根本也。所以圣人春夏养阳,秋冬养阴,以从其根。四时阴阳之气,生长收藏,化育万物,故为万物之根本。春夏之时,阳盛于外而虚于内;秋冬之时,阴盛于外而虚于内。故圣人春夏养阳,秋冬养阴,以从其根而培养也。杨君举问曰:上节言秋冬之时,阴主收藏;此复言秋冬之时,阴盛于外。阴阳之道,有二义欤!曰:天为阳,地为阴,天包乎地之外,地居于天之中,阴阳二气皆从地而出,复收藏于地中,故曰未出地者,名曰阴中之阴,已出地者,名曰阴中之阳。所谓阴主收藏者,收藏所出之阳气也。故与万物浮沉于生长之门。万物有此根而后能生长,圣人知培养其根本,故能与万物同归于生长之门。济公曰:阴阳出入,故谓之门。逆其根,则伐其本,坏其真矣。根者,如树之有根。本者,如树之有干。真者,如草木之有性命也。逆春气则少阳不生,逆夏气则太阳不长,所谓逆其根矣。逆春气则奉长者少,逆夏气则奉收者少,所谓逆其根则伐其本矣。逆之则灾害生,逆之则死,是谓坏其真矣。故阴阳四时者,万物之终始也,死生之本也。逆之则灾害生,从之则苛疾不起,是谓得道。道者,圣人行之,愚者佩之。言天地之阴阳四时,化生万物,有始有终,有生有死,如逆之则灾害生,从之则苛疾不起,是谓得阴阳顺逆之道矣。然不能出于死生之数,惟圣人能修行其道,积精全神,而使寿敝天地,无有终时。愚者止于佩服而不能修为,是知而不能行者,不可谓得道之圣贤也。

从阴阳则生,逆之则死。从之则治,逆之则乱。反顺为逆,是

**谓内格。**上节言天地四时之阴阳，有顺逆死生之道；此复言吾身中之阴阳，亦有顺逆死生之道焉。盖天地之阴阳，不外乎四时五行，而吾身之阴阳，亦不外乎五行六气。是以顺之则生，逆之则死。所谓顺之者，阴阳相合，五气相生，东方肝木而生南方心火，火生脾土，土生肺金，金生肾水，水生肝木。五藏相通，移皆有次。若反顺为逆，是谓内格。内格者，格拒其五藏相生之气而反逆行也。**是故圣人不治已病治未病，不治已乱治未乱，此之谓也。夫病已成而后药之，乱已成而后治之，譬犹渴而穿井，斗而铸锥，不亦晚乎！**《金匮玉函》曰：上工治未病，何也？师曰：夫治未病者，见肝之病，知肝传脾，当先实脾。盖不使脾受逆气，而使肝气仍复顺行于心，是反逆为顺，反乱为治也。若五藏之气已乱，而五藏之病已成，然后治之，是犹渴而穿井，战而铸兵，无济于事矣。按此篇以天地之阴阳四时，顺养吾身中之阴阳五藏，盖五藏以应五行四时之气者也。《玉机论》曰：五藏相通，移皆有次。五藏有病，则各传其所胜。故所谓从者，四时五藏之气相生而顺行也；逆者，五藏四时之气相胜而逆行也。

## 生气通天论篇第三

**黄帝曰：夫自古通天者，生之本，本于阴阳。天地之间，六合之内，其气九州九窍，五藏十二节，皆通乎天气。**凡人有生，受气于天，故通乎天者，乃所生之本。天以阴阳五行化生万物，故生之本，本乎阴阳也。是以天地之间，六合之内，其地气之九州，人气之九窍五藏十二节，皆通乎天气。十二节者，骨节也。两手两足各三大节，合小节之交，共三百六十五会。《灵枢经》曰：地有九州，人有九窍；天有五音，人有五藏；岁有十二月，人有十二节；岁有三百六十五日，人有三百六十五节；地有十二经水，人有十二经脉。盖节乃神气之所游行，故应天之岁月；脉乃血液之所流注，故应地之经水。九窍乃藏气之所出入，五藏乃阴阳二气之所舍藏，故皆通乎天气。此篇论阴阳二气与天气相通，故曰地之九州，人之五藏。天为阳，是以先论阳而后论阴也。朱济公曰：天乙生水，气乃坎中之满也。曰自古者，言自上古天真所生之气也。本乎阴阳者，天真之有阴有阳也。**其生五，其气三。数犯此者，则邪气伤人。此寿命之本也。**天之十干，化生地之五行，故曰其生五。地之五行，上应三阴三阳之气，故曰其气三。三阴者，寒燥湿也；三阳者，风火暑也。如不能调养而数犯此三阴三阳之气者，则邪气伤人而为病矣。夫人禀五行之气而生，犯此五行之气而死，有如水之所以载舟而亦能覆舟，故曰此寿命之本也。

苍天之气清净则志意治，顺之则阳气固，虽有贼邪，弗能害也。此因时之序。故圣人传精神，服天气而通神明。生气通乎天，是以苍天之气清净，则人之志意亦治。人能顺此清净之气，而吾身之阳气外固，虽有贼邪，勿能为害，此因四时之序而能调养者也。故圣人传运其精神，餐服苍天之清气，以通吾之神明。失之则内闭九窍，外壅肌肉，卫气散解，此谓自伤，气之削也。逆苍天清净之气，则九窍内闭，肌肉外壅，卫外之阳气散解，此不能顺天之气而自伤，以致气之消削。盖人气通乎天，逆天气则人气亦逆矣。

阳气者，若天与日，失其所则折寿而不彰。故天运当以日光明，是故阳因而上，卫外者也。上节言顺苍天之气以养吾身之阳，此复言人之阳气又当如天与日焉。若失其所居之位，所运之机，则短折其寿而不能彰著矣。夫天气清净光明者也，然明德惟藏而健运不息，故天运当以日光明。天之藏德不下，故人之阳气亦因而居上；天之交通表彰于六合九州之外，故人之阳气所以卫外者也。因于寒，欲如运枢，起居如惊，神气乃浮。夫阳气生于至阴，由枢转而外出，风寒之邪，皆始伤皮毛气分。是故因于寒，而吾身之阳气当如运枢以外应。阳气司表，邪客在门，故起居如惊，而神气乃浮出以应之。神气，神藏之阳气也。莫仲超曰：按伤寒始伤皮毛气分，得阳气以化热，热虽盛不死，此能运枢而外应者也。如太阳病，发热头疼，脉反沉，当救其里，此神气不能运浮于外，故急用干姜附子，以救在里之阳气而外出焉。夫在天阴寒之邪，藉吾身之阳气以对待，故因于寒者，欲其阳气如此而出。所谓阳因于上，卫外者也。因于暑，汗，烦则喘喝，静则多言，体若燔炭，汗出而散。天之阳邪，伤人阳气，气伤外弛，故汗出也。气分之邪热盛，则迫及所生，心主脉，故心烦。肺乃心之盖，故烦则喘喝也。如不烦而静，此邪仍在气分而气伤，神气虚，故多言也。《脉要精微论》曰：言而微，终日乃复言者，此夺气也。天之阳邪，伤人阳气，两阳相搏，故体若燔炭。阳热之邪，得吾身之阴液而解，故汗出乃散也。按《伤寒论》曰：病常自汗出者，此卫气不和也。复发其汗，荣卫和则愈。故因于暑而汗出者，暑伤阳而卫气不和也。汗出而散者，得荣卫和而汗出乃解也。**因于湿，首如裹。湿热不攘，大筋緛短，小筋弛长，緛短为拘，弛长为痿。**緛，音软。此言湿伤阳气而见证之如此也。阳气者，若天与日，因而上者也。伤于湿者，下先受之。阴病者，下行极而上，阴湿之邪，上干阳气而冒明，故首如裹也。湿伤阳气，则因阳而化热矣。阳气者，柔则养筋。阳气伤而不能荣养于筋，故大筋緛短，小筋弛长。盖大筋连于骨节之内，故郁热而緛短；小筋络于骨肉之外，故因湿而弛长。短则缩急而为拘挛，长则放纵而为痿弃。此言寒暑湿邪伤人阳气者如此。**因于气为肿，四维相代，阳气乃竭。**此总结上文而言，因外淫之邪有伤于气，则为肿矣。《阴阳别论》曰：结阳者，肿四支。盖阳气伤而不能运行，则荣血泣而为肿矣。四维，四支也。四支为诸阳之本，气为邪伤，是以四支之阳交相代谢，而阳气乃竭也。朱济公曰：四维，四时也。《至真要论》曰：谨按四维，斥候皆归，其终可见，其始可知。盖手足三阳之气，旺于四时，有盛有衰，如四时之代谢，故曰四维相代也。又问曰：六淫之邪止言三气者何也？曰：六气生于五行，暑热总属于火，阳气与卫气各有分别，风伤卫而兼伤阳，故另提曰风客淫气。经曰：燥胜则干。燥淫之邪伤人血液而不伤气。

**阳气者，烦劳则张，精绝，辟积于夏，使人煎厥。目盲不可以视，耳闭不可以听，溃溃乎若坏都，汩汩乎不可止。**汩，音骨。此言烦劳而伤其阳气也。按《金匮要略》云：劳之为病，其脉大，手足烦，春夏剧，秋冬瘥，阴寒精自出，酸削不能行。盖阴阳之要，阳密乃固。烦劳则阳气外张，阴不得阳之温固，则精自出而绝于内矣。秋冬之阳气内而收藏，夏则阳气张浮于外，故益虚而煎厥也。精气虚，故目盲不可以视，耳闭不可以听也。膀胱者，州都之官，精液藏焉，而又属太阳之府。太阳为诸阳主气，阳气伤则坏其府矣。溃，漏也。言其州都之坏而不能藏精。汩，流貌。言其阴寒精出而不可止也。**阳气者，大怒则形气绝，而血菀于上，使人薄厥。有伤于筋，纵，其若不容。**菀，于远切。此因怒而伤其阳气也。阳气者，通会于皮肤腠理之间，大怒则气上逆，而形中之气绝其旋转之机矣。菀，茂貌。血随气行而茂于上矣。薄，迫也。气血并逆而使人迫厥也。阳气者，柔主养筋。血脉者，所以濡筋骨,利关节者也。阳气伤而血逆于上,则有伤于筋矣。筋伤而弛纵,则四体有若不容我所用也。前节论外因而伤其阳气,此因劳伤大怒而亦伤其阳气焉。

**汗出偏沮,使人偏枯。汗出见湿,乃生痤痱。高粱之变,足生大丁,受如持虚。劳汗当风,寒薄为皶,郁乃痤。**沮,音疽。痤,才何切,坐平声。痱,音费。皶,织加切,音柞。丁,即疔。沮,湿也。痤,小疖也。痱,如疹之类。皶,面鼻赤瘰也。此言阳气者,外卫于皮肤,充塞于四体,若天气之运用于六合九州之外,而为阴之固也。如汗出而止半身沮湿者,是阳气虚而不能充身遍泽,必有偏枯之患矣。如汗出见湿,湿热郁于皮肤之间,则生痤痱矣。高粱,厚味也。味厚伤形,气伤于味,形气伤则肌腠虚矣。高粱所变之热毒,逆于肉理而多生大疔,盖肤腠虚而热毒乘之,有如持虚之器而受之也。劳汗当风,寒湿薄于皮肤之间,则为皶为痤矣。夫皶与痤痱,乃血滞于肤表之轻证。盖言阳气外卫于皮肤之间,为邪所薄,则淡渗于皮毛之血而为病矣。故曰汗出偏沮,使人偏枯者,言阳气之若天与日,宜普遍于九州也。乃生痤痱,寒薄为皶者,言阳气之外卫而在于皮毛之间也。高粱之变,足生大疔者,言阳气之通会于腠理也。朱济公曰:经云微者卫气疏,疏则其肤空。又曰腠理者,三焦通会元真之处。夫形食味,形气虚则高粱之味毒乘之,故曰受如持虚。**阳气者,精则养神,柔则养筋。**承上文而言,阳气者,内养五藏之神,出而荣养筋骨,非只通会于肌腠,外卫于皮毛,盖有开有阖,有出有入者也。本经曰:五味入口,藏于肠胃,味有所藏,以养五气,气和而生,津液相成,神乃自生。阳气者,水谷之精也。故先养于五藏之神。柔者,少阳初生之气也。初出之微阳而荣养于筋,是以少阳之生筋也。莫子晋问曰:首论神气本于天真,奚又属五味之所生养?曰:精气神,皆有先天,有后天。先天之神气,又藉后天水谷之所资生而资养,故曰两精相搏谓之神。两精者,天乙之精,水谷之精也。**开阖不得,寒气从之,乃生大偻,陷脉为瘘。留连肉腠,俞气化薄,传为善畏,及为惊骇。荣气不从,逆于肉理,乃生痈肿。**开者,一日而主外;阖者,暮而收引也。如失其开阖之机,则寒气从而内薄矣。背为阳,阳虚则寒邪痹闭于背,而形体为之俯偻。《金匮》所谓痹侠背行是也。如阳虚不能为荣血之卫,邪陷于脉中而为瘘,留连于肉腠之间,《金匮》所谓马刀侠瘿是也。如经俞之气化虚薄,则传入于内而干及藏神矣。心主脉,神伤则恐惧自失。肝主血,故其病发惊骇也。《金匮要略》云:经络受邪入藏府,为内所因。邪入于经俞,故内干藏气也。如邪逆于肉理气分而阴阳不和,则生痈肿。经曰:阳气有馀,荣气不行,乃发为痈。阴阳不通,两热相搏,乃化为脓。此言阳气不固,致邪薄于所养之筋而为偻,内及于所养之神而为惊为畏,重阳气之外卫也。济公曰:外卫者,首重皮毛,皮毛不固,则入于肉理脉络矣。莫子晋曰:高粱之变,逆于肉理,乃生大疔。外淫之邪,逆于肉理,乃生痈肿。皮毛肉理,皆阳气之所主,故曰清净则肉腠闭拒,邪弗能害。如肌腠固密,即邪伤皮毛,止不过痤痱之轻疾耳。**魄汗未尽,形弱而气烁,穴俞以闭,发为风疟。**上二俞字,并音输。此言表气与邪气并陷于肌腠之间而为疟也。肺主皮毛,魄汗未尽,表邪未去也。形弱,肌腠虚也。腠理空疏,则表阳邪气同陷于其间。寒邪在表,则随阳而化热,故气烁也。邪虽陷于肌腠而表气不入于经,是以穴俞以闭。风疟,但热不寒之疟也。表阳之邪与卫气相遇,则发热也。夫表气者,太阳之气也。肌腠之气者,五藏元真之气也。《金匮要略》曰:腠者,三焦通会元真之处。又曰:五藏元真通畅,人即安和。《灵枢经》曰:三焦膀胱者,腠理毫毛其应。盖三焦之气通腠理,太阳之气主皮毛,是以表气邪气陷入于肌腠,则伤元真之气,而太阳之气仍在外也。如肌腠之邪,留而不去,则转入于经俞,盖五藏经气之相合也。此节论表气实而肌气虚,是以表气同邪并陷于肌腠之间。太阳之气与五藏之经不相合,故穴俞以闭也。此注当与《伤寒论》注疏合看。**故风者,百病之始也,清静则肉腠闭拒,虽有大风苛毒,弗之能害。此因时之序也。**此重调养元真之气,而肌腠之宜闭密也。夫寒暑始伤于皮毛,风邪直透于肌腠。风者善行而数变,入于肌腠则及经脉,或为热中,或为寒中,或为偏枯,或成积聚,或入府而生,或干藏而死,邪气淫佚,不可胜论,故曰风者百病之始也。人能顺苍天清净之气,而调摄其元神,则肉腠固密,虽有大风苛毒,勿之能害。此因四时之序,而能顺养者也。夫肌腠之气,乃五藏之元真,故宜顺四时五行之气而调养。《要略》云:若使五藏元真通畅,人即安和。不使形体有衰,病即无由入其腠理。前节论寒暑湿邪伤其表阳,故毋烦劳而伤其阳。此论风邪直伤于肌腠,又当固密其元真也。**故病久则传化,上下不并,良医勿为。故阳畜积病死,而阳气当隔,隔者当泻,不亟正治,**

粗乃败之。病久者,邪留而不去也。传者,始伤皮毛,留而不去,则入于肌腠。留而不去,则入于经脉冲俞。留而不去,则入于募原藏府。化者,或化而为寒,或化而为热,或化而为燥结,或化而为湿泻。盖天有六淫之邪,而吾身有六气之化也。久而传化,则上下阴阳不相交并,虽有良工,勿能为已。故病在阳分而畜积至死者,以其病久而传化也。故病在阳分,而良工当亟助阳气,以隔拒其邪,勿使其传化。隔者当泻却其邪,更勿使其留而不去也。若不急用此正治之法,皆粗工之败乃事也。故阳气者,一日而主外,平旦人气生,日中而阳气隆,日西而阳气已虚,气门乃闭。是故暮而收拒,无扰筋骨,无见雾露,反此三时,形乃困薄。总结上文而言阳气之有开有阖,然又重其卫外而为固也。《灵枢经》云:春生夏长,秋收冬藏。是气之常也,人亦应之。以一日分为四时,朝则为春,日中为夏,日入为秋,夜半为冬。朝则人气始生,故旦慧;日中人气长,长则胜邪;夕则人气始衰,夜半人气入藏。是故暮而收敛其气,隔拒其邪。无扰筋骨,无烦劳也。无见雾露,宜清净也。若反此而欲如三时之动作,则形体乃为邪所困薄矣。气门,玄府也。三时,平旦日中日西也。岐伯曰:阴者,藏精而起亟也;阳者,卫外而为固也。生之本,本于阴阳。阳生于阴也,故帝先论阳而伯复论其阴焉。亟,数也。阴者主藏精,而阴中之气亟起以外应;阳者主卫外,而为阴之固也。数,音朔。阴不胜其阳,则脉流薄疾,并乃狂。气为阳,血脉为阴,阳盛而阴不能胜之,则脉行急迫也。阳盛则狂,阳甚而自亦为病,故曰并乃狂。阳不胜其阴,则五藏气争,九窍不通。五藏为阴,九窍为水注之气,乃精气所注之门户。如阴甚而阳不能胜之,则五藏之气交争于内,而九窍为之不通。盖五藏之气出而为阳,在内为阴也。夫藏为阴,精血为阴;气为阳,九窍为阳。内为阴,外为阳。五藏主藏精者也。膀胱者州都之官,精液藏焉,表阳之气生于膀胱之精水,肌腠之气乃五藏之元真,是阳气生于阴精也,故曰生之本,本于阴阳。阴者,藏精而起亟也。下经云:阳予之正,阴为之主。盖阳气出而卫外,内则归阴,一昼一夜,有开有阖,如四时寒暑之往来,是为阴阳之和平也。是以圣人陈阴阳,筋脉和同,骨髓坚固,气血皆从。如是则内外调和,邪不能害,耳目聪明,气立如故。陈,敷布也。阳气者养筋,阴气者注脉。少阳主骨,少阴主髓。气为阳,血为阴。圣人能敷陈其阴阳和平,而筋脉骨髓气血皆和顺坚固矣。内为阴，外为阳，如是则外内之阴阳调和，而邪勿能害。精气注于耳，血气注于目，邪不外淫则阴气内固，是能耳目聪明，气立如故也。本经曰：根于中者，命曰神机；根于外者，命曰气立。又曰：出入废则神机化灭，升降息则气立孤危。惟圣人敷陈其阴阳，使升降出入，外内调和，是以气立如故也。风客淫气，精乃亡，邪伤肝也。此复申明阳者卫外，而为阴之固也。风为阳邪，客于肤表，则淫伤于气矣。阳气伤，则阴寒精自出矣。风木之邪，内通肝气，肝主藏血，肝气受邪，则伤其血矣。此言阳为阴藏精血之固。因而饱食，筋脉横解，肠澼为痔。因而大饮，则气逆。因而强力，肾气乃伤，高骨乃坏。承上文而言阳气伤而不能为阴之固，致精血有伤而复饱食强力，故见证之如此也。夫肝主血而主筋，食气入胃，散精于肝，淫气于筋，邪伤肝而复饱食，不能淫散其食气，而筋脉横解于下矣。食气留滞，则湿热之气澼积于阳明大肠而为痔。盖肠胃相通，入胃之食不能上淫，则反下泆矣。夫饮入于胃，脾为输转，肺气通调。肺主周身之手，气为邪伤而复大饮，则水津不能四布而气反逆矣。夫精已亡而复强用其力，是更伤其肾气矣。高骨，腰高之骨。腰者肾之府，高骨坏而不能动摇，肾将惫矣。此言外淫之邪伤人阳气，复因饮食劳伤而更伤其阴也。凡阴阳之要，阳密乃固。此总结上文之义，而归重于阳焉。盖阳密则邪不外淫，而精不内亡矣。无烦劳则阳不外张，而精不内绝矣。两者不和，若春无秋，若冬无夏。因而和之，是为圣度。此复言阴阳和平而后能升降出入。如两者不和，有若乎惟生升而无收降，惟闭藏而无浮长矣。故必因而和之，是谓圣人调养之法度。此复结阳气之有开有阖，惟圣人能陈阴阳而内外调和也。张二中曰：丹书云一阴一阳谓之道，偏阴偏阳谓之疾。故圣人和合阴阳之道，以平四时之气者也。故阳强不能密，阴气乃绝。阳强，邪客于阳而阳气盛也。阳病而不能为阴之固密，则阴气乃绝于内矣。此复结风客淫气精乃亡也。阴平阳秘，精神乃治；阴阳离决，精气乃绝。调养精气神者，当先平秘其阴阳，惟圣人能敷陈其阴阳之和平也。因于露风，乃生寒热。是以春伤于风，邪气留连，乃为洞泄；夏伤于暑，秋为痎疟；秋伤于湿，上逆而咳，发为痿厥；冬伤于寒，春必病温。露，阴邪也。风，阳邪也。寒，阴病也。热，阳病也。言阴阳不能固密，则在天阴阳之邪，伤吾身之阴阳而为寒热病矣。是以有伤四时之阳邪而为阴病者，伤四时之阴邪而为阳病者，皆吾身中之阴阳上下出入而变化者也。夫喉主天气，咽主地气，阳受风气，阴受湿气。伤于风者，上先受之；伤于湿者，下先受之。阳病者，上行极而下，是以春伤于风，乃为洞泄；阴病者，下行极而上，是以秋伤于湿，上逆而咳。此阴阳上下之相乘也。夏伤于暑，暑汗不泄，炎气伏藏，秋时阴气外出，与热相遇，发为痎疟。冬伤于寒，邪不即发，寒气伏藏，春时阳气外出，邪随气而化热，发为温病。此阴阳出入之气化也。夫风为阳邪，洞泄阴病也；湿为阴邪，喉咳阳病也；暑为阳邪，痎疟阴疟也；寒为阴邪，温病热病也。此皆人身中之阴阳气化也。天有阴阳之邪，人有阴阳之气，有病天之阴阳而为寒热者，有感人之气化而为阴病阳病者，邪正阴阳，变化不测，阴阳二气，可不和平而秘密欤！经曰：地之湿气，感则害人皮肉筋骨。上逆而咳，论阴阳之气也；发为痿厥，病有形之筋骨也。杨君举问曰：秋主燥气，而曰秋伤于湿者，何也？曰：长夏湿土主气，是以四之气大暑立秋处暑白露乃太阴所主，然六淫之邪止风寒暑湿伤人阳气也。**四时之气，更伤五藏。**四时之气，风寒暑湿也。言四时之邪，非只病阴阳之气化，而更伤五藏之有形，盖病久则传化也。

**阴之所生，本在五味；阴之五宫，伤在五味。**神气生于阴精，五藏之精生于五味，是以首论气而末论味焉。《藏象论》曰：五味入口，藏于肠胃，味有所藏，以养五气，气和而生，津液相成，神乃自生。《本神篇》曰：五藏主藏精者也，不可伤，伤则失守而阴虚，阴虚则无气，无气则死矣。是以谨和五味，长有天命。盖精神气血，皆由五味之所资生而资养者也。五宫，五藏神之所舍也。伤在五味者，味有所偏胜也。莫仲超曰：酸生肝，苦生心，甘生脾，辛生肺，咸生肾，是阴之所生，本在五味也。**是故味过于酸，肝气以津，脾气乃绝。**酸味入肝，若过于酸，则肝多津液，津溢于肝，则脾气乃绝其转输矣。**味过于咸，大骨气劳，短肌，心气抑。**大骨，腰高之骨，肾之府也。过食咸则伤肾，故骨气劳伤。水邪盛则侮土，故肌肉短缩。水上凌心，故心气抑郁也。**味过于甘，心气喘满，色黑，肾气不衡。**味过于甘，则土气实矣。土实则心气不能传之于子，故喘满也。肾主水，其色黑，土亢则伤肾，故色黑而肾气不平。**味过于苦，脾气不濡，胃气乃厚。**阳明络属心，子母之气相通也。五味入胃，苦先入心，味过于苦，则母气盛而胃强，胃强则与脾阴相绝矣。脾不为胃转输其津液，而脾气不濡矣。脾不转输，故胃气乃厚。**味过于辛，筋脉沮**

弛,精神乃央。沮,音咀。沮,遏抑也。弛,懈弛也。金气偏盛则肝气受伤,故筋脉弛懈也。央,殃同。辛甚则燥,津液不能相成,而精神乃受其殃也。是故谨和五味,骨正筋柔,气血以流,腠理以密。如是,则骨气以精。谨道如法,长有天命。肾主藏精而主骨,肝主藏血而主筋。夫风客淫气,则邪伤肝而精乃亡。谨和五味,则骨正筋柔而腠理以密。是阳气生于阴精,而为阴之外卫。故曰:阴者,藏精而起亟也;阳者,卫外而为固也。知阴阳外内之道,无烦劳以伤其阳,节五味以养其阴,谨能调养如法,则阴阳和平而长有天命矣。

## 金匮真言论篇第四

金匮,古帝王藏书之器。此篇论经脉之道,乃上帝之所贵,藏之心意,非其人弗教,非其真弗受,乃金匮中之真言。不知道者,不易得也。

黄帝问曰:天有八风,经有五风,何谓?八风,八方之风。经,谓五藏之经俞。五风,五经之风也。上章论阳气,此章论经脉,故首提曰经有五风,末结曰善为脉者。岐伯对曰:八风发邪,以为经风,触五藏,邪气发病。八风发邪,谓八方不正之邪风,发而为五经之风,触人五藏则邪气在内而发病也。盖言在天则为八方之风,在人则为五经五藏之风矣。所谓得四时之胜者,春胜长夏,长夏胜冬,冬胜夏,夏胜秋,秋胜春,所谓四时之胜也。所谓得四时之胜者,如春时之西南风,长夏之北风,冬之南风,夏之西风,秋之东风,此得四时所胜之气,而不为风所触。盖五藏因时而旺,能胜其所不胜也。上节言八风发邪者,发所胜之风,而克贼所不胜之时也。此言得四时之胜者,得四时所胜之气,而能胜所不胜之邪风也。以上皆论四时不正之风气。

东风生于春,病在肝,俞在颈项;南风生于夏,病在心,俞在胸胁;西风生于秋,病在肺,俞在肩背;北风生于冬,病在肾,俞在腰股;中央为土,病在脾,俞在脊。此言四时之正气,而亦能为五藏经俞作病也。《五运行论》曰:东方生风,风生木,木生肝。盖人禀五常,因风气而生长,风气虽能生万物,亦能害万物,如水能浮舟,亦能覆舟。是以先言风气之伤五藏,而后言五藏之气禀于五方五气而生也。俞者,经气之所注也。首言八风发邪以为经风，触五藏发病者，言天之阳邪始伤阳气，由气而经，由经而藏也。此言东风生于春，病在肝，俞在颈项者，言藏气实则病气，藏气虚则病藏，是以下文反复以申明之。**故春气者，病在头。**所谓气者，言四时五藏之气相为病也。肝俞在颈项，而春病在头者，春气生升，阳气在上也。故病在气者病在头，病在经者别下项也。是以下文之有病在气者，有病在经者，有病在藏者，有病鼽衄之在上者，有病洞泄之在内者，有病风疟之在外内出入者，分别藏气经俞之有虚实也。**夏气者，病在藏。**夏时阳气发越在外，藏气内虚，故风气乘虚而内薄。**秋气者，病在肩背。**秋气降收，不能主持于皮肤肌腠之间，故风气入于俞也。**冬气者，病在四支。**四支为诸阳之本，冬气内藏，阳虚于外，故病在四支也。以上论四时五藏之气，以下三故字，皆顶上文东风生于春节而言。**故春善病鼽衄，**所谓善病者，言五藏之经俞在外，风伤肌腠，则易入于经也。鼽衄，头面之经证也。春气在头，故善病鼻衄。**仲夏善病胸胁，**心之经俞在胸胁也。朱济公问曰：此言胸胁而无所见之证者，何也？曰：上下三节反复辨论藏气经俞之有外内出入，故曰有病在头者，有病在藏者，有病在肩背胸胁者，而皆不言病也。至于鼽衄洞泄诸证言病在经，而在头者则有鼽衄之证，在经而在腹者则为洞泄寒中，然总不重在论病也。**长夏善病洞泄寒中，**夏时阳气在外，里气虚寒。长夏湿土主气，风入于经俞，即内薄而为洞泄，风木乘虚而胜土也。脾为阴中之至阴，不能化热而为寒中也。**秋善病风疟，**秋时阳气内收，阴气外出。《疟论》云：风气留其处，疟气随经络。风入于经，既欲肉薄，经脉之阴气外出，邪正相持，故成风疟也。此言经络受邪，在外则为鼽衄痹厥，在内则为洞泄寒中，在外内之间邪正相搏则为风疟也。**冬善病痹厥。**四支为诸阳之本，冬时阳气下藏，经气外虚，风入于经，故手足痹厥也。《金匮要略》曰：但臂不遂者，名曰痹。厥者，手足逆冷也。以上论经络为病。**故冬不按跻，春不鼽衄，春不病颈项，仲夏不病胸胁，长夏不病洞泄寒中，秋不病风疟，冬不病痹厥、飧泄而汗出也。**飧，音孙。此复申明阳气者，卫外而为经俞之固也。按跻者，按摩导引，引阳气之通畅于四支也。冬时阳气伏藏，若导引其四出，则无以奉春生夏长之气，是以有鼽衄头项之经病矣。春病在头，邪热迫于经者鼽衄，别出下项则为颈项之病矣。《灵枢经》曰：是主心所生病者，胸胁痛；是主脾所生病者，溏泄；是主肺所生病者，肩背痛。

所生者,经脉为病也。又曰:病在阳者,名曰风;病在阴者,名曰痹。痹者,风入于经俞也。此复言阳气固密者,四时无经俞之病也。夏曰飧泄而汗出者,言人能藏养元真之气,必不使邪伤经脉,病在内而为飧泄也,亦不使邪伤阳气,病在外而汗出也。此复甚言其阳气之不可伤也。夫精者,身之本也。故藏于精者,春不病温。夏暑汗不出者,秋成风疟。此平人脉法也。神气血脉皆生于精,故精乃生身之本。能藏其精,则血气内固,邪不外侵,故春不温病。夏不浮长,则暑气伏藏,至秋成风疟。阴阳开阖,生长收藏,此乃平人之脉法也。夫血脉生于阴精,此篇论经脉之道,故曰精者身之本,曰此平人之脉法。故曰:阴中有阴,阳中有阳。阴中有阴者,阴气在内也。阳中有阳者,阳气在外也。此阴阳开阖外内之道也。平旦至日中,天之阳,阳中之阳也;日中至黄昏,天之阳,阳中之阴也;合夜至鸡鸣,天之阴,阴中之阴也;鸡鸣至平旦,天之阴,阴中之阳也。故人亦应之。鸡鸣至平旦,阳气始生,应春升之气,故为阴中之阳;平旦至日中,阳气正隆,应夏长之气,故为阳中之阳;日中至黄昏,阳气始衰,应秋收之气,故为阳中之阴;合夜至鸡鸣,阳气在内,应冬藏之气,故为阴中之阴。故曰一日之中,亦有四时,人之阴阳出入,一日之中而亦有四时也,故平人之脉法亦应之。

夫言人之阴阳,则外为阳,内为阴。言人身之阴阳,则背为阳,腹为阴。言人身之藏府中阴阳,则藏者为阴,府者为阳。此篇始论经脉之道。经脉内连藏府,外络形身,阴阳出入,外内循环,是以四时之生长收藏,以应平人脉法,人之形身藏府,以应天之阴阳。夫人之始生也,负阳而抱阴,是以背为阳,腹为阴,督脉循于背,总督一身之阳,任脉循于腹,统任一身之阴也。夫外为阳而有腹背之阴阳者,阳中有阴阳也;内为阴而有藏府之阴阳者,阴中有阴阳也。肝心脾肺肾,五藏皆为阴;胆胃大肠小肠膀胱三焦,六府皆为阳。经脉生于地之五行,而上应天之六气,故凡论经脉,先配合五藏五行,而后论及于六府。所以欲知阴中之阴,阳中之阳者,何也?为冬病在阴,夏病在阳;春病在阴,秋病在阳。皆视其所在,为施针石也。冬病在肾,肾为阴中之阴,故冬病在阴。夏病在心,心为阳中之阳,故夏病在阳。春病在肝,肝为阴中之阳,故春病在阴。秋病在肺,肺为阳中之阴,故秋病在阳。针石所以治经脉者也,故当知阴中之阴,阳中之阳,皆视其五藏之经俞所在而施治之。故背为阳,阳中之阳,心也;背为阳,阳中之阴,肺也。腹为阴,阴中之阴,肾也;腹为阴,阴中之阳,肝也;腹为阴,阴中之至阴,脾也。王氏曰:心为阳藏,位处上焦,以阳居阳,故谓阳中之阳。肺为阴藏,位处上焦,以阴居阳,故谓阳中之阴。肾为阴藏,位处下焦,以阴居阴,故谓阴中之阴。肝为阳藏,位处下焦,以阳居阴,故谓阴中之阳。脾为阴藏,位处中焦,以太阴居阴,故谓阴中之至阴。《灵枢经》曰:心为牡藏,肺为牝藏,肾为牝藏,肝为牡藏,脾为牝藏。此皆阴阳、表里、内外、雌雄相输应也,故以应天之阴阳也。雌雄,藏府也。输应,交相授受也。盖藏府之经脉,互相连络,表里外内,循环无端,与天之昼夜四时出入相应,故以应天之阴阳也。

帝曰:五藏应四时,各有收受乎?帝言人之五藏应天之阴阳四时,而五藏亦能收五方之气色,受四时之阴阳乎?岐伯曰:有。东方青色,入通于肝,开窍于目,藏精于肝,天之五方气色,入通于藏,以养五藏之精。肝之精气,开窍于目而复通乎天气,是天气通乎人而人气通乎天也。其阴精藏于本藏。《本神篇》曰:五藏主藏精者也。其病发惊骇,春时阳气上升,故其病亦如气之震发而为惊骇也。其味酸,其类草木,木曰曲直,曲直作酸,肝属木,与地之草木同类。其畜鸡,《易》曰:巽为鸡。东方木畜也。其谷麦,麦为五谷之长,故东方应之。其应四时,上为岁星,木之精气上为岁星,十二年一周天,以地之草木谷畜应天之四时,上而为岁星也。是以春气在头也。春气上升,春风在上,春病在头者,同气相感也。与别藏之因气虚而病者不同,故曰春气在头而不言病。其音角,木音也,应在春。其数八,木之成数也。是以知病之在筋也。肝主筋,故病在筋。夫五音五数,应天之气也。皮肉筋骨,应地之有形也。以天之应而病有形之筋骨者,天之阳气通乎五藏之阴也。是以东方文义与下文少有差别者,言天地阴阳之气互相交感也。其下四方言天之气色通乎藏,而病五藏之气,地之五味五行五谷五畜,以应皮肉脉骨之有形。此皆阴阳变换之道。其臭臊,臊,音骚。臭,气也。气因木变则为臊,《月令》作羶,羶与臊同。

南方赤色,入通于心,开窍于耳,藏精于心,心属火,受南方之赤色,入通于心而养精于内也。《邪气藏府篇》曰:十二经脉,三百六十五络,其气血皆上于面而走空窍,其别气走于耳而为听。别气者,心主之气也。此篇以心气开窍于耳,肾气开窍于二阴者,谓五藏之气通于九窍,九窍五藏皆通乎天气也。**故病在五藏**。五藏者,病五藏之气也。上文曰:夏气者,病在藏。五藏六府,心为之主,故心气病而及于五藏之气也。曰故者,言天之气色通于藏,而为病亦在气也。**其味苦,其类火**,炎上作苦,火之味也。心气通于南方,故与五行之火同类。**其畜羊**,《五常政论》曰:其畜马。盖以午未皆属火也。**其谷黍**。黍,糯小米也。性温而赤色,故为心之谷。**其应四时,上为荧惑星**,其应天之四时,而上为荧惑。荧惑,火之精也,七百四十日一周天。**是以知病之在脉也**。心主脉,故病在脉。脉以应地,曰是以者,以地之五味五行,羊畜黍谷,以应病之在脉也。**其音徵**,火音也。其应在忧。**其数七**,火之成数也。**其臭焦**。气因火变则为焦。

**中央黄色,入通于脾,开窍于口,藏精于脾**,土旺四季,位居中央,脾为土藏,其气相通。黄者,土之色,口者脾之窍。**故病在舌本**。《灵枢经》曰:脾者,主为卫,使之迎粮,视唇舌好恶以知吉凶。是脾气之通于舌也。**其味甘,其类土**,土爰稼穑,稼穑作甘。脾属土,故与五行之土同类。**其畜牛**,牛色黄而属土,故为脾畜。**其谷稷**,色黄而味甘。**其应四时,上为镇星**,土之精气,上为镇星,二十八年一周天。**是以知病之在肉也**。脾主肌肉,故知病在肉。**其音宫**,土音也。五音以宫为主。**其数五**,五,土之生数也。土居五位之中,故独主于生数。**其臭香**。气因土变则为香。

**西方白色,入通于肺,开窍于鼻,藏精于肺**,肺属金,故受西方之白色,入通于肺。鼻者,肺之窍。**故病在背**。秋气者,病在肩背。**其味辛,其类金**,金曰从革,从革作辛。**其畜马**,乾为马,肺属乾金而主天。**其谷稻**。稻色白而秋成,故为肺之谷。**其应四时,上为太白星**,金之精气,上为太白,三百六十五日一周天。**是以知病之在皮毛也**。肺主皮毛,故知病在皮毛。**其音商**,商主西方之音。**其数九**,金之成数也。**其臭腥**。气因金变则为腥。

**北方黑色,入通于肾,开窍于二阴,藏精于肾**,肾属水,故受北方之黑色。肾在下,故开窍于二阴。夫藏真藏于内,而五藏之气发于外,见于色,是以五方之色入通于藏,以养五藏之精,而藏气复外通于九窍,其真精藏于内也。**故病在谿**。肉之大会曰谷,肉之小会曰谿。下经云:谿谷属骨,皆有所起。谿乃小分之肉,连于筋骨之间,是肾主骨而谿乃骨气所生之分肉也。**其味咸,其类水**,水曰润下,润下作咸。**其畜彘**,彘,豕也。色黑而属亥。**其谷豆**。豆色黑而性沉,故为水之谷。**其应四时,上为辰星**,水之精气,上为辰星,三百六十五日一周天。**是以知病之在骨也**。肾主骨,故知病在骨。下经云:肝生筋,心生血,脾生肉,肺生皮毛,肾生骨。是筋骨皮肉,五藏之所生而为病也。上经云:春气者,病在头;夏气者,病在藏;秋气者,病在肩背;冬气者,病在四支。是头藏肩背谿骨,乃藏气之为病也。**其音羽**,水之音也。**其数六**,水之成数也。**其臭腐**。气因水变则为腐。

**故善为脉者,谨察五藏六府,一逆一从,阴阳表里,雌雄之纪,藏之心意,合心于精**。此总结经脉之道,生于五藏,连于六府,外合于五方五行,阴阳六气,表里循环,有顺有逆。善为脉者,藏之心意,合于精神,得之于心,应之于手,不可以言语相传,故曰非其真勿授,是谓得脉之道者也。**非其人勿教,非其真勿授,是谓得道**。色脉者,上帝之所贵也。故非学道之人勿教,非真诚之人勿传。至真之言,犹藏之金匮而庸人不易得也。以上四篇论精神气血,然神气血脉,皆本于天乙之真精。故论神则曰逆其根则伐其本坏其真,论气则曰自古通天者生之本,论血脉则曰精者身之本。此平人之脉法也。

# 卷二上

## 阴阳应象大论篇第五

此篇言天地水火，四时五行，寒热气味，合人之藏府形身，清浊气血，表里上下，成象成形者，莫不合乎阴阳之道。致于诊脉察色，治疗针砭，亦皆取法于阴阳，故曰《阴阳应象大论》。

黄帝曰：阴阳者，天地之道也。道者，阴阳之理也。太极静而生阴，动而生阳，天生于动，地生于静，故阴阳为天地之道。万物之纲纪，总之曰纲，周之曰纪。万物得是阴阳，而统之为纲，散之为纪。变化之父母，《天元纪论》曰：物生谓之化，物极谓之变。《易》曰：在天成象，在地成形，变化见矣。朱子曰：变者化之渐，化者变之成，阴可变为阳，阳可化为阴，变化之道，由阴阳之所生，故谓之父母。生杀之本始，天以阳生阴长，地以阳杀阴藏。神明之府也。阴阳不测之谓神。明者，阴阳合而灵显昭著也。神化天之五气，地之五行，以生万物，故为神明之府。

治病必求于本。本者，本于阴阳也。人之藏府气血，表里上下，皆本乎阴阳，而外淫之风寒暑湿，四时五行，亦总属阴阳之二气。至于治病之气味，用针之左右，诊别色脉，引越高下，皆不出乎阴阳之理。故曰治病必求其本，谓求其病之本于阳邪本于阴邪也，求其病之在阳分阴分气分血分也。审其汤药之宜，用气之升味之降，温之补苦之泄也。此篇论治道当取法乎阴阳，故首提曰治病必求于本。后节曰治不法天之纪，用地之理，则灾害并至。天地者，阴阳之道也。故积阳为天，积阴为地。积阳至高而为天，积阴至厚而为地。承上文而言，治病者当法天地阴阳之理。阴静阳躁，地之阴，主静而有常；天之阳，主动而不息。阳生阴长，阳杀阴藏。春夏者，天之阴阳也，故主阳生阴长；秋冬者，地之阴阳也，故主阳杀阴藏。阳化气，阴成形。天主生物，地主成物。故阳化万物之气，而吾人之气由阳化之；阴成万物之形，而吾人之形由阴成之。**寒极生热，热极生寒。**阴寒阳热，乃阴阳之正气。寒极生热，阴变为阳也；热极生寒，阳变为阴也。邵子曰：动之始则阳生，动之极则阴生，静之始则柔生，静之极则刚生。此《周易》老变而少不变之义。故阴阳之理，极则变生。人之病亦然，如热甚则发寒，寒甚则反热；治病之道亦然，如久服苦寒之味，则反化火矣。**寒气生浊，热生生清。清气在下，则生飧泄；浊气在上，则生䐜胀。此阴阳反作，病之从逆也。**寒气下凝，故生浊阴；热气上散，故生清阳。如清气在下，则反上而下降，故生飧泄；浊气在上，是反下而上凝，故生䐜胀。此吾身之阴阳反作，气之逆从而为病也。此论阴阳之体位，各有上下。**故清阳为天，浊阴为地。地气上为云，天气下为雨。雨出地气，云出天气。**此承上文而言，阴阳之位各有上下，而阴阳之气上下相交，然后云行雨施，而化生万物也。清阳为天，浊阴为地，地虽在下，而地气上升为云，天虽在上，而天气下降为雨。夫由云而后有雨，是雨虽天降，而实本地气所升之云，故雨出地气。由雨之降，而后有云之升，是云虽地升，而实本天气所降之雨，故云出天气。此阴阳交互之道也，而人亦应之。此篇言天地之阴阳，与人之阴阳相合，是以一节言天地阴阳水火，一节言清浊藏府精形，以天人相间而言也。**故清阳出上窍，浊阴出下窍。**人之清阳，本乎天而出上窍；人之浊阴，本乎地而出下窍。言人之阴阳，犹云之升，雨之降，通乎天地之气也。**清阳发腠理，浊阴走五藏。**腠者，三焦通会元真之处。理者，皮肤藏府之文理。言清阳之气通会于腠理，而阴浊之精血走于五藏，五藏主藏精者也。**清阳实四支，浊阴归六府。**四支为诸阳之本，六府者传化物而不藏。此言饮食所生之清阳充实于四支，而浑浊者归于六府也。夫脾主四支，又曰手太阴独受其浊。盖浊中之清者，由脾之转输而充实于四支；浊中之浊者，归于六府也。首言清阳之在上，次言发于外内之腠理，此言充实于四傍。盖阳气者若天与日，位居尊高，而运用于六合九州之外内者也。

**水为阴，火为阳，阳为气，阴为味。**水性润下，故为阴；火性炎上，故为阳。清阳上升，故为气；浊阴下降，故为味。盖以水火而征兆气味之阴阳也。**味归形，形归气，气归精，精归化。**阴为味，阴成形，地食人以五味，以养此形，故味归形。阳化气，诸阳之气通会于皮肤肌腠之间，以生此形，故形归气。阳气生于阴精，故气归于精。水谷之精气以化生此精，故精归于化也。

**精食气,形食味。**水谷之精气以生此精,精食气也。五味入胃以养此形,形食味也。**化生精,气生形。**水谷之精气以化生此精,诸阳之神气以生养此形。盖天食人以五气,地食人以五味,气味化生此精气,以生养此形也。**味伤形,气伤精。**夫形食味,精食气。如饮食之气味太过,则反伤其精形矣。**精化为气,气伤于味。**精为元气之本,气乃精之化也。形食味而味归形,味伤形则及于气矣。此节论饮食之阴阳气味,以生精气之阴阳而养此形。

**阴味出下窍,阳气出上窍。**王氏曰:味有质,故下流于便溺之窍;气无形,故上出于呼吸之门。**味厚者为阴,薄为阴之阳;气厚者为阳,薄为阳之阴。**味为阴,而味厚者为纯阴,薄者为阴中之阳。气为阳,而气厚者为纯阳,薄者为阳中之阴。此阴阳之中而又分阴阳也。**味厚则泄,薄则通;气薄则发泄,厚则发热。**味厚为阴中之阴,降也,故主下泄;味薄为阴中之阳,升也,故主宣通。气薄为阳中之阴,降也,故主发泄;气厚为阳中之阳,升也,故主发热。此节论气味之阴阳升降。

**壮火之气衰,少火之气壮。壮火食气,气食少火。壮火散气,少火生气。**夫气为阳,火为阳,合而言之,气即火也。少阳三焦之气生于命门,游行于外内,合于包络而为相火,然即少阳初生之气也。归于上焦而主纳,归于中焦而主化,纳化水谷之精微而生此精,以养此形。故承上文而言,五味太过,则有伤于气,而阴火太过,亦有伤于气矣。盖气生于精,而精之所生,由气之所化。形食其味,而味之入胃,亦由气化,以养此形,是气之不可有伤者也。故曰:壮火之气衰,少火之气壮。盖阳亢则火壮,而生气反衰;阳和则火平,而气壮盛矣。如火壮于内则食气,气盛于内则食火。食,犹入也。言火壮则气并于火,气盛则火归于气,气火之合一也。如火壮于外则散气,火平于外则生气,故曰相火为元气之贼。欲养此精气形者,又当平息其火焉。王子方曰:壮火之气,少火之气,是气即火之气也。

**气味,辛、甘发散为阳,酸、苦涌泄为阴。**言气味固分阴阳,而味中复有阴阳之别。辛走气而性散,甘乃中央之味而能灌溉四傍,故辛甘主发散为阳也。苦主泄下而又炎上作苦,酸主收降而又属春生之木味,皆能上涌而下泄,故酸苦涌泄为阴也。**阴胜则阳病,阳胜则阴病,阳胜则热,阴胜则寒。**马氏曰:用酸苦之味至于太过,则阴胜矣。阴胜则吾人之阳分不能敌阴寒,而阳斯病也。用辛甘之味至于太过,则阳胜矣。阳胜则吾人之阴分不能敌阳热,而阴斯病也。所谓阳胜则阴病者,何也?以阳胜则太热,彼阴分安得不病乎!所谓阴胜则阳病者何也?以阴胜则太寒,彼阳分安得不病乎!**重寒则热,重热则寒**。苦化火,酸化木,久服酸苦之味,则反有木火之热化矣。辛化金,甘化土,久服辛甘之味,则反有阴湿之寒化矣。所谓久而增气,物化之常也。气增而久,夭之由也。**寒伤形,热伤气。气伤痛,形伤肿**。阳化气,阴成形。寒则阴盛,故伤形;热则阳盛,故伤气。气无形故痛,阴有形故肿也。**故先痛而后肿者,气伤形也;先肿而后痛者,形伤气也**。夫形归气而气生形,阴阳形气之相合也。故气伤则转及于形,形伤则病及于气矣。以上论气味阴阳寒热偏胜之为病。

**风胜则动,热胜则肿,燥胜则干,寒胜则浮,湿胜则濡泻**。此以下论天之四时五行,人之五藏五气,外感六淫,内伤五志,亦有阴阳寒热之为病也。风性动摇,故风胜则动。热气伤阴,故热胜则肿。燥伤津液,故燥胜则干。寒气伤阳,故神气乃浮也。湿淫所胜,则脾土受伤而为濡泻之病矣。风热,天之阳气也。寒燥湿,天之阴气也。乃四时五行之阴阳偏胜而为病也。**天有四时五行,以生长收藏,以生寒暑燥湿风**。天之十干,化生地之五行;地之五行,上呈天之六气。故在地为水,在天为寒;在地为火,在天为暑;在地为金,在天为燥;在地为土,在天为湿;在地为木,在天为风。天有四时五行之生长收藏,而化生阴阳之六气也。此言天之四时五行成象成形者,而应乎阴阳也。**人有五藏化五气,以生喜怒悲忧恐**。化五气者,化五行之气也。肝志为怒,心志为喜,脾志为悲,肺志为忧,肾志为恐,以五气而生五藏之志也。此言人之五藏,化生五气五志,有形无形者,而应乎阴阳也。**故喜怒伤气,寒暑伤形**。喜怒由内发,故伤阴阳之气。外淫之邪由皮毛而入于肌络藏府,故寒暑伤形。马氏曰:举喜怒而凡忧思恐可知矣,举寒暑而凡燥湿风可知矣。王子方曰:四时之气总属寒暑之往来,五志内伤亦归重阴阳之二气,故下文曰:暴怒伤阴,暴喜伤阳。《本神篇》曰:顺四时而适寒暑,和喜怒而安居处。是以五行五气论阴阳可也,以寒暑喜怒论阴阳亦可也。若胶执于文字以论阴阳,则固矣。**暴怒伤阴,暴喜伤阳。厥气上行,满脉去形**。多阳者多喜,多阴者多怒。喜属阳而怒属阴也。是以卒暴而怒,则有伤于阴矣;卒暴之喜,则有伤于阳矣。阴阳之气，厥逆上行，则五藏之气满于脉，而离脱于真藏之形矣。此言寒暑伤在外形身之阴阳，喜怒伤于内藏气之阴阳也。**喜怒不节，寒暑过度，生乃不固。**经曰：智者之养生也，必顺四时而适寒暑，和喜怒而安居处。若喜怒不恒，寒暑过度，则表里阴阳俱损，生何可以固久乎！此总结上章之意。**故重阴必阳，重阳必阴。**承上文而言，天有四时之寒暑，人有五气之阴阳，合而论之，在天阴阳之邪，又由吾人之阴阳气化也。是以受天之阴邪而必阳，受阳邪而必阴。王子方曰：此篇论天之四时五行，合人之五藏五气，是以有言天节，有言人节，有分而论者，有合而论者。**故曰：冬伤于寒，春必病温；春伤于风，夏生飧泄；夏伤于暑，秋必痎疟；秋伤于湿，冬生咳嗽。**秋冬，时之阴也。寒湿，气之阴也。冬伤寒，秋伤湿，谓之重阴。冬伤寒而春必温，秋伤湿而冬咳嗽，乃重阴而变阳病也。春夏，时之阳也。风暑，气之阳也。春伤风而夏伤暑，谓之重阳。春伤风而飧泄，夏伤暑而秋病痎疟，乃重阳而变阴病也。夫寒邪伏藏，春时阳气外出，化寒而为温热也；暑气伏藏，秋时阴气外出，化热而为阴疟也。此天之阴阳，又由吾身之阴阳而变化也。伤于风者，上先受上；伤于湿者，下先受之。阳病者，上行极而下，故变为飧泄之阴病矣。阴病者，下行极而上，故变为咳嗽之阳证矣。此四时之阴阳，又由吾身之阴阳而升降也。痎疟，三阴疟也。王子方曰：故曰者，引《生气篇》之文以证明之也。

**帝曰：余闻上古圣人，论理人形，列别藏府；端络经脉，会通六合，各从其经；气穴所发，各有处名；谿谷属骨，皆有所起；分部逆从，各有条理；四时阴阳，尽有经纪；外内之应，皆有表里。有信然乎？**帝言人之藏府形身，与天之四时阴阳，外内相应，惟上古圣人能论理人形，与天地参合，是以岐伯论天之五方五气五色五音，地之五行五味，以应人之五体五藏五窍五志也。六合，谓十二经脉之合也。足太阳与足少阴为一合，足少阳与足厥阴为二合，足阳明与足太阴为三合，手太阳与手少阴为四合，手少阳与手厥阴为五合，手阳明与手太阴为六合，各从其经，正而相通也。气穴者，经气所注之穴，有三百六十五穴，以应一岁，而各有定处，各有定名也。谿谷者，大小之分肉连于骨而生起也。分部者，皮之分部也。皮部中之浮络，分三阴三阳，有顺有逆，各有条理也。言天地之四时阴阳，尽有经纬纪纲，应人形之外内，皆有表有里也。**岐伯对曰：东方生风，**风乃东方春生之气，故主生风。**风生木，**寅卯属木，春气之所生也。**木生酸，**地之五行，生阴之五味。**酸生肝，**阴之所生，本在五味，故酸生肝。此言内之五藏，外之筋骨皮肉，皆收受四时五行之气味而相生，故曰外内之应皆有表里也。**肝生筋，筋生心。**肝之精气生筋，筋之精气生心，内之五藏合五行之气，而自相资生也。**肝主目，**肝气通于目，肝和则目能辨五色，故目为肝所主。**其在天为玄，在人为道，在地为化。化生五味，道生智，玄生神。**承上文而言，在天之五方五气，在人之五藏五体，在地之五味五行，皆阴阳变化之为用也。阴阳变化之道，其在天为玄。玄，幽远也。玄生神，神者阴阳不测之谓。是以在天为六气，而在地为五行也。其在人为道，道者，阴阳五行不易之理也。道生智，智者五藏之神志魂魄，因思虑而处物，是以人之五藏生五神化五志也。其在地为化，物生谓之化，化生万物，而五味之美不可胜极也。**神在天为风，在地为木，在体为筋，在藏为肝。**按《天元纪论》曰：阴阳不测谓之神。神在天为风，在地为木；在天为热，在地为火；在天为湿，在地为土；在天为燥，在地为金；在天为寒，在地为水。故在天为气，在地成形，形气相感，而化生万物矣。此阴阳不测之变化，是以在天则为风为热为湿为燥为寒，在地则为木为火为土为金为水；在体则为筋为脉为肉为皮毛为骨，在藏则为肝为心为脾为肺为肾；在声则为呼为笑为歌为哭为呻；在变动则为握为忧为哕为咳为栗；在窍则为目为舌为口为鼻为耳；在色则为苍黄赤白黑；在味则为酸苦甘辛咸；在音则为宫商角徵羽；在志则为喜怒忧思恐。此皆阴阳应象之神化也。**在色为苍，**薄青色，东方木色也。**在音为角，**角为木音，和而长也。**在声为呼，**呼，叫呼也。在志为怒，故发声为呼。**在变动为握，**变动，藏气变动于经俞也。握者，拘急之象，筋之证也。**在窍为目，**目者，肝之官也。**在味为酸，**木之味也。**在志为怒。**肝者，将军之官，故其志在怒。**怒伤肝，**用志太过，则反伤其体矣。**悲胜怒。**悲为肺志，以情胜情也。**风伤筋，**能生我者，亦所能害我也。**燥胜风。**燥属西方之金气，四时五行之气，有相生而有相制也。**酸伤筋，**能养我者，亦能伤我也。**辛胜酸。**辛为金味，故能胜酸，金胜木也。

**南方生热，**南方主夏令，故生热。**热生火，**夫火生热，今以在天之热而生火,正阴阳不测之变化。**火生苦**,炎上作苦,火生苦味也。**苦生心**,苦,心之味也。味为阴,藏亦为阴,故味生藏。**心生血**,血乃中焦之汁,奉心神而化赤,故血者神气也。**血生脾**。由本藏之所生,而生及相生之藏。**心主舌**,心气通于舌,心和则能知五味,故舌乃心之主。**其在天为热,在地为火,在体为脉,在藏为心**,风寒暑湿燥火,天之阴阳也;木火土金水火,地之阴阳也;人有五藏化五气,以生喜怒悲忧恐,人之阴阳也。在天成象,在地成形,人则参天两地者也。先言体而后言藏者,人秉天地之生气,自外而内也。**在色为赤**,南方之火色也。**在音为徵**,徵为火音,和而美也。**在声为笑**,心志喜,故发声为笑。**在变动为忧**,心独无俞,故变动在志,心气并于肺则忧。**在窍为舌**,舌者,心之官也。**在味为苦**,火之味也。**在志为喜**。心中和乐则喜。**喜伤心**,过于喜则心志自伤。**恐胜喜**。恐为肾志,水胜火也。**热伤气**,热则气泄,故热伤气。**寒胜热**。有亢害则有承制,阴阳五行之自然也。**苦伤气**,苦乃火味,故亦伤气也。**咸胜苦**。咸为水味,故胜苦。

**中央生湿**,中央主土而灌溉四傍,故生湿。**湿生土**,在天为气,在地成形,以气而生形也。**土生甘**,土主稼穑,稼穑作甘。**甘生脾**,地食人以五味,甘先入脾,故主生脾。**脾生肉**,脾之精气,主生肌肉。**肉生肺**。五行之相生者,以所生之气而相生也。**脾主口**,脾气通于口,脾和则能知谷味,故脾主口。**其在天为湿,在地为土,在体为肉,在藏为脾**,人之形身藏府由五行五气而生,五气五行又归于神化。**在色为黄**,中央土色也。**在音为宫**,宫为土音,大而和也。**在声为歌**,脾志思,思而得之则发声为歌。**在变动为哕**,气逆于肺胃之间则为哕。胃之上肺之下,脾之分也,故脾气变动则为哕。**在窍为口**,脾者,主为卫,使之迎粮,故脾窍在口。**在味为甘**,土之味也。**在志为思**。因志而任变谓之思。脾主运用,故所志在思。**思伤脾**,五藏化五气,以生五志,用志则伤气,气伤则藏伤。**怒胜思**。怒为肝志,故能胜思。**湿伤肉**,脾主肉而恶湿,故湿胜则伤肉。**风胜湿**。风乃木气,故胜土湿。**甘伤肉**,味伤形也。**酸胜甘**。酸乃木味,故胜土之甘。

**西方生燥**,西方主秋金之令,故其气生燥。**燥生金**,因气而生形。**金**

生辛,因形而成味。辛生肺,因味而生藏。肺生皮毛,因藏而生形。皮毛生肾。肺气主于皮毛,因金气而生肾。肺主鼻。肺气通于鼻,肺和则鼻能知香臭,故肺主开窍在鼻。其在天为燥,在地为金,在体为皮毛,在藏为肺,在天为气,在地成形,形气相感,而化生万物。人为万物之灵,在体为皮毛,在藏为肺者,感天地之形气而化生也。在色为白,肺金之色也。在音为商,西方之音,轻而劲也。在声为哭,肺志在悲,故发声为哭。在变动为咳,藏气变动,则及于喉而为咳。在窍为鼻,鼻者肺之窍也。在味为辛,金之味也。在志为忧。精气并于肺则忧。忧伤肺,过则损也。喜胜忧。喜则气散,故能胜忧郁。热伤皮毛,秋令燥热,反伤皮毛。寒胜热。严肃之令复,则炎烁之气消。辛伤皮毛,气主皮毛,辛散气,故伤皮毛。苦胜辛。火味胜金也。

北方生寒,北方主水,故生寒。寒生水,形生气而气生形也。水生咸,水味咸,故咸生于水。咸生肾,味之咸者,主生养肾。肾生骨髓,肾之精气,生长骨髓。髓生肝。肾之精髓,复生肝木,言五藏之相生,由天之五气地之五味之所生也。肾主耳。肾气通于耳,肾和则耳能闻五音,故肾气所主在耳。其在天为寒,在地为水,在体为骨,在藏为肾,五方生五气,五气生五行,五行生五味,五味生五体。五藏者,言人本天地之形气而生成也。其在天为寒,在地为水,在体为骨,在藏为肾者,言天地人之成象成形者,皆本于阴阳不测之变化。在色为黑,色有阴阳也。在音为羽,声有阴阳也。在声为呻,呻者,伸也。肾气在下,故声欲太息而伸出之。在变动为栗,栗,战栗貌。寒水之气变也。在窍为耳,肾开窍于耳。在味为咸,水之味也。在志为恐。肾藏志而为作强之官,故虑事而时怀惕厉也。恐伤肾,《灵枢经》曰:恐惧而不解则伤精。明感肾也。思胜恐。思虑深则处事精详,故胜恐。寒伤血,寒甚则血凝泣,故伤血。王子方问曰:风伤筋,湿伤肉,以本气而伤本体也。在心则曰热伤气,在肾则曰寒伤血者,何也?曰:气为阳,血为阴,火为阳,水为阴,心主火而为热,肾主水而为寒,是以热伤气而寒伤血者,同气相感也。下文曰:阴阳者,血气之男女也;水火者,阴阳之兆征也。心肾为水火阴阳之主宰,故所论虽与别藏不同,而亦是本气自伤之意。燥胜寒。燥主秋热之令,故能胜寒。**咸伤血**,咸走血,故食咸则伤血矣。**甘胜咸**。甘为土味,故能胜咸。莫子晋问曰:五方注释,曷多不同?曰:阴阳之道,变化无穷,是以五方之经文,亦少有差别,愚故引经注经,各尽其义。学者引而伸之,总不外乎阴阳之大道也。**故曰:天地者,万物之上下也;**天覆于上,地载于下,天地位而万物化生于其间。**阴阳者,血气之男女也;**阴阳之道,其在人则为男为女,在体则为气为血。**左右者,阴阳之道路也;**在天地六合,东南为左,西北为右,阴阳二气于上下四傍昼夜环转,而人之阴阳亦同天地之气昼夜循环,故左右为阴阳之道路。**水火者,阴阳之兆征也;**天一生水,地二生火。火为阳,水为阴。水火有形,故为阴阳之征兆。**阴阳者,万物之能始也**。乾知大始,坤以简能,而生万物。**故曰:阴在内,阳之守也;阳在外,阴之使也**。阴静于内,阳动于外,阴阳动静,而万物化生。上文论天地阴阳之气运用于上下两傍,此复言阴阳之气又有外内之所主也。在天地则天包乎地之外,其在人则阳为阴之卫也。

**帝曰:法阴阳奈何?**帝言何以取法天地阴阳之气,而为调治之法也。高士宗曰:按以下岐伯所答,如阳胜则身热,阴胜则身寒,乃阴阳偏胜之为害也。如能知七损八益,是能调养吾身中之阴阳损益,而不为邪所伤也。如人之右耳目不如左明,左手足不如右强,乃法象天地四方之盛虚也。如贤人上配天以养头,下象地以养足,中傍人事以养五藏,乃取法天地以养人也。如天气通于肺,地气通于嗌,风气通于肝,雷气通于心,是天地之气而应象于人。如暴气象雷,逆气象阳,是人之气而应象于天地也。如善用针者,从阴引阳,从阳引阴,是取法阴阳之道,而为用针之法。如善诊者,察色按脉,先别阴阳,是取法阴阳之理,而为诊视之法也。其高者因而越之,其下者引而竭之,阳病治阴,阴病治阳,是审别阴阳,而为救治之法也。此篇论天地阴阳,五方五行之气,以应人之形身藏府。至于诊治调养,亦皆取法乎阴阳,故曰《阴阳应象大论》。**岐伯曰:阳胜则身热腠理闭,喘粗为之俯仰,汗不出而热齿干,以烦冤腹满死,能冬不能夏**。阳胜乃火热用事,故身热。热在表,则腠理闭;热在里,则喘粗。阴胜在腹,则为之俯;阳胜在背,则为之仰。阳胜于周身,则汗不出而热也。肾主精液,齿干,精液竭矣。心主血液,烦冤,血液枯矣。腹满,中焦之生气绝矣。此阳热偏胜之死证,然能苟延于冬,则不能幸免于夏。盖言人之阴阳,又配合天地四时之阴阳而为生死也。阴胜则身寒汗出,身常清,数栗而寒,寒则厥,厥则腹满死,能夏不能冬。此阴阳更胜之变,病之形能也。阴胜则阳虚,故汗出。阴寒在表则身常清,在里则数栗而寒也。四支为诸阳之本,表里俱寒,则四支厥冷。四支厥逆,则腹虚满矣。乃阴寒偏胜之死证,得夏月之阳热,尚可救其阴寒。此阴阳之变,能为形身作病也。帝曰:调此二者奈何?岐伯曰:能知七损八益,则二者可调。不知用此,则早衰之节也。女子以七为纪,男子以八为纪。七损八益者,言阳常有馀而阴常不足也。然阳气生于阴精,知阴精之不足,而无使其亏损,则二者可调。不知阴阳相生之道而用此调养之法,则年未半百而早衰矣。年四十而阴气自半也,起居衰矣。男子以八为期,故四十而居半。阴气,肾气精气也,阴气渐虚,则起居自倦矣。年五十,体重,耳目不聪明矣。经曰:肾虚肝虚脾虚,皆令人体重烦冤。又曰:液脱者,骨肉屈伸不利。年五十而精液血液皆虚,是以体重而不轻便也。精气虚而不能并于上,则耳目不聪明矣。年六十,阴痿,气大衰,九窍不利,下虚上实,涕泣俱出矣。人年六十,已逾七八之期,天癸竭,肾气大衰,而阴事痿矣。九窍为水注之气,精水竭而精气衰,则九窍为之不利也。精竭于下,水泛于上,而涕泣俱出矣。《解精微论》曰:精神去目涕泣出。王子方曰:调此二者,重在七损,故曰阴气自半,曰体重,曰阴痿。夫起居动作为阳,耳目九窍为阳,曰起居衰矣,曰耳目不聪明,九窍不利,自阴虚而衰及于阳也。故曰:知之则强,不知则老,知七损八益,而能固守其精,则阴阳俱盛而筋骨壮强。不知阴阳所生之原,以欲竭其精,以耗散其真,至半百而衰老矣。故同出而名异耳。神气生于阴精,故同出于天乙之真,而有精气神三者之异名耳。智者察同,愚者察异。愚者不足,智者有馀。察,知也,省也。智者省察其阴阳同出于天真,不妄作劳,则阳完而阴亦固矣。精神内守,则阴盛而气亦外强。知阴阳之交相生固,则精气常为有馀。愚者止知名之有异,如烦劳则阳气外张,而不知精亦内绝,如逆之伤肾,则春阳之气亦无所资生。不知阳为阴之固,阴为阳之根,而精气恒不足矣。有馀则耳目聪明,身体轻强,老者复壮,壮者益治。有馀则阳气充而耳目聪明,精血足而身体强健,精神完固,能却老而全形,壮者益充满而平治也。王子方曰:上文曰体重,耳目不聪明,此节曰耳目聪明,身体强健,又见其阴阳互相资益之妙。是以圣人为无为之事,乐恬憺之能,从欲快志于虚无之守,故寿命无穷,与天地终。此圣人之治身也。此言治世之圣人与逸世之真人至人不同,寿仅可以百数,然亦有修身之道,而寿命无穷,与天地终始。行所无事,则外不劳形,内无思想。恬憺虚无,则精神内守,真气从之。其知道者,亦归于真人。高士宗曰:此节照应首篇之圣人外不劳形于事,内无思想之患,以恬愉为务,以自得为功,精神不散,亦能寿敝天地,无有终时。

天不足西北,故西北方阴也,而人右耳目不如左明也;地不满东南,故东南方阳也,而人左手足不如右强也。此言天地阴阳之所不能全,惟其阴阳精气运行,故能生长收藏,化生万物。其在人亦当配天地以养头足,勿使邪气居之。天不足西北者,阳中之阴不足也,故西北方阴也,而人之右耳目不如左明也。左为阳而右为阴,阴不足于上也。地不满东南者,阴中之阳不足也,故东南方阳也,而人左手足不如右强也。右为阴而左为阳,阳不足于下也。帝曰:何以然?岐伯曰:东方阳也,阳者其精并于上,并于上则上明而下虚,故使耳目聪明而手足不便也;西方阴也,阴者其精并于下,并于下则下盛而上虚,故其耳目不聪明而手足便也。天有精,地有形。东方阳也,其精气上升而并于上,并于上则上盛而下虚,故使人之耳目聪明,而手足不便也。西方阴也,其精气下降而并于下,并于下则下盛而上虚,故其人之耳目不聪明,而手足便也。此以天地之左右而言也。王子方曰:上篇论阳气生于阴精,此复言天有精,而精气上下交并,是阴精又生于天也。故俱感于邪,其在上则右甚,在下则左甚,此天地阴阳所不能全也,故邪居之。此以形身论之,其在上则右虚,在下则左虚,是天地阴阳之所不能全,而人身亦有左右之不足也。上文言天地左右之上下,此言人身上下之左右。王子方曰:俱感于邪,然后知虚处之病甚。故天有精,地有形,天有八纪,地有五里,故能为万物之父母。天有所生之精,地有所成之形,天有八方之纪纲,地有五行之道理,其精气交通于九州八方之外,故能为万物生长之父母,以非止于上下之交并而已。清阳上天,浊阴归地,是故天地之动静,神明为之纲纪。故能以生长收藏,终而复始。言天地之体位,虽有东西南北之不足,而神明为之纲纪,故能以生长收藏,终而复始,化生万物。

神明者,生五气化五行者也。**惟贤人上配天以养头,下象地以养足,中傍人事以养五藏。**上配天以养耳目之聪明,下象地以养腰以下之不足,节五味,适五志,以养五藏之太和,虽有贼邪而勿能居之矣。此篇曰圣人曰贤人,谓惟贤圣能法则天地,逆从阴阳,恬憺虚无,精神内守,可使益寿,无有终极之时,而皆归于真人也。**天气通于肺,**肺藏属乎乾金,位居至高,而主周身之气,故与天气相通。此复言非惟头之上窍通乎天,从腰以下象地,而五藏六府九窍六经皆与天地之气相通。惟贤人能法天之纪,用地之理以治身,故灾害不能及也。**地气通于嗌,**嗌乃胃府之门,主受湿浊之气以入胃,故与地气相通。《太阴阳明篇》曰:喉主天气,嗌主地气。**风气通于肝,**风生木,木生肝,外内之气相通也。**雷气通于心,**雷,火之发声也。心为火藏,气相感召,故与心相通。**谷气通于脾,**脾为土藏,而主司转运。谷气,山谷之通气也,故与脾气相通。**雨气通于肾。**肾为水藏。雨气,寒水之气也。**六经为川,**六经,手足三阴三阳之经脉也。外内环转,如川流之不息。**肠胃为海,**肠胃受盛水谷,如海之无所不容。又胃为水谷之海而外合海水,肠为受盛之官。**九窍为水注之气。**精气通上窍,水浊出下窍。**以天地为之阴阳,**阴阳者,天地之道也。以天地之道,通乎身之阴阳。**阳之汗,以天地之雨名也。**汗出于阴液,由阳气之宣发,故曰阳加于阴谓之汗。雨乃地之阴湿,亦由天气之所化施,故可方人之汗。**阳之气,以天地之疾风名之。**风出于地之隧谷,阳气发于里阴,以疾风名之者,言阳气之行身有道,无少逆滞者也。**暴气象雷,热气象阳。**气暴如雷火之发,气逆如阳热之胜。此复言阳气之如风,行于上下四傍,无暴无逆也。**故治不法天之纪,不用地之理,则灾害至矣。**人之阴阳,通乎天地,天有八纪,地有五理,为治不取法天地之阴阳,则灾害至矣。**故邪风之至,疾如风雨。**天之邪气,始伤皮毛,由皮毛而至肌肉筋脉,由经脉而入于藏府,故如风雨之骤至,而易入于内也。独言风者,风为百病之长而能开发皮腠。**故善治者治皮毛,**阳气者,卫外而为固也。天之阳邪始伤皮毛气分,故善治者,助阳气以宣散其邪,不使内入于阴也。**其次治肌肤,**邪在皮毛,留而不去,则入于肌肤矣。肌肤尚属外之气分,亦可使邪从外解,故其治之次也。**其次治筋脉,**邪在肌肤,留而不去,则入于经络矣。经脉内连藏府,外络形身,善治者知邪入于经,即从经而外解,不使内干藏府,此为治之法又其次也。**其次治六府**,《金匮要略》曰:经络受邪入藏府,为内所因。邪入于经,留而勿治,则入于里矣。故止可从府而解。**其次治五藏。治五藏者,半死半生也**。五藏之脉属藏络府,六府之脉属府络藏,藏府经气连络相通,邪入于内而又不从府解,则干及于藏矣。邪在五藏经气之间,尚可救治而生,如干藏则死矣,故曰半死半生也。夫皮肤气分为阳,经络血分为阴,外为阳,内为阴,府为阳,藏为阴,邪在阳分为易治,邪在阴分为难治。以上论为治之道,当取法乎阴阳。**故天之邪气,感则害人五藏;水谷之寒热,感则害于六府;地之湿气,感则害皮肉筋脉**。天之邪气,由形层而入于里阴,故感则害人五藏。水谷入胃,寒温不适,饮食不节,而病生于肠胃,故害于六府。清湿地气之中人也,必从足始,故感则害皮肉筋脉。夫藏为阴,府为阳,经脉血分为阴,皮肉气分为阳。天地之邪有阴有阳,水谷之气有热有寒,而病人之形身藏府亦有阴阳之别也。

**故善用针者,从阴引阳,从阳引阴,以右治左,以左治右,以我知彼,以表知里,以观过与不及之理。见微得过,用之不殆**。此言用针者当取法乎阴阳也。夫阴阳气血,外内左右交相贯通。故善用针者,从阴而引阳分之邪,从阳而引阴分之气。病在左者取之右,病在右者取之左,以我之神得彼之情,以表之证知里之病。观邪正虚实之理,而补泻之。见病之微萌,而得其过之所在。以此法用之,而不致于危殆矣。

**善诊者,察色按脉,先别阴阳**。此言善诊者,宜审别其阴阳也。夫色为阳,血为阴,然色有阴阳,而脉有阴阳。故善诊者,察色按脉,当先审别其阴阳。**审清浊而知部分**,夫色有清明,有浊暗。五色之见于面也,各有部分。审清浊则知病之从来,知部分则知病之所在。**视喘息,听音声,而知所苦**。《金匮要略》曰:息摇肩者,心中坚。息引心中上气者,咳。息张口短气者,肺痿唾沫。又曰:吸而微数,其病在中焦实也,当下之则愈,虚者不治。在上焦者其吸促,在下焦者其吸远,此皆难治。呼吸动摇振振者,不治。又曰:病人语声寂然,喜惊呼者,骨节间病。语声瘖瘖然不彻者,心膈间病。语声啾啾然细而长者,头中病。《平脉篇》曰:病人欠者,无病也。脉之而呻者,病也。言迟者,风也。摇头者,里痛也。里实护腹如怀卵物者,心痛也。此以望闻而知其病之所苦也。**观权衡规矩，而知病所主。**观四时所应之脉，而知病之所主者何藏。**按尺寸，观浮沉滑涩，而知病所生以治。**寸主在上为阳，尺主在下为阴；浮为在表为阳，沉为在里为阴；滑主气为阳，涩主血为阴。审察脉之上下表里气血，而知病之生于阴生于阳，而以法治之也。**无过以诊，则不失矣。**夫诊有五过，诊无差误，则治之不失矣。

**故曰：病之始起也，可刺而已；其盛，可待衰而已。**此以下言治病者，亦当取法于阴阳也。夫针石所以治外者也。病之始起尚在于外，故可刺而已。其病盛者，勿去其针，待其衰而后已。言始起在外在阳，盛则在里在阴也。**故因其轻而扬之，因其重而减之，因其衰而彰之。**病之始起则轻而浅，久则重而深，故因其轻而发扬之，因其重而少减之，因其病势少衰而彰逐之。盖病之盛者，不可急逆。经曰：微者逆之，盛者从之。避其来锐，击其隋归。此之谓也。**形不足者，温之以气；精不足者，补之以味。**形，谓形体肌肉。精，谓五藏之阴精。夫形归气，气生形。温热气胜者，主补阳气，故形不足者，当温之以气。五藏主藏精者也，五味入口，各归所喜，津液各走其道，故五味以补五藏之精。《灵枢经》曰：诸部脉小者，血气皆少，其阴阳形气俱不足，勿以针，而当调以甘和之药可也。是不足者不可妄用其针，又当温补其气味。**其高者因而越之，其下者引而竭之，中满者泻之于内。**人有三部，在上为阳，在下为阴。病在胸膈之上者，因其上而发越之；其在胸腹之下者，因其下而引去之；其在中者，宜从内而泻泄之。此言病之有上下阴阳，而治之有法也。**其有邪者，渍形以为汗。**渍，浸也。古者用汤液浸渍取汗，以去其邪。此言有邪之在表也。**其在皮者，汗而发之。**邪在皮毛，取汗而发散之。**其慓悍者，按而收之。**气之悍利者，宜按摩而收引。**其实者，散而泻之。**阳实者宜散之，阴实者宜泻之。此言病之有表里阴阳，而治之亦有法也。**审其阴阳，以别柔刚，**阴阳者，天之道也；刚柔者，地之道也；参合天地之气者，人之道也。**阳病治阴，阴病治阳。**治，平治也。如感天之阳邪，则当治人之阴气，阴气盛而阳热之邪自解矣。如感天之阴邪，则当治人之阳气，阳气盛而阴寒之邪自散矣。此邪正阴阳之各有对待，而善治者之有法也。**定其血气，各守其乡。**承上文而言，如邪在气分，则当守其阴血，而勿使邪入于阴。如邪在血分，则当守其阳气，而勿使阴邪伤阳。定其血分气分之邪，而各守其部署。盖阳邪伤气，阴邪伤血，气血内守，则邪不敢妄侵。此即上文对待之意。**血实宜决之，气虚宜掣引之。**经曰：邪之所凑，其正必虚。实者邪气实，而虚者正气虚也。血实者决之使行，气虚者掣之使升，盖阳气发原于下也。上节言各守其阴阳气血，使邪之不敢妄传，此复言其在血分而血实者，宜行血以驱邪，邪在气分而气虚者，宜提掣阳气以助正。此又邪正对待之一法也。按此篇论天地人之阴阳相应，而针石诊治亦皆法乎阴阳，故曰：天地者，万物之上下也；阴阳者，血气之男女也。盖阴阳之在人为男为女，在身为气为血，故末结其气血焉。

# 阴阳离合论篇第六

**黄帝问曰：余闻天为阳，地为阴，日为阳，月为阴。大小月三百六十日成一岁，人亦应之。今三阴三阳不应阴阳，其故何也？**按此篇论三阴三阳之气，皆出于地之阴，出则为阳，合则归阴，与天地定位日月呈象之阴阳不同，故帝设此问，而名曰《阴阳离合论》也。《阴阳系日月论》曰：天为阳，地为阴。日为阳，月为阴。其合之于人，腰以上为天，腰以下为地。故足之十二经脉以应十二月，月生于水，故在下者为阴；手之十指以应十日，日主火，故在上者为阳。曰大小月三百六十日成一岁，人亦应之，与《日月论》文义相同。**岐伯对曰：阴阳者，数之可十，推之可百，数之可千，推之可万，万之大，不可胜数，然其要一也。**数，上声。阴阳者，有名而无形，不可胜数，然其要道归于一也。《易》曰：一阴一阳之谓道。莫子晋曰：天地定位，日月运行，寒暑往来，阴阳出入，总归于太极一气之所生。**天覆地载，万物方生。未出地者，命曰阴处，名曰阴中之阴，则出地者，命曰阴中之阳。**天覆地载，万物方生，言有天地然后万物生焉。然天地之化育万物，由四时之阴阳出入，而能生长收藏，为万物之终始。未出地者，命曰阴处，言处于阴中而为阴中之阴，则出地者为阳，其名曰阴中之阳，言从阴中所出而为阳也。**阳予之正，阴为之主。**向明处曰正。予，我也。言在地之气乃阴中之阴，故阴为之主。以我所主之气，而向明处欲出者为阳，故曰阳予之正也。如圣人南面而立，前曰广明，乃室之向明处也，后曰太冲，乃阴为之主也。是以三阳皆根起于阴。**故生因春,长因夏,收因秋,藏因冬。失常,则天地四塞。**生长收藏者,地之阴阳也。春夏秋冬者,天之阴阳也。此复言地气之出入,又因天气之四时,而为之生长收藏。此天地阴阳离合之常理,失常则天地四时之气皆闭塞矣。夫天有阴阳,地有阴阳,三阴三阳之气虽出于地,而又当与天之阴阳相交。**阴阳之变,其在人者,亦数之可数。**天地之阴阳,数之可十可百,推之可千可万。阴阳之变,其在人者亦不可胜数也。如人之身半以上为阳,身半以下为阴,手之十指为阳,足之十二经脉为阴,背为阳,腹为阴,左为阳,右为阴,外为阳,内为阴,府为阳,藏为阴,与三阴三阳不相应也。

**帝曰:愿闻三阴三阳之离合也。**离则为三阴三阳,合则为一阴一阳。**岐伯曰:圣人南面而立,前曰广明,后曰太冲。**南面者,人君听治之位,故曰圣人。然人皆面南而背北,左东而右西,以圣人而推及于万民也。南面为阳,故曰广明。背北为阴,而曰太冲。太冲乃阴血之原,位处下焦,上循背里,是以三阴以太冲为主。**太冲之地,名曰少阴。**太冲所起之地,为足少阴之处。**少阴之上,名曰太阳。**少阴与太阳合,阳出于阴,故在阴之上。**太阳根起于至阴,结于命门,名曰阴中之阳。**至阴,穴名,在足小指外侧。太阳经脉之根,起于此也。结,交结也。按《灵枢·根结篇》曰:太阳结于命门,命门者,目也。阳明结于颡大,颡大者,钳耳也。少阳结于葱笼,葱笼者,耳中也。太阴结于太仓,少阴结于廉泉,厥阴结于玉英。**中身而上,名曰广明。**身半以上,天气主之;身半以下,地气主之。阳出于阴,从下而上,故中身而上,名曰广明。先以前面为阳,此复以中身而上为阳。**广明之下,名曰太阴。**太阴主中土,而为阴中之至阴,故位居广明之下。**太阴之前,名曰阳明。**太阴与阳明合,并主中土,故位居太阴之前。**阳明根起于厉兑,名曰阴中之阳。**厉兑,穴名,在足大指次指之端,乃足阳明经脉之所起。**厥阴之表,名曰少阳。**太阳之气在上,故曰少阴之上。两阳合明曰阳明,在二阳之间而居中土,故曰太阴之前。厥阴处阴之极,阴极于里则生表出之阳,故曰厥阴之表。盖以前为阳,上为阳,表为阳也。曰上曰前曰表者,言三阳之气也。曰至阴厉兑窍阴者,言三阳之经脉也。手足十二经脉主三阴三阳之气,在经脉则分为三阴三阳,在气相搏命曰一阴一阳耳。**少阳根起于窍阴,名曰阴中之少阳。**窍阴,穴名,在足小指次指之端。少阳主初生之气,故名阴中之少阳。

三阳之气皆出于阴,故曰阴中之阳,而止论足之三经也。是故三阳之离合也,太阳为开,阳明为阖,少阳为枢。阴阳之气分而为三阴三阳,故有开阖枢也。太阳者,巨阳也。为盛阳之气,故主开;阳明合于二阳之间,故主阖;少阳乃初出之气,故主枢。三经者,不得相失也。抟而勿浮,名曰一阳。开阖者,如户之扉。枢者,扉之转牡也。舍枢不能开阖,舍开阖不能转枢,是以三经者,不得相失也。开主外出,阖主内入,枢主外内之间。若抟于中而勿浮,则合而为一阳矣。

帝曰:愿闻三阴。岐伯曰:外者为阳,内者为阴。阳气出而主外,阴气升而主内。然则中为阴,其冲在下,名曰太阴。阴阳二气皆出于下,阴气出而在内,是以中为阴。其所出之太冲在下,而冲之上名曰太阴。冲脉为十二经脉之原,故三阴三阳皆以太冲为主。太阴根起于隐白,名曰阴中之阴。隐白,穴名,在足大指端。太阴为阴中之至阴。太阴之后,名曰少阴。中为阴,故曰后曰前,言阴气出于下,而并处于里之中也。少阴根起于涌泉,名曰阴中之少阴。涌泉,穴名,在足心下踡指宛宛中。少阴乃一阴初生之气,故为阴中之少阴。少阴之前,名曰厥阴。少阴主水,厥阴主水生之木,故在少阴之前。厥阴根起于大敦,阴之绝阳,名曰阴之绝阴。大敦,穴名,在足大指三毛中,足厥阴肝经所出之井穴。阴在下,故论足之三阴也。十一月一阳初生,厥阴主十月,为阳之尽,故曰阴之绝阳。两阴交尽,名曰厥阴,故为阴之绝阴。是故三阴之离合也,太阴为开,厥阴为阖,少阴为枢。太阴者,三阴也,为阴之盛,故主开。厥阴为两阴之交尽,故主阖。少阴为一阴之初生,故主枢。三经者,不得相失也。抟而勿沉,命曰一阴。阴气从下而出,在内之中抟聚而勿沉,命为一阴也。阳气主浮,故曰勿浮;阴气主沉,故曰勿沉。盖三阳之气开阖于形身之外内,三阴之气开阖于内之前后,故曰阳在外阴之使也,阴在内阳之守也。阴阳䨻䨻,积传为一周,气里形表而为相成也。䨻䨻,气之往来也。阴气积于内,阳气传于外,日出而阳气始生,日中而阳气隆,日晡而阳气衰,日入而阳气内归于阴,一昼夜而为之一周。阴气开阖于里,阳气出入于形表,而为阴阳离合之相成也。

# 阴阳别论篇第七

**黄帝问曰：人有四经十二从，何谓？岐伯对曰：四经应四时，十二从应十二月，十二月应十二脉。**四经者，春脉弦，夏脉钩，秋脉毛，冬脉石。四时之经脉，以应四时之气也。十二从者，手足三阴三阳之气，从手太阴顺行至足厥阴也。应十二月者，手太阴应正月寅，手阳明应二月卯，足阳明应三月辰，足太阴应四月巳，手少阴应五月午，手太阳应六月未，足膀胱应七月申，足少阴应八月酉，手厥阴应九月戌，手少阳应十月亥，足少阳应十一月子，足太阴应十二月丑。十二脉者，六府六藏之经脉也。三阴三阳之气以应岁之十二月，十二月复应有形之十二脉也。此篇论分别阴阳以知死生，故曰《阴阳别论》。**脉有阴阳，知阳者知阴，知阴者知阳。**十二经脉乃藏府阴阳配合，故知阳者可以知阴，知阴者可以知阳，能知阴阳，可别死生。

**凡阳有五，五五二十五阳。**此节以胃藏藏真，而分别其阴阳也。胃脘之阳资养五藏，五藏相生而各有五，是以五五二十五阳也。**所谓阴者，真藏也。见则为败，败必死也。**五藏为阴，藏者藏也，神藏而不外见者也。如无阳和之胃气，而真藏之脉见，见则藏气为败，则必死也。**所谓阳者，胃脘之阳也。**所谓二十五阳者，乃胃脘所生之阳气也。胃脘者，中焦之分，主化水谷之精气，以资养五藏者也。夫四时之脉，春弦夏洪，秋浮冬沉，长夏和缓。五藏之脉，肝弦心洪脾缓肺涩肾沉。如春时之肝脉微弦而长，心脉微弦而洪，脾脉微弦而缓，肺脉微弦而涩，肾脉微弦而沉。夏时之肝脉微洪而弦，心脉微洪而大，脾脉微洪而缓，肺脉微洪而涩，肾脉微洪而沉。四时五藏皆得微和之胃气，故为二十五阳也。**别于阳者，知病处也；别于阴者，知死生之期。**能别阳和之胃气，则一有不和，便可知病处。能别真藏之阴脉，则知肝脉至者，期十八日死，心脉至者，九日死也。此论真藏为阴，胃气为阳，与上下二节论经脉之阴阳不同也。

**三阳在头，三阴在手，所谓一也。**此复论十二经脉之阴阳也。手足三阳之脉，手走头而头走足，故曰三阳在头；手足三阴之脉，足走腹而腹走手，故曰三阴在手也。十二经脉虽有手足阴阳之分，然皆一以贯通。手太阴肺脉交于手阳明大肠，大肠交足阳明胃，胃交足太阴脾，脾交手少阴心，心交手太阳小肠,小肠交足太阳膀胱,膀胱交足少阴肾,肾交手厥阴心包络,包络交手少阳三焦,三焦交足少阳胆,胆交足厥阴肝,肝复交于太阴肺,故所谓一也。**别于阳者,知病忌时;别于阴者,知死生之期。**能别于阳之脉证者,知一阳二阳三阳之发病,及阳结之为病也。至于三阳搏鼓三日死,二阳俱搏十日死。忌,死忌也。言别于阳者,知所病之证,及死忌时也。别于阴之脉者,知一阴二阴三阴之发病,及肝之心心之肺,以至于阴搏之死证。此论别手足三阴三阳之脉证也。**谨熟阴阳,无与众谋。**此总结上文之意,所谓阴阳者,胃脘之阳,真藏之阴,手足之三阳,手足之三阴也。言审别阴阳之脉,谨熟之于心,应之于手,无与众相谋论也。**所谓阴阳者,去者为阴,至者为阳;静者为阴,动者为阳;迟者为阴,数者为阳。**此审别十二经脉之阴阳也。夫藏为阴,府为阳,手足之阴阳乃六藏六府之经脉,故当以脉之来去动静迟数,而分别其阴阳。**凡持真脉之藏脉者,肝至悬绝急十八日死,心至悬绝九日死,肺至悬绝十二日死,肾至悬绝七日死,脾至悬绝四日死。**此审别真藏胃脘之阴阳也。悬绝者,真藏脉悬而绝,无胃气之阳和也。急者,肝死脉来急益劲,如张弓弦也。《六节藏象论》曰:天以六六为节,地以九九制会。计人亦有三百六十五节,以为天地久矣。此气之数也。木生于地,故死于九九之数;肺主天气,绝于六六之期;水火本于先天,故死于生成之数;脾土寄于四季,故绝于四日之周。五藏死期,总合大衍之数。按王氏皆以天地生成之数论之,马氏论天干之五行相克,其间多有不合。夫藏府具五行之气,各有阴阳刚柔不同,不必执一而论。是以以下阴阳相搏,亦止少阴太阳死于天地生成之数,馀皆不合也。此节论真藏脉见之死期,与后节阴阳相搏之死期,又少有异同也。

**曰:二阳之病发心脾,有不得隐曲,女子不月。其传为风消,其传为息贲者,死不治。**此审别三阴三阳之发病也。二阳者,足阳明胃经也。夫人之精血,由胃府水谷之所资生,脾主为胃行其精液者也。二阳病则中焦之汁竭,无以奉心神而化赤,则血虚矣。水谷之精,脾无转输于五藏,则肾无所藏而精虚矣。男子无精,有不得为隐曲之事;在女子无血,则月事不得以时下矣。此病本于二阳,而发于心脾也。精血两虚,则热盛而生风,风热交炽,则津液愈消竭矣。火热烁金而传为喘急息肩者,死不治。盖胃乃津液之生原,肺乃津液之化原也。按《阴阳离合论》止论足之三阴三阳,此章亦先论足经,至末章曰三阴俱搏三阳俱搏，是兼手经而言，故曰俱也。**曰：三阳为病发寒热，下为痈肿，及为痿厥腨痟。**腨，音善。痟，音捐。三阳者，太阳之为病也。太阳之气主表，邪之中人，始于皮毛，邪正相搏，发为寒热之病矣。太阳主开，病则开阖不得，邪气从之，逆于肉理，乃生痈肿。太阳为诸阳主气而主筋，筋伤则为痿，气伤则为厥也。腨，腘股也。痟，酸疼也。此皆太阳筋脉之为病也。太阳之气主表，而经脉发原于下，是以始病寒热之在上在表，而渐为痈肿痿厥颓疝之在内在下也。**其传为索泽，其传为颓疝。**太阳之经气生于膀胱。膀胱者，主藏津液，气化则出。太阳之气病热于表，传入于里，则水津枯索而泽竭矣。颓疝，小腹控卵肿痛，所谓膀胱疝也。盖始病标而及本，始病气而及经与筋也。**曰：一阳发病，少气，善咳善泄。**一阳者，少阳之气病也。少阳主初生之气，病则生气少矣。足少阳相火主气，气少则火壮矣。火烁金，故善咳。木火之邪贼伤中土，故善泄也。**其传为心掣，其传为隔。**饮食于胃，浊气归心，脾胃受伤而为泄，故心虚而掣痛矣。《灵枢经》云：脾脉微急为膈中。又曰：饮食不下，膈塞不通，邪在胃脘。此皆少阳之木邪干土，亦始病气而后及经与府也。**二阳一阴发病，主惊骇背痛，善噫善欠，名曰风厥。**二阳一阴者，阳明厥阴之为病也。东方肝木，其病发惊骇。足阳明之脉病，闻木音则惕然而惊。背为阳，厥阴主春阳肝木，故引背痛也。邪气客于胃，厥逆从上下散，复出于胃，故为噫也。欠者，气引而上也。胃是动病，善伸数欠。此厥阴风木厥逆之为病也。风木为病，干及胃土，故名风厥。**二阴一阳发病，善胀，心满善气。**二阴一阳者，少阴少阳也。少阳之气，生于肾藏水中。经云：肾气实则胀。三焦病者，腹气满，小腹尤坚，此肾气与生阳并逆，故善胀。心肾之气不能相交，故心满善气也。善气者，太息也。心系急则气道约，故太息以伸出之。三焦，气也。此一阳之气病，故引论于三焦。**三阳三阴发病，为偏枯痿易，四支不举。**三阳三阴者，太阳三阴之为病也。偏枯者，半身不遂。痿易者，委弃而不能如常之动作也。太阳为诸阳主气而主筋，阳气虚则为偏枯，阳虚而不能养筋则为痿。脾属四支，故不举也。此水府为病而逆乘脾土也。

**鼓一阳曰钩，鼓一阴曰毛，鼓阳胜急曰弦，鼓阳至而绝曰石，阴阳相过曰溜。**钩当作弦，弦当作钩。此论四经之脉以应四时也。鼓，动也。一阳之气初升，故其脉如弦之端直，以应春生之气也。一阴之气初升，故其脉如毛之轻柔,以应秋阴之气也。阳气正盛,故其脉来盛去悠,如钩之急,以应夏热之气也。至者为阳,阳气伏藏,故脉虽鼓至而断绝,以应冬藏之气也。溜,滑也。阴阳相过,其脉则滑。长夏之时,阳气微下,阴气微上,阴阳相过,故脉滑也。此言人有四经,以应四时之气也。**阴争于内,阳扰于外。**内为阴,外为阳;藏为阴,府为阳。承上文而言人之经气,阴阳相贯,外内循环。如阴不得阳气以和之,则阴争于内矣;阳不得阴气以和之,则阳扰于外矣。高士宗曰:此言阴阳之气不和,则为阳结阴结之病。若夫刚与刚,是阳传于阳,阴传于阴,乃阴阳相绝之死候也。**魄汗未藏,四逆而起,起则熏肺,使人喘鸣。**此言阴和于阳而阴液不宜外泄者也。汗者,血之液也。魄汗,肺之汗也。夫经气归于肺,肺朝百脉,输精于皮毛,皮毛汗出而精血仍藏于阴。如魄汗未藏,是夺汗而伤其精血矣。藏真高于肺,主行荣卫阴阳,肺藏之阴液外泄,则四藏之阴并逆而起,起则上熏于肺,而使人喘急喉鸣。盖五藏主藏精者也。精化而为血,血化而为汗,百脉虽朝于肺,而五藏相通,移皆有次,四逆而起,则失其次序旋转之机矣。**阴之所生,和本曰和。**此言阳和于阴而后谓之和也。夫外脉为阳,府脉为阳,然皆本于五藏五行而生,故曰阴之所生也。阴之所生之阳脉,与所本之阴脉相和而始名曰和。盖阳予之正,阴为之主。既有所出,当有所入。是故刚与刚,则阳散而阴亡矣。**是故刚与刚,阳气破散,阴气乃消亡。**刚与刚,是阳不与阴和矣。阳不归阴,则阳气破散,阳气外散,而孤阴亦内亡矣。**淖则刚柔不和,经气乃绝。**此言柔与柔而生气绝也。淖,和也。阴与阴和而刚柔不和,则阴无所生之阳矣。孤阴不生,则经气乃绝。经气已绝,不过三日四日而死也。**死阴之属,不过三日而死;生阳之属,不过四日而死。**五藏相克而传谓之死阴,相生而传谓之生阳。属,类也。如肝之心,心之脾,脾之肺,肺之肾,皆谓之生阳。如心之肺,肺之肝之类,皆谓之死阴也。以阳藏相生而传,故不过四日之偶数而死;以阴藏相克而传,故不过三日之奇数而死也。莫子晋曰:三日者,不过天地之生数;四日者,不能尽五行之数终。**所谓生阳死阴者,肝之心谓之生阳,心之肺谓之死阴。**之,往也,传也。夫肝脉传肺,肺传大肠,大肠传胃,胃传脾,脾传心,心传小肠,小肠传膀胱,膀胱传肾,肾传心包络,包络传三焦,三焦传胆,胆传肝,一藏一府,一雌一雄,阴阳相间,循环无端。如肝之心,心之肺,肺之肾,肾之脾,此皆经气绝而死不治者也。**肺之肾谓之重阴,肾之脾谓之辟阴,死不治。**肺之肾亦生阳之属,因肺肾为牝藏,以阴传阴,故名重阴。辟,偏辟也。以水藏而反传所不胜之脾土,故谓之辟阴。此皆不治之死候也。

**结阳者,肿四支。**此言阴阳之气不和,自结而为病也。四支为诸阳之本,气归形,气结故形肿也。此概三阳而言也。**结阴者,便血一升,再结二升,三结三升。**阴气结于内而不得流行,则水亦留聚而下泄矣。一阴结便血一升,二阴并结便血二升,三阴俱结便血三升。此概三阴而言也。《辨脉篇》曰:脉有阳结阴结者,何以别之?答曰:其脉浮而数,能食不大便者,名曰阳结也。其脉沉而迟,不能食,身体重,大便反硬,名曰阴结也。盖欲审别阴阳之气结者,当以脉之去至动静浮沉迟数以分阴阳。以证之肿四支,知三阳并结;便血三升,知三阴并结也。以证之消,知结在二阳,当以二阳之法治之;证之膈,知结在三阳,当以三阳之法治之可也。**阴阳结斜,多阴少阳曰石水,少腹肿。**结斜者,偏结于阴阳之间也。夫外为阳,内为阴,胃为阳,肾为阴,此结于形身之内,藏府之外,胃肾空廓之间而为肿也。石水,肾水也。肾者胃之关,关门不利,故聚水而从其类也。此多偏于肾藏,故为多阴少阳而少腹肿也。**二阳结,谓之消。**二阳,阳明胃气也。消,消渴也。盖阳明气结则水谷之津液不生,以致消渴而为病也。按《灵枢》以五藏之脉微为消瘅,盖水谷之津液不资,则五藏之精气俱微弱矣。**三阳结,谓之隔。**三阳,太阳也。太阳为诸阳主气,太阳之气生于膀胱,从内膈而出于胸胁,从胸胁而达于肤表,阳气结则膈气不通。内膈之前,当胃脘贲门之处,膈气逆则饮食亦隔塞而不下矣。**三阴结,谓之水。**三阴,太阳脾土也。脾为转运之官,脾气结则入胃之水液不行,而为水逆矣。**一阴一阳结,谓之喉痹。**一阴一阳者,厥阴少阳也。厥阴风木主气,而得少阳之火化,风火气结,则金气受伤,是以喉痛而为痹也。痹者,痛也,闭也。**阴搏阳别,谓之有子。**阴搏者,尺脉滑利而搏击应手也;阳别者,与寸口之阳似乎别出而不相贯也。此当主有妊,盖有诸内而是以尺脉滑利如珠也。吴氏曰:此以下论脉也。**阴阳虚,肠澼死。**阴阳,指尺寸而言。肠澼,澼积下利也。夫荣卫气血,皆由水谷之所资生。胃为受纳之府,肠为传导之官。阴阳两虚而又失其所生之本,故无望其生机矣。此言阴阳由肠胃水谷之所生也。**阳加于阴,谓之汗。**汗乃阴液,由阳气之宣发,而后能充身泽毛。若动数之阳脉加于尺部,是谓之汗。当知汗乃阳气之加于阴液,而脉亦阳脉之加于阴部也。**阴虚阳搏,谓之崩**。阴虚阳盛,则迫血妄行。

**三阴俱搏,二十日夜半死**。搏,俱音博。三阴者,太阴也。俱搏者,脾肺二部俱搏击应手,而无阳和之气也。二者偶之始,十者阴之终。夜半者,阴尽而将一阳初生之时。太阴者,至阴也。以至阴之气而绝无生阳,故死于阴极之数也。董帷园曰:阴结阳结者,论阴阳之气结也。刚与刚者,言府脉传府,藏脉传藏也。阴搏阳搏者,言十二经脉之阴阳不和也。**二阴俱搏,十三日夕时死**。二阴者,少阴也。俱搏者,心肾二部俱搏击应手也。少阴主水火阴阳之气,天一生水,地六成之,地二生火,天七成之。十三日者,成数之终也。夕时者,日之终也。以水火之阴藏,故死于成数而终于日终也。**一阴俱搏,十日死**。一阴者,厥阴也。俱搏者,肝与心主二部俱搏击应手也。十日者,阴之终也。厥阴者,阴之尽也。以阴尽之气,而死于阴数之终也。**三阳俱搏且鼓,三日死**。三阳者,太阳也。鼓,动也。俱搏且鼓者,手足太阳之脉俱搏击而且鼓动,阳极而绝无阴之和也。太阳与少阴为表里,并主水火之气。天一生水,地二生火,以水火之阳府,故死于天地之生数也。盖天为阳,地为阴,天主生,地主成,故太阳死于生数,而少阴死于成数也。**三阴三阳俱搏,心满,腹发尽,不得隐曲,五日死**。三阴三阳者,五行之气也。阴阳二气俱搏击而不和,故尽五行之数终而死也。心满,阳搏于上也。不得隐曲,阴搏于下也。腹居身半之中,阴阳相交者也。腹发尽者,阳尽发于上,阴尽发于下,而无阴阳中见之和也。此言上下阴阳之病,下文言寒热阴阳之病。**二阳俱搏,其病温,死不治,不过十日死**。二阳者,阳明也。俱搏者,手足阳明俱搏击也。病温者,病寒热也。夫人之阴阳,由阳明水谷之所资生。二阳俱搏,则绝其阴阳所生之原矣。阴不得阳则病寒,阳不得阴则病热,阴阳俱绝,不治之死证也。九乃阳之终,十乃阴之尽,不过十日者,死于阴阳之交尽也。上节言三阳在头,三阴在手,所谓一也。阴阳二气不能一以贯通而自相搏击,其为病死也若此。此言胃脘之阳以生养阴阳五藏,二阳俱搏则阴阳并绝,其病死也如此。故末二节独表出其病证焉。

# 灵兰秘典论篇第八

**黄帝问曰:愿闻十二藏之相使,贵贱何如?**六藏藏神,六府藏物,六藏六府皆谓之藏,故云十二藏也。相使者,六藏六府相为传使也。受清者贵,受浊者贱,五藏之中,惟足太阴独受其浊,故曰脾胃者,仓廪之官。**岐伯对曰:悉乎哉问也!请遂言之。**上章论手足三阴三阳之经脉,阴阳相间而传,然所本于六藏六府,故帝复问藏府之相使贵贱,而伯称其详悉焉。王子方曰:血者神气也。心藏神,心主脉,故十二藏府经脉皆以心为主。**心者,君主之官也,神明出焉。**位居南面,灵应万机,故为君主之官。清静虚灵而主藏神,故神明出焉。**肺者,相傅之官,治节出焉。**位高近君,犹之宰辅,主行荣卫阴阳,故治节由之。**肝者,将军之官,谋虑出焉。**肝气急而志怒,故为将军之官,主春生之气,潜发未萌,故谋虑出焉。**胆者,中正之官,决断出焉。**胆秉刚果之气,故为中正之官。有胆量则有果断,故决断出焉。**膻中者,臣使之官,喜乐出焉。**膻中者,心主之宫城。心主包络位居膻中而代君行令,故为臣使之官。心志喜,心主代君宣布,故喜乐出焉。**脾胃者,仓廪之官,五味出焉。**脾胃运纳五谷,故为仓廪之官。五味入胃,脾为转输,以养五藏气,故五味出焉。**大肠者,传道之官,变化出焉。**大肠居小肠之下,小肠之受盛者,赖以传道,济泌别汁,变化糟粕,从是出焉。**小肠者,受盛之官,化物出焉。**小肠居胃之下,胃之运化者,赖以受盛,而凡物之所化者从是出焉。**肾者,作强之官,伎巧出焉。**伎,多能也。巧,精巧也。肾藏志,志立则强于作用。能作用于内,则伎巧施于外矣。**三焦者,决渎之官,水道出焉。**决,通也。渎,水道也。三焦下俞出于委阳,并太阳之正,入络膀胱,约下焦。实则闭癃,虚则遗溺。三焦主气,气化则水行,故为决渎之官也。**膀胱者,州都之官,津液藏焉,气化则能出矣。**膀胱为水府,乃水液都会之处,故为州都之官。水谷入胃,济泌别汁,循下焦而渗入膀胱,故为津液之所藏,气化则水液运行而下出矣。**凡此十二官者,不得相失也。**十二官者,经脉相通,刚柔相应,失则灾害至矣。**故主明则下安,以此养生则寿,殁世不殆,以为天下则大昌。**五藏六府,心为之主,君主神明,则十二官各安其职。以此养生则寿，终身而不致危殆，盖心正则身修也。以此而及于治国平天下，未有不大昌者矣。**主不明则十二官危，使道闭塞而不通，形乃大伤。以此养生则殃，以为天下者，其宗大危，戒之戒之！**心者，离也，离也者明也。心为一身之主，即我之神明，心主不明，则十二官皆不安矣。心主包络为臣使之官，代君行令而主脉。脉者，血脉也。血者，神气也。神明昏乱，则血脉凝泣而使道闭塞矣。血气者，充肤热肉，渗皮肤，生毫毛，濡筋骨，利关节者也。血脉不通，而形乃大伤矣。故以此养生，则殃折不寿。在治天下，则其宗大危。正心明德之道，岂不重可戒哉！此言心为一身之主，主明即可以养生，推而大之，可以治国平天下。如心不明，即此身亦不可保矣。**至道在微，变化无穷，孰知其原？**承上文而言，修身养生以及于为天下之至道，始在于微。盖心之变化无穷，苟正其心，在养生则寿，为天下则昌。其心不正，在此身则殃，为天下则殆。当知寿夭治乱之机，在此心一念之发萌，而人莫知其原也。**窘乎哉！消者瞿瞿，孰知其要？闵闵之当，孰者为良？**窘乎哉者，叹其至道之难明而窘极也。消者，消息其道之微。瞿瞿，惊顾貌。视其道之要妙，而孰能知之也。闵，忧也。忧其理之切当，而孰者为良也。**恍惚之数，生于毫厘，毫厘之数，起于度量，千之万之，可以益大，推之大之，其形乃制。**恍惚，谓心神之萌动生于毫厘之间。度量，长短轻重也。言毫厘之间而有邪正明昧之分，以至于千之万之，不可胜极也。制，正也。以毫厘之诚意，推而大之，其形乃正。言其心正而后形正也。**黄帝曰：善哉！余闻精光之道，大圣之业，而宣明大道，非斋戒择吉日，不敢受也。**精，纯粹也。光，光明也。言正心明德之道也。大圣之业者，能正心修身以及于治国平天下也。斋戒者，诚意涤虑也。择吉者，从善避恶也。**帝乃择吉日良兆，而藏灵兰之室以传保焉。**良，善。兆，吉也。灵兰之室，心之宫也。乃择其良善，而藏之于心。以传保者，保于无穷，流于无极，守而勿失也。按《灵枢经》曰：五藏六府，心为之主，肺为之相，肝为之将，脾为之卫，肾为之主外。大肠者，传道之府；小肠者，受盛之府；胆者，中精之府；胃者，五谷之府；膀胱者，津液之府；三焦者，中渎之府也。吴氏曰：灵台兰室，黄帝藏书之所。秘典，秘密典籍也。

# 六节藏象论篇第九

黄帝问曰:余闻天以六六之节,以成一岁,人以九九制会,计人亦有三百六十五节,以为天地久矣,不知其所谓也?天以六六之节者,十干主天,六十日甲子一周而为一节,六六三百六十日以成一岁也。人以九九制会者,人为九窍九藏,以会合生五气三之数也。《灵枢经》曰:岁有三百六十五日,人有三百六十五节。言人亦有六六之节,以应天六六之数也。按下文曰地以九九制会,盖人有九窍九藏,地有九州九野,以合三而成天,三而成地,三而成人,故先言人以九九制会,而后言地以九九制会也。按此篇乃论岁运之总纲,天之十干成六六之节,以应一岁。而天之十干,化生地之五行;地之五行,上呈天之六气。《五运行论》内云:帝曰:寒暑燥湿风火,在人合之奈何?伯曰:东方生风,风生木,木生酸,酸生肝。是在天之六气,在地之五行五味,而又化生人之五藏也。然人之五藏,地之五行,皆由天之十干所化,故曰《六节藏象论》也。夫人之五藏,又化生六气。六气者,即末章之所谓人迎一盛病在少阳,二盛病在太阳是也。盖人之五藏应地之五行,食地之五味,人之六气复应天之六气,气亢害而无承制则为病矣。夫先以九九制会以应六六之节者,言地有九州,人有九窍,天有六节,而皆合乎生五气三之数。岐伯对曰:昭乎哉问也!请遂言之。夫六六之节,九九制会者,所以正天之度,气之数也。昭,明也。遂,因也。言六六之节,所以正天之度。盖岁有三百六十五日,而天有三百六十五度也。九九制会,所以纪气之数也。天度者,所以制日月之行也;气数者,所以纪化生之用也。制,度也。天度者,周天三百六十五度,日日行一度,一岁而一周天,月日行十三度,一月而一周天,盖以天之度数以纪日月之行也。气数者,生五气三之数也。化者,阴阳之化,在天而成六六,在地在人而成九九,皆阴阳气化之为盛也。天为阳,地为阴;日为阳,月为阴。行有分纪,周有道理。日行一度,月行十三度而有奇焉,故大小月三百六十五日而成岁,积馀气而盈闰矣。此复申明天度以纪日月之行也。行有分纪者,谓日月之行有分野纪度。周有道理者,谓日月之周天有南道北道之理路也。按历法,周天三百六十五度四分度之一,左旋于地,一昼一夜,则其行一周而又过一度。日月皆右行于天,一昼一夜,则日行一度，月行十三度十九分度之七，故曰有奇也。故日一岁而一周天，月二十九日有奇而一周天。以二十九日有奇，故有大月小月也。每岁朔虚五日有奇，故止三百五十四日，又气盈五日有奇，合气盈朔虚而闰生焉。故每岁连闰，共计三百六十五日有奇也。《汉·律志》云：日月五星，从西而循天东行，天道从东西行，一昼一夜，日月随天西转一周。如蚁行磨上，磨转一回，而日往东行止一度，月从西而东行十三度，故月行疾而一月与日一会而一周天。是以每岁冬至夏至，日行有南道北道之分；每月上弦下弦，而月有南道北道之分也。**立端于始，表正于中，推馀于终，而天度毕矣。**立端，竖端正之木以正天表也。上古树八尺之臬，度其日出入之影，以正东西；参日中之影与极星，以正南北。以周天三百六十五度之馀四分度之一，推日月行度之有奇。气盈五日之有馀，朔虚五日之有馀，推而算之，以终一岁之数，以终天道之周，而天度毕矣。**帝曰：余以闻天度矣。愿闻气数，何以合之？**帝复以九九之数以合六六之数而为问也。**岐伯曰：天以六六为节，地以九九制会。**首言人之九九以应天之六六，此言地之九九以应天之六六也。**天有十日，日六竟而周甲，甲六复而终岁，三百六十日法也。**此言天以六六为节，而成一岁也。十干主天，故曰天有十日。**夫自古通天者，生之本，本于阴阳。其气九州九窍，皆通乎天气。**此言地之九九、人之九九而通乎天之六六者，皆本于阴阳。阴阳者，五行所生之三气也。是以地之九州，人之九窍，皆通乎天气。盖天有此三气，地有此三气，人有此三气也。**故其生五，其气三。**生五者，天之十干化生地之五行也。气三者，五行所生三阴三阳之气也。承上文而言，以五行所生之三气，而后能合六六九九之数也。**三而成天，三而成地，三而成人。**以此三气，三而三之，以成天之六气，地之六气，人之六气也。天之六气者，以冬至后得甲子少阳王，复得甲子阳明王，复得甲子太阳王，复得甲子厥阴王，复得甲子少阴王，复得甲子太阴王，所谓天以六六之节以成一岁也。地之六气者，显明之右，君火之位也。君火之右，退行一步，相火治之；复行一步，土气治之；复行一步，金气治之；复行一步，水气治之；复行一步，木气治之；复行一步，君火治之。此地理之应六节气位也。人之六气者，藏府三阴三阳之气也。是以人迎一盛病在少阳，二盛病在太阳，三盛病在阳明；寸口一盛病在厥阴，二盛病在少阴，三盛病在太阴。所谓亢则害，承乃制，害则败乱，生化大病也。**三而三之,合则为九。九分为九野,九野为九藏。**再以天地人之六气,三而三之,合则为九九。九九分为地之九野,人之九藏,盖以九州配九窍,九野配九藏,故曰九野为九藏也。以地之九州,通乎天气,天之三气,分为九野,是地以九九制会,而合天之六六也。以人之九窍,通乎天气,天之三气,分为九藏,是人以九九制会,而合天之六六也。高士宗曰:邑外谓之郊,郊外谓之牧,牧外谓之野。野,附城郭者也。《胀论》曰:胸腹,肠胃之郭也。膻中者,心主之宫城也。盖以九野在内,九州在八方之外;九藏在内,九窍在形身之外,故曰九野为九藏也。以九野之草生五色,普遍于九州八荒,是五色之变,不可胜视矣。五气五味,藏于心肺肠胃,外使九窍之五色修明,音声能彰,此五味之美,不可胜极矣。是人之九窍与天气相通,而九藏之又与地气相通也。**故形藏四,神藏五,合为九藏以应之也。**形藏者,藏有形之物也。神藏者,藏五藏之神也。藏有形之物者,胃与大肠小肠膀胱也。藏五藏之神者,心藏神,肝藏魂,脾藏意,肺藏魄,肾藏志也。盖五味入口,藏于肠胃,津液藏于膀胱,以养五藏之神气,故以形藏神藏合而为九藏,以配地之九野九州也。按藏府各六,止五藏藏神。肠胃膀胱,受盛水谷;胆乃奇恒之府,不藏有形;三焦虽主决渎,乃无形之气,而亦不藏有形者也。故以九藏在内,以应九野;九窍在外,以应九州。而王氏诸贤妄以头角耳目为形藏,即《三部九候论》之所谓天以候头角之气者,候足太阳膀胱之气也。地以候口齿之气者,候足阳明胃府之气也。人以候耳目之气者,候手太阳小肠之气也。岂可以头角耳目为形藏乎?

**帝曰:余已闻六六九九之会也。夫子言积气盈闰,愿闻何谓气?请夫子发蒙解惑焉。**三五十五日为一气,每一气盈二十一刻有奇,合气盈朔虚而生闰,故曰积气盈闰也。此以下论五运之主岁主时,各有太过不及,故复设此问。**岐伯曰:此上帝所秘,先师传之也。**上帝贵道而秘密,师所以传教者也。莫子晋曰:上帝,天帝也。天不言而四时代序,惟师能阐明而传道之。**帝曰:请遂言之。**王氏曰:遂,尽也。**岐伯曰:五日谓之候,三候谓之气,六气谓之时,四时谓之岁,而各从其主治焉。**《月令》曰:立春节,初五日,东风解冻;次五日,蛰虫始振;后五日,鱼上冰。故五日谓之候,候物气之生长变化也。三五十五日而成一气,六气九十日而为一时,四时合二十四气而成一岁,以四时之气而各从其主治焉。**五运相袭,而皆治**

之。终期之日,周而复始。时立气布,如环无端,候亦同法。此论五运之主岁也。甲己之岁土运主之,乙庚之岁金运主之,丙辛之岁水运主之,丁壬之岁木运主之,戊癸之岁火运主之,以五行之相生,沿袭而各主一岁。一岁之中,所主之气而皆治之,终期年之三百六十日,五岁一周而复始也。时立气布者,一岁之中又分立五运所主之时,而分布五行之气,五气相传而如环无端。其候环转之气,亦如五岁沿袭之法同也。故曰:不知年之所加,气之盛衰,虚实之所起,不可以为工矣。每岁有六气之加临,五运之太过不及,气有盛衰,则虚实之乘侮胜复所由起也。岁气之盛虚,主民病之生死,故不知气运者,不可为良工也。帝曰:五运之始,如环无端,其太过不及何如?五运之始,始于甲己化土,土生金,金生水,水生木,木生火,火复生土。五岁而右迁,如环无端。五行所主之岁,而各有太过不及。岐伯曰:五气更立,各有所胜,盛虚之变,此其常也。五运之气,五岁更立,太过之年,则胜己所胜,而侮所不胜,不及之年,则为己所不胜而胜之,己所胜而侮之,故各有所胜也。所胜之气,不务其德,则反虚其本位,而复受其受乘侮。此盛虚之变,理之常之。帝曰:平气何和?岐伯曰:无过者也。无太过不及之岁,是为平气。故曰无过者,谓不衍常候也。帝曰:太过不及奈何?岐伯曰:在经有也。此篇乃岁运之提纲。后《天元纪》《五运行》《六微旨》《气交变》《五常政》《至真要》诸篇,详论天地有淫胜郁复之变,生物有草木昆虫之眚,民病有胸胁腹背之灾,故日在经有也。帝曰:何谓所胜?岐伯曰:春胜长夏,长夏胜冬,冬胜夏,夏胜秋,秋胜春。所谓得五行时之胜,各以气命其藏。此言五运之所胜也。春应木,木胜土;长夏应土,土胜水;冬应水,水胜火;夏应火,火胜金;秋应金,金胜木。所谓得五行之主时而为胜也。春木合肝,夏火合心,长夏土合脾,秋金合肺,冬水合肾,各以四时五行之气以名其藏焉。帝曰:何以知其胜?岐伯曰:求其至也,皆归始春。未至而至,此谓太过。则薄所不胜,而乘所胜也,命曰气淫不分,邪僻内生,工不能禁。此论岁运之气至,有太过不及,而皆归始于春,盖春为气之始也。《六元正纪论》曰:运太过则其至先,运不及则其至后。此天之道,气之常也。运非有馀,非不足,是谓正岁,其至当其时也。是以春未至而天气温和,此为至先,运之太过也。主岁之气太过,则薄己所不胜之气,而乘侮己所胜之气也。

《至真要大论》曰：气至谓之至，气分谓之分，至则气同，分则气异，所谓天地之正纪也。如所主岁运之气，惟太过淫胜而不分，则民之邪僻内生，虽有良工不能禁也。下经曰：太过者暴，不及者徐。暴者为病甚，徐者为病持。是以太过之岁，如木淫不政，冲阳绝者，死不治。岁火太过，太渊绝者，死不治。故不及之气止云所生受病，而不致于工不能禁也。至而不至，此谓不及，则所胜妄行，而所生受病，所不胜薄之也，命曰气迫。春已至而天未温和，是至而不至，此谓气之不及也。主岁之运气不及，则所胜之气妄行，而所生受病，所不胜薄之也。如岁木不及，则己所胜之土气妄行，而所生我之水气受病矣。木火之气虚，则己所不胜之金气薄而侮之也，名曰气迫。谓主气不及，而所胜所不胜之气交相逼迫也。所谓求其至者，气至之时也。谨候其时，气可与期。失时反候，五治不分，邪僻内生，工不能禁也。此复申明气淫不分之义。所谓求其至者，求其四时之气应至而至之时也。谨候其春夏秋冬之时，则春时之气可期而温，夏时之气可期而热，秋时之气可期而凉，冬时之气可期而寒。失时反候，而五行所主之时气不分，以致邪僻内生，而工不能禁也。朱济公曰：此节添一也字有意。帝曰：有不袭乎？袭，承袭也。木承水而王于春，火承木而王于夏，土承火而王于长夏，金承土而王于秋，水承金而王于冬，五运之气交相沿袭而主治也。岐伯曰：苍天之气，不得无常也。气之不袭，是谓非常，非常则变矣。言苍天之气，四时代序，自有经常。然五运之气，有德化政令变异灾眚之不同，设有不袭，是谓反常而变易矣。变易则为民病之灾眚矣。帝曰：非常而变，奈何？岐伯曰：变至则病，所胜则微，所不胜则甚，因而重感于邪则死矣。故非其时则微，当其时则甚矣。五运相袭，气之常也，反常则为变易矣。变常之气至，则为民病矣。如春木主时，其变为骤注，是主气为风木，变气为湿土，变气为主气之所胜，而民病则微。如变为肃杀，是主气为风木，变气为燥金，变气为主气之所不胜，而民病则甚，因而重感于邪则死矣。故变易之气至，非其克我之时为病则微，为其克我之时为病则甚。

帝曰：善。余闻气合而有形，因变以正名，天地之运，阴阳之化，其于万物，孰少孰多，可得闻乎？此复言地气与天气相合，而后化生万物之有形也。《五常政论》曰：气始而生化，气散而有形，气布而蕃育，气终而象变。然而五味所资，生化有薄厚，成熟有多少，终始不同。盖在天为气，在地成形，形气相合而化生万物。物生谓之化，物极谓之变，物变已成而后定名。此皆天地之运，阴阳之化，然生化有厚薄，成熟有多少，故帝设此问焉。岐伯曰：悉哉问也！天至广，不可度，地至大，不可量，大神灵问，请陈其方。所谓太虚寥廓，肇基化元，万物资始，五运终天，布气真灵，总统坤元，幽显既位，寒暑弛张，生生化化，万物咸章，故曰大神灵问。神灵指天地阴阳而言，言大哉天地阴阳之间也。陈其方，言其略也。草生五色，五色之变，不可胜视；草生五味，五味之美，不可胜极。草者，五谷五菜，概及果木而言也。盖天三生木，故先言草木，而及于昆虫万物也。草生五色者：其色为苍，其化为荣；其色为赤，其化为茂；其色为黄，其化为盈；其色为白，其化为敛；其色为黑，其化为肃。物极而象变，不可胜视也。草生五味者：其味为酸，其味为苦，其味为甘，其味为辛，其味为咸。以草生之五味，而及于五菜五谷五果五畜之美，不可胜极也。嗜欲不同，各有所通。言人之嗜欲不同，而五味各归所喜，如苦先入心，酸先入肝。五气入鼻，藏于心肺，五味入口，以养五气，故各有所通也。天食人以五气，地食人以五味。五气，臊焦香腥腐也。在天为气，故食人以五气。在地为化，化生五味，故食人以五味也。五气入鼻，藏于心肺，上使五色修明，音声能彰。天位居高而包乎地之外，故五气从外窍而内入于心肺。心肺居上为阳也。心荣色而华于面，故使五色修明，肺主声，故音声能彰也。五味入口，藏于肠胃，味有所藏，以养五气。气和而生，津液相成，神乃自生。地位居下而处乎天之内，故五味藏于肠胃，以养五藏之气，气得味养，则阴阳和而相生矣。水谷皆入于口，其味有五，津液各走其道，气和津成，而五藏之神乃自生矣。济公曰：神气为阳故曰生，津液为阴故曰成。

帝曰：藏象何如？象者，像也。论藏府之形像，以应天地之阴阳也。岐伯曰：心者，生之本，神之变也。其华在面，其充在血脉。为阳中之太阳，通于夏气。心主血，中焦受气取汁，化赤而为血，以奉生身，莫贵于此，故为生身之本。心藏神而应变万事，故曰神之变也。十二经脉，三百六十五络，其气血皆上于面，心主血脉，故其华在面也。在体为脉，故其充在血脉。其类火而位居尊高，故为阳中之太阳，而通于夏气，夏主火也。济公曰：荣为根,卫为叶,荣血为阴阳血气所生之本。**肺者,气之本,魄之处也。其华在毛,其充在皮。为阳中之太阴,通于秋气。**肺主气而藏魄,故为气之本,魄之处也。肺主皮毛,故华在毛,充在皮也。藏真居高而属阴,故为阳中之太阴,而通于秋气,秋主肺也。**肾者,主蛰,封藏之本,精之处也。其华在发,其充在骨。为阴中之少阴,通于冬气。**冬令之时,阳气封闭,蛰虫深藏,肾主冬藏,故为蛰封藏之本。盖蛰乃生动之物,以比生阳之气,至春一阳初生,而蛰虫复振矣。肾为水藏,受五藏之精液而藏之,故为精之处也。发乃血之馀,血乃精之化,故其华在发。肾主骨,故其充在骨也。肾为阴藏而有坎中之阳,故为阴中之少阴,而通于冬气,冬主水也。**肝者,罢极之本,魂之居也。其华在爪,其充在筋,以生血气,其味酸,其色苍。此为阳中之少阳,通于春气。**动作劳甚谓之罢。肝主筋,人之运动皆由乎筋力,故为罢极之本。肝藏魂,故为魂之居。爪者筋之馀,故其华在爪,其充在筋。肝属木,位居东方,为发生之始,故以生血气。酸者,木之味。苍者,木之色。木旺于春,阳气始生,故为阳中之少阳,以通于春气。**脾胃大肠小肠三焦膀胱者,仓廪之本,荣之居也,名曰器。能化糟粕,转味而入出者也。其华在唇四白,其充在肌,其味甘,其色黄。此至阴之类,通于土气。**足太阴独受水谷之浊,为转输之官,肠胃主受传水谷,三焦主决渎水道,膀胱为水精之府,故皆为仓廪之本。脾藏荣,故为荣之居。器者,生化之宇,具升降出入之气。脾能运化糟粕,转味而入养五藏,输出腐秽于二阴,故名之曰器也。四白,唇之四际白肉也。口为脾窍而主肌,故华在唇四白,其充在肌。甘者,土之味。黄者,土之色也。脾为阴中之至阴,通于土气。此节指脾而言,以肠胃三焦膀胱并受传水谷之精粗,故总为仓廪之本。受浊者为阴,故曰至阴之类。**凡十一藏,取决于胆也。**五藏六府,共为十一藏。胆主甲子,为五运六气之首。胆气升,则十一藏府之气皆升,故取决于胆也。所谓求其至也,皆归始春。**故人迎一盛病在少阳,二盛病在太阳,三盛病在阳明,四盛以上为格阳。**此论藏府之六气,以应天地之六六也。左为人迎,右为气口。盖阳气从左而行于右,阴气从右而行于左,故以人迎以候三阳之气。故者,承上文而言人之藏府以应三阴三阳之六气也。一盛病在少阳,少阳主春升之气也。太阳主夏,阳明主秋,四盛以上者,言人之阴阳惟阳太盛,名日格阳。盖阳主在外，阳格于外，不得三阴中见之化以和之，此三阳之太过也。**寸口一盛病在厥阴，二盛病在少阴，三盛病在太阴，四盛以上为关阴。**寸口，手太阴之两脉口，以候三阴之气也。厥阴，主乙木春生之气，故寸口一盛，病在厥阴，二之气少阴，四之气太阴。四盛以上者，人之阴阳惟阴太盛，名曰关阴。盖阴气主内，关阴于内，不得三阳中见之化以和之，此三阴之太过也。此论寸口人迎之病脉，以应四时之三阴三阳，即四时之六气不平，而亦为三阴三阳之民病也。故《六微旨大论》曰：至而不至，来气不及；未至而至，来气有馀。物生其应也，气脉其应也。《灵枢经》曰：持其脉口人迎，以知阴阳有馀不足，平与不平，天道毕矣。所谓平人者，不病。不病者，脉口人迎应四时也，上下相应而俱往来也。上下相应者，脉口与人迎平等，所谓阴中有阳，阳中有阴也。此言天地之阴阳以应人之藏府，藏府之六气以应天地之阴阳也。**人迎与寸口俱盛四倍以上为关格，关格之脉羸，不能极于天地之精气则死矣。**俱四倍以上者，阴阳俱亢极也。羸，盈同。极，至也。盖天有阴阳，地有阴阳，阳盛之下，阴精承之，阴盛之下，阳气承之，阴阳承制，而交相生化者也。人生于天地气交之中，阴阳和平，是为无病。如阴阳俱盛而不和，是不能及于天地阴阳精气之承制，则死矣。此即《六微旨》之所谓亢则害，承乃制，制则生化，外列盛衰，害则败乱，生化大病。

# 卷二下

## 五藏生成篇第十

夫色以应天，脉以应地，天主生，地主成。此篇无问答，而直曰心之合脉，似承上篇天地之阴阳而复应乎色脉也。无问答，故不曰论。

**心之合脉也，其荣色也，**心主血脉，故合于脉。经云：脉出于气口，色见于明堂。心之华在面，故其荣在色。**其主肾也。**五藏合五行，各有相生相制，制则生化，心主火而受制于肾水，是肾乃心藏生化之主，故其主肾也。**肺之合皮也，其荣毛也，其主心也。**肺主气，气主表，故合于皮。《伤寒论》曰：寸口脉缓而迟，缓则阳气长。其声商，毛发长。毛附于皮，气长则毛荣。**肝之合筋也，其荣爪也，其主肺也。**髓生肝，肝生筋，故所合在筋。爪乃筋之馀，故其荣在爪。**脾之合肉也，其荣唇也，其主肝也。**脾主中央，土乃仓廪之官，主运化水谷之精，以生养肌肉，故合肉。脾开窍于口，故荣在唇。**肾之合骨也，其荣发也，其主脾也。**肾藏精而主髓，故所合在骨。发乃精血之馀，故其荣在发。《五运行论》曰：北方生寒，寒生水，水生咸，咸生肾，肾生骨髓，髓生肝，肝生筋，筋生心，心生血，血生脾，脾生肉，肉生肺，肺生皮毛，皮毛生肾。此天一生水，而五藏之相生也。《六微旨论》云：帝曰：地理之应六节气位何如？岐伯曰：相火之下，水气治之；水位之下，土气承之；土位之下，风气承之；风位之下，金气承之；金位之下，火气承之；君火之下，阴精承之。亢则害，承乃制，制则生化。故曰心之合脉也，肺之合皮也，言五藏之相生也。其主肾也，其主心也，言五藏之相成也。朱济公曰：先心而肺，肺而肝，肝而脾，脾而肾，乃归重于成欤！曰：然。**是故多食咸，则脉凝泣而色变；多食苦，则皮槁而毛拔；多食辛，则筋急而爪枯；多食酸，则肉胝䐢而唇揭；多食甘，则骨痛而发落。此五味之所伤也。**此承上文而言太过之为害也。夫五行有相生相制，不可偏废者也。如制之太过，则又有克贼之害矣。是故多食咸,则水味太过而伤心,其脉凝泣而色变矣。多食苦,是火味太过而伤肺,则皮槁而毛落矣。多食辛,是金味太过而伤肝,则筋缩急而爪干枯矣。多食酸,是木味太过而伤脾,则肉胝䐢而唇揭揭矣。多食甘,是土味太过而伤肾,则骨痛而发落矣。五味所以养五藏者,藏有偏胜则所不胜之藏受伤,此又承制之不可太过也。故心欲苦,肺欲辛,肝欲酸,脾欲甘,肾欲咸。此五味之所合也。五味入口,藏于肠胃,以养五藏气,故五味为五藏之所欲,无有偏胜,则津液相成而神自生矣。

五藏之气,五味藏于肠胃,以养五藏之气。五藏内藏五神五气,外见五色。此以下论五藏之经气,而见死生之色。与生于心生于肺之色各有不同,故首提曰五藏之气。故色见青如草兹者死,故者,承上文而言。五藏之气受伤,则见五行之败色矣。兹,蓐席也。兹草者,死草之色青而带白也。黄如枳实者死,黄而带青色也。黑如炲者死,炲,音台,烟尘也。黑而带黄。赤如衃血者死,衃,铺杯切。衃者,败恶凝聚之血,色赤黑也。白如枯骨者死。死白而枯干也。此五色之见死也。五色干枯而兼有所胜之色,故死。青如翠羽者生,赤如鸡冠者生,黄如蟹腹者生,白如豕膏者生,黑如乌羽者生。此五色之见生也。五色正而华彩光润,故生。

生于心,如以缟裹朱;生于肺,如以缟裹红;生于肝,如以缟裹绀;生于脾,如以缟裹栝楼实;生于肾,如以缟裹紫。此五藏所生之外荣也。此言五藏所生之荣色见于外也。上节言五藏之气见五色于外,此复言藏真之荣隐见于皮肤之间,有若缟裹者也。缟,素白也。朱,红之深也。红,淡白红也。绀,青扬赤也。栝楼实,红黄色也。紫,赤黑之间色也。此五行之色,而俱兼红者也。盖气主白而荣主红,如以缟裹者,五藏之气包于外也。五色之俱兼红者,五藏之荣隐见于内也。上节言五藏之气色,此论五藏之血色。王子方问曰:气色有死生,血色无死生耶?曰:外因之病,由气而经,经而藏;内因之病,由藏而经,经而气。内外二因,俱伤五藏之气而后死。是以五色之见死者,五藏之气绝也。

色味当五藏。白当肺辛,赤当心苦,青当肝酸,黄当脾甘,黑当肾咸。当,承也,值也。谓色味之应五藏者,色外而味内也。故曰白当肺辛,言辛生肺而肺生白也。此复结五藏死生之色生于五藏之气,五藏之神气生于五味也。**故白当皮，赤当脉，青当筋，黄当肉，黑当骨。**肺合皮，心合脉，肝合筋，脾合肉，肾合骨。此言生于心生于肺之色，承五藏之合而见于外也。

**诸脉者，皆属于目。**五藏六府之精，十二经脉皆上注于目，属于脑，后出于项，故曰诸脉皆属于目。此节论五藏经气之所循行，盖藏而经，经而气，气而色也。头痛巅疾，过在足少阴巨阳，是气而经，经而藏也。是以此节与头痛巅疾节，照应五藏之气节。故人卧血归于肝节与赤脉之至节，照应生于心如以缟裹朱节。**诸髓者，皆属于脑。**脑为精髓之海也。**诸筋者，皆属于节。**节，骨节也。筋生于骨，连络于骨节之间。**诸血者，皆属于心。**血者，神气也。中焦之汁，五藏之精，奉心神化赤而为血，故诸血皆属于心。**诸气者，皆属于肺。**上焦开发，宣五谷味，熏肤充身泽毛，若雾露之溉，是谓气。五谷入胃，淫精于脉，肺居上焦，朝百脉而输精于皮毛，故主周身之气也。**此四支八谿之朝夕也。**四支，五藏经俞之所出也。八谿，即四支股肱之肉，五藏元真之所通会也。此言五藏之经血，总属于心；五藏之气，总属于肺。经气循行于四支八谿，注于目，会于脑，濡筋骨，利关节，朝夕循行，外内出入，如环无端者也。故善察色者，当知五藏之气；善诊脉者，当以五脉为始也。

**故人卧血归于肝。**此复论血随卫气之行于脉外也。夫血乃水谷之精，流溢于中，布散于外。专精者，行于经隧，是行于经隧者，经脉之荣血也。流溢于中者，流溢于冲任也。冲任起于胞中，上循背里，为经络之海。其浮而外者，循腹右上行，布散于外，渗皮肤，生毫毛，寤则随卫行于肤表，卧则随卫内入而归于肝。是冲任主发原而肝主受纳，是以伤寒热入血室而刺肝之期门。故者，承上文而言。经脉之血随荣气行于四支之三阴三阳，昼夜环转。冲任之血，随卫气而日行于阳，夜归于阴也。**肝受血而能视，**肝开窍于目，故肝受血而能视。夫见色于明堂者，五藏之气色也。五藏所生之外荣者，血色而见于目也。故曰五色之奇脉者，奇经之血色也。夫水谷入胃，津液各走其道。五藏主藏精者也，五藏之精化赤而为血，溢于冲任，归受于肝，开窍于目。是以五藏所生之色，外荣于目，而肝主色也。**足受血而能步，掌受血而能握，指受血而能摄。**血者，所以濡筋骨，利关节者也。此言冲任之血，亦循行于四支，渗于指掌，而无处不到也。**卧出而风吹之，血凝于肤者为痹。**《金匮要略》曰:血痹病从何得之?师曰:汗出卧,不时动摇,加被微风,遂得之。汗出者,言卫气之虚于外也。卧则卫归于阴,出则血行于外,加被风吹,则血凝于皮肤而为痹矣。痹者,痹闭而不遂也。此言卫气之留于阴也久,不能为血之外卫故也。**凝于脉者为泣**。脉者,见于皮肤之络脉也。冲任之血,溢于皮肤,渗于络脉,故凝于皮肤则为痹,凝于络脉则泣涩而不能流行矣。**凝于足者为厥**。厥者,逆冷也。夫阴阳气不相顺接,则为厥。下为阴,血为阴,如血凝于下,则上下阴阳不相顺接而为厥矣。此言血随卫行,而阴阳之不相和者也。诸生起跃曰:荣卫之循行,经旨似乎矛盾,久为人所疑。今夫子发明之,始知血随卫气之日行于阳,夜行于阴者,皮肤之血也。阴经行尽,阳经继之,阳经行尽,阴经继之者,十二藏府之经荣也。**此三者,血行而不得反其空,故为痹厥也**。空,骨空也。骨空者,节之交,三百六十五穴会络脉之渗灌诸节者也。血行于皮肤,不得反循于穴会,故为痹厥也。**人有大谷十二分,小谿三百五十四名,少十二俞。此皆卫气之所留止,邪气之所客也。针石缘而去之**。此言卫气之行于谿谷也。谿谷者,分肉之交会处也。《气穴论》曰:肉之大会为谷,肉之小会为谿。分肉之间,谿谷之会,以行荣卫,以会大气。谿谷三百六十五穴会,以应一岁。人有大谷十二分者,肉之大分处也。小谿三百五十四名者,肉之小分处也。分者,肉分而有纹理也。名,穴名也。盖肉分之间而有交会,交会之处而有穴名也。谿谷之数,以应一岁者,岁止三百六十日,内朔虚六日,止三百五十四日,以应小谿之数也。少十二俞者,言大谷十二分而有十二俞穴也。气盈五日九百四十分,朔虚五日九百四十分,共计十二日,以应十二俞也。以岁之三百五十四日,合气盈朔虚之十二日,共三百六十五日有奇,以成一岁,故曰期三百有六旬有六日,以闰月定四时而成岁也。卫气者,行于脉外,温分肉,充皮肤,肥腠理,司开阖者也。此腠理分肉之间,皆卫气之所留止,卧出而风吹之,则血凝而为痹厥矣。针石缘而去之者,言分肉之间,亦有三百六十五穴也。杨君立问曰:《气穴论》云谿谷三百六十五穴,以应一岁,今则三百六十六矣。曰:岁缘三百六十六日而少有不足,故合而论之,则曰三百六十五日。今分而论之,则每岁有三百五十四日,而又有气盈朔虚之十二日也。

**诊病之始,五决之纪,欲知其始,先建其母。所谓五决者,五脉**

**也**。诊,视也。始者,言邪始在三阴三阳之气分也。五决者,审别五藏阴阳之经气,以决其病也。欲知其病之始在某经,先分立五藏为根本,审其邪病某经之气某藏之经也。夫五藏之体藏于内,而五藏之经气行于外,故色见草兹者死,青如翠羽者生。是五藏死生之经气,发于外而成于色也。诊病之始,五决为纪者,复言邪之始病在气,气而经,经而藏也。**是以头痛巅疾,下虚上实,过在足少阴巨阳,甚则入肾**。少阴巨阳相为表里,阳气生于水藏水府之中,而上出于巅顶。实者,邪实;虚者,正虚。是以头痛巅疾,乃邪气实于上而使正气虚于下也。盖邪之中人,始于皮毛气分,留而不去,则转入于经,是以过在巨阳少阴之经,而甚则入肾。盖经络受邪,则内干藏府矣。**徇蒙招尤,目冥耳聋。下实上虚,过在足少阳厥阴,甚则入肝**。徇,眴同。蒙,昏冒也。招,摇也,尤,甚也。足少阳厥阴经脉布胁肋而下循足跗,厥阴肝藏开窍于目,少阳经脉上出于耳。邪实于下而经气不能上通,是以目冥耳聋,正气虚于上,致动视而昏冒摇掉之甚也。此始伤气而致正虚于上,过在经而复邪实于下也。上节论邪实为病,此复论正虚为病,盖邪之所凑,其正必虚。王子方问曰:五藏之邪,止言甚则入肾入肝,何也?曰:邪入于经,则内干藏府。然干藏者半死半生,故曰不必动藏。邪入于阴经,其藏气实则溜于府。此章论五藏三阴三阳之经气,故曰甚则入肾入肝,如不甚则或留于经,或溜于府,是以首提二藏而不尽言之者,欲使后学之不可执一而论也。**腹满䐜胀,支膈胠胁,下厥上冒,过在足太阴阳明**。腹者,脾胃之郛郭也。腹满䐜胀,邪薄于太阴阳明之气分。支,支络。膈,内膈也。太阴阳明之支络贯膈,气分之邪转入于经,是以连及支膈胠胁皆胀满也。**咳嗽上气,厥在胸中,过在手阳明太阴**。手太阴主气而主皮毛,邪伤皮毛气分,则咳嗽而气上逆矣。手太阴之脉,起于中焦,循胃上膈。手阳明之脉,入缺盆络肺,下膈属肠。邪过在经,是以胸中厥逆也。**心烦头痛,病在膈中,过在手巨阳少阴**。经曰:心部于表。君火之气外受于邪,则心烦于内矣。太阳之气受邪,则头痛于上矣。手太阳之脉,循咽下膈,手少阴之脉,出属心系,下膈络小肠,病在膈中,是过在手太阳太阴之经矣。此节以审证而知五藏之病,盖藏府之经气,上下内外,各有部分,故曰诊病之始,五决为纪。诊,视也。

**夫脉之大小滑涩浮沉,可以指别;五藏之象,可以类推;五藏相**

音,可以意识;五色微诊,可以目察。能合色脉,可以万全。此以诊脉察色而知五藏之病也。小者正气虚,大者邪气盛。滑主血伤,涩为少气。浮为在外在府,沉为在里在藏。此六者脉之提纲,而可以指别也。五藏在内而气象见于外,以五行之理可类而推之。五藏之相合于五音,发而为声,可以意识。视五色之微见,可以目内察之。能审色脉之相应,以辨病之死生,则万全而无失矣。此与上节审证以决五脉之病,又一法也。赤脉之至也,喘而坚,诊曰有积气在中,时害于食,名曰心痹,得之外疾,思虑而心虚,故邪从之。赤当脉,脉合心,故曰赤脉之至也。喘,急疾也。坚,牢坚也。心脉之至,急而牢坚,主积气于中,当时害于食。盖食气入胃,浊气归心,淫精于脉,有积于中,故害于食也。名曰心痹,积气痹闭于心下也。此得之外淫之邪,因思虑而心虚,故邪气乘虚而留于内也。经曰心怵惕思虑则伤神,神伤则心虚矣。此节照应生于心如以缟裹朱节,故曰赤脉之至白脉之至也。前论五藏之色,生于藏而见于外;此言五藏之病,成于内而见于脉也。头痛巅疾,过在足少阴巨阳,言六淫之邪生于外也。此言五藏之病成于内也。白脉之至也,喘而浮,上虚下实,惊,有积气在胸中,喘而虚,名曰肺痹寒热,得之醉而使内也。《平脉篇》曰:呼吸者,脉之头也。盖呼吸急则脉亦急,故以呼吸之喘急,以形容脉之急疾也。肺主气而虚,故脉浮。病气而不病血,病上而不病下,故脉上虚而下实也。阳气虚,则善为惊骇矣。胸中为气之海,上注于肺,以司呼吸,邪积于上,则膻中之正气反虚,故为虚喘也。藏真高于肺,主行荣卫阴阳,阴阳虚乘,则为往来之寒热矣。酒者,熟谷之液,其气慓悍,入于胃中则胃胀。气上逆则满于胸中,醉而使内则气上逆,故有积气在胸中也。入房太过则伤肾,肾为本,肺为末,本伤故肺虚也。青脉之至也,长而左右弹,有积气在心下支胠,名曰肝痹,得之寒湿,与疝同法,腰痛足清头痛。脉长而弹,弦而急也。弦则为减,诸急为寒,此得之寒湿而阳气受伤,故弦急也。心下为膈,胁下为胠,内膈下连于两胠,邪在心下支胠间,故脉左右弹也。清湿地气之中人也,必从足始,足厥阴之脉,从足上腘,入毛中,过阴器,抵小腹,布胁肋,故病证与疝痛相同,而腰痛足冷也。厥阴与督脉会于巅,故头痛也。王子方曰:清邪中上,浊邪中下,阳受风气,阴受湿气。阴病者,下行极而上,故头痛也。黄脉之至也,大而虚,有积气在腹中,有厥气,名曰厥疝,女子同法，得之疾使四支，汗出当风。腹中，脾土之郛郭也。脾属四支，土灌四末，四支汗出当风，则风湿内乘于脾而为积气。盖风木之邪内干脾土，湿与阴土同气相感，故留聚而为积也。脾气不能灌溉于四傍，则逆于中而为厥气矣。名曰厥疝者，气逆而痛也。夫男女气血相同，受病亦属同法。故于中央土藏，而曰女子同法者，欲类推于四藏也。黑脉之至也，上坚而大，有积气在小腹与阴，名曰肾痹，得之沐浴清水而卧。尺以候肾，黑脉之至，上坚而大者，肾藏有积而肾脉坚大也。上坚者，坚大在上而不沉也。与阴者，小腹而兼于前阴也。清水，冷水也。肾藏寒水主气，亦同气相感也。经云：积生于风雨寒暑，清湿喜怒。喜怒不节则伤藏，藏伤则病起于阴。阴既虚矣，则风雨袭阴之虚，病起于上而生积，清湿袭阴之虚，病起于下而成积。夫风雨天之邪也，清湿地之邪也，言五藏之积，由天生而地成也。

凡相五色之奇脉，面黄目青，面黄目赤，面黄目白，面黄目黑者，皆不死也。奇脉，奇经冲任之脉色也。冲任为经血之海，五藏之血皆归于肝，故外荣于目也。面主气色，目主血色，目之五色而俱见面黄色，五藏之阴而俱得胃脘之阳也。面青目赤，面赤目白，面青目黑，面黑目白，面赤目青，皆死也。经云：人无胃气者死。面无黄色，无胃土之阳矣。面之青黑赤色，皆藏邪乘阳，纯阴无阳，故皆死也。夫生于心，如以缟裹朱者，论五藏之生色也。察于目者，论五藏病成之色也。

## 五藏别论篇第十一

黄帝问曰：余闻方士，或以脑髓为藏，或以肠胃为藏，或以为府。敢问更相反，皆自谓是，不知其道，愿闻其说。方士，修炼方术之士。道，理也。凡藏物者，皆可名藏名府，故皆自以为是也。按以上十篇，首四篇论精神气血，后六篇论藏府阴阳。是以此篇申明藏精气者名藏，传化物者为府，然又有脑髓骨脉胆女子胞，亦所以藏精神气血者也。修养之士，欲积精全神，通玄牝，养胎息，结灵孕者，不可不知也。脑名泥丸宫，为上丹田，骨藏髓，脉藏血，诸髓血脉皆会于脑，故脑为精髓之海。舌下为华池，有廉泉玉英二窍，通于胆液。《黄庭经》曰：玉池清水灌灵根，审能修之可常存。结精育胞化生身，留胎止精可长生。女子，玄母也。胞者，养胎息结灵胎者也。《胎息经》

曰:胎从伏气中结,气从有胎中息。故曰脑髓骨脉胆女子胞,此六者更当藏密,而不可虚泻者也。**岐伯对曰:脑髓骨脉胆女子胞,此六者,地气之所生也,皆藏于阴而象于地,故藏而不泻,名曰奇恒之府。**地主闭藏而上升,天主化施而下降,言人之藏府形骸,应象天地阴阳之气,此六者与传化之府不同,故名曰奇恒之府。**夫胃大肠小肠三焦膀胱,此五者,天气之所生也,其气象天,故泻而不藏。此受五藏浊气,名曰传化之府。此不能久留,输泻者也。**夫藏为阴,地为阴,地之浊气升于天,天受之而复降于下,故名曰传化之府,天主化施也。**魄门亦为五藏使,水谷不得久藏。**魄门,肛门也。上合于肺,故名魄门。五藏之浊,从此而出,故亦为五藏之下使,肠胃之腐秽从此而泻出,故曰水谷不得久藏。**所谓五藏者,藏精气而不泻也,故满而不能实。**王氏曰:精气为满,水谷为实,但藏精气,故满而不能实。**六府者,传化物而不藏,故实而不能满也。**水谷充实于内而不得久留,故实而不能满。**所以然者,水谷入口则胃实而肠虚,食下则肠实而胃虚。**此复申明实而不满之义。**故曰实而不满,满而不实也。**此总结上文两节之义。

**帝曰:气口何以独为五藏主?**气口,手太阴之两脉口,五藏之气皆变见于气口,故为五藏主。此论水谷入胃,以养五藏,五藏之精气,复荣于脉而见于气口也。盖水谷之清者,荣于五藏;水谷之浊者,出于六府。清中之清者,荣于经脉;清中之浊者,复传化于肠胃膀胱。此节论饮食于胃,有气味清浊上下出入之分,当知奇恒之府,亦受清中之清者也。**岐伯曰:胃者,水谷之海,六府之大源也。五味入口,藏于胃,以养五藏气。气口亦太阴也。是以五藏六府之气味,皆出于胃,变见于气口。**水谷入胃,由足太阴脾藏转输,以灌溉四藏。然水入于胃,又由手太阴肺藏之通调四布。谷入于胃,淫精于脉,肺朝百脉,输精于皮毛,毛脉合精,行气于藏府,是五藏六府之气味,皆出于胃,变见于气口,故曰气口亦太阴也。言足太阴转输水谷之精,而手太阴亦为胃以养五藏气,是以五藏之气皆见于气口也。**故五气入鼻,藏于心肺,心肺有病,而鼻为之不利也。**心肺居上为阳,肺乃心之盖而主气,开窍于鼻,故引《藏象论》而言味归阴而气归阳也。道书云:鼻为天门,口为地户。

**凡治病必察其下，**下，谓肠胃水谷之所出也。《玉机论》曰：五实死，五虚死。腹胀前后不通，闷瞀，此为实泄利前后，饮食不入，此为虚。浆粥入胃，泄注止，则虚者活；身汗，得后利，则实者活。又曰：仓廪不藏者，是门户不要也。得守者生，失守者死。是以凡病必察其下，二便也。**适其脉，**调适其太阴气口之脉，以决藏府之气。**观其志意，与其病也。**志意者，所以御精神，收魂魄，适寒温，和喜怒者也。故当观其志意，与其所受之病焉。

**拘于鬼神者，不可与言至德。**拘于鬼神者，欲其祝由而愈病也。然祝由之道，移精变气，以我之神而通神明，有至道存焉。若惟拘于鬼神之事，不可与言至德矣。**恶于针石者，不可与言至巧。**用针石者，有至巧之妙道。**病不许治者，病必不治，治之无功矣。**不能藏此精神以通鬼神，当以针石治其外，汤药治其内矣。若恶于针石，不许治以汤药，治之亦无功矣。按以上七篇论阴阳藏府，而藏府阴阳之病，必须审证辨脉，治以针石醪醴，是以下篇论五方有五治之法。病在外者，治以针石；病在内者，治以醪醴汤液。即欲祝由愈病，亦须移精变气，而后能通于神明。故此篇末结曰：拘于鬼神者，不可与言至德；恶于针石者，不可与言至巧。乃承上起下之文也。

## 异法方宜论篇第十二

治病之法，各有异同。五方之民，居处衣食，受病治疗，各有所宜。

**黄帝问曰：医之治病也，一病而治各不同，皆愈，何也？**不同，谓针石灸焫毒药导引也。**岐伯对曰：地势使然也。**夫九州八方，皆通于天气。天有春夏秋冬之四时，地有生长化收藏之五气，而人亦应之。是以东方主春生之令，而人气亦发生于外，故宜针石以治其外。南方主夏长之令，而人气更发越于外，故宜微针以治其皮毛。西方主秋收之令，人气亦收藏于内，故宜毒药以治其内。北方主冬藏之令，而人之阳气亦沉潜于下，故宜艾焫以起阳气于至阴。中央湿土，主生化之令，而人气亦守于中，故宜导引按跻，使灌通于四末。此地势有生长收藏之不同，而治法是亦有别也。

**故东方之域，天地之所始生也。**域，区界也，宇内也。言天地始生之气，由东方之九野以及于宇内之九州也。金西铭曰：首言地势使然，继言天地之所始生，地气通于天也。鱼盐之地，海滨傍水，其民食鱼而嗜盐，皆安其处，美其食。鱼者使人热中，盐者胜血，故其民皆黑色疏理，其病皆为痈疡。此言五方之生物，所以养生。如偏于嗜食，皆能致病也。地不满东南，故多傍水海滨之地，利于鱼盐。傍水，故民多食鱼；近海，故嗜盐。得鱼盐之利，故居安食美也。鱼性属火，故使人热中。心主血脉，故咸胜血也。嗜盐，故色黑血弱，致肉理空疏也。《五藏生成篇》曰：多食咸则脉凝泣而色变。《灵枢经》曰：饮食不节，阴气不足，阳气有馀，荣气不行，乃发为痈。又曰：血泣不通，则卫气归之，不得复反，故痈肿也。其治宜砭石，故砭石者，亦从东方来。砭，悲廉切，叶边。砭石，石针也。《山海经》曰：高氏之山有石如玉，可以为针。即此类也。东方之地，人气发生于外，故其治诸病，宜于砭石也。夫春生之气，从东方而普及于宇内，故砭石之法，亦从东方而来，以施及于九州也。

西方者，金玉之域，砂石之处，天地之所收引也。地之刚在西方，故多金玉砂石。天地降收之气，从西北而及于东南。其民陵居而多风，水土刚强，其民不衣而褐荐，其民华实而脂肥，故邪不能伤其形体，其病生于内。高平曰陆，大陆曰阜，大阜曰陵。依山陵而居，故多风。金气坚肃，故水土刚强。不衣，不事服饰也。褐，毛布也。荐，茵褥也。华，浓厚也。谓酥酪膏肉之类，饮食华厚，故人多脂而肥。水土刚强，肤腠肥厚，是以外邪不能伤其形，惟饮食七情之病生于内也。其治宜毒药，故毒药者，亦从西方来。毒药，有毒之药也。《五常政论》曰：大毒治病，十去其六；常毒治病，十去其七；小毒治病，十去其九。盖上古以神农之上品无毒者，可以久服长生，而中品下品有毒之药，以治病攻疾也。邪不外入，病从内生，故宜毒药治其内。天地秋收之气，从西以及于九州，故毒药治病之法，亦从西方来也。

北方者，天地所闭藏之域也。西北方阴也，是以闭藏之气惟北更甚。其地高陵居，风寒冰冽，其民乐野处而乳食。地高陵居，西北之势也。风寒冰冽，阴气胜也。野处乳食，北人之性也。藏寒生满病，其治宜艾焫，故艾焫者，亦从北方来。夫秋收之气收于内，冬藏之气直闭藏于至阴之下，是以中土虚寒，而胸腹之间生胀满之病矣。艾名冰台，削冰令圆，举而向日，以艾承其影，则得火。夫阳生于阴，火生于水，艾能得水中之真阳者也。北方阴寒独盛，阳气闭藏，用艾焫灸之，能通接元阳于至阴之下，是以灸焫之法，亦从北方而来也。夫人与天地参也，天有寒暑之往来，人有阴阳之出入。经曰：陷下则灸之。即四方之民阳气陷藏，亦宜艾焫，故曰艾焫之法，亦从北方来。董帷园曰：故凡虚寒胀满之病，治宜温补，启发元阳，不可误用寒凉克伐之剂。

**南方者，天地所长养，阳之所盛处也。**南方主夏长之气，是以为阳热所盛之处。**其地下，水土弱，雾露之所聚也。**地陷东南，故其地下而水土弱。低下则湿，故雾露之所聚。**其民嗜酸而食胕，故其民皆致理而赤色，其病挛痹。**胕，腐也。如豉鲊醯醢之类，物之腐者也。致，密也。酸味收敛，故肉理致密。酸乃木味，故外见赤色。多雾露湿气，故其病挛痹也。金西铭曰：五方之民，举东方之嗜咸者，则见本色之黑，南方之嗜酸者，则见所生之赤，盖色生于味也。夫气为阳，味为阴，东方主春生之气，而民嗜润下之咸，南方主浮长之气，而民嗜收敛之酸，有若阳鹿之嗜阴龟，潜龙之嗜飞燕，皆出于天性之自然也。**其治宜微针，故九针者，亦从南方来。**南方之气浮长于外，故宜微针以刺其皮。夫针有九式，微针者，其锋微细，浅刺之针也。

**中央者，其地平以湿，天地所以生万物也众。**中央，土之位也。地平，土之体也。湿者，土之气也。化生万物，土之德也。位居中央而气溉四方，是以所生万物之广众也。**其民食杂而不劳，故其病多痿厥寒热。**四方辐辏，万物会聚，故民食纷杂，化养于中，故不劳其四体。四支为诸阳之本，痿痹者，手足之气逆而痿弱不用也。《平脉篇》曰：阳脉不足，阴脉乘之，则洒淅恶寒；阴脉不足，阳往乘之，则发热。寒热者，手足三阴三阳之脉病也。盖言中土之民，不劳其四体，而气血不能灌溉于四傍，是以多痿厥寒热之病矣。**其治宜导引按跻，故导引按跻者，亦从中央出也。**导引者，擎手而引欠也。按跻者，跻足以按摩也。盖中央之化气不能充达于四傍，故宜导按其四支，以引血气之流通也。夫中央之化气，由中而及于四方，故导引按跻之法，亦从中而四出也。莫子晋曰：由东南而及于西北，由西北而及于东南，故曰来。由中央而及于四方，故曰出。**故圣人杂合以治，各得其所宜。**夫天有四时之气，地有五方之宜，民有居处衣食之殊，治有针灸药饵之异，故圣人或随天之气，或合地之宜，或随人之病，或用针灸毒药，或以导引按摩，杂合以治，各得其宜。**故治所以异而病皆愈者，得病之情，知治之大体也。**所谓病同而异治者，如痈疡之热毒盛于外者，治宜针砭，毒未尽出者，治以毒药，阴毒之内陷者，又宜于艾焫也。又如湿邪之在四支而病痿厥者，宜于针砭，气血之不能疏通者，宜按跻导引。所以治异而病皆愈者，得病之情者，知病之因于天时，或因于地气，或因于人之嗜欲，得病之因情也。或因五方之民，而治以五方之法，或因人气之生长收藏，而宜于针砭艾焫，或宜于毒药按跻，是知治之大体，而又不必胶执于东方之治宜砭石，西方之治宜毒药也。是以圣人杂合以治，而皆得其所宜。再按上古之民，动作以避寒，则阳气不致陷藏，而无胀满之病矣；阴居以避暑，则元气不致外弛，而无挛痹之证矣；形劳而不倦，则气血得以流通，而无痿厥寒热之疾矣。是以毒药不能治其内，针石不能治其外，此修养吾身中之精气，而能胜天地之阴阳者也。

## 移精变气论篇第十三

**黄帝问曰：余闻古之治病，惟其移精变气，可祝由而已。今世治病，毒药治其内，针石治其外，或愈或不愈，何也？**移精变气者，移益其精，传变其气也。对神之辞曰祝。由，从也。言通祝于神明，病从而可愈已。按此篇帝曰移精变气，伯曰得神者昌，失神者亡。言能养其精气神者，可祝由而愈病。汤药针石，亦能治之。如精神散失，虽有灵丹，无能为已。故有愈有不愈也。**岐伯对曰：往古人居禽兽之间，动作以避寒，阴居以避暑，内无眷慕之累，外无伸官之形，此恬憺之世，邪不能深入也。故毒药不能治其内，针石不能治其外，故可移精祝由而已。**伯言往古之人，精神完固，故可祝由而已，盖以神而后可通神明也。居禽兽之间，不惧于物也。寒暑得宜，四时之气调矣。无眷慕之累，精得其养矣。无伸官之形，不劳其神矣。居恬憺之世，志意自适矣。邪不入五藏骨髓，是以毒药不能治其内；不外伤空窍肌肤，是以针石不能治其外也。故可移精变气，以通神明。阴阳不测谓之神，神用无方谓之圣，精气充足，可通神明，则阴阳和而神气通畅，又何患邪贼之为害乎！**当今之世不然，忧患缘其内，苦形伤其外，又失四时之从，逆寒暑之宜，贼风数至，虚邪朝夕，内至五藏骨髓，外伤空窍肌肤，所以小病必甚，大病必死，故祝由不能已也。帝曰：善。**数，音朔。心志忧虑则伤神，苦形烦劳则伤精，逆其四时则伤气。贼风，贼害之风。虚邪，虚乡不正之邪也。精神内虚，故小病必甚；无正气以胜邪，故大病必死也。

**余欲临病人，观死生，决嫌疑，欲知其要，如日月光，可得闻乎？**嫌疑者，不能决其死生也。要，要道也。色以应日，脉以应月，言色脉之要道如日月之光明，显而易识也。**岐伯曰：色脉者，上帝之所贵也，先师之所传也。**色脉之道，上帝之所秘藏，非其人弗教，非其真弗授。先师，僦贷季也。**上古使僦贷季理色脉而通神明，合之金木水火土，四时八风六合，不离其常。**八风者，天有八风，在人则有五经之风，谓调理五脉之邪也。六合，天地四方也。言上古之师，经理色脉而通神明，总不外乎天地阴阳四时五行之常理也。**变化相移，以观其妙，以知其要。欲知其要，则色脉是矣。**色者气之华，脉乃精之液。变化相移者，移精变气也。观其移精变气，以通神明之妙，欲知其要道，则色脉是矣。盖言理色脉而通神明，则知精气之盛衰矣。**色以应日，脉以应月，常求其要，则其要也。**日月者，天地阴阳之精也。夫色为阳，脉为阴，常求其色脉之要，总不外乎阴阳。故知色以应日，脉以应月，则其要在是矣。上节言色脉之道，合于五行四时八风六合，而其要又总归于阴阳。**夫色之变化，以应四时之脉，此上帝之所贵，以合于神明也。所以远死而近生，生道以长，命曰圣王。**此复言阴阳色脉之相合也。色之变化五色，以应四时之脉，色生于脉也。能贵重色脉，以合于神明，所以远死而近生。生道以长，是谓圣王，圣王者，上古之圣，能修其养生之道，而亦归于真人。

**中古之治病，至而治之，汤液十日，以去八风五痹之病。**此言中古之人，不能移精变气以通神明，而治以汤药亦有法也。病至而治之者，言不能如恬憺虚无之世，虽有贼邪不能为害，设有病至，而即以汤药治之。八风者，八方之风，触五藏邪气发病。五痹者，五藏之痹也。以春甲乙伤于风者为肝痹，以夏丙丁伤于风者为心痹，以秋庚辛伤于风者为肺痹，以冬壬癸伤于风者为肾痹，以至阴戊己遇此者为脾痹。人之五藏应地之五行，天之十干化生五行，是以汤液十日，十干已周而五痹可去矣。**十日不已，治以草苏草荄之枝。本末为助，标本已得，邪气乃服。**荄，音该。此言病有标本，而草有本末也。苏，茎也。荄，根也。草苏之枝，茎之傍枝也。草荄之枝，根之傍根也。盖以苏荄之本，而傍枝为末也。五痹者，五藏之痹也。五藏有经俞之外荣，有筋脉皮毛骨肉之外合，是五藏为本而经俞筋骨为标也。草生五味，以养五藏气，是以五藏有病，则以苏荄治之。如邪在经脉之外合者，则以草苏草荄之枝治之。是以本治本，而以末治标也。心肺居上为阳，而治以草苏，是本乎上者亲上也；肝肾居下为阴，而治以草荄，是本乎下者亲下也。以草之本末为助，而病之标本以得，又何有邪气之不服者。此中古用药之有法也。

**暮世之治病也则不然，治不本四时，不知日月，不审逆从。**不本四时，治不法五方五气也。不知日月，不识阴阳色脉也。不审逆从，不别标本顺逆也。**病形已成，乃欲微针治其外，汤液治其内，粗工凶凶，以为可攻，故病未已，新病复起。**上古圣人不治已病治未病，暮世之治病已成而后治之，是犹渴而穿井，不亦晚矣。而粗工凶凶，又妄攻之，是故之邪病未去，而妄攻之新病复起。此暮世之工不审色脉精气之盛虚，而为治亦不知标本之法也。

**帝曰：愿闻要道。岐伯曰：治之要极，无失色脉。用之不惑，治之大则。**色脉者，阴阳之道也。临病人观色脉，知死生而无嫌疑，治之大法尽于是矣。此复结前节之义。**逆从到行，标本不得，亡神失国。**逆从到行者，失四时之从，逆寒暑之宜也。标本不得者，不知病之标本，而以本末为助也。言暮世之人，既不能顺时调养，又不能治却其邪，是必神亡而形失矣。夫心藏神而为一身之主，主明则十二官皆安，以为天下则大昌，神亡则失国矣。《上古天真论》曰：能形与神俱，而尽终其天年。道书曰：神明则气行，神住即气住，知神气可以长生。故此篇独归重于神焉。**去故就新，乃得真人。**去其故染之病，就其新变化之精神，乃得真人之道，而亦可归于真人。此言暮世之人能修养其精气，将从上古合同于道，亦可使益寿而有极时。**帝曰：余闻其要于夫子矣。夫子言不离色脉，此余之所知也。**帝止知要道不离于色脉。**岐伯曰：治之极于一。**伯因帝知其要在色脉，故复曰治之要道原于至极，总归一而已矣。一者，神也，得其神则色脉精气皆得矣。**帝曰：何谓一？岐伯曰：一者因得之。**因其情意而得之也。**帝曰：奈何？岐伯曰：闭户塞牖，系之病者，数问其情，以从其意。得神者昌，失神者亡。**

帝曰：善。数，音朔。闭户塞牖，无外其志也。神舍于心，心性之动处是谓情。志意者，所以御精神，收魂魄，适寒温，和喜怒。是以无外其志，数问其情，以从其意，则得其神之存亡矣。失神者死，得神者生。首篇论上古真人呼吸精气，独立守神，此篇言往古之人，能移精变气，以通神明，命曰圣王。暮世之人，去故就新，乃得真人，是精神完固，皆可归于真人。如神气散失，虽有良工，无能为已。临病之士，可不察其色脉神气，而徒以针石汤液为事乎！

## 汤液醪醴论篇第十四

黄帝问曰：为五谷汤液及醪醴奈何？此承上章而复问也。五谷，黍稷稻麦菽。五行之谷，以养五藏者也。醪醴，甘旨之酒，熟谷之液也。帝以五谷为问，是五谷皆可为汤液醪醴以养五藏，而伯答以中央之稻米稻薪，盖谓中谷之液，可以灌养四藏故也。岐伯对曰：必以稻米，炊之稻薪。稻米者完，稻薪者坚。帝曰：何以然？岐伯曰：此得天地之和，高下之宜，故能至完。伐取得时，故能至坚也。夫天地有四时之阴阳，五方之异域，稻得春生夏长秋收冬藏之气，具天地阴阳之和者也。为中央之土谷，得五方高下之宜，故能至完，以养五藏。天地之政令，春生秋杀，稻薪至秋而刈，故伐取得时。金曰坚成，故能至坚也。炊以稻薪者，取丙辛化水之义，以化生五藏之津。上章云移精变气以通神明，论神气生于先天之精也。此章复论精气又藉后天水谷之所资生。盖五谷之液，以养五气，气和津成，神乃自生。是以上古之人能完其天真者，虽有汤液醪醴，为而勿服，以其神全故也。中古之时，道德稍衰，邪气时至，服之万全，以稻米之液，能生养精气神也。暮世之人，止知毒药攻内，针石治外，不知精气坏弛，其功不立者，以神去故也。是以上章曰移精变气，得神者昌；此章曰故精自生，巨气乃平。凡治病，必先求其本也。帝曰：上古圣人作汤液醪醴，为而不用，何也？岐伯曰：自古圣人之作汤液醪醴者，以为备耳。夫上古作汤液，故为而弗服也。伯言上古圣人之作汤液醪醴者，恐为邪气所伤，故以为备耳。然上古之人多能完其天真，虽有贼邪，勿之能害，故虽为而勿服也。中古之世，道德稍衰，邪气时至，服之万全。《天真论》曰：夫道者能却老而全形，所以年度百岁而动作不衰者，以其德全不危也。言中古之人道德虽衰，而不致于精神坏弛，故服之万全。

帝曰:今之世不必已,何也?不能必其邪已而获万全也。岐伯曰:当今之世,必齐毒药攻其中,镵石针艾治其外也。齐,疾也。镵,锐也。针有九式,一日镵针。言当今之世,止知攻疾,而不知调养其正气也。帝曰:形弊血尽,而功不立者何?岐伯曰:神不使也。经曰:针石之道,在皮肉筋脉骨,各有所处。病各有所宜,各不同形,各以任其所宜。弊,止也。形弊者在皮肉筋骨,刺已止矣。血尽者在血脉,亦已尽其疏通矣。而不能奏功者,用针之工神不使也。《灵枢经》曰:粗守形,上守神。神乎神,客在门。帝曰:何谓神不使?岐伯曰:针石,道也。精神不进,志意不治,故病不可愈。此申明工不守神也。经曰:神在秋毫,属意病者。神属勿去,知病存亡。又曰:凡刺之真,必先治神。静意视义,观适之变。浅深在志,远近若一,如临深渊,手如握虎,神无营于众物。今粗工不知针石之道,精神不进,志意不治,故病不可愈也。今精坏神去,荣卫不可复收。何者?嗜欲无穷无忧患不止,精气弛坏,荣泣卫除,故神去之而病不愈也。此论病者之精神坏弛,而病不能愈也。夫气生于精,精阳之气化水谷之精微,而后生此荣卫,精坏神去,故荣卫不可复收,此论荣卫之生于精气也。或者嗜欲无穷,则坏其精矣。忧患不止,则伤其气矣。精气坏弛,则荣血凝泣,而卫气除去矣。故神去之而病不愈。此言神由荣卫精气之所生也。生于精气者,先天所生之神也。神生于荣卫者,后天谷液之所生也。帝曰:夫病之始生也,极微极精,必先入结于皮肤。今良工皆称曰病成,名曰逆,则针石不能治,良药不能及也。今良工皆得其法,守其数,亲戚兄弟远近,音声日闻于耳,五色日见于目,而病不愈者,亦何暇不早乎?岐伯曰:病为本,工为标,标本不得,邪气不服,此之谓也。此节论汤液治病之当有法也。夫察色听声,问其情,从其意,此良工得其法矣。如汤液不得其法,而病亦不愈,故详设此问焉。帝曰病之始生,极微极细,必先留结于皮肤。如十日不已,良工皆称日病已成,名曰逆,虽针石不能治,而良药不能及也。今良工皆得其审证之法,守其数,问其情,亲戚兄弟,或远或近,系之病者,可谓从其意得其情矣。音声日闻于耳,五色日见于目,可谓察其色知其声矣。而病不愈者,亦何暇不早治而使病成乎!伯言病为本,工为标,盖以工之治法为标也。言不得草苏草荄本末为助之法治之,是以邪气之不服也。上节论针石治病,重在得神;此节论汤液治病，贵在得法；下节论汤液治病，重在调复精气。此三者，良工之不可缺一者也。夫审证辨脉，得病之情，固良工之首务，而治病之汤液又不可不得其法也。金西铭曰：此之谓也句，乃引标本已得邪气乃服而言也。**帝曰：其有不从毫毛而生，五藏阳已竭也。津液充郭，其魄独居，孤精于内，气耗于外，形不可与衣相保，此四极急而动中，是气拒于内而形施于外，治之奈何？**此节论气生于精，精由气化，欲治病者，当究其原。原本既清，则生机自盛，精生气平，邪气自服，不可徒以攻疾为首务也。夫阳气主于皮毛，不从毫毛而生，五藏阳已竭者，不因外邪伤于表阳，而五藏之元真已竭于内也。肺主气而外主皮毛，气化则水津四布而下输膀胱，气耗于外，不能布化水液，是以津液充溢于郛郭，而肺藏之阴魄孤精独居于内也。水液充于皮肤，则身体肿胀而不可与衣相保。四支为诸阳之本，阳虚于外，是以四极肿急。喘而动中，是气逆于内而形肿施于外。为治之法奈何？**岐伯曰：平治以权衡，去菀陈莝，微动四极，温衣，缪刺其处，以复其形。开鬼门，洁净府，精以时服。五阳已布，疏涤五藏，故精自生，形自盛，骨肉相保，巨气乃平。帝曰：善。**此谓腐秽去而形复，形复而气布，气化而水行，水行而精生，精生而气平，所谓形归气，气归精也。平权衡者，平治其脉，即缪刺也。肺朝百脉，输精于皮毛，毛脉合精，而后行气于藏府，故先平治其权衡。权衡已平，则气血和而水津散矣。积者谓之菀，久者谓之陈，腐者谓之莝。夫脾主为胃行其津液，灌于四藏，行于四支，充于肌肉，脾家实则不能行其津液，而下输膀胱，是以腐秽当去而后形复也。微动四支，运脾气也。温衣，暖肺气也。缪刺，调气血也。肌肉血脉和调，则肿满消而复其旧日之形矣。鬼门，毛孔也。开鬼门，发表汗也。洁净府，泻膀胱也。鬼门开，则肺窍通而水津布，所谓外窍开则里窍通，上窍通则下窍泄矣。膀胱者，津液之所藏，都府洁净，则精以时复矣。巨阳为诸阳主气而生于膀胱，精已复则气自生，而五藏之阳和已布矣。夫肠胃膀胱受五藏浊气，名传化之府。陈莝去，都府洁，则五藏之浊得以疏涤矣。夫水谷入胃，津液各走其道，五藏疏涤，故精自生而形自盛矣。精主骨，气主肉，精气足则骨肉相保，而巨气乃平。巨气者，太阳主气也。夫膀胱精复而五藏布阳者，太阳为诸阳主气也。五藏精生而巨气乃平者，州都之精，五藏之所生也。此章言上古之圣，能完其先天之真。中古以来，当养其后天之气，故曰必以稻米,炊以稻薪,盖后天之精气由胃中水谷之所生也。高士宗曰:腹者,肠胃之郛郭,足太阴脾土之所主也。津液充郭者,胀满于腹也。形不可与衣相保,四急极而动中者,肿胀于皮肤四支也。是以去菀陈莝,消其腹满也。开鬼门洁净府者,行泄皮肤之水也。先治其权衡者,脾土之运输,必由肺气之通调也。金西铭曰:四支者,井荥经俞之所出入,十二经脉交相贯通,胸中为气之海,宗气积于胸中,出喉咙以司呼吸,同荣气行于十二经脉之中,气行则脉行,气拒于内则脉泣于外矣。外内气血交相拒逆,是以四支胀急而喘动于中矣。此节为治胀满水肿之要法。

# 卷三

## 玉版论要篇第十五

黄帝问曰：余闻揆度奇恒，所指不同，用之奈何？《病能篇》曰：揆者，方切求之也。言切求其脉理也。度者，得其病处，以四时度之也。奇恒者，异于恒常也。指，示也。言奇恒之道有色脉阴阳浅深顺逆，指示多有不同，将用何法以得其要。岐伯对曰：揆度者，度病之浅深也。奇恒者，言奇病也。请言道之至数，五色脉变，揆度奇恒，道在于一。神转不回，回则不转，乃失其机。此篇论脉因度数出入，五藏之气相生而传，一以贯通，外内环转，如逆回则为病矣。与《脉要精微》《平人气象》诸论之脉病不同，故曰奇病也。夫脉始于足少阴肾，生于足阳明胃，输于足太阴脾，故太阴为之行气于三阴，灌溉于四藏。至数者，脉因出入之度数也。五色脉变者，五藏之脉变见于色也。一者，神也。神者，五藏血脉之神气也。盖脾为孤藏，中央土以灌四傍，五藏受气，转而不回者也。如逆传其所胜，是回财不转，乃失其相生旋转之机矣。故曰五藏相通，移皆有次。五藏有病，则各传其所胜。莫子晋问曰：此篇章旨与《辨脉篇》趺阳脉浮而涩，少阴脉如经也，《平脉篇》之寸口脉弱而迟诸节同义欤？曰：仲祖之《伤寒论》原本于《灵》《素》诸经，而更阐发其未尽之旨，子也知此，可予言会悟矣。至数之要，迫近以微。言五藏经气相通，阴阳并合，至切近而微，故曰诊合微之事，追阴阳之变。著之玉版，命曰合玉机。《玉版》《玉机》，二篇名。言脉行至数之要，若板籍之有格有序。故《方盛衰论》曰：脉事因格。《玉机论》曰：五藏相通，移皆有次。合玉机者，又如璇玑玉衡之旋转也。

容色见上下左右，各在其要。容，面也。《五过论》曰：上经下经，揆度阴阳，奇恒五中，决以明堂，审于终始，可以横行。言奇恒之病，发于五藏之中，而五脉之气色，外见于明堂之上下左右，各在其浅深顺逆之要耳。其色

**见浅者，汤液主治，十日已。**色见浅，其病亦微，故以汤液治之，而十日可愈。夫奇恒之道，五藏皆禀气于胃，足太阴为之转输，病则逆回而色见于面，故用汤液治之。盖以稻米之液，助土气之资生。十干已周，俾五藏之气复。**其见深者，必齐主治，二十一日已。**色见深，其病亦深矣，故必齐毒药攻其中。二十者偶数之终，一者生阳之始，以十干而再周，复得甲而化土，五藏为阴，气色为阳，二十一日，五藏之生气已复转矣。**其见大深者，醪酒主治，百日已。**色大深，则病更深矣。醪醴，熟谷之液，其气慓悍。饮酒者，卫气先行皮肤，先充络脉，荣卫运行则所逆之色亦散矣。因色大深，至甲十复而后已也。所谓色者，因五藏之变而见于五色也。**色夭面脱，不治，百日尽已，脉短气绝死。**五藏之气荣于脉，五经之脉见于色，气血衰则面色脱而夭然不泽，故至百日，五藏之气尽而已矣。若脉短气绝，乃虚脱已极，丧无日矣。上节言回则不转，而见色之浅深；此言气血虚脱，而为不治之死证；下节言受外淫之邪，而致荣卫内陷。**病温，虚甚死。**上节言脉气之从内而外，此论荣卫受邪，反从外而内，即下文所谓八风之胜，终而复始，《玉机篇》之所谓风寒客于人，从毫毛皮肤传于五藏是已。温病者，外感风寒，发为温热之病。《辨脉篇》曰：风则伤卫，寒则伤荣，荣卫内陷，其数先微。盖荣卫气机，从内达外，风寒之邪，从外内侵，荣卫受伤，则脉气反陷，然犹藉其根气盛强，则邪随正而复出于外，若正气虚甚，邪惟内侵，邪盛正虚，必死之候也。**色见上下左右，各在其要。上为逆，下为从。女子右为逆，左为从；男子左为逆，右为从。易，重阳死，重阴死。**此言色见上下左右，各有男女顺逆之要焉。《五色篇》曰：其色上行者，病益甚；其色下行如云彻散者，病方已。女为阴，右亦为阴，故女子色见于右为逆，见于左为从；男为阳，左亦为阳，故男子色见于左为逆，见于右为从。易，谓如男女之左右反易，是为重阳者死，重阴者死。**阴阳反他，治在权衡相夺。**反他，言男女阴阳之色反逆也。权衡，脉也。相夺者，夺其逆于右者从左，逆于左者从右，盖色生于脉，治其脉顺，则色亦顺矣。按《方盛衰论》曰：阳从左，阴从右。盖男子之血气从左旋，女子之血气从右转。是以男子之色见于右，而从左散者顺也；女子之色见于左，而从右散者顺也。**奇恒事也，揆度事也。**承上文而言。奇恒，脉事也。揆度，度事也。言揆度奇恒者，度脉之事也。《方盛衰论》曰：度事上下，脉事因格。度事者，度阴阳上下顺逆之事也。脉事者,言脉因前后度数出入,而有一定之格也。**搏脉痹躄,寒热之交**。此言脉不循度旋转,而反阴阳相搏,则又为痹躄寒热之病矣。但臂不遂者名曰痹,躄乃足之疾也。盖经脉五俞出于手足,阴阳相贯,上下循行,如反相搏击,故为手足痹躄寒热之病。盖阴乘于阳则为寒,阳乘于阴则为热,阴阳相搏则为寒热之交也。**脉孤为消气,虚泄为夺血。孤为逆,虚为从**。此言神转不回者,五藏之神气也。盖血随气行,神气虚消,则脉不能至于手太阴,而脉孤弱矣。此太阴阳明之生气渐消,乃危殆之逆证也。如经虚下泄,此为夺血,非生气消灭,故为从。《辨脉篇》曰:趺阳脉浮而涩,故知脾气不足,胃气虚也。又曰:趺阳脉不出,脾不上下,身冷肤硬。此脾胃之气虚消,而脉不能循经外转,致有身冷肤硬之危,所谓逆者此也。又曰:少阴脉反滑而数者,故知当屎脓也。阳明脉微沉,少阴脉微滑,此为阴实,其人必股内汗出,阴下湿也。《金匮要略》曰:少阴脉滑而数者,阴中即生疮,狼牙汤洗之。又曰:胃气下泄,阴吹而正喧,膏发煎导之。此皆虚陷之证,治之即愈,所谓顺者此也。**行奇恒之法,以太阴始**。五藏皆禀气于胃,而不得至经,必因于脾,乃得禀也。脾为孤藏,中央土以灌四傍,五藏相通,次序环转,是行奇恒之法,从太阴始。**行所不胜曰逆,逆则死;行所胜曰从,从则活**。行所不胜者,五藏相克而传,即回则不转也。行所胜者,五藏相生而传,即神转不回也。故曰:五藏相通,移皆有次。五藏有病,则各传其所胜。**八风四时之胜,终而复始,逆行一过,不复可数,论要毕矣**。八风,八方之风也。四时之胜者,春胜长夏,长夏胜冬,冬胜夏,夏胜秋,秋胜春也。终而复始者,言脉之逆行而亦循度环转也。前节论本气虚消之逆传,此复论八风之邪,四时之胜,以致脉气逆行,荣卫内陷,而亦循度回转也。逆行一过,不复可数者,言风寒客于人,始伤皮毛,而内舍于肺,肺传之肝,肝传之脾,脾传之肾,肾传之心,逆行一过则死矣,不复如顺行之循环无端之可数也。夫论奇恒之要,五藏次序,通移而不回,病则回而不转,以至于外因八风之邪,四时之胜,逆行环转一周,不复可数。奇恒之道,尽于此矣。

# 诊要经终论篇第十六

诊要者，诊度奇恒之要；经终者，六经之气已终。盖奇恒之道，论五藏之三阴，阴阳合并而成六，是其生五其终六也。

**黄帝问曰：诊要何如？**此承上章而复问也。**岐伯对曰：正月二月，天气始方，地气始发，人气在肝。**伯言春者天气始开，地气始泄，而人气在肝，肝主东方寅卯木也。夫奇恒之势，乃六十首，盖以六十日而气在一藏为首，五藏相通而次序旋转者也。**三月四月，天气正方，地气定发，人气在脾。**三月四月，天地之气正盛，而人气在脾，辰巳二月，足太阴阳明之所主也。**五月六月，天气盛，地气高，人气在头。**生长之气从地而升，故肝而脾，脾而直上于巅顶也。岁六甲而以五月六月在头者，止论五藏也，故曰奇恒五中。又曰章五中之情。按奇恒之道，论五藏之神气。五藏者，三阴之所主也。人气在头者，厥阴与督脉会于巅，与五藏合而为三阴也。三之气乃少阳相火所主，相火者即厥阴包络之火也。**七月八月，阴气始杀，人气在肺。**始杀者，气始肃杀也。申酉二月属金，而人气在肺。**九月十月，阴气始冰，地气始闭，人气在心。**收藏之气从天而降，肺属乾金而主天，为心藏之盖，故秋冬之气从肺而心，心而肾也。少阴主冬令，故先从手少阴而至于足少阴。王氏曰：火墓于戌。**十一月十二月，冰复，地气合，人气在肾。**冰复者，一阳初复也。地气合者，地出之阳复归于地，而与阴合也。肾主冬藏之气，故人气在肾。**故春刺散俞，乃与分理，血出而止，甚者传气，间者环也。**此言五藏之气，外循于皮肤络脉分肉而环转也。夫诊有十度，度人脉度藏度肉度筋度俞度阴阳气尽。度人脉者，言人之脉气从奇恒之势，而有阴阳顺逆也。度藏者，度五藏之气，从内膈而外出，不可逆刺以伤其藏也。度肉度筋度俞者，度五藏之气外循于分肉俞络之间，各有浅深而四时之刺法不同也。度阴阳气尽者，言五藏之气合于三阴三阳，而各有经终也。散俞，络脉之俞穴也。分理，分肉之腠理也。盖春气生升于外，故当于散俞谿谷之间而浅刺之，血出则脉气通而病止矣。如逆之甚者，深取之而传导其气，轻者不待传气而即环转矣。夫经俞络脉谿谷，各有三百六十五穴，皆藏府之气所游行，是以四时之刺，或在皮肤，或在俞穴也。《针经》曰：刺之气不至，无问其数。刺之而气至，乃去之，勿复针。刺之要，气至而有效，效之信，若风之吹云，明乎若见苍天，刺之道毕矣。是以四时之刺，必候其气至之所在而刺之也。**夏刺络俞，见血而止，尽气闭环，痛病必下**。络俞者，孙络之俞，见于皮肤之间。盖夏气浮长于外，而更宜浅刺者也。若尽传其气，则反闭其环转之机，而痛病于下矣。盖言经随气转，夏时之气浮越于外，气至即止，而不宜太过。此反结上文之义也。《伤寒论》曰：藏府相连，其痛必下。言经气逆于上，病必痛于下，谓其经络上下之相通也。**秋刺皮肤循理，上下同法，神变而止**。《刺逆从论》曰：秋气在皮肤。盖七月八月，人气在肺，而肺主皮毛，是以或上或下，皆宜刺皮肤，循于肉理，神气变转而脉即循行矣。神者，五藏之神，即转而不回之神气也。**冬刺俞窍于分理，甚者直下，间者散下**。俞窍，诸俞之穴窍，更深于散俞，而近于筋骨者也。分理者，分肉之腠理，乃谿谷之会。谿谷属骨，而外连于皮肤。是以春刺分理者，外连皮肤之腠理也。冬刺俞窍于分理者，近筋骨之腠理也。盖冬气闭藏而宜于深刺也。直下者，循经而下针，欲深而留之也。散下者，循络而下针，言病之轻者不必太深也。此四时之序，气之所处，病之所舍，藏之所宜也。**春夏秋冬，各有所刺，法其所在**。此总结上文，而言四时之刺法各有浅深之所在也。

**春刺夏分，脉乱气微，入淫骨髓，病不能愈，令人不嗜食，又且少气**。厥阴心主主脉，无故而损之，故脉乱血气外溢，故令人气微也。少阳主骨，厥阴不从标本，从少阳中见之化，故入淫骨髓也。病不在夏分，故病不能愈。肝气仍逆，故令人不嗜食。肝主春生之气，故又且少气也。**春刺秋分，筋挛逆气，环为咳嗽，病不愈，令人时惊，又且哭**。藏真高于肺，主行荣卫阴阳者也。荣卫气血所以濡筋骨利关节，病在肝而反伤其肺，是以筋挛血气环逆，故令人气逆而转为咳嗽也。东方肝木，其病发惊骇。肝藏魂，魂魄不安，故使人邪哭也。**春刺冬分，邪气著藏，令人胀，病不愈，又且欲言语**。春主生升，冬主闭藏，春刺冬分，反导其血气内著，故令人腹胀。肝主语，故又且欲言语也。病不愈者，言四时所主之藏病不愈。又且者，言不惟病不愈而又有此证也。**夏刺春分，病不愈，令人懈惰**。三月四月，人气在脾，脾病不愈，故令人懈惰。**夏刺秋分，病不愈，令人心中欲无言，惕惕如人将捕之**。五月六月，人气在心主包络。心主言，心主不能代君行令，故心中欲无言。经曰:所谓恐如人将捕之者,秋气万物未有毕去,阴气少,阳气入,阴阳相薄,故恐也。夏刺秋分,则阳气入而与阴相搏,故如人将捕之。**夏刺冬分,病不愈,令人少气,时欲怒。**经曰:所谓少气善怒者,阳气不治。阳气不治,则阳气不得出。盖夏月阳气外张,而反逆归于冬分,故不惟病不愈,而更令人少气善怒也。**秋刺春分,病不已,令人惕然,欲有所为,起而忘之。**秋主下降,刺春分是反导其血气上行,故令人惕然,欲有所为。《四时刺逆从论》曰:秋刺经脉,血气上逆,令人善忘。**秋刺夏分,病不已,令人益嗜卧,又且善梦。**秋气在皮肤气分,刺夏分之络脉,则气不外行,故令人益嗜卧。肺藏魄。经云:魂魄飞扬,使人卧不安而喜梦。**秋刺冬分,病不已,令人洒洒时寒。**冬主闭藏而反伤之,则血气内散,故令人寒栗也。**冬刺春分,病不已,令人欲卧不能眠,眠而有见。**春令所以泄冬藏之气也。人卧则气归于阴,而反泄之,故令人欲卧不能眠。气行于阳则目张,行于阴则目瞑。眠有所见者,目不得瞑也。**冬刺夏分,病不愈,气上发为诸痹。**冬主闭藏,夏令浮长。气应藏而使之外泄,故发为诸痹。痹者,闭也。气留闭于外而为痛也。**冬刺秋分,病不已,令人善渴。**肾藏津液,肺乃水之化原,故善渴也。此言五藏之气,随时而升浮降沉,非五藏经脉之谓也。

**凡刺胸腹者,必避五藏。**此言五藏之神气从内膈而外达于胸胁,从胸胁而环转于形身,故不可逆刺其膈,以伤其藏焉。内膈上连于胸,中连于腹,下连于胁,藏气从此而外出,故曰刺避五藏者,知逆从也。所谓从者,鬲与脾肾之处,不知者反之。反之者,逆刺其所出之神气也。**中心者,环死。**环者,一周时也。盖日为阳,心为阳中之太阳,一昼一夜,日环转一周,故至周转而气终也。**中脾者,五日死。**五日者,土数终也。**中肾者,七日死。**天乙生水,地六成之。七日者,生成之数终也。**中肺者,五日死。**天数五,地数五,肺属乾金而主天,脾属坤土而主地,故皆死于五日也。止言四藏而不及肝者,或简脱也。杨元如曰:五藏经脉俱不上循于头,惟厥阴与督脉会于巅,故曰五月六月人气在头,抑厥阴之气不从胸胁外出而直上于头欤!**中鬲者,皆为伤中,其病虽愈,不过一岁必死。**五藏六府之气,俱从内膈而外出于胸胁,故刺中鬲者,皆为伤中。一岁死者,尽五行六气之终而死也。按内膈上连胸之鸠尾，中两分于腹上，下连两傍季胁，后连脊之十一椎。刺中鬲者，即不中藏，速死。其中藏府之气，皆为所伤矣。行针者慎诸。莫子晋曰：此复兼六府之气而言，即阴阳合并之义。盖中藏气者死之速，中府气者死之迟。**刺避五藏者，知逆从也。所谓从者，鬲与脾肾之处，不知者反之。**避五藏者，避五藏神气之所出也。五藏之气所从而出者，鬲与脾肾处也。鬲者，胸膈之上鸠尾处也。脾处者，胸骨两分之下，交腹之处也。肾处者，两胁之下也。言五藏之气从膈外出，旋转不回，若反刺之，是逆其气而伤其藏矣。**刺胸腹者，必以布憿著之，乃从单布上刺，刺之不愈复刺，刺针必肃，刺肿摇针，经刺勿摇。此刺之道也。**憿，音激。此言刺胸腹者，宜微针而浅刺之，勿使有伤膈气也。憿，定也。以布定著于胸腹，乃从单布上刺之，盖欲其极浅也。不愈而复刺者，言其至浅而或不得其气也。肃，静也。言气之难得，宜肃静其针以候焉。摇针者，刺之泻法也。肿乃邪实，故宜摇针以泻其邪。经刺勿摇，守其正也。此补泻之法，刺之要道也。

**帝曰：愿闻十二经脉之终奈何？**此论藏府阴阳之合并也。所论五藏之气者，三阴之所主也。三阴之气与三阳交并，阳气先至，阴气后至，合于十二经脉，内络藏府，外络形身，外内出入，循环无端，故曰诊合微之事，追阴阳之变，不知并合，诊故不明。阴阳并交，至人之所行。当知五行而生三气，三而三之，合为六气，六六之气，以应十二经脉。一经之气已终，是不复阴阳相贯而环转无端矣。**岐伯曰：太阳之脉，其终也，戴眼反折，瘛疭，其色白，绝汗乃出，出则死矣。**瘛，音契。疭，音纵。戴眼，目上视也。反折，背反张也。瘛疭，手足屈伸也。足太阳之脉，起于目内眦，夹脊抵腰中。手太阳之脉，循臂上肩，至目外眦。太阳主筋而为诸阳主气，阳气者柔则养筋，太阳之经气已绝，是以筋脉急而戴眼反折，手足牵引也。手太阳主液，膀胱者，津液之所藏。绝汗者，津液外亡也。色白者，亡血也。津液外脱，则血内亡矣。**少阳终者，耳聋，百节皆纵，目瞏绝系，绝系一日半死。其死也，色先青白，乃死矣。**瞏，音琼。手足少阳经脉皆循于耳，经气绝，故耳聋也。少阳主骨，诸节皆属于骨，少阳气终，故百节皆纵。《经络篇》曰：少阳是主骨所生病者，诸节皆痛。瞏，目惊貌。手足少阳之脉，皆至目锐眦，终则牵引于目，故目如惊而邪视也。绝系，目系绝也。少阳属肾，肾藏志，系绝则志先绝，故一日半死也。青者,甲木之气外脱也。白者,三焦之荣内亡也。夫阳生于阴,色生于气,是以六经之气终而先见于色。**阳明终者,口目动作,善惊妄言,色黄,其上下经盛,不仁则终矣。**手足阳明之脉,皆挟口承目,故口目动作而牵引歪邪也。闻木音则惕然而惊,是阳明之善惊也。骂詈不避亲疏,是阳明之妄言也。色黄,阳明之土气外脱也。上下经盛,胃气绝而无柔和之象也。荣卫者,中焦水谷之所生。肌肤不仁者,荣卫之气绝也。**少阴终者,面黑,齿长而垢,腹胀闭,上下不通而终矣。**心之华在面,面黑者,水气上乘,火气灭而水气脱矣。齿长而垢,骨气泄也。腹胀闭而上下不通者,心肾水火之气并绝,而不能上下交通矣。**太阴终者,腹胀闭,不得息,善噫善呕,呕则逆,逆则面赤,不逆则上下不通,不通则面黑,皮毛焦而终矣。**足太阴脉入腹属脾,故为腹胀。手太阴脉上膈属肺而主呼吸,故为不得息。胀满则升降难,不得息则气道滞,故为噫为呕。呕则气逆于上,故为面赤。不逆则否塞于中,故为上下不通。脾气败则无以制水,故黑色见于面。肺气败则治节不行,故皮毛焦。**厥阴终者,中热嗌干,善溺心烦,甚则舌卷卵上缩而终矣。此十二经之所败也。**手厥阴心主之脉,起于胸中,出属心包络。足厥阴肝脉,循喉咙,入颃颡。其下者,循阴股,入毛中,过阴器。厥阴木火之气欲绝,故中热嗌干也。肝所生病者,遗溺。善溺者,肝气下泄也。心烦者,包络之气上炎也。肝者筋之合,筋者聚于阴器而脉络于舌本,甚则舌卷囊缩而终矣。此十二经之所败,三阴三阳之气终也。按天之十干化生地之五行,地之五行化生天之六气,五行生五藏,六气合六经,是六经之气,五藏之所生也。故曰诊要者,诊五行相生之要;经终者,阴阳之气有终。盖言人之生于五行,而终于六气也。莫子晋曰:地之五行合天之十干,天之六气合地之十二支,此皆天地阴阳互相生化之道。

## 脉要精微论篇第十七

**黄帝问曰:诊法何如?岐伯对曰:诊法常以平旦,阴气未动,阳气未散,饮食未进,经脉未盛,络脉调匀,气血未乱,故乃可诊有过之脉。**此篇首论诊脉之法。夫色脉之道,至精至微,然本于阴阳气血。阴静而阳动,有所动作,则静者动而动者散乱矣,故诊法当以平旦。夫饮食于胃,淫精于脉，脉气流经，经脉盛则络脉虚，是以饮食未进，则经络调匀，血气未乱，故可诊有过之脉。盖言平旦之时，知有过在病而不在阴阳之正气耳。以下四篇皆论诊脉之法，而各有不同焉。杨元如曰：经脉属藏则络脉络府，经脉属府则络脉络藏，经络不调，则藏府之气不和矣。**切脉动静，而视精明，察五色，观五藏有馀不足，六府强弱，形之盛衰，以此参伍，决死生之分。**动静者，阴阳动静也。精明，五藏之精神见于声色也。切脉观色，以审藏府之强弱虚实，兼视形体之盛衰，以此参伍错综而斟酌之，以决其死生之分焉。此篇论切脉察色，听音声，观藏府，审形体，四诊咸备，斯成脉要之精微。

**夫脉者，血之府也。长则气治，短则气病，数则烦心，大则病进。**此言脉所以候阴阳气血也。血行脉中，故为血之府。荣气宗气行于脉中，卫气行于脉外，脉随气行，是以脉长则气平，脉短则气病矣。心主血脉，数乃热迫所生则烦心，大则病进于脉内。上二句辨脉气，下二句审血脉。**上盛则气高，下盛则气胀，代则气衰，细则气少，涩则心痛。**上盛，谓寸口脉盛，主气上升而气高。下盛，谓尺中脉盛，主气下逆而为胀。代脉者，动而中止，不能自还，主气之衰败也。《辨脉篇》曰：萦萦如蜘蛛丝者，阳气衰也。言脉中之荣气宗气不足，是以脉细如丝。涩主少血，则心虚而为痛矣。莫子晋曰：代则气衰，阳气衰也。细则气少，阴气少也。**浑浑革至如涌泉，病进而色弊，绵绵其去如弦绝，死。**此复形容病进之脉象，邪甚血亡而为死证也。浑浑，浊乱疾流之貌。革至者，迥异于平常也。此血脉受邪，而内乱如涌泉也。夫色生于血，病进于脉，而色亦败恶矣。《辨脉篇》曰：脉绵绵如泻漆之绝者，亡其血也。绵绵其去如弦，细而欲绝者，形容其脉去之象也。病进而脉至如此之盛，血亡而脉去如此之衰。血者，神气也。邪盛正亡，不治之死证矣。以上论切脉之大概，以别阴阳气血之盛衰。王芳侯曰：上盛则气高至细则气少，即长则气治短则气病之义。涩则心痛至绵绵其去如弦绝，乃复形容数则烦心大则病进也。**夫精明五色者，气之华也。赤欲如白裹朱，不欲如赭；白欲如鹅羽，不欲如盐；青欲如苍璧之泽，不欲如蓝；黄欲如罗裹雄黄，不欲如黄土；黑欲如重漆色，不欲如地苍。五色精微象见矣，其寿不久也。**此言色生于气，气生于藏，欲其气华于色，而不欲藏象见于外也。赤如白裹朱，白如鹅羽，青如苍璧，黄如罗裹雄黄，黑如重漆，乃五藏之气章华于色也。赤如赭,白如盐,青如蓝,黄如土,黑如地苍,此五藏之精象见于外也。夫藏者,藏也。如五藏之真色见而不藏,则其寿不久矣。**夫精明者,所以视万物,别白黑,审短长。以长为短,以白为黑,如是则精衰矣。**五藏主藏精者也。精有所藏,而后能视万物,审短长。如精微象见于外,则精气内衰,视物昏瞶,而寿不久矣。此反结上文之义,而言视精明者,由藏精之所资也。以上论察色。

**五藏者,中之守也。**此论五藏之精气,而发于音声也。五藏守于中而外发于音声者,藏精之所发也。盖言声色见于外,而五藏之精守而不溢者也。**中盛藏满,气胜伤恐者,声如从室中言,是中气之湿也。**经云:五藏主藏精者也。故曰五藏者,中之守也。肾为水藏,受五藏之精而藏之。如肾不受藏,则中盛藏满矣。恐为肾志,如肾气不藏而反胜于中,则伤动其肾志矣。气胜伤恐,则精亦外溢,故曰此中气之湿也。声如从室中言者,音不响亮而声不外出也。此言肾为生气之原,音声由肾气之所发,如肾藏之精气不藏,则发声之如是也。**言而微,终日乃复言者,此夺气也。**此言五藏之精气虚,而发声之如是也。微者,声气衰微也。终日复言者,气不接续也。《伤寒论》曰:实则谵语,虚则郑声。郑声者,重语也。重,平声。**衣被不敛,言语善恶不避亲疏者,此神明之乱也。**神明者,五藏之神气也。语言善恶不避亲疏者,神乱而谵语也。上节论正气之盛衰,此论邪气盛而正气昏乱。**仓廪不藏者,是门户不要也。水泉不止者,是膀胱不藏也。得守者生,失守者死。**此承上文而言五藏之精气,由中焦水谷之所资生,藏于肾藏膀胱之府。脾胃为仓廪之官,主运化水谷。如仓廪不藏,则谷精下泄,而魄门幽户之不能禁也。膀胱者,州都之官,津液藏焉,气化则出。水泉不止,是水惟下泄而津液不藏也。如泄注止而得守者生,失守则死矣。此盖言视精明发音声皆由肾藏所藏之精,如精盛藏满,则精液上溢,而声如从室中言。如仓廪不固,则精气夺而生气渐绝矣。膀胱主下焦之决渎,津液虽藏而气化则出,然有行有止,有阖有开,而又不可过泄者也。杨元如曰:按《伤寒论》云:阳阴病,本自汗出,医更重发汗,病已瘥,尚微烦不了了者,此必大便硬故也。以亡津液,胃中干燥,故令大便硬。当问其小便日几行,若本小便日三四行,今日再行,故知大便不久出。今为小便数少,以津液当还入胃中,故知不久当大便也。以此论之,是膀胱之精藏而不泻，亦还养五藏，故得守者生，失守者死。

夫五藏者，身之强也。此言四体百骸髓精筋骨，亦皆由藏精之所资也。《灵枢·经脉篇》曰：人始生，先成精，精成而脑髓生。骨为干，脉为营，筋为刚，肉为墙，皮肤坚而毛发长。谷入于胃，脉道以通，血气乃行。盖言人之气血声色筋骨肌肉，靡不由先天始生之精，后天水谷之液，所资生而资养者也。头者精明之府，头倾视深，精神将夺矣。诸阳之神气上会于头，诸髓之精上聚于脑，故头为精髓神明之府。髓海不足，则头为之倾。神气衰微，则视深目陷也。背者胸中之府，背曲肩随，府将坏矣。肩背为阳，胸腹为阴。阳为府，阴为藏。心肺居于胸中，而俞在肩背，故背为胸之府。腰者肾之府，转摇不能，肾将惫矣。两肾在于腰内，故腰为肾之外府。膝者筋之府，屈伸不能，行则偻附，筋将惫矣。筋会阳陵泉，膝乃筋之会府也。偻，曲其身。附，依附而行也。筋乃肝之合，筋将惫者，肝藏之精气衰也。骨者髓之府，不能久立，行则振掉，骨将惫矣。得强则生，失强则死。髓藏于骨，故骨为髓之府。不能久立，髓竭于内也。髓竭，则骨将惫矣。此五者得府气之强则生，失强则府坏而藏将绝矣。以上论观五藏有馀不足，六府强弱，形之盛衰。杨元如曰：强者，六府之气强也。府者，藏之合，府阳而藏阴，阳外而阴内，是以头背腰膝将惫，犹藉府气之强，故曰观六府之强弱。莫子晋曰：六府之气强，由五藏之有馀，五藏之不足，又藉府气之盛强，故曰腰者肾之府，转摇不能，肾将惫矣。阴阳藏府之互相资生者也。岐伯曰：反四时者，有馀为精，不足为消，应太过不足为精，应不足有馀为消，阴阳不相应，病名曰关格。此总结上文而言视精明，亮音声，强筋骨，健形体，皆由精之所资，而藏府之精气，与四时之气相反者也。盖藏为阴，府为阳，秋冬为阴，春夏为阳。肾主冬令闭藏之气，而反中盛藏满，是有馀者为肾藏之精。膀胱主太阳夏盛之气，而反水泉下泄，是不足者为膀胱之消。是与四时相反者矣。若应太过而反不足为精，是肾藏之精反泄于外矣；应不足而反有馀为消，是膀胱之水反蓄于内矣。此藏府阴阳之不相应，病名曰关格。关则不得小便也。此盖言州都之津，气化则出，而视精明，发音声，资神明，坚筋骨，皆由肾藏所藏之精，而气血亦由此精之所生化也。子晋问曰：反四时而止言冬夏，病关格而止曰不得尿，恐与经旨不合欤？曰：日月运行，一寒一暑，故下文曰，彼春之暖，为夏之暑，彼秋之忿，成冬之怒，虽四时成岁，而总属寒暑之往来。《平脉篇》曰：下微本大者，则为关格不通，不得尿。又曰：趺阳脉伏而涩，伏则吐逆，水谷不化，涩则食不得入，名曰关格。是不得小便者病名关格，吐逆者亦名关格也。

**帝曰：脉其四时动奈何？知病之所在奈何？知病之所变奈何？知病乍在内奈何？知病乍在外奈何？请问此五者，可得闻乎？**以上论切脉气，察精明，听音声，审藏府之有馀不足，观形体之盛衰，参伍错综，以决死生之分。此以下复论脉合阴阳四时，诊脉而知病之所在，病成而变为他病，候尺寸以分别藏府之外内上下左右，曲尽其脉要精微之理，故复设此问焉。**岐伯曰：请言其与天运转大也。**言人之阴阳出入，与天道运转之大相合。**万物之外，六合之内，天地之变，阴阳之应，彼春之暖，为夏之暑，彼秋之忿，为冬之怒，四变之动，脉与之上下。**寒暑相推而岁成，一阴一阳之谓道，言四时之气总属寒暑之往来，脉应四时之变，亦与阴阳之上下耳。天气包乎万物之外，运转于六合之内，其变动之应：彼春之暖为夏之暑，言阳气从生升而至于盛长也；彼秋之忿为冬之怒，言阴气自清肃而至于凛冽也。此四时阴阳之变动，而脉亦与之上下浮沉。**以春应中规，夏应中矩，秋应中衡，冬应中权。**此论脉应四时之变也。规者，所以为圆之器。春时天气始生，其脉软弱，轻虚而滑，如规之圆转而动也。矩者，所以为方之器。夏时天气正方，其脉洪大，如矩之方正而盛也。秋时天气始降，其脉浮平，有如衡之平准也。冬时天气闭藏，其脉沉石，有如权之下垂也。**是故冬至四十五日，阳气微上，阴气微下；夏至四十五日，阴气微上，阳气微下。阴阳有时，与脉为期，期而相失，知脉所分，分之有期，故知死时。**此言四变之动，总属阴阳之出入，而脉与之上下也。四十五日者，从冬至而至立春，从夏至而至立秋。冬至一阳初生，阳气微上，阴气微下，至春而阳气始方，至夏盛长，而阴气下藏矣。夏至一阴初生，阴气微上，阳气微下，至秋而阴气清凉，至冬凛冽，而阳气伏藏矣。阴阳升降出入，离合有期，而脉亦与之相应。如期而脉气相失，则知脉之所分，分之有期，故知死时也。《平脉篇》曰：寸脉下不至关为阳绝，尺脉上不至关为阴绝。此皆不治决死也。若计其馀命生死之期，期以月节克之，即所谓分之有期，而知死时也。如冬至四十五日，阳气微上，夏至四十五日，阴气微上，而尺脉上不至关，为阴绝于下矣。夏至四十五日，阳气微下，冬至四十五日,阴气微下,而寸脉下不至关,为阳绝于上矣。此上下阴阳不相交合而反分离,与四时之期相失,故知脉之所分而知死时也。知死时者,期以四离四绝之月节,克之而死也。微妙在脉,不可不察。察之有纪,从阴阳始。始之有经,从五行生。生之有度,四时为宜。承上文而言脉应阴阳四时之微妙,不可不细察焉。纪,纲也。察脉之纲领,当从阴阳始,即冬至阳气微上,夏至阴气微上,阴阳上下自有经常之理。然又从五行而生,如春木生夏火,火生长夏土,土生秋金,金生冬水,水生春木,生之有度,而四时为五行相生之宜。补泻勿失,与天地如一。得一之情,以知死生。夫四时有未至而至,至而不至,至而太过,至而不及,而人亦应之。是以脉之不及则补之,太过则泻之,与天地四时之太过不及,治之如一,与天地阴阳之道,合之如一焉。得一之情,可以知死生矣。如《藏象论》之所谓:谨候其时,气可与期,失时反候,五治不分,邪僻内生,工不能禁。此因天地四时之气,而为人之死生也。如《平脉篇》之所谓寸脉下不至关为阳绝,尺脉上不至关为阴绝。此脉与天地四时之气,期而相失而为死生也。是故声合五音,色合五行,脉合阴阳。声合天地之五音,色合天地之五行,脉合天地之阴阳,而始能得一之情,以知死生。是知阴盛则梦涉大水恐惧,阳盛则梦大火燔灼,阴阳俱盛,则梦相杀毁伤。此言天地之阴阳五行而合于人之阴阳藏府也。梦者,魂魄神气之所游行,肝主血而藏魂,肺主气而藏魄,心主火而为阳,肾主水而为阴,是以阴盛则梦大水,阳盛则梦大火,阴阳俱盛,两不相降,故梦相杀毁伤也。上盛则梦飞,下盛则梦堕。王氏曰:气上则梦上,故飞;气下则梦下,故堕。甚饱则梦予,甚饥则梦取。予,与同。有馀故梦予,不足故梦取。此言中焦脾胃之气有虚有实,而形诸梦也。肝气盛则梦怒,肺气盛则梦哭。气并于肝则怒,并于肺则悲,故与梦相合。短虫多则梦聚众,长虫多则梦相击毁伤。此言府气实而征之于梦也。长虫短虫,肠胃之所生也。是故持脉有道,虚静为保。欲知四时五行阴阳外内,在诊脉之精微,故当虚静其心志,守而勿失焉。春日浮,如鱼之游在波。鱼在波,虽出而未浮,如春升初出之象。夏日在肤,泛泛乎万物有馀。在于皮肤,浮在外也。泛泛,充满之象。万物有馀,盛长之极也。秋日下肤,蛰虫将去。秋气降收,如蛰虫之将去，外而内藏之象。**冬日在骨，蛰虫周密，君子居室。**冬令闭藏，故脉沉在骨，如蛰虫之封闭，如君子之居室，藏而勿出也。此言人与昆虫万物，生于天地之间，同顺生长收藏之气，是以脉象如之。莫子晋曰：君子居室者，言修养精气之贤人，顺四时之气，行藏出入与万物同归于生长之门。**故曰：知内者，按而纪之；知外者，终而始之。此六者，持脉之大法。**欲知在内藏府阴阳之虚实者，按其脉而记之；欲知外之四时阴阳者，终而始之。盖阳气之始者，阴气之将终；阴气之始者，阳气之将终也。以阴阳之出入而应四时之脉也。此以上答帝问脉其四时动奈何。

**心脉搏坚而长，当病舌卷不能言，其耎而散者，当消环自已。**此言按其脉而知藏府虚实之病。搏坚而长者，搏击应手，有力而长，此为太过之脉。心火太过，故当病舌卷。心主言，故不能言也。其耎而散者，此为不足之脉。《灵枢经》曰：心脉微小为消瘅。盖心液不足，则火郁而为消渴之病。心藏神，得神机环转而病自已也。此以下答帝问知病之所在奈何。按《甲乙经》环作渴。**肺脉搏坚而长，当病唾血，其耎而散者，当病灌汗，至令不复散发也。**《灵枢经》云：肺脉微急为唾血。盖肺主气而主行营卫阴阳，气盛太过则血随而上逆矣。其不及当病灌汗，灌者，脾土灌溉之汗。盖脾气散津，上归于肺，肺气通调，而后水津四布，今肺气虚而不能输布水液，脾气自灌于肌腠皮肤，至令肺气不复通调而散发也。**肝脉搏坚而长，色不青，当病坠。若搏，因血在胁下，令人喘逆。其耎而散，色泽者，当病溢饮。溢饮者，渴暴多饮，而易入肌皮肠胃之外也。**肝主血而主色，脉盛而色不见者，血蓄于下也。当病坠伤，或为手搏所伤，因血凝胁下，故令人喘逆。盖肝脉贯膈上注肺，血积于下，则经气上逆而为喘也。其不及而色泽者，当病溢饮。《金匮要略》云：夫病水人面目鲜泽。盖水溢于皮肤，故其色润泽也。肝主疏泄，肝气虚而渴暴多饮，以致溢于皮肤肠胃之外而为饮也。**胃脉搏坚而长，其色赤，当病折髀，其耎而散者，当病食痹。**足阳明之脉，从气冲下髀，抵伏兔，下足跌，髀伤故脉盛而色赤也。饮食于胃，由中焦之腐化，胃气不足，故当病食痹。**脾脉搏坚而长，其色黄，当病少气，其耎而散，色不泽者，当病足骱肿，若水状也。**五藏元真之气，脾所主也，湿热太过则色黄脉盛而少气矣。其不及当病足胫肿，脾气虚故足肿也。若水状而非水病，故其色不泽。肾脉搏坚而长，其色黄而赤者，当病折腰，其耎而散者，当病少血，至令不复也。腰者肾之府，腰伤故肾脉盛也。伤于骨者，其色赤黄，则外应于肌肉间也。其不及当病少血，盖肾为牝藏，受五藏之精而藏之，肾之精液复上入心而为血，精虚至令不复化赤而为血也。帝曰：诊得心脉而急，此为何病？病形何如？岐伯曰：病名心疝，少腹当有形也。帝曰：何以言之？岐伯曰：心为牡藏，小肠为之使，故曰少腹当有形也。此论诊得藏脉而病在于府也。病形，病气见于形证也，盖藏府经络相连，阴阳相应，是以脉见于藏，而形见于府也。经曰：诸急为寒。心为阳藏而畏寒，故脉急。心为君主之官而不受邪，故形见于少腹也。帝曰：诊得胃脉，病形何如？岐伯曰：胃脉实则胀，虚则泄。此论诊得府脉而病在于藏也。经曰：脾气实则腹胀，不足则为溏泄。盖脾与胃以膜相连耳，胃为阳，脾为阴，阳病者上行极而下，是以脉见于胃而病见于脾也。此皆阴阳表里上下雌雄相输应也。以上答帝问知病之所在奈何。子晋问曰：藏府相通，止心脾耶？曰：此盖举二藏以俟人之类推耳。

帝曰：病成而变，何谓？此复问知病之变奈何也。变者，言病已成而又变为别病。岐伯曰：风成为寒热。风者善行而数变，腠理开则洒然寒，闭则热而闷，此风病已成而变为寒热也。瘅成为消中。瘅，湿热病也。湿热已成，则中土受伤，久则津液不生，变成中消之证。厥成为巅疾。厥者，气上逆而手足厥冷也。气惟上逆，则变为巅顶之病。《方盛衰论》曰：气上不下，头痛巅疾。久风为飧泄。风乃木邪，久则内干脾土，而成飧泄矣。故曰春伤于风，邪气留连，乃为洞泄。脉风成为厉。厉者，麻瘢恶疠之疾。风乃阳热之邪，血乃阴湿之液，湿热生虫，是以风入于脉，久则变为虫癞之疠疡。病之变化，不可胜数。言病之变化不可胜数，举此数者以类推之。帝曰：诸痈肿筋挛骨痛，此皆安生？岐伯曰：此寒气之肿，八风之变也。此复言四时风寒之邪，变为痈肿挛痛之热病。帝曰：治之奈何？岐伯曰：此四时之病，以其胜治之愈也。以胜治之者，以五行气味之胜，治之而愈也。如寒淫于内，治以甘热。如东方生风，风生木，木生酸，辛胜酸之类。帝曰：有故病，五藏发动，因伤脉色，各何以知其久暴至之病乎？有故病而因伤五藏之色脉，复感暴至之病，有似乎病成而变，故帝有此问，而伯嘉其详悉焉。**岐伯曰：悉乎哉问也！征其脉小色不夺者，新病也。**征，验也。病久则色脉伤，脉小而色不夺，故知其为新病。**征其脉不夺，其色夺者，此久病也。**此言病者由五藏而见于脉，由五脉而见于色，至于色脉之败伤，又由色而脉脉而藏也。**征其脉与五色俱夺者，此久病也。**血气俱伤，故为久病。**征其脉与五色俱不夺者，新病也。**暴至之病，自外而内，色脉之伤，从内而外，故有病而色脉俱不夺者，知其为新感之病也。此言有故久之病，至五藏之气发作，而后见于色脉也。**肝与肾脉并至，其色苍赤，当病毁伤不见血，已见血，湿若中水也。**此言毁伤形身之暴病，而即见于色脉也。《金匮要略》云：寸口脉沉而弱，沉即主骨，弱即主筋，沉即为肾，弱即为肝。汗出入水中，如水伤心，历节黄汗出。此言毁伤筋骨，故肝与肾脉并至而其色苍赤。不见血者，谓筋骨伤而血不伤也。如已见血而血伤，则又若中水伤心，而心脉亦并至矣。盖言筋即为肝，骨即为肾，血即为心，毁伤筋骨而即见肝肾之脉，又非见肝肾之脉而期病之必生于肝肾也。此篇首论诊脉之要，极精极微，有病在五藏而外见五色五脉者，有诊得藏脉而病在府者，有诊得府脉而病在藏者，有伤在外合之筋骨而内见于藏脉者，皆诊法之要也。盖人之血气外络于形身，内属于藏府，外内出入，交相贯通。故善诊者，揆阴度阳，持雌守雄，审察外内，明于始终，诊道始备，斯为上工。

**尺内两傍，则季胁也。**此审别形身藏府外内之法也。尺内，尺中也。两傍，两尺部之外傍也。季胁，两胁之下杪也。此节首言两傍，次言前后，次言上下，盖以左右三部之脉，兼候形身之上下四傍。是关部之两傍，即形身之两胁；寸部之两傍，即形身之两腋。书不尽言，欲后学之引伸也。此答帝问乍在内乍在外奈何。杨元如曰：此节照应推而内之，外而不内，后内以候鬲，内以候胸中，照应推而外之，内而不外。**尺外以候肾，尺里以候腹。**尺以候肾，以左右两尺而候两肾也。两肾附于季胁，是季胁之内，乃是两肾。两肾之内，乃是腹中。故以尺内候腹中，尺外以候肾，尺之两傍以候季胁，是两傍更出于外也。所谓外内者，脉体本圆，用指向外以候内，向内以候外，候脉之两侧也。平按以候中，乃五藏之本位也。夫五藏之气行于脉中，出于脉外，如脉气之向内数急，则在内之皮肤亦急；脉气之向外数急，则在外之皮肤亦急。故所谓季胁者,即肾气之出于季胁也,而以尺部向外之两傍以候之。所谓腹中者,即两肾之中也,故以尺部之向里以候之。即如胸中膻中者,肺藏与中气相通,膻中乃心主之相位。杨元如曰:所谓外者,乃六脉之本位,盖脉居歧骨之外,故以本位为外而偏于里者为内也。上节内字训作部字,此之里字即是内字。**中附上,左外以候肝,内以候鬲**。中附上者,附左尺而上,左手之关脉也。心肝居左,故左以候肝。鬲者,胸胁内之膈也。肝居胁内,故以关候肝;膈气在中,故以内候膈。杨元如曰:鬲者,谓膈肉之下,肝脾所居之郛郭也。**右外以候胃,内以候脾**。右外者,附右尺而上,右手之关脉也。脾主中土,故以肝内候脾,阴内而阳外,故以关外候胃。张兆璜曰:此章以形身配天地之上下四傍,以土居中央,故以关内候脾。莫子晋问曰:六府止候胃,而别府何以候之?曰:五藏之血气皆胃府之所生,故藏气不能自至于手太阴,必因于胃气,乃至于手太阴也。是以本经凡论五藏必及于胃,而馀府多不与焉。然而藏府雌雄各有并合,故曰诊合微之事,追阴阳之变,知阴者知阳,知阳者知阴,会心者自明也。莫仲超曰:诊候之法,各有不同。如此篇之法,以左右之前后两傍上下,以候形身之外内上下者也。如三部九候之法,以脉之上中下而候形身藏府之上中下也。有以心肝居左,脾肺居右,浮为在府,沉为在藏,盖以藏府之经气相通,故于一部之中而可以候藏候府也。有以皮毛之气候肺,肌脉之气候心脾,筋骨之气候肝肾,盖五藏之气外合于皮肉筋骨,故以举按轻重而候五藏之气者也。诊法不同,各具其理,善诊者俱宜明了于心中,随机应变于指下。**上附上,右外以候肺,内以候胸中**。上附上,右者从右关而上,右寸口也。心肺居上为阳,故以两寸候气。胸中者,宗气之所居也。经曰:宗气积于胸中,命曰气海。上出于肺,循喉咙而行呼吸。**左外以候心,内以候膻中**。左外,左寸口也。膻中者,臣使之官,心主之相位也。张兆璜问曰:经言心肝居左,脾肺居右,是藏气之出于左右,抑藏体之偏欤?曰:天为阳,地为阴,东南为阳,西北为阴。圣人南面而立,左为阳,右为阴,天乙生水,水生木,木生火,是以心肝居左也。地二生火,火生土,土生金,是以脾肺居右也。此先天之五行,本于阴阳水火,分而上生,非藏体之谓也。又心主脉,肝主血,血脉生于水精,是以左手三部俱主血;肺主周身之气,脾主元真之气,气生于火,是以右手三部皆主气。此皆阴阳互换之妙,善诊者不可不知。**前以候前,后以候后**。前曰广明,后曰太冲。寸为阳,尺为阴,故以两手关前以候形身之前,关后以候形身之后。**上竟上者,胸喉中事也;下竟下者,少腹腰股膝胫足中事也。**上竟上者,从尺关而直上于鱼也。下竟下者,从寸关而直下于尺也。夫身半以上为天,身半以下为地,此又以阴阳之气竟上竟下,而候形身之上下也。张兆璜曰:前后上下在竟字中分别。前后者,以寸尺定位也。上下者,从下而上,从上而下也。首言两傍,次言前后,盖以两手之脉,平以分之,有如文王之卦,离南坎北,震东兑西,以候形身之四傍。上竟上下竟下者,有如伏羲之卦,竖以观之,而天地定位也。此章以人身配天地之六合,三部九候之法配天地人三才,人与天地参也。

**粗大者,阴不足,阳有馀,为热中也。**上章以脉体而候形身藏府之定位,此下以脉象而候阴阳邪正之盛虚。脉者,阴阳血气之荣行。粗大者,阳乘于阴也。阳在外,阴在内,阳乘于阴,故热中也。**来疾去徐,上实下虚,为厥巅疾;来徐去疾,上虚下实,为恶风也。**此以脉之来去上下,以候阴阳上下外内之虚实。来疾去徐者,来盛去悠也。上实下虚者,寸实尺虚也。此气惟上逆,阳盛阴虚,所谓一上不下,寒厥到膝,气上不下,头痛巅疾是也。来徐去疾者,来微去盛也。上虚下实者,寸虚尺实也。此阳虚阴盛,为恶风也。盖风为阳邪,伤人阳气,在于皮肤之间。风之恶厉者,从阳而直入于里阴,是以去疾下实也。此言内因之病,从内而外,自下而上;外因之邪,从外而内,自上而下也。**故中恶风者,阳气受也。**此复申明外淫之邪从阳而阴,自表而里也。阳气受邪则正气虚伤,故来徐上虚;邪气内陷,故去疾下实。**有脉俱沉细数者,少阴厥也。沉细数散者,寒热也。浮而散者,为眴仆。**此论脉因度数出入之有顺逆也。有脉者,言又有厥脉之因,厥脉之象,与上文之上盛下虚之厥脉,厥因不同也。夫脉始于足少阴肾,生于足阳明胃,输于足太阴脾,转而不回者也。如脉俱沉细而数者,此少阴厥也。少阴之气不上合于阳明,转输于藏府,故惟见少阴本脉之沉细也。阳明之热,反下入于阴中,故数也。若沉细数散者,此阴中所陷之阳,散而阴阳相乘,故为寒热也。如浮而散者,此复上逆于阳分,故为眴仆。经曰:清浊之气相干,乱于头则为厥逆眴仆。此言阴阳之气不能上下和平,循度环转。如阳陷于阴中,则为沉细而数。如阴阳相乘,则为数散寒热。如阴反上逆于阳,则为浮散而眴仆矣。**诸浮不躁者**

皆在阳，则为热，其有躁者在手；诸细而沉者皆在阴，则为骨痛，其有静者在足。此以浮沉躁静而分手足之阴阳也。诸浮者无论左右三部之浮，而皆在于阳分，其浮而躁者，在手之三阳也。《终始篇》曰：人迎一盛，在足少阳，一盛而躁，在手少阳。即此意也。无论左右三部之细而沉者，皆在于阴分，其沉细而有静者，在足之三阴也。《阴阳系日月论》曰：手之十指，以应天之十干；足之十二经脉，以应地之十二支。故其有静者，知在足也。太阳少阴为水火阴阳之主，故为热为骨痛也。数动一代者，病在阳之脉也，泄及便脓血。此申明浮沉之在气而不在经也。所谓诸浮在阳，诸沉在阴者，在阴阳之气也，故为热为骨痛。如在阳之脉，则脉见数动，而为便脓血之经证矣。阳热在经，故脉数动，热伤血分，故便脓血。经血下泄，故一代也。诸过者切之，涩者阳气有馀也，滑者阴气有馀也。阳气有馀，为身热无汗；阴气有馀，为多汗身寒；阴阳有馀，则无汗而寒。此论外淫之邪而致阴阳气之为病者，脉证各有别也。诸过者，谓诸邪所伤而为有过之脉也。有馀者，邪气之有馀也。阳气有馀则阳气受伤，故脉涩。如邪入于阴，则经血沸腾，故脉滑也。邪在阳分，故身热无汗；邪在阴分，故多汗身寒；阴阳并受其邪，则无汗而寒也。

推而外之，内而不外，有心腹积也；推而内之，外而不内，身有热也；推而上之，上而不下，腰足清也；推而下之，下而不上，头项痛也。推，叶吹。此复结首章之义。首章以脉体而定形身藏府之外内上下，此以邪病于形身藏府之外内上下，而以脉象证之。推，详也。推详其脉气之偏于外内上下也。推而外之者，以左右之三指，向外以按之，脉偏盛向内而不外者，此邪在心腹之间而成积也。推而内之者，以左右三指，向内以候之，脉偏盛于外而不内者，邪在外而身有热也。推而上之，上而不下者，以三指平按而审之，上而不下者，其气上盛下虚，当主腰足清冷也。推而下之，下而不上者，其气下盛上虚，当主头项痛也。外内论邪病之有馀，上下论正气之不足。张兆璜曰：吹推二义皆可。推而外之，内而不外，推而内之，外而不内者，此邪病偏盛于外内，故即推之而不移。推而上之，上而不下，推而下之，下而不上，此推详其正气之虚于上下。故推而上之，不曰下而不上，而曰上而不下；推而下之，不曰上而不下，而曰下而不上。按之至骨，脉气少者，腰脊痛而身有痹也。此反结上文而言,所谓外内上下者,非浮沉举按之法也。若谓浮为在外,沉为在内,病腰脊痛而身有痹者,直按之至骨,如心腹之积,又当何如而按之。圣贤反复辨论,曲尽婆心。杨元如曰:病在阴者名曰痹,故当按之至骨。此复以浮沉举复,以候皮肉筋骨之浅深。类而推之,亦可内合于五藏,然又一法也。

## 平人气象论篇第十八

黄帝问曰:平人何如?平人,平常无病之人。无病之人自有平常之脉,反常则为病矣,故曰《平人气象论》。气者,经脉之气。象者,脉之形象也。岐伯对曰:人一呼脉再动,一吸脉亦再动,呼吸定息脉五动,闰以太息,命曰平人。平人者,不病也。出气曰呼,入气曰吸,一呼一吸为一息。平人之脉,一呼再动,一息再动,呼吸定息,脉计五动,盖闰以太息,故五动也。闰,馀也。太息者,呼吸定息之时,有馀不尽,而脉又一动,如岁馀之有闰也。盖人之呼吸,乃阴阳之气出入循环,有若寒暑往来而成岁,故宜闰以太息之有馀。常以不病调病人,医不病,故为病人平息以调之为法。不病者其息平,病者其息乱。医者不病,故为病人平息以调之,是为候诊之法。人一呼脉一动,一吸脉一动,曰少气。荣气宗气行于脉中,卫气行于脉外,荣卫相将,脉随气转,人一呼一动,一吸一动,减于平人过半,故主气之衰微。人一呼脉三动,一吸脉三动而躁,尺热曰病温,尺不热脉滑曰病风,脉涩曰痹。一息之中脉六动者,气之太过也。躁,急也。吸而躁者,有馀之邪从外而内也。温病者,冬伤于寒,至春发为温病,冬伤于风,至春发为风温,此皆伏匿之邪,由内而外,从阴而阳,故尺中热也。风为阳邪,伤人阳气,故尺不热。气分之邪,留而不去,则迫于经,故脉滑也。痹者,闭也。邪积而不行,故脉涩泣也。盖言从内而外者为温病,从外而内者为风邪,留著于外内之间者为痹也。上节言不及者,缘正气衰少。此言太过者,乃邪气有馀,而有馀之邪又有阴阳外内出入之别。人一呼吸四动以上曰死,脉绝不至曰死,乍疏乍数曰死。四动以上,太过之极也。脉绝不至,不及之极也。乍疏乍数,或太过或不及,气之乱也。此皆不平之甚,故为死脉。以上论脉平者,命曰平人。太过不及则病,剧者死矣。

平人之常气禀于胃,胃者平人之常气也。人无胃气曰逆,逆者死。此论四时之脉当以胃气为本也。平人之常,受气于谷,谷入于胃,五藏六府皆以受气,故胃者平人之常气也。人无胃气,是生机已绝,绝则死矣。春胃微弦曰平,弦多胃少曰肝病,但弦无胃曰死。胃气者,中土柔和之气也。弦乃东方春木之象,微乃胃气之和,故春得胃气而脉微弦曰平,弦多而少柔和之气曰肝病,但弦无胃曰死。杨元如曰:春胃微弦者,言四时之中有此胃气,由胃气而养此五藏之真。此节以四时而合于五藏,末节以五藏之气而合于四时。胃而有毛曰秋病,毛甚曰今病。毛为秋脉,属金。如春虽得微弦之平脉,而兼有轻浮之毛,此金来克木,至秋金令之时,则当病矣。如毛脉过甚,此木受金刑,当主即病。此复言四时之脉各有所主之气,如见克贼之脉,虽有胃气而亦能为病也。藏真散于肝,肝藏筋膜之气也。上藏叶脏,下藏叶藏。藏真者,真藏所藏之神也。神在藏为肝,在体为筋,言真藏之神散于肝,而主藏筋膜之气。如春木微弦之脉,乃因胃气而至于手太阴,故曰脉不得胃气,肝不弦,肾不石,是弦钩毛石之脉,亦皆胃气之所生。夏胃微钩曰平,钩多胃少曰心病,但钩无胃曰死。钩乃南方夏火之象,微则柔和之胃气也。夏得胃气而脉微钩曰平,钩甚而少微和之气曰心病,但钩无胃曰死。胃而有石曰冬病,石甚曰今病。石乃冬令之脉,微钩而带石,乃火中有水,至冬水气所主之时而为病矣。如水气太甚,此火受水克,当即病矣。藏真通于心,心藏血脉之气也。夏藏之元真通于心,而主藏血脉之气。长夏胃微耎弱曰平,弱多胃少曰脾病,但代无胃曰死。耎,叶软。长夏湿土主气,微耎弱者,中土柔和之气也。代者,相离之脉。盖脾主四季,四时有交相更代之气,是以柔和相离,脾之平脉也。如但代而无微耎之和,此胃气已绝,故为死脉。盖脾之得以灌溉于四藏者,由胃气之所生,故但代无胃曰死。耎弱有石曰冬病,弱甚曰今病。耎弱有石,是所不胜之水气反来侮土,至冬时水气反虚而为病矣。弱甚者,脾气太弱,当主即病。盖言乘侮太甚者即病,而本气虚者亦即病也。藏真濡于脾,脾藏肌肉之气也。土藏之元真濡于脾,而主藏肌肉之气。杨元如曰:肝主疏泄,故曰散。心主血脉,故曰通。脾主灌溉,故曰濡。肺藏居尊,故曰高。肾为水藏,故曰下。秋胃微毛曰平,毛多胃少曰肺病,但毛无胃曰死。毛乃秋金之脉,微则柔和之胃气也。秋得胃气而脉微毛曰平，毛多而少柔和之气曰肺病，但毛无胃曰死。毛而有弦曰春病，弦甚曰今病。毛而有弦是所不胜之木气反来侮金，则木虚其本位矣。至春当木旺之时而木气反虚，是以为病。所谓侮反受邪，寡于畏也。弦甚者，乘侮太过而金气当即病矣。按《平脉篇》曰：脉有相乘，有纵有横。水行乘火，金行乘木，名曰纵。火行乘水，木行乘金，名曰横。是四时之中，皆有纵有横。纵者虽得胃气而所不胜乘之，故曰胃而有毛，胃而有石。横者藏气不足而所胜妄行，故曰毛而有弦，石而有钩。此藏气横行，是以本位虚而反招仇复。按四季长夏之中，文义三换，当知四时之气皆有纵有横，有客气甚而有本气虚也。藏真高于肺，以行荣卫阴阳也。金藏之元真高居于肺，而主行荣卫阴阳，肺主周身之气而朝百脉也。元如曰：相傅之官，燮理阴阳，宣布政令。冬胃微石曰平，石多胃少曰肾病，但石无胃曰死。石乃冬藏之脉，微则柔和之胃气也。肾得胃气而脉微石曰平，石多而少柔和之气曰肾病，但石而无胃气曰死。石而有钩曰夏病，钩甚曰今病。石而有钩，火侮水也。立夏火气反虚而为病矣。若乘侮太甚，当主今病。藏真下于肾，肾藏骨髓之气也。水藏之元真，下藏于肾，而主藏骨髓之气。《五运行论》曰：肾主骨髓，髓生肝。胃之大络，名曰虚里。贯鬲络肺，出于左乳下。其动应衣，脉宗气也。此言五藏之脉资生于胃，而胃气之通于五藏者，乃宗气也。宗气者，胃府水谷之所生，积于胸中，上出喉咙，以司呼吸，行于十二经隧之中，为藏府经脉之宗，故曰宗气。胃之大络，贯鬲络肺，出于左乳下而动应衣者，乃胃府宗气之所出，此脉以候宗气者也。杨元如曰：首句之其动应衣，跟著脉宗气而言，言乳下之应衣而动者，此宗气所出之脉也。后句之其动应衣，跟著宗气泄也而言，言动而应衣，此宗气外泄，盖动之甚矣。盛喘数绝者，则病在中。结而横，有积矣。绝不至，曰死。乳之下，其动应衣，宗气泄也。此言四时胃少曰病者，宗气之为病也。五藏无胃气曰死者，宗气或绝于内，而或泄于外也。宗脉贯鬲络肺，如喘盛而乳下之脉数绝者，宗气病于膻中也。如脉结而有止者，虚里之横络有积滞也。是胃气少而为五藏之病者，宗气之有虚有实也。如虚里之脉绝不至者，胃府之生气绝于内也。乳之下其动甚而应衣者，宗气欲泄于外也。此无胃气而为五藏之死脉也。

欲知寸口太过与不及。寸口之脉中手短者，曰头痛；寸口脉中手长者，曰足胫痛；寸口脉中手促上击者，曰肩背痛；寸口脉沉而坚者，曰病在中；寸口脉浮而盛者，曰病在外；寸口脉沉而弱，曰寒热及疝瘕少腹痛；寸口脉沉而横，曰胁下有积，腹中有横积痛；寸口脉沉而喘，曰寒热。此以寸口而候外因之病也。夫寸为阳，尺为阴，外为阳，内为阴，皮肉筋骨为阳，腹中胁内为阴。盖天地四时之气，从外而内，由阳而阴，故以寸口之浮沉，以候外因之外内也。寸口之脉中手短者，此惟在寸之阳部，故主头痛，诸阳气之在上也。寸口脉中手长者，寸脉直下于尺中，此阳邪直行于下部，故主足胫痛也。中手促上击者，浮而搏击应手，此阳邪不上不下，故主在肩背之中也。此以外邪在于形身之外，而有上中下之分也。沉为在里，浮主在外。寸口脉沉而坚，主病邪坚积在里。若浮而盛，主邪病在外。此以寸口之浮沉，而别外邪之在形身之外内也。寸为阳，沉为阴，寸口脉沉而弱，此正气虚而阳邪直入于里阴，阴阳相乘，故主寒热。阳邪入里，故又主疝瘕而少腹痛也。此缘正气弱而阳邪直入于里阴之下也。胁下主身半之中，腹中为形身之里，寸口脉沉而横，是外邪入于里阴之中，故主胁下腹中有横积也。邪气上逆则喘，寸口脉沉而喘，此外因之阳邪入于里阴而上逆，阴阳相搏，故为寒热。此又以寸口之沉，候外因之邪入于里阴，而亦有上中下之别也。莫子晋曰：春胃微弦，夏胃微钩，乃天地四时之气而合于入之五藏也。是以天地四时之邪，亦从外而内，故当以寸口之浮沉别之。脉盛滑坚者，曰病在外；脉小实而坚者，曰病在内。脉小弱以涩，谓之久病；脉滑浮而疾者，谓之新病。脉急者，曰疝瘕少腹痛；脉滑，曰风；脉涩，曰痹；缓而滑，曰热中；盛而紧，曰胀。此复以寸关尺之三部，而候病之外内新故也。曰脉盛脉小者，概左右三部而言也。夫以寸口之浮沉，以候病之外内上下者，候表里阴阳之气也。盖天地四时之邪，始伤气分，留而不去，则入于经，然亦有始终留于气分者，有即转入于经者，邪之中人，变幻不一，故当以脉征之。是以气分之邪，止见寸口之浮沉长短，如入于经，则有滑涩紧急之形象矣。夫脉乃阴血，气分之阳邪入经，阴阳相搏，其脉则滑，是以脉盛滑者病在外，有馀之病，故坚而有力也。夫经脉外络形身，内连藏府，病在内者，故小实而坚也。此以三部之盛滑小实，而分别邪正之在外在内也。始受之病，邪正相持，故滑浮而疾；久则血脉已伤，故小弱以涩也。诸急为寒，故主疝瘕在内。滑主阳热，故主风邪在阳。此又以三部之急滑，以别邪病之在阳络阴络也。痹者，闭也。风寒湿邪，皆能为痹，或在于皮肉筋骨之间，或内舍于五藏六府，故痹病于外内之间者，其脉皆主涩也。缓为脾脉，滑则热盛于中，紧则为寒，故主腹胀也。此外因之邪入于腹中，而有寒热之分也。**脉从阴阳病易已，脉逆阴阳病难已，脉得四时之顺曰病无他，脉反四时及不间藏曰难已。**所谓阴阳者，气血外内上下也。言藏府之脉，阴阳并交，雌雄相应，内外循环，此为顺也。如阴阳反逆，其病为难愈。脉得四时之顺者，春脉微弦，夏脉微钩，此得四时生气之顺，而无他变也。反四时者，春胃而有毛，夏胃而有石也。间藏者，相生而传也；不间藏者，相克而传也。如外淫之邪，始伤皮毛，则内合于肺，肺欲传肝而肾间之，肾欲传心而肝间之，肝欲传脾而心间之，心欲传肺而脾间之，脾欲传肾而肺间之。此节乃总结上文之义。**臂多青脉曰脱血。**此论内因之病，自内而外，从尺而寸，由血而经，经而气也。臂多青脉者，臂内浮见之络脉多青，盖因血脱而不华于色也。《灵枢经》曰：脉急者，尺之皮肤亦急；脉缓者，尺之皮肤亦缓。故善调尺者，不待于寸；善调脉者，不待于色。能参合而行之，可为上工。**尺脉缓涩，谓之解㑊安卧；脉盛，谓之脱血；尺涩脉滑，谓之多汗；尺寒脉细，谓之后泄；脉尺粗常热者，谓之热中。**此以尺部而候五藏之病也。缓为脾脉，涩主藏气不足。解㑊，懈惰也。此脾藏之为病也。尺属阴而主血，脉宜沉静，盛者肝藏之火盛而血不藏也。《灵枢·诊尺篇》曰：尺肤涩者，风痹也。夫邪迫于经，其脉则滑，以风之阳邪，闭于皮肤之间而迫于经脉，故主多汗，所谓阳加于阴谓之汗，汗乃阴之液也。此以诊尺而知肺合之表汗也。《诊尺篇》曰：尺肤寒，其脉小者，泄少气。夫阳气生于阴中，尺肤寒，生阳之气少矣。阳气衰于下，故主虚泄，泄则亡阴，故脉细也。此以诊尺而知肾藏之生阳，下焦之虚泄也。尺肤粗常热者，火热下行，故主热中。此诊尺而知心火之下行也。夫阴阳气血，由阴而阳，从下而上，是以诊尺而知病之外内上下也。**肝见庚辛死，心见壬癸死，脾见甲乙死，肺见丙丁死，肾见戊己死，是谓真藏见者死。**此论真藏脉见而死于胜克之时日也。夫五藏之气，地之五行所生，地之五行，天之十干所化，是以生于五行，而死于十干也。按此节当在篇末，辟辟如弹石曰肾死之下，误脱在此者也。杨元如曰：此章引《灵枢·诊尺篇》之文，以证诊尺之义，而《灵枢》篇内亦无此节文，宜改正为是。颈脉动，喘疾咳，曰水；目内微肿，如卧蚕起之状，曰水；溺黄赤安卧者，黄疸；已食如饥者，胃疸；面肿，曰风；足胫肿，曰水；目黄者，曰黄疸。此以视疾而知其病也。按此节引《灵枢·论疾诊尺》之文，少加删改，以证诊尺之义。上节论诊尺，此节论疾，所谓无视色持脉，独调其尺，以言其病，从外知内也。是以见颈脉动疾，目内微肿，足胫肿者，知水病之在里也。溺赤安卧，已食如饥者，知为黄疸胃疸也。面肿者，知为风水也。此又不待持脉而知其病也。杨元如曰：诊尺而知解㑊多汗之病在外，视疾而知水饮黄疸之病在内，故曰《论疾诊尺》，谓论证视尺，皆可以知病。又曰：此章论诊尺，若以手少阴心脉言之，于二经之旨皆不合矣。妇人手少阴脉动甚者，妊子也。此复言诊尺之微妙，非惟知病，而妇人之妊子，亦可以分别也。子，男子也。以妇人之两手尺部候之，若左手之少阴肾脉动盛者，当妊子，以左男而右女也。脉有逆从，四时未有藏形，春夏而脉瘦，秋冬而脉浮大，命曰逆四时也。从，顺也。后章论五藏之气，外合于四时，故虽未有春弦夏钩秋毛冬石之藏形，而阴阳出入之大概不可逆也。风热而脉静，泄而脱血脉实，病在中脉虚，病在外脉涩坚者，皆难治，命曰反四时也。夫天地有四时之寒暑，而人之气血有浮大沉瘦之阴阳，即受病之脉气，亦有外内虚实之相应，是以脉不应病者，命曰反四时也。如风热之病，气应浮动而脉反静；泄脱之病，气应虚散而脉反实；病在中者，气应沉实而脉反虚；病在外者，气应升浮而脉反坚涩。此脉证之不相应者，正气乱也，故为难治。

人以水谷为本，故人绝水谷则死，脉无胃气亦死。所谓无胃气者，但得真藏脉，不得胃气也。所谓脉不得胃气者，肝不弦，肾不石也。此言五藏元真之气，亦皆胃府水谷之所生也。五藏者皆禀气于胃，胃气者水谷之所资生，故人以水谷为本，胃绝水谷则死，脉无胃气亦死也。所谓无胃气者，真藏脉见而不得微和之气也。又非惟微和之为胃气也，即真藏之脉亦胃气之所生也。故曰藏气者，不能自致于手太阴，必因于胃气，乃至于手太阴也。故五藏各以其时，自为而至于手太阴者，春为弦，夏为钩，秋为毛，冬为石，皆得胃气而为之也。故曰脉不得胃气者，肝不弦肾不石也。是以前章论四时之脉，得胃气之和者，命曰平人，后章论五藏之真，亦四时以胃气为本也。太阳脉至，洪大以长；少阳脉至，乍数乍疏，乍短乍长；阳明脉至，浮大

**而短**。此言阳明胃气不独行于五藏，而亦行气于三阳也。夫脾与胃以膜相连耳，是以胃气之行于五藏者，由脾气之转输，故太阴为之行气于三阴。阳明者表也，五藏六府之海也，亦为之行气于三阳。是以藏府各因其经，而受气于阳明焉。故太阳之洪大，阳气之盛也。少阳之乍忽，初生之象也。阳明之浮大而短者，两阳合明，阳盛而间于二阳之间也。此三阳之气，亦胃府之所生也。

**夫平心脉来，累累如连珠，如循琅玕，曰心平，夏以胃气为本**。此言藏真之脉，四时以胃气为本也。累累如连珠者，滑利如珠，连绵相贯，心藏和平之象也。琅玕，美石之似珠者，取其温润而柔滑也。此藏真之脉，柔耎和平者，得四时之胃气也。前节以四时胃气资于藏真，故曰春胃微弦，夏胃微钩，此节以五藏之真得四时胃气，故曰平心脉来夏以胃气为本，平肺脉来秋以胃气为本，是以脉象之少有不同也。盖弦钩毛石者，藏真之气象也。如连珠如榆荚者，藏真之体象也。杨元如曰：前论四时之气生五藏，故肝而心，心而脾，序四时之相生，此论五藏之真合四时，故心而肺，肺而肝，序五行之相制，制则生化也。**病心脉来，喘喘连属，其中微曲，曰心病。死心脉来，前曲后居，如操带钩，曰心死**。喘喘，急疾貌。喘喘连属，心气不安也。曲者，钩之象。其中微曲，心气虚也，故当主心病。居，不动也。曲而不动，如操带钩，无如珠生动之象矣。**平肺脉来，厌厌聂聂，如落榆荚，曰肺平，秋以胃气为本**。厌厌，安静貌。聂聂，轻小也。落，降收也。如榆荚者，轻薄而中不虚。盖肺脉虽主收降轻虚之象，而资生于脾土，是以有如榆荚之轻，而中不虚也。**病肺脉来，不上不下，如循鸡羽，曰肺病。死肺脉来，如物之浮，如风吹毛，曰肺死**。不上不下，往来涩滞也。如循鸡羽，较之榆荚更属轻虚。其中又不得生我之土象，而反有贼我之木体，故主肺病。如物之浮，虚无根也。如风吹毛，散乱剧也。**平肝脉来，耎弱招招，如揭长竿末梢，曰肝平，春以胃气为本**。耎弱，初生柔和之气也。以手相呼曰招。招招，乍起乍伏之象，形容其初生之脉象也。长竿梢末，长而耎也。此皆本于胃气，故藏真之脉得以柔耎和平。**病肝脉来，盈实而滑，如循长竿，曰肝病。死肝脉来，急益劲，如新张弓弦，曰肝死**。盈实，则非耎弱招招之象矣。如循长竿，非若梢末之耎弱矣。滑脉如珠，弦长带滑，如竿之有节矣。《辨脉篇》曰：累累如循长竿者，名阴结也。此肝气病而阻结也。急益劲，如新张弓弦，强劲之剧，胃气绝也。平脾脉来，和柔相离，如鸡践地，曰脾平，长夏以胃气为本。和柔，中土柔和之气也。相离，时一代也。盖脾为孤藏，中央土以贯四傍，故柔和之中而有相离之代散也。鸡足有四爪，践地极和缓，形容脾土之灌溉四藏有如鸡之践地，和缓而四散也。病脾脉来，实而盈数，如鸡举足，曰脾病。实而盈数，皋实而无柔和之气也。如鸡举足，拳而收敛，不能灌溉于四藏也。死脾脉来，锐坚如乌之喙，如鸟之距，如屋之漏，如水之流，曰脾死。喙，音诲。如乌之喙者，坚止而无柔和相离之象也。如鸟之距者，较鸡举足更拳急也。如屋之漏者，点滴稀疏而不能灌溉也。如水之流者，湿土之气四散也。盖言脾主中和之气，如太过不及之甚者，皆为死脉也。平肾脉来，喘喘累累如钩，按之而坚，曰肾平，冬以胃气为本。喘喘累累，沉石生动之象也。如钩者，浮而中空，水之体也。按之坚者，石之象也。莫子晋曰：琅玕，石之美者。钩乃心之脉也。心脉如循琅玕，肾脉如钩者，心肾水火之气互相交济者也。病肾脉来，如引葛，按之益坚，曰肾病。死肾脉来，发如夺索，辟辟如弹石，曰肾死。如葛如索者，木象也。盖沉石者，肾之本体。如引葛而按之益坚，是肾气不藏而外泄矣。如夺索者，如引葛而更坚劲矣。如弹石者，无喘累生动之气，肾之死象也。

## 玉机真藏论篇第十九

黄帝问曰：春脉如弦，何如而弦？岐伯对曰：春脉者肝也，东方木也，万物之所以始生也。故其气来耎弱轻虚而滑，端直以长，故曰弦。反此者病。春弦夏钩，秋毛冬石，藏真之神也。此篇言真藏之脉，资生于胃，输禀于脾，合于四时，行于五藏，五藏相通，移皆有次，如璇玑玉衡，转而不回者也。如五藏有病，则各传其所胜，至其所不胜则死。有为风寒外乘，亦逆传所胜而死者；有为五志内伤，交相乘传而死者。有春得肺脉，夏得肾脉，真藏之神为所不胜之气乘之者，皆奇恒之为病也。故曰奇恒者，言奇病也。所谓奇者，使奇病不得以四时死也。恒者，得以四时死也。是以岐伯对曰：春脉者肝也。言春时之脉，肝藏主气，而合于东方之木，如万物之始生，故其气来耎弱轻虚而滑，端直以长，盖以藏真之气而合于四时，非四时之气而为五藏之顺逆也。本卷五篇皆论脉理之精微，诊辨之要妙，而各有不同，学者宜潜心体会，而详悉其旨焉。帝曰：何如而反？岐伯曰：其气来实而强，此谓太过，病在外；其气来不实而微，此谓不及，病在中。实而强者，盈实而如循长竿也。不实而微，无端长之体也。言五藏之神气由中而外，环转不息。如气盛强，乃外出之太过；如气不足，则衰微而在中。太过不及，皆藏真之气不得其和平而为病也。帝曰：春脉太过与不及，其病皆何如？岐伯曰：太过则令人善忘，忽忽眩冒而巅疾；其不及则令人胸痛引背，下则两胁胠满。夫五藏之脉，行气于其所生，受气于所生之母。肝行气于心，受气于肾，春脉太过则气并于上。经曰：气并于上，乱而喜忘。气上盛而与督脉会于巅，故眩冒而巅疾也。《金匮要略》曰：胸痛引背，阳虚而阴弦故也。盖春木之阳，生于肾水之阴，阴气虚寒，以致生阳不足，故胸痛引背也。胁胠乃肝肾之部分，生气虚而不能外达，故逆满于中也。帝曰：善。夏脉如钩，何如而钩？岐伯曰：夏脉者心也，南方火也，万物之所以盛长也。故其气来盛去衰，故曰钩。反此者病。心脉通于夏气，如火之发焰，如物之盛长。其气惟外出，故脉来盛而去悠，有如钩象，其本有力而肥，其环转则秒而微也。帝曰：何如而反？岐伯曰：其气来盛去亦盛，此谓太过，病在外；其气来不盛去反盛，此谓不及，病在中。来盛者，盛长之本气也。去亦盛者，太过于外也。来不盛者，盛长之气衰于内也。去反盛者，根本虚而末反盛也。帝曰：夏脉太过与不及，其病皆何如？岐伯曰：太过则令人身热而肤痛，为浸淫；其不及则令人烦心，上见咳唾，下为气泄。身热肤痛者，心火太过而淫气于外也。浸淫，肤受之疮，火热盛也。其不及则反逆于内，上熏肺而为咳唾，下走腹而为气泄矣。夫心气逆则为噫，虚逆之气不上出而为噫，则下行而为气泄。气泄者，得后与气快然如衰也。帝曰：善。秋脉如浮，何如而浮？岐伯曰：秋脉者肺也，西方金也，万物之所以收成也。故其气来轻虚以浮，来急去散，故曰浮。反此者病。秋气降收，外虚内实。内实故脉来急，外虚故浮而散也。杨元如曰：诸急为寒，阴气渐来，故脉来急，阳气渐去，故去散也。帝曰：何如而反？岐伯曰：其气来毛而中央坚，两傍虚，此谓太过，病在外；其气来毛而微，此谓不及，病在中。如榆荚而两傍虚，中央实，此肺之平脉，坚则为太过矣。毛而微，是中央两傍皆虚,此所生之母气不足,而致肺气更衰微也。帝曰:秋脉太过与不及,其病皆何如?岐伯曰:太过则令人逆气而背痛,愠愠然;其不及则令人喘,呼吸少气而咳,上气见血,下闻病音。肺主周身之气,太过则反逆于外而为背痛,肺之俞在肩背也。愠愠,忧郁不舒之貌。经曰:气并于肺则忧。其不及则令人气虚而喘,呼吸少气而咳。虚气上逆,则血随而上行;虚气下逆,则闻呻吟之病音。盖肺主气而司呼吸开阖,其太过则盛逆于外,其不及则虚逆于内也。帝曰:善。冬脉如营,何如而营?岐伯曰:冬脉者肾也,北方水也,万物之所以合藏也。故其气来沉以搏,故曰营。反此者病。营,居也。言冬气之安居于内,如万物之所以合藏也。沉而搏者,沉而有石也。帝曰:何如而反?岐伯曰:其气来如弹石者,此谓太过,病在外;其去如数者,此谓不及,病在中。如弹石者,石而强也。肾为生气之原,数则为虚,生气不足也。帝曰:冬脉太过与不及,其病皆何如?岐伯曰:太过则令人解㑊,脊脉痛而少气,不欲言;其不及则令人心悬如病饥,䏚中清,脊中痛,少腹满,小便变。帝曰:善。肾为生气之原而主闭藏,太过则气外泄而根本反伤,故为懈惰少气。生阳之气不足,故脊中痛。心主言而发原于肾,根气伤,故不欲言也。其不及则心肾水火之气不能交济,故令人心悬如病饥。䏚中,胁骨之杪,当两肾之处。肾之生阳不足,故䏚中冷也。肾合膀胱,肾虚而不能施化,故小便变而少腹满也。帝曰:四时之序,逆从之变异也。然脾脉独何主?总结上文而言藏真之气合于四时,有升降浮沉之序。如逆其顺序和平之气,则有变异之病矣。然四时之脉止合四藏,而脾藏之脉独何所主乎?岐伯曰:脾脉者土也,孤藏以灌四傍者也。脾属土而位居中央,各王四季月十八日,不得独主于时,故为孤藏。帝曰:然则脾善恶可得见之乎?岐伯曰:善者不可得见,恶者可见。此言脾灌四藏,四藏受脾之气而各见其善,是脾之善在四藏而不自见其善耳。帝曰:恶者如何可见?岐伯曰:其来如水之流者,此为太过,病在外;如鸟之喙者,此谓不及,病在中。如水之流者,灌溉太过也。如鸟之喙者,黔喙之属艮止而不行也。帝曰:夫子言脾为孤藏,中央土以灌四傍,其太过与不及,其病皆何如?岐伯曰:太过则令人四支不举;其

**不及则令人九窍不通,名曰重强。**经曰:四支皆禀气于胃,而不得至经,必因于脾,乃得禀也。脾为湿土主气,湿行太过,故令人四支不举。经曰:五藏不和,则九窍不通。脾气不足,则五藏之气皆不和矣。夫胃为阳土而气强,脾为阴土而气弱,脾弱而不得禀水谷之气,则胃气益强,故名曰重强。盖言脾气虚而不能为胃行其津液者,胃强脾弱,藏府之刚柔不和也。**帝瞿然而起,再拜而稽首曰:善。吾得脉之大要,天下至数。五色脉变,揆度奇恒,道在于一。神转不回,回则不转,乃失其机。至数之要,迫近以微,著之玉版,藏之藏府,每旦读之,名曰《玉机》。**此言五藏受气于胃,以一贯通,次序环转,如璇玑玉衡,合之玉版,乃揆度奇恒之大要也。瞿然,惊悟貌。至数者,五脉之至数也。盖天地之间,六合之内,不离于五,人亦应之,故曰天下至数,五色脉变,揆度奇恒,道在于一。一者,五藏之神,转而不回,如逆回则失其旋转之机矣。五藏相通,阴阳并合,脉之至数,迫近以微。著之玉版者,有格有序也。藏之藏府者,阴阳雌雄之相应也。每旦读之者,血气未乱也。名曰《玉机》者,如璇玑玉衡也。以上论真藏之神,五藏相通,外内环转,如太过不及则病,若回而不转,乃失其机而死矣。

**五藏受气于其所生,传之于其所胜,气舍于其所生,死于其所不胜。病之且死,必先传行,至其所不胜,病乃死。此言气之逆行也,故死。**此言五藏之气逆回,失其旋转之机而死也。《平脉篇》曰:水行乘金,火行乘木,名曰逆。金行乘水,木行乘火,名曰顺也。盖神转而不回者,母行乘子也;回则不转者,子行乘母也。五藏受气于所生之子,而反舍气于所生之母,是生气之逆行也。传之于其所胜,是克贼相传也。是以至其所不胜而死,此皆气之逆行故也。如肝受气于心,而肝气反舍于肾,则肾气盛,肾气盛则火气衰,火气衰则金无所畏而伤肝,所谓舍气于其所生,死于其所不胜也。病之且死,必先传行,言必先克贼相传而后病,至其所不胜而后死,故当先治其未病焉。《金匮要略》曰:上工治未病者,何也?师曰:夫治未病者,见肝之病,知肝传脾,当先实脾。四季脾王不受邪,即勿补之。中工不晓相传,见肝之病,不解实脾,惟治肝也。夫肝之病,补用酸,助用焦苦,益用甘味之药调之。酸入肝,焦苦入心,甘入脾,脾能伤肾,肾气微弱则水不行,水不行则心火气盛而伤肺,肺受伤则金气不行,金气不行则肝气盛而肝自愈,此治肝补脾之要妙也。

肝虚则用此法,实则不在用之。经曰虚虚实实,补不足,损有馀,是其义也。馀藏准此。所谓病之且死,必先传行,上工能治其未病,则不至于死矣。董帷园曰:《玉机》章旨与《金匮》此篇理同义合,学者宜互相参究,大有裨于治道焉。肝受气于心,传之于脾,气舍于肾,至肺而死;心受气于脾,传之于肺,气舍于肝,至肾而死;脾受气于肺,传之于肾,气舍于心,至肝而死;肺受气于肾,传之于肝,气舍于脾,至心而死;肾受气于肝,传之于心,气舍于肺,至脾而死。此皆逆死也。一日一夜五分之,此所以占死生之早暮也。此复申明五藏之气逆传,至其所不胜而死。昧旦主甲乙,昼主丙丁,日昃主戊己,暮主庚辛,夜主壬癸,一日一夜而五分之。如真藏脉见,至肺而死,死于薄暮;至肾而死,死于中夜;至肝而死,死于昧旦;至心而死,死于日中;至脾而死,死于日昃。此所以占死生之早暮也。夫逆传至死,有三岁,有六岁,有三月,有六月,有三日,有六日,当知日之早暮,亦有三时有六时也。黄帝曰:五藏相通,移皆有次。五藏有病,则各传其所胜。此总结上文而言五藏相通,有顺传之次序,如逆传其所胜者,盖因其病而逆之也。不治,法三月,若六月,若三日,若六日,传五藏而当死,是顺传所胜之次。此言逆传所胜之死,有时而有月有日也。如见肝之病,中工不晓传脾而不治,则脾传之肾,肾传之心,心传之肺,法三月而传之所胜之次则死矣。假如心病而欲传之肺,时值秋三月而金旺不受邪,法当六月而传之所胜之次则死矣。所谓法三月,若六月也。如传于值死之月,假如肝病传脾,而戊日受之,真藏之脉见,则当庚日而死,己日受之,则当辛日而死,此法当三日而死也。如甲乙日受之,真藏脉见,亦当死于庚辛,此法当六日而死。所谓若三日,若六日也。五藏相传而当死者,是顺传所胜之次,如甲乙肝木受病,顺传至庚辛而死;丙丁心火受病,顺传至壬癸而死;戊己脾土受病,复传至甲乙而死。故曰顺传所胜之次而死也。此五藏逆传而知死之月,死之日,死之时,所谓别于阴者,知死生之期也。故曰:别于阳者,知病从来,别于阴者,知死生之期,言知至其所困而死。此承上接下之文也。别于阳者,下文所谓风寒之邪,从皮毛阳分而入,故别于阳者,知病所从来。五藏为阴,知五藏逆传而死者,上文之所谓肝病传脾,至肺而死,脾病传肾,至肝而死,故别于阴者,知至所困而死也。

**是故风者，百病之长也。**此复言外因之邪，亦逆传于所胜而死。是故者，承上文之别于阳者而言也。风为阳邪，伤人阳气，为百病之长者，言四时八方之邪风，虽从阳分而入，而善行数变，乃为他病。**今风寒客于人，使人毫毛毕直，皮肤闭而为热，当是之时，可汗而发也。**气主皮毛，风寒之邪，始伤阳气，故使人毫毛毕直。太阳之气，主表而主开，病则反闭而为热矣。言风寒之邪，始伤表阳之时，可发汗而愈也。**或痹不仁，肿痛，当是之时，可汤熨及火灸刺而去之。**气伤痛，形伤肿，痹不仁而肿痛者，气伤而病及于形也。如在皮腠气分者，可用汤熨。在经络血分者，可灸刺而去之。**弗治，病入舍于肺，名曰肺痹，发咳上气。**皮毛者，肺之合。邪在皮毛，弗以汗解，则邪气乃从其合矣。夫皮肤气分为阳，五藏为阴。病在阳者名曰风，病在阴者名曰痹，病舍于肺，名肺痹也。痹者，闭也。邪闭于肺，故咳而上气。**弗治，肺即传而行之肝，病名曰肝痹，一名曰厥胁痛，出食，当是之时，可按若刺耳。**失而弗治，肺即传其所胜而行之肝，病名曰肝痹。厥者，逆也。胁乃肝之分，逆于胁下而为痛，故一名厥胁痛，盖言痹乃厥逆之痛证也。食气入胃，散精于肝，肝气逆，故食反出也。按者，按摩导引也。木郁欲达，故可按而导之。肝主血，故若可刺耳。杨元如曰：肺痹肝痹者，非病在肝肺，在肝肺之分耳。**弗治，肝传之脾，病名曰脾风，发瘅，腹中热，烦心出黄，当此之时，可按可药可浴。**失而弗治，肝因传之脾，病名曰脾风。盖肝乃风木之邪，贼伤脾土，故名脾风。瘅，火瘅也。风淫湿土而成热，故湿热而发瘅也。湿热之气上蒸于心则烦心，火热下淫则溺黄，盖热在中土而变及于上下也。夫病在形身者可按可浴，病在内者可药。发瘅，湿热发于外也。腹中热，烦心出黄，热在内也。是以当此之时，可按可药可浴而治之。**弗治，脾传之肾，病名曰疝瘕，少腹冤热而痛，出白，一名曰蛊，当此之时，可按可药。**在脾弗治，则土邪乘肾，病名疝瘕。邪聚下焦，故少腹冤热而痛，溲出淫浊也。蛊者，言其阴邪居下，而坏事之极也。**弗治，肾传之心，病筋脉相引而急，病名曰瘛，当此之时，可灸可药。弗治，满十日，法当死。**瘛，音翅。《灵枢经》曰：心脉急甚为瘛疭。盖心主血脉而属火，火热盛则筋脉燥缩而手足拘急也。当此危急之证，尚可灸可药，言不可以其危笃而弃之也。失而弗治,满十日,法当死。五传已周,当尽十干而死矣。**肾因传之心,心即复反传而行之肺,发寒热,法当三岁死,此病之次也。**心主神明而多不受邪,如肾传之心,心不受邪,则反传之肺,是从肺而再传矣。邪复出于皮肤络脉之间,阴阳气血相乘,是以发往来之寒热。法当至三岁而死,盖心不受邪而复传,故又有三年之久。此邪病复传之次第也。夫瘕痹之病,不即传行而亦不即速死,是初传而死者,法当三岁。如心不受邪而复再传者,是又当三岁矣。所谓若三岁,若六岁也。夫病发于五藏之阴者,若三月,若六月,若三日,若六日;病发于五藏之阳者,若三岁,若六岁。所谓其生五,其数三,是五藏之气生于五行,而终于三数,三而两之,则又为六数矣。莫子晋曰:此注与《诊要经终》之义大略相同。**然其卒发者,不必治其传。**卒发者,即仲景《伤寒论》之中风伤寒,卒病三阴三阳之气,一时寒热交作,气脉不通,与病形藏之传邪而为瘕痹之证者不同,故不必以病传之法治之。**或其传化,有不以次。不以次入者,忧恐悲喜怒令不得以其次,故令人有大病矣。**风则伤卫,寒则伤荣,荣卫内陷,藏气逆传,而五藏相移,亦皆有次。设不以次入者,此又因五志内伤,故令不得以次相传,致令人有大病矣。**因而喜大虚则肾气乘矣,怒则肝气乘矣,悲则肺气乘矣,恐则脾气乘矣,忧则心气乘矣。此其道也。故病有五,五五二十五变,及其传化。传,乘之名也。**肝当作肺,肺当作肝,悲当作思。喜为心志,喜大则伤心。如外因于邪,始伤皮毛,内舍于肺,肺因传之肝,肝传之脾,脾传之肾。其间因而喜大,则心气虚而肾气乘于心矣;怒则肝气伤,而肺气乘于肝矣;思则脾气伤,而肝气乘于脾矣;恐则肾气伤,而脾气乘于肾矣;忧则肺气伤,而心气乘于肺矣。如一藏虚而受乘,即相传之五藏,故病有五,五藏有五变,及其传化,则五五有二十五变矣。如喜大而肾气乘心,心即传之肺,肺传之肝,肝传之脾,脾传之肾,是五藏传化,亦各乘其所胜,故曰传者,乘之名也。**大骨枯槁,大肉陷下,胸中气满,喘息不便,其气动形,期六月死。真藏脉见,乃予之期日。**此复申明五志内伤,亦各传其所胜,察其形证,审其藏脉,而知死生之期也。夫气血发原于肾,生于胃而输于脾,回则不转而无相生之机,是以大骨枯槁,大肉陷下,而令人有大病也。大骨,两臂两腿之骨。大肉,即两臂两腿之肉。盖肾主骨,而脾胃主肌肉四支也。夫胃气之资养于五藏者,宗气也。宗气积于胸中,从虚里之大络,贯于十二经脉，经脉逆行，是以胸中气满。阳明气厥，故喘息不便也。其气动形者，心病而欲传之于肺，肺主气，故气盛而呼吸动形也。期以六月死者，今心始传之肺，肺传之肝，肝传之脾，脾传之肾而后死，故有六月之久也。真藏脉见坚而搏，如循薏苡子累累然。予，与同。予之期日者，当死于壬癸日之中夜也。**大骨枯槁，大肉陷下，胸中气满，喘息不便，内痛引肩项，期一月死，真藏见，乃予之期日。**此言肝病至肺而死也。内痛者，肺受其伤，肺之俞在肩背，故痛引肩项也。肝病而已传及于所胜之藏，故当期以本月之内而死也。真藏脉见，如循刀刃责责然，如按琴瑟弦。予之期日，当死于庚辛日之薄暮也。**大骨枯槁，大肉陷下，胸中气满，喘息不便，内痛引肩项，身热，脱肉破䐃，真藏见，十月之内死。**此言肺病至心而死。肺病，故痛引肩背。传及于心，故身热也。夫心主血，而生于肾藏之精血，气盛则充肤热肉，心肾伤而精血衰，故曰脱肉破䐃。破䐃，脱肉也。䐃，音窘，肉之标也。真藏脉见大而虚，如羽毛中人肤，病传于心，故期以十日内死。盖心不受邪，故死之速也。莫子晋曰：天之十干化生五行，地之五行化生五藏。心乃君主之官，为五藏六府之主，故尽五藏之气终而死。与上节肾传之心，满十日法当死同义。十月者，乃传之误也。**大骨枯槁，大肉陷下，肩髓内消，动作益衰，真藏来见，期一岁死，见其真藏，乃予之期日。**此言脾病而终于一岁也。脾主为胃行其津液。津液者，淖泽注于骨，补益脑髓，脾病而津液不行，故肩髓先内消也。肩髓者，大椎之骨髓，上会于脑，是以项骨倾者，死不治也。脾主四支，脾病则四支懈惰，故动作益衰。真藏来见者，如水之流，如鸟之喙。脾土王于四时，脾气灌于四藏，故虽有真藏来见，尚期有一岁之久，盖以四时五藏之气终而后死也。期死之月，见其真藏之乍数乍疏，乃与之期日，谓当死于甲乙之昧旦也。**大骨枯槁，大肉陷下，胸中气满，腹内痛，心中不便，肩项身热，破䐃脱肉，目眶陷，真藏见，目不见人，立死。其见人者，至其所不胜之时则死。**此肾病而死于脾也。本经曰：肾病者，大小腹痛。肾传之心，故心中不便。心传之肺，肺传之肝，故肩项身热。肝传之脾，故目眶陷也。真藏脉见搏而绝，如指弹石辟辟然。如目不见人，肾之精气已绝，故立死。其见人者，馀气未尽，至所不胜之时而死。谓当死于日昃也。夫肾为生气之原，生气绝于下，故死之更速也。**急虚，身中卒至，五藏绝闭，脉道不通，气不往来，**

譬于堕溺,不可为期。此言卒发者,不必治其传也。夫邪气胜者精气虚,风寒之邪卒中于身,精气一时虚夺,故急虚也。此病三阴三阳之气,而不病于有形,故五藏之气一时绝闭,脉道一时不通,而气不往来。譬若堕溺,乃仓卒一时之病,而生死亦在于时日之间,与风寒之病形藏,勿治而为肺痹,勿治而传之肝,肝传之脾,脾传之肾,肾传之心,期以三岁六岁死者,不相同也。故不可以为期。其脉绝不来,若人一息五六至,其形肉不脱,真藏虽不见,犹死也。此复言仓卒之病,非但不可为期,并不待形肉脱而真藏见也。脉绝不来,生气绝于内也。一息五六至,邪气盛于外也。此邪气盛而正气绝,不必真藏见而犹死也。真肝脉至,中外急,如循刀刃责责然,如按琴瑟弦,色青白不泽,毛折乃死;真心脉至,坚而搏,如循薏苡子累累然,色赤黑不泽,毛折乃死;真肺脉至,大而虚,如以羽毛中人肤,色白赤不泽,毛折乃死;真肾脉至,搏而绝,如指弹石辟辟然,色黑黄不泽,毛折乃死;真脾脉至,弱而乍数乍疏,色黄青不泽,毛折乃死。诸真藏脉见者,皆死不治也。此审别真藏之脉象,乃可予之期日也。如循刀刃,如按瑟瑟弦,肝木之象也。如薏苡子,如弹石,心肾之象也。皆坚劲之极,而无柔和之气也。乍数乍疏,欲灌不能,脾气欲绝之象也。如羽毛中人肤,肺气虚散之象也。盖坚劲虚散,皆不得胃气之中和,人无胃气则死矣。色青白不泽,赤黑不泽,皆兼克贼所胜之色,色生于血脉,气将绝,故不泽也。夫脉气流经,经气归于肺,肺朝百脉,输精于皮毛,毛脉合精,而后行气于藏府,是藏府之气欲绝,而毛必折焦也。《灵枢经》曰:血独盛则淡渗皮肤,生毫毛。又曰:经脉空虚,血气弱枯,肠胃僵辟,皮肤薄著,毛腠夭焦,予以死期。是皮毛夭折者,血气先绝也。黄帝曰:见真藏曰死何也?岐伯曰:五藏者,皆禀气于胃。胃者,五藏之本也。藏气者,不能自致于手太阴,必因于胃气,乃至于手太阴也。故五藏各以其时,自为而至于手太阴也。故邪气胜者,精气衰也。故病甚者,胃气不能与之俱至于手太阴,故真藏之气独见。独见者,病胜藏也,故曰死。帝曰:善。五藏之气皆胃府水谷之所资生,故胃为五藏之本。手太阴者,两脉口也。藏气者,五藏之精气也。五藏之气必因于胃气,乃至于手太阴也。又非惟微和之为胃气也,即五藏之弦钩毛石,各以其时,自为其象,而至于手太阴者,皆胃气之所资生,故邪气胜者,五藏之精气已衰，而不能为弦钩毛石之象矣。如今人有大病而病甚者，胃气绝而真藏见。真藏见者，病气胜而藏气绝也。

黄帝曰：凡治病，察其形气色泽，脉之盛衰，病之新故，乃治之，无后其时。帝以伯所言之五藏乘传，有浅有深，而胃气不资，有虚有绝，故当察其形气色脉，治病者宜急治之，无后其时而致于死不治也。形气相得，谓之可治；色泽以浮，谓之易已；脉从四时，谓之可治。脉弱以滑，是有胃气，命曰易治，取之以时。形气相得，病之新也。色泽以浮，乘逆浅也。脉从四时者，五藏各以其时自为而至于手太阴也。脉弱以滑者，胃气能与之俱至于手太阴也。察此四易，当急治之而无后其时。取之以时者，春刺散俞，夏刺络俞，秋刺皮肤，冬刺俞窍也。形气相失，谓之难治；色夭不泽，谓之难已；脉实以坚，谓之益甚；脉逆四时，为不可治。必察四难，而明告之。形气相失，病之久也。色夭不泽，乘传深也。脉实以坚，无胃气也。脉逆四时，克贼胜也。察此四难而明告其病者焉。所谓逆四时者，春得肺脉，夏得肾脉，秋得心脉，冬得脾脉，其至皆悬绝沉涩者，命曰逆四时。春得肺脉，夏得肾脉者，藏精衰而所不胜乘之也。其至皆悬绝沉涩者，无胃气之资生也。未有藏形，于春夏而脉沉涩，秋冬而脉浮大，名曰逆四时也。夫五藏各以其时自为而至于手太阴者，藏真之神气也。如未有弦钩毛石之象形，而升降浮沉之气不可逆，盖气顺则脉顺，气逆则脉逆，脉随气行者也。病热脉静，泄而脉大，脱血而脉实，病在中脉实坚，病在外脉不实坚者，皆难治。脉病不相应者，病胜藏也，故皆为难治。

黄帝曰：余闻虚实以决死生，愿闻其情。岐伯曰：五实死，五虚死。实者谓邪气实，虚者谓正气虚。启玄子曰：五实谓五藏之实，五虚谓五藏之虚。杨元如曰：实者谓卒发之病，虚者急虚也。帝曰：愿闻五实五虚。岐伯曰：脉盛、皮热、腹胀、前后不通、闷瞀，此谓五实。瞀，音茂。心主脉，脉盛，心气实也。肺主皮毛，皮热，肺气实也。脾主腹，腹胀，脾气实也。肾开窍于二阴，前后不通，肾气实也。瞀，目不明也。肝开窍于目，闷瞀，肝气实也。脉细、皮寒、气少、泄利前后、饮食不入，此谓五虚。脉细，心气虚也。皮寒，肺气虚也。肝主春生之气，气少，肝气虚也。泄利前后，肾气虚也。饮食不入，脾气虚也。盖邪之所凑，其正必虚，是以邪气盛者死，正气虚者亦死也。**帝曰：其时有生者，何也？岐伯曰：浆粥入胃，泄注止，则虚者活；身汗，得后利，则实者活。此其候也。**五藏之气皆由胃气之所资生，浆粥入胃，泄注止，胃气复也。身汗，外实之邪从表散也。得后利，里实之邪从下出也。此言卒发之病，而有死有生也。按此篇论藏真之神，合于四时五行，次序环转，如回则不转，乃失其机，逆传于所胜而死。至于外感风寒，内伤五志，亦各乘其所胜。学者当分作四段看，然又当与《玉版论》《方盛衰论》《病能论》《疏五过论》诸篇合参。

# 卷四

## 三部九候论篇第二十

黄帝问曰：余闻九针于夫子，众多博大，不可胜数。余愿闻要道，以属子孙，传之后世，著之骨髓，藏之肝肺，歃血而受，不敢妄泄。《离合真邪论》曰：余闻九针九篇，夫子乃因而九之，九九八十一篇，余尽通其意矣。此盖言先立《针经》八十一篇，论九针之道，然众多博大，不可胜数，故愿闻要道。要道者，以神藏五合形藏四，以应九候也。故曰著之骨髓者，藏之深隧也。藏之肝肺者，知血气之诊也。歃血而受者，藏之于心也。不敢妄泄者，藏之于中也。盖必先定五藏之神而后知死生之分，察病之所在以调其虚实。故曰：凡刺之真，必先治神。五藏已定，九候已备，后乃存针。令合天道，必有终始，上应天光，星辰历纪，下副四时五行，贵贱更互。冬阴夏阳，以人应之奈何？愿闻其方。岐伯对曰：妙乎哉问也！此天地之至数。此篇首论九针九候之道。九针者，天地之大数也。始于一而终于九，故曰一以法天，二以法地，三以法人，四以法时，五以法音，六以法律，七以法星，八以法风，九以法野。夫圣人之起天地之数也，一而九之，故以立九野。九而九之，九九八十一，以起黄钟数焉，以针应数也。一者，天也。天者，阳也。五藏之应天者肺，肺者，五藏六府之盖也。皮者，肺之合也，人之阳也。二者，地也。人之所以应土者，肉也。三者，人也。人之所以成生者，血脉也。四者，时也。时者，四时八风之气也。五者，音也。音者，冬夏之分，分于子午，阴与阳别，寒与热争，两气相搏也。六者，律也。律者，调阴阳四时而合于十二经脉也。七者，星也。星者，人之七窍也。八者，风也。风者，人之股肱八节八正之虚风，八风之邪舍于骨节腠理之间也。九者，野也。野者，人之节解皮肤之间也。此天地之至数，上应天光星辰历纪，下副四时五行，中合人之九藏九窍，三部九候也。贵贱更互者，四时五行之气，以王者为贵而相者为贱也。冬阴夏阳者，下文之所谓沉细悬绝为阴主冬，躁盛喘数为阳主夏也。帝言九针之道，以通其意于《针经》，今愿闻简要之道，是以伯答三部九候之法。三部九候为之原，九针之道不必存矣。是以《针解篇》之人皮应天，人肉应地，人脉应人，人筋应时，人声应音，人阴阳合气应律，人齿面目应星，人出入气应风，人九窍三百六十五络应野，与《灵枢·九针论》之多有不同，盖《灵枢》论十二原，本经以三部九候为原也。**帝曰：愿闻天地之至数，合于人形血气，通决死生，为之奈何？**《六节藏象论》曰：夫自古通天者，生之本，本于阴阳，其气九州九窍，皆通乎天气。**岐伯曰：天地之至数，始于一，终于九焉。**始于一，终于九者，天之数也。曰天地之至数者，言天包乎地，地气通于天也，故曰令合天道。**一者天，二者地，三者人，因而三之，三三者九，以应九野。**一者，奇也，阳也，故应天。二者，偶也，阴也，故应地。三者，参也，故应人。因三才而三之则为九，以应九野。九野者，九州分野，上应天之二十八宿也。朱永年曰：天以应皮，地以应肉，人以应血脉。一部之中，有皮有肉有血脉，有合于四时五音，六律七星，八风九野，是为九九八十一也。**故人有三部，部有三候，以决死生，以处百病，以调虚实，而除邪疾。**人有三部，部有三候者，三而成天，三而成地，三而成人也。决死生者，观其形气，别其阴阳，调其血脉，察其府藏，以知死生之期也。处百病者，表里阴阳寒热虚实之为病也。调虚实者，实则泻之虚则补之也。除邪疾者，去血脉除邪风也。**帝曰：何谓三部？岐伯曰：有下部，有中部，有上部，部各有三候。三候者，有天有地有人也。必指而导之，乃以为真。**夫人生于地，悬命于天，天地合气，命之曰人。是以一身之中有三部，一部之中而各有天地人。不知三部者，阴阳不别，天地不分，以实为虚，以邪为真，绝人长命，予人夭殃，故必扪循三部九候之盛虚而调之，乃以为刺法之真。**上部天，两额之动脉。**在额两分，上循于顶，足太阳膀胱脉也。太阳为诸阳主气，故主上部天。**上部地，两颊之动脉。**在鼻两傍，近于巨髎之分，足阳明胃脉也。二阳之气而主土，故为上部地。**上部人，耳前之动脉。**在耳前曲车下陷中，手太阳小肠脉也。夫心主血而小肠为之使，人之所以生成者血脉也，故主上部人。此阳气之在上也。朱永年曰：天主气，足太阳为诸阳主气也。地应肉，足阳明胃土之主肌肉也。人主血脉，手太阳与少阴相为表里也。**中部天，手太阴也。**两手气口之动脉，手太阴脉也。五藏之应天者肺，然藏为阴，故主中部天。徐公遐曰：中部天，故能主周身之气。**中部地，手阳明也。**在大指次指歧骨间，合谷之分，动应于手，手阳明大肠脉也。阳明居中土，故主中部地。**中部人，手少阴也。**在锐骨端之动脉，手少阴心脉也。三以应人，人主血脉，心藏血脉之气，故主中部人。**下部天，足厥阴也。**在毛际外气冲下五里之分，动应于手，足厥阴肝脉也。厥阴为阴中之少阳，主春生之气，故主下部天。**下部地，足少阴也。**在足内踝后太豀之分，动脉应手，足少阴肾脉也。肾为牝藏而居下，故主下部地。**下部人，足太阴也。**在鱼腹上越筋间，箕门之分，动脉应手，足太阴脾脉也。脾为阴藏而居中，故主下部人。**故下部之天以候肝，地以候肾，人以候脾胃之气。**此以下部之三候，以候膈下之三神藏焉。徐公遐问曰：上部地以候阳明之气，奚复以下部地而候胃气耶？曰：所谓阳明者，胃之悍气，上冲于头，循咽上走空窍，下客主人，合阳明并下人迎，此胃气别走于阳明者也。所谓胃气者，乃水谷柔和之气，与阳热慓悍之气有别，故以下部人之脾脉候之。细参本经及《灵枢》《伤寒》诸经，其义自明矣。然荣卫气血皆由胃气之所资生，故复以脾脉兼候胃气。曰：脾之本脉亦可候胃气耶？曰：脾与胃以膜相连，雌雄相应耳。是以仲景以胃脉之趺阳而候脾气，岐伯以脾脉之箕门兼候胃气，先圣后圣，其揆一也。**帝曰：中部之候奈何？岐伯曰：亦有天，亦有地，亦有人。天以候肺，地以候胸中之气，人以候心。**肺属乾金而主气，故天以候肺。心主血脉而居肺之下，故人以候心。胸中，膻中也，宗气之所聚也。宗气者，阳明水谷之所资生，故地以候胸中之气。此以中部之三候，以候膈上之二神藏中土之二形藏焉。张二中曰：地以候胸中之气者，言中部之候亦兼候阳明之胃气也。今始知三部之中，而皆有阳明之胃气焉。**帝曰：上部以何候之？岐伯曰：亦有天，亦有地，亦有人。天以候头角之气，地以候口齿之气，人以候耳目之气。**太阳为诸阳主气，其经脉上额交巅，会于脑，出于项，故天以候头角之气。足阳明之气胃府之所生也，其经脉起于鼻交頞中，上入齿中，还出挟口环唇下，故地以候口齿之气。手太阳者，少阴心藏之府也。其经脉上目锐眦，入耳中，为听官，故人以候耳目之气。此以膺喉头首以候三形藏焉，盖阳藏之气在上也。朱永年曰：阳明之脉，起于鼻交頞中，手太阳之脉抵鼻，是上部之三候，以候耳目口鼻之七窍者也。所谓七者星也，星者人之七窍也，合腰尻下窍，共为九窍。故曰其气九州九窍，皆通乎天气。按《针解篇》曰:人齿面目应星。盖谓人面有七孔,以应七星也。**三部者,各有天,各有地,各有人**。三部之中而有九候。**三而成天,三而成地,三而成人**,九候之中而各有三焉。**三而三之,合则为九,九分为九野,九野为九藏**。兼三才而三之,合则为九。九分为九野,九野者,言身形之应九野也。左足应立春,左胁应春分,左手应立夏,膺喉头首应夏至,右手应立秋,右胁应秋分,右足应立冬,腰尻下窍应冬至,六府膈下三藏应中州。凡此九者以候藏府阴阳之气,故九野为九藏。按星书立春应天文箕尾分野,《禹贡》冀州之域;春分应天文心房分野,《禹贡》徐州之域;立夏应天文翼轸分野,《禹贡》荆州之域;夏至应天文井鬼分野,《禹贡》雍州之域;立秋应天文参井分野,《禹贡》梁州之域;秋分应天文奎娄分野,《禹贡》兖州之域;立冬应天文危室分野,《禹贡》青州之域;冬至应天文斗牛分野,《禹贡》扬州之域;中州应天文张柳分野,《禹贡》豫州之域。故以身形应九野,九野而合九藏,九藏外通九窍,九野外合九州,而皆通乎天气,是以兼三才而三之,合为九九之数。下经云:人生有形,不离阴阳,天地合气,别为九野,分为四时。即此义也。**故神藏五,形藏四,合为九藏**。神藏者,心藏神,肝藏魂,肺藏魄,脾藏意,肾藏志也。形藏者,胃与大肠小肠膀胱,藏有形之物也。夫五味入口,藏于肠胃,味有所藏,以养五气,气和而生,津液相成,神乃自生,是五藏之神,由肠胃津液之所生也。胃主化水谷之津液,大肠主津,小肠主液,膀胱者津液之所藏,故以四府为形藏,而人之阴阳气血肌肉经脉,皆由此九藏之所生也。**五藏已败,其色必夭,夭必死矣**。夭,死色也。言五藏之神气由形藏之资生,五色之外荣由五藏之所发,此以九藏九候之气,而复归重于五藏之神气焉。

**帝曰:以候奈何?岐伯曰:必先度其形之肥瘦,以调其气之虚实,实则泻之,虚则补之,必先去其血脉而后调之,无问其病,以平为期**。候者,候三部九候之脉而刺之也。肥人者,血气充盈,肤革坚固,其气涩以迟,刺此者宜深而留之。瘦人者,皮薄色少,血清气滑,易脱于气,易损于血,刺此者宜浅而疾之。实者邪气盛也,虚者精气夺也。宜泻者迎而夺之,宜补者追而济之。去血脉者,除菀陈也。盖凡治病,必先去其血,乃去其所苦,然后泻有馀补不足,无问其病之可否,必候其气至和平,而后乃出其针也。

**帝曰:决死生奈何?岐伯曰:形盛脉细,少气不足以息者危**。夫形充而脉坚大者，顺也。形充而脉小以弱者气衰，衰则危矣。**形瘦脉大，胸中多气者死。**《针经》曰：病而形肉脱，气胜形者死，形胜气者危。盖形瘦者，正气衰也。脉大者，病气进也。胸中多气者，气胜形也。气胜形者，邪气盛而正气脱也。**形气相得者生。**天之生命，所以立形定气，形气和平，是为相得。**参伍不调者病。**此即独大独小独疾独徐之意。此总言其不调者病，下节分言之以知病之所在。**三部九候皆相失者死。**皆相失者，非止于参伍不调矣。此藏府阴阳之气皆病，故死。**上下左右之脉，相应如参舂者病甚。**夫脉之来去，随气降升，是以九候之相应，上下若一。如参舂者，言脉之上至下去，左至右去，有如舂者之参差，彼上而此下也。此因邪病甚而正为邪伤故也。**上下左右，相失不可数者死。**如参舂者，止言其来去之参差。相失不可数者，并其至数之错乱，此邪病更甚而正气将脱，故死。**中部之候虽独调，与众藏相失者死。**中部天主气，中部人主血，中部地主胸中之宗气。夫上下左右之脉交相应者，血气之循环也。藏府之脉得胃气而至于手太阴者，宗气之所通也。如中部之候虽独调，与众藏相失者，不得中焦之血气以资养，故死。**中部之候相减者死。**上节论失其旋转相生之机，此言中焦之生原化薄。**目内陷者死。**目者，五藏六府之精也。上节言中焦之根本衰微，此复言藏府之精气消灭。

**帝曰：何以知病之所在？岐伯曰；察九候独小者病，独大者病，独疾者病，独迟者病，独热者病，独寒者病，独陷下者病。**夫九候之相应也，上下若一，不得相失。如一部独异，即知病之所在，而随证治之。大小者，脉之体象也。疾迟者，脉之气数也。寒热者，三部皮肤之寒热也。陷下者，沉陷而不起也。《针经》曰：上下左右，知其寒温，何经所在，审皮肤之寒温滑涩，知其所苦。**以左手足上，上去踝五寸按之，庶右手足当踝而弹之。**此候生阳之气，以知病之死生也。诸阳气者，太阳之所主也。《根结篇》曰：太阳为开，开折则肉节渎而暴病起矣。故暴病者，取之足太阳，视有馀不足。渎者，皮肤宛焦而弱也。是以知病之所在，而又当候太阳之气焉。《卫气篇》曰：足太阳之本，在跟上五寸中。而气在胫者，止之于气街与承山踝上以下，必先按而在久，应于手乃刺而予之。按承山乃足太阳穴，在外踝上七寸，故以左手于病者足上，上去踝五寸按之，是在承山之以下矣。庶右手于病者足上当踝而弹之,盖以左手取脉,庶右手得以在下而弹,其应过五寸以上,蠕蠕然者不病,是更过踝上五寸,而及于承山矣。故曰踝上以下,必先按而在久。踝上者,谓去踝五寸以上,而及于承山;以下者,谓承山以下,而至去踝五寸之间。盖以左手之三指,于踝上五寸,承山以下,以候太阳之气,以察病之死生,故下文曰足太阳气绝者,其足不可屈伸,死必戴眼。盖九针之要,候气为先,足太阳为诸阳主气也。**其应过五寸以上,蠕蠕然者不病。其应疾中手浑浑然者病,中手徐徐然者病**。应,去声。蠕,而宣切。蠕蠕,微动貌,气之和也。其应疾而中手浑浑然者,急疾而太过也。徐徐然者,气之不及也。故皆主病。**其应上不能至五寸,弹之不应者死**。生气绝于下,故不能上应也。**是以脱肉身不去者死**。是以者,承上文而言。脱肉者,皮肉宛焦而弱也。身不去者,开折而暴病留于身也。言正气虚而肉脱,邪留于身而不去者死也。**中部乍疏乍数者死**。太阳之气者,论先天之生阳。荣卫气血者,乃后天水谷之精气。中部乍数乍疏者,中焦之生气欲绝也。**其脉代而钩者,病在络脉**。夫血脉生于心而输于脾,代乃脾脉,钩乃心脉。此复申明候足上中部者,候中下二焦之生气。如病在络脉者,其脉代而钩也。**九候之相应也,上下若一,不得相失。一候后则病,二候后则病甚,三候后则病危。所谓后者,应不俱也**。夫人生有形,不离阴阳,天地合气,别为九野,是以九候之相应也,上下若一,不得相失。一候后不应,是天地人之气失其一矣,故主病;二候后不应,是三部之中失其二矣,故主病甚;三候后不应,是三者皆失,故主病危。**察其藏府,以知死生之期**。府为阳,藏为阴。知阳者知病之所从来,知阴者知死生之期。**必先知经脉,然后知病脉**。知经脉之死生出入,而后知病脉之所从来,详《经脉别论》。**真藏脉见者,胜死**。真藏脉见者,至其所胜克之日时而死。**足太阳气绝者,其足不可屈伸,死必戴眼**。此复结上文,其应上不能至五寸,弹之不应者,足太阳之气绝也。足太阳主筋,阳气者柔则养筋,是以太阳气绝,筋挛急而足不可屈伸。太阳之脉起于目内眦,为目上刚,脉系绝,故死必戴眼。张二中云:足不可屈伸,太阳之气绝也。死必戴眼,太阳之脉绝也。

**帝曰:冬阴夏阳,奈何?岐伯曰:九候之脉,皆沉细悬绝者为**

阴，主冬，故以夜半死；盛躁喘数者为阳，主夏，故以日中死。此复问冬阴夏阳，以人应之奈何。按《九针篇》曰：五者，音也。音者，冬夏之分，分于子午，阴与阳别，寒与热争，两气相搏也。盖言冬至之子，阴之极也，阴极而一阳初生，阴气始下；夏至之午，阳之极也，阳极而一阴初生，阳气始下。是阴阳之气分于子午也。至春分之时，阳气直上，阴气直下；秋分之时，阴气直上，阳气直下，是阴阳离别也。寒热者，阴阳之气也。阴阳分别而复有交合，故寒与热争而两气相搏也。此言三部九候之中，有天地阴阳四时五行之气，若九候之脉皆沉细，而绝无阳气之和，此为阴而主冬，故死于夜半之子。如盛躁喘数，而无阴气之和，此为阳而主夏，故死于日中之午。皆阴阳偏绝之为害也。是故寒热病者，以平旦死；热中及热病者，以日中死；病风者，以日夕死；病水者，以夜半死；其脉乍疏乍数，乍迟乍疾者，日乘四季死。是故者，承上文而言也。寒热病者，阴阳相乘而为寒为热也。本经云：因于露风，乃生寒热。病风者，亦为寒热病也。平旦日夕系阴阳两分之时，寒热者乃阴阳两伤之病，是以应时而死。热中热病者阳盛之极，故死于日中之午。病水者阴寒之邪，故死于夜半之子。土位中央，王于四季，其脉乍疏乍数，乍疾乍迟，乃土气败而不能灌溉四藏，故死于辰戌丑未之时也。形肉已脱，九候虽调，犹死。形归气，气生形，形气已败，血脉虽调犹死。意言七诊之死，因气而见于脉，非血脉之为病也，故下文云其脉候亦败者死。七诊虽见，九候皆从者，不死。七诊者，谓沉细悬绝，盛躁喘数，寒热热中，病风病水，土绝于四季也。九候皆从者，谓上下若一，无独大独小也。所言不死者，风气之病，及经月之病，似七诊之病而非也，故言不死。此言七诊者，乃阴阳之气自相分离，是以应时而死，若因邪病而有似乎七诊者，不死也。风气之病，病风也。病风而阴阳相离，期以日夕死；如病风而阴阳和平，九候若一，不死也。经月之病，病水也。病水而沉细悬绝，期以夜半死；病水而阴阳和平，九候皆从，不死也。盖言七诊之死，死于阴阳分离，不因邪病而有应时之死也。若有七诊之病，其脉候亦败者，死矣，必发哕噫。此复申明七诊之病以脉候为凭。盖脉者，病气之见，胃不输精，故胃败而其脉亦败者，病气而脉亦从之俱病也。脉病则其胃败者其声哕，胃气逆而上也。逆则九候必绝，将死之脉也。必审问其所始病，与今之所方病，而后各切循其脉，视其经络浮沉，以上下

**逆从循之**。始病者,病久而深也。方病者,新受之邪病之浅也。各切循其脉者,切其病之在阴在阳在藏在脉也。夫病久者其脉沉而逆,方病者其脉从而浮,故当视其经络浮沉,以上下之逆从循之。**其脉疾者不病,其脉迟者病。脉不往来者死,皮肤著者死**。夫邪伤经脉则脉数疾,故其脉疾者,知不病在七诊也。阴阳藏气受伤则其脉迟,故脉迟者知其病在七诊也。脉不往来者,有七诊之病而脉候亦败也。皮肤著者,病久而肉脱也。《根结篇》曰:皮肤薄著,毛腠夭焦,予之死期。此言方病而伤于形身经络者不死,病久而伤五藏阴阳之气者死。故曰:经病者,治其经;孙络病者,治其孙络血。若五藏阴阳之气已绝于内,而欲以针石治其外者,未之有也。

**帝曰:其可治者奈何?岐伯曰:经病者,治其经。孙络病者,治其孙络血**。《灵枢经》曰:经脉为里,支而横者为络,络之别者为孙络。言病在经者,刺其经;病在孙络者,去其孙络血。盖病在孙络,其邪更浅,故当出其血而泻之。**血病身有痛者,治其经络**。血病者,邪传舍于络脉,在络之时,痛于肌肉,故身有痛也。盖言病在经之深者,治其经;病在孙络之浅者,治其孙络;病在经络浅深之间而痛及于肌肉者,治其经与络也。**其病者在奇邪,奇邪之脉则缪刺之**。奇邪者,邪不入于经,流溢于大络而生奇病也。夫邪客大络者,左注右,右注左,上下左右,与经相干,而布于四末,其气无常处,不入于经俞,故宜缪刺之。缪刺者,以左取右,以右取左也。**留瘦不移,节而刺之**。留瘦不移者,留淫日深,著于骨髓,故即于节而刺之。盖病在脉络者取之脉,病在骨节者治其节也。**上实下虚,切而从之,索其结络脉,刺出其血,以见通之**。《刺节真邪篇》曰:大经调者谓之不病,虽病谓之自已也。一经上实下虚而不通者,此必有横络盛加于大经,令之不通,视而泻之,此所谓解结也。是以上实下虚者,有横络盛加于经,以致上下不通而有虚实也。切而从之者,切其某经之所阻而从治之也。索其结络者,索其横络之结而刺出其血。以见通之者,视而泻之也。以上言病在经脉者为可治也。**瞳子高者,太阳不足;戴眼者,太阳已绝。此决死生之要,不可不察也**。夫九针九候之道,贵在神与气。心藏神而为阳中之太阳,肾为生气之原而膀胱为之表里,是以独候手足之太阳者,太阳主诸阳之气也。瞳子高者,乃太阳之神气不足,盖手太阳之脉上颊至目锐眦,其支者抵鼻至目内眦,虚则经气急而瞳子高大矣。足太阳之脉起于目内眦,系气绝,故死必戴眼。虽然,手足之经气交相贯通,手经之不足缘生气之衰微,如生气脱于下,手太阳先绝于上矣。故虚于上者宜补之,绝于下者为死证。所谓木敷者其叶发,弦败者其音嘶。**手指及手外踝上五指留针**。此复申明瞳子高者,太阳不足于上也。手太阳之脉,起于小指之端,循手外侧上腕,出踝中。外踝上者,在手外侧踝上也。五指者,第五之小指也。言太阳不足,当于手指及外踝上之后谿,五指之少泽上留针以补之。盖候足太阳之气者,于足上去踝五寸而弹之。补手太阳者,当于手外踝上五指而取之。此手足之经气交相贯通,先不足于上而后绝于下也。张二中曰:泻者出血,补者留针。

## 经脉别论篇第二十一

言经脉病脉之各有分别。

**黄帝问曰:人之居处动静勇怯,脉亦为之变乎?**按《三部九候论》至《血气形志篇》与《灵枢》之《九针论》前后相符,止此篇与《藏气法时论》少有异别。然此篇章旨乃《九候论》之所谓必先知经脉然后知病脉,《藏气法时论》章旨乃《九候论》之所谓察其府藏以知死生之期。盖九针九篇,九九八十一篇,论在《灵枢经》内。此复论三部九候之法,故必先知经脉生始之原,而后知九候之病脉,知五藏生克之理,而后知死生之期,故设此二问。**岐伯对曰:凡人之惊恐恚劳动静,皆为变也**。言人之居处安静,其气和平,自有经常之脉。如动作过用,则变而为病脉矣。**是以夜行则喘出于肾,淫气病肺**。肾属亥子而气主闭藏,夜行则肾气外泄,故喘出于肾。肾为本,肺为末,肾气上逆,故淫伤于肺也。夫喘属肺证,又曰阳明厥则喘,汗出于肺,主之皮毛,而生于胃府之津液。此章首论喘,次论汗者,言经脉荣卫生于胃府水谷之津,而通会于肺气,是有经常之理。如劳动过伤,则五藏气逆而脉亦为之变,故先论其变而后论其常焉。**有所堕恐,喘出于肝,淫气害脾**。堕则伤筋,筋即为肝,故喘出于肝,木胜土,故淫气害脾。**有所惊恐,喘出于肺,淫气伤心**。惊则气乱,故喘出于肺。肺者心之盖,故淫气伤心。**度水跌仆,喘出于肾与骨**。跌则伤骨,骨即为肾,故喘出焉。徐公遐曰:肾生骨髓,髓生肝。骨者肾之精气所注。末言骨者,则五藏之生气可类推之。**当是之时,勇者气行**

**则已，怯者则著而为病也。**言此数者，皆伤五藏之气。勇者逆气已过，正气复顺。怯者则留著为病，而见病脉矣。**故曰：诊脉之道，观人勇怯骨肉皮肤，能知其情，以为诊法也。**夫气有勇怯，理有疏密，皮肤有厚薄，骨肉有坚脆，能知其情，以为诊法之要。**故饮食饱甚，汗出于胃。**汗者，水谷之津液，饱甚则胃满，故汗出焉。**惊而夺精，汗出于心。**血乃心之精，汗乃血之液。惊伤心气，汗出于心，故曰夺精。经云：夺汗者无血。**持重远行，汗出于肾。**持重远行则伤骨，故汗出于肾。**疾走恐惧，汗出于肝。**疲罢伤筋，故汗出于肝。**摇体劳苦，汗出于脾。**劳伤四体，故汗出于脾。**故春秋冬夏，四时阴阳，生病起于过用，此为常也。**四时阴阳自有经常，血气循行各有调理，如动作过伤，则血气妄逆而生病，此自然之理也。《口问篇》曰：百病之始生也，皆生于风雨寒暑。阴阳喜怒，饮食居处，大惊卒恐，则血气分离。阴阳破散，经络厥绝，脉道不通。阴阳相逆，卫气稽留，经脉空虚，血气不次，乃失其常。是以惊恐恚劳动作饮食以致喘汗出者，皆使气血不次，脉道失常。故欲知经度之循行，先识变常之逆气。徐公遐曰：喘汗之证，乃经气逆行，故首提曰脉亦为之变，又曰能知其情以为诊法。

**食气入胃，散精于肝，淫气于筋。**肝者土之胜，制则生化，故散精于肝。肝者筋其应，故淫气于筋。经曰：谷入于胃，脉道乃通，血气乃行。是荣卫气血皆水谷之所资生，而水谷入胃各有淫散输转之道，故又必先知经脉生始之原，而后知病脉也。**食气入胃，浊气归心，淫精于脉。**经曰：受谷者浊。胃之食气，故曰浊气。胃络上通于心，故入胃之食气归于心，子令母实也。心气通于脉，故淫精于脉。伯高曰：谷始入于胃，其精微者，先出于胃之两焦，以溉五藏，别出两行荣卫之道。其大气之抟而不行者，积于胸中，命曰气海，出于肺，循喉咙而司呼吸。又曰：谷入于胃，乃传之肺，五藏六府皆以受气。所谓先出于胃之两焦者，入胃之谷气，先下淫于府，上归于心肺，以养五藏气。此章论经脉之道，由水谷之精以养府藏，府藏之精淫于经脉，气口成寸，以决死生，所谓五藏皆禀气于胃，而至于手太阴也。其别出两行之荣卫与宗气，又当别论。同志者当细玩诸经，体认明白。**脉气流经，经气归于肺，肺朝百脉，输精于皮毛。**脉气者，水谷之精气，而行于经脉中也。经，大经也。言入胃之谷气，先淫气于脉，百脉之经气，总归于大经，经气归于肺，是以百脉之气，皆朝会于肺也。肺会皮毛,故复输精于皮毛。毛脉合精,行气于府。经云:血独盛则淡渗皮肤生毫毛。夫皮肤主气,经脉主血,毛脉合精者,血气相合也。六府为阳,故先受气。府精神明,留于四藏,府精神明者,六府之津液相成,而神乃自生也。谷气入胃,淫精于脉,乃传之肺。肺气散精,行气于府。府精留于四藏,以养五藏之气。故曰谷入于胃,乃传之肺,五藏六府皆以受气。气归于权衡,权衡以平,气口成寸,以决死生。权衡,平也。言脉之浮沉出入,阴阳和平,故曰权衡以平。气口,手太阴之两脉口成寸者,分尺为寸也。言五藏六府受气于谷,淫精于脉,变见于气口,以决其死生。饮入于胃,游溢精气,上输于脾。脾气散精,上归于肺,通调水道,下输膀胱。水精四布,五经并行。入胃之饮,精气上输于脾,脾气散精,上归于肺,盖脾主为胃行其津液者也。肺应天而主气,故能通调水道而下输膀胱,所谓地气升而为云,天气降而为雨也。水精四布者,气化则水行,故四布于皮毛。五经并行者,通灌于五藏之经脉也。《平脉篇》曰:谷入于胃,脉道乃行,水入于经,而血乃成。故先论食而后论其饮焉。合于四时五藏,阴阳揆度,以为常也。五藏,五行之气也。揆度,度数也。总结上文而言经脉之道,合于四时五行之次序,阴阳出入之度数,以为经脉之经常。

太阳藏独至,厥喘虚气逆,是阴不足阳有馀也,表里当俱泻,取之下俞。此言藏府经脉有阴阳相合之常度。如偏阴偏阳之独至,则为厥喘诸病,所谓先知经脉,今识病脉也。太阳藏独至者,太阳之经气独至而无阴气之和也。阳气惟上,故下厥上喘,而虚气上逆也。是阴不足而阳有馀,表里俱当泻。盖太阳经气发原于下,而上出于肤表,故当表里俱泻而取之下俞。阳明藏独至,是阳气重并也,当泻阳补阴,取之下俞。《阴阳系日月论》曰:寅者正月之生阳也,主左足之少阳;未者六月,主右足之少阳;卯者二月,主左足之太阳;午者五月,主右足之太阳;辰者三月,主左足之阳明;巳者四月,主右足之阳明。此两阳合于前,故曰阳明。阳明之独至,是太少重并于阳明,阳盛故阴虚矣。此言阴阳并合,乃经脉之常。如阳并于阳,阴并于阴,则为病脉矣。故曰:持雌守雄,弃阴附阳,不知并合,诊故不明。少阳藏独至,是厥气也,跻前卒大,取之下俞。少阳主初生之气,生气厥逆于下,以致藏脉之独大于跻前也。跻者,奇经之跻脉,足少阳经脉在阳跻之前,故跻前卒大。朱卫公曰：言跻前卒大者，释明三阳之脉，候足之三阳也。盖生阳之气皆从下而上，由阴而阳，故俱取之下俞。又申明三阴三阳之候，候十二经之本脉也。如跻前少阳之脉卒大，而厥阴之动脉微小者，是为少阳独至也。所谓太阳少阳太阴少阴者，论阴阳之经脉也。经脉连于藏府，故曰藏。所谓一阳二阳一阴二阴者，论三阴三阳之气也。此节论有病经而及于无病之气者，有病气而及于有形之经者，盖病在经者由藏而经，由经而气，病在气者由气而经，由经而藏也。**少阳独至者，一阳之过也**。此申明经气之各有别也。夫一阴一阳分而为三阴三阳，三阴三阳合于手足十二经脉，十二经脉合于十二藏。府所以藏物，故亦名藏也。所谓太阳阳明少阳藏独至者，言三阳经脉之独盛也。三阳经脉之独盛者，是三阳气之太过也。**太阴藏搏者，用心省真，五脉气少，胃气不平，三阴也，宜治其下俞，补阳泻阴**。此言三阴三阳之经气，皆有手有足也。夫手之太阴足之太阴是为三阴，是以太阴之藏脉相搏者，须用心省察，其为手之太阴足之太阴乎！如五脉气少者，手太阴之过也。盖肺朝百脉而输精于藏府，脾气搏而不行，则五脉之气皆少，是以五脉气少者，知在手之太阴也。脾主为胃行其津液，脾气搏而不行，是以胃气不平，胃气不平者，知在足之太阴也。手之太阴足之太阴，而后谓之三阴也。足之三阴从足走腹，手之三阴从腹走手，手足经气交相贯通，故独取之下俞。徐公遐曰：此复申明所谓三阴三阳者，概手足而言也。盖阴阳之气皆从下而上，故独取之下俞。**一阳独啸，少阳厥也**。此言经厥而及于气也。夫气激于喉中而浊谓之言，气激于舌端而清谓之啸，盖气郁而欲伸出之。一阳之气独啸者，盖因少阳之经气厥逆也。所谓少阳独至，一阳之过者，言气盛而及于经也。一阳独啸，少阳厥者，言经逆而及于气也。分而论之，有气有经，合而论之，经气之相关也。朱卫公曰：以太阴间于其间者，当知三阴三阳之经气皆若是也。张兆璜曰：少阳厥者，木火之气郁也。木郁之发，松吟高山，虎啸岩岫。古之善啸者，听谿中虎声而写之，一阳独啸之义，盖取诸此欤！**阳并于上，四脉争张，气归于肾，宜治其经络，泻阳补阴**。阳并者，太阳阳明之气相并也。四脉者，太阳之小肠膀胱，阳明之胃与大肠，即四形藏之脉也。四脉争张以致阳并于上，亦经厥而及于气也。肾为生气之原，此三阴之气虚陷于肾，不能与阳相接，故宜泻其阳之络，补其阴之经，阴阳平而经气和矣。四脉争张，四形藏之气盛也。气归真虚，五神藏之气虚也。**一阴至,厥阴之治也。真虚痟心,厥气留薄,发为白汗,调食和药,治在下俞。**痟,音狷。此言经气逆而病及于藏也。一阴者,厥阴也。是以一阴气至,当厥阴主治,而反见藏真之虚,心为痠痛,盖厥阴之气发于命门,为心主之包络,厥阴气逆,以至真虚而心痛也。厥逆之气留薄于心下,则上迫于肺,故发为白汗。夫真虚痛心,病在内也;经气厥逆,病在外也。病在内者,治以药食;病在外者,治以针砭。故宜调食和药,治其下俞。夫所谓一阳二阳三阳一阴二阴三阴者,阴阳之二气也。所谓太阳阳明少阳太阴厥阴少阴者,概藏府经气而言也。人禀天地阴阳之气而成此形,是有有形之藏府经脉,有无形之阴阳六气也。虽然,藏不离乎经,经不离乎气,气不离乎藏,经气贯通,藏气并合,阴阳出入,上下循环,是以有论三阳之独至者,有论在手经足经者,有论经病而及于气气病而及于经者,有论阴阳之不相合者,有论经气逆而病及于藏者,此皆阴阳之道,可合可分。书不尽言,举一以概十。学者当知一经之气若是,则十二经可知,能引而伸之,进乎技矣。

**帝曰:太阳藏何象?**太阳藏者,谓小肠膀胱之经脉也。象者,效象形容,此复论经气之见于脉者各有别也。此言三阴三阳之气合于十二经而应于脉,非气之行于脉中也。故太阳之脉象上三阳之气盛而浮,少阳之脉象上一阳之气初生也。若一阳之气行于脉中,则滑而不实矣。此申明阳藏独至阴藏相搏者,乃因气而见于脉,故曰少阳独至者,一阳之过也。**岐伯曰:象三阳而浮也。**象者,像也。三阳,阳盛之气也。言太阳之藏脉,象阳盛之气而浮也。**帝曰:少阳藏何象?岐伯曰:象一阳也。**少阳藏者,三焦甲胆之经气。故象一阳初动之生阳。**一阳藏者,滑而不实也。**所谓一阳二阳者,乃三阳之气也。气应脉外,故以脉之浮沉以效象阴阳之气,如在一阳之藏脉,则见脉体之滑象矣。盖阳气搏于脉中,其脉则滑,阳欲外浮,故不实也。此反结上文,而言一阳之藏脉与一阳之气见于脉者之不同也。**帝曰:阳明藏何象?岐伯曰:象大浮也。**阳明藏者,胃与大肠之经脉也。阳明者两阳合明,阳气合并则阳热盛,故其象大浮。象大浮者,二阳之气也。**太阴藏搏,言伏鼓也。二阴搏至肾,沉不浮也。**此复结阴藏之经脉与阴气之见于脉者之不同也。太阴藏搏者,乃太阴之经脉相搏,故见脉象之伏鼓。如二阴之气相搏,以至于少阴之肾,止见乎沉而不浮。盖以脉象之浮沉,以别阴阳之气;以脉体之滑动不实鼓动而伏,以别阴阳之脉也。此篇论欲识病脉,先知经脉,然欲知经脉,又当体析其经与气焉。

## 藏气法时论篇第二十二

黄帝问曰:合人形以法四时五行而治,何如而从?何如而逆?得失之意,愿闻其事。此承上章而复问也。《经脉篇》曰:合于四时五藏阴阳揆度,以为经脉之常。故帝以藏府阴阳合于人形,法于四时五行而为救治之法,何如而从,何如而逆。反逆为从谓之得,反顺为逆谓之失。岐伯对曰:五行者,金木水火土也,更贵更贱,以知死生,以决成败,而定五藏之气,间甚之时,死生之期也。此篇论察其府藏而知死生之期,然须法于四时五行生克之顺逆,而后死生可必。故曰:五行者,金木水火土也。言天之十干四时,地之五谷五味,人之五藏五气,皆合于此五者。以此五者而合参之,则成败死生可决矣。更贵更贱者,贵贱更互也。间者,持愈之时。甚者,加甚之时也。帝曰:愿卒闻之。卒,尽也。岐伯曰:肝主春,肝主春木之气。足厥阴少阳主治。足厥阴主乙木,少阳主甲木,二者相为表里,而主治其经气。其日甲乙。甲为阳木,乙为阴木,在时为春,在日主甲乙。肝苦急,急食甘以缓之。肝主春生怒发之气,故苦于太过之急,宜食甘以缓之。心主夏,心主夏火之气。手少阴太阳主治。手少阴主丁火,太阳主丙火,二者相为表里,而主治其经气。其日丙丁。丙为阳火,丁为阴火,在时主夏,在日为丙丁。心苦缓,急食酸以收之。吴氏曰:心以长养为令,志喜而缓,缓则心气散逸,自伤其神矣,急宜食酸以收之。脾主长夏,长夏,六月也,谓火土相生之时。足太阴阳明主治。足太阴主己土,足阳明主戊土,二经相为表里,而主治其经气。其日戊己。戊为阳土,己为阴土,位居中央。脾苦湿,急食苦以燥之。脾属阴土,喜燥恶湿,苦乃火味,故宜食苦以燥之。张二中曰:喜燥者,喜母气以资生;苦湿者,恶所胜之乘侮。肺主秋,主秋金之令。太阴阳明主治。手太阴主辛金,手阳明主庚金,二经相为表里,而主治经气。其日庚辛。庚为阳金,辛为阴金,在时主秋,在日主庚辛。肺苦气上逆,急食苦以泄之。肺主收降之令,故苦气上逆,宜食苦以泄下之。肾主冬，主冬水之令。足少阴太阳主治。足少阴主癸水，足太阳主壬水，二经相为表里，而主治经气。其日壬癸。壬属阳水，癸属阴水，在时主冬，在日为壬癸。肾苦燥，急食辛以润之，开腠理，致津液，通气也。肾者水藏，喜润而恶燥，宜食辛以润之。谓辛能开腠理，使津液行而能通气，故润。以上论五藏之本气，而合于四时五行五味也。病在肝，愈于夏，此论邪气之客于身而病在五藏者，亦合于四时五行而有间甚之时日也。病在肝愈于夏者，子制其鬼贼而能令母实也。夏不愈，甚于秋，子休而贼旺，至其所不胜而甚也。秋不死，持于冬，贼气体而得母气之养，至其所生而持也。起于春。自得其位，故复起也。此论死生之月节也。馀藏仿此。禁当风。风气通于肝，故禁而弗犯。肝病者，愈在丙丁，至其所生而愈也。丙丁不愈，加于庚辛，金克木也。庚辛不死，持于壬癸，得母气之所生而持。起于甲乙。本气复旺而起。此论死生之期日也。肝病者，平旦慧，下晡甚，夜半静。平旦乃木气生旺之时，故爽慧。下晡乃金旺之时，故病甚。夜半得母之生气，故安静。此论间甚之时也。肝欲散，急食辛以散之，肝气受邪，则木郁而欲散，故急食辛以散之。用辛补之，酸泻之。按岁运厥阴之胜，以酸泻之；少阴之胜，以甘泻之；太阴之胜，以苦泻之。又曰：木位之主，其泻以酸，其补以辛；火位之主，其泻以甘，其补以咸；土位之主，其泻以苦，其补以甘；金位之主，其泻以辛，其补以酸；水位之主，其泻以咸，其补以苦。五味阴阳之用，辛甘发散为阳，酸苦涌泄为阴，咸味涌泄为阴，淡味渗泄为阳。六者或收或散，或缓或急，或燥或润，或耎或坚，以所利而行之，调其气使其平也。夫肝病者，厥阴之胜也。邪盛则正虚，故以辛之发散以散其木郁，以辛之润以补其肝气，以酸之泄以泻其有馀，所谓以所利而行之，调其气使其平也。馀藏准此。病在心，愈在长夏，长夏不愈，甚于冬，冬不死，持于春，起于夏。不死则能持，能持则能愈矣。禁温食热衣。心恶热也。心病者，愈在戊己，戊己不愈，加于壬癸，壬癸不死，持于甲乙，起于丙丁。当愈不愈，故有所加。值死不死，故有所起。心病者，日中慧，夜半甚，平旦静。《灵枢经》曰：春生夏长，秋收冬藏，是气之常也，人亦应之。以一日分为四时，朝则为春，日中为夏，日入为秋，夜半为冬，故自得其位而慧，至其所不胜而甚，至其所生而静也。心欲耎，急食咸以耎之，耎，叶软。心为火藏，心病则刚燥矣，故宜食咸以耎之。用咸补之，甘泻之。咸味下泄上涌而从水化，能泄心气以下交，涌水气以上济，水火既济，则心气自益。火欲炎散，以甘之发散而泻之。病在脾，愈在秋，秋不愈，甚于春，春不死，持于夏，起于长夏。禁温食饱食，湿地濡衣。胃欲清饮，故禁温食。饱食伤脾，故禁饱食。脾属阴土而恶湿，故湿地濡衣咸宜禁之。脾病者，愈在庚辛，庚辛不愈，加于甲乙，甲乙不死，持于丙丁，起于戊己。天之十干化生地之五行，地之五行化生人之五藏。人生于地，悬命于天，是以生于五行而归命于十干也。脾病者，日昳慧，日出甚，下晡静。昳，音迭。昳，日昃也。应长夏之时，故慧。日出乃木旺之时，故甚。下晡乃申酉之分，应秋金之令，故静。脾欲缓，急食甘以缓之，土德和厚，故欲缓。病则失其中和之气矣，故宜食甘以缓之。用苦泻之，甘补之。脾病则土郁矣，故用苦味之涌泄以泻夺之，以甘之缓补之。《金匮要略》曰：五藏病各有所得者愈。五藏病各有所恶，各随其所不喜者为病。是以顺其所欲之味为补也。病在肺，愈在冬，冬不愈，甚于夏，夏不死，持于长夏，起于秋。禁寒饮食寒衣。形寒饮冷则伤肺，故皆禁之。肺病者，愈在壬癸，壬癸不愈，加于丙丁，丙丁不死，持于戊己，起于庚辛。始病则以岁月期之，病重则以旬日期之，垂死则以旦暮计之。肺病者，下晡慧，日中甚，夜半静。一日一夜五分之，而各有生克间甚之时。肺欲收，急食酸以收之，肺主秋收之令，病则反其常矣，故急食酸以收之。用酸补之，辛泻之。用酸收以补正，辛散以泻邪。病在肾，愈于春，春不愈，甚于长夏，长夏不死，持于秋，起于冬。禁犯焠㶼热食，温炙衣。焠，音翠。㶼，音埃。焠㶼，爆渍之热食也。温炙衣，烘焙之热衣也。肾恶燥，故禁犯之。肾病者，愈在甲乙，甲乙不愈，甚于戊己，戊己不死，持于庚辛，起于壬癸。在四藏曰加者，言所胜之气加于我而使病加之，是客胜也。在肾藏曰甚于戊己，乃至其所不胜而甚，是主弱也。本经凡论五藏，多不一其辞，盖阴阳之道，推之无穷。肾病者，夜半慧，四季甚，下晡静。四季，辰戌丑未时也。肾病者，水王则慧，土王则甚，金王则静。肾欲坚，急食苦以坚之，肾体沉石，德性坚凝，病则失其常矣。故宜食苦以坚之。用苦补之，咸泻之。用苦坚以补之,咸泄以泻之。以上论五藏之病,而宜于药食者,五味各有所宜。**夫邪气之客于身也,以胜相加,**邪气者,风寒暑湿外淫之邪也。以胜相加者,如肝病加于庚辛,心病加于壬癸,所胜之气加临而病益重也。**至其所生而愈,**如肝病者,愈于夏,肺病者,愈于壬癸,得所生之子气而愈也。**至其所不胜而甚,**谓值其克贼之时而病益甚也。**至于所生而持,**得所生之母气而能支持也。**自得其位而起。**位者,本经所谓木位火位之类,值本气自旺之时,故能复起而愈也。**必先定五藏之脉,乃可言间甚之时,死生之期也。**言必先定五藏之经脉,知五藏之病脉,乃可言病之间甚死生之期。

**肝病者,两胁下痛引少腹,令人善怒。**病者,邪气实也。肝脉布胁肋,抵少腹,故两胁下痛引少腹。《灵枢经》曰:肝气实则怒。盖肝为将军之官而志怒,肝气郁而不舒故怒也。**虚则目𥆧𥆧无所见,耳无所闻,善恐如人将捕之。**𥆧,音荒。虚者,精气夺也。𥆧,不明也。肝藏血而开窍于目,肝虚故𥆧𥆧无所见。少阳经脉入耳中,故无所闻。胆病者,心下澹澹,如人将捕之。**取其经,厥阴与少阳。**经,谓经脉也。足少阳与厥阴为表里,故取二经以通其气。**气逆则头痛,耳聋不聪,颊肿,取血者。**厥阴与督脉会于巅,肝气逆,故头痛。少阳气逆,故耳不聪而颊肿也。取血者,谓取其经之多血者而去之。盖足少阳与厥阴为表里,少阳常少血多气,厥阴常多血少气,藏府经气相通,宜从厥阴之多血者而泻之。**心病者,胸中痛,胁支满,胁下痛,膺背肩胛间痛,两臂内痛。**手少阴心脉起心中,上挟咽,出胁下,循臑内,下肘中,循臂内后廉。手少阳小肠脉,上手臂,循臑内,出肩解,绕肩胛。二经气实,故有是痛。胁支满者,少阴之支络满痛于胁下也。**虚则胸腹大,胁下与腰相引而痛。**心火气虚则水浊上乘,故胸腹大。经云:浊气在上,则生䐜胀。心气不能交于阴,故胁下与腰相引而痛也。**取其经,少阴太阳,舌下血者。**心脉上循咽喉,开窍于舌,故取舌下血者,盖手足阴阳所苦,必先去其血,乃去其所苦,然后泻有馀补不足。**其变病,刺郄中血者。**设有变病而邪不在经络者,亦取其郄中出血,盖藏府经气之相通也。徐公遐问曰:师言取经之多血者而去之,少阴常少血,奚独取其舌下郄中?曰:处有常变,用有经权。少阴少血者,言其常也。病有所苦,必先去其血,而后泻有馀补不足者,言其交也。盖虚者亦不宜去血，变病者又取于郄中，此皆处变用权之法，故独举少阴一经，而曰舌下血，曰变病，盖欲其类推于诸经也。**脾病者，身重，善肌肉痿，足不收，行善瘈，脚下痛**。脾主肌肉，主通会五藏元真之气。脾气伤，故身重而肌肉善痿。痿者，肌肉委弃不仁也。足太阴经脉循胫膝，邪在经络，故足不收。气伤故善瘈而痛。用二善字者，言经病而及于气也。**虚则腹满肠鸣，飧泄食不化**。此因脾气虚而不能转输水谷故也。**取其经，太阴阳明少阴血者**。荣卫气血始于足少阴肾，生于足阳明胃，输于足太阴脾，故取此三经以通经气。**肺病者，喘咳逆气，肩背痛，汗出，尻阴股膝髀腨胻足皆痛**。此言肺肾之经气相通也。夫肺主气而发原于肾，肾为本，肺为末，母子之经气相通。是以足少阴之脉，其直者，从肾上贯膈，入肺中，循喉咙，挟舌本。病则气逆，故喘咳也。肺俞气在肩背，气逆于上则肩背痛而汗出，逆于下则尻阴胻膝皆痛也。按五经之论，各有不同，俱当著眼。**虚则少气不能报息，耳聋嗌干**。肾为生气之原，肺主周身之气，以司呼吸。生气衰于下，不能报息于上耳。肾气衰则耳聋，金水之气不足则嗌干也。**取其经太阴，足太阳之外，厥阴内血者**。太阴，手太阴肺经之本脉也。启玄子曰：足太阳之外厥阴内者，正谓腨内侧内踝后之直上则少阴脉也。视左右足脉少阴部分，有血满异于常者，即而取之。**肾病者，腹大胫肿，喘咳身重，寝汗出憎风**。肾少阴脉起于足而上循腨，侠脐，循腹里，上行而入肺。病在经络，故腹大胫肿。水邪逆于上，则喘咳。生气衰于下，则身重也。太阳之气司表，而下出于膀胱，经气逆则表气虚，故寝汗出而恶风。**虚则胸中痛，大腹小腹痛，清厥意不乐**。肾气虚而不能上交于心，故胸中痛。少阴之气上与阳明相合，生气虚于下，故大腹小腹痛也。清厥，冷之轻者。阳气虚，故手足逆冷也。心有所忆谓之意。膻中者，臣使之官，代君行令，喜乐出焉。胸中之心气不足，故意不乐也。**取其经，少阴太阳血者**。少阴与太阳为表里，藏府之经气相通，故藏病而兼及于府经也。以上论病生于经脉肌肉，宜治之以针石者，审察其藏府经络之虚实而取之。

**肝色青，宜食甘，粳米牛肉枣葵皆甘**。夫精明五色者，气之华也。肝色青则其气苦急，故宜食甘以缓之。盖五味所以养五藏之气者也。**心色**

赤，宜食酸，小豆犬肉李韭皆酸。心志喜，喜则气缓，缓则心神懈弛，故宜食小豆犬李之酸，以收养心气。肺色白，宜食苦，麦羊肉杏薤皆苦。肺色白，其气主秋金之降令而苦上逆，故宜食羊麦杏薤之苦，以收降其肺气。脾色黄，宜食咸，大豆豕肉栗藿皆咸。夫脾土之所以灌溉四藏者，主上渗于心肺，下泄于肝肾。如脾苦湿，则不能上渗矣；土气敦阜，则不能下泄矣。经曰：酸苦涌泄为阴，咸味渗泄为阴。故宜食苦者，取其燥土气以涌渗于上也；宜食咸者，取其行土气以渗泄于下也。肾色黑，宜食辛，黄黍鸡肉桃葱皆辛。肾色黑则其气喜润，辛能开腠理致津液，盖从革作辛，能通母之化原也。辛散，酸收，甘缓，苦坚，咸耎。此言发散涌泄之外，而又有或收或缓或坚或耎之性，善用者随其所利而行之。

毒药攻邪，启玄子曰：药谓金玉土石草木菜果虫鱼鸟兽之类，皆可以祛邪养正者也。然攻邪却病，惟毒乃能，故曰毒药攻邪。再按《本草》云：上药为君，主养命以应天，无毒，多服久服不伤人，欲轻身益气不老延年者，本上经；中药为臣，主养性以应人，无毒有毒，斟酌其宜，欲遏病补虚羸者，本中经；下药为佐使，主治病以应地，多毒，不可久服，欲除寒热邪气，破积聚愈疾者，本下经。五谷为养，谓黍稷稻麦菽，以供养五藏之气。五果为助，谓桃李杏枣栗，以助其养。五畜为益，谓牛羊犬豕鸡，为补益五藏者也。五菜为充。谓葵藿葱韭薤，充实于藏府者也。按《五常政大论》曰：大毒治病，十去其六；常毒治病，十去其七；小毒治病，十去其八；无毒治病，十去其九。盖毒药所以攻邪，谷肉果菜无使过伤，能补精益气，精气充足则邪病自除。气味合而服之，以补精益气。此总结上文而言谷肉果菜皆有五气五味，宜和合而食之，无使偏胜，以补益精气。如偏食焦苦之气味则增火化，如偏食咸腐之物则增寒化。经曰：久而增气，物化之常也。气增而久，夭之由也。故宜气味和合而食之。此五者，有辛酸甘苦咸，各有所利，或散或收，或缓或急，或坚或耎，四时五藏，病随五味所宜也。五者，谓毒药谷畜菜果也。言此五者皆有辛甘之发散，有酸苦咸之涌泄，又有辛散酸收苦坚咸耎，或随四时之宜散宜收，或随五藏之所苦所欲，各随其所利而行之。此篇论察五藏以知间甚死生之期，审贵贱以施针砭药食之别，盖九候之病，由五藏之所生。

# 宣明五气篇第二十三

天地之间，六合之内，不离于五，人亦应之。此篇承上章而宣明五气五味，五藏五邪，故无问答之辞，而不曰论。

**五味所入**：伯高曰：胃者，五藏六府之海也。水谷皆入于胃，五藏六府皆禀气于胃。五味各走其所喜，酸先走肝，苦先走心，甘先走脾，辛先走肺，咸先走肾，谷气津液已行，荣卫大通，乃化糟粕，以次传下。**酸入肝**，东方生风，风生木，木生酸，酸生肝，故味之酸者，入肝以养肝气。**辛入肺**，西方生燥，燥生金，金生辛，辛生肺，故味之辛者，入肺以养肺气。**苦入心**，南方生热，热生火，火生苦，苦生心，故味之苦者，入心以养心气。**咸入肾**，北方生寒，寒生水，水生咸，咸生肾，故味之咸者，入肾以养肾气。**甘入脾**。中央生湿，湿生土，土生甘，甘生脾，故味之甘者，入脾以养脾气。**是为五入**。

**五气所病**：五藏气逆而为病。**心为噫**，噫，不平之气也。本经所谓上走心为噫者，阴气而上走于阳明，阳明络属心，故上走心为噫。盖此因胃气上逆于心，故为噫。**肺为咳**，《阴阳应象论》曰：肺在变动为咳。**肝为语**，肝为将军之官，在志为怒，肝气欲达则为语。《诊要经终篇》曰：春刺冬分，邪气著藏，病不愈，又且欲言语。此言春令之肝气不舒故也。**脾为吞**，脾主为胃行其津液，脾气病而不能灌溉于四藏，则津液反溢于脾窍之口，故为吞咽之证。**肾为欠为嚏**，《灵枢经》曰：阳者主上，阴者主下。阳引而上，阴引而下，阴阳相引，故数欠，当泻足少阴，补足太阳。盖少阴之气在下，病则反逆于上而欲引于下，欲引于下则欠，反逆于上则嚏，盖肾络上通于胃也。**胃为气逆为哕为恐**，按《口问篇》曰：人之哕者，谷入于胃，胃气上注于肺。今有故寒气与新谷气俱还入于胃，新故相乱，真邪相攻，气并相逆，复出于胃，故为哕。盖谷入于胃，乃传之肺，而肺反还入于胃，胃受肺之寒气所逆，而欲复出于胃，故为哕。胃之逆气，下并于肾则为恐，盖肾于胃戊癸相合也。哕，呃逆也。哕哕，车銮声，言呃声之有轮序，故曰哕。**大肠小肠为泄**，大肠小肠，受盛水谷，变化糟粕，病则不能化物而为泄矣。**下焦溢为水**，下焦如渎，水道出焉。病则反溢而为水病。**膀胱不利为癃，不约为遗溺**，《灵枢经》曰：三焦下俞出于委阳,并太阳之正,入络膀胱,约下焦,实则闭癃,虚则遗溺。遗溺则补之,闭癃则泻之。**胆为怒**。胆为中正之官,性秉刚决,病则气郁而为怒。**是为五病**。谓病五藏五行之气,而六府亦配合于五行。

**五精所并**:谓五藏之精气相并。**精气并于心则喜**,多阳者多喜,心为阳藏,阴精并之,故喜。本经曰:神有馀则笑不休。**并于肺则悲**,肝悲哀动中则伤魂,肺虚而肝气并于肺则悲。**并于肝则忧**,脾忧愁不解则伤意,肝虚而脾气并于肝则忧。**并于脾则畏**,恐惧不解则伤精,脾虚而肾气并于脾则畏。**并于肾则恐**。本经曰所谓恐如人将捕之者,阴气少,阳气入阴,阴阳相薄,故恐也。盖心肾为水火阴阳之主宰,是以心虚而阴精并之则喜,肾虚而阳气并之则恐。此水火二气上下交并,其馀三藏皆所胜之气相并,所谓气不及则所胜妄行。徐公遐曰:有精相并者,有气相并者,故首提曰精气。**是谓五并,虚而相并者也**。此申明并者因虚而相并也。

**五藏所恶**:金木水火土,五藏之本气也。风寒热燥湿,五行之所生也。五藏之气喜于生化,故本气自胜者恶之。**心恶热**,心为火藏,故恶热。**肺恶寒**,肺属清金,故恶寒。**肝恶风**,肝主风木,故恶风。脾恶湿,脾为阴土,故恶湿。**肾恶燥**。肾为水藏,故恶燥。**是谓五恶**。三藏恶本气之胜,肺恶肾之寒,肾恶肺之燥,此亦阴阳变换之道,而肺肾子母之气互为本末也。

**五藏化液**:水谷入口,其味有五,津液各走其道,五藏受水谷之津,淖注于外窍而化为五液。**心为汗**,心主血,汗乃血之液也。**肺为涕**,出于肺窍之鼻而为涕。**肝为泪**,出于肝窍之目而为泪。**脾为涎**,出于脾窍之口而为涎。**肾为唾**。肾络上贯膈入肺,上循喉咙,挟舌本。舌下廉泉玉英,上液之道也,故肾为唾。经曰:液者,所以灌精濡空窍者也。**是谓五液**。又曰:五液者,肾为水藏,受五藏之精而藏之,肾之液复入心而为血,入肝为泪,入肺为涕,入脾为涎,自入为唾,是以五液皆咸。

**五味所禁**:阴之所生,本在五味,阴之五宫,伤在五味,故禁多食。**辛走气,气病无多食辛**;肺主气,辛入肺,故走气。气病而多食之,反辛散而伤气。**咸走血,血病无多食咸**;心主血,润下作咸,咸走血者,水气上交于心也。血病而多食之,则水反胜火矣。**苦走骨,骨病无多食苦**;肾主骨,炎上作苦，苦走骨者，火气下交于肾也。骨病而多食之，则火气反胜矣。此与并于心则喜并于肾则恐之义相同。盖心肾水火之气，时相既济，故所走互更。其馀三藏是本藏之味而走本藏所主之筋肉也。**甘走肉，肉病无多食甘**；脾主肌肉，甘为土味，脾病而多食之，则反伤脾气。**酸走筋，筋病无多食酸**。肝合筋，酸走肝，筋病而多食之，则反伤其肝气。**是谓五禁，无令多食**。五味所以养五藏之气者也。病则气虚，故无令多食。盖少则补，多则反伤其气。

**五病所发**：承上文而言五藏之病各有所发。**阴病发于骨**，肾为阴藏，在体为骨，故肾阴之病而发于骨。**阳病发于血**，心为阳中之太阳，在体为脉，故心阳之病而发于血。朱永年曰：上节言咸走血，苦走骨，此节曰阴病发于骨，阳病发于血，正见其阴阳体用之妙。**阴病发于肉**，脾为阴中之至阴，在体为肉，是以太阴之病而发于所主之肌肉。**阳病发于冬**，肝为阴中之少阳，逆冬气则奉生者少，春为痿厥，故肝藏之阳病发于冬。**阴病发于夏**。肺为牝藏，逆夏气则奉收者少，秋为痎疟，故肺藏之阴病而发于夏也。夫所谓阳病发于骨，阴病发于血者，即《调神论》之所谓逆夏气则太阳不长，心气内洞，逆冬气则少阴不藏，肾气独沉之义。此因本气自伤而为病也。曰阳病发于冬，阴病发于夏者，因所生之母气逆而为病也。阴阳之道，推变无穷，若胶执于心肾发于骨血，肝肺发于冬夏，又不可与论阴阳矣。**是为五发**。谓五藏皆有所发之处，各有所发之因。

**五邪所乱**：言正气为邪气所乱。**邪入于阳则狂**，邪入于阳则阳盛，阴不胜其阳，则脉流薄疾，并乃狂。又四支为诸阳之本，阳盛则四支实，实则能登高也。热盛于身，则弃衣欲走也。阳盛，则使人骂詈不避亲疏也。**邪入于阴则痹**，痹者，闭也，痛也。邪入于阴闭而不行，则留著而为痹痛之证，故曰病在阳者名曰风，病在阴者名曰痹。**搏阳则为巅疾**，《方盛衰论》曰：气上不下，头痛巅疾。盖邪气与阳气搏击于上，则为头痛巅顶之疾。**搏阴则为瘖**，足之少阴，上系于舌，络于横骨，终于会厌。邪搏于阴则会厌不能发，发不能下，至其开阖不利，故为瘖。**阳入之阴则静**，阳分之邪而入之阴，则病者静，盖阴盛则静也。**阴出之阳则怒**。阴分之邪而出之阳，则病者多怒，盖阳盛则怒也。**是为五乱**。谓邪气乱于五藏之阴阳。

**五邪所见**：夫五邪之乱于阴阳者，乱五藏阴阳之气也。正气为贼邪所伤，则五邪之胜气外见于脉矣。**春得秋脉，夏得冬脉，长夏得春脉，秋得夏脉，冬得长夏脉**，春弦夏钩，秋毛冬石，五藏阴阳之正气也。反得所胜之脉者，邪贼盛而见于脉也。**名曰阴出之阳，病善怒不治**。夫内为阴，外为阳，在内五藏为阴，在外皮肉络脉为阳，在内所伤之藏气而外见于脉，故名曰阴出之阳。邪出于脉则血有馀，经曰血有馀则怒，此正气为邪气所胜，故为不治。**是为五邪皆同，命死不治**。此言上文之所谓不治者，谓五脉皆为邪胜也。如五藏之气为邪所胜，见四时相克之脉，皆为死不治矣。

**五藏所藏**：藏者，藏也，主藏而不泻也。**心藏神**，经曰：两精相搏谓之神。是神乃阴精所生而藏于心藏。朱永年曰：所生之来谓之精，又曰神者水谷之精气也。是先天所生之精与后天水谷之精而生此神，故曰两精相搏。**肺藏魄**，并精而出入谓之魄，魄乃阴精所生，肺为阴藏，故主藏魄。**肝藏魂**，随神往来谓之魂，肝为阳藏，故主藏魂。**脾藏意**，所以任物谓之心，心之所忆谓之意。心生血脉，血生脾，故心之所之意而藏于脾也。**肾藏志**。心之所之谓之志。神生于精，志生于心，亦心肾交济之义。**是为五藏所藏**。为五藏所藏之神。

**五藏所主**：五藏在内而各有所主之外合。**心主脉**，所主血，故所主在脉。**肺主皮**，肺主气，气主皮毛，故肺合皮。**肝主筋**，肝生于肾，筋生于骨，故在藏为肝，在体为筋。**脾主肉**，五藏元真之气通会于肌肉腠理，脾气通于五藏，故所主在肉。**肾主骨**。肾藏精髓而注于骨，故所主在骨。**是为五主**。谓人身之皮腠形层各属五藏之所主。

**五劳所伤**：劳，谓太过也。上古之民形劳而不倦。**久视伤血**，久视损神，故伤血。**久卧伤气**，久卧则气不行，故伤气。**久坐伤肉**，脾喜运动，故久坐伤肉。**久立伤骨**，久立则伤腰肾膝胫，故伤骨。**久行伤筋**。行走罢极则伤筋。**是为五劳所伤**。是五劳而伤五藏所主之血气筋骨也。

**五脉应象**：五藏之脉以应四时五行之象。**肝脉弦**，象木体之条达也。**心脉钩**，象火炎盛而秒则环转如钩。**脾脉代**，象四时之更代也。**肺脉毛**，秋令清肃，故象羽毛之清虚。**肾脉石**。象石之沉水也。**是为五藏之脉**。

夫九候之道，必先定五藏五脉，审辨其五实五虚，而后立五法调五味以治之，故此篇宣明五藏之气焉。

## 血气形志篇第二十四

夫人之常数，太阳常多血少气，少阳常少血多气，阳明常多气多血，少阴常少血多气，厥阴常多血少气，太阴常多气少血。此天之常数。夫气为阳，血为阴，府为阳，藏为阴，藏府阴阳，雌雄相合，而气血之多少自有常数。如太阳多血少气，则少阴少血多气；少阳少血多气，则厥阴多血少气。阳有馀则阴不足，阴有馀则阳不足，此天地盈虚之常数也。惟阳明则气血皆多，盖血气皆生于阳明也。足太阳与少阴为表里，少阳与厥阴为表里，阳明与太阴为表里，是为足阴阳也。手太阳与少阴为表里，少阳与心主为表里，阳明与太阴为表里，是为手之阴阳也。夫手有三阴三阳，足有三阴三阳，以合十二经脉。阴阳并交，表里相应，是以圣人持诊之道，先后阴阳而持之。诊合微之事，追阴阳之变，章五中之情，取虚实之要，知此乃足以诊。如切阴不得阳，诊消亡；得阳不得阴，守学不湛。是故藏府阴阳，相为表里，此皆诊候之要，不可不知。今知手足阴阳所苦，凡治病必先去其血，乃去其所苦，伺之所欲，然后泻有馀，补不足。知所苦者，知邪病在手足之何经也。先去其血，除菀陈也。菀陈去则无所苦矣。伺之所欲者，伺其欲散欲耎，欲缓欲收。盖必先定五藏之病，五藏已定，九候已备，而后乃存针。有馀者，邪气盛也。不足者，精气夺也。有馀则泻之，不足则补之。欲知背俞，先度其两乳间，中折之，更以他草度去半已，即以两隅相拄也。乃举以度其背，令其一隅居上，齐脊大椎，两隅在下，当其下隅者，肺之俞也。俞，音输。度，音铎。拄，音主。此论取五俞之法，五藏之俞皆在于背。背者，胸之府也。故先量其两乳而后定其背之俞焉。度，量也。言以草量其乳间中折之，更以他草度此草，去半已，使与中折之草拄为三隅，以一隅上齐脊之大椎，两隅分而拄下，当其下隅之尽处，是肺俞也。盖九针九候之道，先以五藏为主。复下一度，心之俞也；复下一度，左角肝之俞也，右角脾之俞也；复下一度，肾之俞也。是谓五藏之俞，灸刺之度也。

度，叶渡。度，度数也。俞，输同。五藏血气输转传布也。吴鹤皋曰：此取五藏俞法，与《甲乙经》不合，盖古人别为一法者也。

**形乐志苦，病生于脉，治之以灸刺。**君子劳心，小人劳力。形乐志苦，形乐志乐，贵人也。形苦志乐，形苦志苦，常人也。所谓更贵更贱，以知死生，以决成败也。《金匮要略》曰：血痹病从何得之？师曰：夫尊荣人，骨弱肌肤盛，重困疲劳，汗出，卧不时动摇，加被微风，遂得之，宜以针引阳气，令脉和紧去则愈。盖形乐则肌肤盛，肌肤盛则阳气留于阴也久，阳不在表，则邪直伤于阴。志苦则伤神，神伤则血脉虚，而邪气易入，故病生于脉也。宜灸以启留陷之阳，宜刺以去血脉之痹。**形乐志乐，病生于肉，治之以针石。**形乐志乐，则过于安逸矣。过于安乐，则神机不转，气血羁留，故病生于肉，宜治以针石，引而通之。**形苦志乐，病生于筋，治之以熨引。**吴鹤皋曰：劳苦其形则伤筋，志逸而乐则血脉未尝受病，故治之以熨烙导引，使血脉荣养于筋则就安矣。**形苦志苦，病生咽嗌，治之以甘药。**百忧感其心，万事劳其形，则阴阳气血皆伤矣。夫嗌主天气，咽主地气，天者阳气，地者阴气，此阴阳气血皆伤，故病生嗌咽，是宜甘药以调其脾胃焉。《终始篇》曰：阴阳俱不足，补阳则阴竭，泻阴则阳脱，如是者可将以甘药，不可饮以至剂，如此者弗灸。朱永年曰：咽嗌，喉也。**形数惊恐，经络不通，病生于不仁，治之以按摩醪药。**惊则气乱，恐则气下。盖血随气行，气数乱逆，则经络不通，荣卫不行，是以病生于不仁。宜按摩醪药，以行其荣卫血气焉。朱永年曰：酒者，熟谷之液，其性慓悍，其气先行于荣卫，故宜于醪药也。**是谓五形志也。**谓大人布衣，有此五者之形志。

**刺阳明出血气，刺太阳出血恶气，刺少阳出气恶血，刺太阴出气恶血，刺少阴出气恶血，刺厥阴出血恶气也。**恶，去声。此言六经之气血各有多少，宜从其多者而去之。盖邪在气分者，可从血出；邪在血分者，可从气出也。阳明气血皆多，故刺可出血出气；太阳多血少气，故刺宜出血而恶出气；少阳多气少血，故刺宜出气而恶出血；太阴多气少血，故刺宜出气而恶出血；少阴多气少血，故刺宜出气而恶出血；厥阴多血少气，故刺宜出血而恶出气。此气血之常数，针刺之常法也。《针经》曰：刺荣者出血，刺卫者出气。按《灵枢·经水篇》曰：十二经之多血少气，与其少血多气，与其皆多血气，与其皆少血气，皆有大数。其治以针艾，各调其经气，固其常有合。又曰：足阳明五藏六府之海也，其脉大血多，气盛热壮，刺此者不深弗散，不留不泻也。足阳明刺深六分留十呼，足太阳深五分留七呼，足少阳深四分留五呼，足太阴深三分留四呼，足少阴深二分留三呼，足厥阴深一分留二呼。手之阴阳，其受气之道近，其气之来疾，其刺深者皆无过二分，其留皆无过一呼。其少长大小肥瘦，以心撩之，命曰法天之常，灸之亦然。灸而逾此者，得恶火则骨枯脉涩；刺而过此者，则脱气。

## 宝命全形论篇第二十五

黄帝问曰：天覆地载，万物悉备，莫贵于人。人以天地之气生，四时之法成。王冰曰：天以德流，地以气化，德气相合，而乃生焉。《易》曰：天地细缊，万物化醇。此之谓也。则假以温凉寒暑，生长收藏，四时运行而方成立。君王众庶，尽欲全形。王冰曰：贵贱虽殊，然其宝命一矣。故好生恶死者，贵贱之常情也。形之疾病，莫知其情，留淫日深，著于骨髓。心私虑之，余欲针除其疾病，为之奈何？王冰曰：虚邪之中人微，先见于色，不知于身，有形无形，故莫知其情状也。留而不去，淫衍日深，邪气袭虚，故著于骨髓，帝矜不度，故请行其针。岐伯对曰：夫盐之味咸者，其气令器津泄；弦绝者，其音嘶败；木敷者，其时发；病深者，其声哕。人有此三者，是谓坏府，毒药无治，短针无取。此皆绝皮伤肉，血气争黑。此言藏府经络皆由胃气之所资生。如胃气已败，虽毒药无所用其功，针石无所施其力。欲宝命全形者，当先养其胃气焉。夫盐之味咸者，性本润下，如置之器中，其气上升，令津泄泽于器之上。如弦欲绝者，其音必先嘶败。如木气敷散，其叶早发生。此三者，以喻有诸内而形诸外，以比哕之府坏而后发于音声。夫哕有三因，如因肺气逆而欲复出于胃者，橘皮竹茹汤主之，此哕之逆证也。如哕而腹满，当视其前后，知何部不利，利之而愈者，此哕之实证也。如有此三者之比而其声哕者，哕之败证也。此因病深而胃府已坏，虽毒药无可治其内，短针无可取其外。此皆皮毛焦绝，肌肉损伤，而气血争为腐败矣。黑者，腐之色也。朱永年曰：《金匮要略》云：六府气绝于外者，手足寒，上气脚缩；五藏气绝于内者，利不禁，手足不仁。此哕之坏证也。所谓坏府者，言病深而五藏六府血气皮肉俱已败坏。帝曰：余念其痛，心为之乱惑，反甚其病，不可更代。百姓闻之，以为残贼，为之奈何？更代，更易时月也。残贼，残忍其死而贼害不仁也。岐伯曰：夫人生于地，悬命于天，天地合气，命之曰人。王冰曰：形假物成，故生于地。命惟天赋，故悬于天。德气同归，故谓之人也。《灵枢经》曰：天之在我者德，地之在我者气，德流气薄而生者也。然德者道之用，气者生之母也。人能应四时者，天地为之父母。王冰曰：人能应四时和气而养生者，天地恒畜养之，故为父母。《四气调神论》曰：夫四时阴阳者，万物之根本也。所以圣人春夏养阳，秋冬养阴，以从其根，故与万物浮沉于生长之门。知万物者，谓之天子。吴崐曰：知万物则能参天地，赞化育，是谓天之子也。天有阴阳，人有十二节。《邪客篇》曰：岁有十二月，人有十二节。《生气通天论》曰：夫自古通天者，生之本，本于阴阳，天地之间，六合之内，其气九州九窍，五藏十二节，皆通乎天气。十二节者，手足之十二大节也。盖天有阴阳寒暑以成岁，人有十二节以合手足之三阴三阳，十二经脉以应天之十二月也。天有寒暑，人有虚实。寒暑者，天之阴阳消长也。虚实者，人之阴阳消长也。能经天地阴阳之化者，不失四时，知十二节之理者，圣智不能欺也。言能经理天地阴阳之造化者，不失四时之运行。知十二经脉之理而合于天之阴阳，惟圣智者能之，又何欺之有？能存八动之变，五胜更立，能达虚实之数者，独出独入，呿吟至微，秋毫在目。呿，音区。存，存心也。八动，八风之变也。五胜，五行之胜克也。更立者，言五行之有胜制，胜则贼害，制则生化，万物尽然，不可胜竭也。独出独入者，言能存心于八动五胜，明达于虚实之数，而出入补泻之有独见也。呿，卧声，口张而不合，气之虚也。吟，呻吟之声，气之实也。言其呿吟之至微，而虚实之秋毫皆在吾目矣。帝曰：人生有形，不离阴阳，天地合气，别为九野，分为四时。月有小大，日有短长，万物并至，不可胜量，虚实呿吟，敢问其方？人秉天地阴阳之气而生此形，是以与天地合气而成九候也。别为九野者，以身形之应九野也。分为四时者，左足应立春，左胁应春分，左手应立夏，膺喉头首应夏至，右手应立秋，右胁应秋分，右足应立冬，腰尻下窍应冬至也。月有小大，日有短长，言气候之有盈虚，人与天地万物之气皆然，而不可胜量也。虚实呿吟者，以呿吟之至微而知其虚实也。欲法天则地而为针刺之法，敢问其方。岐伯曰:木得金而伐,火得水而灭,土得木而达,金得火而缺,水得土而绝,万物尽然,不可胜竭。伯言针石之道,必先定五藏,备九候,而后乃存针。然五藏五行之气,有相胜更立,不可不知。如木得金则伐,火得水则灭,金得火则缺,水得土则绝,此所胜之气而为贼害也。如土得木而达,此得所胜之气而为制化也。万物之理皆然,而不可胜竭。故针有悬布天下者五,黔首共馀食,莫之知也。共,供同。黔首,黎民也。悬布天下者,先立《针经》以示人,而百姓止可力田以供租税,有馀粟以供养,其于治针之道莫之知也。一曰治神,神在秋毫,属意病者,神属勿去,知病存亡。二曰知养身,以身之虚而逢天之虚,两虚相感,其气至骨,入则伤五藏,故当知日之寒温,月之虚盛,四时气之浮沉,而调之于身,工候救之,勿能伤也。三曰知毒药为真,毒药,所以攻邪者也。如知之不真,用之不当,则反伤其正气矣。故帝曰:余欲弗使被毒药,欲以微针通其经脉,调其血气。四曰制砭石小大,上古之世未有冶铸,以砭石为针,制有大小,随病所宜,黄帝始造九针以代镵石。经曰:小之则无内,大之则无外。盖治外者制小其针,治内者制其大也。五曰知府藏血气之诊。府为阳,藏为阴,气为阳,血为阴,人生有形,不离阴阳,故必先知藏府气血之虚实,而后可以行针。五法俱立,各有所先。言上古之世,立此五法,而各有所宜先者。今末世之刺也,虚者实之,满者泄之,此皆众工所共知也。止知泻有馀补不足,此粗工之所共知。若夫法天则地,随应而动,和之者若响,随之者若影,道无鬼神,独来独往。法天则地者,必候日月星辰四时八正之气,随气应而用其针,是因天地之时而调和气血也。迎之随之,以意和之,如响应声,如影随形,得心应手,取效若神,而离合出入自有独见,不与众闻。徐公遐曰:来者为阳,往者为阴。鬼神者,阴阳之气也。言道在纯一,而若无鬼神矣。朱子曰:鬼神,天地之功用,造化之迹也。以二气言,则鬼者阴之灵也,神者阳之灵也,以一气言,则至而伸者为神,反而归者为鬼,其实一物而已。帝曰:愿闻其道。岐伯曰:凡刺之真,必先治神。真者,真一无妄。神者,阴阳不测之谓。言刺之道虽有阴阳虚实之分,而必先归于治神。五藏已定,凡刺之道,毕于终始。明知终始,五藏为纪,阴阳定矣。九候已备,后乃存针。知诊三部九候之病脉处,而后存针以治之。众脉不见,众凶弗闻。外内相得,无以形先。《九针篇》曰:皮肉筋脉,各有所处,病各有所宜,各不同形,各以任其所宜。取五脉者死,取三脉者恇。故曰众脉不见,众凶弗闻,言不可以滥取也。藏府在内,皮肤筋脉在外,外内之相应者,贵在得神而无以形先,盖言上守神粗守形也。可玩往来,乃施于人。言知机之道,而后乃施于人。《九针篇》曰:粗守关,上守机。机之动,不离其空。空中之机,清净而微。其来不可逢,其往不可追。知机之道者,不可挂以发;不知机道,叩之不发。知其往来,要与之期。人有虚实,五虚弗近,五实弗远。五虚者,五藏之精气夺也。五实者,五脉之邪气盛也。夫用针者,观察病人之态,以知精神魂魄之存亡得失之意。五者已伤,针不可以治之,故曰五虚弗近。邪实者急取而泻之,故曰五实弗远。至其当发,间不容瞚。瞚,音舜,与瞬同。刺之微在迟速,知其可取,有如发机,间不容于瞬息也。手动若务,针耀而匀。动,用针也。务,专一也。耀,光净也。匀,均匀。静意视义,观适之变。适,至也。静己之意,视针之义,以观气至之变。是谓冥冥,莫知其形。冥冥者,视之无形也。言形气荣卫之不形于外,而工独知之。见其乌乌,见其稷稷,从见其飞,不知其谁。张介宾曰:此形容用针之象,有如此者。乌乌,言气至如乌之集也。稷稷,言气盛如稷之繁也。从见其飞,言气之或往或来如乌之飞也。然此皆无中之有,莫知其谁为之也。伏如横弩,起如发机。王冰曰:血气之未应针,则伏如横弩之安静;其应针也,则起如机发之迅速。帝曰:何如而虚?何如而实?复问治虚实之法。岐伯曰:刺虚者须其实,刺实者须其虚。言刺虚者,须俟其气至而实。刺实者,须俟其气泄而虚。经气已至,慎守弗失。深浅在志,远近若一。如临深渊,手如握虎,神无营于众物。按《针解论》云:刺实须其虚者留针,阴气隆至乃去针也。刺虚须其实者,阳气隆至针下热乃去针也。经气已至,慎守弗失者,勿变更也。浅深在志者,知病之内外也。远近如一者,深浅其候等也。如临深渊者,不敢堕也。手如握虎者,欲其壮也。神无营于众物者,静志观病人,无左右视也。

# 八正神明论篇第二十六

黄帝问曰：用针之服，必有法则焉，今何法何则？服，事也。法，方法。则，准则也。岐伯对曰：法天则地，合以天光。谓合天之寒暑，日之寒温，月之盈虚，星辰之行度。帝曰：愿卒闻之。岐伯曰：凡刺之法，必候日月星辰，四时八正之气，气定乃刺之。候日月者，谓日之寒温，月之空满也。星辰者，先知二十八宿之分，以纪日月之行也。四时八正之气者，谓四时之气八方之风也。定，安静也。气定乃刺之者，谨候其气之安静而刺之也。是故天温日明，则人血淖液而卫气浮，故血易泻，气易行，天寒日阴，则人血凝泣而卫气沉。淖，和也。泣，与涩同。言天温日明则阳气盛，人之血气亦应之，故血和润而易泻，卫气浮而易行。天寒日阴则阴气盛，故人血凝泣而卫气沉，凝则难行，沉则不应矣。月始生则血气始精，卫气始行；月郭满则血气实，肌肉坚；月郭空则肌肉减，经络虚，卫气去，形独居，是以因天时而调血气也。精，纯至也。月乃阴水之精，故潮汐之消长应月之盈亏。人之形体属阴，精血属水，故其虚实浮沉亦应于月。是以天寒无刺，血泣而卫沉也。天温无凝，天气温和则血气无凝滞而易行。月生无泻，恐伐其生气也。月满无补，恐重实也。月郭空无治，正气虚而邪气不去也。是谓得时而调之。谓得天时而调其血气也。因天之序，盛虚之时，移光定位，正立而待之。因天气之和，月之盛满，候日迁移，定气所在，南面正立，待气至而刺之。故曰：月生而泻，是谓藏虚。藏，阴也，内也。谓虚其里阴初生之血气。月满而补，血气扬溢，络有留血，命曰重实。重，平声。月满则血气充溢于形身之外，若重补之则络有留血，是谓重实也。月郭空而治，是谓乱经。阴阳相错，真邪不别，沉以留止，外虚内乱，淫邪乃起。用针之要，在于知调阴阳。月郭空则阴阳荣卫皆虚，正不胜邪则邪留不去，而正气反错乱矣。

帝曰：星辰八正何候？岐伯曰：星辰者，所以制日月之行也。伯高曰：岁有十二月，日有十二辰，子午为经，卯酉为纬，周天二十八宿，而一面七星，四七二十八星，房昴为纬，虚张为经。是故房至毕为阳，昴至心为阴。盖日月经天,有南陆北陆之行,有朔望虚盈之度。故星辰者,所以纪日月之行,而人之荣卫亦有阴阳虚实之应也。**八正者,所以候八风之虚邪,以时至者也**。八正者,八方之正位也。八方之气以时而至,谓之八风。风从其所居之乡来为实风,主生长养万物。如月建在子,风从北方来,冬气之正也;月建在卯,风从东方来,春气之正也;月建在午,风从南方来,夏气之正也;月建在酉,风从西方来,秋气之正也。如春夏之交,风从东南来;夏秋之交,风从西南来;秋冬之交,风从西北来;春冬之交,风从东北来。此四方四维之正气,主生长万物者也。从其冲后来为虚风,伤人者也,主杀主害。冲后来者,从冲犯之方而来。如太一居子,风从南方来,火反冲水也;太一居卯,风从西方来,金来犯木也。故以八方之位,以候八风之正气,八节之虚邪也。**四时者,所以分春秋冬夏之气所在,以时调之也**。四时之气所在,如春气在经脉,夏气在孙络,长夏气在肌肉,秋气在皮肤,冬气在骨髓。又如正月二月,人气在肝;三月四月,人气在脾;五月六月,人气在头;七月八月,人气在肺;九月十月,人气在心;十一月十二月,人气在肾。此皆气之所在,以时而调之也。**八正之虚邪,而避之勿犯也**。八方之虚邪,主杀主害者,谨候而避之,故圣人曰避虚邪之道,如避矢石然,邪勿能害也。朱永年曰:曰避者,候太一徙居中宫之日而避之也。**以身之虚而逢天之虚,两虚相感,其气至骨,入则伤五藏。工候救之,弗能伤也**。身之虚,血气虚也。天之虚,虚乡之邪风也。两虚相感,故邪气至骨,而入伤五藏。上工调其九候而救之,始勿能伤害其性命。**故曰天忌不可不知也**。天忌者,谓太一徙居中宫,乃天道所当避忌之日。太一,北极也。斗杓所指之辰谓之月建,即气令所主之方。如冬至四十六日,月建在北,太一居叶蛰之宫,叶蛰,坎宫也;立春四十六日,居天留,天留,艮宫也;春分四十六日,居仓门,仓门,震宫也;立夏四十五日,居阴洛,阴洛,巽宫也;夏至四十六日,居天宫,天宫,离宫也;立秋四十六日,居玄委,玄委,坤宫也;秋分四十六日,居仓果,仓果,兑宫也;立冬四十五日,居新洛,新洛,乾宫也;明日复居叶蛰之宫,曰冬至矣。此太一一岁所居之宫也。又太一日游,以冬至之日居叶蛰之宫,数所在日,徙一处,至九日复反于一,常如是无已,终而复始。太一移日者,天必应之以风雨,以其日风雨则吉,岁美民安少病矣。移日者,始移宫之第一日也。如太一徙立于中宫,乃朝八风以占吉凶,其日大禁者也。徙入中宫日者，乃九日中之第五日也。其日风从南方来，名曰大弱风，其伤人也，内舍于心，外在于脉，气主热；风从西南方来，名曰谋风，其伤人也，内舍于脾，外在于肌，其气主为弱；风从西方来，名曰刚风，其伤人也，内舍于肺，外在于皮肤，其气主为燥；风从西北方来，名曰折风，其伤人也，内舍于小肠，外在于手太阳脉，脉绝则溢，脉闭则结不通，善暴死；风从北方来，名曰大刚风，其伤人也，内舍于肾，外在于骨与肩背之膂筋，其气主为寒也；风从东北方来，名曰凶风，其伤人也，内舍于大肠，外在于两胁腋骨下及支节；风从东方来，名曰婴儿风，其伤人也，内舍于肝，外在于筋纽，其气主为身湿；风从东南方来，名曰弱风，其伤人也，内舍于胃，外在肌肉，其气主体重。此八风皆从其虚之乡来，乃能病人。三虚相搏则为暴病卒死，两实一虚病则为淋露寒热，犯其雨湿之地则为痿，故曰大禁。太一所在之日，是为天忌。言太一所在中宫之日，大宜避忌。此天时之不可不知也。又身形之应九野，左足应立春，其日戊寅己丑；左胁应春分，其日乙卯；左手应立夏，其日戊辰己巳；膺喉头首应夏至，其日丙午；右手应立秋，其日戊申己未；右胁应秋分，其日辛酉；右足应立冬，其日戊戌己亥；腰尻下窍应冬至，其日壬子。六府膈下三藏应中州，其大禁大禁太一所在日及诸戊己，是谓天忌，宜避针刺，此医者之不可不知也。

**帝曰：善。其法星辰者，余闻之矣。愿闻法往古者。岐伯曰：法往古者，先知《针经》也。**按《灵枢》首篇黄帝问曰：余子万民养百姓而收其租税，余哀其不给，而属有疾病。余欲勿使被毒药，无用砭石，欲以微针通其经脉，调其血气，先立《针经》，愿闻其情。故曰法往古者，先取法乎《针经》也。验于来今者，取验于本经之论也。是以《三部九候》诸篇，皆补论《针经》未尽之旨。再按《官针篇》曰：用针者不知年之所加，气之盛衰，虚实之所起，不可以为工。故本经补论岁运八篇，立数万馀言，亦详悉《灵枢》之所未尽者。**验于来今者，先知日之寒温，月之虚盛，以候气之浮沉，而调之于身，观其立有验也。**验于来今者，言《针经》之所未发明也。盖人生于地，悬命于天，天地合气，命之曰人。是以本卷九篇，论三部九候而各有天，各有地，各有人，以天之日月虚盈，地之经水动静，以候气之浮沉，血之凝淖，所谓法天则地，调之于身，故曰三部九候为之原，九针之论不必存矣。**观其冥冥者，言形气荣卫之不形于外，而工独知之。以日之寒温，月之虚盛，四**

时气之浮沉,参伍相合而调之。工常先见之,然而不形于外,故曰观于冥冥焉。言上工取法天地,先知日之寒温,月之虚盈,四时气之浮沉,与人之形气荣卫,参伍相合而调之,是虽形气荣卫之不形于外,而工已独知之,故曰观于冥冥焉。通于无穷者,可以传于后世也。承上文而言通于天地阴阳无穷之道者,可传于万世也。是故工之所以异也。然而不形见于外,故俱不能见也。视之无形,尝之无味,故谓冥冥,若神仿佛。此复言观于冥冥者,不形见于外,视之无形,尝之无味,仿佛乎若神,是以粗工之不能俱见也。上工独知之者,先以日月四时之气调之于身,故常先见之,是故工之所以有异也。

虚邪者,八正之虚邪气也。所谓虚邪者,乃八方虚乡所来之邪气,其入于身也深。正邪者,身形若用力,汗出腠理开,逢虚风,其中人也微,故莫知其情,莫见其形。所谓正邪者,八方之正气也。正气者,正风也,从一方来,非实风又非虚风也。其中人也浅,是以逢人之汗出腠理开,而后入于肌腠络脉之间。然其中人也亦微,故莫知其情,莫见其形。上工救其萌芽,必先见三部九候之气,尽调不败而救之,故曰上工。此言虚邪之始中人也,亦起于毫毛,发于腠理。其入深则搏于筋骨,伤人五藏。故上工救其萌芽,始发见其洒淅动形而即治之,不使有伤三部九候之气,是为上工也。朱永年曰:虚乡之邪,逢人之虚,则中人也深,而入伤五藏。如人之九候尽调者,亦始伤毫毛,故当救其萌芽,勿使伤败九候之气。下工救其已成,救其已败。救其已成者,言不知三部九候之相失,因病而败之也。已成者,入伤荣卫而病已成。已败者,三部九候之气已为邪所伤败。下工救其已成者,言不知三部九候之相失者,因邪病而败之也。此言上工救其萌芽,不使邪伤正气,下工救其已成,则正气已败,不亦晚乎!知其所在者,知诊三部九候之病脉,处而治之。故曰守其门户焉,莫知其情而见邪形也。此言正邪之中人也微。莫知其情,莫见其形,上工知诊三部九候之病脉,故能知其所在。知其所在,即于病脉处而治之,故曰守其门户焉。言守其真气而邪自去矣。朱永年曰:上工知诊三部九候之病脉,故能见其邪形。下工不知所诊,则亦莫见其形矣。

帝曰:余闻补泻,未得其意。补正泻邪各有其法。岐伯曰:泻必用方,方者以气方盛也,以月方满也,以日方温也,以身方定也。以息方吸而内针,乃复候其方吸而转针,乃复候其方呼而徐引针,故曰泻必用方,其气而行焉。内,叶讷。天包乎地,员者天之象也。气生于地,方者地之象也。盖以天地阴阳四时之气,合人形之虚实而为补泻之法,故曰员与方非针也。气方盛,月方满,日方温,则人之真气充而邪易泻也。身方定,阴阳不相错也。息方吸而内针,吸天地之气以助其气也。故泻必用方,其气盛而行焉。补必用员,员者行也,行者移也。补必用员者,员活其气之周行于外内也。经气周行,则移其真气之隆至矣。刺必中其荣,复以吸排针也。必中荣者,刺血脉也。排,推也。候其吸而推运其针也。盖泻者候其呼出而徐引针以泻之,补者候其吸入而推内以补之也。故员与方,非针也。方圆之道,非用针之妙,在得气与神也。故养神者,必知形之肥瘦,荣卫血气之盛衰。血气者,人之神,不可不谨养。知形之肥瘦,则知用针之浅深,知血气之盛衰,则知方员之补泻。血气者,五藏之神气也。能知形之肥瘦,气之盛衰,则针不妄用,而神得其养矣。帝曰:妙乎哉论也!合人形于阴阳四时虚实之应,冥冥之期,其非夫子,孰能通之!然夫子数言形与神,何谓形?何谓神?愿卒闻之。形谓身形,神谓神气。岐伯曰:请言形。形乎形,目冥冥,问其所病,索之于经,慧然在前,按之不得,不知其情,故曰形。所谓形者,观其冥冥而知病之所在也。《邪气篇》曰:虚邪之中人也,洒淅动形。正邪之中人也微,先见于色,不知于身,若有若无,若亡若存,有形无形,莫知其情。故曰按之不得,不知其情。帝曰:何谓神?岐伯曰:请言神。神乎神,耳不闻,目明心开而志先,慧然独悟,口弗能言,俱视独见适若昏,昭然独明,若风吹云,故曰神。所谓神者,谓气至之若神也。耳不闻者,毋闻人声以收其精也。目明者,观于冥冥也。志者,心之所之也。言心开而志先慧悟也。口弗能言者,得气之妙不可以言语形容也。俱视独见者,众人之所共视而我独知之也。适,至也。言气至若昏,而我昭然独明也。气至而有效,效之信,若风之吹云,明乎若见苍天,刺之道毕矣。三部九候为之原,九针之论不必存也。原,谓十二原也。盖言九针之论,以十二原主治五藏六府之病,今法则天地而以天地人之三部九候为之原,则九针之论不必存矣。此言法往古者,已先知其《针经》,验于来今者,知三部九候之道。今论三部九候之本原,则九针之论不必存心而再问矣。

# 离合真邪论篇第二十七

黄帝问曰:余闻九针九篇,夫子乃因而九之,九九八十一篇,余尽通其意矣。此承上章而言九针之道备载《针经》八十一篇,余已悉会其意。经言气之盛衰,左右倾移,以上调下,以左调右,有馀不足,补泻于荣腧,余知之矣。帝言《针经》之大略若此,而余已知之。此皆荣卫之倾移,虚实之所生,非邪气从外入于经也。余愿闻邪气之在经也,其病人何如?取之奈何?言《针经》多论正气之虚实,未详言邪气之入经。朱永年曰:邪气入于血脉之中,真气与邪气有离有合,故以名篇。岐伯对曰:夫圣人之起度数,必应于天地,故天有宿度,地有经水,人有经脉。起度数者,论身形之有三百六十五度也。宿,谓二十八宿。度,谓周天之度数。经水,谓清水,渭水,海水,湖水,汝水,渑水,淮水,漯水,江水,河水,济水,漳水,以合人之十二经脉。天之二十八宿,房至毕为阳,昴至心为阴。地之十二经水,漳以南为阳,海以北为阴,宿度经水之相应也。上章论日月星辰四时八正之气,以应人之荣卫气血,此复论地之经水以应人之经脉,斯天地合气而为三部九候焉。徐公遐曰:身形之应天地阴阳也,身半以上为天,身半以下为地,左为阳,右为阴,背为阳,腹为阴。天地温和,则经水安静;天寒地冻,则经水凝泣;天暑地热,则经水沸溢;卒风暴起,则经水波涌而陇起。此言人之经脉应地之经水,经水之动静随天气之寒温,所谓地之九州,人之九藏,皆通天气。陇,隆同,涌起貌。夫邪之入于脉也,寒则血凝泣,暑则气淖泽,虚邪因而入客,亦如经水之得风也。经之动脉,其至也亦时陇起,其行于脉中循循然。此言邪入于经,寒则血如经水之凝泣,暑则气如经水之沸溢而淖泽。虚风,虚乡之邪风也。经之动脉,谓经血之动于脉也。言虚风之邪因而入客于经,亦如经水之得风,其至于所在之处,亦波涌而陇起。循循,次序貌。言邪在于经,虽有时陇起而次序循行无有常处。其至寸口中手也,时大时小,大则邪至,小则平。此以寸口之脉而候邪之起伏也。夫邪之入于脉也,如经水之得风亦时陇起,故有时而脉大,有时而脉小。大则邪至而陇起,小则邪平而不起也。其行无常处,有阴与阳,不可为度。此即以寸口之脉而候其邪之在阴在阳也。盖邪在于经,次序循行,无有常处,或在于阴,或在于阳。寸口者,左右之两脉口,概寸尺而言也。如邪在阳分,则两寸大而两尺平;邪在阴分,则两尺大而两寸平。然止可分其在阴与阳,而不可为度数,盖言以寸口分其阴阳,以九候而分其度数也。从而察之,三部九候,卒然逢之,早遏其路。即从其邪之在阴在阳而察之,则三部九候之中,卒然逢之矣。早遏其路者,知气之所在而守其门户焉。朱永年曰:神藏为阴,形藏为阳。知在阳分,即从阳之诸经而察之,三部之中,有独大独盛者,病之所在矣;知在阴分,即从诸阴经而察之,三部之中,有独大独盛者,病之所在矣。即从所在之处迎而取之,则遏其行路矣。吸则内针,无令气忤。内,叶讷。此以下论刺邪之法。以息方吸而内针,无令其气逆也。静以久留,无令邪布。《针解篇》曰:刺实须其虚者留针,阴气隆至乃去针也。故当静以久留,以候气至,真阴之气至,则阳邪无能传布矣。吸则转针,以得气为故。盖吸则气入,易于得气,故复候其方吸而转针,以欲其得气故也。候呼引针,呼尽乃去。大气皆出,故命曰泻。呼则气出,故复俟其方呼而徐引针,俟呼尽乃去其针,则大邪之气随气而出,故命曰泻。徐公遐曰:风乃六气之首,为百病之长,故曰大气。帝曰:不足者补之,奈何?岐伯曰:必先扪而循之,先以手扪循其处,欲令血气循行也。盖邪之所凑,其正必虚,故又当补其真气之不足。切而散之,次以指切捺其穴,欲其气之行散也。推而按之,再以指推按其肌肤,欲针道之流利也。弹而怒之,以指弹其穴,欲其意有所注,则气必随之,故络脉填满如怒起也。抓而下之,用法如前,然后以左手爪甲掐其正穴,而右手方下针也。通而取之。下针之后,必令气通,以取其气。外引其门,以闭其神。门者,气至之门也。外引其门者,徐往徐来也。以闭其神者,闭其门户以致其神焉。呼尽内针,静以久留,以气至为故。呼尽则气出,气出内针,追而济之也,故虚者可实。所谓刺虚者,刺其去也。徐公遐曰:故补曰随之,随其气去而追之,追其陷下之阳,复随气而隆至。如待所贵,不知日暮。静以久留,以俟气至,如待贵人,不敢厌忽。其气以至，适而自护。以，已同。适，调适。护，爱护也。《宝命全形论》曰：经气已至，慎守勿失。此之谓也。候吸引针，气不得出。各在其处，推阖其门，令神气存，大气留止，故命曰补。候吸引针，则气充于内。推阖其门，则气固于外。神存气留，故谓之补。《九针篇》曰：外门已闭，中气乃实。

帝曰：候气奈何？谓候邪气之至。岐伯曰：夫邪去络入于经也，舍于血脉之中，其寒温未相得，如涌波之起也，时来时去，故不常在。邪气由浅而深，故自络而后入于经脉。寒温欲相得者，真邪未合也。故邪气波陇而起，来去于经脉之中而无有常处。徐公遐曰：真邪已合，如真气虚寒则化而为寒，真气盛热则化而为热，邪随正气所化，故曰寒温未相得。故曰：方其来也，必按而止之，止而取之，方其来者，三部九候，卒然逢之，即按而止之，以针取之，早遏其路。无逢其冲而泻之。逢，迎也。冲者，邪盛而隆起之时也。兵法曰：无迎逢逢之气，无击堂堂之阵。故曰：方其盛也，勿敢毁伤，刺其已衰，事必大昌。真气者，经气也。经气大虚，故曰其来不可逢，此之谓也。真气者，荣卫血气也。邪盛于经，则真气大虚，故曰其来不可逢，言邪方盛虽经气虚而不可刺也。《针经》曰：其来不可逢者，气盛不可补也。言邪气方盛，虽正气大虚而亦不可补。故曰：迎而夺之，恶得无虚。言迎夺其邪气，恶得不反虚其正气乎！故曰：候邪不审，大气已过，泻之则真气脱，脱则不复，邪气复至，而病益蓄。故曰：其往不可追，此之谓也。此言发针之不可太迟也。大气，风邪之气也。候邪而不详审其至，使邪气已过其处而后泻之，则反伤其真气矣。真气已脱而不能再复，邪气循序而复至，正气已虚，则邪病益留蓄而不能去。故曰其往不可追，谓邪气已过，不可泻也。盖言邪气方来不可逢迎，邪气已过不可追迫。不可挂以发者，待邪之至时而发针泻矣。挂，掛同。承上文而言，待邪之至，及时而发针，不可差迟于毫发之间，斯可谓之泻矣。若先若后者，血气已尽，其病不可下。若先者，邪气之盛也。若后者，邪气之已过也。若差之毫厘则反伤其血气，真气虚则邪病益蓄而不可下。故曰：知其可取如发机，不知其取如扣椎。机，弩机也。知其可取者，当其可取之时用针取之，如发机之迅速。不知其取者，朴钝如椎，扣之不发。故曰：知机道者，不可挂以发；不知机者，扣之不发。此之谓也。此甚言其知机之妙,既无逢其冲,又无使其过,不可迟早于毫发之间,知机之道其神乎!

帝曰:补泻奈何?夫邪气盛则精气夺,将先固正气而补之乎?抑先攻邪气而泻之耶?岐伯曰:此攻邪也。疾出以去盛血,而复其真气。伯言此宜先攻其邪也。疾出其针,以去其盛满之血,则邪病自去,邪病去而真气即复矣。此邪新客,溶溶未有定处也。推之则前,引之则止,逆而刺之,温血也。此言若先补之,则血不得散而邪不得出也。溶溶,流貌。言邪之新客于经脉之中,溶溶流转未有定处,推之则前,引之则止,盖流动而易泻者也。若逆而刺之,是谓内温,血不得散,气不得出。刺出其血,其病立已。此甚言其泻邪之妙,刺出其血,其病立已,邪病已去,而真气即复矣。同观子曰:此节可救时下名医之病。帝曰:善。然真邪以合,波陇不起,候之奈何?此言真邪之有离合也。真气者,所受于天与谷气,并而充于经脉者也。虚邪者,虚乡之风邪贼伤人者也。邪新客于经脉之中,真邪未合,则如波涌之起,时来时去,无有常处,如真邪已合,而波陇不起矣。盖邪正已合,则正气受伤,荣卫内陷,邪随正而入深,是以经脉无波陇之象,而三部九候之脉相失而相减矣。岐伯曰:审扪循三部九候之盛虚而调之。审者,审其病。扪者,切其脉。盛者,邪气盛。虚者,正气虚。调之者,补其正而却其邪也。察其左右上下,相失及相减者,审其病藏以期之。左右上下,谓左右手足膺喉头首腰尻以下也。邪气入深则伤五藏,九候之脉,九藏之神气也,藏气受伤,是以脉气减失。审其病在神藏形藏,而以死生期之。盖在形藏者生,在神藏者有生而有死期也。朱卫公曰:九候之相应也,上下若一,不得相失。减者,脉细也。不知三部者,阴阳不别,天地不分,地以候地,天以候天,人以候人。经云:用针之要,在于知调阴与阳。调阴与阳,精气乃光,合神与气,使神内藏。夫天为阳,地为阴,人则参天两地者也。故身半以上为天,身半以下为地。然阴中有阳,阳中有阴,是以上部有地,下部有天。不知三部者,阴阳不别,天地不分,以上为天,以下为地,以中为人。调之中府,以定三部。中府,胃府也。盖三部阴阳之脉,皆阳明水谷之所资生,太阴为之行气于三阴,阳明为之行气于三阳。阳者天气,阴者地气。阴气从足上行至头,阳气从头下行至足,阴阳异位,外内逆从。土者生万物而法天地,故当调之中府,以定三部之脉焉。徐公遐曰:是以三部之中,皆有阳明之胃气。详《三部九候论》。故曰:刺不知三部九候,病脉之处,虽有大过且至,工不能禁也。大过且至者,岁运之气至也。盖用针之道,当知三部九候,合之四时五行,加临相胜,而各治之。不知三才之合气,九候之交通,虽有大过之气且至,而五治不分,邪僻内生,工不能禁也。按帝问曰:平气何如?伯曰:无过者也。盖太过不及之岁,皆胜气妄行,故曰太过,平气之岁为无过也。诛罚无过,命曰大惑,反乱大经,真不可复。用实为虚,以邪为真,用针无义,反为气贼,夺人正气,以从为逆,荣卫散乱,真气已失,邪独内著,绝人长命,予人夭殃。不知三部九候,故不能久长。此言不知三部九候者,不分真邪,不知虚实,不审逆从,贼害真气,与人夭殃。盖用针之道,有如用兵,务在杀贼,不害良民。无义之兵,征伐无过,反乱大经。因不知合之四时五行,因加相胜,释邪攻正,绝人长命。此言不知三部九候者,因而不知合于四时五行之道,六气之加临,五运之相胜,邪反释之,正反攻之,则绝人长命矣。邪之新客来也,未有定处,推之则前,引之则止,逢而泻之,其病立已。再言之者,言乘风邪新客未定之时,即当逢而泻之,慎勿使真邪之相合也。

## 通评虚实论篇第二十八

黄帝问曰:何谓虚实?此亦承上章而复问也。岐伯对曰:邪气盛则实,精气夺则虚。邪气者,风寒暑湿之邪;精气者,荣卫之气也。盖邪气有微盛,故邪盛则实;正气有强弱,故精夺则虚。夺,失也,或为邪所夺也。帝曰:虚实何如?岐伯曰:气虚者,肺虚也;气逆者,足寒也。非其时则生,当其时则死。伯言虚实者,皆从物类始,如肺主气,其类金,五行之气先虚于外,而后内伤五藏。盖邪从表入里,在外之气血骨肉,先为邪病所虚,是以骨肉滑利,则邪不内侵而里亦实,表气虚则内伤五藏而里亦虚,此表里之虚实也。如气逆于上,则下虚而足寒,此上下之虚实也。如值其生旺之时则生,当其胜克之时则死,此四时之虚实也。徐藏皆如此。夫肝主筋,其类木;心主血,其类火;脾主肉,其类土;肺主气,其类金;肾主骨,其类水。盖五藏之气外合于五行,五行之气岁应于四时,故皆有生旺克胜之气,而各有死生之分。

帝曰:何谓重实?岐伯曰:所谓重实者,言大热病,气热脉满,是谓重实。重,平声。大热者,邪气盛也。气为阳,血脉为阴,邪盛而气血皆伤,故为重实。此论血气之阴阳虚实也。徐公遐曰:重实则其中有重虚,故上文曰虚实何如,下文曰夫虚实者。帝曰:经络俱实何如?何以治之?此论经络之阴阳虚实也。夫肤腠气分为阳,经络血分为阴。然经络又有深浅阴阳之别,所谓阳中有阴阴中有阳也。岐伯曰:经络皆实,是寸脉急而尺缓也,皆当治之。邪盛于经,则寸口脉急。缓为内热,热在于络则尺脉缓也。皆当以针取之,此以寸尺而候血脉之阴阳也。故曰滑则从,涩则逆也。滑主气血皆盛,故为从;涩主血气皆少,故为逆。朱圣公曰:故曰者,为阴阳血气邪正而言也。夫虚实者,皆从其物类始,故五藏骨肉滑利,可以长久也。五行者,天地之阴阳也。五藏者,人之阴阳也。《易》曰:方以类聚,物以群分。皮肉筋骨,五藏之外合也。金木水火土,五藏之外类也。夫邪之中人,始于皮肤,次于肌肉,留而不去,则入于经脉,以及于筋骨,故邪之中人,先从其物类始,是以壮者之血气盛,其肌肉滑,气道通,荣卫之行不失其常,可以长久其天命。如五藏不坚,使道不长,空外以张,数中风寒,血气虚,脉不通,真邪相攻,乱而相引,故不寿而尽也。徐公遐曰:邪气实则正气虚,故曰夫虚实者。朱圣公曰:此复结首章之义。

帝曰:络气不足,经气有馀,何如?不足者精气夺,有馀者邪气盛,此邪去络而入于经也。岐伯曰:络气不足,经气有馀者,脉口热而尺寒也。此论经络之气虚实也。寒热者,尺寸之肤寒热而应于经络也。络脉外连皮肤为阳,主外;经脉内连藏府为阴,主内。经云:荣出中焦,卫出下焦,卫气先行皮肤,先充络脉,络脉先盛,卫气已平,营气乃满,而经脉大盛。经脉之虚实也,以气口知之,故以尺肤候络而以寸候经。秋冬为逆,春夏为从,治主病者。夫邪气之从外而内,犹藉正气之从内而外以捍御,使邪仍从肤表而出。秋冬之气降沉,不能使邪外散,故为逆。春夏之气生浮,故为从也。邪病在经,当从其经而取之。此论外因之虚实也。

帝曰:经虚络满,何如?此论内因之虚实也。岐伯曰:经虚络满

**者，尺脉满，脉口寒涩也。**尺脉热满，故主络满。脉口寒涩，故主经虚。**此春夏死，秋冬生也。**春夏之气生长于外，气惟外驰而根本虚脱故死，秋冬之气收藏于内故生。盖外因之病，宜神机外运；内因之病，宜根本实坚。**帝曰：治此者奈何？岐伯曰：络满经虚，灸阴刺阳。经满络虚，刺阴灸阳。**络为阳，经为阴。刺者泻其盛满之气，灸者启其陷下之阳。盖不足者病，而太过者亦为病也。

**帝曰：何谓重虚？**此论脉气皆虚也。上节论经络之实，即可类推于虚。此节论气分之虚，亦可类推于实。**岐伯曰：脉气上虚尺虚，是谓重虚。**血者，神气也。荣气宗气行于脉中，卫气行于脉外，故曰脉气。盖以气口之脉，可以候血而可以候气也。上虚者，寸口之脉气虚也。尺虚者，脉气虚于下也。上下皆虚，故曰重虚。朱永年曰：气逆于上而足寒者，上实下虚也。此上下皆虚，故谓重虚。**帝曰：何以治之？**谓何以补其虚也。**岐伯曰：所谓气虚者，言无常也；尺虚者，行步恇然。**恇，音匡。气者，谓阳明所生之荣卫宗气也。经曰：谷始入于胃，其精微者，先出于胃之两焦，以溉五藏，别出两行荣卫之道。其大气之抟而不行者，积于胸中，命曰气海，出于肺，循喉咙，以司呼吸。是阳气者，阳明之所生也。言无常者，宗气虚而语言无接续也。《针经》曰：尽泻三阳之气，令病人恇然。恇，虚怯也。谓阳明之气虚于上，则言语无常；阳明之气虚于下，则令人行步恇然。盖气从太阴出注手阳明，上行注足阳明，下行至跗上。故曰：身半以上，手太阴阳明皆主之；身半以下，足太阴阳明皆主之。按帝问何以治之而伯答以所病之因，盖知阳气生始之原，则知所以治矣。此论后天之主气也。徐公遐曰：此注当与《九候论》之地以候胸中之气注合参。**脉虚者，不象阴也。**气为阳，血脉为阴。阳明之生气为阳，少阴之精气为阴。盖言以寸尺之脉以候阳明之生气，而不效象其阴之虚也。朱圣公问曰：上节以尺肤而候络脉之阴，此以寸尺之脉而候气分之阳，岂以皮肤候血脉而反以脉候气耶？曰：经言善调尺者，不待于寸。脉急者，尺之皮肤亦急；脉缓者，尺之皮肤亦缓。盖阴阳虚实之气，由藏府而达于经脉，由经脉而出于肤表。以尺肤之缓急滑涩，而候藏府血气之虚实者，是犹以色诊也。上节以络脉在皮之部，故以尺肤审之，此候脉气之虚实，故以寸尺之脉诊也。《论疾诊尺篇》曰：尺肤寒，其脉小者，泄少气。是尺肤尺脉皆可以候气候血也。诊候之道，通变无穷，不可执一而论,惟会心者明之。如此者,滑则生,涩则死也。夫气生于阳明而发原在肾,少阴之气上与阳明相合,阴阳相搏,其脉则滑。搏则化水谷之精微而气生矣,故主生。涩主少气,生原已绝,故死。

帝曰:寒气暴上,脉满而实,何如?岐伯曰:实而滑则生,实而逆则死。此承上文之意而复问也。盖脉气生于胃府而发原在于少阴,是以上节论生气之原,此以下复论发原之始。夫肾藏主水,在气为寒,寒气暴上者,水寒之气暴上而满于脉也。实而滑者,得阳明之气相和故生;逆者,少阴之生气已绝故死。盖寒气上乘,则真气反下逆矣。《平脉篇》曰:少阴脉弱而涩,弱者微烦,涩者厥逆。谓少阴之气不生而手足逆冷也。王子方曰:水寒之气暴上曰脉满而实,少阴之气暴上而曰脉实满。阴寒之气皆实满于脉,而各有意存焉。朱圣公曰:水寒之气暴上,则少阴之真气不升,故先论其寒气,而后论其真气,后又复论其水气也。帝曰:脉实满,手足寒头热,何如?岐伯曰:春秋则生,冬夏则死。肾主生气之原,膀胱为太阳之府。脉实满者,少阴之寒气充于外也。手足寒者,少阴之生气虚于内也。头热者,太阳之气发越于上也。肾与膀胱阴阳并交,咸主生气,若盛于外则反虚于内矣。春时阳气微上,阴气微下,秋时阴气微上,阳气微下,阴阳二气交相资生,故主生。冬时阴气尽出于外,夏时阳气尽虚于内,故主死。言阴阳之根气,不可虚脱者也。徐公遐曰:是以圣人春夏养阳,秋冬养阴,以从其根。王芳侯曰:少阴之气上与阳明相合,化生荣卫,行于脉中,若真阴之气直溢于脉,则反虚其根矣。脉浮而涩,涩而身有热者死。脉浮而涩,阴越于外而虚于内也。涩而身热,阳脱于内而弛于外也。此复言阴阳之根气脱者,皆为死证,非但冬夏死而春秋可生。上节论无形之水气溢于脉中,故脉满而实;下节论有形之水邪滥于脉外,故形尽满。水气溢者,少精血,故宜脉滑。水邪溢者,生气衰,故宜手足温。此论下焦之生气外脱。帝曰:其形尽满,何如?肾为水藏,在气为寒。上节论寒气暴上,此复论其水体泛溢,故其形尽满也。形谓皮肤肌腠,盖经脉之内有有形之血,是以无形之气乘之,肌腠之间主无形之气,是以有形之水乘之,而为肿胀也。岐伯曰:其形尽满者,脉急大坚,尺涩而不应也。诸急为寒,寒水充溢于形身,故脉急而坚大。水邪外溢,则少阴之正气不升,故尺涩而不应也。《灵枢经》曰:脉坚大以涩者,胀也。如是者,故从则生,逆则死。夫少阴之气从下而上，合于阳明，戊癸合而化火，火土之气，故有如是之证者，得少阴之气，仍从下而上者生，逆而下者死。**帝曰：何谓从则生，逆则死？岐伯曰：所谓从者，手足温也；所谓逆者，手足寒也。**手足温者，少阴之生气复也。生气复，则火土之气渐旺，水寒之邪渐消。手足寒者，少阴之生气已绝，故死。以上论生阳之气发原于下焦，如寒水之邪实，则真阴之气虚。

**帝曰：乳子而病热，脉悬小者，何如？**夫病热者，皆伤寒之类也。凡伤于寒，藉阳气以化热，热虽盛不死，然阳气生于精水之中，男子八岁，女子七岁，肾气始实，乳子天癸未至，肾气未盛，故帝复有此问焉。夫心主脉而资生于肾，心肾水火之气，上下时交，肾气不能上资于心，则心悬如病饥，而寸口之脉悬绝小者，肾气未盛也。**岐伯曰：手足温则生，寒则死。**伯答乳子之生阳，藉后天之气也。四支皆禀气于胃，故阳受气于四末，是以手足温者，胃气尚盛故生，寒则胃气已绝故死。夫水谷入于胃，津液各走其道，肾为水藏，受五藏之精而藏之，是先天之精犹藉后天之所资益者也。又别出两行荣卫之道，其大气之抟而不行者，名曰宗气，积于胸中，上出于肺，以司呼吸，是四支之原俞又受资于胃府所生之荣卫宗气，是以手足温者生，寒者死。朱永年曰：当知少阴阳明之气，皆主手足之寒温，医者不可不审。**帝曰：乳子中风热，喘鸣肩息者，脉何如？岐伯曰：喘鸣肩息者，脉实大也。缓则生，急则死。**此复论后天所生之宗气而亦不可伤也。宗气者，五藏六府十二经脉之宗始，故曰宗气。肩息者，呼吸摇肩也。风热之邪始伤皮毛，喘鸣肩息是风热盛而内干肺气宗气，故脉实大也。夫脉之所以和缓者，得阳明之胃气也。急则胃气已绝，故死。徐公遐曰：水谷之精气虽藉先天之气以生化，然先天之气又藉水谷之精以相资，是以天癸至，肾气盛，齿发长，筋骨坚，皆受后天之养，非但于乳子也，故复设此问焉。

**帝曰：肠澼便血，何如？岐伯曰：身热则死，寒则生。**上节言气之虚实，此复论其血焉。肠澼者，邪僻积于肠间而为便利也。经言阳络伤则血外溢，血外溢则衄血；阴络伤则血内溢，血内溢则便血。肠胃之络伤，则血溢于肠外，肠外有寒汁沫与血相抟，则合并凝聚而积成矣。是以肠澼便血者，阴络之血溢也。肠澼下白沫者，肠外之寒汁沫也。肠澼下脓血者，汁沫与血相抟，并合而下者也。夫便血阴泄于内也，发热阳脱于外也。本经曰：阴阳虚，肠澼死。

此阴阳血气之相离也。朱圣公问曰:《灵枢经》论恐为积聚而言也?曰:百病之生也,皆起于内伤外感,不外乎气血阴阳。如留蓄于肠外则为五积,便痢则为下积矣。**帝曰:肠澼下白沫,何如?岐伯曰:脉沉则生,脉浮则死。**下白沫者,阴液下注,故脉沉者为顺。如脉浮,是经气下泄。脉气上浮,此经脉相离,故为死证。**帝曰:肠澼下脓血,何如?岐伯曰:脉悬绝则死,滑大则生。**夫血脉始于足少阴肾,生于足阳明胃,主于手少阴心,输于足太阴脾。悬绝者,足少阴之阴液绝也。滑大者,足少阴之生气盛也。**帝曰:肠澼之属,身不热,脉不悬绝,何如?岐伯曰:滑大者曰生,悬涩者曰死。**此复申明血气之生原,又重在阳明之胃气也。身不热者,阳不外脱也。脉不悬绝,阴不下绝也。悬涩者,阳明之生气已脱,故死。《辨脉篇》曰:趺阳脉浮而涩,故知脾气不足,胃气虚也,悬则胃气绝矣。**以藏期之。**胃气已绝,则真藏之脉见矣,故当以藏期之。肝至悬绝十八日死,心至悬绝九日死,肺至悬绝十二日死,肾至悬绝七日死,脾至悬绝四日死。悬绝者,绝无阳明之胃气,而真藏孤悬也。

**帝曰:癫疾何如?岐伯曰:脉搏大滑,久自已;脉小坚急,死不治。**此论五藏之外合为病而有虚实也。《灵枢经》曰:肺脉急甚为癫疾,肾脉急甚为骨癫疾。骨癫疾者,颇齿诸俞分肉皆满而骨居,汗出烦悗,呕多沃沫,气下泄不治。筋癫疾者,身倦挛急,呕多沃沫,气下泄不治。脉癫疾者,暴仆,四支之脉皆胀而纵,呕多沃沫,气下泄不治。是肺合之形,肾合之骨,心合之脉,肝合之筋,为病于外而有死生之分。脉搏大者,气盛于外,故生。小坚急者,气泄于下,故死。**帝曰:癫疾之脉,虚实,何如?岐伯曰:虚则可治,实则死。**经曰:重阴则癫。盖癫乃血实之证,故治癫疾者泻出其血,置于瓠壶之中,是以脉坚实者死,脉滑大者生。上节之大小者,论气之虚实,此言血脉之虚实,盖癫乃阴盛之病,故宜气盛而不宜血实也。

**帝曰:消瘅虚实,何如?岐伯曰:脉实大,病久可治;脉悬小坚,病久不可治。**此论五藏之内因而有虚实也。少俞曰:五藏皆柔弱者,善病消瘅。消瘅者,五藏之精气皆虚,转而为热,热则消肌肉,故为消瘅也。脉实大者,精血尚盛,故为可治;脉悬小者,精气渐衰,故为难治。上节论五藏之外实,此论五藏之内虚。《灵枢·病形篇》:五藏之脉微小,为消瘅。朱永年曰:癫瘅之病皆日久者，盖癫因久实，痺因久虚之所致也。

**帝曰：形度骨度，脉度筋度，何以知其度也？**此言五藏之外合各有度数而应于四时者也。经曰形寒饮冷则伤肺，谓皮毛肤腠为形而内合于肺者也。骨者，肾之合。脉者，心之合。筋者，肝之合。然皆有浅深俞穴之度数。帝问何以知其度而刺之乎？

**帝曰：春亟治经络，夏亟治经俞，秋亟治六府，冬则闭塞。闭塞者，用药而少针石也。**伯言五藏之气合于四时而刺度之各有浅深也。亟，急也。春气生升，故亟取络脉。夏取分腠，故宜治经俞。盖经俞隐于股腠间也。治六府者取之于合也。胃合于三里，大肠合入于巨虚上廉，小肠合入于巨虚下靡，三焦合入于委阳，膀胱合入于委中央，胆合入于阳陵泉。盖五藏内合于六府，六府外合于原俞。秋气降收渐入于内，故宜取其合以治六府也。冬时之气闭藏于内，故宜用药而少针石。盖针石治外，毒药治内者也。帝曰当作歧伯曰。

**所谓少针石者，非痈疽之谓也。**此论痈疽之虚实也。言痈疽之患，荣卫血气并实皮肉筋骨皆伤，非若四时之有浅深，冬时之少针石也。**痈疽不得顷时回。**痈者拥也。疽者阻也。谓热毒外壅内阻，宜即刺之不得迟延，时顷而使邪毒之回转也。**痈不知所，按之不应手，乍来乍已，刺手太阴傍三痏，与缨脉各二。**痏，音贿。此言痈毒之在气分者，宜刺手太阴足阳明也。毒在气分，故痈不知所毒。气流传，故脉按之不应，手而乍来乍已也。腋内动脉手太阴也，名曰天府。宜刺太阴动脉之傍各三痏，手太阴之主气也。痏者，皮肤肿起之象。言刺在络脉之傍，皮肤之间，气随针出，而针眼微肿如小疮，故曰痏也。盖皮肤谿谷之间亦有三百六十五穴，会毒在气分，故宜刺在皮肤而不刺经络也。缨脉结婴处两傍之动脉人迎穴间，乃卫气别走阳明之道路也。《四时气篇》曰风水肤胀为五十七痏，取皮肤之血者尽取之。**掖痈大热，刺足少阳五。刺而热不止，刺手心主三，刺手太阴经络者，大骨之会各三。**此言痈毒之在血分者，宜刺足少阳手心主也。掖痈者谓在两傍之腋间，足厥阴少阳之分也。经云阳气有馀，荣气不行，乃发为痈。阴阳不通，两热相抟，乃化为脓。毒在血分故大热也。厥阴主血，故从其所合而泻之。如刺之而热不止者，宜刺手心主之脉以泻之。心主主火而主血脉也。《本输篇》曰腋下三寸手心主也，名曰天池盖，宜刺此也。夫肺朝百脉而主行荣卫阴阳，若欲刺手太阴之经络者，宜刺在大骨之会各三，谓臂骨交会之处，尺泽间也。骨之大会曰谷，络脉之渗灌诸节者也。

**暴痈筋緛，随分而痛，魄汗不尽，胞气不足，治在经俞。**緛软同。此言痈毒之在筋骨间者，宜刺其经俞也。暴痈者，言毒气更深为毒凶，暴筋緛者，筋为热邪所伤也。随分而痛者，在于分肉之处而痛，谓不肿，痛于外而隐然痛于内也。热毒在深，故表汗不出。骨伤髓消，故胞气不足也。宜治在经俞者，随其所痛之处而深取之也。夫痈毒之患，或外因风寒之邪，或内因喜怒不测。五藏外合之皮肉筋骨，胃府所生之荣卫血气，皆为邪毒盛而正气虚，故当审其阴阳虚实以刺之也。

**腹暴满，按之不下，取手太阳经络者，胃之募也，少阴俞去脊椎三寸傍五，用圆利针。**此论中焦之虚实也。经云：胃病者，腹胀满，腹暴满，而按之不下。胃之实证也。宜取手太阳之经络，太阳之络乃胃之募也。盖小肠为受盛之府，故从手太阳以写其胃焉。又肾者胃之关也。关门不利则聚水而为胀，故曰当刺足少阴之俞焉。手太阳之络名曰支正，在上腕五寸间。足少阴之俞在脊下第十四椎两傍各开一寸五分，故曰三寸傍也。圆利针者，且圆且利以取暴气者也。或曰脊椎两傍各开三寸，名曰志室，亦足少阴之俞也。

**霍乱，刺俞傍五，足阳明及上傍三。**霍乱者，胃为邪干，胃气虚逆也。夫阳明胃土藉足少阴之气以合化，故宜刺少阴俞傍以补之五者，追而济之渐至于骨也。又及上刺阳明俞傍三三者，先浅刺绝皮以出阳邪，后刺深之以出阴邪，最后极深入于分肉之间以致穀气邪气出，而穀气至则胃气和而霍乱止矣。上节用泻，故曰圆利，此法用补，故不去针。徐公遐曰：取足少阴者当刺骨，三刺而至分肉，是五则至骨矣。

**刺痫惊脉五，**此论刺五行之实证也。痫惊者，痫瘛筋挛，或外感六气，或内伤七情，或饮食生痰，或大惊卒恐，病涉五藏五行，故当取其五脉。徐公遐曰：病涉五行，故有作猪犬牛羊之鸣者。**针手太阴各五，刺经太阳五，刺手少阴经络傍者一，足阳明一，上踝五寸刺三针。**按九针之制，皆所以泻邪者也。此刺五脉之实，故首句曰针手太阴，末句曰刺三针，谓当以针泻之而不宜补之也。针手太阴，泻金实也。针太阳五，泻水实也。针手少阴，泻火实也。针足阳明,泻土实也。上踝五寸,乃足少阳光明穴,刺三针以泻木实。盖藏府相连,阴阳相合,故或刺藏之经,或泻府之络。朱永年曰:心肺居上为阳,故从藏;肝胃脾居下为阴,故从府。盖五脉之阴邪,宜从阳以泻出。朱圣公曰:太阳不言手足,知其为手乎为足乎?曰:上文曰手太阴,下文曰手少阴,则其为足也可知。若接上句而为手太阳,则下句不必复云手矣。五刺之中曰手曰足,曰太阳曰足上,宜细玩之,正见其经言错纵之妙。

凡治消瘅仆击,偏枯痿厥,气满发逆,肥贵人则高粱之疾也。隔塞闭绝,上下不通,则暴忧之病也。暴厥而聋,偏塞闭不通,内气暴薄也。不从内外中风之病,故瘦留著也。蹠跛,寒风湿之病也。此言百病之始生也,皆生于风雨寒暑,阴阳喜怒,饮食居处,大惊卒恐,则血气分离,阴阳破散,经络厥绝,脉道不通,阴阳相逆,卫气稽留,经脉空虚,血气不次,乃失其常。故有为消瘅癫仆诸证,然皆有表有里,有实有虚,更贵更贱,或逆或从,皆当详审其藏府经俞,三部九候,而治以补泻也。凡治消瘅,五藏之内虚也。仆击,癫痫之外实也。偏枯,邪气之在上也。痿厥,清气之在下也。气满发逆,浊气之在中也。贵人者,形乐而肌肤盛重。在贵人则为高粱之浊溜于肠胃,以致气满而发逆也。膈塞闭绝,中焦之气不通也。上下不通,上下之气闭塞也。忧,郁也。三焦不通,五郁之为病也。暴厥而聋,厥气上逆,上窍不通也。偏塞闭结,厥气下逆,下窍不通也。此内气暴薄,而为外窍之不通也。如不从内之忧怒,外之中风,而多病夭者,此缘形弱气衰,墙基卑薄,故肌肉瘦而皮肤薄著也。蹠,足也。跛,行不正而偏费也。此风寒湿邪皆能为此疾也。夫阳受风气,阴受湿气,伤于风者,上先受之,伤于湿者,下先受之。然阳病者,上行极而下;阴病者,下行极而上。是以蹠跛之疾,亦有因风邪之所致。盖言邪随气转,而外内上下之无常也。此言百病之生,皆有虚有实,然总不外乎内因于七情饮食,外因于暑湿风寒,及不内外因之瘦留薄著也。徐公遐曰:蹠跛为风寒湿之病者,乃反结邪气在上清气在下之义,知蹠跛之有风邪,则知偏枯之亦有湿邪矣。

黄帝曰:黄疸暴痛,癫疾厥狂,久逆之所生也。五藏不平,六府闭塞之所生也。头痛耳鸣,九窍不利,肠胃之所生也。此言藏府阴阳表里上下交相输应者也。如黄疸者,湿热内郁而色病见于外也。暴痛者,五藏之气不平，卒然而为痛也。癫疾厥狂，阴阳偏胜之为病也。此皆阴阳五行之气久逆不和之所生也。夫五藏之气久逆而不得和平者，六府闭塞之所生也。六府不和则九窍为之不利。盖藏府阴阳，表里相应，是以证见于外者病本于内，闭塞于内者而外窍为之不通。盖言百病之生，总不外乎表里阴阳，血气虚实，读者无仅视为痺疸癫痫痈疽肠澼之虚实可也。徐公遐曰：此节照应首节气虚者肺虚也之义。首节论邪病之从外而内，此节言凡病之从内而外。张兆璜曰：伯谓虚实皆从物类始，帝言凡病由于内生，君臣反复咨论，各有其道。此篇论血气之生始出入，外内虚实，乃医学之大纲，学者宜细心体认。

## 太阴阳明论篇第二十九

黄帝问曰：太阴阳明为表里，脾胃脉也，生病而异者何也？按此篇乃总结三部九候，十二经脉，荣卫血气，皆阳明胃气之所资生，足太阴之所输转。太阴为之行气于三阴，阳明为之行气于三阳，通于四时，施于四体。是以帝问其病，而伯答以阴阳顺逆之道焉。岐伯对曰：阴阳异位，更虚更实，更逆更从，或从内，或从外，所从不同，故病异名也。阴阳异位者，谓太阴居上，阳明居下也。更虚更实者，谓阳道实阴道虚，然阳中有阴，阴中有阳也。更逆者，谓喉主天气，咽主地气，阴气至头，阳气至足也。更从者，谓天气主外，地气主内，阳受风气，阴受湿气也。或从内者，或因于饮食不节，起居不时，而为腹满飧泄之病。或从外者，或因于贼风虚邪，而为身热喘呼。故其病异名也。盖言阴阳二气，总属阳明之所生，一阴一阳分而为三阴三阳，三阴三阳分而为十二经脉，三部九候之中，各有天，各有地。此皆阴阳互交，上下相贯，土生万物而法天地者也。帝曰：愿闻其异状也。状，形象也。谓无形之气象，有形之形身。岐伯曰：阳者天气也，主外；阴者地气也，主内。天包乎地，故阳外而阴内。故阳道实，阴道虚。阳刚阴柔，故阳道常实，阴道常虚。《系辞》曰：阴阳之义配日月。《白虎通》曰：日之为言实也，常满有节；月之为言阙也，有满有阙也。所以有阙何，归功于日也。徐公遐曰：太阴之所以灌溉于藏府者，著胃土之精也。故犯贼风虚邪者，阳受之；食饮不节，起居不时者，阴受之。贼风，贼害之风。虚邪，不正之邪也。阳气主外，故主受风邪，言邪气之在上也。饮食劳倦则伤脾，故阴受之，言浊气之在中也。阳受之则入六府，阴受之则入五藏。六府为阳，故阳受之邪入六府；五藏为阴，故阴受之邪入五藏，各从其类也。入六府则身热，不时卧，上为喘呼。入六府者，谓阳明为之行气于三阳，阳明病则六府之气皆为之病矣。阳明主肉，故身热。不时卧者，谓不得以时卧也。阳明者，胃脉也。胃者六府之海，其气亦下行，阳明逆不得从其故道，故不得卧也。下经曰胃不和则卧不安，此之谓也。阳明气厥，则上为喘呼。入五藏则䐜满闭塞，下为飧泄，久为肠澼。䐜，音嗔。入五藏者，谓太阴为之行气于三阴，太阴病则五藏之气皆为之病矣。䐜，胀也。脾气逆则胀满。太阴为开，开折则仓禀无所输而为飧泄，久则为肠澼矣。故喉主天气，咽主地气。故者，承上文而言藏府阴阳之为病者，总属太阴阳明之所主也。喉乃太阴呼吸之门，主气而属天，咽乃阳明水谷之道路，属胃而主地，所谓阴阳异位是也。公遐曰：阴阳异位之道可得闻乎？曰：阴阳二气，总属阳明水谷之所生。清中之清者，上出于喉，以司呼吸，所谓清阳出上窍也。清中之浊者，足太阴为之输禀于四支，资养于五藏，所谓清阳实四支，浊阴走五藏，故经言足太阴独受其浊。阳明者土也，位居中央，故主地。是在藏府阴阳而言，则太阴为阴，阳明为阳，在天地阴阳而言，是受清者为天，受浊者为地。是以九候之中，阳明与足太阴主地，手太阴主天。故阳受风气，阴受湿气。手太阴主气而主皮毛，故风气乘之。身半以下足太阴阳明皆主之，故感地之湿气。故阴气从足上行至头，而下行循臂至指端；阳气从手上行至头，而下行至足。此言土者，生万物而法天地。天气下降，地气上升，是以上下四傍，无处不到。盖藏府阴阳十二经脉之精神气血，皆中土之所生。阴者注阴，阳者注阳。故曰：阳病者，上行极而下；阴病者，下行极而上。此言邪随气转也。人之阴阳出入，随时升降，是以阳病在上者，久而随气下行，阴病在下者，久而随气上逆。故伤于风者，上先受之；伤于湿者，下先受之。上先受之者，言邪气之中人也高，故邪气在上也；下先受之者，言清湿地气之中人也必从足始，故清气在下也。

帝曰：脾病而四支不用何也？岐伯曰：四支皆禀气于胃，而不得至经，必因于脾，乃得禀也。胃为阳土，脾属阴土，畅于四支，坤之德也。今脾病不能为胃行其津液，四支不得禀水谷气，气日以衰，脉道不利，筋骨肌肉，皆无气以生，故不用焉。四支者，五藏六府之经俞也。经云：人之所受气者，谷也。谷之所注者，胃也。胃者，水谷之海也。海之所行云气者，天下也。胃之所出血气者，经隧也。经隧者，五藏六府之大络也。盖四支受水谷之气者，由脾藏之转输。脾之转输，各因其藏府之经隧而受气于阳明，是以脉道不利，则筋骨肌肉皆无气以生养矣。

帝曰：脾不主时何也？岐伯曰：脾者土也，治中央，常以四时长四藏，各十八日寄治，不得独主于时也。春夏秋冬，肝心肺肾之所主也。土位中央，灌溉于四藏，是以四季月中，各王十八日，是四时之中皆有土气，而不独主于时也。五藏之气各主七十二日，以成一岁。脾藏者，常著胃土之精也。土者生万物而法天地，故上下至头足，不得主时也。此言脾之所以长王于四藏者，得胃土之精也。阴阳并交，雌雄输应，故能生万物而法则天地，交会于上下，分王于四时。

帝曰：脾与胃以膜相连耳，而能为之行其津液，何也？膜，募原也。言有形之津液不能以膜相通。岐伯曰：足太阴者，三阴也。其脉贯胃属脾络嗌，故太阴为之行气于三阴。伯言太阴之为胃行其津液者，由经脉之相通也。太阴者，三阴也。三阴者，至阴也。以其阴之至，故能行气于三阴也。其脉贯胃属脾，上膈络嗌，藏府之经络相通，故能为胃行其津液。阳明者表也，五藏六府之海也，亦为之行气于三阳。阳明者，表阳也。为五藏六府之海，亦为之行气于三阳，如海之行云气于天下也。藏府各因其经而受气于阳明，故为胃行其津液。四支不得禀水谷气，日以益衰，阴道不利，筋骨肌肉，无气以生，故不用焉。此复言三阴三阳所以受气于太阴阳明者，气也。如藏府四支，受水谷之津液者，各因其经脉而通于太阴阳明也，故反复以申明之。朱卫公曰：曰藏府，曰四支，盖四支之荣俞，藏府之经络也。

# 阳明脉解篇第三十

黄帝问曰：足阳明之脉病，恶人与火，闻木音则惕然而惊，钟鼓不为动。闻木音而惊，何也？愿闻其故。此篇论阳明乃阳热之经，病则热盛而为狂也。《阴阳系日月论》曰：寅者正月之生阳也，主左足之少阳；未者六月，主右足之少阳；卯者二月，主左足之太阳；午者五月，主右足之太阳；辰者三月，主左足之阳明；巳者四月，主右足之阳明。此两阳合于前，故曰阳明。是阳明乃三阳合并，阳热独盛之经矣。夫三部九候之道，总不外于藏府阴阳血气虚实，是以《通评虚实论》曰癫疾，曰厥狂，曰痫惊。盖癫疾者，三阴之实证也。厥狂者，三阳之热狂也。痫惊者，阴阳五行之实邪也。是以此篇复论其阳盛之狂焉。朱永年曰：五藏六府十二经脉，皆藉阳明水谷之所资生，病则阳热盛而津液竭矣。岐伯对曰：阳明者胃脉也，胃者土也，故闻木音而惊者，土恶木也。伯言阳明之所以热盛者，乃脉病也。阳明之脉者，乃胃之悍气别走阳明，悍热之气盛则胃府之气虚。胃者，土也。故闻木音而惊者，土恶木也。帝曰：善。其恶火何也？岐伯曰：阳明主肉，其脉血气盛，邪客之则热，热甚则恶火。此言三阳之气主于皮肤肌腠之间，邪客之而易于为热也。太阳之气主皮毛，阳明之气主肌肉，少阳之气主胸胁，言三阳之气主于肤腠气分之间者也。夫邪之中人，始于皮毛，次于肌肉，以及于经脉。邪在肌腠则合于阳明气分之阳，入于经脉，而阳明又多血多气，是以邪客之则热，热甚则恶火也。帝曰：其恶人何也？岐伯曰：阳明厥则喘而惋，惋则恶人。此言胃络之上通于心也。惋，惊恐貌。厥气上逆于肺则喘，逆于心则惊。经言阳气入阴，阴阳相薄则恐，如人将捕之。盖阳明之热上逆于少阴，阴阳相薄则恐而恶人也。帝曰：或喘而死者，或喘而生者，何也？岐伯曰：厥逆连藏则死，连经则生。连，谓藏府经络之相连也。盖手太阴之脉还循胃，阳明之络通于心，如热邪厥逆于上，干于心肺之经而为喘惋者生，干于心肺之藏则死矣。帝曰：善。病甚则弃衣而走，登高而歌，或至不食数日，逾垣上屋，所上之处，皆非其素所能也。病反能者何也？此复问其病甚而为狂也。岐伯曰：四支者，诸阳之本也。阳盛则四支实，实则能登高也。经言阴者主藏，阳者主府。阳受气于四末，阴受气于五藏，故四支为诸阳之本。阳盛则四支实，实则能登高矣。盖阳盛则升，四傍俱盛，故能升高。**帝曰：其弃衣而走者，何也？岐伯曰：热盛于身，故弃衣欲走也。**阳明之气主肌肉，故热盛于身。身热，故弃衣而走也。《伤寒论》曰：阳明病外证云何？答曰：身热汗自出，不恶寒，反恶热也。盖热在外，故不欲衣。**帝曰：其妄言骂詈，不避亲疏而歌者，何也？岐伯曰：阳盛则使人妄言骂詈，不避亲疏而不欲食，不欲食，故妄走也。**胃络上通于心，阳盛则心神昏乱，故使人妄言骂詈，不避亲疏。如热盛于胃则不欲食，不欲食故妄走，盖四支禀气于胃故也。此言热盛于形身之外内上下，而见证之各有不同焉。以上十一篇论三部九候之道，各有天，各有地，各有人，有寒热阴阳，有藏府虚实，故曰土者生万物而法天地。是以末结脾胃之阴阳并交，雌雄输应，而并论阳明之实证焉。

# 卷五

## 热论篇第三十一

黄帝问曰：今夫热病者，皆伤寒之类也。此论热病，故篇曰《热论》，盖论外因之热病也。太阳之气主表，阳明之气主肌，凡外淫之邪，始伤表阳，皆得阳气以化热，故曰凡病热者，皆伤寒之类也。或愈或死，其死皆以六七日之间，其愈皆以十日以上者，何也？不知其解，愿闻其故。六日气周，七日来复，死于六七日之间者，六经之气已终而不能复也。愈于十日以上者，七日不作再经，十三日六气已复，故愈。岐伯对曰：巨阳者，诸阳之属也。巨，大也。属，会也。谓太阳为诸阳之会。其脉连于风府，故为诸阳主气也。风府，穴名，在脑后发际内一寸，乃督脉阳维之会。督脉者，总督一身之阳，与太阳之脉侠背下行。言太阳之气生于膀胱，出于胸胁，升于头项，主于肤表。太阳之脉起于睛明，会于风府，侠督脉，循行于背，经气皆阳，故为诸阳主气。人之伤于寒也，则为病热，热虽甚不死。为者，谓太阳之气为之也。太阳标阳而本寒，天之寒邪始病太阳之气者，同气相感也。得太阳标阳之化，是以则为病热。所谓病反其本，得标之病，治反其本，得标之方，言本寒邪而反为热病，反以凉药治之，是病太阳之标热，而不病天之阴寒，是以热虽甚不死也。其两感于寒而病者，必不免于死。伤寒一日，太阳受之，二日阳明，三日少阳，是阴寒之邪，得阳气以化热，虽传入于三阴，而亦为热病。七日来复于太阳，不作再经，而其病自愈。若两感于寒者，阴阳交逆，荣卫不通，故不免于死。帝曰：愿闻其状。状，形象也。伤寒之邪，病三阴三阳之气，而兼涉于皮肤肌络之形层，故曰状者，谓无形之气象，有形之形层。岐伯曰：伤寒一日，巨阳受之，故头项痛，腰脊强。太阳之气主皮毛，故伤寒一日，太阳受之。阳气在上，故头项痛。背为阳，故腰脊强。此言始病太阳之气也。伤寒一日太阳，二日阳明，三日少阳，四日太阴，五日少阴，六日厥阴，七日来复于太阳者,此六气之相传,不涉有形之经络,故首论太阳而不言太阳之经也。然伤寒为病,变幻无常,有病在六气而不涉六经者,有经气之兼病者,有气分之邪转入于经者,为病多有不同,是以太阳止言气而不言经,阳明少阳兼经气而言也。倪冲之曰:有云《素问》言其常,而常中有变在焉。二日阳明受之,阳明主肉,其脉侠鼻络于目,故身热目疼而鼻干,不得卧也。阳明之气主肌肉,身热者,病阳明之气也。病虽在气,而阳明之脉侠鼻络目而属胃,故有目疼鼻干之形证。胃不和,故不得卧也。杨君立问曰:六经伤寒既病在气,奚复见有形之证?曰:曰太阳曰阳明者,谓无形之气也。以有形之病证无形之气,非实病于经也。若邪在经则溜于府,不复再传少阳及三阴矣。三日少阳受之,少阳主胆,其脉循胁络于耳,故胸胁痛而耳聋。少阳之气主枢主胆,胆气升则诸阳之气皆升,所谓因于寒欲如运枢也。诸阳之气从枢胁而出于肤表,太阳主表,阳明主肌,少阳主胸胁,胸胁痛而耳聋者,病在气而见有形之经证也。三阳经络,皆受其病,而未入于藏者,故可汗而已。藏者,里也,阴也。言三阳之经络皆受三阳邪热之病,然在形身之外而未入于里阴,可发汗而解也。四日太阴受之,太阴脉布胃中,络于嗌,故腹满而嗌干。六经之脉皆外络形身,内连藏府,三阴之脉言内而不言外者,谓伤寒之邪随阴气而循于内也。杨君立曰:即此可见病在气而见于经证也。五日少阴受之,少阴脉贯肾,络于肺,系舌本,故口燥舌干而渴。六气相传,虽入于里阴而皆为热证,故燥渴也。六日厥阴受之,厥阴脉循阴器而络于肝,故烦满而囊缩。厥阴木火主气,故烦满。脉循阴器,故囊缩也。三阴三阳,五藏六府皆受病,荣卫不行,五藏不通,则死矣。夫经络受邪,则内干藏府。此言六气相传而经脉亦病,是以荣卫不行,藏府皆伤,而为死证也。其不两感于寒者,七日巨阳病衰,头痛少愈。此所谓两感者,承上文而言。荣卫血气皆伤,以致藏府俱病,故不免于死。若止于气分相传,六日已周,七日来复于表阳,则太阳之病气渐衰,而头痛少愈矣。八日阳明病衰,身热少愈。九日少阳病衰,耳聋微闻。十日太阴病衰,腹减如故,则思饮食。十一日少阴病衰,渴止不满,舌干已而嚏。十二日厥阴病衰,囊纵,少腹微下,大气皆去,病日已矣。伤寒之邪为毒最厉,故曰大气。邪气渐衰,则正气渐复矣。帝曰:治之奈何?岐伯曰:治之各通其藏脉,病日衰已矣。藏脉,谓手足三阴三阳之经脉。病传六气,故当调其六经。经气相调,则荣卫运行而不内干藏府矣。其未满三日者,可汗而已;其满三日者,可泄而已。前三日在阳分,故当从汗解;后三日在阴分,故当从下解。此言六气相传表里阴阳之大概耳。然伤寒有病传者,有不传者,有八九日仍在表阳而当汗者,有二三日邪中于里阴而当急下者,此又不在阴阳六气之常法也。

帝曰:热病已愈,时有所遗者,何也?岐伯曰:诸遗者,热甚而强食之,故有所遗也。《伤寒论》曰:大病差后劳复者,枳实栀子汤主之。若有宿食者,加大黄如博棋子五六枚。盖因伤寒热甚之时,而强食其食,故有宿食之所遗也。若此者,皆病已衰而热有所藏,因其谷气相薄,两热相合,故有所遗也。《伤寒论》曰:病人脉已解而日暮微烦,以病新差,人强与谷,脾胃气尚弱,不能消谷,故令微烦,损谷则愈。谓其馀热未尽,而强增谷食也。此即复释上文之意。帝曰:善。治遗奈何?岐伯曰:视其虚实,调其逆从,可使必已矣。夫邪之所凑,其正必虚。正气虚者,补其正气;馀热未尽者,清其馀邪。《伤寒论》曰:伤寒差已,后更发热者,小柴胡汤主之。脉浮者,以汗解之;脉沉者,以下解之。此之谓调其逆从也。帝曰:病热当何禁之?岐伯曰:病热少愈,食肉则复,多食则遗,此其禁也。少愈者,邪热未尽也。肉谓豕肉,豕乃水畜,其性躁善奔。盖天之寒邪即太阳寒水之气,邪未尽而食以豕肉,是动吾身之寒以应病之馀热,似犹寒伤太阳而复病也。此言天之六淫与人之六气相合者也。水畜之肉,其性寒冷,是以多食则遗。帝曰:其病两感于寒者,其脉应与其病形何如?岐伯曰:两感于寒者,病一日则巨阳与少阴俱病,则头痛口干而烦满。此复论阴阳两感之为病也。太阳与少阴相为表里,一日而阴阳俱受其邪,是以见太阳之头痛,少阴之烦满咽干。二日则阳明与太阴俱病,则腹满身热,不欲食,谵语。阳明与太阴为表里,故见太阴之腹满,阳明之身热不欲食谵语。三日则少阳与厥阴俱病,则耳聋囊缩而厥,水浆不入,不知人,六日死。少阳与厥阴为表里,故见少阳之耳袭,厥阴之囊缩而厥。水浆不入,谷气绝也。

不知人者，神气伤也。此藏府皆病，荣卫不行，故尽气终而死也。倪仲之曰：伤寒重在胃气神气，胃气已绝则水浆不入，邪伤神藏则昏不知人，即病在三阳亦系危证。如两感于寒而胃气尚存，神气清爽者，即不致于死也。帝曰：五藏已伤，六府不通，荣卫不行，如是之后，三日乃死，何也？岐伯曰：阳明者，十二经脉之长也。其血气盛，故不知人，三日其气乃尽，故死矣。此言荣卫血气，藏府精神，皆阳明之所资生。如胃气先绝者，不待六气之终，三日乃即死矣。凡病伤寒而成温者，先夏至日者为病温，后夏至日者为病暑。暑当与汗皆出，勿止。此复论邪气留连之热病也。凡伤于寒则为病热者，此即病之伤寒也。如邪气留连而不即病者，至春时阳气外出，邪随正出而发为温病。盖春温夏暑，随气而化，亦随时而命名也。伏匿之邪与汗共并而出，故不可止之。

诸弟子问曰：本篇论三阴三阳之脉，皆属足经，是以有传足不传手之说，盖本诸此乎？曰：伤寒相传，病在三阴三阳之六气，盖以六经配合六气，经之所循，即气之所至，故兼论其脉，非病在有形之经，而可以计日相传者也。夫天为阳，地为阴。风寒暑湿燥火，天之阴阳也；木火土金水火，地之阴阳也。天之十干，化生地之五行；地之五行，上呈天之六气。故在地为水，在天为寒；在地为火，在天为暑；在地为木，在天为风；在地为金，在天为燥；在地为土，在天为湿。故在天为气，在地成形，形气相感而化生万物。是以东方生风，风生木，木生酸，酸生肝，肝生筋；南方生热，热生火，火生苦，苦生心，心生血；中央生湿，湿生土，土生甘，甘生脾，脾生肉；西方生燥，燥生金，金生辛，辛生肺，肺生皮毛；北方生寒，寒生水，水生咸，咸生肾，肾生骨。是人之形骸藏府，感在天无形之六气，在地有形之五行，而生长成形者也。是以人身有无形之六气，以配三阴三阳之经脉。有有形之藏府骨肉，经脉皮毛，以应在地之五行。而三阴三阳之经气，又由五藏五行之所生，此亦阴阳形气之相合也。是以有病在无形之气，而涉于有形之经者；有病在有形之皮毛肌脉筋骨藏府，而涉于无形之气者。此形气之相感也。若夫伤寒之邪，系感天之六气，故当于吾身之六气承之。病在六气而六经之经脉应之，此人与天地之气相参合者也。按《六微旨论》曰：上下有位，左右有纪。厥阴之右，少阴治之；少阴之右，太阴治之；太阴之右，少阳治之；少阳之右，阳明治之；阳明之右，太阳治之。太阳为诸阳主气，故先受邪。

是以一日太阳,二日阳明,三日少阳,四日太阴,五日少阴,六日厥阴,六日经尽,七日来复,而病气即衰。如七日不愈,又从太阳而当作再经,此病在无形之六气,故能六经传遍而来复于太阳。若病在有形之经脉,此系转属一经之病,而不相传于别经者也。再按本经曰:太阳之上,寒气治之,中见少阴;阳明之上,燥气治之,中见太阴;少阳之上,火气治之,中见厥阴;太阴之上,湿气治之,中见阳明;少阴之上,君火治之,中见太阳;厥阴之上,风气治之,中见少阳。又曰:太阳少阴,从本从标;少阳太阴,从本;阳明厥阴,不从标本从乎中也。故从本者,化生于本;从标本者,有标本之化;从中者,以中气为化也。盖太阳标阳而本寒,少阴标阴而本热,此皆有寒热之化,故曰从本从标。如天之寒邪即太阳之本气,而病在太阳之标阳,得太阳阳热之气,而反化为热病,是反天之本寒,而反病标阳之热,所谓病反其本,得标之病。既病太阳标阳之热,而反以凉药治之,所谓治反其病,得标之方。此太阳之从标也。如病在太阳而不得标阳之热化,则太阳经中有四逆汤及诸附子汤,以救太阳之本寒。此太阳之从本也。如少阴经中有急下之大热证,此少阴之从本也。有急温之大寒证,此少阴之从标也。故曰太阳少阴,从本从标。如阳明感阳热之悍气,则为大下之热病;如得中见阴湿之化,则为汗出和平之缓证。如厥阴得中见少阳之火化,则为便利脓血之热证。如病本气之阴寒,则为手足厥逆之危证。此皆寒热阴阳之气化者也。本篇论太阳为诸阳主气,先受天之寒邪,得太阳标阳以化热,即六经传遍,热虽甚而不死,故篇名曰《热病论》。盖专论病热之伤寒,而不论伤寒之变证,以其得太阳阳热之气化故也。至如其脉连于风府,循胁络嗌,皆病在无形之六气,而见有形之经证,非太阳之脉可传于阳明,阳明之脉可传于少阳,少阳之脉可传于三阴者也。能明乎天地阴阳五行六气之化,庶可与论伤寒之为病。

诸生复问曰:是伤寒之邪,止病在足经,而不病手经耶?曰:六藏六府,配合十二经脉,十二经脉以应三阴三阳之气。然阴阳之气皆从下而生,自内而外,故《灵枢经》云:六府皆出于足之三阳,上合于手者也。是以本经以三阴三阳之气始应足之六经,足之六经复上与手经相合。

# 刺热篇第三十二

**肝热病者,小便先黄,腹痛多卧,身热。**此论五藏之气病。夫五藏者,五行之所生也。天之十干化生地之五行,人之十二经脉上应天之六气,伤寒之邪病三阴三阳之气,是以死于三日六日,而愈以十二日也。五藏之热病,病涉于五行,是以死生皆系于十干也。病六气者,外因之邪,病在肌形;病五藏者,内因之病,伤五藏之神志。《灵枢经》之所谓风寒伤形,忧恐忿怒伤气,气伤藏,乃病藏,寒伤形,乃病形也。曰先者,谓先有此内因之热,而先见是证也。肝主疏泄,故小便赤黄。肝脉环阴器,抵少腹而上,故腹痛也。肝藏魂,魂伤故多卧。木火主气,故身热也。此言内因之病,始在气分,先下而上内而外也。倪冲之曰:先者,谓先有此内热之证,而未与外热交争也。**热争则狂言及惊,胁满痛,手足躁,不得安卧。**热争者,寒与热争也。此言外淫之邪内干五藏,与内因之热交争而为重病也。外因之邪内干五藏者,即《阴阳应象论》之所谓天之邪气感则害人五藏是也。盖风寒之邪,始伤皮毛,留而不治,则入于肌腠,以及于经脉,留而不治则内干五藏,故曰治五藏者半死半生也。与内因之热交争而为重病者,即《玉机论》之所谓传化有不以次入者,忧恐悲喜怒令不得以其次,故令人有大病者是也。谓外感风寒之邪,内伤五藏,移皆有次,又因五志内伤,故令不得以次相传,致令人有大病也。魂伤则狂言。东方肝木,其病发惊骇。肝脉布胁肋,故胁满痛。风木之热甚,故淫于四末也。人卧则血归于肝,肝气伤而不能纳血,故不得卧也。王子方曰:寒已化热,故曰热争。**庚辛甚,甲乙大汗,气逆则庚辛死。**病在肝,加于庚辛。庚辛不死,起于甲乙。大汗者,正胜邪而外出也。气逆者,热淫而反内逆也。**刺足厥阴少阳。**黄帝曰:外因之病,难易之治奈何?伯高答曰:形先病而未入藏者,刺之半其日;藏先病而形乃应者,刺之倍其日。此外内难易之治也。夫形先病而未入藏者,谓外因之邪未内入而与藏热交争也。藏先病而形乃应者,谓五藏之热出于形身而与外热相应也。盖邪并而逆于内者难治,内热出而外合于形身之间,刺之易愈也。杨元如曰:此篇乃记述之书,是当复引君臣问答以证之。**其逆则头痛员员,脉引冲头也。**员员,周转也。此言肝藏之热发于外而与形热相应,热甚而上逆于头,故头痛而员转也。盖三阳之脉上循于头，肝热与少阳交争，因脉引而上冲于头也。当知病在气者关于脉，病在脉者关于气。脉气之道，大宜体会。**心热病者，先不乐，数日乃热。**心志在喜而恐胜之，先不乐者，为恐所伤也。夫心为君主之官，藏热乃神志之病，故独举心藏以申明五藏之热，乃五志之为病也。**热争则卒心痛，烦闷善呕，头痛，面赤无汗。**外内交争，热干神藏，故卒然烦痛也。少阴病者，欲吐不吐，故善呕。心为阳中之太阳，故头痛。心之华在面，故面赤。心主血，故无汗也。董帷园曰：论热争当在内因外因之证兼看。**壬癸甚，丙丁大汗，气逆则壬癸死。**心病者，加于壬癸。壬癸不死，起于丙丁，逆则无起色矣。**刺手少阴太阳。**手少阴太阳相为表里，故宜刺二经以泻其热。**脾热病者，先头重颊痛，烦心颜青，欲呕身热。**阴气从足上行至头，故先头重。阳明之脉巡颊，故颊痛也。脾络注心中，故心烦而颜青。热邪干胃，故欲呕。脾主肌肉，故身热也。**热争则腰痛不可用俯仰，腹满泄，两颔痛。**经云：阳病者，腰反折不能俯；阴病者，不能仰。阳者天气也，主外；阴者地气也，主内。阴藏热于内，阳热甚于外，阴阳外内交争，故腰痛不可用俯仰也。腹者脾土之郛郭，故腹满泄。胃之悍气上冲头者，循牙车，下人迎，故颔下痛也。**甲乙甚，戊己大汗，气逆则甲乙死。**脾病者，加于甲乙。甲乙不死，起于戊己。如反逆而内干于藏，则不能外出而汗解矣。**刺足太阴阳明。**足太阴阳明相为表里。**肺热病者，先淅然厥起毫毛，恶风寒，舌上黄，身热。**皮毛者，肺之合，藏气热于内，故淅然寒栗于外而恶风寒，盖热盛则寒也。肺上连于喉嗌，故舌黄。藏真高于肺，主行荣卫阴阳，故身热也。**热争则喘咳，痛走胸膺背，不得太息，头痛不堪，汗出而寒。**热干肺藏，故喘咳不得太息。肺主胸中之气，气伤故痛走胸背也。五藏之应天者肺，而手阳明之脉上循于头，故头痛不堪。热争于内，故汗出而生寒也。王冰曰：肺之络脉上会于耳中，故头痛不堪。倪冲之曰：肺藏居于胸中，而俞在肩背。**丙丁甚，庚辛大汗，气逆则丙丁死。**肺病者，加于丙丁。丙丁不死，起于庚辛。如气逆，则遇胜克之日即死矣。**刺手太阴阳明，出血如大豆立已。**此言六经之刺皆宜泻而不宜补者也。肺乃五藏之长，故举肺以申明之。**肾热病者，先腰痛骺痠，苦渴数饮，身热。**腰者肾之府，故先腰痛。肾主骨，故骺痠。肾为水藏，津液不能上资，故苦渴数饮也。按五藏之热病，皆主身热，盖内因之热，从内而外也。五藏之热争，多主内证，盖外淫之热，交争于内也。**热争则项痛而强，胻寒且痠，足下热，不欲言**。外热在太阳，则头痛而强。内热在肾，故胻寒且痠。足下热者，热流阴股也。不欲言者，肾为生气之原也。**其逆则项痛员员澹澹然**。其争气上逆，则为项痛。员员澹澹，痛之微也。膀胱者肾之府，太阳为诸阳主气，其气上升，肾藏之热随太阳之气而上冲于头也。此阴阳热气外内交争，一随脉引，一随气升，皆阴出之阳，故止头痛而不死。**戊己甚，壬癸大汗，气逆则戊己死**。肾病者，加于戊己。戊己不死，起于壬癸。从则外出于形身，故汗出。逆则内干于真藏，故死。**刺足少阴太阳**。足少阴太阳相为表里，五藏六府经气之相通也。**诸汗者，至其所胜曰汗出也**。本气旺日谓之所胜，汗出则热随外泄而自愈矣。所谓自得其位而起也。按此节乃论经气之兼证，故曰大汗，曰汗出。盖气分之汗大，经脉之汗微。

**肝热病者，左颊先赤**。此言内因五志之热病者，必先见于色也。五色之见，各有其部。肝属木而位居东方，故左颊先赤。夫精明五色者，气之华也。忧恐忿怒伤气，气伤藏，乃病藏，今始见于色者，尚在气也，故曰治未病。未病者，病未及于藏也。**心热病者，颜先赤**。《五色篇》曰：阙者，眉间也。庭者，颜也。首面上于阙庭，王宫在于下极。心合火而位居南方，故颜先赤。颜，额也。**脾热病者，鼻先赤**。土位中央，故鼻先赤。**肺热病者，右颊先赤**。肺属金而位居西方，故右颊先赤。**肾热病者，颐先赤**。腮下谓之颐，肾属水而位居北方，故颐先赤。此后天之卦象也。**病虽未发，见赤色者刺之，名曰治未病**。藏气热于内，必先见于色。病虽未发者，谓虽病而未与外热交争也。见其色而即刺之，名曰刺未病。言藏气病而形未应者，当先刺之，勿使荣交而为难治也。**热病从部所起者，至期而已**。此复申明五藏之热，先见于色者易愈也。部，面部也。从部所起者，如肝热病左颊先赤，至甲乙大汗而病已矣。此病在五藏之本气，而不与外热交争，故至期而愈。如小便先黄，腹痛身热，是涉于有形之形层，将与外热交争，而有反逆之危险矣。**其刺之反者，三周而已，重逆则死**。反者，谓反逆为顺也。言不能治其未病，以致外内交争，其气反逆于内者，急当以刺取之，至三日而后已。如再不急治，使外内阴阳之热重逆于内则死矣。按伯高曰:风寒伤形,忧恐忿怒伤气,气伤藏,乃病藏,寒伤形,乃应形。此形气外内之相应也。帝曰:刺之奈何?伯高答曰:病九日者,三刺而已。三刺者,三周也。九日者,病久而外内交争也。**诸当汗者,至其所胜日,汗大出也。**此言热病从部所起者,至期当自大汗而病已也。胜日谓本气胜旺之日,如肝之甲乙,心之丙丁。**诸治热病,以饮之寒水乃刺之,必寒衣之,居止寒处,身寒而止也。**诸热者,谓表之三阳,里之五藏,外内之热交争也。饮之寒水,里之使寒也。寒衣寒处,表之使寒也。以刺取之,必俟其身寒而后止。

**热病先胸胁痛,手足躁,刺足少阳,补足太阴。**此言外因之热病在三阳者,各有刺取之法也。先胸胁痛者,病发于少阳也。足少阳主筋,热甚则筋急,故手足躁扰。《灵枢经》曰:热病手足躁,取之筋间。故当刺足少阳以泻阳分之热,补足太阴以御外入之邪。盖邪在少阳,三阳为尽,太阴当受邪也。**病甚者,为五十九刺。**病甚者,阳热甚而及于内也。《水热穴论》曰:头上五行行五者,以越诸阳之热也。大杼膺俞缺盆背俞,此八者以泻胸中之热也。气街三里巨虚上下廉,此八者以泻胃中之热也。云门髃骨委中髓空,此八者以泻四支之热也。五藏俞傍五,此十者以泻五藏之热也。凡此五十九穴者,皆热之左右也。帝曰:人伤于寒而传为热何也?伯曰:夫寒甚则生热也。此言凡伤于寒则为病热,热甚于表阳而入于内者,当为五十九刺也。**热病始手臂痛者,刺手阳明太阴而汗出止。**身半以上手太阴阳明皆主之。热病始于手臂者,病在上而发于阳也,故当刺手阳明太阴,手太阴之主表也。**热病始于头首者,刺项太阳而汗出止。**始于头首者,太阳之为病也。刺项者,刺风池风府也。太阳为诸阳主气,其脉连于风府,故刺之而汗出乃止。**热病始于足胫者,刺足阳明而汗出止。**阳气起于足五指之表,热病始于足胫者,发于阳而始于下也,故当刺足阳明以取汗。**热病身先重,骨痛耳聋,好瞑,刺足少阴,病甚为五十九刺。**此病发于阴而为热病者,当取足少阴也。肾主骨而为生气之原,气伤故身重。肾开窍于耳,故耳聋。少阴病但欲寐,故好瞑也。病甚者,亦当为五十九刺。《灵枢·热病篇》曰:热病身重,骨痛耳聋而好瞑,取之骨,以第四针,五十九刺骨。盖足少阴主骨,故取之骨也。五十九刺骨者,取骨空之穴也。夫少阳少阴主枢,热在少阳者,可入于里阴,热在少阴者，可枢转而外出，故在阴分阳分之病甚者，皆当为五十九刺也。张兆璜曰：少阳之上，火气治之；少阴之上，热气治之。故病在少阳少阴而皆为热甚。**热病先眩冒而热，胸胁满，刺足少阴少阳。**此言少阴少阳之二气相通也。夫阴阳出入，皆从枢转，热病先眩冒而热，病发于少阳也。胸胁满，将入于里阴矣。故当刺足少阴少阳，从枢转而外出。按以上三节用十六先字，盖言有先于内者，有先于外者，有先从气分者，有先见于色者，皆当先治之，勿使其外内之交争也。张兆璜曰：首节论热甚于少阳，上节论热甚于少阴，此论少阴与少阳相合，盖君火与相火之相合也。

**太阳之脉，色荣颧骨，热病也。荣未交，曰今且得汗，待时而已。与厥阴脉争见者，死期不过三日。**此言外病六气之热，内有五藏之热，始在气分，而未及于经荣者，当急取汗而解，勿使外内相交而成不救也。《伤寒论》曰：太阳之为病，脉浮。见太阳之脉者，乃六气之病始在太阳之表阳，此外因之热病也。荣，华也。谓赤色之荣于颧颊之间，乃五藏之热，始病气而见于色，此内因之热病也。曰骨者，谓尚在内而隐见于皮肤之间，当此之时，五藏之荣色尚未与表阳之气相交，表阳之热尚未与五藏之荣气相交，故良工曰病在太阳者，可从表汗而解。热在五藏者，病虽未发，见赤色者刺之，名曰治未病。今且得汗，是可待时而已矣。若不急从汗解，则太阳之热与藏热相交，而太阳与厥阴之脉争见者，死期不过三日矣。按此节与《玉机真藏论》之所谓传化有不以次入者，忧恐悲喜怒令不得以其次，故令人有大病之义相同。盖表阳之邪始病太阳，六气相传，移皆有次，不以次入者，因五志内伤而五藏内热，太阳之脉与厥阴脉争见者，是太阳之热与肝热相交矣。盖太阳为阳之始，厥阴为阴之终，举太阳与厥阴交争，是表阳之邪不以次入而与五藏之热随所乘传，阳脉与阴脉争见者，皆为死证，故不必备言五藏也。当知表阳之热，先气而经，经而藏；五藏之热，亦先从气而经，内而外也。外内之热，交出于阳分者生，重逆于阴藏者死。首节论内热与外热交争，此论外热与内热交争。**其热内连肾，少阳之脉色也。**此言表阳之热，与藏热交争，不以次入，以少阳与肾脉相连耳。《本输篇》曰：少阳属肾。盖少阳之气发原于肾，故热病内连肾者，少阳之脉色也。**少阳之脉，色荣颊前，热病也。荣未交，曰今且得汗，待时而已。与少阴脉争见者，死期不过三日。**颊前，颐也。外见少阳之脉,少阳之热病也。色荣颊前,肾藏之热病也。

**热病气穴,三椎下间主胸中热,四椎下间主鬲中热,五椎下间主肝热,六椎下间主脾热,七椎下间主肾热。**此言刺未病者,当取之气穴也。气穴者,泻五藏气分之热,故曰三椎下间,四椎下间,乃谿谷之穴会,与五藏之俞穴不同也。胸中鬲上,乃心肺之宫城。主胸中热者,泻肺热也;鬲中热者,泻心热也。不曰心肺而曰胸中鬲中者,意言热在气分而不干于藏真也。**荣在骶也,项上三椎,陷者中也。**此言五藏之热入于经荣者,当取之骨穴也。脊背之尽处曰骶,谓如取荣穴,当在骶而至项上之三椎陷者中而取之。盖气为阳,荣血为阴,故取气穴在三椎至七椎之间,从上而下也。取荣俞之穴,在骶骨之十四椎而上至项上之三椎陷者中而取之也。《灵枢经》曰:穷骨者,骶骨也。张兆璜曰:此所谓刺之反者。

**颊下逆颧为大瘕,下牙车为腹满,颧后为胁痛。颊上者,鬲上也。**此复结内病五藏之热不重感于外邪者,无外内之交争而止于在内之藏府自相乘传也。颊下为颐,如颊下之色上逆于颧,是肾热乘肝,当为大瘕泄。如下于牙车,是肾热乘胃,当主腹满。逆于颧后,是热邪乘胆,当为胁痛。如逆于颊上者,是在鬲上心肺之分也。盖言五藏之热,色见于面部而有外邪之热者,当治其未病交争,勿使外内相合,而成不救之死证。如五藏之热见于面部,而无外因之热病者,亦当治未病乘传,勿使其有瘕泄腹满之病。张兆璜曰:此篇首言五藏之热病,末结五藏之热色自相乘传。盖五藏之热有重感外邪者,必有外内之交争。如止病在内而不感于外邪者,只当于在内之藏府中求之。张应略曰:有在外之热病,有在内之热病,有病在外而内不病者,有病在内而外不病者,不必定有外内之交争,故复以此证明之。

## 评热病论篇第三十三

**黄帝问曰:有病温者,汗出辄复热,而脉躁疾,不为汗衰,狂言不能食,病名为何?岐伯对曰:病名阴阳交,交者死也。**温病者,冬伤于寒,先夏至日发者,为病温也。阴阳交者,谓汗乃阴液,外出于阳,阳热不从汗解,复入之阴,名曰阴阳交。交者乃正不能胜邪,而邪复伤正气,故为死证。**帝曰:愿闻其说。岐伯曰:人所以汗出者,皆生于谷,谷生于精。**汗生于水谷之精,水谷之精由精气之所化,故曰谷生于精。夫汗之发原有二,一出于水谷之精,一出于肾藏之精,而曰皆生于谷者,言肾藏之精亦水谷之所生也。**今邪气交争于骨肉而得汗者,是邪却而精胜也。**交争于骨肉者,邪气伏匿于骨肉之间,至春时与正气交争,而发为温病。得汗是精气胜,而邪当共并而出矣。倪冲之曰:胃主肉,肾主骨,谷精之汗出于胃,血液之汗原于肾。邪在肉者,得水谷之汗而解;邪在骨者,得肾精之汗而后解。**精胜则当能食而不复热。复热者,邪气也。汗者,精气也。今汗出而辄复热者,是邪胜也。不能食者,精无俾也。病而留者,其寿可立而倾也。**此言水谷之精由肾藏精气之所化,所谓谷生于精也。夫肾为水藏,受水谷之精而藏之,其精气上与阳明相合,戊癸合而化火,火土之气消水谷之精微,而复生此精,是先后二天互相资生者也。今汗出而邪留不去,则热邪复伤其阴精矣。精气受伤,则不能复与阳明合化而使之食,是精气之生原并绝,其寿命可立而倾也。董帷园曰:互相生长之道,旋转如环。**且夫《热论》曰:汗出而脉尚躁盛者死。**此复引《热论》以释明汗生于谷,谷生于精,不能食而精无俾者之义。《灵枢·热论篇》曰:热病已得汗,而脉尚躁盛,此阴脉之极也,死。其得汗而脉静者,生。热病者,脉尚躁而不得汗者,此阳脉之极也,死。脉盛躁得汗静者,生。夫汗者,精气也。汗出而脉尚躁盛者,是邪气盛而精不胜也。阴脉,少阴之脉。极,终也。此邪热盛而少阴之气终也。脉尚躁而不得汗者,是阳热盛而胃气绝也。**今脉不与汗相应,此不胜其病也,其死明矣。狂言者是失志,失志者死。**脉不与汗相应者,胃气虚而不胜其邪。正不胜邪,是胃气将绝,其死明矣。肾藏志,狂言者,是精气伤而志先死。志先死者,不过一日半而死矣。**今见三死,不见一生,虽愈必死也。**病而留者,一死也;骨气绝者,一死也;肾气绝者,一死也。夫肾为生气之原,肾之精气由水谷之所生,水谷之精由肾气之所化,如汗不胜邪,而肾藏之精气尚在,一生也;如精气受伤,而阳明之生原未绝,一生也。愈者,谓邪病去也。邪虽去而生气已绝,必死之道也。以上论邪正阴阳之理,而归重于正气之生原不可伤也。

**帝曰:有病身热,汗出烦满,烦满不为汗解,此为何病?**按此篇评论阳热之邪,惟藉阴精以制胜。汗者,精气也,一出于水谷之精,一出于肾藏之液。水谷入胃,津液四布,汗出溱溱,水谷之精气也。又肾为水藏,受五藏之精而藏之,所藏之精奉心化赤而为血,血之液为汗,此肾藏之精气也。是以上节论汗生于谷,此以下复论风伤肾藏之精焉。盖风行则水涣,水气泛溢则精气自虚。此节论风动肾藏之精气,劳风节论风动肾藏之水气,肾风节论风动肾藏之水邪,而总属精气皆虚。**岐伯曰:汗出而身热者风也,汗出而烦满不解者厥也,病名曰风厥。**风为阳邪,开发肌腠,腠理之汗,水谷之津也。津液外泄,风热留之,故身热也。风热不去,则伤动其肾气而上逆,逆于上则心烦,乘于脾土则中满,病名曰风厥,谓因风邪而使肾气之厥逆也。上节论病虽愈而正气绝者死,此以下论邪病虽留而根本不坏者不死。邪正虚实,大有死生之关系,而学者不可不审。**帝曰:愿卒闻之。岐伯曰:巨阳主气,故先受邪,少阴与其为表里也,得热则上从之,从之则厥也。**巨阳,太阳也。太阳之气主表,风为阳邪,伤人阳气,两阳相搏,则为病热。少阴与太阳相为表里,阳热在上,则阴气从之,从之则为厥逆矣。**帝曰:治之奈何?岐伯曰:表里刺之,饮之服汤。**表里者,阴阳也。刺表以泻风热之阳邪,刺里以下少阴之逆气。饮之服汤,以助水津之汗。

**帝曰:劳风为病何如?**此论劳汗当风而伤其肾也。烦劳则阳气外张,精气内绝,阳虚于外则易于受风,精虚于内则反动其水气矣。**岐伯曰:劳风法在肺下。**伯言风动寒水之气,法当在肺下。《水热穴论》曰:肾者,至阴也。至阴者,盛水也。肺者,太阴也。少阴者,冬脉也。故其本在肾,其末在肺,皆积水也。**其为病也,使人强上冥视,**强上者,颈项强也。阳气张而重感于风,则使人强于上,阴精竭而更受其伤,故目盲不可以视也。**唾出若涕,恶风而振寒,此为劳风之病。**肾之水液,入肺为涕,自入为唾。风动肾水,注在肺下,故唾出若涕。肺主皮毛,肺受风寒,故恶风而振寒。此为勇而劳甚则肾汗出,肾汗出而逢于风也。**帝曰:治之奈何?岐伯曰:以救俯仰。**《金匮·水气篇》曰:气强则为水,难以俯仰。此水寒之气厥逆于上,则有形之水将欲随之,故当急救其水邪,勿使其上溢,以致不能俯仰也。**巨阳引精者三日,中年者五日,不精者七日。**此言救俯仰之法,当从小便而出也。巨阳引精者,谓太阳膀胱之府,津液藏焉,气化则出。巨阳气盛,能引肾精之邪水从小便而出者,三日而愈,中年精气虚者五日,老年精气衰者七日。三五七者,阳之数也，谓得阳气之化，而阴水自出矣。咳出青黄涕，其状如脓，大如弹丸，从口中若鼻中出，不出则伤肺，伤肺则死也。此言水寒之邪逆于肺下者，又当从上窍以出之。此上下分消之法也。夫肾为水藏，受五藏之精而藏之。今肾藏之水气反逆于上，则四藏之津皆为之凝聚而不下矣。青黄涕者，肝脾之津也。脓乃赤白之间色，如脓状者，心肺之津也。四藏之津不下归于肾，反凝聚于肺下，故当咳而出之。肺之下，脾之上也，或从脾而出之口，或从肺而出之鼻，皆涕唾所出之外窍也。肺主气而至清虚，故邪浊伤之则死。

帝曰：有病肾风者，面胕痝然，壅害于言，可刺不？胕，音附。痝，音芒。不，否同。肾风者，因风而动肾藏之水，故又名风水。胕，足胕也。痝然，肿貌。言面足痝然而肿也。少阴之脉贯肾，系舌本，水邪上逆，故壅害于言。岐伯曰：虚不当刺，不当刺而刺，后五日，其气必至。肾为风邪所伤，则精气已虚，故不当刺，虚反刺之，后五日其逆气必至。《平脉篇》曰：肾气微，少精血，奔气促迫，上入胸膈。谓精气虚则水邪之气反上逆矣。五日者，言风邪亦始病太阳，五日则病及少阴而动其气矣。帝曰：其至何如？岐伯曰：至必少气时热，时热从胸背上至头，汗出手热，口干苦渴，小便黄，目下肿，腹中鸣，身重难以行，月事不来，烦而不能食，不能正偃，正偃则咳，病名曰风水，论在刺法中。病名风水者，因风而动其水也。在刺法中，谓在本经《水热穴论》中。帝曰：愿闻其说。岐伯曰：邪之所凑，其气必虚。阴虚者，阳必凑之，故少气时热而汗出也。小便黄者，少腹中有热也。风邪伤肾，精气必虚，阴虚则阳往乘之，故时时发热。肾为生气之原，故少气也。阳加于阴则汗出。湿热上蒸，故从胸背而直上于头。热在下焦，故小便黄也。倪冲之曰：太阳与少阴标本相合，风邪伤肾，始病太阳，甚则入肾，今肾热上蒸，亦随太阳之气而上，故从胸背而上至于头。不能正偃者，胃中不和也。正偃则咳甚，上迫肺也。此申明阳邪伤阴而动肾藏之水也。正偃，仰卧也。水上乘于胃则胃中不和，故不得正偃。肺脉下络大肠，还循胃口，故上迫肺也。上节论阳热伤其精气，此复论动其水焉。倪冲之曰：劳风法在肺下，谓水气迫于肺下，而所出之涕乃是肺液，非肾藏之水也。盖肺乃水之生原，肾气反逆则水源凝聚于上矣。今正偃迫肺，亦系胃气上乘而非肾藏之水，即目下微肿，亦属水邪在腹而肿见于目下，当知肾虚水泛止至于腹耳。诸有水气者,微肿先见于目下也。帝曰:何以言?岐伯曰:水者阴也,目下亦阴也。腹者之所居,故水在腹者,必使目下肿也。太阴者,至阴也。水邪上乘于腹,始伤胃而渐及于脾,故微肿先见于目下,脾主约束也。真气上逆,故口苦舌干。真气者,藏真之心气也。心属火而恶水邪,水气上乘则迫其心气上逆,是以口苦舌干。卧不能正偃,正偃则咳出清水也。此言水气上乘始胃而脾,脾而心,心而肺也。肾为本,肺为末,金水子母之藏,皆积水也。是以水气上逆于肺,则咳出清水。诸水病者,故不得卧,卧则惊,惊则咳甚也。此言肾邪上乘于胃,则胃气上薄于心。胃气薄于心,则心气迫于肺矣。水邪乘胃,故不得卧。胃络上通于心,阳气入阴,阴阳相薄,故惊恐也。心气上乘于肺,金畏火热,故咳甚也。上节论水气从下而上,此复论藏府之气亦从下而上也。腹中鸣者,病本于胃也。薄脾则烦不能食,食不下者,胃脘隔也。身重难以行者,胃脉在足也。此言水气乘于经脉之中,随经环转,复从上而下也。水病本于胃而随经下泄,故腹作雷鸣。薄于脾则烦而不能食,盖脾络上膈注心中,故烦。下焦主纳,故不能食也。胃脘阻隔,故食不下。水气随经下流,故身重难以行也。倪冲之曰:按经旨水邪止乘于胃,其薄脾干肺迫心,乃胃气之转乘,非水邪直至于心下。盖肾者胃之关也,水出于关则邪留在胃,故曰病本于胃。月事不来者,胞脉闭也。胞脉者,属心而络于胞中。今气上迫肺,心气不得下通,故月事不来也。帝曰:善。中焦之汁,流溢于肾而为精,奉心化赤而为血,血之液为汗。此节首论风伤肾藏之精,末结不能奉心化赤。盖此篇评论阳热之邪,惟藉阴精汗液以制胜,前章论谷精之汗不能胜邪者死,此言肾藏之精为风邪所伤,而又不得心气下通以化赤,是风邪亦不得从汗解矣。再按荣气之道,纳谷为宝,谷入于胃,乃传之肺,流溢于中,布散于外,专精者荣于经隧,常荣无已。是血乃中焦水谷之汁,而行于经脉,渗于皮肤,有二道焉。夫中焦受气取汁,变化而赤,此专精而行于经隧之血也。流溢于中,布散于外者,是流溢于胞中布散于皮肤之血也。胞脉属心,得心气下通而为血。冲脉任脉皆起于胞中,上循背里,为经络之海,其浮而外者,循腹右上行,会于咽喉,别而络唇口,血气盛则充肤热肉,血独盛则淡渗皮肤生毫毛,男子至唇口而长髭须,女子至胸中而下为月事,是血之液为汗者,乃渗于皮肤之血,非经脉之血也。故举女子之月事以申明之。气上迫肺者,真气上逆,口苦舌干,惊则咳甚,是心气上炎而不下通也。此篇虽曰《评热》,然皆论精血汗液之生原。盖知生始之原,则知所以养正而胜邪矣。水谷之精藉肾藏精气之所化,胞肾之精血由胃府水谷之所生。王方侯曰:出红汗曰衊,此渗于皮肤之血而又不能化汗者矣。

# 逆调论篇第三十四

调,和也,顺也。言人之阴阳水火,荣卫气血,表里上下,皆当和调,逆调则为病矣。

**黄帝问曰:人身非常温也,非常热也,为之热而烦满者,何也?**此论上下阴阳之不和也。非常温者,谓非常有温热之病在表也。非常热者,谓非常有五藏之热在里也。为之者,乃阳热之气为之也。**岐伯对曰:阴气少而阳气胜,故热而烦满也。**火为阳而居上,水为阴而居下。阴气少而阳气胜,故热而烦满于上也。**帝曰:人身非衣寒也,中非有寒气也,寒从中生者,何?**身非衣寒,表无寒也。中非有寒气,里无寒也。寒从中生者,谓寒从阴中而生也。**岐伯曰:是人多痹气也,阳气少,阴气多,故身寒如从水中出。**痹气者,气闭也。阳气少而阴气多者,因是人多痹气故也。病在阴者,名曰痹寒,湿之气闭于里阴,则火热不得下交于阴而阴气盛。阴气盛则阳气渐衰,阴寒之气过多,故身寒如从水中出。盖热出于阳火,故顿寒出于阴水,故如从水中出此上下水火阴阳之不和也。**帝曰:人有四支热,逢风寒如炙如火者,何也?**此论表里阴阳之不和也。四支为诸阳主气。四支热者,阳热之气在表也。逢风寒而如炙如火者,邪正相搏因表阳之热而阳更盛极也。**岐伯曰:是人者阴气虚,阳气盛。四支者阳也。两阳相得,而阴气虚少,少水不能灭盛火,而阳独治。独治者,不能生长也,独胜而止耳。**阴气虚者,里阴之气虚也。阳气盛者,表阳之气盛也。阳受气于四末,阴受气于五藏。四支者阳明之所主也。两阳阳明也。两阳合明,故曰阳明相得者,自相得而为热也。阴气少者,少阴之气少也。少水者,津液少也。津液少而不能进入胃中,则火盛而不能灭矣。夫肾主藏精,阳明之所生也。肾之精气复上与阳明相合,戊癸合而化火,火土之气阴气虚少,则阳独治矣。然独阳不生,谓不能再生长,其阳热惟此独胜而止矣。张兆璜曰:能灭盛火,即是阴阳和调。逢风而如炙如火者,是人当肉烁也。此释明阳明之气主于四支而又所主肌肉也。二阳之气在于皮肤肌腠之间,而又逢风热之阳邪,邪正相搏则火热炽而销烁其肌肉矣。帝曰:人有身寒,汤火不能热,厚衣不能温,然不冻慄,是为何病?身寒而阳火不能热,厚衣不能温者,太阳气衰而寒在表也。不冻慄者,二阳火热之在里也。岐伯曰:是人者,素肾气胜,以水为事,太阳气衰,肾脂枯不长,一水不能胜两火。肾者水也,而生于骨,骨不生则髓不能满,故寒甚至骨也。肾气胜者,肾水之气胜也。以水为事者,膀胱之水胜也。谓其人水寒之气偏胜,水寒偏胜,则太阳气衰,太阳气衰,则孤阴不长矣。水,精水也。肾藏之精枯不长而膀胱之一水不能胜二火矣。夫肾生骨髓,水生肝,肾脂不生,则髓不能满于骨,是以寒至骨也。以上兼论阳水火互相生长之道。所以不能冻栗者,肝一阳也,心二阳也,肾孤藏也,一水不能胜二火,故不能冻慄,病名曰骨痹,是人当挛节也。肝者,一阳初生之木火也。心者,地二所生之君火也。肾为牝藏,孤藏也。孤藏之阴,藉太阳标本以合化。太阳气衰,则孤阴不长矣。膀胱之津液,不能胜二火,故其人不能冻慄者,二阳之火热在内也。病名曰骨痹,病在髓枯而骨痛也。故其人当骨节拘挛。此论表里阴阳之不调也。

帝曰:人之肉苛者,虽近衣絮,犹尚苛也,是谓何疾?此论荣卫之气不和也。苛,虐也。谓虽近衣絮而苛虐如故也。岐伯曰:荣气虚,卫气实也。虚实者,不和也。言荣气不得卫气之和则荣气虚,卫气不与荣气相和则卫气实也。盖阳道常实,故曰实,然则过犹不及也。荣气虚则不仁,卫气虚则不用,荣卫俱虚则不仁且不用,肉如故也。不仁者,不知痛痒。不用者,痿而不胜。盖言荣卫不和,则两者皆虚矣。荣卫两虚者,不仁且不用。不仁不用而肉苛如故者,不和而致虚也。张兆璜曰:此释明上文之所谓虚实者,乃不和也。人身与志不相有,曰死。人身者,荣卫之所循行也。志者,五藏之神志也。《本藏篇》曰:经脉者,所以行气血而荣阴阳,濡筋骨,利关节者也。卫气者,所以温分肉,充皮肤,肥腠理,司开阖者也。志意者,所以御精神,收魂魄,适寒温,和喜怒者也。故气血和则经脉流行,荣复阴阳,筋骨劲强,关节清利矣。卫气和则分肉解利,皮肤调柔,腠理致密矣。志意和则精神专直,魂魄不散,悔怒不起,五藏不受邪矣。寒温和则六府化谷,经脉通利,支节得安矣。此人之常平也。是三者之所当和调者也。如三者皆相失而不相有，则气血不行，魂魄离散而死矣。此言荣气当与卫气和调，荣卫之气又当与神志和调者也。

帝曰：人有逆气，不得卧而息有音者；有不得卧而息无音者；有起居如故而息有音者；有得卧，行而喘者；有不得卧，不能行而喘者；有不得卧，卧而喘者。皆何藏使然？愿闻其故。此论经气上下之不调也。经气生于藏府，故曰何藏使然。岐伯曰：不得卧而息有音者，是阳明之逆也。足三阳者下行，今逆而上行，故息有音也。一呼一吸曰息，息有音者，呼吸有声，气逆之所致也。足之三阳从头走足，故三阳者下行，今反逆而上，以致呼吸之有音也。朱圣公曰：是阳明之逆也句概上下二节而言。阳明者，胃脉也。胃者六府之海，其气亦下行。阳明逆不得从其道，故不得卧也。下经曰胃不和则卧不安，此之谓也。按《灵枢·动输篇》黄帝问曰：经脉十二而手太阴足少阴阳明独动不休何也？岐伯曰：阳明胃脉也。胃为五藏六府之海，其清气上注于肺，肺气从太阴而行之。其行也以息往来，故人一呼脉再动，一吸脉亦再动，呼吸不已，故动而不止。黄帝曰：气之过于寸口也，上十焉息，下八焉伏，何道从还，不知其极？岐伯曰：气之离藏，卒然如弓弩之发，如水之下岸。盖言十二经脉皆足阳明胃府之所生，胃气上注于肺以司呼吸，下注于肾以资十二经脉，故曰阳明者胃脉也。言胃者，水谷血气之海也。胃之所出血气者，从大络而上注于肺，从胃脉而下注足少阴也。如阳明逆不得从其道，则为不得卧而息有音。手太阴逆则为起居如故而息有音，足少阴逆则为不得卧而喘也。此论经脉呼吸之逆调也。下经者，即下文之所谓不得卧，卧则喘者，是水气之客也。盖阳明之津液随气而下注于肾，如阳明逆不得从其道，而肾之水气反上客于阳明，是以胃不和而卧不安也。再按上十焉息者，谓阳明所生之荣卫宗气，如弓弩之发，上注于肺，以行呼吸，以荣经脉，居十分之十焉。下八焉伏者，谓阳明所生之津液，下注于足少阴，如水之下岸，足十分之八焉。盖荣气宗气卫气皆主上行，是气之十分皆上行也。津液二分行于经隧，八分流溢于肾，故止八分而伏藏于下也。何道从还者，冲脉与少阴之大络起于肾，下出于气街，冲脉上循背里，为经络之海。气街者，气之径路也。如络绝则径通，是流溢于肾藏之精液，从冲脉气街之道路还循于十二经脉，如环无端，而莫知其极。此血气生始之根原，经脉循行之道路，学者所当用心理会者也。张兆璜曰《灵枢》论经脉顺行之道，此篇论经脉逆调之因，故当复引经语以证明之。夫起居如故而息有音者，此肺之络脉逆也，络脉不得随经上下，故留经而不行。络脉之病人也微，故起居如故而息有音也。此言手太阴之逆调也。肺主呼吸，肺之络脉逆，故呼吸不利而息有音也。夫脉之循于里曰经，浮而外者为络。外内上下，经络相贯，循环无端，络脉逆则气留于经，而不行于络矣。络脉浮于皮肤之间，其病轻微，故止息有音而起居如故也。夫不得卧，卧则喘者，是水气之客也。夫水者，循津液而流也。肾者水藏，主津液，主卧与喘也。帝曰：善。此言足少阴之逆调也。夫津液者，水谷之所生。肾者，胃之关也。胃之水液从关而下入于肾者，顺也。如阳明逆，不得从其道而下入于肾，则肾之水气反循津液之道路而上乘于胃矣，是以胃不和而卧不安也。故曰肾者水藏，主藏津液，又主卧与喘也。夫手太阴足少阴阳明主血气生始之根原，经脉呼吸之道路，人之一身，总不外乎水火阴阳，荣卫气血。是以上章论水火阴阳之寒热，后章论呼吸经脉之逆调。杨君立问曰：帝问有不得卧而息无音者，有得卧行而喘者，有不得卧不能行而喘者，岐伯皆未详答，后人有言简脱者，有增补其文者，是耶非耶？曰：此节专论气之呼吸，脉之顺逆。盖经脉者，所以行气血而荣阴阳，濡筋骨，利关节者也。是以三阳之脉上行，则气逆而为息有音，如三阳之脉顺行而下，止阳明不得从其道，是当不得卧而息无音矣。如病在经脉，则阴阳不和而不得卧，筋骨不利而不能行，今病在络脉，故止息有音而起居如故也。圣人立言浑然檃括，或言在意中，或意居言表，奈何后学不细心体认，而妄增臆论耶！

## 疟论篇第三十五

黄帝问曰：夫痎疟皆生于风，其蓄作有时者，何也？痎，音皆。吴崐曰：痎，亦疟也。夜病者谓之痎，昼病者谓之疟。方书言夜市谓之痎市，盖本乎此也。蓄，病息邪伏也。卢子繇曰：疟者，惟火沴金，酷疟殆甚也。岐伯对曰：疟之始发也，先起于毫毛，伸欠乃作，寒栗鼓颔，腰脊俱痛，寒去则内外皆热，头痛如破，渴欲冷饮。伸欠，引伸而呵欠也。卫气同邪气将入于阴，表气虚故先起于毫毛伸欠。帝曰：何气使然？愿闻其道。岐伯

**曰：阴阳上下交争，虚实更作，阴阳相移也。**邪正阴阳之气上下出入，故交争于上下也。病并于阴则阴实而阳虚，并于阳则阳实而阴虚，是虚实更作，阴阳寒热相移也。**阳并于阴，则阴实而阳虚，阳明虚则寒栗鼓颔也，巨阳虚则腰背头项痛。**邪与卫气内薄，则三阳之气同并于阴矣。并于阴则阴实于内而阳虚于外，阳明之气主肌肉而经脉交于颔下，是以寒栗鼓颔。太阳之气主表而上升于头，其经脉上会于脑，出于项，下循背膂，故腰背头项俱痛。马莳曰：阳气陷则阴气胜，经云病痛者阴也。**三阳俱虚则阴气胜，阴气胜则骨寒而痛，寒生于内，故中外皆寒，阳盛则外热，阴虚则内热，外内皆热则喘而渴，故欲冷饮也。**阳虚于外则阴胜于里矣。经云二阴主里，是以骨寒而痛，而寒生于内也。阴气逆极则复出之阳，并于阳则阴虚而阳盛，阳盛则外热，阴虚则内热，外内皆热，是以喘渴而欲冷饮也。卢子繇曰：不列少阳形证者，以太阳为开，阳明为阖，少阳为枢，而开之能开，阖之能阖，枢转之也。设舍枢则无开阖矣，离开阖无从觅枢矣。故开阖既陷，枢机岂能独留？倘中见枢象，即为开阖两持，所以持则俱持陷则俱陷也。**此皆得之夏伤于暑，热气盛，藏于皮肤之内，肠胃之外，此荣气之所舍也。**卢子繇曰：以夏气通于心，心主荣血之故也。经云以奉生身者莫贵于经隧，故不注之经而溜之舍也。舍即经隧所历之界分，每有界分，必有其舍，如行人之有传舍也。倪冲之曰：天之暑热与君火之气相合，心主荣血，故邪藏于荣舍。卫气者，阳明之悍气也。风木寒水乘侮土气，故风水之邪与卫气并居。**此令人汗空疏，腠理开，因得秋气，汗出遇风，及得之以浴，水气合于皮肤之内，与卫气并居。卫气者，昼日行于阳，夜行于阴。此气得阳而外出，得阴而内薄，内外相薄，是以日作。**卢子繇曰：暑令人汗空疏，腠理开者，以暑性宣发，致腠理但开不能旋阖耳。不即病者，时值夏气之从内而外，卫气仗此犹可捍御，因遇秋气，机衡已转，自外而内矣。其留舍之暑，令汗空疏，腠理开，风遂乘之以入，或得之以沐浴，水气舍于皮肤之内，与卫气并居。卫气者，昼日行于阳，夜行于阴，风与水气亦得阳随卫而外出，得阴随卫而内薄，内外相薄，是以日作也。莫子晋问曰：卫气日行于阳，奚先入于阴而致寒栗伸欠也？曰：邪得阴而内入，得阳而外出，邪气与卫气并居，故同邪内陷，非卫气之行于阴也。夫内为阴，外为阳，邪留于形身之外，与卫应乃作，卫气日行于阳,故发作于日也。

帝曰:其间日而作者,何也?岐伯曰:其气之舍深,内薄于阴,阳气独发,阴邪内著,阴与阳争不得出,是以间日而作也。间,去声。著,着同。言邪气舍深,内薄于里阴之分,阳气独发于外,里阴之邪留著于内,阴邪与阳气交争,而不得皆出于外,是以间日而作也。按此节经文与薄于五藏募原之因不同。帝曰:善。其作日晏与其日早者,何气使然?岐伯曰:邪气客于风府,循膂而下,卫气一日一夜大会于风府,其明日日下一节,故其作也晏,此先客于脊背也。此言邪从风府而客于脊背之间者,发作有早晏也。卫气一日一夜,行阴阳五十度,而大会于风府,其明日日下一节,故其作也晏。此邪先客于脊背,而与卫气相遇故也。每至于风府则腠理开,腠理开则邪气入,邪气入则病作,以此日作稍益晏也。其出于风府,日下一节,二十一日下至骶骨。此申明卫气日下一节,则上会于风府也亦晏,故病作日晏也。盖卫气每至于风府则腠理开,开则客于脊背之邪还入风府,而与卫气相遇则病作。其卫气出于风府,日下一节,则上会于风府也稍晏,故病作稍晏。二十一日下至骶骨,则上会于风府也益晏,故病作益晏也。二十二日入于脊内,注于伏膂之脉,其气上行,九日出于缺盆之中,其气日高,故作日益早也。伏膂,伏冲膂筋也。卫气外循督脉而下,内循冲脉而上,其气上行,九日出于缺盆,其气日高,则会于风府也日早,故作日益早也。其间日发者,由邪气内薄于五藏,横连募原也。其道远,其气深,其行迟,不能与卫气俱行,不得皆出,故间日乃作也。募原者,横连藏府之膏膜,即《金匮》所谓皮肤藏府之文理,乃卫气游行之腠理也。不得与卫气皆出,故间日也。

帝曰:夫子言卫气每至于风府,腠理乃发,发则邪气入,入则病作。今卫气日下一节,其气之发也,不当风府,其日作者,奈何?帝问邪有不从风府而入,其病亦以日作者何也。岐伯曰:此邪气客于头项,循膂而下者也。故虚实不同,邪中异所,则不得当其风府也。故邪中于头项者,气至头项而病;中于背者,气至背而病;中于腰脊者,气至腰脊而病;中于手足者,气至手足而病。客于头项者,谓客于风府也。伯言邪入于风府，循膂而下，留其处者，有虚实之不同，若邪中异所则无有早晏矣。虚实者，早晏也。言卫气虚而日下则其发日晏，卫气实而日上则其发日早，此邪从风府而留于脊膂之间者也。若邪中异所，则不得当其风府矣。如邪中于头项，卫气行至头项而病作；中于腰背手足，邪即舍于腰背手足之间，卫气行至腰背与腰背所舍之邪相遇而病作；卫气行至于手足，与手足所舍之邪相遇而病作。此或发于早者，每日早发，或发于晏者，每日晏发，非若客于风府之邪日晏而日早也。张兆璜曰：风府循督脉而下，至脊内循冲脉而上，乃卫气之隧道，故邪留于此内者，遇卫气之日上日下，而病有早晏之分。**卫气之所在，与邪气相合则病作。故风无常府，卫气之所发，必开其腠理，邪气之所合，则其府也。**卫气之所在者，谓卫气行至邪气所在之处，与邪相合而病作。故风邪或中于头项，或中于腰背手足，无有常处，非定客于风府也。夫卫气之行，至于所在之处而发，必开其腠理。腠理开，然后邪正相合，邪与卫合之处即其府也。

**帝曰：善。夫风之与疟也，相似同类，而风独常在，疟得有时而休者，何也？**夫痎疟皆生于风，然病风者常在其处，病疟者休作有时，故帝有此问。**岐伯曰：风气留其处，故常在。疟气随经络，沉以内薄，故卫气应乃作。**风邪则伤卫，故病风者留于肌腠筋骨之间而不移。疟气舍于荣，故随经络以内薄，与卫气相应乃作也。

**帝曰：疟先寒而后热者何也？岐伯曰：夏伤于大暑，其汗大出，腠理开发，因遇夏气凄沧之水寒，藏于腠理皮肤之中，秋伤于风，则病成矣。**风寒曰凄，水寒曰沧，盖夏时暑热溽蒸，腠理开发，或汗湿从风，或得之于沐浴，水寒藏于腠理皮肤之中，至秋时复伤于风，风寒两感，是以寒热之病成矣。按此节所论先寒后热，与上节不同。上节以夏伤之暑，藏于荣之所舍，秋受之风寒与卫气并居。盖荣为阴，卫为阳，此气得阴而内薄，得阳而外出，是以荣舍之邪，先行于阴而为寒，复行于阳而为热，此乃吾身中之阴阳寒热也。此节论夏受凄沧之水寒，秋伤于风之阳邪，此论天之阴阳寒热也。是以经旨少有不同，学者亦宜体析。**夫寒者阴气也，风者阳气也。先伤于寒，而后伤于风，故先寒而后热也。病以时作，名曰寒疟。**天之阴邪，感吾身之阴寒；天之阳邪，感吾身之阳热。是以先受之寒，先从阴而病寒；后受之风,复从阳而病热。病以时作者,应时而作无早晏也。帝曰:先热而后寒者,何也?岐伯曰:此先伤于风,而后伤于寒,故先热而后寒也,亦以时作,名曰温疟。王冰曰:以其先热,故谓之温。倪冲之曰:此天之阴阳病人身之阴阳。阴阳两感,是以寒热交作,虽有先后之感,与故病新病不同,学者亦宜体认。其但热而不寒者,阴气先绝,阳气独发,则少气烦冤,手足热而欲呕,名曰瘅疟。其者,承上文而言。上文之所谓温疟者,邪气藏于骨髓之中。骨髓者,肾藏之精气所生,故久而不去,则与肾气相合,是以温疟之病气藏于肾,其气先从内而出之外也。从内出之外,故阳病极而复反入之阴,其但热不寒者,邪气藏于骨髓之中,而肾阴之气先与骨气相绝,是外邪不及于里阴,而独发于阳也。热伤气,故少气。心恶热,故烦冤。手足为诸阳之本,故手足热。经云:诸呕吐酸,皆属于热。此温疟之不复寒者,名曰瘅疟。瘅,单也。谓单发于阳而病热也。卢子繇曰:瘅疟有二因,此其一也。

帝曰:夫经言有馀者泻之,不足者补之,今热为有馀,寒为不足。夫疟者之寒,汤火不能温也,及其热,冰水不能寒也,此皆有馀不足之类。当此之时,良工不能止,必须其自衰乃刺之,其故何也?愿闻其说。岐伯曰:经言无刺熇熇之热,无刺浑浑之脉,无刺漉漉之汗,故其为病逆,未可刺也。熇,音稿。漉,音鹿。阳热为有馀,阴寒为不足。经言,引《灵枢·顺逆篇》而言。熇熇,热甚貌。浑浑,邪盛而脉乱也。漉漉,汗大出也。言当此之时,邪病甚而正气逆,故未可刺也。夫疟之始发也,阳气并于阴,当是之时,阳虚而阴盛,外无气,故先寒栗也。阴气逆极,则复出之阳,阳与阴复并于外,则阴虚而阳实,故先热而渴。此言寒热始盛之时,乃阴阳之气交并,正气错乱未分,故未可刺。张兆璜曰:此言热为阳实而有馀,寒为无气而不足。所谓有馀不足者,阳气邪气也。夫疟气者,并于阳则阳胜,并于阴则阴胜,阴胜则寒,阳胜则热。上节论阳气虚实之寒热,此论阴阳胜并之寒热,皆属阴阳未和而邪气方盛,俱未可刺。疟者,风寒之气不常也,病极则复至。此复论在天阴阳之邪而为寒热也。风者阳邪也,寒者阴邪也,风寒之气,变幻不常,如病风而为热极,则阴邪之寒气复至,病寒而为寒极,则风邪之阳热复至,当如寒热虚实之有三因也。病之发也,如火之热,如风雨不可当也。故经言曰:方其盛时必毁,因其衰也,事必大昌。此之谓也。上节论阴阳交并,正气未分,故未可刺。此承上文而言,邪气方盛未可刺也。邪气之发,如火之烈,如风雨之不可当,故经言方其盛时而取之,必毁伤其正气,因其衰也,事必大昌,此之谓也。兵法云:无迎逢逢之气,无击堂堂之阵,避其来锐,击其惰归。倪冲之曰:如火之烈,阳热盛也。如风雨不可当,阴寒盛也。夫疟之未发也,阴未并阳,阳未并阴,因而调之,真气得安,邪气乃亡。故工不能治其已发,为其气逆也。邪气未发,则正气未乱,因而调之,其气得安,邪气乃去,所谓治未病也。若待其已发,虽良工弗能为,为其气逆故也。上节论治其已衰,此先治其未发。帝曰:善。攻之奈何?早晏何如?早者谓病之未发,晏者谓病之已衰。岐伯曰:疟之且发也,阴阳之且移也,必从四末始也。阳已伤,阴从之,故先其时,坚束其处,令邪气不得入,阴气不得出。审候见之,在孙结盛坚而血者皆取之,此真往而未得并者也。此申明治未病之法也。且者,未定之辞,言疟之将发,阴阳之将移,必从四末始。盖三阴三阳之气,从手足之井荥而更移也。如病在阳而阳已伤,则阴经将从而受之,故当先其未发之时,坚束其四末,令邪在此经者,不得入于彼经,彼经之经气不得出而并于此经,审其证而候其脉,见其孙络盛坚而血者,皆取而去之。此阴阳真气往来和平,而未得交并者也。倪仲宣曰:疟气舍于皮肤肌腠之间,故病见于孙络。

帝曰:疟不发,其应何如?言疟病未发之时,其脉候证候何如而应。岐伯曰:疟气者,必更盛更虚,当气之所在也,病在阳则热而脉躁,在阴则寒而脉静。言疟气者,有阴阳更并之盛虚,皆当气之所在也。如病在阳则热而脉躁,在阴则寒而脉静,欲知脉与病之相应,但审证之寒热,脉之躁静,则知病之在阴在阳矣。极则阴阳俱衰,卫气相离,故病得休。卫气集,则复病也。言阴阳之所以更盛更虚者,卫气行之也。卫气者,行阴而行阳者也。是以卫气相离,其病得休,卫气集则复病也。

帝曰:时有间二日,或至数日发,或渴或不渴,其故何也?岐伯曰:其间日者,邪气与卫气客于六府,而有时相失,不能相得,故休数日乃作也。六府者，谓六府之募原也。六府之募原者，连于肠胃之脂膜也。相失者，不与卫气相遇也。盖六府之募原，其道更远，气有所不到，故有时相失，不能相得其邪，故或间二日，或数日乃作也。倪冲之曰：藏之募原而间日发者，乃胸中之膈膜，其道近六府之募原更下而远，故有间二日或至于数日也。张介宾曰：按本经言疟之间二日及数日发者，以邪气深客于六府之间，时与卫气相失，其理甚明。丹溪以作于子午卯酉日者为少阴疟，作于寅申巳亥日者为厥阴疟，作于辰戌丑未日者为太阴疟，此不过以六气司天之义为言。然子午虽曰少阴，而卯酉则阳明矣；巳亥虽曰厥阴，而寅申则少阳矣；丑未虽曰太阴，而辰戌则太阳矣。如三日作者，犹可借此为言，若四五日者，又将何以辨之，殊属牵强。倘按此施治，未必无误，学者不可执以为训。马玄台曰：本经言间日数日发者，邪与卫气不相值，何丹溪乃以为三日一发者受病一年半，间日一发者受病半年，一日一发者受病一年，不知何据为然。董帷园曰：看书当参讨经义，庶不为前人所欺。疟者，阴阳更胜也。或甚或不甚，故或渴或不渴。言阴阳更胜而有甚与不甚，故阳热甚则渴，或不甚则不渴矣。

帝曰：论言夏伤于暑，秋必病疟，今疟不必应者，何也？言有不必夏伤于暑而为病疟者也。岐伯曰：此应四时者也。其病异形者，反四时也。其以秋病者寒甚，以冬病者寒不甚，以春病者恶风，以夏病者多汗。伯言夏伤于暑，秋必病疟者，此应四时者也。应四时者，随四时阴阳之气升降出入而为病也。其病异形者，反四时也。反四时者，非留蓄之邪，乃感四时之气而为病也。秋时阳气下降，天气新凉，故感秋凉之气而为病者寒甚。冬时阳气伏藏于内，即受时行之寒，得阳气以化热，故寒不甚。春时阳气始出，天气尚寒，故恶风。夏时阳气外泄，腠理空疏，敌多汗。此随感四时之邪而即为病疟也。倪冲之曰：春伤于风，故恶风；夏伤于暑，故多汗；秋伤于湿，故寒甚；冬伤于寒，则为病热，故寒不甚。盖言风寒暑湿之邪，在四时而皆能病疟也。

帝曰：夫病温疟与寒疟，而皆安舍，舍于何藏？此复问前节温疟之病因，是以帝问温疟与寒疟病皆安舍，而伯止答其温疟焉。盖寒疟之因，已论悉于前矣。但前节以先伤于风，后伤于寒为温疟，此论先出于阳，后入于阴，为先热后寒。一论在天阴阳之邪，一论形身中之阴阳出入，文义虽殊，而理则合一。岐伯曰：温疟者，得之冬中于风，寒气藏于骨髓之中，至春则阳气大发，邪气不能自出，因遇大暑，脑髓烁，肌肉消，腠理发泄，或有所用力，邪气与汗皆出。此病藏于肾，其气先从内出之于外也。如是者，阴虚而阳盛，阳盛则热矣。衰则气复反入，入则阳虚，阳虚则寒矣。故先热而后寒，名曰温疟。藏真下于肾，肾藏骨髓之气也。冬气通于肾，故邪藏于骨髓之中，而内与肾气相合。夫至春阳气大发，而邪不能自出者，邪藏于骨髓之中，而气行骨外故也。脑为精髓之海，脑髓烁者，暑气盛而精髓烁热也。肌肉消者，腠理开而肌肉消疏也。汗乃肾藏精髓之所化，或有所用力，则伤动其肾气，是以所藏之邪，得与汗共并而出矣。夫骨气与肾气相合，故病气藏于肾，其气先从内出之外也。从内出外则阴虚而阳盛，阳盛则热矣。气从内出之外，故病复反入之阴。张兆璜曰：故先热而后寒者名曰温疟，其但热而不寒者名曰瘅疟矣。故字宜著眼。

帝曰：瘅疟何如？岐伯曰：瘅疟者，肺素有热，气盛于身，厥逆上冲，中气实而不外泄，因有所用力，腠理开，风寒舍于皮肤之内，分肉之间而发，发则阳气盛，阳气盛而不衰则病矣。其气不反于阴，故但热而不寒。气内藏于心，而外舍于分肉之间，令人消烁脱肉，故命曰瘅疟。帝曰：善。此复论瘅疟之有因于内热者也。肺主周身之气，肺素有热，故气盛于身，其气厥逆上冲，故不泄于外而但实于中，此外内皆实者矣。气止实于外则邪不能外侵，故因有所用力，腠理开而后邪舍于皮肤之内，中气实则邪不能内入，故其气不及于阴而单发于阳也。心主血脉之气，气内藏于心者，谓邪藏于血脉之中，而气内通于心也。内藏于血脉之里，外舍于分肉之间，阳气盛而无阴气以和之，是以阳热不衰而令人消烁脱肉也。前节论外因之瘅疟，此论兼有内因之瘅疟也。故《金匮要略》曰：阴气孤绝，阳气独发，则热而少气烦冤，手足热而欲呕，名曰瘅疟。若但热不寒者，邪气内藏于心，外舍分肉之间，令人消烁脱肉。是阴气绝而阳气独发者，名曰瘅疟。若但热不寒者，亦名瘅疟。是瘅疟之有二证也。张兆璜曰：邪舍于血脉之中而气内藏于心，与邪藏于骨髓之中而病藏于肾者同义。但肾为阴藏，故邪复反入之阴；心为阳藏，故气不及于阴而单发于阳也。

# 刺疟篇第三十六

此承上章以记刺疟之法,故不曰论。

**足太阳之疟,令人腰痛头重,寒从背起,先寒后热,熇熇暍暍然,热止汗出难已,刺郄中出血。**暍,音谒。此论三阴三阳经气之为病也。太阳是动病者,腰似折,冲头痛,太阳标阳而本寒,故先寒后热。背为阳,故寒从背起也。熇熇,如火之炽。暍暍,暑热气也。太阳乃日中之阳火,故熇熇暍暍然也。如热在气分者,热止汗出,其病则愈。此乃经气之兼证,故病难全已,当刺郄中出血,以泻在经之邪焉。按《藏气法时论》曰:心病者,胸中痛,取其经少阴太阳,舌下血者。其变病,刺郄中血者,谓取手少阴之阴郄穴也。此所谓郄中出血,是亦当取项上之络郄,腰下之浮郄矣。王氏曰:郄中,委中也。卢子繇曰:此但详足经而无手经者。经云:风寒暑火,天之阴阳也。张兆璜曰:疟之足经与伤寒同义,盖天之六淫伤人三阴三阳之气,皆从足而起也。**足少阳之疟,令人身体解㑊,寒不甚,热不甚,恶见人,见人心惕惕然,热多汗出甚,刺足少阳。**㑊,音亦。解㑊,懈惰也。少阳主初生之气,病则生阳不升,故身体懈惰。少阳主枢,寒不甚,热不甚,枢象也。胆病者,心中憺憺,恐人将捕之,少阳相火主气,故热多。少阳所生病者汗出,当取足少阳之侠谿,在足小指次指歧骨间,本节前之中,刺入三分,留三呼,此足少阳之荥也。**足阳明之疟,令人先寒洒淅,洒淅寒甚,久乃热,热去汗出,喜见日月光火气,乃快然,刺足阳明跗上。**阳明者,两阳合明,阳热光明之气也。病则反其本而洒淅寒甚,热去汗出则病气去而喜见光明,复其阳明之本气也。本气复而仍取足阳明者,经邪未去也。故当取足跗上冲阳,刺入三分,留十呼,此足阳明原也。按三阴三阳之病论在六气,则不涉经络之有形,是以见太阳之先寒后热,少阳之寒热从枢,如少阴之标寒本热,此病无形之六气也。又如胆病之恐人将捕,脾土之灌溉四傍,少阴之呕吐,厥阴之腰痛,是又涉于有形之经,当知经不离乎气,气不离乎经,可分而可合者也。能明乎经气之理,进乎道矣。王芳侯曰:日月光,明也。火气,阳热也。**足太阴之疟,令人不乐,好太息,不嗜食,多寒热,汗出,病至则善呕,呕已乃衰,即取之。**足太阴脾土主气,主灌四藏,心肺居上为阳,肝肾居下为阴,脾为孤藏,中央土间于阴阳之间。膻中者,臣使之官,喜乐出焉。膻中乃宗气之所居,上出于肺,以司呼吸。经云:心系急则气道约,约则不利,故太息以伸出之。一令人不乐,好太息者,足太阴病疟而上及于心肺也。肾病者,寝汗出,肝脉缓甚而善呕,所生病者为呕逆。一汗出,病至则善呕者,下及于肝肾也。病至者,言病至于肝藏则善呕,呕已则肝藏之病已衰,而即当取之。盖言脾疟而病至于四藏,见四藏之病已衰,而即当取之足太阴也。不嗜食多寒热,太阴之本病也。脾病而不能转输,故不嗜食。太阴居中土,间于阴阳之间,故多寒热也。**足少阴之疟,令人呕吐甚,多寒热,热多寒少,欲闭户牖而处,其病难已。**足少阴寒水主气,故呕吐甚。少阴标阴而本热,故多寒热。热多寒少,本气胜也。大凡病热多而阳气胜者易愈,寒多而阴气胜者难已。欲闭户牖而处者,阴寒甚也,故其病难已。本经曰:阳尽而阴盛,故欲独闭户牖而居。王芳侯曰:阳热甚者,宜刺泄其邪,阴盛故不言刺也。**足厥阴之疟,令人腰痛,少腹满,小便不利,如癃状,非癃也,数便,意恐惧,气不足,腹中悒悒,刺足厥阴。**腰痛小腹满,厥阴之经证也。木乃水中之生阳,故肝主疏泄水液,如癃非癃而小便频数不利者,厥阴之气不化也。志意者,所以御精神,收魂魄。经云:肝气虚则恐。盖肝藏之神魂不足,故意恐惧也。木主春生之气,厥阴受邪,故生气不足。木郁不达,故腹中悒悒也。宜刺足厥阴之太冲,在足指本节后二寸陷者中,刺入三分,留一呼。朱圣公曰:肝者将军之官,谋虑出焉,气虚则恐惧矣。

**肺疟者,令人心寒,寒甚热,热间善惊,如有所见者,刺手太阴阳明。**肺者心之盖,故令人心寒热。心气虚则善惊,如有所见。经云:心者神之舍也。神精乱而不转,卒然见非常物,宜刺手太阴之列缺,手阳明之合谷。列缺在手腕后寸半,刺入三分,留三呼。合谷在手大指次指歧骨间,刺入三分,留六呼。卢之颐曰:邪不干藏,列藏证者,非真藏之藏,乃藏募之气化证也。莫仲超曰:邪入于五藏六府募原之间,不干藏府之气则为间日之疟,干藏府之气则为五藏六府之疟,涉于三阴三阳则为六经之疟,故曰疟者,风寒之气不常也。**心疟者,令人烦心甚,欲得清水,反寒多,不甚热,刺手少阴。**心为火藏,心气热故烦甚,而欲得清水以自救。热极生寒,故反寒多。寒久则真火气衰,故不甚热也。宜刺手少阴之神门,在掌后锐骨端陷者中,刺三分,留七呼。**肝疟者,令人色苍苍然,太息,其状若死者,刺足厥阴见血。**苍乃东方之青色，肝主色，故令人色苍苍然。胆病者，善太息。胆附于肝，故肝病必及于胆，肝胆主春生之气，胆气升则藏府之气皆升，生阳不升，故其状若死。刺足厥阴中封见血，在内踝前一寸半陷者中，仰足取之，伸足得之，刺入四分，留七呼。**脾疟者，令人寒，腹中痛，热则肠中鸣，鸣已汗出，刺足太阴。**脾为阴中之至阴，故令人寒。腹乃脾土之郛郭，故腹中痛。湿热下行则肠鸣，上蒸则汗出也。鸣已汗出者，下行极而上也。宜刺足太阴之商丘，在足内踝下微前三寸陷者中，刺入三分，留七呼。**肾疟者，令人洒洒然，腰脊痛宛转，大便难，目眴眴然，手足寒，刺足太阳少阴。**眴，同旬。足少阴寒水主气，故令人洒洒然。腰乃肾之府，故腰脊痛而欲其宛转也。肾开窍于二阴，故大便难。眴眴，目摇动而不明。骨之精为瞳子，故目眴眴然也。肾主生气之原，手足为诸阳之本，邪病则有伤生气，故手足寒也。宜取足太阳之委中，足少阴之大钟太谿。委中在腘约横纹中央有动脉，大钟在内踝后街中，刺入二分，留七呼。太谿在足内踝后跟骨上动脉陷者中，刺入三分，留七呼。**胃疟者，令人且病也，善饥而不能食，食而支满腹大，刺足阳明太阴横脉出血。**胃主受纳水谷，故胃疟者，令人病饥而不能食。中焦受邪，不能主化，故支满腹大。横脉，脾胃之横络脉也。

**疟发身方热，刺跗上动脉，开其空，出其血，立寒。**此言疟之寒热，乃病在阴阳之气分，当取于阳明太阴焉。夫三阳主表，三阴主里，疟发身方热，是邪将出于表阳。阳明者两阳合明，间手二阳之间，主行气于周身。阳盛之气也，故当取阳明之冲阳，摇针以开其穴，泻出其血则阳热去而立寒矣。**疟方欲寒，刺手阳明太阴，足阳明太阴。**夫身半以上为天，身半以下为地，手太阴阳明主天，足太阴阳明主地。故从腰以上者，手太阴阳明皆主之；从腰以下者，足太阴阳明皆主之。又阳者天气也，主外；阴者地气也，主内。疟方欲寒，是邪将入于里阴，故当刺手足阳明太阴，使天地阴阳之气上下外内和平，而无偏阴之患矣。**疟脉满大急，刺背俞，用中针，傍五胠俞各一，适肥瘦，出其血也。**傍，去声。此言疟病在经络者，当取其背俞焉。盖经脉内合五藏五行之气，五藏之俞在背，故当取背俞以泻之。脉满大急者，邪盛于经脉中也。胠，胁也。傍，倚也。胠俞者，五藏俞之傍近于胠胁，乃魄户神堂魂门意舍志室也。谓当傍五胠俞各刺其一，肥者深而留之，瘦者浅而疾之，各适其当，以出其血焉。**疟脉小实急，灸胫少阴，刺指井。**此言经脉之气虚陷者，宜灸足少阴也。盖经脉之气发原于少阴肾藏。脉小者，脉气虚也。经云：诸急为寒。小实急者，脉气虚寒而邪气实也。艾名冰台，能于水中取火，能启陷下之阳，故当灸少阴胫下之太谿，以启经脉之生气，刺足小指之井穴，以泻经脉之实邪。此论攻邪又当审其正气也。**疟脉满大急，刺背俞五胠俞背俞各一，适行至于血也。**俞，俱音输，各篇皆同。此复申明背俞与胠俞之经气相通也。曰背俞五胠俞背俞各一者，言背俞傍之五胠俞与背俞各刺其一也。背俞者，离脊骨两傍各一寸五分，乃五藏之俞也。胠俞者，去脊骨两傍各三寸，近于胠胁，乃五藏神气之所舍。故曰魄户者，谓肺藏魄也；曰神堂者，谓心藏神也；曰魂门者，谓肝藏魂也；曰意舍者，谓脾藏意也；曰志室者，谓肾藏志也。此胠俞与背俞之气相通，故当各取之，适其肥瘦，以行其针而至于出血也。此盖言邪盛于血脉者，取五胠俞；甚而及于五藏者，兼取背俞。是以上节之灸胫，此下之用药，亦少有别焉。莫子晋曰：血者，神气也。故病在经脉而邪伤血者，宜取藏神所舍之俞，然经脉内合五藏，故又当兼取其背俞也。**疟脉缓大虚，便宜用药，不宜用针。**便，平声。此承上文而言五藏之经气虚者，便于用药而不宜用针也。脉缓大虚，血气两虚也。《灵枢经》云：少气者，则阴阳俱不足，补阳则阴竭，泻阴则阳脱，如是者可将以甘药，不可饮以至剂。如此者弗灸，不已者因而泻之，则五藏气坏矣。上节论经脉生始之原本于足少阴肾，此言经俞血气又五藏五行之所生，然有邪有正，有实有虚，而灸刺用药，各有所宜也。

**凡治疟，先发如食顷，乃可以治，过之则失时也。**此论治疟毋先后其时。先发如食顷者，谓疟未发前如一饭之顷，正气未乱，因而调之，所谓无刺熇熇之热，浑浑之脉也。若待其已发，邪方盛时而取之，则失其时矣。**诸疟而脉不见，刺十指间出血，血去必已。先视身之赤如小豆者，尽取之。**此言邪在皮肤气分者，宜刺十指之井穴也。疟在气分，故不见于脉。脉不见者，谓不见满大急之脉也。当刺十指之井穴出血，血去其病立已。盖所出为井，乃经气始相交会之处，故刺之可泄气分之邪。身有赤如小豆者，邪在肤表气分，有伤澹渗皮肤之血，故赤如小豆，当先取而去之。此言邪在经脉之血与澹渗皮肤之血，所见脉证不同，而取刺亦各有别。**十二疟者，其发各不同时，察其病形，以知其何脉之病也。**此言邪在藏府经脉者，更有刺之之法也。十二疟者，谓六经五藏胃疟也。其发各不同者，言厥阴与肝疟，阳明与胃疟，太阴与脾疟，少阴与肾疟，各有藏府经气之不同也。故当时察其病形，或腰痛头重，或心寒善惊，以知其何脉之病。盖经脉乃胃府之所生，五藏之所主，故曰以知何脉之病。**先其发时如食顷而刺之，一刺则衰，二刺则知，三刺则已。**先其发时如食顷者，先于未发之前而刺之也。刺之者，以足太阳之疟取郄中，阳明之疟取足跗，肺疟刺手太阴阳明，心疟刺手少阴也。一刺则病衰，二刺则知，三刺则病已。按上古以小便利，腹中和为知。倪冲之曰：此先其发时，与上节先发如食顷文义少别，其字亦当著眼。杨元如曰：邪在气分者，宜后其时以刺之。盖气为阳，其性锐，故当避其来锐。邪在血分者，宜先其时以取之。盖血为阴，其性柔，故当迎而夺之。**不已，刺舌下两脉出血。不已，刺郄中盛经出血，又刺项已下侠脊者必已。舌下两脉者，廉泉也。**舌下两脉，任脉之廉泉穴也。郄中，王氏谓委中也。盛经者，谓血气盛于此也。项以下侠脊者，胠俞背俞也。盖任脉统任一身之阴，为经络之海，而藏府之经俞皆属于太阳，故刺本经不愈，而复取任脉及足太阳之郄中背俞，其病立已也。

**刺疟者，必先问其病之所先发者，先刺之。**此言邪中于头项者，气至头项而病；中于背者，气至背而病；中于腰脊者，气至腰脊而病；中于手足者，气至手足而病。必先问其所先发者，先刺之。倪冲之曰：用三先字者，谓邪或舍于头项，而又兼中于腰背，或舍于腰背，而又兼中于手足，卫气先至之处，其病先发，是一日之中，或又有两发之疟也。**先头痛及重者，先刺头上及两额两眉间出血；先项背痛者，先刺之；先腰脊痛者，先刺郄中出血；先手臂痛者，先刺手少阴阳明十指间；先足胫痠痛者，先刺足阳明十指间出血。**头上，谓上星百会。两额，谓悬颅。两眉间，为攒竹诸穴也。项背痛者，或刺风池风府，或项背所痛之处，随其病而取之。郄中，王氏谓委中也。手少阴阳明十指间者，谓十指间之少冲商阳也。足阳明十指间者，足十指间之厉兑也。盖少阴心藏主血脉，而手足井荥之血气皆阳明之所生，是以手足痛者，独取于少阴阳明。张兆璜曰：惟项背之疟，见证不一：有邪入于风府，随卫气上下而日作早晏者；有邪留于项背，而遇卫气以日作晏者；有邪留于项背之间，而不与卫气之日作晏者。故概而言之曰先刺之。

**风疟，疟发则汗出恶风，刺三阳经背俞之血者。**此言病风疟者，亦当取足太阳之经也。疟发则汗出恶风者，表阳之气虚也。三阳，太阳也。背俞，太阳之经俞也。盖太阳之气主表，邪伤太阳则表气虚而恶风，故宜泻太阳之邪。**胻痠痛甚，按之不可，名曰胕髓病，以镵针针绝骨出血立已。**胻，下敬切。痠，音酸。胕，音附。镵，音谗。此风邪深入于骨髓中者，宜刺足少阳之绝骨穴，盖少阳之气主骨也。胻，足骨。胕，足面也。风邪入伤骨髓，故痠痛不可按。镵针，九针之第一，主泻阳热之气者也。绝骨，在足外踝上三寸动脉中，针二分，留七呼。倪仲宣曰：足胕乃阳明之部分，此风木之邪贼伤胃土，故名曰胕髓病。**身体小痛，刺至阴。**此言风疟之病，身体痛者，宜取至阴之经也。脾为阴中之至阴，而外主四支肌肉，故经云：脾络实则一身尽痛。是以身体小痛者，宜刺脾藏之经，盖亦风木之邪贼伤脾土也。**诸阴之井无出血，间日一刺。**此承上文而言手足三阴之井穴不宜出血，盖井穴乃经气之交，故邪在阳之气分者，宜泻出其血。病在阴之经而宜取阴之井者，可间日一刺，则邪气自泄，不必至于出血，以泄真阴之气。张兆璜曰：此申明上文之所谓刺至阴者，当刺至阴之井穴，并申明所谓至阴者，非太阳之至阴也。

**疟不渴，间日而作，刺足太阳；渴而间日作，刺足少阳。**此言疟之渴与不渴者，又有水火寒热之气化也。太阳之上，寒水主之，故不渴者取足太阳。少阳之上，相火主之，故渴者取足少阳。间日者，邪入于里也。夫邪入于里则渴，是以间二日或闻数日者，有阴阳更胜之或甚或不甚，若阳分之邪入里，则有水火寒热之或渴或不渴也。

**温疟汗不出，为五十九刺。**温疟者，得之冬中于风寒，病气藏于肾，若汗不出，是邪不能出之于阳，故当为五十九刺。五十九刺者，以第四针刺骨也。

## 气厥论篇第三十七

**黄帝问曰：五藏六府，寒热相移者何？**帝突问藏府寒热相移，则为何如之病，盖承上章而复论疟气之厥逆也。寒热者，邪正阴阳之气也。如邪舍于藏府募原之间，阴阳外内相乘，则为往来之寒热。如藏邪传移于藏，府邪传移于府，则为气逆之变病矣。是以此篇单论五藏六府寒热相移。杨元如曰：疟邪不解，多生变病者，当知气厥之所致。倪冲之曰：疟不死人，病疟而有死者，传藏故也。**岐伯曰：肾移寒于肝，痈肿少气。**按下文肾移热于脾，此移寒于肝，亦当作脾。脾主肌肉，寒气化热，则腐肉而为痈脓。脾统摄元真之气，脾藏受邪，故少气也。**脾移寒于肝，痈肿筋挛。**肝主血，寒则血凝泣。经曰：荣气不行，乃发为痈。肝主筋，故筋挛也。**肝移寒于心，狂，隔中。**肝为阳藏，而木火主气，阳并于阳，故狂。心居膈上，肝处膈下，母子之气，上下相通，肝邪上移于心，留于心下，故为隔中。盖言藏不受邪，五藏之寒热相移，留薄于藏外而干藏气，不伤藏真者也。倪冲之曰：治五藏者半死半生，盖病藏气者生，伤藏真者死。**心移寒于肺，肺消。肺消者，饮一溲二，死不治。**肺受心邪，则不能通调水液，而惟下泄矣。肺为金水之原，寒随心火消烁肺精，是以饮一溲二者，肺液并消，故为不治之死证。**肺移寒于肾，为涌水。涌水者，按腹不坚，水气客于大肠，疾行则鸣濯濯，如囊裹浆，水之病也。**夫在地为水，在天为寒，肾为水藏，肺主生原，是以肺之寒邪下移于肾，而肾之水气反上涌于肺矣。大肠乃肺之府，肺居膈上，故水气客于大肠，疾行则鸣，濯濯有声。如以囊裹浆者，水不沾流，走于肠间也。倪冲之曰：肺移于肾，肝移于心，传其我所生也。肾移于脾，脾移于肝，侮其所不胜也。心移于肺，乘其己所胜也。

**脾移热于肝，则为惊衄。**东方肝木，其病发惊骇。肝主血，故热甚则衄。**肝移热于心则死。**心主君火而不受邪，邪热乘之故死。**心移热于肺，传为鬲消。**心肺居于膈上，火热淫于肺金，则金水之液涸矣。鬲消者，膈上之津液耗竭而为消渴也。**肺移热于肾，传为柔痓。**肾者水也，而生骨，肾藏燥热则髓精不生，是以筋骨痿弱而为柔痓。**肾移热于脾，传为虚肠澼，死不可治。**太阴湿土主气，不能制水，而反受湿热相乘，脾气虚伤则不能磨运水谷，而为肠澼下利。谷气已绝，故为不治之死证。

**胞移热于膀胱，则癃溺血。**膀胱者，胞之室也。冲任起于胞中，为经血之海，胞移热于膀胱，是经血之邪移于膀胱，故溺血。热则水道燥涸，故癃闭也。张兆璜曰：藏为阴，府为阳，故藏邪相传，有寒有热，府邪相传，但热不寒，盖寒邪在府亦化热矣。**膀胱移热于小肠，鬲肠不便，上为口糜。**小肠之脉络心，循咽下鬲属小肠，小肠之下名曰阑门，济泌别汁，渗入膀胱，膀胱反移热于小肠,是以鬲肠不能下渗,湿热之气反随经上逆,而口为之糜烂矣。**小肠移热于大肠,为虙瘕,为沉。**虙,音伏,与伏同。瘕者,假也,假津血而为聚汁也。盖小肠主液,大肠主津,小肠移热于大肠,则津液留聚而为伏瘕矣。沉,痔也。小肠主火,大肠主金,火热淫金,则为肠痔。《邪气藏府篇》曰:肾脉微涩为不月沉痔。曰沉者,抑上古之省文,或简脱耶?朱圣公曰:诸家注释皆以沉为伏瘕沉滞。按经文用二为字,是系二证,不可并作一证论,当以师注为是。**大肠移热于胃,善食而瘦,又谓之食亦。**胃主受纳水谷,大肠为传导之官,大肠热邪反逆乘于胃,是以胃热则消谷善食,阳明燥热则荣卫津液不生,故虽能食而瘦。亦,解㑊也。谓虽能食而身体懈惰,故又谓之食亦。**胃移热于胆,亦曰食亦。**五藏六府之生气皆取决于胆,胆气燥热则生阳不升,故身体懈惰。胃气热则消谷善饥,故亦曰食㑊。张兆璜曰:足少阳之疟,令人身体解㑊,今胃移热于少阳,故亦名曰食㑊。**胆移热于脑,则辛頞鼻渊。鼻渊者,浊涕下不止也。**頞,音遏。胆气上升,则热随入脑。侠鼻两傍曰頞,辛頞者,鼻頞辛酸也。鼻渊者,浊涕下不止也。盖脑为精髓之海,髓者骨之充也。脑者阴也,故脑渗则为涕。愚按胞胆脑髓,奇恒之府也。肠胃膀胱,四形藏也。论奇恒之府相传者,谓胆与脑,胞与膀胱,无经络之相通,乃热邪在气而气相乘也。至于肠胃之逆传,亦邪热在气而不在府,故为伏瘕食亦之证,而不得从下解。杨元如曰:肾主藏精而居下,脑为精髓之海而居上,胆者中精之府也,三者并主藏精,精气相通,故胆邪移入于脑。倪冲之曰:少阳属肾,胆气通于脑,脑髓通于肾,是精气之上下循环。**传为衄衊瞑目,故得之气厥也。**此总释藏府寒热相移,皆在气而不在经,故曰得之气厥也。夫热气上升,迫于络脉则为衄。淡渗皮毛之血,不能化液为汗则为衊。邪热伤气而阳气虚则目瞑。言邪出于脑,则传于气分而为衄衊瞑目之证,并释经脉内连藏府,如藏邪在经,入藏则死,府邪在经,则溜于肠胃而从下解。此邪在藏府气分,故外内相乘,则为寒热之往来,藏府相移,则为寒热之气厥,此在气而不在经,故篇名《气厥论》而末结曰得之气厥也。

# 咳论篇第三十八

黄帝问曰：肺之令人咳，何也？岐伯对曰：五藏六府皆令人咳，非独肺也。肺主气而位居尊高，受百脉之朝会，是咳虽肺证，而五藏六府之邪，皆能上归于肺而为咳。帝曰：愿闻其状。岐伯曰：皮毛者，肺之合也。皮毛先受邪气，邪气以从其合也。其寒饮食入胃，从肺脉上至于肺则肺寒，肺寒则外内合邪，因而客之，则为肺咳。此首论咳属肺藏之本病也。肺为阴，主秋金清肃之气，是以形寒饮冷则伤肺。皮毛者，肺之合，天之寒邪始伤皮毛，皮毛受邪则邪气从其合而内伤肺矣。手太阴之脉，起于中焦，还循胃口，寒饮入胃，则冷饮之邪从肺脉而上至于肺矣。外内之邪合并，因而客之则为肺咳矣。五藏各以其时受病，非其时各传以与之。次论五藏之邪上归于肺，而亦为咳也。乘春则肝先受邪，乘夏则心先受邪，乘秋则肺先受邪，是五藏各以所主之时而受病，如非其秋时，则五藏之邪各传与之肺而为咳也。人与天地相参，故五藏各以治时感于寒则受病，微则为咳，甚则为泄为痛。人与天地参也，五藏之气与四时五行之气相合，故五藏各以所主治之时而感于寒则受病，微则上乘于肺而为咳，甚则上行极而下为泄痛矣。乘秋则肺先受邪，乘春则肝先受邪，乘夏则心先受之，乘至阴则脾先受之，乘冬则肾先受之。此申明五藏各以其时受病也。曰先受之者，谓次即传及于肺而为咳也。咳乃肺之本病，故先言肺先受邪。帝曰：何以异之？言何以明其五藏之不同也。岐伯曰：肺咳之状，咳而喘息有音，甚则唾血。状，形状也。肺司呼吸，故咳则喘息有音。肺主气，甚则随气上逆而唾血也。心咳之状，咳则心痛，喉中介介如梗状，甚则咽肿喉痹。《藏府病形篇》曰：心脉大甚为喉吤。盖喉乃肺之窍，心火淫金，故喉中介然如梗状。手少阴心脉起于心中，出属心系，上挟咽，故咽喉皆肿痛也。肝咳之状，咳则两胁下痛，甚则不可以转，转则两胠下满。肝脉布胁肋，上注肺，故咳则两胁下痛。不可转者，不可以俯仰也。胁下谓之胠，盖肝邪上乘于肺则为咳，甚则下逆于经而不可以转，转则胠下满也。脾咳之状，咳则右胁下痛，阴阴引肩背，甚则不可以动，动则咳剧。脾藏居右，故咳则右胁下痛。脾气上通于肺，肺之俞在肩背，故阴阴引于肩背也。不可以动者，不能动摇也。《经脉篇》曰：肝是动则病腰痛，不可以俯仰，脾病则身体皆重，不能动摇。盖微则上乘于肺而为咳，甚则病及于本经。**肾咳之状，咳则肩背相引而痛，甚则咳涎**。肾脉贯膈入肺中，故咳则肺俞相引而痛。肺肾皆积水也，故甚则咳涎。**帝曰：六府之咳奈何？安所受病？岐伯曰：五藏之久咳，乃移于六府**。奈何者，何状也。安所受病者，病从安生也。盖五藏之气与天地四时五行之气相参合，故各以时受病，而六府之病又从藏气而转移。**脾咳不已，则胃受之。胃咳之状，咳而呕，呕甚则长虫出**。脾与胃合，脾病移于胃，则胃气反逆，故呕。呕甚则谷气消，谷消则虫上入胃，故甚则长虫出。长虫，蛔虫也。张兆璜曰：胃之精气上输于脾，脾病传胃，故胃气反逆而为呕。**肝咳不已，则胆受之。胆咳之状，咳呕胆汁**。胆汁，苦汁也。邪在胆则逆在胃，胆液泄则口苦，胃气逆则呕苦，故曰呕胆汁也。**肺咳不已，则大肠受之。大肠咳状，咳而遗失**。大肠者，肺之府，为传道之官，是以上逆则咳，下逆则遗。失当作矢。《廉颇传》曰：坐顷三遗矢。**心咳不已，则小肠受之。小肠咳状，咳而失气，气与咳俱失**。失气，后气也。夫厥气上逆则咳，下逆则为失为遗。气与咳俱失者，厥逆从上下散也。张兆璜曰：阴阳气厥则为寒热相移，邪气上逆则为咳，下逆则为失为遗。寒热之气，客于形身则为痛。当知百病皆生于气也。**肾咳不已，则膀胱受之。膀胱咳状，咳而遗溺**。肾合膀胱，膀胱者，津液之府，水道出焉，故咳而遗溺。**久咳不已，则三焦受之。三焦咳状，咳而腹满，不欲食饮**。《灵枢经》曰：少阳属肾，肾上连肺，故将两藏。三焦者，中渎之府也，水道出焉。属膀胱，是孤府也，是六府之所与合者。是以肾咳不已，膀胱受之，久咳不已，三焦受之，是肾为两藏而合于六府者也。三焦为中渎之府，故腹满。咳则上焦不能主纳，故不欲食饮也。**此皆聚于胃，关于肺，使人多涕唾而面浮肿，气逆也**。此言膀胱三焦之咳，皆邪聚于胃而上关于肺故也。夫三焦为决渎之府，膀胱者津液之所藏，关门不利，则聚水而从其类矣。水聚于胃则上关于肺而为咳，咳则肺举，肺举则液上溢，故使人涕唾。水气上乘，故面浮肿而气厥也。**帝曰：治之奈何？岐伯曰：治藏者，治其俞；治府者，治其合；浮肿者，治其经**。咳在五藏，当治其俞。五藏之俞，皆在于背。欲知背俞，先度其两乳间，以草度其背，是谓五藏之俞，灸刺之度也。合治内府，故咳在六府者，取之于合。胃合于三里，大肠合入于巨虚上廉，小肠合入于巨虚下廉，三焦合入于委阳，膀胱合入于委中央，胆合入于阳陵泉。浮肿者，取肺胃之经脉以治之。

## 举痛论篇第三十九

黄帝问曰：余闻善言天者，必有验于人；善言古者，必有合于今；善言人者，必有厌于己。如此则道不惑而要数极，所谓明也。本经云：气伤痛。盖痛在有形之形身，而伤于无形之气分，是病皆生于寒热七情，而证见于藏府经脉，举痛而论，百病皆然。能会通此道，庶明而不惑。是以帝言知天道者，苟能验于人，知往古者，苟能合于今，善言人者，必有足于已，如此则道不惑，而知要数之极，斯所谓之明道者也。今余问于夫子，令言而可知，视而可见，扪而可得，令验于己，而发明解惑，可得而闻乎？经云：知一为工，知二为上，知三为神。知斯三者，望见其色，按其脉，问其病也。是以帝欲闻此三者之应验，而开发于未明。岐伯再拜稽首对曰：何道之问也？请示问端也。帝曰：愿闻人之五藏卒痛，何气使然？岐伯对曰：经脉流行不止，环周不休。寒气入经而稽迟，泣而不行。客于脉外则血少，客于脉中则气不通，故卒然而痛。泣，音涩。卒，叶村入声。经气流转，如环无端，寒气客之则凝泣而不行矣。客于脉外则脉缩蜷而血少，客于脉中则脉满而气不通，故卒然而痛也。张兆璜曰：气为阳，血为阴，气无形，血有形，气行脉外，血行脉中，客于脉外则血少，客于脉中则气不通，正言其形气交感之要道。帝曰：其痛或卒然而止者，或痛甚不休者，或痛甚不可按者，或按之而痛止者，或按之无益者，或喘动应手者，或心与背相引而痛者，或胁肋与少腹相引而痛者，或腹痛引阴股者，或痛宿昔而成积者，或卒然痛死不知人，有少间复生者，或痛而呕者，或腹痛而后泄者，或痛而闭不通者。凡此诸痛，各不同形，别之奈何？形，证也。言痛证之各有不同，将何以别之。岐伯曰：寒气客于脉外则脉寒，脉寒则缩蜷，缩蜷则脉绌急，绌急则外引小络，故卒然而痛。得

**炅则痛立止，因重中于寒则痛久矣。**绌，音屈。炅，音炯。重，平声。绌犹屈也，寒则血凝泣，故脉缩蜷，缩蜷则绌急而外引小络。夫经脉为里，浮而外者为络，外内引急，故卒然而痛也。炅气，太阳之气也。脉寒而得阳热之气则缩绌即舒，故其痛立止。若复感于寒则阳气受伤，故痛久而不止。莫子晋曰：太阳，日中之火也。太阳主诸阳之气，阳气之甚者也。此受天之寒邪，得吾身之阳气以化热，故痛立止。**寒气客于经脉之中，与炅气相薄则脉满，满则痛而不可按也。寒气稽留，炅气从上，则脉充大而气血乱，故痛甚不可按也。**荣血行于脉中，阳气行于脉外，寒邪在脉与阳气相搏，则血气淖泽而脉满矣。脉满，故痛而不可按也。寒气稽留于脉中，阳气惟升而从上，血气不能相将而循行则乱矣。**寒气客于肠胃之间，膜原之下，血不得散，小络急引，故痛。按之则血气散，故按之痛止。**膜原者，连于肠胃之脂膜，亦气分之腠理。《金匮要略》云：腠者，是三焦通会元真之处；理者，皮肤藏府之文理也。盖在外则为皮肤肌肉之腠理，在内则为横连藏府之膜原，皆三焦通会元气之处。如寒气客于肠胃膜原之间，则内引小络，故痛也。夫痛者阴也，气为阳，经络为阴，是以本篇论痛，皆邪伤于经脉。如邪客于脉外之气分，而迫于经络为痛者，或得炅或按之则痛止，盖寒邪得气而易散也。如邪入于经络而为痛者，甚则不可按，或虽按之无益，盖阴分之邪难散也。此邪在膜原之气分，牵引小络而痛，故按之即止。张兆璜曰：邪在肌腠之脉外，则外引小络而痛，邪在膜原之脉外，则内引小络而痛，盖膜原之间有血络也。**寒气客于侠脊之脉则深，按之不能及，故按之无益也。**侠脊之脉，伏冲之脉也。伏冲之脉，上循背里，邪客之则深，按之不能及，故按之无益也。倪冲之曰：则深者，谓邪客于侠脊之冲脉则深，在于腹之冲脉则浮于外而浅矣。**寒气客于冲脉，冲脉起于关元，随腹直上。寒气客则脉不通，脉不通则气因之，故喘动应手矣。**此言冲脉之循于腹者，会于咽喉而散于脉外也。夫冲脉之循于背者注于经，其浮而外循于腹者，至胸中而散于脉外之气分，故脉不通则气因之而喘动应手，谓脉逆于胸之下，而气因病于胸之上。喘动应手者，人迎气口喘急应手也。倪冲之曰：分别冲脉之有侠脊循腹，故曰随腹直上则气因之。**寒气客于背俞之脉则脉泣，脉泣则血虚，血虚则痛。其俞注于心，故相引而痛，按之则热气至，热气至则痛止矣。**此言太阳为炅热之气，虽寒客于经俞，得气至则痛止矣。背俞之脉者，足太阳之脉也。太阳之脉循于背，而五藏六府之俞皆在太阳之经，故曰背俞之脉。藏府之血气皆注于俞，故寒客之则脉泣而血虚，血虚则痛矣。夫心主血脉，五藏六府之俞皆注于心，故相引心而痛。心为阳中之太阳，盖与太阳之气标本相合，是以按之则热气至而痛止矣。**寒气客于厥阴之脉，厥阴之脉者，络阴器，系于肝。寒气客于脉中，则血泣脉急，故胁肋与少腹相引痛矣。**肝主血，故寒气客于厥阴之脉则血泣脉急，肝脉布胁肋，循阴器，故胁肋与少腹相引而痛。倪冲之曰：五藏六府之经俞荣血，发原于冲脉而藏于厥阴之肝经，寒伤荣，故客于冲脉背俞厥阴也。**厥气客于阴股，寒气上及少腹，血泣在下相引，故腹痛引阴股。**此承上文而言寒气在上，厥气在下，上下相引而为痛也。厥阴之脉上抵少腹，下循阴股，故腹痛引阴股，盖言经气上下相通，故邪正相引而为痛。**寒气客于小肠膜原之间，络血之中，血泣不得注于大经，血气稽留不得行，故宿昔而成积矣。**此言膜原之间亦有血络，寒气客于膜原之血络，不得入于大经而成积也。《百病始生篇》曰：虚邪之中人，在络之时，痛于肌肉，其痛之时息，大经乃代，留而不去，传舍于肠胃之外，膜原之间，留著于脉，稽留而不去，息而成积。盖言脉在于外内之络脉者，必转入于大经而后乃代谢。如血气稽留于络脉，则宿昔而成积矣。宿昔，稽留久也。息，止也。大经，藏府之大络也。**寒气客于五藏，厥逆上泄，阴气竭，阳气未入，故卒然痛死不知人，气复反则生矣。**寒气客于五藏，藏阴之气厥逆于上而从上泄，则阴气内竭矣。阳热之气又未入于内，则里气虚伤，故卒然痛死不知人，得阴阳之气复反于内则生矣。**寒气客于肠胃，厥逆上出，故痛而呕也。**寒气客于肠胃之间，从胃上出，故痛而呕。愚按在藏之邪溜府而解，在肠胃之邪从下泄而解，今藏府之邪皆从上逆而出者，病气而不入经也。**寒气客于小肠，小肠不得成聚，故后泄腹痛矣。**此言寒气客于小肠之间，转入于肠内，故不成积聚而为后泄腹痛也。杨元如曰：邪在于膜原血络之中，转注于大经，则入于肠内，盖邪入于经则溜于府。**热气留于小肠，肠中痛，瘅热焦渴，则坚干不得出，故痛而闭不通矣。**此承上文而言小肠之邪，不得后泄而为热闭也。热气者，寒气稽留而化热也。小肠为赤肠，乃心藏之府，故感火气而化热。瘅，消瘅也。小肠主液，肠中热则液消而为瘅热矣。

焦者火之气,感火热之气而为焦渴也。液消热燥,则受盛之物坚干而不得出,故痛闭不通矣。杨元如曰:此篇论寒气而末结热气一条者,谓寒邪稽留不去,得阳热之气而能化热者也。帝曰:所谓言而可知者也,视而可见奈何?言而可知者,言其病而知其处也。视而可见者,观其色而见其病也。岐伯曰:五藏六府,固尽有部,视其五色,黄赤为热,白为寒,青黑为痛,此所谓视而可见者也。五藏六府之气色皆见于面,而各有所主之部位,视其五色而可见其病矣。中有热则色见黄赤,寒则血凝泣,故面白脱色也。青黑乃阴寒凝滞之色,故为痛。帝曰:扪而可得,奈何?谓按其脉而得其病也。岐伯曰:视其主病之脉,坚而血及陷下者,皆可扪而得也。主病之脉者,藏府所主之病脉也。坚而血者,邪气实也。陷下者,正气虚也。言邪正虚实,皆可扪而得之。帝曰:善。余知百病生于气也。夫寒暑运行,天之阴阳也。喜怒七情,人之阴阳也。是以举痛而论阴阳寒热,知百病之皆生于气焉。董子《繁露》曰:天有春夏秋冬,人有喜怒哀乐。张兆璜曰:智者之养生,顺四时而适寒温,和喜怒而安居处,则苛疾不起,百病不生。怒则气上,喜则气缓,悲则气消,恐则气下,寒则气收,炅则气泄,惊则气乱,劳则气耗,思则气结。九气不同,何病之生?问寒热七情皆伤人气,而气有上下消耗之不同,是何病之所生也。岐伯曰:怒则气逆,甚则呕血及飧泄,故气上矣。怒为肝志,肝主藏血,怒则肝气上逆,故甚则呕血。木气乘脾,故又为飧泄。脾位中州,肝藏居下,故呕血飧泄皆为气上。喜则气和志达,荣卫通利,故气缓矣。喜乃阳和之气,故志意和达,荣卫疏通,其气舒徐而和缓矣。悲则心系急,肺布叶举,而上焦不通,荣卫不散,热气在中,故气消矣。心气并于肺则悲,心悲气并则心系急,心系上连于肺,心系急则肺布而叶举矣。肺主气而位居上焦,主行荣卫阴阳,肺藏布大而肺叶上举,则上焦之气不通,而荣卫不能行散矣。气郁于中则热中,气不运行故潜消也。恐则精却,却则上焦闭,闭则气还,还则下焦胀,故气不行矣。气者,水中之生阳也。肾为水藏,主藏精而为生气之原。恐伤肾,是以精气退却而不能上升。膻中为气之海,上出于肺以司呼吸,然其原出于下焦,故精气却则上焦闭,闭则生升之气还归于下而下焦胀矣。上下之气不相交通,故气不行矣。

寒则腠理闭,气不行,故气收矣。腠理者,肌肉之文理,乃三焦通会元真之处,寒气客之则腠理闭而气不通,故气收于内矣。炅则腠理开,荣卫通,汗大泄,故气泄。卫行脉外之腠理,汗乃荣血之阴液。夫气为阴之固,阴为阳之守,炅则腠理开,汗大泄,则阳气从而外泄矣。惊则心无所倚,神无所归,虑无所定,故气乱矣。惊则心气散而无所倚,神志越而无所归,思虑惑而无所定,故气乱矣。劳则喘息汗出,外内皆越,故气耗矣。劳则肾气伤而喘息于内,阳气张而汗出于外,外内皆越,故气耗散矣。思则心有所存,神有所归,正气留而不行,故气结矣。所以任物谓之心,心之所之谓之志,因志而存变谓之思,故思则心神内存,正气留中而不行,故气结矣。

## 腹中论篇第四十

黄帝问曰:有病心腹满,旦食则不能暮食,此为何病?此篇论外不涉于形身,内不关乎藏府,在于宫城空郭之中,或气或血,或风或热,以至于女子之妊娠,皆在于空腹之中,故篇名《腹中论》。帝曰心腹满者,谓胸膈间乃心主之宫城,腹中乃藏府之郛郭也。岐伯对曰:名为鼓胀。鼓胀者,如鼓革之空胀也。此因脾土气虚不能磨谷,故旦食而不能暮食,以致虚胀如鼓也。帝曰:治之奈何?岐伯曰:治之以鸡矢醴,一剂知,二剂已。鸡矢,取鸡屎上之白色者,鸡之精也。鸡属阳明秋金,在卦配巽风木,此乃脾土艰于运化,以致胀满不食,风木制化土气,阳明燥合太阴。醴乃熟谷之液,酿以稻米,炊之稻薪,主补益中土而先行于荣卫者也。故一剂则腹中温和,二剂其病则已。张兆璜曰:鸡鸣于寅酉之时,鸣则先鼓其翼,风木之象也。盖木击金而后鸣矣。又说者曰:羽虫无肺,故无前阴,屎中之白者精也。帝曰:其时有复发者,何也?岐伯曰:此饮食不节,故时有病也。虽然,其病且已时,故当病气聚于腹也。饮食不节则复伤其脾,故时有复发也。或虽非饮食不节,值其病且已之时,而即受其饮食,故当病气聚于腹,此深戒其慎节于饮食也。帝曰:有病胸胁支满者,妨于食,病至则先闻腥臊臭,出清液,先唾血,四支清,目眩,时时前后血,病名为何?何以得之?上节论腹中气虚其病在脾,此论腹中血脱所伤在肝也。夫血乃中焦水谷之汁,专精者行于经隧为经脉之血,其流溢于中者注于肾藏而为精,复奉心化赤而为血,从胞中而注于冲脉,循腹上行,至胸中而散,充肤热肉,淡渗于皮肤而生毫毛,卧则归藏于肝,寤则随卫气而复行于皮肤之气分,男子络唇口而生髭须,女子以时下为月事,此流溢于中,布散于外之血也。是以此血虚脱则肝气大伤,有病胸胁支满者,肝虚而胀满也。食气入胃,散精于肝,肝气伤,故妨于食也。肝臭臊肺臭腥,不能淡渗皮毛则肺虚,无所归藏于肝则肝虚,肝肺两虚,是以病至则先闻腥臊臭也。肺气虚,出清液。肝藏虚,先唾血也。不能充肤热肉,则四支冷。肝开窍于目,故目眩也。肝主疏泄,时时前后血者,肝无所藏而虚泄矣。岐伯曰:病名曰血枯,此得之年少时,有所大脱血,若醉入房中,气竭肝伤,故月事衰少不来也。有所大脱血则伤肝,肝伤在女子则月事衰少不来矣。醉以入房,在男子则伤精,精伤则无从而化赤矣。气生于精血,精血虚脱则气竭矣。杨元如曰:《伤寒论》热入血室,刺肝经之期门。本经曰肝伤故月事衰少,是女子之月事发原于胞中,上行于冲任,布散于皮毛,归藏于肝藏,而后下为月事者也。帝曰:治之奈何?复以何术?问治以何药,复以何法救之。岐伯曰:以四乌鲗骨一藘茹,二物并合之,丸以雀卵,大如小豆,以五丸为后饭,饮以鲍鱼汁,利肠中及伤肝也。鲗,贼同。藘茹当作茹藘。乌鲗骨,乌贼鱼之骨也。鲗鱼状若胞囊,腹中有墨,脊上止生一骨,轻脆如通草。盖乌者肾之色,骨乃肾所生,主补益肾藏之精血者也。茹藘一名茜草,又名地血,汁可染绛,其色紫赤,延蔓空通,乃生血通经之草也。夫鱼乃水中动物,属阴中之阳,血中之气,故用乌鲗骨四者,以布散于四支也。血乃中焦所生,用茹藘一者,主生聚于中焦也。夫飞者主气,潜者主血,卵白主气,卵黄主血,雀乃羽虫,潜入大水为蛤,故丸以雀卵者,因气竭肝虚,补血而补气也。豆乃肾之谷,五者土之数,气血皆中焦所生,故宜饭后而服五豆许也。鲍鱼味咸气臭,主利下行,故饮鲍鱼汁以利肠中,而后补及于肝之伤也。张二中曰:乌鲗亦寒乌所化。

帝曰:病有少腹盛,上下左右皆有根,此为何病?可治不?岐伯曰:病名曰伏梁。盛,满也。少腹,脐下也。上下左右皆有根,此病在血分,有脉络之连络于上下四傍也。伏梁,如梁之横伏于内也。按上二节论气血之虚胀,此下二节论血气之实胀也。帝曰:伏梁因何而得之?岐伯曰:

裹大脓血,居肠胃之外,不可治,治之每切按之致死。裹大,如囊之裹物而大也。居肠胃之外,在空郭之间也。不可治者,不可治以按摩也。如急切欲其解散而按摩之,必致痛而欲死,盖有形之邪不易散也。帝曰:何以然?岐伯曰:此下则因阴必下脓血,上则迫胃脘,生鬲侠胃脘内痈。此下,谓少腹。阴,前后二阴也。冲脉起于胞中,并足阳明侠脐左右,循腹上行,此因阴中必下脓血。循经而上则迫及胃脘,生鬲侠胃脘内痈,以致留积脓血于肠胃之外,而如囊裹之大也。张兆璜曰:胃脘正当鬲间,曰鬲侠胃脘内痈者,谓痈生于鬲胃之间,乃在胃外之膜原而非胃上也。朱圣公曰:此系热中之病,故在阴则下脓血,上则迫生胃痈。此久病也,难治。居齐上为逆,居齐下为从。齐,脐同。久病者谓痈生于鬲胃之间,病者不觉,故痈脓渐积于腹中而成裹大也。脐上乃腹中之气分,故为逆;脐下乃胞中之血分,易于行泄,故为从。勿动亟夺,论在刺法中。勿动者,不可按摩引动也。亟,急也。言亟当迎而夺之以泻之。其刺取之法,用圆利针,微大其末反小其身,令可深纳以取痈痹,此论在《针经》之刺法中。

帝曰:人有身体髀股骬皆肿,环齐而痛,是为何病?岐伯曰:病名伏梁,此风根也。此论邪留气分而为伏梁也。气行于肌腠之间,是以身体股骬皆肿。风为阳邪,伤人阳气,此风邪伤气而留于脐腹之间,故曰此风根也。其气溢于大肠而著于肓,肓之原在齐下,故环齐而痛也。肓,音荒。大肠谓大肠之外空郭之间。风邪之气充溢于大肠之外,而留著于肓,肓乃膏肓,即膜原之属,肓之原出于脖胦,正在脐下,故绕脐而痛也。不可动之,动之为水,溺涩之病。不可动者,不可妄攻以动之也。盖风邪之根留于脐下,动之则风气淫佚而鼓动其水矣,水溢于上则小便为之不利矣。

帝曰:夫子数言热中消中,不可服高梁芳草石药,石药发癫,芳草发狂。热中,谓脓血风邪留中而为热也。消中,谓气虚血脱而为消中之虚满也。高梁,厚味也。芳草,芳香之草。石药,金石之药也。芳草之气,升散为阳,故令人发狂。金石之药,沉重为阴,故令人发癫也。夫热中消中者,皆富贵人也。今禁高梁,是不合其心,禁芳草石药,是病不愈,愿闻其说。富贵之人,形乐而志苦,华食而纵淫。夫四体不劳则血气留滞,心志烦苦则中气内伤,高粱华食则脾胃有亏,放纵淫欲则精血耗竭,是以热中消中多生于富贵之人。如不丰美其食,是不合其心。留中之病宜于上下分消,若禁芳草石药,故病不能愈。岐伯曰:夫芳草之气美,石药之气悍,二者其气急疾坚劲,故非缓心和人,不可以服此二者。芳草者,其气急疾于馨散。石药者,其性坚劲于下沉。故非中心和缓之人,服之则中气易于虚散也。帝曰:不可以服此二者,何以然?岐伯曰:夫热气慓悍,药气亦然,二者相遇,恐内伤脾。脾者土也而恶木,服此药者,至甲乙日更论。此言腹中之气脾所主也。和柔敦化,土之德也。热中消中,有虚有实,皆为热气留中,若更服芳香悍热之药,二者相遇,则内伤中和之脾土矣。脾病者,加于甲乙,至甲乙日恐有胜克之变,故至期更当别论也。

帝曰:善。有病膺肿颈痛,胸满腹胀,此为何病?何以得之?岐伯曰:名厥逆。以下三节复申明腹中之气与血焉。腹气者,脾气也。内主于腹,外主于肌,与手足三阴三阳之气不同也。腹中之血者,起于胞中,散于脉外,与十二经脉之血不同也。是以腹中之气血虚脱,则为消中之虚胀,腹中之血裹气伤,皆为有馀之伏梁。今复论腹中之气反厥逆于上,则为膺颈胸腹之肿痛满胀。下节论腹中之血气和平,则为怀子之且生。末节论三阳之气反下入于阴,则为腹中之膜胀。当知血气流行,而又各有所主之部署也。倪冲之曰:胸腹胀满者,因中气厥逆于上而虚胀也。帝曰:治之奈何?岐伯曰:灸之则瘖,石之则狂,须其气并,乃可治也。帝曰:何以然?岐伯曰:阳气重上,有馀于上,灸之则阳气入阴,入则瘖。石之则阳气虚,虚则狂。须其气并而治之,可使全也。夫诸阳之气上升,而腹气又厥逆于上,是阳气重上而有馀于上矣。夫阳气陷下则灸之,今阳盛于上而反灸之,则阳热之气反入于经脉之阴则为瘖。若以石砭之,则阳气外泄而虚,虚则狂矣。气并者,血气合并也。须其厥逆之气与血相并,而后治之可使全也。张兆璜曰:脾气主于腹中,行于肌肉,乃五藏元真之气也。冲脉之血亦从胸中而散于肌腠皮肤之间,故与脾气并合。须其气并者,使气归于肌腠而与血交并。如石之则泄于皮肤之外,灸之则逆于经脉之中。帝曰:善。何以知怀子之且生也?岐伯曰:身有病而无邪脉也。此论腹中之血气和平,而有生成之造化也。夫气主生物,血主成物,怀子者,血气之相和也。且生者,谓血气之所以成胎者,虚系于腹中而无经脉之牵带,故至十月之期,可虚脱而出。当知月事怀妊之血,在气分而不在经脉也。身有病者,月事不来也。无邪脉者,血气和平也。杨元如曰:至哉坤元,资生万物。腹中之气,坤土之气也,是以白术补脾,为养胎之圣药。冲任之血原于肾藏之精,阳主施化,阴主成形,是以归芎熟地,乃胎产之神方。**帝曰:病热而有所痛者,何也?岐伯曰:病热者,阳脉也,以三阳之动也。人迎一盛少阳,二盛太阳,三盛阳明,入阴也。夫阳入于阴,故病在头与腹,乃䐜胀而头痛也。帝曰:善。**此言三阳之气主于形身之表,如下入于阴中则为腹胀矣。夫病热者,阳脉盛也。阳脉盛者,三阳之气动之也。是以人迎之脉一盛盛在少阳之气,二盛盛在太阳之气,三盛盛在阳明之气,三阳俱盛,当主病热头疼。腹为阴,阴中之至阴脾也。如阳入于阴,又当病在头与腹,乃䐜胀而头痛也。盖言表里阴阳之气,各有所主之部署,如阴气厥逆于上则为膺颈肿痛,阳气下入于阴中则为腹中䐜胀也。莫仲超曰:伯言病热者阳脉也。以三阳之动也,谓阳脉之盛乃三阳之气动之,兼申明阳入于阴乃是三阳之气,而非三阳之经脉也。《伤寒论》曰:藏府相连,邪高痛下。此言经病于表阳之上,而下连于里阴,经脉上下相连,故病在上而痛在下也。当知病在经脉而随经下入于里阴者,则痛而不胀,此病在气分而阳气下入于腹中,故胀而不痛也。

# 刺腰痛篇第四十一

**足太阳脉令人腰痛,引项脊,尻背如重状。**按此篇承上章而复记病在形身之外,经络之间,令人腰痛者,有刺取之法也。夫身半之中,在内为腹,在外为腰。腹中之血气不循经而灌于膜原郛郭之间,是以为病则胸满腹胀,为治所不宜灸砭。至于阴阳经脉,皆从腰而循转,是以为病则痛于有形,为治皆所当刺取,此形身外内之各有别也。所谓经脉者,足之三阴三阳及奇经之八脉,皆循腰而上,惟足太阴之脉从膝股内廉入腹属脾,以主腹中,故不论于外也。张兆璜问曰:足之三阴三阳及奇经八脉,有从腰脊而上循于头项,有从胸腹而上属于膺喉,今独主腰痛者何也?曰:腰以上为天,腰以下为地,而带脉横束于其间,是以无病则天地交而经脉调,病则经气阻滞于其间而为痛,故诸脉皆令人腰痛也。**刺其郄中,太阳正经出血,春无见血。**足太阳之脉从巅别下项，侠脊抵腰中，经脉阻滞于其间则腰痛，上下不能疏通，故引项脊，尻背如重状也。王冰以委中为郄中，在膝后屈处。出血者，泻而疏之也。春无见血者，正月太阳寅，故不宜出血，以泄太阳方盛之气。按此篇记经脉为病而痛于腰之实证，与内伤肝肾外病筋骨之虚痛者不同也。**少阳令人腰痛，如以针刺其皮中，循循然不可以俯仰，不可以顾。**少阳之气主夏，而夏气在皮肤，故皮中如针刺。循循，渐次也。少阳主枢，循循不可以俯仰者，经脉病而枢折也。足少阳之脉，从目锐眦循颈至肩，故不可以回顾。**刺少阳成骨之端出血，成骨在膝外廉之骨独起者，夏无见血。**膝外廉阳陵泉之下，有独起之骨为成骨。盖足少阳主骨，至此筋骨交会之处为成骨也。少阳为心之表，主夏之三气，故夏无见血。莫仲超曰：太阳之气生于水中，故主正月寅而始盛。少阳为君火之相，故为心之所表。夫少阳主初生之气者，少阳先天之所生也。少阳为心之表者，少阳之上相火主之也。太阳正月寅者，太阳从水中之所生也，太阳主夏火之气者，太阳之后天也。阴阳之道，推散无穷，学者当详究其妙。**阳明令人腰痛，不可以顾，顾如有见者，善悲。**顾，回视也。足阳明之脉循喉咙，入缺盆，经脉强急于前，故不可回顾于后。夫血脉荣卫，阳明之所生也。血脉和则精神乃居。故神者水谷之精气也，阳明脉病则神气乃虚，精神虚乱，卒然见非常物，神不足则悲也。**刺阳明于䯒前三痏，上下和之出血，秋无见血。**䯒前三痏者，足之三里及上廉下廉也。阳明居中土，故当上下以和之。阳明主秋令，故秋无见血。杨元如曰：少阳太阳之气生于下焦水中，而合于上焦君相之火，故有先后天之分。阳明之气生于中焦水谷而居中土，故独主于秋令也。**足少阴令人腰痛，痛引脊内廉。**足少阴之脉上股内廉，贯脊属肾，故痛引脊内廉也。**刺少阴于内踝上二痏，春无见血，出血太多，不可复也。**内踝上二痏，取左右之太谿也。夫血乃精水之所生，肾主闭藏，以奉春生之气，春时出血则泄其所藏，是以多则不可复矣。**厥阴之脉令人腰痛，腰中如张弓弩弦。**足厥阴之脉抵少腹布胁肋，故腰痛如张弓弦。盖耎弱端长，肝之平脉也。肝脉病，故强急如弓弩弦。**刺厥阴之脉，在腨踵鱼腹之外，循之累累然，乃刺之。**腨，腿肚也。踵，足跟也。鱼腹，谓腨之形如鱼腹也。视腨踵之间，鱼腹之外，循之有脉累累然者，乃刺之。**其病令人善言，默默然不慧，刺之三痏。**肝主语，故其病令人善言。默默,安静貌。谓虽善言而不狂妄也。不慧,语言之不明爽也。其病若此者,于腨踵之外刺之三痏。三痏者,取经外穴也。按腰中如弓弦者,所病在经也。善言不慧者,病厥阴之气而有是证也。三阴三阳之主腰痛,有单病在经者,有病经而及于气者,故以此节分而论之。

解脉令人腰痛,痛引肩,目䀮䀮然,时遗溲。䀮,音荒。解脉者,散行横解之络脉也。盖经脉为里,浮而横者为络,络脉横散于皮肤之间,故名曰解脉。诸络脉者,在皮之部,皮主太阳之气分,故痛引肩,目䀮䀮然不明,时遗溲,而宜取太阳之郄也。散,上声。刺解脉在膝筋肉分间,郄外廉之横脉出血,血变而止。膝后筋肉分间,太阳之委中穴也。郄外廉之横脉,穴外之横络也。《针经》云:支而横者为络,络之别者为孙,盛而血者疾诛之。故宜泻出其血,黑变赤而止。倪冲之曰:邪在横解之络脉,故亦取横脉以泻之。解脉令人腰痛,如引带,常如折腰状,善恐。此复论横络盛加于大经,令之不通,是以令人腰痛如引带。腰似折者,太阳之气病也。横盛于中则上虚下实,下实则气并于阴,故善恐也。刺解脉在郄中,结络如黍米,刺之血射以黑,见赤血而已。有结络如黍米,视而泻之,此所谓解结也。同阴之脉令人腰痛,痛如小锤居其中,怫然肿。此论阳跻之脉而令人腰痛也。跻脉有阴阳,男子数其阳,女子数其阴,当数者为经,不当数者为络,是男女阴阳经络交并,故为同阴之脉,其脉行健,故名曰跻。有阻于中则不上行,故痛如小锤居其中。怫然,怒意,言肿突如怒起也。按跻脉为病,少腹痛里急,腰及髋窌下相连阴中痛,阴疝。本经言痛如小锤居其中,即里急阴疝之证也。刺同阴之脉,在外踝上绝骨之端,为三痏。阳跻者,足太阳之别脉,起于跟中,出于外踝,下足太阳申脉穴,当踝后绕跟,以仆参为本,上外踝三寸,以附阳为郄,直上循股外廉,故宜取外踝绝骨之处。阳维之脉,令人腰痛,痛上怫然肿。此论阳维之脉而令人腰痛也。阳维总维一身之阳,阳气盛,故痛上怫然肿。刺阳维之脉,脉与太阳合腨下间,去地一尺所。阳维起于诸阳之会,其脉发于足太阳金门穴,在足外踝下一寸五分,上外踝七寸,会足少阳于阳交,为阳维之郄,故当与太阳合腨下间而取之,盖取阳维之郄也。郄上去踝七寸,是离地一尺所矣。衡络之脉令人腰痛,不可以俯仰,仰则恐仆,得之举重伤腰,衡络绝,恶血归之。此论带脉为病而令人腰痛也。衡,横也。带脉横络于腰间,故曰横络之脉。夫足之三阳循腰而下,足之三阴及奇经之脉皆循腰而上,病则上下不通,阴阳间阻而为腰痛之证。惟带脉横束于其间,无上下之相贯,故必因举重伤腰,以致横络之脉绝伤而恶血归之,令人腰痛不可以俯仰也。**刺之在郄阳筋之间,上郄数寸,横居为二痏出血。**郄阳,谓足太阳之浮郄,在臀下腿筋之间,上郄数寸,是在腰尻之下矣。横居二痏者,盖随带脉之横形而取之。按《灵枢经》曰:足少阳之正主腘中,别走太阳而合上至肾,当十四椎出属带脉。是带脉之下连于足少阴太阳,故当从浮郄而上循太阳之络以取之。**会阴之脉令人腰痛,痛上漯漯然汗出,汗干令人欲饮,饮已欲走。**此论任脉为病而令人腰痛也。任脉起于至阴,与督脉交会,分而上行,故名曰会阴。任脉统任一身之阴,汗乃阴液,故漯漯然汗出也。汗干则液竭,故令人欲饮。走者,阳象也。任与督脉上下相交,饮已欲走者,阴液周而交于阳也。**刺直阳之脉上三痏,在跻上郄下五寸,横居视其盛者出血。**直阳之脉,督脉也。督脉总督一身之阳,贯脊直上,故曰直阳。其原起于肾下胞中,循阴器,绕臀至少阴,与太阳中络者合,故取跻上郄下者,循足太阳之络以泻之也。按会阴节后当有刺条,刺直阳前宜有腰痛,或简脱欤?抑督与任交病在阴而取之阳耶?滑伯仁曰:任督二脉,一源而二歧,一在于身之前,一行于身之后,又督脉别络自长强走任脉者,由小腹直上,贯脐中央,入喉上颐,会太阳于睛明穴。是任督二脉,阴阳合并,分而上行,然其间又有交会之处。张兆璜曰:饮已欲走,是阴入于阳,故当从督以泻任。且任脉循于腹而其痛在腰,是所病之因在任而所成之证在督也。**飞阳之脉令人腰痛,痛上怫怫然,甚则悲以恐。**此论阴维之脉而令人腰痛也。足太阳之别名曰飞阳,去踝七寸,别走少阴,阴维之脉起子足少阴筑宾穴,为阴维之郄,故名飞阳者,谓阴维之原,从太阳之脉走少阴而起者也。怫怫,郁怒貌。肾病者,意不乐,气并于肾则恐也。朱永年曰:任督二脉与阳维阴维阳跻阴跻,皆阴阳互相交会而起。**刺飞扬之脉,在内踝上五寸,少阴之前,与阴维之会。**阴维之脉在内踝上五寸,腨肉分中,上循股内廉,上行入腹,故于此取之。盖内踝上五寸,少阴之前,乃足少阴与阴维交会之处。**昌阳之脉令人腰痛,痛引膺,目䀮䀮然,甚则反折,舌卷不能言。**此论阴跻之脉而令人腰痛也。阴跻者,足少阴之别,其脉起于跟中,同足少阴上内踝之上二寸,以交信为郄,直上循阴股，入阴，上循胸里，出人迎之前，至咽喉，交目内眦，合于太阳阳跻，是以痛引膺，目䀮䀮然。交足太阳，故甚则反折。循咽喉，故舌卷不能言也。马莳曰：昌阳，即足少阴穴名，一名复溜，又名伏白。**刺内筋为二痏，在内踝上大筋前，太阴后，上踝二寸所。**内筋，谓大筋之前分肉也。太阴后大筋前上踝二寸所，即阴跻之郄交信穴也。**散脉令人腰痛而热，热甚生烦，腰下如有横木居其中，甚则遗溲。**此论冲脉为病而令人腰痛也。冲脉者，起于胞中，上循背里，为经络之海。其浮而外者，循腹右上行，至胸中而散，灌于皮肤，渗于脉外，故名散脉也。冲脉为十二经脉之原，心主血脉，故痛而热，热甚生烦。其循于腹者，出于气街，侠脐下两傍各五分，至横骨一寸，经脉阻滞于其间，故腰下如有横木居其中。起于胞中，故甚则遗溺。**刺散脉在膝前骨肉分间，络外廉束脉为三痏。**冲脉者，其输上在于大杼，下出于巨虚之上下廉，故取膝前外廉者，取冲脉之下俞也。以上论奇经之八脉，皆循腰而上，故并主腰痛。**肉里之脉令人腰痛，不可以咳，咳则筋缩急。**此论肉里之脉而令人腰痛也。肉者，分肉。里者，肌肉之文理也。经云：肉之大会为谷，肉之小会为谿。分肉之间，谿谷之会，以行荣卫，以会大气。其小痹淫溢，循脉往来，微针所及，与法相同。盖谓谿谷分肉之间，亦有穴会，循脉往来，邪气淫溢，用微针取之，与取络脉之法相同。夫分肉起于筋骨，属于气分，咳则动气，故不可以咳，咳则筋缩急也。**刺肉里之脉为二痏，在太阳之外，少阳绝骨之后。**为二痏者，取左右二足穴也。足少阳阳辅穴，又名分肉穴，在太阳膀胱经之外，少阳绝骨穴之后，去足外踝四寸，乃其脉也。夫肌肉之文理属骨而生，从筋而起，足少阳属骨主筋，故取少阳之分肉穴也。按分肉之间，谿谷之会，小痹淫溢，循脉往来，能令人腰痛也。孙络之脉别经者，其血盛而当泻者，亦令人腰痛。是以首论横解之络脉为痛，末论肉里之间亦循脉而为腰痛也。**腰痛侠脊而痛，至头几几然，目䀮䀮欲僵仆，刺足太阳郄中出血。**几，音除。此论经俞为病而令人腰痛也。夫五藏六府之俞，皆在太阳之经，而足太阳之脉侠脊抵腰，上至于头目，是以腰痛侠脊。而上及于头目者，邪入于经俞也。几几，短羽之鸟，背强欲舒之象。阳盛者不能俯，故欲僵仆也。夫邪之伤于人也，先客于皮肤，传入于孙络，孙络满则传入于络脉，留而不去，传舍于经脉，留而不去，传入于经俞，邪中于人，虽有浅深，然皆在于形身上下之间，故并主腰痛。是以论肉里之肤腠，解脉之横络，足之三阴三阳及奇经之经脉，以至于太阳侠脊之经俞，为痛之见证各有不同，而取刺亦各有法也。

**腰痛上寒中刺足太阳阳明，上热刺足厥阴，不可以俯仰刺足少阳，中热而喘刺足少阴，刺郄中出血。**此论阴阳之气不和而令人腰痛也。痛上寒者，腰以上寒也。痛上热者，腰以上热也。夫阴阳二气皆出于下焦，阳气不能上升，则腰痛而上寒，阴气不能上升，则腰痛而上热，盖气阻于阴阳上下之间，故腰痛也。太阳，巨阳也，为诸阳主气。阳明间于二阳之间，为阳盛之经。故上寒者，当取此二经以疏三阳之气。少阳主枢，故不可俯仰者，当取足少阳也。厥阴主一阴初生之气，故上热者，取足厥阴。少阴之气，中合于阳明，上合于肺藏，阴气逆于下，故中热而喘也。郄，隙也，谓经穴之空隙为郄。阴郄者，足少阴之筑宾穴也。

**腰痛上寒，不可顾，刺足阳明。**按此以下至引脊内廉刺足少阴，系衍文。谨照王氏原注。王冰曰：上寒，阴市主之，在膝下三寸，伏兔下陷者中，足阳明脉气所发。不可顾，三里主之，在膝下三寸，胻外廉两筋肉分间，足阳明脉之所入也。**上热刺足太阴。**王冰曰：地机主之，在膝下五寸，足太阴之郄也。**中热而喘，刺足少阴。**王冰曰：涌泉大钟悉主之。涌泉，在足心陷者中，足少阴脉所出；大钟，在足跟后街中动脉，足少阴之经也。**大便难刺足少阴。**王冰曰：涌泉主之。**少腹满刺足厥阴。**王冰曰：太冲主之，在足大指本节后内间，动脉应手，足厥阴脉之所主也。**如折，不可以俯仰，不可举，刺足太阳。**王冰曰：如折，束骨主之。不可以俯仰，京骨昆仑悉主之。不可举，申脉仆参悉主之。束骨，在足小指外侧本节后，赤白肉际陷者中，足太阳脉之所注也。京骨，在足外侧大骨下，赤白肉际陷者中，按而得之，足太阳脉之所过也。昆仑，在足外踝后跟骨上陷者中，细脉动应手，足太阳脉之所行也。申脉，在外踝下五分，容爪甲，阳跻之所在也。仆参，在跟骨下陷者中，足太阳阳跻二脉之会。愚按王氏所取之穴，不过承袭前人，或彼时俗任取，非出于经旨也。**引脊内廉刺足少阴。**王冰曰：复溜主之。从腰痛上寒不可顾，至此件经语，除注并合朱书。《新校正》云：按全元起本及《甲乙经》并《太素》，自腰痛上寒至此并无，乃王氏所添也。今注云从腰痛上寒至并合朱书十九字，亦非王冰之语，盖后人所加也。

**腰痛引少腹控胁，不可以仰。**此复结足太阴之络而为腰痛也。控，引也。胁，季胁空处也。足太阴之络从髀合阳明，上贯尻骨中，与厥阴少阳结于下髎，而循尻内入腹上络嗌，故腰痛引少腹而控胁也。腹胁拘急，故不可以仰息。按此篇承上章之论腹中，而并记刺形身之腹痛，足之三阴三阳皆循腰而上下，而足太阴之脉从股内廉入腹属脾，以主腹中。是以首节止论少阴厥阴，而不及于足太阴也。然太阴之支别，从髀贯尻，亦令人腰痛，故复记于篇末，以使后学知形身外内经络之各有别也。**刺腰尻交者，两踝胂上，以月生死为痏数，发针立已。**胂，音申。腰尻交者，腰下胯骨间乃足太阴厥阴少阳三脉左右交结于其间，故曰腰尻交也。两踝，即腰下两傍起骨。胂，即两踝骨上陇起肉也。以月生死为数者，月生一日一痏，二日二痏，渐多之，十五日十五痏，十六日十四痏，渐少之。盖月生则人之血气渐盛，月亏则人之血气渐衰。用针者随气盛衰以为痏数，盖针过其日数则脱气，不及日数则气不泻，故以月之生死为期。张兆璜曰：月晦始苏曰朔，每月朔日是月始生之一日也。**左取右，右取左。**脉之大络，左注右，右注左，此邪客于大络，故当以左右两间取之。若在横解之浮络，是又当总取郄外廉之横脉矣。

# 风论篇第四十二

**黄帝问曰：风之伤人也，或为寒热，或为热中，或为寒中，或为疠风，或为偏枯，或为风也。其病各异，其名不同，或内至五藏六府，不知其解，愿闻其说。**风乃阳动之邪，而人之表里阴阳血气藏府，又有虚有实，故其为气也，善行而数变。因其善行数变，是以或为寒热，或为偏枯，或外在于形身，或内至于藏府，其病各异，其名不同。**岐伯对曰：风气藏于皮肤之间，内不得通，外不得泄。风者善行而数变，腠理开则洒然寒，闭则热而闷。其寒也则衰食饮，其热也则消肌肉。故使人怢栗而不能食，名曰寒热。**此论风邪客于肤腠而为寒热也。皮肤肌腠之间乃三焦通会元真之处，风邪客之，则气不内通，邪不外泄，风动之邪，善行而数变，动而腠理开，则元气弛而洒然寒，变而腠理闭，则邪热留而胸膈闷。其为寒也，则三焦虚而食饮衰；其为热也，则邪热盛而肌肉铄。怢栗，振寒貌。盖言邪之所凑其正必虚，正气为邪所伤，故使人怢栗而不能食也，名曰寒热。怢，音秩。

风气与阳明入胃,循脉而上,至目内眦。其人肥则风气不得外泄,则为热中而目黄;人瘦则外泄而寒,则为寒中而泣出。此论风邪客于脉中而为寒热也。夫血脉生于阳明胃府,如风伤阳明,邪正之气并入于胃,则循脉而上至于目,盖诸脉皆系于目也。其人肥厚则热留于脉中而目黄,其人瘦薄则血脉之神气外泄而为寒,脉中寒则精神去而涕泣出。风气与太阳俱入,行诸脉俞,散于分肉之间,与卫气相干。其道不利,故使肌肉愤䐜而有疡,卫气有所凝而不行,故其肉有不仁也。此论风邪伤卫而为肿疡不仁也。足太阳之脉从巅入络脑,还出别下项,循背膂而络藏府之脉俞,卫气一日一夜大会于项之风府,亦循背膂而日下一节,是以风客太阳,与太阳之气俱入于项背之间,行诸脉俞,散于分肉,转干卫气,以致卫气所行之道不利,故使肌肉愤然高起而有痈疡,卫气凝滞于项背之间,不能循行于周身之肤腠,故其肌肉麻痹而不知痛痒也。兆璜曰:风伤阳明之气,入胃而循于脉中,风行太阳之脉俞,复散于肌肉,而转干卫气,是太阳之气主表,阳明主肌而主脉也。疠者,有荣气热胕,其气不清,故使其鼻柱坏,面色败,皮肤疡溃。此论风伤荣气而为疠疡也。胕,肉也。夫荣卫皆精阳之气,浮气之不循于经者为卫,精气之营于经者为荣。有荣气热胕者,言有因风伤荣气,搏而为热,热出于胕肉之间,则肌脉外内之气不清矣。鼻者肺之窍,藏真高于肺,主行荣卫阴阳,风邪与荣热搏于皮肤之外,则荣卫之气不清,故使其鼻柱陷坏而色败恶,而皮肤溃癞也。风寒客于脉而不去,名曰疠风,或名曰寒热。此承上文而言,如风寒之邪客于脉中而不去者,亦名曰疠也。风寒,寒风也。风寒之邪客于脉中而不去,则荣气受伤,亦名曰疠风。夫荣之生病也,寒热少气,故或名曰寒热,盖亦或为寒中热中之病。以上二节论风伤荣气,皆名曰疠。如荣热搏于脉外者,为败坏之疠疡;风寒留于脉中者,为寒热之疠风。故曰疠者,有荣气热胕。言有一种疠者,因荣气之热外出于胕肉之间,荣卫邪正之气相搏,阴阳清浊之气不清,以致鼻柱败坏,皮肤癞疡,此毒疠之甚者也。有因风寒客于脉中,久而不去,或为紫云白癜之疠风,故为寒中热中之荣病,此为疠之轻者也。兆璜曰:寒伤营,故风寒客于脉中而不去。风乃阳热鼓动之邪,故与营气为热,而复出于胕肉之外。应略曰:前二节论风伤气血,后二节论风伤营卫,营与血气与卫各有分别,故为病不同。

以春甲乙伤于风者，为肝风；以夏丙丁伤于风者，为心风；以季夏戊己伤于邪者，为脾风；以秋庚辛中于邪者，为肺风；以冬壬癸中于邪者，为肾风。此论风伤五藏之气而为五藏之风也。夫天之十干化生地之五行，地之五行以生人之五藏，是以人之藏气合天地四时五行十干之气化，而各以时受病也。风者，虚乡不正之邪风，故曰风曰邪，曰伤曰中。盖言不正之风，或伤之轻或中之重也。风中五藏六府之俞，亦为藏府之风。此论风中五藏六府之俞，而亦为藏府之风也。夫五藏之气外合于四时，故各以时受病者，病五藏之气也。如风中于经俞，则内连藏府，故亦为藏府之风，病五藏之经也。以上答帝问藏府之风有二因也。愚按此二因与《金匮》之所谓邪入于府，即不识人，邪入于藏，舌即难言口吐涎之因证不同。《金匮》之所谓中藏中府者，邪直中于藏府而伤藏府之元神。本篇之论一因随时而伤藏气，一因经络受邪而内连于藏府，是以五藏之风状止见色证，而不致如伤藏神之危险者也。

各入其门户所中，则为偏风。此论风邪偏客于形身而为偏风也。门户者，血气之门户也。夫上节之所谓风伤血气者，乃通体之皮肤脉络也。如各入其门户而中其血气者，则为偏枯，谓偏入于形身之半也。风气循风府而上，则为脑风。此论风气循风府而上为脑风也。风府，穴名，在项后中行，乃督脉阳维之会，上循于脑户，故风气客于风府，循脉而上则为脑风。风入系头，则为目风眼寒。此论风客于头而为目风也。足太阳有通项入于脑者，正属目本，名曰眼系。风入于头，干太阳之目系，则为目风。足太阳寒水主气，故为眼寒也。饮酒中风，则为漏风。此论饮酒中风而为漏风也。酒者，熟谷之液，其性慓悍，其气先行于皮肤，故饮酒中风则腠理开而为汗泄之漏风也。入房汗出中风，则为内风。此论入房中风而为内风也。夫内为阴，外为阳，精为阴，气为阳，阳为阴之卫，阴为阳之守，入房则阴精内竭，汗出则阳气外弛，是以中风则风气直入于内而为内风矣。新沐中风，则为首风。此论新沐中风而为首风也。以水灌首曰沐，新沐则首之毛腠开，中风则风入于首之皮肤而为首风矣。久风入中，则为肠风飧泄。外在腠理，则为泄风。此论久在肌腠之风，入中则为肠风飧泄，在外则为泄风。盖脾胃之气外主肌腠，内主腹中，风邪久在肌腠而入于中，则脾胃之气受伤，而为肠风飧泄，盖大肠小肠皆属于胃也。若久在外之腠理，则阳气外弛而为泄风。泄风者，腠理开而汗外泄也。以上论风气之善行数变，所中不一其处，而见证各有不同。**故风者，百病之长也。至其变化，乃为他病也，无常方，然致有风气也。**长，上声。风乃东方之生气，为四时之首，能生长万物，亦能害万物，如水能浮舟，亦能覆舟，故为百病之长。至其变化无常，故为病不一。如春时之非东风，夏时之非南风，或从虚乡来之刚风谋风之类，皆其变化而为他病也。方，处也。言风邪之客于人无有常处，如风气客于皮肤之间则为寒热，客于脉中则为寒中热中，客于藏府则为藏府之风，循于风府则为脑风，风入系头则为目风，无有常处，而致有风气也。上三句言风气之变化，下二句论风客于人而无有常方。王子方问曰：按此篇岐伯所答详于帝问，后人乃疑之，或言帝有所缺问者，或有增补其间者，果属缺文欤？曰：圣经安可改也。夫帝曰或为风也，其病各异，其名不同，则百般风证，尽括三句之中，故复曰风者百病之长也。盖言风之变化无常，即此论中不能尽其变证，岂可以胶执之识见，而增改圣经乎！

**帝曰：五藏风之形状不同者何？愿闻其诊及其病能。**诊，视也，验也。帝问五藏之风证，见于形身之外，其状不同者，所在何处，愿闻其诊验之法。病能者，谓藏气受邪能为形身作病也。**岐伯曰：肺风之状，多汗恶风，色皏然白，时咳短气。昼日则差，暮则甚。诊在眉上，其色白。**皏，普梗切。风为阳邪，开发腠理，故多汗。风气伤阳，邪正不合，故恶风也。皏然，浅白貌。肺属金，其色白，肺主气，在变动为咳，风邪迫之，故时咳短气也。昼则阳气盛而能胜邪，故差。暮则气衰，故病甚也。眉上，乃阙庭之间，肺之候也。张兆璜问曰：五藏之色，如肺始言皏然白，而复曰诊在眉上其色白，有似乎重见矣。曰：所谓皏然白者，谓肺气受风而藏气之见于色也。所谓诊在眉上其色白者，谓五藏之病色见于面也。《灵枢·五色篇》曰：五色各有藏部，有外部，有内部也。色从外部走内部者，其病从外走内；其色从内走外部者，其病从内走外。病生于内者，先治其阴，后治其阳，反者益甚；其病生于阳者，先治其外，后治其内，反者益甚。故先言五色而复言五色之见于面部者，谓病之从内而外也。圣人设教浑然，虽不言治而治法已在其中矣。**心风之状，多汗恶风，焦绝，善怒吓，赤色，病甚则言不可快。诊在口，其色赤。**心为火藏，风淫则火盛，故唇舌焦而津液绝也。风化木，木火交炽，故善为怒吓。心主舌，病甚则舌本强而言不可快。心和则舌能知五味，故诊验在口。口者，兼唇舌而言也。**肝风之状，多汗恶风，善悲，色微苍，嗌干善怒，时憎女子。诊在目下，其色青。**肝开窍于目而主泣，故善悲。本经曰：心悲名曰志悲。志与心精共凑于目，是以俱悲，故泣出也。盖言悲而后泣出也。微苍，淡青色也。足厥阴之脉循喉咙之后，上入颃颡，风木合邪，则火热盛而嗌干。肝气病，故善怒也。怒胜思，故时憎女子。目者，肝之官也，故诊在目下。**脾风之状，多汗恶风，身体怠惰，四支不欲动，色薄微黄，不嗜食。诊在鼻上，其色黄。**脾主肌肉四支，身体怠惰，四支不欲动，脾气病也。足太阴之脉属脾络胃，上膈挟咽，连舌本。《经络篇》云：是主脾所生病者，食不下。土位中央，故所诊在鼻。兆璜曰：五藏四时之风，始干藏气而后病于形身，自内而外也。夫邪干藏则死，此病在藏气而不伤于藏真也。如风中五藏六府之俞，乃经络受邪，亦内干藏府，然身之中于风也，不必动藏，故邪入于阴经则溜于府，是以后止言胃风者，乃经络之邪总归于胃，阳明为万物之所归也。**肾风之状，多汗恶风，面痝然浮肿，脊痛不能正立，其色炲，隐曲不利。诊在肌上，其色黑。**痝，音芒。炲，音台。风邪干肾则水气上升，故面痝然浮肿，风行则水涣也。肾主骨，故脊痛不能正立。炲，烟煤，黑色也。肾主藏精，少阴与阳明会于宗筋，风伤肾气，故隐曲不利。水气上升，故黑在肌上，水乘土也。应略曰：诊在眉间目上者，肺肝之本部也。心诊在口，脾诊在鼻者，母病而传见于子位也。肾病而见肌色黑者，乘其所不胜也。是以本篇五藏之诊，与《灵枢经》之《五阅》《五色》篇之法少有不同，盖言五藏之色，有见于面部之本位，而又有乘传之变者也。**胃风之状，颈多汗恶风，食饮不下，鬲塞不通，腹善满，失衣则䐜胀，食寒则泄。诊形瘦而腹大。**颈有风池风府，乃经脉之要会，故颈多汗。胃府受邪，故饮食不下，鬲塞不通，腹善满也。胃气不足，则身以前皆寒，腹胀满，是以形寒则䐜胀。饮冷则泄者，胃气虚伤也。胃者肉其应，腹者胃之郛，故主形瘦而腹大。**首风之状，头面多汗恶风，当先风一日则病甚，头痛不可以出内，至其风日则病少愈。**头乃诸阳之会，因沐中风，则头首之皮腠疏而阳气弛，故多汗恶风也。风者天之阳气，人之阳气以应天之风气，诸阳之气上出于头，故先一日则病甚，头痛不可以出户内，盖风将发而气先病也。至其风发之日，气随风散，故其病少愈。张兆璜曰：风将发而所舍之风亦发，故先一日病甚，人气之通于天也。**漏风之状，或多**

汗,常不可单衣,食则汗出,甚则身汗,喘息恶风,衣常濡,口干善渴,不能劳事。饮酒者,胃气先行皮肤,先充络脉,或因胃气热而腠理疏,或络脉满而阴液泄,故常多汗也。酒性悍热,与风气相搏,故虽单衣而亦不可以常服。酒入于胃,热聚于脾,脾胃内热,故食则汗出。甚则上薄于肺,而身汗喘息恶风,身常湿也。津液内竭,故口干善渴。阳气外张,故不能烦劳于事。泄风之状,多汗,汗出泄衣上,口中干,上渍其风,不能劳事,身体尽痛则寒。帝曰:善。泄风之病,风久在腠理而伤气,故多汗,汗泄衣上,渐渍渗泄,玄府不闭也。津液外泄,故口中干燥。上渍其风者,谓身半以上,风湿相搏,则阳气受伤,故不能烦劳其事。若妄作劳,则身体尽痛而发寒矣。按偏风而下,止论首风漏风泄风之状,盖此三者皆在皮肤气分。风气相搏而善行数变,故曰肺风之状,肾风之状,首风之状,言风气变动之病状也。如入于经脉,在偏风则为半身不遂,循经入脑则为脑风,循系入头则为目风眼寒,不复再有变证,故不复论也。

## 痹论篇第四十三

黄帝问曰:痹之安生?岐伯对曰:风寒湿三气杂至,合而为痹也。痹,音避。痹者,闭也。邪闭而为痛也。言风寒湿三气错杂而至,相合而为痹。其风气胜者为行痹。风者善行而数变,故其痛流行而无定处。寒气胜者为痛痹。寒为阴邪,痛者阴也,是以寒气胜者为痛痹。湿气胜者为著痹也。湿流关节,故为留著之痹。按《灵枢经》有风痹,《伤寒论》有湿痹,是感一气而为痹也。本篇论风寒湿三气杂至合而为痹,是三邪合而为痹也。《灵枢·周痹篇》曰:风寒湿气客于外分肉之间,迫切而为沫,沫得寒则聚,聚则排分肉而分裂也。分裂则痛,痛则神归之,神归之则热,热则痛解,痛解则厥,厥则他痹发,发则如是。是寒痹先发而他痹复发也。本篇论风气胜者为行痹,湿气胜者为著痹,是三气杂合而以一气胜者为主病也。经论不同,因证各别,临病之士,各宜体认。

帝曰:其有五者何也?帝问三气之外而又有五痹也。上节论天之三邪,此下论人之五气。岐伯曰:以冬遇此者为骨痹,以春遇此者为筋痹,以夏遇此者为脉痹,以至阴遇此者为肌痹,以秋遇此者为皮痹。

皮肉筋骨，五藏之外合也。五藏之气合于四时五行，故各以其时而受病，同气相感也。**帝曰：内舍五藏六府，何气使然？岐伯曰：五藏皆有合。病久而不去者，内舍于其合也。**肺合皮，心合脉，脾合肌，肝合筋，肾合骨。邪之中人，始伤皮肉筋骨，久而不去，则内舍于所合之藏而为藏府之痹矣。**故骨痹不已，复感于邪，内舍于肾；筋痹不已，复感于邪，内舍于肝；脉痹不已，复感于邪，内舍于心；肌痹不已，复感于邪，内舍于脾；皮痹不已，复感于邪，内舍于肺。所谓痹者，各以其时重感于风寒湿之气也。**所谓五藏之痹者，各以其五藏所合之时，重感于风寒湿之气也。盖皮肉筋骨内合于五藏，五藏之气外合于四时，始病在外之有形，复伤在内之五气，外内形气相合，而邪舍于内矣。所谓舍者，有如馆舍，邪客留于其间者也。邪薄于五藏之间，干藏气而不伤其藏真，故曰舍曰客，而止见其烦满喘逆诸证，如其入藏者则死矣。张兆璜曰：首言以冬遇此为骨痹者，谓痹病之多深入也。故先言骨而筋，筋而脉，脉而皮肤。

**凡痹之客五藏者，肺痹者，烦满喘而呕；**此论五藏之气受邪而形诸于病也。肺主气而司呼吸，其脉起于中焦，还循胃口，上膈属肺，故痹则烦喘而呕。兆璜曰：藏气受邪则病在五藏，五藏受病复转及于经脉形层。**心痹者，脉不通，烦则心下鼓，暴上气而喘，嗌干善噫，厥气上则恐；**心主脉，故痹闭而令脉不通。邪薄心下，鼓动而上干心藏则烦，故烦则心下鼓也。肺者心之盖，而心脉上通于肺，故逆气暴上则喘而嗌干。心主噫，心气上逆而出则善噫也。夫水火之气上下时交，心气厥逆于上，则不能下交于肾，肾气虚，故悲也。兆璜曰：心下鼓，暴上气，谓邪气上逆也。厥气上，谓正气厥逆也。**肝痹者，夜卧则惊，多饮数小便，上为引如怀；**肝藏魂，卧则神魂不安，故发惊骇。肝脉循阴股，入毛中，过阴器，抵小腹，挟胃属肝络胆，上贯膈，循喉咙，入颃颡，肝气痹闭则木火郁热，故在上则多饮，在下则便数，上引于中而有如怀妊之状也。**肾痹者，善胀，尻以代踵，脊以代头；**尻，苦高切，音嵪。肾者胃之关，关门不利，则胃气不转，故善胀也。脊椎尽处为尻，肾主骨，骨痿而不能行，故尻以代踵。阴病者不能仰，故脊以代头。**脾痹者，四支解堕，发咳呕汁，上为大塞；**脾气不能行于四支，故四支解堕。脾脉上鬲挟咽，气痹不行，故发咳也。入胃之饮上输于脾肺，脾气不能转输，故呕汁。肺气不能通调，故上为大塞。**肠痹者，数饮而出不得，中气喘争，时发飧泄；**肠痹者，兼大小肠而言。小肠为心之府而主小便，邪痹于小肠，则火热郁于上而为数饮，下为小便不得出也。大肠为肺之府而主大便，邪痹于大肠，故上则为中气喘争，而下为飧泄也。**胞痹者，少腹膀胱，按之内痛，若沃以汤，涩于小便，上为清涕。**胞者，膀胱之室，内居少腹。邪闭在胞，故少腹膀胱按之内痛。水闭不行，则蓄而为热，故若沃以汤，且涩于小便也。膀胱之脉从巅入脑，脑渗则为涕。上为清涕者，太阳之气痹闭于下，不能循经而上升也。愚按六腑之痹止言其三，盖荣气者，胃府之精气也，卫气者，阳明之悍气也，荣卫相将出入于外内，三焦之气游行于上下，甲胆之气先藏府而升，夫痹者闭也，正气运行，邪不能留，三府之不病痹者，意在斯欤！

**阴气者，静则神藏，躁则消亡。**此言藏气不藏，而邪痹于藏也。阴气者，藏气也。神者，五藏所藏之神也。五藏为阴，阴者主静，故静则神气藏而邪不能侵，躁则神气消亡而痹聚于藏矣。**饮食自倍，肠胃乃伤。**此言肠胃伤而邪痹于府也。夫居处失宜，则风寒湿气中其俞矣。然当节其饮食，勿使邪气内入，如食饮应之，邪即循俞而入，各舍其府矣。**淫气喘息，痹聚在肺；淫气忧思，痹聚在心；淫气遗溺，痹聚在肾；淫气乏竭，痹聚在肝；淫气肌绝，痹聚在脾。诸痹不已，亦益内也。其风气胜者，其人易已也。**此申明阴气躁亡而痹聚于藏也。淫气者，阴气淫佚不静藏也。淫气而致于喘息，则肺气不藏而痹聚在肺矣；淫气而致于忧思，则心气不藏而痹聚在心矣；淫气而致于遗溺，则肾气不藏而痹聚在肾矣；淫气而致于阴血乏竭，则肝气不藏而痹聚在肝矣；淫气而致于肌肉焦绝，则脾气不藏而痹聚在脾矣，是以在藏府经俞诸痹，留而不已，亦进益于内而为藏府之痹矣。夫寒湿者天之阴邪，伤人经俞筋骨；风者天之阳邪，伤人皮肤气分。是以三邪中于藏府之俞，而风气胜者，其性善行，可从皮腠而散，故其人易已也。愚按下文云六府亦各有俞，盖言五藏六府俱各有俞，如风寒湿气中于五藏之俞，而藏气淫躁，则邪循俞内入，而各聚于藏矣。中于六府之俞，而饮食自倍，肠胃乃伤，邪亦循俞而入，各舍其府矣。上节所谓各以其时重感于风寒湿之气，而为五藏之痹者，合五藏之气而舍于内也。此节论邪中藏府之俞，循俞而亦进益于内。先言阴气消亡痹聚在藏，故后止言六府亦各有俞云。

帝曰：痹，其时有死者，或疼久者，或易已者，其故何也？岐伯曰：其入藏者死，其留连筋骨间者疼久，其留皮肤间者易已。此言五藏之痹循俞而入藏者死也。夫风寒湿气中其俞，其藏气实则邪不动藏，若神气消亡则痹聚在藏而死矣。按邪从皮肉筋骨而内舍于五藏者，此邪干藏气而不伤于藏真，故痹客于藏则为烦满喘呕，脉不通，心下鼓，嗌干善噫诸证。其留连筋骨间而不内舍于其合者，疼久。其留皮肤间者，随气而易散。若中其俞则内通五藏，兼之阴气不藏，则邪直入于藏而为不治之死证矣。帝曰：其客于六府者，何也？岐伯曰：此亦其食饮居处，为其病本也。此言六府之痹乃循俞而内入者也。夫居处失常，则邪气外客，饮食不节，则肠胃内伤，故食饮居处，为六府之病本。张兆璜曰：痹聚在五藏者，因其阴气不藏，神气消亡。痹舍于六府者，亦其饮食居处。此节用三亦字，俱当著眼。六府亦各有俞，风寒湿气中其俞，而食饮应之，循俞而入，各舍其府也。食饮入胃，大小肠济泌糟粕，膀胱决渎水浊，蒸化精液，营养经俞，如居处失常，而又食饮应之于内，则经脉虚伤，邪循俞而入舍其府矣。张兆璜曰：邪中五藏之俞，而阴气淫躁应之；邪中六府之俞，而食饮应之。故曰六府亦各有俞，而食饮应之。再按《灵枢·口问篇》曰：夫百病之始生也，皆生于风雨寒暑，阴阳喜怒，饮食居处，大惊卒恐。夫风寒雨湿，合而为痹矣。居处失常，则邪中藏府之俞矣。喜怒病藏，惊恐伤阴，则阴气消亡矣。饮食自倍，则肠胃乃伤矣。是以上古之人，食饮有节，起居有常，不妄作劳，和于阴阳，故能形与神居，度百岁乃去。

帝曰：以针治之奈何？岐伯曰：五藏有俞，六府有合，循脉之分，各有所发，各随其过，则病瘳也。此论治藏府之痹而各有法也。夫营俞治经，故痹在藏者，当取之于俞；合治内府，故痹在府者，取之于合也。又当循形身经脉之分，皮肉筋骨各有所发，各随其有过之处而取之，则其病自瘳矣。

帝曰：荣卫之气，亦令人痹乎？岐伯曰：荣者，水谷之精气也。和调于五藏，洒陈于六府，乃能入于脉也。故循脉上下，贯五藏，络六府也。《灵枢经》云：人受气于谷，谷入于胃，以传于肺，五藏六府皆以受气，其清者为荣，浊者为卫，荣行脉中，卫行脉外。《荣气篇》曰：荣气之道，内谷为宝，谷入于胃，乃传之肺，流溢于中，布散于外。专精者行于经隧，常营无已。是水谷之精气，从肺气而先和调于藏府，五藏六府皆以受气，而乃能入于脉也。入于脉故循脉上下,复贯五藏,络六府,盖言五藏六府受谷精之气,营行于经脉,经荣之气复贯络于藏府,互相资生而资养者也。卫者,水谷之悍气也。其气慓疾滑利,不能入于脉也,故循皮肤之中,分肉之间,熏于肓膜,散于胸腹。卫者,水谷之悍气,其气慓疾滑利,故不能入于脉。不入于脉,故循于皮肤分肉之间。分肉者,肌肉之腠理。理者,皮肤藏府之文理也。盖在外则行于皮肤肌理之间,在内则行于络藏络府之募原。募原者,脂膜也,亦有文理之相通,故曰皮肤藏府之文理也。络小肠之脂膜谓之肓,是以在中焦则熏蒸于肓膜,行于胸膈之上则散于心肺之募理,行于腹中散于肠胃肝肾之募原,是外内上下皮肉藏府皆以受气,一日一夜五十而周于身。逆其气则病,从其气则愈。不与风寒湿气合,故不为痹。荣卫之气,荣行脉中,卫行脉外,营周不休,五十而复大会,阴阳相贯,如环无端,旋转而不休息者也。故逆其气则病,从其气则愈。不与风寒湿邪合而留连于皮肤脉络之间,故不为痹也。盖言痹在皮者,肺气之所主也;痹在肌者,脾气之所主也;痹在脉者,心气之所主也。荣卫之气虽在皮肤络脉之间,行而不留,故不与邪合。

帝曰:善。痹或痛或不痛,或不仁,或寒或热,或燥或湿,其故何也?不仁,不知痛痒也。燥者谓无汗,湿者多汗而濡湿也。岐伯曰:痛者,寒气多也。有寒,故痛也。寒气胜者为痛痹,故痛者寒气多也。《终始篇》曰:病痛者阴也。人有阴寒,故痛也。上寒字言天之寒邪,下寒字言人之寒气。盖天有阴阳,人有阴阳,如感天之阴寒而吾身之阳盛,则寒可化而为热,如两寒相搏,凝聚而为痛痹矣。其不痛不仁者,病久入深,荣卫之行涩,经络时疏,故不通。皮肤不营,故为不仁。通,当作痛。病久入深者,久而不去,将内舍于其合也。邪病久则荣卫之道伤而行涩,邪入深则不痹闭于形身而经络时疏,故不痛也。荣卫行涩,则不能营养于皮肤,故为不仁。其寒者,阳气少,阴气多,与病相益,故寒也。此言寒热者,由人身之阴阳气化也。人之阳气少而阴气多,则与病相益其阴寒矣。邪正惟阴,故为寒也。其热者,阳气多,阴气少,病气胜,阳遭阴,故为痹热。人之阳气多而阴气少,邪得人之阳盛而病气胜矣。人之阳气盛而遇天之阴邪,则邪随气化而为痹热矣。张兆璜曰:与病相益者,言人之阴气多而益其病气之阴寒也。病气胜者,言人之阳气多而益其病气之热胜也。此论天有阴阳之邪,而人有寒热之气化。其多汗而濡者,此其逢湿甚也。阳气少,阴气盛,两气相感,故汗出而濡也。湿者,天之阴邪也。感天地之阴寒而吾身阴气又盛,两气相感,故汗出而濡也。兆璜曰:阳热盛者多汗出,濡湿之汗又属阴寒,医者审之。

帝曰:夫痹之为病,不痛何也?岐伯曰:痹在于骨则重,在于脉则血凝而不流,在于筋则屈不伸,在于肉则不仁,在于皮则寒。故具此五者,则不痛也。经云:气伤痛。此论邪痹经脉骨肉之有形,而不伤其气者则不痛也。夫骨有骨气,脉有脉气,筋有筋气,肌有肌气,皮有皮气,皆五藏之气而外合于形身。如病形而不伤其气,则止见骨痹之身重,脉痹之血凝不行,筋痹之屈而不伸,肉痹之肌肉不仁,皮痹之皮毛寒冷,故具此五者之形证而不痛也。凡痹之类,逢寒则虫,逢热则纵。帝曰:善。此承上文而言,凡此五痹之类,如逢吾身之阴寒,则如虫行皮肤之中,逢吾身之阳热,则筋骨并皆放纵,又非若病气之有寒则痛,阳气多则为痹热也。此言形气之病各有分别,故帝嘉其善焉。兆璜曰:在外者,皮肤为阳,筋骨为阴,如逢寒则阳亦阴寒,故皮肤则虫,逢热则阴亦阳热,故筋骨弛纵。

## 痿论篇第四十四

黄帝问曰:五藏使人痿,何也?痿者,四支无力委弱,举动不能,若委弃不用之状。夫五藏各有所合,痹从外而合病于肉,外所因也;痿从内而合病于外,内所因也。故帝承上章而复问曰五藏使人痿何也。岐伯对曰:肺主身之皮毛,心主身之血脉,肝主身之筋膜,脾主身之肌肉,肾主身之骨髓。夫形身之所以能举止动静者,由藏气之呴养于筋脉骨肉也。是以藏病于内,则形痿于外矣。故肺热叶焦,则皮毛虚弱急薄,著则生痿躄也。肺属金,肺热则金燥而叶焦矣。肺主皮毛,肺热叶焦则皮毛虚薄矣。夫食饮于胃,其精液乃传之肺。肺朝百脉,输精于皮毛,毛脉合精,行气于藏府,是五藏所生之精神气血,所主之皮肉筋骨,皆由肺藏输布之精液以资养,皮肤薄著则精液不能转输,是以五藏皆热而生痿躄矣。《灵枢经》云:皮肤薄著,毛腠夭焦。著者,皮毛燥著而无生转之气,故曰著则生痿躄矣。心气热则下脉厥而上,上则下脉虚,虚则生脉痿,枢折挈,胫纵而不任地也。心为火藏，心气热则气惟上炎，心主脉，故脉气亦厥而上矣。上则身半以下之脉虚而成脉痿也。夫经脉者，所以行气血而营阴阳，濡筋骨以利关节，故经脉虚则枢折于下矣。枢折即骨繇而不安于地，骨繇者，节缓而不收，故筋骨繇挈不收，足胫缓纵而不能任地也。**肝气热则胆泄口苦，筋膜干，筋膜干则筋急而挛，发为筋痿。**胆者中精之府，其应在筋。是周身之筋膜由胆藏之精汁以营养。胆附于肝，肝气热则胆汁泄而口苦矣。胆汁泄则筋膜无以营养而干燥矣。筋膜干则挛急而发为筋痿也。**脾气热则胃干而渴，肌肉不仁，发为肉痿。**阳明燥金主气，从中见太阴之湿化，是以脾气热则胃干而渴矣。脾胃之气并主肌肉，阳明津液不生，太阴之气不至，故肌肉不仁而发为肉痿也。**肾气热则腰脊不举，骨枯而髓减，发为骨痿。**肾主藏精，肾气热则津液燥竭矣。腰者肾之府，是以腰脊不能伸举。肾生骨髓，在体为骨，肾气热而精液竭，则髓减骨枯而发为骨痿也。**帝曰：何以得之？岐伯曰：肺者，藏之长也，为心之盖也。有所失亡，所求不得，则发肺鸣，鸣则肺热叶焦。故曰五藏因肺热叶焦，发为痿躄，此之谓也。**此申明五藏之热而成痿者，由肺热叶焦之所致也。藏真高于肺，朝百脉而行气于藏府，故为藏之长。肺属乾金而主天，居心主之上，而为心之华盖。有所失亡，所求不得，则心志靡宁而火气炎上。肺乃心之盖，金受火刑，即发喘鸣而肺热叶焦矣。肺热叶焦，则津液无从输布而五藏皆热矣。故曰五藏因肺热叶焦而成痿躄者，此之谓也。躄者，足痿而不能任地。故曰，谓下经《本病篇》有此语也。

**悲哀太甚则胞络绝，胞络绝则阳气内动，发则心下崩，数溲血也。**此以下复论心肝脾肾各有所因而自成痿躄也。胞络者，胞之大络，即冲脉也。冲脉起于胞中，为十二经脉之海，心主血脉，是以胞络绝则心气虚而内动矣。阳气，心气也。心为阳中之太阳，故曰阳气。夫水之精为志，火之精为神，悲哀太甚则神志俱悲，而上下之气不交矣。是以胞络绝而阳气内动，心气动则心下崩而数溲血矣。**故《本病》曰：大经空虚，发为肌痹，传为脉痿。**本病即本经第七十三篇之《本病论》。大经，胞之大络也。胞乃血室，中焦之汁奉心化赤，流溢于中，从冲脉而上循背里者，贯于脉中，循腹右上行者，至胸中而散于脉外，充肤热肉生毫毛，是胞络之血半行于脉中，半行于皮腠，脉外之血少则为肌痹，脉内之血少则为脉痿，是溲崩之血，从大经而下，先伤皮肤气分之血，而复及于经脉之中。故曰大经空虚，发为肌痹，传为脉痿。按皮肤之血，卧则归肝。《五藏生成篇》曰：人卧血归于肝。正此血也。故卧出而风吹之，血凝于肤者为痹。再按男子络唇口而生髭须，女子月事以时下者，肝经冲脉之血也，是以崩溲或大吐衄而不致于死。若心主脉中之血，一息不运则机缄穷，一毫不续则穹壤判矣。思想无穷，所愿不得，意淫于外，入房太甚，宗筋弛纵，发为筋痿，及为白淫。此论肝气自伤而发为筋痿也。肝者，将军之官，谋虑出焉。思想无穷，所愿不得，则肝气伤矣。前阴者，宗筋之所聚，足厥阴之脉循阴股，入毛中，过阴器。意淫于外则欲火内动，入房太甚则宗筋纵弛，是以发为阴痿及为白淫。白淫者，欲火盛而淫精自出也。故下经曰：筋痿者，生于肝，使内也。下经即以下七十三篇之《本病论》，今遗亡矣。言本篇所论筋痿者，又生于所愿不遂而伤肝，兼之使内入房之太甚也。有渐于湿，以水为事，若有所留，居处相湿，肌肉濡渍，痹而不仁，发为肉痿。故下经曰：肉痿者，得之湿地也。有渐于湿者，清湿地气之中于下也。以水为事者，好饮水浆，湿浊之留于中也。若有湿浊之所留，而居处又兼卑下，外内相湿，以致肌肉濡渍，痹而不仁，发为肉痿也。有所远行劳倦，逢大热而渴，渴则阳气内伐，内伐则热舍于肾。肾者水藏也，今水不胜火，则骨枯而髓虚，故足不任身，发为骨痿。故下经曰：骨痿者，生于大热也。此论劳倦热渴而成骨痿也。远行劳倦则伤肾，逢大热则暑暍伤阴，渴则阴液内竭，是以阳热之气内伐其阴，而热合于肾矣。肾者水藏，水盛则能制火。今阳盛阴消，水不胜火，以致骨枯髓虚，足不任用于身而发为骨痿也。帝曰：何以别之？岐伯曰：肺热者，色白而毛败；心热者，色赤而络脉溢；肝热者，色苍而爪枯；脾热者，色黄而肉蠕动；肾热者，色黑而齿槁。痿病之因，皆缘五藏热而精液竭，不能营养于筋脉骨肉。是以有因肺热叶焦，致五藏热而成痿者，有因悲思内伤，劳倦外热，致精血竭而藏气热者，皆当诊之于形色也。爪者筋之应，齿者骨之馀。帝曰：如夫子言可矣。论言治痿者独取阳明，何也？论言即《本病论》中之言也。帝以伯言痿病之因于藏热，当从五藏所合之皮肉筋骨以治之，如夫子言可矣，然论言治痿何独取于阳明。岐伯曰：阳明者，五藏六府之海，主润宗筋，宗筋主束骨而利机关也。阳明者,水谷血气之海,五藏六府皆受气于阳明,故为藏府之海。宗筋者,前阴也。前阴者,宗筋之所聚,太阴阳明之所合也。诸筋皆属于节,主束骨而利机关,宗筋为诸筋之会,阳明所生之血气为之润养,故诸痿独取于阳明。冲脉者,经脉之海也,主渗灌谿谷,与阳明合于宗筋。谿谷者,大小分肉腠理也。冲脉起于胞中,上循背里为经络之海,其浮而外者,渗灌于谿谷之间,与阳明合于宗筋,是以宦者去其宗筋则伤冲任,血泻不复而须不生。阴阳总宗筋之会,会于气街,而阳明为之长。少阴太阴阳明冲任督脉,总会于宗筋,循腹上行,而复会于气街。气街者,腹气之街,在冲脉于脐左右之动脉间,乃阳明之所主,故阳明为之主。长,主也。皆属于带脉,而络于督脉。带脉起于季胁,围身一周,如束带然。三阴三阳十二经脉与奇经之任督冲维经,循于上下,皆属带脉之所约束。督脉起于会阴,分三歧为任冲,而上行腹背,是以冲任少阴阳明与督脉皆为连络。故阳明虚则宗筋纵。阳明为水谷之海,主润宗筋。阳明虚则宗筋纵,宗筋纵弛不能束骨而利机关,则成痿躄矣。故诸痿独取于阳明。带脉不引,故足痿不用也。阴阳经脉皆属带脉之所约束,如带脉不能延引,则在下之筋脉纵弛而足痿不用矣。帝曰:治之奈何?岐伯曰:各补其荥而通其俞,调其虚实,和其逆顺,筋脉骨肉各以其时受月,则病已矣。帝曰:善。伯言治痿之法虽取阳明,而当兼取其五藏之荥俞也。各补其荥者,补五藏之真气也。通其俞者,通利五藏之热也。调其虚实者,气虚则补之,热盛则泻之也。和其顺逆者,和其气之往来也。筋脉骨肉内合五藏,五藏之气外应四时,各以其四时受气之月,随其浅深而取之,其病已矣。按《诊要经终篇》曰:正月二月,人气在肝;三月四月,人气在脾;五月六月,人气在头;七月八月,人气在肺;九月十月,人气在心;十一月十二月,人身在肾。故春刺散俞,夏刺络俞,秋刺皮肤,冬刺俞窍。春夏秋冬各有所刺,谓各随其五藏受气之时月,合其浅深而取之,不必皮痿治皮而骨痿刺骨也。

# 厥论篇第四十五

**黄帝问曰：厥之寒热者，何也？**厥，逆也。气逆则乱，故发为眩仆，卒不知人，此名为厥，与中风不同。有寒热者，有阴有阳也。**岐伯对曰：阳气衰于下，则为寒厥；阴气衰于下，则为热厥。**阴阳二气，皆从下而上，是以寒厥热厥之因，由阴阳之气衰于下也。**帝曰：热厥之为热也，必起于足下者，何也？**足下，足心也。热为阳厥而反起于阴分，故问之。**岐伯曰：阳气起于足五指之表，阴脉者，集于足下而聚于足心，故阳气胜则足下热也。**足三阳之血气出于足指之端。表者，外侧也。三阴之脉集于足下而聚于足心，若阳气胜，则阴气虚而阳往乘之，故热厥起于足下也。张兆璜曰：足心，足少阴经脉之所出。《阴阳类论》曰：三阳为表，二阴为里。盖太阳为诸阳主气，少阴为诸阴主气也。**帝曰：寒厥之为寒也，必从五指而上于膝者，何也？**上节论阳胜于阴则为热厥，而寒厥起于阴之本位，故问之。兆璜曰：阴阳二气，阴为之主也。**岐伯曰：阴气起于五指之里，集于膝下而聚于膝上，故阴气胜则从五指至膝上寒。其寒也，不从外，皆从内也。**足三阴之血气起于五指内侧之端。里者，内侧也。集于膝下者，三阴交于踝上也。聚于膝上者，三阴经脉皆循内股而上。故其寒也，不从外，皆从内也。兆璜曰：阴阳二气皆起于足，是以伤寒病足经而不病手经也。张应略曰：阴阳六气止合六经，足之六经复上合于手者也。

**帝曰：寒厥何失而然也？**此下二节论寒厥热厥之因。寒厥因失其所藏之阳，故曰失。**岐伯曰：前阴者，宗筋之所聚，太阴阳明之所合也。**宗筋，根起于胞中，内连于肾藏，阴阳二气生于胃府，输于太阴，藏于肾藏，太阴阳明合聚于宗筋者，中焦之太阴阳明与下焦之少阴太阳，中下相合而会合于前阴之间。兆璜曰：论寒厥曰太阴阳明之所合，论热厥曰脾主为胃行其津液，是阴阳二气本于先天之下焦，而生于后天之中焦也。**春夏则阳气多而阴气少，秋冬则阴气盛而阳气衰。此人者质壮，以秋冬夺于所用，下气上争不能复，精气溢下，邪气因从之而上也。**此言寒厥之因，因虚其所藏之阳而致之也。夫秋冬之时，阳气收藏，阴气外盛。此寒厥人者，因恃其质壮过于作劳，则下气上争，不复藏于下矣。阳气上出，则阴藏之精气亦溢于下矣。所谓烦劳则张，精绝也。邪气者，谓阴藏水寒之邪。夫阳气藏于阴藏，精阳外出则阴寒之邪因从之而上矣。**气因于中，阳气衰，不能渗营其经络。阳气日损，阴气独在，故手足为之寒也。**此言气因于中焦水谷之所生，然藉下焦之气为阳明釜底之燃。如秋冬之时过于作劳，夺其阳气，争扰于上，阴寒之邪又因而从之，则中焦所生之阳亦衰，不能渗营于经络矣。中下之气不能互相资生，阳气日损，阴气独在，故手足为之寒也。兆璜曰：渗者，渗于脉外；营者，营于脉中。荣气宗气皆精阳之气，营行于脉中，诸阳之气淡渗于脉外，非独卫气之行于脉外也。

**帝曰：热厥何如而然也？岐伯曰：酒入于胃，则络脉满而经脉虚，脾主为胃行其津液者也。阴气虚则阳气入，阳气入则胃不和，胃不和则精气竭，精气竭则不营于四支也。**此言热厥之因，因伤其中焦所生之阴气也。《灵枢经》云：饮酒者，卫气先行皮肤，先充络脉。夫卫气者，水谷之悍气也。酒亦水谷悍热之液，故从卫气先行于皮肤，从皮肤而充于络脉，是不从脾气而行于经脉，故络脉满而经脉虚也。夫饮入于胃，其津液上输于脾，脾气散精于肺，通调于经脉，四布于皮毛，是从经脉而行于络脉，从络脉而散于皮肤，自内而外也。酒入于胃，先行于皮肤，先充于络脉，是从皮肤而入于络脉，反从外而内矣。不从脾气通调于经脉，则阴气虚矣。悍热之气反从外而内，则阳气入矣。阳明乃燥热之府，藉太阴中见之阴化，阴气虚而阳热之气内入，则胃气不和矣。胃不和则所生之精气竭，精气竭则不能营于四支而为热厥矣。**此人必数醉，若饱以入房，气聚于脾中不得散，酒气与谷气相薄，热盛于中，故热遍于身，内热而溺赤也。夫酒气盛而慓悍，肾气日衰，阳气独胜，故手足为之热也。**夫饮酒数醉，则悍热之气反从外而内，而酒气聚于脾中矣。若饱以入房，则谷食留于胃中，脾藏不能转输其精液，而谷气聚于脾中矣。气聚于中而不得散，酒气与谷气交相侵薄，则热盛于中矣。中土之热灌于四傍，故热遍于身也。入胃之饮食不能游溢精气，下输膀胱，故内热而溺赤也。夫肾为水藏，受水谷之精而藏之，酒气热盛而慓悍，则肾藏之精气日衰，阴气衰于下而阳气独胜于中，故手足为之热也。张兆璜曰：寒厥因失其所藏之阳而致中气日损，热厥因伤其所生之阴而致肾气日衰，当知中下二焦,互相资生者也。张应略曰:上古之人,食饮有节,起居有常,不妄作劳。今时之人,以酒为浆,以妄为常,醉以入房,是人之所当调养者,阴阳精气耳。苟得其养,可同归于生长之门;苟失其养,则为暴仆卒厥。**帝曰:厥或令人腹满,或令人暴不知人,或至半日,远至一曰,乃知人者,何也?**暴不知人,卒然昏瞶,或仆扑也。半日气周之半,一日气行之周。**岐伯曰:阴气盛于上则下虚,下虚则腹胀满。**阴气盛于上,谓中焦之阳气日损,阴气独盛于上也。阴盛于上,则下焦之阳气亦虚。阳虚于下,是以腹胀满也。**阳气盛于上,则下气重上,而邪气逆,逆则阳气乱,阳气乱则不知人也。**下气,谓下焦之元阳。邪气,肾藏水寒之邪也。阳气盛于上,谓阴气虚而阳气独胜也。阳盛于上则下气重上,下气上乘则寒邪随之而上逆,逆则阳气乱于上而卒不知人。《灵枢经》曰:清浊之气乱于头,则为厥逆眩仆。此论阴阳二气之并逆也。兆璜曰:前论下气上争,则中焦之阳气日损;阴气虚中,则下焦之肾气日衰。此复论阴气盛于上,则下气亦虚;阳气盛于上,则下气重上。又一辙也。

**帝曰:善。愿闻六经脉之厥状病能也。**上节论阴阳二气之厥,故帝复问其经脉之厥状焉。病能者,能为奇恒之病也。夫奇恒之病不应四时,多主厥逆,是以六经之厥能为诸脉作病者,皆属奇恒,因于论厥,故列于《厥论》篇中。原属厥逆奇恒之病,故先提曰病能,而列于《病能篇》之前也。**岐伯曰:巨阳之厥,则肿首头重,足不能行,发为眴仆。**巨阳,太阳也。足太阳脉起于目内眦,上额交巅,从巅入络脑,还出别下项,循背侠脊,抵腰中,下贯臀,入腘中,循腨内,出外踝之后。是以厥逆于上则为首肿头痛,厥逆于下则为足不能行,神气昏乱则为眴仆,太阳为诸阳主气也。此病在经而转及于气分,故曰发。**阳明之厥,则癫疾,欲走呼,腹满不得卧,面赤而热,妄见而妄言。**癫狂走呼,妄言妄见,阳明之脉病也。其脉循腹里,属胃络脾,经气厥逆,故腹满胃不和,不得卧也。阳明乃燥热之经,其经气上出于面,故面赤而热。**少阳之厥,则暴聋,颊肿而热,胁痛,骱不可以运。**足少阳之脉起于目锐眦,从耳后入耳中,下颊车,循胸过季胁,出膝廉,循足跗,故逆则暴聋,颊肿胁痛,足骱不可以运行。**太阴之厥,则腹满䐜胀,后不利,不欲食,食则呕,不得卧。**䐜,音嗔,引起也。足太阴之脉入腹,属脾络胃,故厥则腹满䐜胀。食饮入胃，脾为转输，逆气在脾，故后便不利。脾不转运，则胃亦不和，是以食则呕而不得卧也。**少阴之厥，则口干溺赤，腹满心痛。**足少阴之脉属肾络膀胱，贯肝膈，入肺中，出络心，注胸中，循喉咙，挟舌本，经脉厥逆而阴液不能上资，是以口干心痛。肺金不能通调于下，故溺赤。水火阴阳之气上下不交，故腹满也。**厥阴之厥，则少腹肿痛，腹胀，泾溲不利，好卧屈膝，阴缩肿，䯒内热。**足厥阴之脉，内抵少腹，挟胃属肝络胆，故厥则少腹肿痛而腹胀。其下循阴股，入毛中，环阴器，抵少腹，是以泾溲不利，阴缩而肿。肝主筋，膝者经之会，经脉厥逆不能濡养筋骨，故好卧而屈膝。其脉起于大指丛毛之际，上循足䯒，厥阴木火主气，荥俞厥逆，故䯒内肿热也。阴阳二气，皆起于足，故止论足之六经焉。**盛则泻之，虚则补之，不盛不虚，以经取之。**此厥在经脉，故当随经以治之。如经气盛者，用针泻而疏之。经气虚者，以针补之。不盛不虚，即于本经以和调之，名曰经刺。

**太阴厥逆，䯒急挛，心痛引腹，治主病者。**此复论三阴三阳之气厥也。夫手足三阴三阳之气，五藏六府之所生也。藏府之气，逆于内则阴阳之气厥于外矣，故复论手足十二经气之厥逆也。中土之气主溉四傍，足太阴气厥，故䯒为之急挛。食气入胃，浊气归心，脾气逆而不能转输其精气，是以心气虚而痛引于腹也。此是主脾所生之病，故当治主病之脾气焉。按首言阳气起于足五指之表，阴气起于足五指之里，是以先论足六经脉之厥状，次言阴阳二气出中焦水谷之所生，脾主为胃行其精液，是太阴为之行气于三阴，阳明为之行气于三阳，五藏六府皆受气于阳明，故复论手足三阴三阳之气厥也。**少阴厥逆，虚满呕变，下泄清，治主病者。**少阴之气上与阳明相合，而主化水谷，少阴气厥，以致中焦虚满而变为呕逆。上下水火之气不交，故下泄清冷也。按呕变当作变呕。《灵枢经》云：苦走骨，多食之令人变呕。言苦寒之味过伤少阴，转致胃中虚寒而变为呕逆，与此节大义相同，且有声无物曰呕，故不当作呕出变异之物解。**厥阴厥逆，挛，腰痛，虚满，前闭，谵言，治主病者。**挛者，肝主筋也。腰者，肝之表也。虚满者，食气不能输精于肝也。前闭者，肝主疏泄也。肝主语，谵语者，肝气郁也。**三阴俱逆，不得前后，使人手足寒，三日死。**三阴俱逆，是阴与阳别矣。不得前后者，阴关于下也。诸阳之气皆生于阴，三阴俱逆则生气绝灭，是以手足寒而三日死矣。此厥在气分，故主三曰死，谓三阴之气厥绝也。若厥在经脉，则为厥状病能，而不至于死矣。**太阳厥逆，僵仆，呕血善衄，治主病者。**太阳主诸阳之气，阳气厥逆，故僵仆也。阳气上逆则呕血，阳热在上则衄血，此太阳之气厥逆于上，以致迫血妄行。**少阳厥逆，机关不利。机关不利者，腰不可以行，项不可以顾，**少阳主枢，是以少阳气厥而机关为之不利也。颈项者，乃三阳阳维之会。腰脊者，身之大关节也。故机关不利者，腰不可以转行，项不可以回顾。**发肠痈，不可治，惊者死。**少阳相火主气，火逆于内，故发为肠痈。不可治者，谓病在气分而痈肿在内，非针刺之可能治也。若发惊者，其毒气干藏，故死。**阳明厥逆，喘咳身热，善惊，衄呕血。**阳明气厥则喘，上逆则咳也。阳明之气主肌肉，故厥则身热。经云：三阳发病主惊骇。衄血呕血者，阳明乃悍热之气，厥气上逆则迫血妄行，此病在气而及于经血，故皆曰善。**手太阴厥逆，虚满而咳，善呕沫，治主病者。**手太阴厥逆，肺气逆也。肺主气，故虚满而咳。不能通布水津，故善呕沫。此是主肺所生之病，故当治主病之肺气焉。夫阴阳之气皆出于足，此论藏府之气，故并及于手焉。**手心主少阴厥逆，心痛引喉，身热，死，不可治。**手心主者，手厥阴胞络之气也。手少阴者，心藏之气也。胞络为君主之相火，二火并逆，将自焚矣，故为死不可治。**手太阳厥逆，耳聋泣出，项不可以顾，腰不可以俯仰，治主病者。**手太阳所生病者，耳聋。小肠主液，故逆则泣出也。夫心主血脉，小肠主液而为心之表，小肠气逆则津液不能营养于经脉，是以项不可以顾，腰不可以俯仰，盖腰项之间乃脉络经俞之大会也。**手阳明少阳厥逆，发喉痹嗌肿，痓，治主病者。**手阳明者，肺之府也。手少阳者，手厥阴三焦也。阳明主嗌，肺主喉，兼三焦之火气并逆，是以发喉痹而嗌肿也。阳明乃燥热之经，三焦属龙雷之火，火热并逆，故发痓也。张兆璜问曰：手之六经，独心主少阴与阳明少阳合论者何也？曰：天之六气化生地之五行，地之五行以生人之五藏，五藏配合五府，是止五藏五府以应五方五行，五色五味，五音五数也。所谓六藏六府者，心主与三焦为表里，俱有名而无形，合为六藏六府，复应天之六气，是以论手心主而兼于少阴，论手阳明而合少阳也。曰：手厥阴为心藏之胞络，固可合并而论，手阳明与少阳并论者，其义何居？曰：三焦者，中渎之府也。中上二焦并出于胃口，下焦别手阳明之回肠而出，故论手阳明而兼于少阳也。

# 病能论篇第四十六

黄帝问曰：人病胃脘痈者，诊当何如？按以下四篇论奇恒之为病。篇名《病能》者，言奇病之不因于四时六气，而能为藏府经脉作病也。《疏五过论》曰：上经下经，揆度阴阳，奇恒五中，决以明堂，审于终始，可以横行。《方盛衰论》曰：诊有大方，坐起有常，出入有行，以转神明，必清必静，上观下观，司八正邪，别五中部，按脉动静，循尺滑涩寒温之意，视其大小，合之病能，逆从以得，复知病名，诊可十全。盖言本经之上经论气之通于天，下经言病之变化，临病之士，审证辨脉，察色观形，分时候气，别正甄邪，再当比类奇恒，合之病能，诊可十全，方为得道。是以本卷一十五篇，自《热病论》至《厥论》论疾病之变化，而以奇恒四篇续于其后，谓疾病变化之外而又有奇恒之病。奇恒病之脉证，又当合参之于《病能》，庶不致有五过四失之误。首论胃脘痈者，言荣卫血气由阳明之所生，血气壅逆则为痈肿之病，与外感四时六淫，内伤五志七情之不同也。岐伯对曰：诊此者，当候胃脉，其脉当沉细，沉细者气逆，逆者人迎甚盛，甚盛则热。胃脉者，手太阴之右关脉也。人迎者，结喉两傍之动脉也。盖胃气逆则不能至于手太阴，而胃脉沉细矣。气逆于胃则人迎甚盛，人迎甚盛则热聚于胃矣。人迎者，胃脉也，逆而盛则热聚于胃口而不行，故胃脘为痈也。人迎者，胃之动脉也。故胃气逆则人迎脉盛，热聚于胃口而不行，则留滞而为痈矣。帝曰：善。人有卧而有所不安者，何也？岐伯曰：藏有所伤，及精有所之，寄则安，故人不能悬其病也。此言胃不和而卧不安也。夫五藏所以藏精者也。精者胃府水谷之所生，而分走于五藏，如藏有所伤，及精有所往而不受，则为卧不安矣。盖五味入胃，津液各走其道，是胃府所生之精，能分寄于五藏则安，逆留于胃即为卧不安之病。上节论胃中气逆则为脘痈，此言胃府精逆则卧有所不安。是奇恒之道，如璇玑玉衡，神转不回，如回而不转，则失其相生之机。如有所留阻，则为痈逆之病，故人不能少空悬其病也。张兆璜曰：夫百病之始生，必起于燥湿寒暑风雨，阴阳喜怒，饮食居处，而又有奇恒之病，故人不能少悬其病。

帝曰：人之不得偃卧者，何也？岐伯曰：肺者，藏之盖也。肺气盛则脉大，脉大则不得偃卧，论在奇恒阴阳中。此言肺气逆而为病也。

藏真高于肺，为五藏之华盖，朝百脉而输精于藏府，肺气逆则气盛而脉大，脉大则不得偃卧矣。偃，仰也。奇恒阴阳中谓《玉机》诸论篇中，言行奇恒之法以太阴始也。张兆璜曰：此处提奇恒二字。

帝曰：有病厥者，诊右脉沉而紧，左脉浮而迟，不然，病主安在？此论肾气逆而为病也。夫左脉主血当沉，右脉主气当浮。今脉不然，其所主之病安在？岐伯曰：冬诊之，右脉固当沉紧，此应四时，左脉浮而迟，此逆四时。在左当主病在肾，颇关在肺，当腰痛也。脉合四时，故冬诊之左右脉皆当沉紧，今左脉反浮而迟，是逆四时之气矣。肾主冬气而又反浮在左，故当主病在肾，颇关涉于肺，当为腰痛之病。帝曰：何以言之？岐伯曰：少阴脉贯肾络肺，今得肺脉，肾为之病，故肾为腰痛之病也。行奇恒之法以太阴始，五藏相通，移皆有次，是水谷所生之精气先至于手太阴，太阴肺金相生而顺传于肾，肾当复传之于肝，今反见浮迟之肺脉，是肾藏有病而气反还逆之于母藏，故当主肾病之腰痛，而颇关涉之于肺也。

帝曰：善。有病颈痈者，或石治之，或针灸治之，而皆已，其真安在？经曰：肾移寒于肝，痈肿少气。此言五藏相通，虽顺传有次，然不得相生之正气，而反受母藏之寒邪，则为痈肿之病矣。岐伯曰：此同名异等者也。等，类也。痈虽同名而为病之因各有其类。夫痈气之息者，宜以针开除去之。《灵枢·痈疽篇》曰：阴阳已张，因息乃行。又曰：寒邪客于经络之中则血泣，血泣则不通，故痈肿。盖言邪客于脉络之中而为痈肿者，宜用针开除以去之。夫肾脉上贯肝膈，肾与肝脉皆循喉咙，入颃颡，故痈肿在颈，此病因于肾也。夫气盛血聚者，宜石而泻之，此所谓同病异治也。肝藏之血，行于皮肤气分，如肾藏之寒邪顺传于肝，肝气盛而血聚于皮肤之间而为痈肿者，宜石而泻之。盖石者砭其皮肤出血，针者刺入经穴之中，故病在脉络者宜针，病在皮肤者宜石，是以同病异治而皆已也。张兆璜曰：陷下者又宜灸。始言针灸而后止言针石者，盖此篇论五藏之相传，而肾藏之气已传于肝，故止宜针宜石。设或有回陷于肾者，又当灸之。此虽不明言，盖欲人意会。读者宜潜心参究，不可轻忽一字。

帝曰：有病怒狂者，此病安生？经曰：肝移寒于心，狂，膈中。又：肝病者，善怒。此肝虽顺传于心，而不得相生之正气，反受肝之寒邪，寒凌心火，故为怒狂。岐伯曰：生于阳也。帝曰：阳何以使人狂？岐伯曰：阳气者，因暴折而难决，故善怒也，病名曰阳厥。折，屈逆也。决，流行也。本经曰：所谓少气善怒者，阳气不治。阳气不治则阳气不得出，肝气当治而未得，故善怒。善怒者，名曰煎厥。此言肝气上逆则阳气暴折而不得出，阳气难于流行则肝气亦未得而治，故善怒也。帝曰：何以治之？岐伯曰：阳明者常动，巨阳少阳不动，不动而动大疾，此其候也。心为阳中之太阳，巨阳者，心之标阳也。少阳者，肝之表气也。夫阳明乃胃之悍气，故独动而不休。巨阳少阳不动者也，今不动之气反动而大疾，故使人怒狂也。帝曰：治之奈何？岐伯曰：夺其食即已。夫食入于阴，长气于阳，故夺其食则已。食气入胃，散精于肝，食气入胃，浊气归心，淫精于脉，毛脉合精，行气于府，是食入于阴而长气于阳也。此言巨阳少阳受气于心肝二藏之阴，肝心之气上逆，以致巨阳少阳之动大疾，故夺其食则阴气衰而阳动息矣。使之服以生铁洛为饮，夫生铁洛者，下气疾也。夫所谓怒狂者，肝邪上乘于心，铁乃乌金，能伐肝木，故下肝气之疾速也。

帝曰：善。有病身热解堕，汗出如浴，恶风少气，此为何病？岐伯曰：病名曰酒风。此言脾气逆而为病也。夫饮酒数醉，气聚于脾中，热盛于中，故热遍于身而四支解堕也。热盛则生风，风热相搏，是以汗出如浴而恶风少气。张兆璜曰：饮酒者先充络脉，从络脉而反逆于脾中，在心主脉，是从心气之传于脾也。帝曰：治之奈何？岐伯曰：以泽泻、术各十分，麋衔五分，合以三指撮，为后饭。酒气聚于脾，则不能上输于肺，而下输膀胱矣。《易》曰：山泽通气。泽泻服之能行水上，如泽气之上升为云，而复下泻为雨也。术乃山之精，得山土之气，能通散脾气于四傍。麋衔草有风不偃，无风独摇，能去风除湿者也。合三指撮者，三乃木之生数，取制化土气之义。后饭者，复以谷气助脾也。夫奇恒之病行所不胜曰逆，逆则死。今论胃府所生之精气以太阴始，而顺传于肾，肾传之肝，肝传之心，心传之脾，是五藏相通，移皆有次，而又有不得偃卧，腰痛颈痛诸病。是四时六淫七情五志之外，而有奇恒之逆传，奇恒之中，而又有顺传之奇病，故人不能虚悬其病也。按本经八十一篇，内论疾病者止二十有奇，而论奇恒者有十篇，当知人之生病也，多起于厥逆。

所谓深之细者，其中手如针也。摩之切之，聚者坚也，搏者大

**也**。此论切求奇恒之脉法也。夫胃府五藏之病能者，其气逆者其脉沉细，故所谓沉之而细者，其应手如针之细而沉也。再按而摩之，切而求之，如胃精之聚于胃，脾气之聚于脾者，其脉坚牢而不鼓也。又如肺气之盛，肾气之上搏于肝，肝气之上搏于心者，其脉应指而大也。**上经者，言气之通天也；下经者，言病之变化也；金匮者，决死生也**。上经者，谓《上古天真》《生气通天》至《六节藏象》《藏气法时》诸篇，论人之藏府阴阳，地之九州九野，其气皆通于天气。下经者，谓《通评虚实》以下至于《脉解》诸篇，论疾病之变化。金匮者，如《金匮真言》《脉要精微》《平人气象》诸篇，论脉理之要妙，以决死生之分，藏之金匮，非其人勿教，非其真勿授，故曰金匮者，所以决死生也。按本经以七七四十九篇为上下经，后附论刺论穴，论五运六气，五过四失，如《易》之以八八六十四卦分上下经，而后附《系辞》《说卦》诸篇之义。张兆璜曰：按新校正云：晋皇甫士安序《甲乙经》云《素问》亦有亡失，隋人全元起注本亦无第七卷，唐时王冰以《天元纪大论》《五运行论》《六微旨论》《气交变论》《五常政论》《六元政纪论》《至真要论》七篇乃《阴阳大论》之文，取以补所亡之卷，是以上经下经之说不合八十一篇之平分也。**揆度者，切度之也；奇恒者，言奇病也**。揆度者，切度奇恒之脉病。奇恒者，言奇病之异于恒常也。**所谓奇者，使奇病不得以四时死也；恒者，得以四时死也**。所谓奇者，病五藏之厥逆，不得以四时之气应之。所谓恒者，奇恒之势，乃六十首，亦得以四时之气而为死生之期。**所谓揆者，方切求之也，言切求其脉理也；度者，得其病处，以四时度之也**。揆度奇恒，所指不同，故当切求其脉理，而复度其病处。如本篇论五藏之病能，当摩之切之，以脉求之。如太阳之肿腰椎，少阳之心胁痛，阳明之振寒，太阴之病胀，又当得其病处而以四时度之。

## 奇病论篇第四十七

**黄帝问曰：人有重身，九月而瘖，此为何也？**此论奇恒之府而为奇恒之病也。《五藏别论》曰：脑髓骨脉胆女子胞，此六者，名为奇恒之府。是以本篇之所论，有犯大寒内至骨髓，上逆于脑之脑髓骨病，《脉解篇》之脉病口苦之胆病，九月而瘖及母腹中受惊之女子胞病，皆奇恒之府而为病也。盖此六者，地气之所生，皆藏于阴而象于地，与气之通于天，病之变化者之不同，故所谓奇病也。张兆璜曰:一因子以病母,一因母以病子,妊娠子母,性命相关。**岐伯对曰:胞之络脉绝也**。胞之络脉,胞络之脉也。绝,谓阻隔不通也。盖妊至九月,胞长已足,设有碍于胞络,即使阻绝而不通。**帝曰:何以言之?岐伯曰:胞络者,系于肾,少阴之脉贯肾系舌本,故不能言**。声音之道,在心主言,在肺主声,然由肾间之动气上出于舌,而后能发其音声,故曰舌者音声之机也。胞之络脉系于肾,足少阴之脉贯肾系舌本,胞之络脉阻绝,则少阴之脉亦不通,是以舌不能发机而为瘖矣。**帝曰:治之奈何?岐伯曰:无治也,当十月复**。十月胎出,则胞络通而音声复矣。**刺法曰:无损不足,益有馀,以成其疹,然后调之**。刺法,谓《针经》内之法也。疹,病也。言毋损其不足,益其有馀,使成其病而后复调治之。**所谓无损不足者,身羸瘦,无用镵石也**。镵,谓针。石,砭石也。《针经》曰:形气不足,病气不足,此阴阳气俱不足也。不可刺之,刺之则重不足。重不足则阴阳俱竭,血气皆尽,五藏空虚,筋骨髓枯,老者绝灭,壮者不复矣。是以身羸瘦者,不可妄用针石。此章重在有馀而兼引其不足。**无益其有馀者,腹中有形而泄之,泄之则精出,而病独擅中,故曰疹成也**。泄,谓用针泻之。《针经》曰:刺之害,中而不去则精泄,精泄则病益甚而恇。按腹中胞积,皆为有形,在女子胞则曰无益其有馀,在息积曰不可灸刺,在伏梁曰不可动之,是腹中有形者,皆不可刺泄。刺虽中病而有形之物不去,则反泄其精气,正气出而邪病反独擅于其中,故为疹成也。朱圣公曰:女子胞腹中积皆为有馀。

**帝曰:病胁下满气逆,二三岁不已,是为何病?岐伯曰:病名曰息积。此不妨于食,不可灸刺,积为导引服药,药不能独治也**。此肺积之为病也。肺主气而司呼吸定息,故肺之积曰息奔,在本经曰息积。积者渐积而成,是以二三岁不已。夫肝肺之积皆主胁下满,积在肝则妨于食,此积在肺故不妨于食也。此病腹中有形,不可灸刺。凡积当日用导引之功,调和之药,二者并行,斯病可愈。若止用药而不导引,则药不能以独治也。**帝曰:人有身体髀股䯒皆肿,环齐而痛,是为何病?岐伯曰:病名曰伏梁,此风根也。其气溢于大肠而著于肓,肓之原在齐下,故环齐而痛也。不可动之,动之为水溺涩之病也**。此其气积于大肠之外而为伏梁也。大肠为肺之府,气逆不通,是以身体髀股骱皆肿。此根因于风邪伤气,留溢于大肠之间而著于肓。肓者即肠外之膏膜,其原出于脖胦,正在脐下,故环脐而痛也。不可动者,不可妄攻以动之。盖风气留溢于脐下,与水藏水府相连,动之则风行水涣,而为水病矣。水逆于上,则小便为之不利矣。张兆璜曰:奇恒之病,多因于积聚厥逆,前论腹中,此论奇恒,不可谓之重出而置之勿论。应略曰:腹积有五,止论肺与大肠者,谓病在气也。故在肺曰气逆,在大肠则曰其气溢于大肠。

帝曰:人有尺脉数甚,筋急而见,此为何病?岐伯曰:此所谓疹筋。此论诸筋之为病也。夫奇恒之势,诊有十度:度脉,度藏,度肉,度筋,度俞,度阴阳气。如心脉满大,肝脉小急,脉来悬钩,脉至如喘之类,皆所以度脉也;如肝满肾满肺满则为肿,肝气予不足,木叶落而死,肾气予不足,去枣华而死,皆所以度藏也;如肌气予不足,肤胀身肿,大肉陷下,皆所以度肉也;诊筋之病所以度筋也;如十二俞之予不足,水凝而死,所以度俞也;如正月太阳,三月厥阴,五月阳明,十月少阴,所以度阴阳气也,皆为病之异于恒常者也。夫内有阴阳,外有阴阳,在外者皮肤为阳,筋骨为阴,是以筋病急而尺脉数也。是人腹必急,白色黑色见则病甚。诸筋之会,聚于宗筋。冲脉者,主渗灌谿谷,与阳明合于宗筋,是以筋病而腹必急也。夫十二经之筋病,惟手太阴甚则成息贲胁急吐血,是少阴筋病甚者死不治。是以白色黑色见者,则病甚也。

帝曰:人有病头痛,以数岁不已,此安得之?名为何病?岐伯曰:当有所犯大寒,内至骨髓,髓者以脑为主,脑逆故令头痛齿亦痛,病名曰厥逆。帝曰:善。此论脑骨髓之为病也。夫在地为水,在天为寒,寒生水,水生咸,咸生肾,肾生骨髓,故所犯大寒之气而内至骨髓也。诸髓皆属于脑,故以脑为主,髓邪上逆则入于脑,是以头痛数岁不已。齿乃骨之馀,故齿亦痛也。此下受之寒,上逆行巅顶,故名曰厥逆。

帝曰:有病口甘者,病名为何?何以得之?岐伯曰:此五气之溢也,名曰脾瘅。五气者,土气也。土位中央,在数为五,在味为甘,在臭为香,在藏为脾,在窍为口。多食甘美则臭味留于脾中,脾气溢而证见于外窍也。瘅,热也。按《金匮要略》曰:一者经络受邪入藏府,为内所因;二者四支九窍,血脉相传,为外皮肤所中也;三者房室金刃,虫兽所伤。若人能养慎,更能无犯王法，禽兽灾伤，房室勿令竭乏，服食节其冷热苦酸辛甘。如此人数食甘美而致口甘消渴者，乃不内外因之病也，故列于奇病之中。夫五味入口，藏于胃，脾为之行其精气，津液在脾，故令人口甘也。此肥美之所发也，此人必数食甘美而多肥也。肥者令人内热，甘者令人中满，故其气上溢，转为消渴。脾主为胃行其津液者也。五味入口，津液各走其道，苦先入心，酸先入肝，甘先入脾，辛先入肺，咸先入肾，此人必数食甘美而多肥。美者香美，肥者厚味也。厚味令人内热，甘者主于留中，津液不能输布于五藏而独留在脾，脾气上溢，发为口甘，内热不清，转为消渴。治之以兰，除陈气也。兰，香草。陈气，积气也。盖味有所积，以臭行之，从其类而治之也。

帝曰：有病口苦，取阳陵泉口苦者，病名为何？何以得之？胆病者口苦。阳陵泉，胆之合穴也。帝言有病口苦，取阳陵泉而口苦者，病名为何，何以得之。按《灵枢经》曰：其寒热者，取阳陵泉。夫寒热，实证也。此系胆虚气溢，当取募俞，不当取其合穴，故口苦之不愈也。岐伯曰：病名曰胆瘅。夫肝者，中之将也，取决于胆，咽为之使。肝者，将军之官，谋虑出焉。胆者，中正之官，决断出焉。夫谋虑在肝，决断在胆，故肝为中之将而取决于胆也。肝脉挟胃贯膈，循喉咙，入颃颡，环唇内，故咽为肝之外使，是以肝病而亦证见于口也。此人者，数谋虑不决，故胆虚气上溢，而口为之苦。谋虑不决，则肝气郁而胆气虚矣。胆之虚气上溢，而口为之苦矣。上节论脾气实，此论胆气虚，虚实之气皆能为热而成瘅。治之以胆募俞，治在《阴阳十二官相使》中。王冰曰：胸腹曰募，背脊曰俞。胆募在乳下二肋外，期门下，同身寸之五分。俞在脊第十四椎两傍，相去脊中各一寸五分。其所治之法，在《阴阳十二官相使》中，今经已亡。愚谓七十二篇系《刺法论》，抑或在此篇中，今所补遗经二篇，乃后人伪撰者也。

帝曰：有癃者，一日数十溲，此不足也。身热如炭，颈膺如格，人迎躁盛，喘息气逆，此有馀也。太阴脉微细如发者，此不足也。其病安在？名为何病？此论阴阳二气生于太阴阳明，阴阳不和而为死证也。夫水谷入胃，脾主行其津液，太阴为之行气于三阴，阳明为之行气于三阳，太阴不足则阳明甚盛，太过不及则阴阳不和，阴阳不和则表里之气皆绝矣。夫入胃之饮，上输于脾，脾气散精，上归于肺，通调水道，下输膀胱，今太阴病而不能转输于上,颇在肺而不能通调于下,则病癃矣。夫地气升而为云,天气降而为雨,今地气不能上升而惟下泄,是以一日数十溲,此太阴之不足也。阳明者表也,身热如炭,阳明盛也。阳明脉挟喉,其腧在膺中,颈膺如格,胃气强也。阳明盛强则人迎躁急,颇关在肺,故喘息气逆,此阳明之有馀也。阳明盛强则与脾阴相绝,太阴不得受水谷之精,是以脉微如发,此太阴之不足也。**岐伯曰:病在太阴,其盛在胃,颇在肺,病名曰厥,死不治。**此病在太阴与胃肺也。夫阳明乃燥热之经,从中见太阴之湿化,太阴不足,则胃气热而人迎躁盛矣。胃气上逆,颇关在肺,而为喘息气逆矣。胃气盛强,不能游溢精气,而太阴不足矣。太阴不足则五藏六府皆无所受气,而为厥逆之死证也。兆璜曰:《伤寒论》云:胃气生热,其阳则绝。盖胃气生热,则阳明与太阴绝而太阴不足矣。太阴不足,则太阴与阳明绝而胃中燥盛矣。阴阳表里之相关也。**此所谓得五有馀、二不足也。帝曰:何谓五有馀二不足?岐伯曰:所谓五有馀者,五病气之有馀也;二不足者,亦病气之不足也。**此言有馀不足之皆为病也。五有馀者,谓身热如炭,颈膺如格,人迎躁盛,喘息而气逆,此五病气之有馀也。二不足者,病癃一日数十溲,太阴脉微细如发,亦病气之不足也。兆璜曰:在阳明曰五病气,在太阴曰亦病气,是先因有馀而致病不足也。**今外得五有馀,内得二不足,此其身不表不里,亦正死明矣。**阳明者,表也,外得五有馀,不能行气于表之三阳矣。太阴主里,内得二不足,不能行气于里之三阴矣。此其身之表里阴阳皆为断绝,亦正死也明矣。**帝曰:人生而有病巅疾者,病名曰何?安所得之?岐伯曰:病名为胎病。此得之在母腹中时,其母有所大惊,气上而不下,精气并居,故令子发为巅疾也。**此女子胞之为病也。有所大惊则气暴上而不下,夫精以养胎而精气并居者也,母受惊而气上,则子之精气亦逆,故令子发为巅疾也。愚谓巅当作癫。按婴儿癫痫多因母腹中受惊所致,然癫疾者逆气之所生也,故因气上逆而发为癫疾。兆璜曰:胎中受病,非止惊痫,妊娠女子,饮食起居,大宜谨慎,则生子聪俊,无病长年。

**帝曰:有病痝然如有水状,切其脉大紧,身无痛者,形不瘦,不能食,食少,名为何病?**痝然,浮肿貌。如有水状者,水气上乘,非有形之水也。是少阴寒水主气,大则为风,紧则为寒,故其脉大紧也。夫病风水者,外证骨节疼痛,此病在肾,非外受之风邪,故身无痛也。水气上乘,故形不瘦。风木水邪乘侮土气,故不能食,即食而亦不能多也。兆璜曰:邪干上焦则不能食,在中焦则食少也。岐伯曰:病生在肾,名为肾风。肾为水藏,水生风木,此肾藏自生之风,非外受之邪,故曰病生在肾。兆璜曰:天有六淫,人亦有六气,奇恒之病,多不因于外邪。肾风而不能食,善惊,惊已心气痿者死。帝曰:善。水者火之胜,不能食者,水邪直入于上焦也。善惊者,水气薄于心下也。夫心不受邪,惊已而心气痿者,心受邪伤也。

## 大奇论篇第四十八

此承上章记奇病之广大。

肝满肾满肺满皆实,即为肿。满,谓藏气充满也。夫五藏者,藏精气而不泻,故满而不实。如满而皆实,是为太过,当即为肿。然此论藏气实而为肿,与气伤痛形伤肿之因证不同也。肺之雍,喘而两胠满;肝雍,两胠满,卧则惊,不得小便;肾雍,脚下至少腹满,胫有大小,髀骺大跛,易偏枯。雍者,谓藏气满而外壅于经络也。盖满在气则肿在肌肉,壅在经则随经络所循之处而为病也。肺主呼吸,其脉从肺系横出腋下,故喘而胠满。肝脉环阴器,抵小腹,属肝络胆,上贯膈,布胁肋,故两胠满而不得小便。藏气雍满,卧则神魂不安,故发惊也。肾脉起于足下,循内踝上腨内,属肾络膀胱,故自脚下至少腹满。肾主骨而寒水主气,故足胫有大小,髀骺大而跛,变易为偏枯。此论藏气雍于经脉而为此诸病,与邪在三焦之不得小便,虚邪偏客于形身而发为偏枯之因证不同也。

心脉满大,痫瘛筋挛。痫瘛,抽掣也。挛,拘挛也。心为火藏,火热太过,是以脉大而痫瘛筋挛。肝脉小急,痫瘛筋挛。肝主筋而主血,小则为虚,急则为寒,此肝藏虚寒而不能荣养于筋,故为挛瘛之病。此论筋之为病,有因心气之有馀,有因肝气之不足,与风伤筋脉筋脉乃应之为病不同也。

肝脉骛暴,有所惊骇。骛,音务。骛,疾奔也,又乱驰也。言肝脉之来疾而暴乱者,必有所惊骇故也。此言因惊骇而致肝脉暴乱,非东方肝木其病发惊骇也。兆璜曰:七情之中,心肝主惊,因惊骇而致肝脉骛暴者,所谓病生于情也。东方肝木,其病发惊骇者,所谓情生于病也。

**脉不至,若瘖,不治自已。**脉络阻于下则音不出于上,脉络疏通,其音自复,故脉不至而瘖者,不须治之,其病自已。此系经脉所阻之病,与邪搏于阴则为瘖之不同也。

**肾脉小急,肝脉小急,心脉小急,不鼓,皆为瘕。**小急,虚寒之脉。瘕,聚也。藏气有所留聚,故脉见小急而不鼓。

**肾肝并沉为石水,**肝乃东方春生之木,主透发冬令闭藏之气,如肝肾之脉并沉,是二藏之气皆闭逆于下而为石水矣。石水者,肾水也。如石之沉,腹满而不喘。**并浮为风水,并虚为死,**肝主风木,肾主寒水,如肝肾之脉并浮,是二藏所主之气皆发于外,故名曰风水。如浮而并虚,是藏气不藏而外脱,故死。此言肝肾之气过于闭藏则沉而为水,过于发越则浮而兼风,皆本藏所主之气而自以为水为风,与本经之《热病论》《水热穴论》《灵枢·论疾诊尺篇》及《金匮要略》诸经,皆论石水风水之不同也。**并小弦欲惊。**小者,血气皆少,弦则为减为寒,肝藏之气生于肾,脉并小弦,是二藏之气皆虚而欲发惊也。前论肝雍之惊病有馀,今弦小欲惊病不足,皆本藏本气之为病也。上节言虚脱于外者死,此言本虚于内者惊。

**肾脉大急沉,肝脉大急沉,皆为疝。**大则为虚,急则为寒,沉为在下在里,故皆为疝。**心脉搏滑急为心疝,肺脉沉搏为肺疝。**心疝之有形在少腹,其气上搏于心,故心脉搏而滑急也。肺脉当浮而反沉搏,是肺气逆聚于内而为肺疝矣。**三阳急为瘕,三阴急为疝。**此言疝瘕之病,病三阴三阳之气而见于脉也。子繇曰:瘕者,假也。假物而成有形。疝字从山,有艮止高起之象。故病在三阳之气者为瘕,三阴之气者为疝。

**二阴急为痫厥,二阳急为惊。**二阴,少阴也。痫厥者,昏迷仆扑,卒不知人。此水气乘心,是以二阴脉急。二阳,阳明也。阳明者,土也。土气虚寒则阳明脉病,故发惊也。

**脾脉外鼓沉为肠澼,久自已。**肠澼,下痢也。《著至教论》曰:三阳者,至阳也。积并则为惊,病起疾风,至如霹雳,九窍皆塞,阳气滂溢,干嗌喉塞,并于阴则上下无常,薄为肠澼。此三阴并至,干薄藏阴,乃奇恒之下痢,与外受六淫之邪迫于经络而为下痢脓血者不同,故病见于藏脉而各有死生之分。脾为阴藏,位居中央,受三阳阳盛之气迫而上行,则其脉外鼓,搏而下沉,则为肠澼下痢，盖言阳气上下之无常也。脾为阴中之至阴，故虽受阳热之气，其病久而自已。**肝脉小缓为肠澼，易治**。经云：缓者多热，小者血气皆少。此阳热之气下薄藏阴，致肝藏之血气下泄而虚，故其脉小缓也。肝主藏血，故虽受阳邪，尚为易治。**肾脉小搏沉，为肠澼下血**，肠澼下血者，或下痢赤色，或下血也。肾主藏精，为精血之原，阳热之气下薄于肾，故为肠澼下血。阴血伤，故脉小。热邪干肾，故沉而搏也。**血温身热者死**。夫阴阳相和则生，偏害则死。三阳为阳，三阴为阴，气为阳，血为阴。三阳之热薄于阴血，血受热伤，故血温也。身热者，三阳盛而三阴之气绝也。**心肝澼，亦下血，二藏同病者可治**。此承上文而言，阴血盛者，虽受阳薄，尚为可治。盖重阴血以待阳也。夫心主生血，肝主藏血，是以心肝二藏受阳盛之气而为肠澼者亦下血。如二藏同病，则阴血盛而可以对待阳邪，故尚为可治之证。**其脉沉小涩为肠澼，其身热者死，热见七日死**。上节分血气为阴阳，此复以三阴三阳之气论阴阳也。脉小沉滞者，三阴之气为阳薄所伤也。其身热者，阳盛而阴绝也。七日死者，六藏之阴气终也。按此系奇恒之病，缘于阴阳不和，非关外淫之气，医者大宜体析。如因表邪而发热者，其脉必浮，或见滑大，初起之时，必骨痛头疼，或恶寒喘急，表证始盛，里证尚微，盖先表而后入于里也。此系三阳之气直并于阴，阴气受伤，是以脉小沉涩，初起之时，里证即急，或噤口腹痛，或下重痢甚，或发惊昏沉，或嗌干喉塞，身虽热而热微，外证轻而里急。此三阳之气疾起如风，至如霹雳，当急用抑阳养阴之药以救援。若见身有微热而用表散之轻剂，因脉小涩而用和调之缓方，三日之后，即成不救矣。存德好生之士，当合参诸经，细心体认，幸勿以人命为轻忽也。张兆璜曰：危险之证，当用瞑眩之药以急救，若用平和汤而愈者，原不死之病也。服平和汤而后成不救者，医之罪也。张应略曰：当汗而急汗之，正所以养阳也。当急下而大下之，正所以养阴也。常须识此，勿令误也。

**胃脉沉鼓涩，胃外鼓大，心脉小坚急，皆鬲偏枯**。此言荣卫血气虚逆而成偏枯也。夫经脉者，所以行气血而荣阴阳，濡筋骨以利关节。卫气者，所以温分肉，充皮肤，肥腠理，司开阖，是故荣卫调则筋骨强健，肌肉致密。如血气虚逆，则皮肤筋骨失其荣养，而成偏枯之患矣。荣卫之气由阳明之所生，血脉乃心藏之所主，阳明气血皆多，其脉当浮大，今脉沉而鼓动带涩，《灵枢经》曰涩为少气,《伤寒论》曰涩则无血,是血气虚于内矣。推而外之,胃外以候形身之中,其脉鼓大,大则为虚,此血气虚于外矣,是以成鬲偏枯。鬲者,里之鬲肉,前连于胸,傍连于胁,后连于脊之十一椎。盖荣卫血气皆从此内膈而外达于形身,营卫不足则鬲气虚矣。鬲气虚,是以胸胁脊背之间而成麻痹不仁之证,故名曰鬲偏枯也。夫心主血脉之气,小则血气皆少,坚急为寒,心气虚寒则血脉不行,筋骨无所荣养,而亦成鬲外之偏枯。夫邪之偏中于身,及风之伤人而成偏枯者,乃外受之邪,当主半身不遂,此由在内所生之血气虚逆,故主于鬲偏枯。鬲偏枯者,止病在胸胁腰脊之间,而不及周身之上下也。**男子发左,女子发右。**左右者,阴阳之道路也。男子血气从左而转,女子气血从右而旋,是以男子之病发于左,而女子之病发于右也。**不瘖舌转可治,三十日起。**夫营卫气血虽生于阳明,主于心藏,然始于先天之肾中,少阴之脉贯肾系舌本,不瘖舌转,是先天之根气不伤,故为可治。偏枯而主三十日起者,言其愈之速也。**其从者瘖,三岁起。**从,顺也。谓男子发左,女子发右,阴阳血气虽顺,而瘖者至三岁之久而后能复也。兆璜曰:不瘖舌转,先天之气在也。其从者瘖,后天之气复也。**年不满二十者,三岁死。**年不满二十者,藏府正盛,血气方殷,而反有此衰败之证,比及三年,五藏胃府之气渐次消灭而死矣。兆璜曰:如外感风邪者,值此少壮之年,更易愈矣。此因于内损,故名曰鬲偏枯。

**脉至而搏,血衄身热者死。脉来悬钩浮,为常脉。**血衄,血出于鼻也。脉搏击而血衄者,经热盛而迫血妄行。血脱,故身热也。脉来悬钩者,心之脉也。浮者,肺之脉也。心主血脉,肺主皮肤而开窍在鼻,心脉来盛,上乘于肺而致衄者,此血衄之常脉也。夫因外感风寒,表阳盛而迫于经络之衄者自愈。若心脉盛而迫于皮肤之血以致衄者,为常脉。此表里阴阳外内出入而皆为衄病之常。若藏气不守,经血沸腾,脉至而搏击应手者,此热盛而血流妄行,一丝不续,则穹壤判矣。

**脉至如喘,名曰暴厥。暴厥者,不知与人言。**如喘者,脉来滑急也。此痰水上壅,故脉来急滑,名曰暴厥。暴厥者,一时昏厥而不能与人言。**脉至如数,使人暴惊,三四日自已。**夫有形之邪上乘,则脉至如喘;无形之气上逆,则脉至数疾。邪薄心下,故发惊也。盖心不受邪,至三四日邪自下而惊厥之病自已，非比外淫卒厥之难愈也。

**脉至浮合，浮合如数，一息十至以上，是经气予不足也，微见九十日死。**此论藏府经俞之气不足而各有死期也。浮合者，如浮波之合，来去之无根也。浮合如数而一息十至以上，是经气予之不足也。微见此脉，至九日十日之交而死。盖九者阳之终，十者阴之尽，此三阴三阳十二经脉之气终也。予，与同。夫五藏相通，移皆有次，藏府之气，各传与之。如五藏有病而逆传其所胜者，死。如顺传其所生而受所与之气不足者，亦死。故曰气予之不足也。又五藏各以其时而主于手太阴者，藏气传与之俞，俞气传与之经，脉气与之络，络与之肌，此经脉之气受五藏所与之气不足，故脉至如此虚数之极也。士宗曰：微对显言，微现此脉，期以九十日而死。若显露之，不逾时日矣。后之交漆，亦犹是也。兆璜曰：络与之肌，肌络之气外内相通，故脉急者尺之皮肤亦急，脉缓者尺之皮肤亦缓。**脉至如火薪然，是心精之予夺也，草干而死。**如火薪然者，心气不藏，虚炎之极也。精者，五藏主藏精，谓所与之气，精气也。曰夺曰虚曰不足者，谓夺其所与之精气，以致虚而不足也。草干冬令之时，当遇胜克之气而死。所谓脉至者，概左右三部而言也。**脉至如散叶，是肝气予虚也，木叶落而死。**散叶，飘零虚散之象。肝木之气虚，故当至秋令之时而死。**脉至如省客，省客者，脉塞而鼓，是肾气予不足也，悬去枣华而死。**脉塞而鼓，谓脉始来充塞于指下，旋即鼓动而去，有如省问之客方及门而即去也。悬，隔也。悬去枣华者，谓相隔于枣华之时而死也。张兆璜曰：藏府之气外合五行之生克，而草木之荣枯止以四时之气候之。火土之气皆主于夏，故曰悬去枣华者，谓相去枣华之初夏，而死于土令之长夏也。应略曰：脉始于肾，故肾气虚而脉至如省客。**脉至如丸泥，是胃精予不足也，榆荚落而死。**丸泥者，如泥丸而不滑也。胃为阳土，位居中央，其性柔，其体圆，故曰脉弱以滑，是有胃气。盖往来流利如珠曰滑。如丸泥者，无滑动之象，胃将死败之征也。榆荚至春而落，木令之时也。藏府之气生于胃府水谷之精，故曰精予不足。**脉至如横格，是胆气予不足也，禾熟而死。**胆属甲子，主一阳初生之气，胆气升十一藏府之气皆升。如横格者，有如横拒而不得上下，是胆气虚而不能升也。《灵枢经》曰：其胆乃横。是胆气横而脉亦见其横格也。禾熟，秋深之时也。兆璜曰：人生于寅，天三生木，故在人藏府阴阳之生死,应四时草木之荣枯。**脉至如弦缕,是胞精予不足也,病善言,下霜而死,不言可治。**弦缕者,精血虚而如缕之细也。胞精,胞络之精气也。胞络者系于肾,少阴之脉贯肾系舌本,善言者,胞气泄也。驷见而陨霜,九月之候也。九月万物尽衰,则气去阳而之阴,应收藏之气而反泄于外,故死。胞主藏精血,故曰精予不足。**脉至如交漆,交漆者,左右傍至也,微见三十日死。**此承上文而言冲任之脉绝也。冲任起于胞中,循腹上行,为经血之海,胞精不足,冲任将绝矣。交,绞也。如绞漆之左右傍流,无中通一贯之象,是循中而上之冲任绝矣。精血为阴,故至三十日而死。三十日者,月之终也。兆璜曰:冲任为经脉之原,故亦曰微见。吴氏曰:微见,始见也。**脉至如涌泉,浮鼓肌中,太阳气予不足也,少气味,韭英而死。**至如涌泉,本盛而不返也。浮鼓肌中,无根外脱之象也。太阳者,巨阳也。为诸阳主气而生于膀胱之水中,是以标阳而本寒。夫水为阴,火为阳,阳为气,阴为味。少气味者,太阳之标本皆虚也。盖言太阳之气不足而水府未虚,阳生于阴,尚有根而可复,如标本皆少,不免于死亡矣。韭乃肝之菜,至春而英,韭英之时更疏泄其本气,则死矣。兆璜曰:太阳为诸阳主气,故六气之中独举太阳,冲任为经血之海,皆起于胞中,故六府之中特提胞脉。膀胱者,胞之室也。**脉至如颓土之状,按之不得,是肌气予不足也,五色先见黑,白垒发死。**颓土,倾颓之顽土也。脾主肌肉,如颓土而按之不得者,无来去上下之象,是肌气受所予之不足也。土位中央而分王于四季,当五色俱见而先主黄,若五色之中而先见黑,是土败而水气乘之矣。马氏曰:垒当作藟,葛之属也。葛色白而发于春,白藟发时,木气旺而颓土之气绝矣。**脉至如悬雍,悬雍者,浮揣切之益大,是十二俞之予不足也,水凝而死。**悬雍者,如悬痈也。揣,度也。先轻浮而度之,再重按而切之,其本益大,有如痈之头小而本大,此藏府十二俞气之不足也。夫经俞之气昼夜环转,俞予之不足,是以脉雍滞而有如痈之象也。天寒地冻,则经水凝泣,雍滞之脉再为凝泣,绝无生动之机矣。**脉至如偃刀,偃刀者,浮之小急,按之坚大急,五藏菀热寒热,独并于肾也。如此其人不得坐,立春而死。**菀,音郁。偃,仰也。脉如仰起之刀,口利锐而背坚厚,是以浮之小急而按之坚大也。夫五藏相通,精气各循序而传予之。肾为水藏,又独受五藏之精而藏之。是以传与之外,而又有邪气独并于肾之奇病也。有如此之脉病者,其人当至立春而死。按《灵枢经》曰:肾是动病,喝喝而喘,坐而欲起。其人不得坐者,肾气伤也。冬令闭藏,以奉春生之气,肾气已伤,再至春而泄之,肾气绝矣。张兆璜曰:菀热,久郁之气。寒热,新积之邪。盖久则寒亦化热,故曰菀热。按此与《病能》之义大略相同。《病能篇》论五藏之邪气循序相传,此论五藏之寒热独并于肾,盖精气之有传有并,而邪亦随之。此论气予不足中,突提邪并一节,经义微妙,学者大宜体会。脉至如丸,滑不直手,不直手者,按之不可得也,是大肠气予不足也,枣叶生而死。直,值同。如丸滑而不直手者,圆活流利似于无形,故按之不可得也。大肠为肺之府而属庚金,其脉宜耎弱轻浮,气予不足,故脉至若此。枣叶生于夏,火旺则金铄矣。脉至如华者,令人善恐,不欲坐卧,行立常听,是小肠气予不足也,季秋而死。脉至如华者,如华之轻微也。小肠为心之府而属丙火,其脉当来盛,反如华者,气予不足也。府气不足则藏气亦虚,神虚则恐惧自失,神志不宁,故坐卧不安也。小肠之脉入耳中,属听宫,常有所听者,如耳作蝉鸣,或如钟磬声,皆虚证也,遇金水生旺之时而死。下经曰:诊合微之事,通阴阳之变,章五中之情,定五度之事,如此乃足以诊。夫五中之情,决奇恒之病也。五度之事,度奇恒之脉也。本篇先论奇恒之病,后论奇恒之脉,与经常之脉证大不相同,故曰《大奇论》。兆璜曰:《大奇》《脉解》二篇,皆无君臣问答之辞,而曰论曰解者,乃伯承上章解论奇恒之脉病也。

## 脉解篇第四十九

太阳所谓肿腰脽痛者,正月太阳寅,寅太阳也。正月阳气出在上而阴气盛,阳未得自次也,故肿腰脽痛也。此篇论奇恒之势乃六十首,盖以三阴三阳之气各主六十日为首,六六三百六十日,以终一岁之周。阴阳六气,各自盛衰,而能为经脉作病,故名之曰《脉解篇》。然此篇之论与诸经之论阴阳各不相同,乃解奇病之脉也。太阳为诸阳主气,生于膀胱水中,故以太阳之气为岁首。正月阳气虽出于上,而阴寒之气尚盛,阳气未得次序而出,故太阳所谓肿腰脽痛者,因太阳之气尚为阴气所郁,故肿腰脽痛也。此论阳气之微也。兆璜问曰:奇恒之势六十首已释于《诊要篇》中,但藏府阴阳之气与此篇各有异同，请明示其旨。曰：《诊要篇》中论五藏之气各主六十日为首，而取刺诸俞各有浅深之法，所谓度藏度俞也。此篇论三阴三阳之气分主一岁，各有盛衰，而能为经脉作病，所谓度阴阳气度人脉也。阴阳之道，有名无形，数之可十可百，推之可万可千，明乎阴阳常变之理，然后可与言医。**病偏虚为跛者，正月阳气冻解地气而出也。所谓偏虚者，冬寒颇有不足者，故偏虚为跛也。**此言太阳之气生于冬令水中，寒水之气有所不足，以致太阳之气亦虚，而为偏枯跛足也。夫正月阳气解冻，从地气而上出，则阳气当自次而盛矣。言有所谓偏虚而为跛者，又缘冬令寒水之气颇有不足，以致所生之阳气偏虚而为经脉作病。上节论阳气微而为时所遏抑，此论根气不足而所生之气亦虚，以下论阳气之渐盛。**所谓强上引背者，阳气大上而争，故强上也。**强上引背者，头项强而引于肩背也。太阳之脉上额交巅，从巅别下项，挟脊抵腰中，阳气大上而争扰于上，故使其强上也。**所谓耳鸣者，阳气万物盛上而跃，故耳鸣也。**此言阳气之更盛也。春三月所谓发陈，天地俱生，万物以荣，天地万物之气皆盛上而跃，而人之阳气亦虚于上，是以经脉上壅而耳鸣也。**所谓甚则狂巅疾者，阳尽在上而阴气从下，下虚上实，故狂巅疾也。**此言阳气之盛极于上也。所谓狂癫疾者，乃阳气尽甚于上，而阴气从之于下，不得与阳气相和，下虚上实，故使狂癫疾也。本经曰：阳盛则狂。又曰：气上不下，头痛癫疾。以下论阳气之从下而上，自微而盛，由盛而极，太过不及，与时消息，而皆能为病。**所谓浮为聋者，皆在气也。**此申明经气之有别也。如阳气盛上而所谓耳鸣者，因气而病经也。若所谓浮为聋者，皆在气也。按此篇名曰《脉解》，而篇中上论三阴三阳之气并不言及经脉，盖解释经脉之气，三阴三阳之气也。经脉之病，三阴三阳之气所致也。故曰所谓曰者，言所谓有如是之病者，乃阴阳气之盛衰而证见于有形也。若所谓浮为聋者，皆在气而不涉于经也。兆璜曰：曰所谓曰者者，释《脉解篇》之解字而言也。**所谓入中为瘖者，阳盛已衰，故为瘖也。**此言阳盛于外而复归于阴也。《阴阳离合论》曰：天覆地载，万物方生，未出地者，命曰阴处，名曰阴中之阴，则出地者，命曰阴中之阳。阳予之正，阴为之主。是阳气离阴而出于地，盛极于外当复归而与阴相合，所谓入中为瘖者，阳盛已衰，入中之气不足，则阴虚而为瘖矣。**内夺而厥，则为瘖俳，此肾虚也。**内夺者，谓阳盛于外，内夺其所藏之气则肾虚矣。俳当作痱。痱之为病,四支不收,盖不能言而兼之四支不收,此肾虚厥逆之所致也。兆璜曰:阳受气于四末,阳盛已衰,故四支不收。肾气不足,则为瘖也。**少阴不至者,厥也**。少阴之气肾所主也。承上文而言,肾虚以致少阴之气不至者,则手足厥冷也。兆璜曰:少阴之气,阴中之生气也。阳盛已衰则肾虚,肾虚则少阴之气不至矣。

**少阳所谓心胁痛者,言少阳盛也。盛者,心之所表也。九月阳气尽而阴气盛,故心胁痛也**。按少阳之气当主七月八月为首,九月少阴心藏主气,少阳为君火之相,故至九月而为心之表,其气更盛者也。然此时天之阳气尽归于下,而阴气正盛,君相之火为时所遏,故心胁痛也。兆璜曰:少阴主心痛,少阳主胁痛。《诊要经终篇》曰:九月人气在心。**所谓不可反侧者,阴气藏物也,物藏则不动,故不可反侧也**。九月之时,万物之气俱收藏于阴,物藏则不动矣。是以少阳之气亦不能枢转,故不可反侧也。上节论少阳正盛之气为时气所遏,此言少阳之气随万物收藏而不能转运其枢。**所谓甚则跃者,九月万物尽虚,草木毕落而堕,则气去阳而之阴,气盛而阳之下长,故谓跃**。此言少阳之气正盛,不肯随时而藏于阴也。夫九月少阳为心之表,其气正盛。然此时万物草木尽皆衰落,则人之气亦当去阳而之阴矣。但少阳之气正盛,阳气入之于下而仍欲上长,故病多跳跃也。夫人之阴阳升降,随四时寒暑往来,此气独与天地万物之气相忤,故谓之奇。兆璜曰:所谓六十首者,三阴三阳之气各以六十者为首,自微而盛,盛而极,极而衰,非仅主六十日也,故少阳之气至九月而正盛。

**阳明所谓洒洒振寒者,阳明者午也,五月盛阳之阴也,阳盛而阴气加之,故洒洒振寒也**。阳明乃盛阳之气,故主五月为首。五月阳盛而一阴始生,故为盛阳之阴。阳盛之气为阴气加之,故洒洒振寒也。**所谓胫肿而股不收者,是五月盛阳之阴也。阳者衰于五月,而一阴气上,与阳始争,故胫肿而股不收也**。五月阳气始衰而下,一阴始生而上,阴与阳交争,以致经脉不和,而为胫肿不收也。**所谓上喘而为水者,阴气下而复上,上则邪客于藏府间,故为水也**。阴气下而复上者,谓冬至一阳初生,阴气下降,至五月而阴气复上也。邪,水邪也,谓阴气下归于水藏,至阴气从上而渐盛,则水邪随气而上升,上客于藏府之间,故喘而为水也。**所谓胸痛少气者,水气在藏府也。水者阴气也,阴气在中,故胸痛少气也。**水火者,阴阳之兆征也。在天成象,在地成形,故曰水者阴气也。上节论有形之水邪上客而为喘,此论无形之水气上乘而为胸痛少气。**所谓甚则厥,恶人与火,闻木音则惕然而惊者,阳气与阴气相薄,水火相恶,故惕然而惊也。**所谓甚者,谓阳气下之甚,阴气上之甚也。甚则阴阳相薄,水火相恶,而阳明之气厥矣。阳明气厥,则阳明之脉病矣。阳明脉病,则恶人与火,闻木音则惕然而惊也。**所谓欲独闭户牖而处者,阴阳相薄也,阳尽而阴盛,故欲独闭户牖而居。**此言阳气尽归于下,阴气独盛于上,故欲独闭户牖而居。夫阳明之气主五月为首,五月之时阴气始上,阳气始下,至于甚时,则当秋分之候矣。甚至阳尽阴盛,又当冬极之时矣。是阳明之气但以五月为首,而非独主于五月六月也。六气皆然。**所谓病至则欲乘高而歌,弃衣而走者,阴阳复争而外并于阳,故使之弃衣而走也。**此申明阴阳之气有上下而复有表里也。阴阳复争者,谓阴阳之气上下相薄,而复交争于外内也。阴阳之气外并于阳,则阳盛而为病矣。阳盛故使之乘高而歌弃衣而走也。**所谓客孙脉则头痛鼻鼽腹肿者,阳明并于上,上者则其孙络太阴也,故头痛鼻鼽腹肿也。**此承上章而复申明阴阳之气上下升降,内外出入,行于脉外之气分也。气分者,皮肤肌腠之间。上,谓皮肤之上也。夫诸脉之浮而常见者,皆络脉也。足太阴之脉亦见于皮肤之上,而无所隐,是以阳明之气并于上,则迫于阳明之孙络与太阴之经脉也。迫于阳明之孙络,则头痛鼻鼽,迫于太阴之经脉则腹肿也。

**太阴所谓病胀者,太阴子也,十一月万物气皆藏于中,故曰病胀。**太阴为阴中之至阴,故主阴尽之十一月也。十一月万物之气皆藏于中,故主病胀。胀,谓腹胀也。兆璜曰:十一月律起黄钟,为一岁之首,行奇恒之法以太阴始,故以太阴主子也。**所谓上走心为噫者,阴盛而上走于阳明。阳明络属心,故曰上走心为噫也。**阳明者,太阴之表也。太阴为阴中之至阴,阴极则复,故上走于阳明,阳明络属心,故上走心为噫。噫者,嗳气也。《灵枢经》云:脾是动病,腹胀善噫。《口问篇》曰:气出于胃则为噫。《五气论》曰:心为噫。是太阴之气从阳明而上出于心,则为噫也。**所谓食则呕者,物盛满而上溢,故呕也。**十一月万物气皆藏于中,则盛满而上溢,故呕也。经云:足太阴独受其浊。太阴之清气上出则为噫,太阴之浊气上溢则为呕也。**所谓得后与气,则快然如衰者,十二月阴气下衰,而阳气且出,故曰得后与气,则快然如衰也。**得后者,得后便也。气者,转失气也。十一月一阳初生,至十二月阳气且出,阴气从下而衰,所谓藏中之气得以下行,故快然如衰也。夫土位中央,上走心为噫者,厥逆从上散也。得后与气者,厥逆从下散也。夫奇恒之阴阳,各以六十日为首,而始于太阴,故论太阴之气曰十一月十二月,则馀气可知。兆璜曰:太阳为诸阳主气,太阴乃阴中之至阴,以正月起太阳,十二月终太阴,用周一岁之气。

**少阴所谓腰痛者,少阴者肾也,十月万物阳气皆伤,故腰痛也。**少阴之气主九月十月为首,十月寒水用事,故主于足少阴肾。少阴之上,君火主之,故九月主手少阴心。然阴阳六气止合六经,皆从下而生,故不及于手。惟少阴主水火阴阳之气,有标本寒热之化,故九月主手少阴,而十月主足少阴也。其馀藏有阴阳,止论足而不论手。张兆璜曰:九月虽属心火主气,然止论足少阳之表气正盛,其义微矣。张应略曰:身半以下,地气主之,阴阳之气,皆从地而出,故《厥论》曰:阳气起于足五指之表,阴气起于足五指之里。《本输篇》曰:六府皆出足之三阳,上合于手者也。是以六气止合足六经而不及于手。**所谓呕咳上气喘者,阴气在下,阳气在上,诸阳气浮,无所依从,故呕咳上气喘也。**此言上下阴阳之气不相交合而为病也。少阴寒水在下,君火之气在上,上下水火不交,则诸阳之气上浮,而无所依从矣。是以阳热上逆,而为呕咳气喘之病。**所谓色色不能,久立久坐起则目𥇦𥇦无所见者,万物阴阳不定,未有主也,秋气始至,微霜始下,而方杀万物,阴阳内夺,故目𥇦𥇦无所见也。**此节论少阳主七八月为首,因上章论少阳为心之表,其气正盛在九月,故不复提少阳二字。七月之交,阴气上升,阳气下降,万物阴阳不定,而未有所主,是以色色不能,而亦未有定也。秋气始至,则阳气始下而未盛于内,阴气正出而阴气内虚,则阴阳之气夺于内矣。阴阳内夺,故目𥇦𥇦无所见也。高士宗曰:色色,犹种种也。色色不能,犹言种种不能自如也。久立久坐而起则目𥇦𥇦无所见,非色色不能之谓欤!张兆璜问曰:少阳主一阳初生之气，奚复始于秋？曰：少阳主初生之气者，乃三阳之次序也。以七月为首者，论阴阳之化运也。是以少阳主甲子而复主于寅申，在初生之气，其运风鼓，其化鸣紊启坼，在相火主气，其运暑，其化暄嚣郁烦，气化在申，其运凉，其化雾露清切。阴阳之道有常有变，此论阴阳之变易者也。**所谓少气善怒者，阳气不治，阳气不治则阳气不得出，肝气当治而未得，故善怒。善怒者，名曰煎厥。**《灵枢经》曰：少阳主气。秋时阳气下降而不治于外，则少阳之气亦不得出，故少气也。厥阴肝气与少阳标本相合，少阳之气不得出，则肝气当治而亦未得矣。肝气内郁，故善怒。煎厥者，焦烦颠倒也。按《阴阳系日月论》曰：戌者九月，主左足之厥阴，故至七八月少阳主气，而厥阴肝气将当治矣。张兆璜曰：因首不言少阳，故特提出肝字。**所谓恐如人将捕之者，秋气万物未有毕去，阴气少，阳气入，阴阳相薄，故恐也。**秋时阳气虽入而阴气尚少，故万物虽衰而未尽去。阴气少则阴气正出矣，阳气入则与所出之阴相薄矣。阴阳相薄则少阳厥阴之气皆伤，肝气虚则恐。胆病者，心下憺憺如人将捕之。**所谓恶闻食臭者，胃无气，故恶闻食臭也。**秋深之时，阳尽而阴盛，是以胃无气而恶闻食臭也。论少阳而提胃气者，言奇恒所主之四时，亦皆以胃气为本也。**所谓面黑如地色者，秋气内夺，故变于血也。**秋时阴气正出，则内夺其所藏之阴。阴气上乘，故面黑如地色也。**所谓咳则有血者，阳脉伤也。阳气未盛于上而脉满，满则咳，故血见于鼻也。**阳气未盛于上者，言至九月而少阳始盛也。夫血随气行，气未盛而脉先满，则血留而上逆矣。兆璜曰：少阳主气，心主血脉，少阳为心之表，故脉满当于阳气盛时。

**厥阴所谓㿗疝，妇人少腹肿者，厥阴者辰也，三月阳中之阴，邪在中，故为㿗疝少腹肿也。**厥阴木火主气，故主于三月四月之交。三月阳盛之时而厥阴主气，故为阳中之阴邪。谓阴气也。厥阴之气在内而未得尽出，故为㿗疝腹肿也。张兆璜曰：有因阳气正出而为时气所遏抑者，有因时气正盛而又当阴气所主者，当知奇恒之阴阳与四时相逆而为病。**所谓腰脊痛不可以俯仰者，三月一振，荣华万物，一俯而不仰也。**三月阳气振发，万物荣华，草木繁茂，枝叶下垂，一惟俯而不仰。人为万物之灵，是以腰脊痛而亦不可以俯仰也。**所谓㿗癃疝肤胀者，曰阴亦盛而脉胀不通，故曰㿗癃疝**

**也**。阴亦盛者,厥阴之气亦盛于外也。阴盛而脉胀不通,故癞癃而肤胀也。癞癃疝者,阴器肿而不得小便也。按此篇系伯承上章解释奇病之脉气,乃自相问答之辞,故末节添一曰字,以申明自相问答之意。张兆璜曰:曰所谓曰者者,是设为之问辞,下文是答辞,故增一曰字以别之。**所谓甚则嗌干热中者,阴阳相薄而热,故嗌干也**。所谓甚者,谓阳气甚盛也。厥阴之气与甚阳相薄,则阴亦为热矣。热甚故嗌干而热中也。夫人之藏府阴阳,与天地四时之气,寒暑往来,交相顺序,惟奇恒之势,各以六十日为首,与四时之气相逆而为病。故圣人持诊之道,先后阴阳而持之,先诊阴阳之序,后诊阴阳之奇。审于终始,通于常变,诊道乃具,方可横行。

# 卷六

## 刺要论篇第五十

黄帝问曰：愿闻刺要。岐伯对曰：病有浮沉，刺有浅深，各至其理，无过其道。刺要者，刺之要法也。理者，皮肤肌肉之文理。道者，血气循行之道路也。盖脉肉筋骨之间，各有浅深之理路，随病之浮沉而取之，无使其过与不及也。过之则内伤，不及则生外壅，壅则邪从之。刺过其道则内动五藏，不及其理则妄伤其外而生壅，壅则血气不行，而邪气从之矣。浅深不得，反为大贼，内动五藏，后生大病。不得其浅深之法，反为大害矣。皮伤则内动肺，肉伤则内动脾，后生温疟腹胀心痛之大病矣。故曰：病有在毫毛腠理者，有在皮肤者，有在肌肉者，有在脉者，有在筋者，有在骨者，有在髓者。此论形层之有次第，而针刺之有浅深也。夫皮肉筋骨，内合五藏，肾主之骨而有髓之深，肺主之皮而有毛之浅，是针刺之道由极浅而至于深也。腠理者，皮肤肌肉之文理，从大小分肉而至于肌理皮毛之间，皆三焦通会元真之处。毫毛腠理者，鬼门玄府也。谓气之理路内通于藏府，外出于毫毛，虽极浅而可以致气者也。卢良侯曰：刺毫毛腠理无伤皮者，即《诊要篇》之所谓以布憿著之，乃从单布上刺是也。是故刺毫毛腠理无伤皮，皮伤则内动肺，肺动则秋病温疟，泝泝然寒栗。泝，音素。刺毫毛腠理，刺之极浅者也。肺主秋收之令，秋时阳气下降，阴气外出，妄动其肺，则收令化薄，阴阳之气反相得于外而为温疟矣。逆流而上曰泝，泝泝然者，气上逆而寒栗也。动，谓动其藏气也。刺皮无伤肉，肉伤则内动脾，脾动则七十二日，四季之月，病腹胀，烦不嗜食。肉为脾之合，脾土寄王于四季月，各一十八日，共为七十二日，妄动其脾则脾伤而不能运转水谷，是以所主之日病胀烦而不嗜食也。刺肉无伤脉，脉伤则内动心，心动则夏病心痛。脉在肉中，肉有分理，不知其道，则伤脉矣。脉乃心之合，心主夏令，故至夏病心痛。刺脉无伤筋，筋伤则内动肝，肝动则春病热而筋弛。筋深于脉，刺过其道则伤筋。筋乃肝之合，肝主春令，故动肝则肝气虚而春病热，筋伤则弛纵矣。刺筋无伤骨，骨伤则内动肾，肾动则冬病胀，腰痛。筋生于骨，骨深于筋矣。骨为肾之合而主冬令，动肾气则所藏者少，故当病虚胀而腰痛，腰乃肾之府也。夫五藏主藏者也。经云有故无殒，无故而动之，则虚其所藏之气，故至其所主之时则病矣。刺骨无伤髓，髓伤则销铄胻酸，体解㑊然不去矣。髓者骨之充，刺骨太过则伤髓，髓伤则销铄而胻酸也。解㑊，懈惰也。《灵枢经》云：脑为髓之海，髓海不足，则脑转耳鸣，胻酸眩冒，目无所见，懈怠安卧。卢良侯曰：骨穴多在节之交，节交会处有髓道，故刺太过则伤髓矣。按针刺之要，首忌太过，故曰各至其理，无过其道，而此篇先论其太过焉。

## 刺齐论篇第五十一

黄帝问曰：愿闻刺浅深之分。齐者，所以一之也。言刺有浅深一定之分，无使其太过不及。岐伯对曰：刺骨者无伤筋，刺筋者无伤肉，刺肉者无伤脉，刺脉者无伤皮，刺皮者无伤肉，刺肉者无伤筋，刺筋者无伤骨。前四句言宜深者勿浅，后三句言宜浅者勿深，所谓各至其理，无过其道。帝曰：余未知其所谓，愿闻其解。岐伯曰：刺骨无伤筋者，针至筋而去，不及骨也；刺筋无伤肉者，至肉而去，不及筋也；刺肉无伤脉者，至脉而去，不及肉也；刺脉无伤皮者，至皮而去，不及脉也。此申明刺宜深者，勿浅而去也。刺骨无伤筋者，言其病在骨刺当及骨，若针至筋而去，不及于骨，则反伤筋之气而骨病不除，是刺骨而反伤其筋矣。盖皮肉筋骨各有所主之气，故必当至其处而候其主病之气焉。卢良侯曰：脉在肉中，肉有谿谷，脉有脉道，理路各别者也。所谓至脉而去不及肉者，谓刺在皮肤络脉之间，不及里之筋骨，非针从脉而再入于肉也。是以略去刺脉无伤肉句者，使后学之意会也。所谓刺皮无伤肉者，病在皮中，针入皮中，无伤肉也；刺肉无伤筋者，过肉中筋也；刺筋无伤骨者，过筋中骨也。此之谓反也。此言无过其道也。病在皮，针入皮中以候皮气，不至于肉则不伤其肉矣。如病在肉，针过肉而中筋，则伤其筋矣。此谓刺之反也。卢良侯曰：皮肉筋骨是属一道，而各有浅深之分。络脉经脉另属一道，而亦有浅深之分。

## 刺禁论篇第五十二

黄帝问曰：愿闻禁数。数，几也。言所当禁刺之处有几也。岐伯对曰：藏有要害，不可不察。五藏有紧要为害之处，不可不细察焉。肝生于左，肺藏于右。肝主东方乙木，肺主西方辛金，圣人南面而立，前曰广明，后曰太冲，左东而右西，是以肝左而肺右也。曰生曰藏者，谓藏体藏于内，藏气之从左右而出于外也。心部于表，肾治于里。部，分也。心为阳藏而主火，火性炎散，故心气分部于表。肾为阴藏而主水，水性寒凝，故肾气主治于里。张兆璜曰：心部于表，故出于七节之傍；肾治于里，故止注于俞也。脾为之使，胃为之市。脾主为胃行其津液，以灌四傍，故为之使。胃为水谷之海，无物不容，故为之市。膈肓之上，中有父母。肓，音荒。膈，膈膜也。内之膈肉，前连于胸之鸠尾，傍连于腹胁，后连于脊之十一椎。肓者，即募原之属，其原出于脐下，名曰脖胦。夫阴阳者，变化之父母；水火者，阴阳之兆征。中有父母者，谓心为阳藏而居膈之上，肾为阴藏而居肓之上，膈肓之上，其间有阴阳水火之神藏焉。张兆璜曰：肓，膏肓也。膏之原出于鸠尾，肓之原出于脖胦，是膏在上而肓在下也。七节之傍，中有小心。七节之傍，膈俞之间也。小，微也，细也。中有小心者，谓心气之出于其间，极微极细，不可逆刺以伤其心也。盖背为阳，心为阳中之太阳，是以藏府之气，皆从膈而出，惟心气之上出于俞也。从之有福，逆之有咎。从之者，顺其藏气之所出，神转而不回者也。逆之者，逆其藏气回还，而有回则不转之咎矣。若刺伤其藏气，则有死亡之大患焉。盖藏府之气皆从内膈而出，如逆刺其心气则伤心，逆刺其肝气则伤肝，非针之中心而中肝也。故《诊要经终篇》曰：凡刺胸腹者，必避五藏。避五藏者，知逆从也。所谓从者，鬲与脾肾之处，不知者反之。所谓鬲处者，谓内鬲前连胸胁之处，及背之膈俞处也。所谓脾处者，膈肉之下，连于腹胁处也。所谓肾处者，十四椎之间，肾注之俞处也。是肝胆之气出于左胁，肺藏之气出于右间，脾气出于腹，心气出于俞，肾气之注于十四椎也。故所谓从者，知藏气之从此而转，不知而反逆之，则有死伤之咎矣。张兆璜曰：藏府之经俞皆属于背，藏府之气从膈气而转。故曰：中鬲者，皆为伤中。刺中心，一日死，其动为

**噫**。日为阳，心为阳中之太阳，故环转一周而死。动者，伤其藏真而变动也。心在气为噫，噫则心气绝矣。**刺中肝，五日死，其动为语**。肝在志为语，语则肝气绝矣。夫声合五音，五日者五音之数终也。**刺中肾，六日死，其动为嚏**。阴终于六，六日者肾藏之阴气终也。夫肾为本，肺为末，其动为嚏者，肾气从上泄也。**刺中肺，三日死，其动为咳**。藏真高于肺，主行营卫阴阳，刺中肺，故死于天地之生数也。肺在气为咳，咳则肺气绝矣。**刺中脾，十日死，其动为吞**。十日者，阴数之极也。吞，吞咽也。盖脾主涎，脾气绝而不能灌溉于四傍，故变动为吞也。夫心为阳中之太阳，肺为阳中之少阴，肝为阴中之少阳，三者皆为阳藏，故死于一三五之奇。肾为阴中之太阴，脾为阴中之至阴，故死于六十日之偶。夫天为阳，地为阴，天主生，地主成，故阳藏死于生数之始终，阴藏绝于成数之始终也。**刺中胆，一日半死，其动为呕**。胆汁泄者呕苦，呕则胆气绝矣。夫十一藏府皆取决于胆，是胆为藏府阴阳生气之始，故中胆者一日半死。盖一者奇之始，二者偶之基。一日半者，死于一二日之间也。按阴阳终始之道，有变有常，理路不一，学者当随文体会，触处贯通，不宜胶执于胸中，而反谓经语之不合也。卢良侯曰：《阴阳别篇》论五藏不得胃脘之阳而藏真渐绝，故死之缓。此篇论刺中五藏之真气而真藏受伤，故死之速。

**刺跗上中大脉，血出不止死**。此中伤胃气而死也。跗上，足跗之上，足阳明之冲阳处也。大脉，大络也。胃为藏府气血之生原，血出不止，原将绝矣。**刺面中溜脉，不幸为盲**。此中伤小肠之脉而为盲也。溜脉者，脉之支别，浮见于皮肤之间者也。经曰：中于阳则溜于经。诸阳之会皆在于面，谓邪中于面颊皮肤之阳，从支络而溜入于经，故曰溜脉也。手太阳之脉，其支者循颈上颊至目内眦，其支者别颊上颇，抵鼻至目内眦，故中手太阳之支别而为盲也。曰不幸者，言刺浮浅之溜脉而犹有不幸之盲也。夫刺避五藏者，必以布憿著之，乃从单布上刺，如刺深而误逆其藏气者死。刺脉而中大络，血出不止者死。今刺浮浅之脉而犹有不幸之误，以戒用针者之慎毋太过也。即有宜于深者，其要害之处所当忌避，勿妄忽也。**刺头中脑户，入脑立死**。此言头颈骨空之间而更不宜深刺也。脑户，督脉穴名。督脉从脑户而上至于百会囟会，乃头骨两分，内通于脑，若刺深而误中于脑者立死。**刺舌下中脉太过，血出不止为瘖**。此刺任脉太过而为瘖也。舌下，廉泉穴也。《灵枢经》云：会厌者,音声之户也。舌者,音声之机也。会厌之脉上络任脉,是以刺任脉而血出不止则为瘖。**刺足下布络中脉,血不出为肿**。此论泻冲脉血不出而为肿也。冲脉者,经血之海,邪入于经则血有馀而当泻,血不出则气亦不行,故为肿矣。王冰曰:布络谓当内踝前足下空处,布散之络正当然谷穴分也。络中脉则冲脉也,冲脉者,并少阴之经下入内踝之后入足下也。然刺之而血不出,则任脉与冲脉气并归于然谷之中,故为肿。**刺郄中大脉,令人仆脱色**。郄,同隙。仆,音付。此刺膀胱之脉太过而为仆也。郄,浮郄也。足太阳之脉循于腰者,下贯臀,至承扶浮郄委阳,入腘中之委中。所谓浮郄者,其脉浮于分肉之隙间,所当浅刺者也。若刺之太过而中大脉,则伤太阳之气矣。太阳为诸阳主气,阳气暴厥则为仆扑,气伤则脱色也。经云:精明五色者,气之华也。**刺气街中脉,血不出为肿鼠仆**。气街者,谓胫气之街。经云:气在胫者,止之于气街与承山踝上以下。气街即足阳明之气冲穴,在鼠鼷上一寸。承山,足太阳穴,在腨下分肉间。鼠仆,谓肿于鼠鼷仆参之间也。鼠鼷在横骨尽处,仆参在承山以下踝骨之间,盖气街与承山之踝上以下相交,故直及于踝以下之仆参也。此言刺在上而证见于下,经云上下之相通也。**刺脊间中髓为伛**。髓,脊骨之髓。伛,偻也。经云:刺骨无伤髓。刺脊骨之间,深而中髓,则髓销铄而为伛偻不伸之病。**刺乳上中乳房,为肿根蚀**。蚀,食同。乳上之穴名曰乳中,其内为乳房,其下为乳根穴,皆属足阳明胃经。刺乳上误中乳房则肿。其下为乳根者,有如虫食之痛痒也。**刺缺盆中内陷气泄,令人喘咳逆**。缺盆,在喉傍两横骨陷中,若缺盆然,故以为名。缺盆之中央任脉也,在脉侧之动脉足阳明也,名曰人迎。人迎之傍手阳明也,名曰扶突。刺缺盆中者,刺手阳明大肠脉也。手阳明之脉下入缺盆,络肺,下属大肠,内陷气泄者,脉内陷而气反泄于内也。《针经》曰:人之所以生成者,血脉也,故为之治针,必大其身而圆其末,令可以按脉勿陷,以致其气。盖刺之要,气至而有效,若脉内陷而气反下泄,则为咳喘之逆证矣。经云:气上冲胸,喘不能久立,病在大肠。盖大肠为肺之府也。**刺手鱼腹内陷为肿**。鱼腹在手大指下,如鱼腹之圆壮,手太阴之鱼际穴也。肺主气而与大肠为表里,脉内陷则血不得散,气不得出,故为肿。以上论手足头项胸背皆有要害之处。

**无刺大醉,令人气乱;无刺大怒,令人气逆。无刺大劳人,无刺**

新饱人，无刺大饥人，无刺大渴人，无刺大惊人。此论要害之外而又有禁刺之人也。饮酒大醉，卫气先充络脉，先行皮肤，刺之则令人气乱矣。怒则气上，刺之则逆其气矣。大劳则阳气外张，刺之则泄其气矣。饮食未进则络脉调匀，新饱者谷气盛满，营卫未舒也。谷入于胃，脉道乃行，饥则脉道虚涩矣。水入于经而血乃成，渴则血液燥竭矣。惊则气乱，必定其气而后可刺之。夫针刺之道，通其经脉，调其气血，是以神气不定，血气不调者，皆当避忌者也。

刺阴股中大脉，血出不止，死。阴股，足少阴经脉所循之处。大脉，大络也。夫血气始于先天足少阴肾，生于后天足阳明胃，刺中大脉血出不止，则血气皆脱矣。是以刺跗上与阴股，误中大络而血不止者，俱死。谓其生始之原绝也。愚按先辈注疏皆谓阴股为脾脉。按《伤寒论·平脉篇》曰：少阴脉不至，肾气微，少精血，奔气促迫，上入胸膈，宗气反聚，血结心下，阳气退下，热归阴股，与阴相动，令身不仁，此为尸厥。盖谓少阴之虚气奔逆于上，上之阳热乘虚而下归于阴，与阴相搏，以致少阴之生气不出而为尸厥也。再按足少阴之脉出于然谷，上股内后廉，在足三阴之后，循足内之鱼腹股上，故曰阴股。卢良侯曰：上节首言刺跗上，中大脉血出不止死。中以无刺大醉节间之，而此节复首提曰刺阴股中大脉血出不止死，节文先后序次皆有意存，俱当著眼。刺客主人，内陷中脉，为内漏，为聋。客主人，足少阳胆经脉也。内陷中脉，谓客主人内之脉也。盖手足少阳之脉盘错于耳前目侧，浮浅之内而又有陷中之深脉也。足少阳之脉有从耳后入耳中者，手少阳之脉亦有从耳后入耳中，出走耳前，过客主人，病则耳聋，浑浑焞焞。此言刺客主人太过，则误中内陷交过之脉，而为耳内漏而聋也。卢良侯曰：浮浅者为络脉，深者为经脉，而经脉之内又有深隧之大经，所取之脉而内有交过之陷脉，是以刺跗上阴股太过则中大经，刺客主人太过则中交过之脉，当知经脉之内而又有经脉之交错也。刺膝髌出液为跛。髌，膝盖骨也。膝乃筋之会，液者所以灌精濡空窍者也，液脱则筋无以濡养，屈伸不利而为跛矣。刺臂太阴脉出血多立死。臂太阴，肺脉也。肺者主行营卫阴阳，出血过多则营卫不续，所以一息不运则穹壤判矣。刺足少阴脉重虚出血，为舌难以言。足少阴，肾脉也。肾虚而复出其血，是为重虚。少阴之脉循喉咙系舌本，故难以言。刺膺中陷中肺，为喘逆仰息。胸前之两傍谓之膺，足阳明之俞在膺中，肺经之脉亦循膺中之云门中府而出。若刺膺中之脉,陷而入深,误中肺脉,则令人喘逆仰息,盖因无故而伤之也。卢良侯曰:此与客主人内陷中脉同义。盖谓经脉所循,有浅深而同道者也。**刺肘中内陷气归之,为不屈伸**。肘中,手太阴尺泽穴也。内陷者,不能泻出其邪而致气归于内也。气不得出则血不得散,故不能屈伸也。按《灵枢经》云:肺心有邪,其血留于两肘;肝有邪,其气留于两腋;脾有邪,其气留于两髀;肾有邪,其气留于两腘。凡此八虚者,皆机关之室,真气之所过,血脉之所游,邪气恶血故不可留住,留住则伤络脉骨节,机关不得屈伸而病挛也。杨君立曰:络脉者,所以濡筋骨利关节者也。**刺阴股下三寸内陷,令人遗溺**。阴股下三寸,足少阴之络也。夫刺之要,气至而有效。内陷者,气不至而反陷于内也。肾开窍于二阴,故令人遗溺。卢良侯曰:孙络之脉别经者,其血盛而当泻者,亦三百六十五穴会。**刺掖下胁间内陷,令人咳**。肺脉从肺系横出腋下,刺肺脉而气反内陷,则气上逆而为咳。**刺少腹中膀胱,溺出,令人少腹满**。膀胱居少腹之内,刺少腹而误中膀胱,则胞气外泄,故溺出而少腹虚满也。**刺腨肠内陷为肿**。腨肠,一名鱼腹,俗名腿肚,如鱼之腹,故以为名。张介宾曰:肉厚气深,不易行散,气反内陷,故为肿也。**刺匡上陷骨中脉,为漏为盲**。匡,目匡也。陷骨中脉,匡骨上之陷脉也。经曰:裹撷筋骨气血之精,而与脉并为系。刺脉而伤其目系,则泪流不止而为漏,视无所见而为盲。**刺关节中液出,不得屈伸**。关节者,骨节交会之机关处也。液者,淖泽注于骨,骨属屈伸,故液脱者,骨肉屈伸不利。按以上要害之处,有误中而立死者,有刺之而计日死者,有为跛为伛为瘖为盲之痼疾者。针刺之道,本为救人而反杀人。行针之时,当战战兢兢,如临渊履冰,慎勿以人命为轻忽也。

## 刺志论篇第五十三

**黄帝问曰:愿闻虚实之要。岐伯对曰:气实形实,气虚形虚,此其常也,反此者病**。形归气,气生形,形气之宜相应也。反此者,谓气盛身寒,气虚身热,皆为寒暑之所病。**谷盛气盛,谷虚气虚,此其常也,反此者病**。人受气于谷,谷入于胃,以传于肺,五藏六府皆以受气,清者为营,浊者为卫，是以谷之多少，与气之盛虚宜相应也。反此者，谓谷入多而气少，谷不入而气多，亦为邪病之所致。**脉实血实，脉虚血虚，此其常也，反此者病。**脉者血之府，故虚实之宜相应也。反此者，或因饮中热，或风气留于脉中，亦因病之所致也。夫志意者，所以御精神，收魂魄，适寒温，和喜怒者也。是以营卫调，志意和，则筋骨强健，腠理致密，精神专直，身不受邪。如形气谷气之相反，血脉虚实之变常，皆缘志意不和，以致邪气从之，故名之曰《刺志论》。**帝曰：如何而反？岐伯曰：气虚身热，此谓反也；谷入多而气少，此谓反也；谷不入而气多，此谓反也；脉盛血少，此谓反也；脉少血多，此谓反也。**盛者，实也。少者，虚也。脉盛者，脉大也。脉少者，脉小也。按此节当有气盛身寒此为反也八字，或古文之简脱欤？抑经语之错综耶？**气盛身寒，得之伤寒；气虚身热，得之伤暑。**此申明形气虚实之相反者，为邪气之所伤也。气盛身寒者，邪气实也；气虚身热者，形气虚也。寒伤形，故气盛身寒；暑伤气，故气虚身热。**谷入多而气少者，得之有所脱血，湿居下也；谷入少而气多者，邪在胃及与肺也。**夫肾为生气之原，胃为血气之海，谷入多而气反少者，得之有所脱血，湿居下也。盖脱血者，阴气下泄，湿居下则下焦受伤，以致生原亏损而气少，病不在上，故谷入多也。夫上焦主纳，中焦主化，邪在肺胃，则不能纳化水谷，而谷入少矣。谷入少而反气多者，生气之原不伤也。此言气之发于下焦也。卢良侯曰：凡下病者，下行极而上，此言下焦受病不及中上，故曰居。**脉小血多者，饮中热也；脉大血少者，脉有风气，水浆不入，此之谓也。**经云：水入于经而血乃成。又曰：中焦之汁，奉心化赤而为血。热者，心火之气也。饮中热则饮皆化赤而为血，故血多。脉中之气不盛，故脉小也。风气乘于脉中，故脉大。水浆不入则血无所资生，故血少也。此言血之生于中焦也。卢良侯曰：经云：浅深在志，远近若一。又曰：始浅刺以去阳分之邪，再深刺之以去阴分之邪。按此篇帝问虚实之要，而伯所答者皆为邪病所伤，盖邪实则正虚矣。然取邪气之浅深，在用志之专一，故曰《刺志论》。张兆璜曰：邪气去则正气自复，泻实之中而有补虚在焉。

**夫实者气入也，虚者气出也。**夫虚者须其实，气入则实矣；实者须其虚，气出则虚矣。此言气之开阖也。**气实者，热也；气虚者，寒也。**虚者补之，针下热则实矣；实者泻之，针下寒则虚矣。此言阴阳之气至也。**入实**

者，右手开针穴也；入虚者，左手闭针空也。针穴者，容针之空处也。凡用针之法右手持针，左手掐穴，方其入针泻实之时，以右手开针空以泻之；方其入针补虚之时，以左手闭针空以补之。开针空则气出，闭针空则气入，所谓补泻之时，与气开阖之相合也。张兆璜曰：开阖者，三阳之气发于下焦。营卫者，中焦水谷之所生也。用针取气在于营卫，而此篇独论气出下焦，血出中焦。候下焦所生之气出入开阖，以行补泻之法，又一法也。然三阳之气发原于肾藏水府，肾主藏志，故曰《刺志论》。

## 针解篇第五十四

黄帝问曰：愿闻九针之解，虚实之道。按《针经》首篇论九针虚实之道，而《小针解》有未尽之义，故帝复有此问焉。岐伯对曰：刺虚则实之者，针下热也，气实乃热也；满而泄之者，针下寒也，气虚乃寒也。菀陈则除之者，出恶血也。菀，音郁。所谓虚则实之者，气口虚而当补之也。候其阳气隆至，针下既热乃去针也，盖气实乃热也。满而泄之者，气口盛而当泻之也。候其阴气隆至，针下已寒乃去针也，盖气虚乃寒也。菀，积也。陈，久也。菀陈则除之者，去血脉也。盖以恶血积久于脉络之中，所当除去之也。邪胜则虚之者，出针勿按。言诸经有盛者，皆当泻其邪，出针之时，勿按其痏，令邪气之随针而外泄也。徐而疾则实者，徐出针而疾按之；疾而徐则虚者，疾出针而徐按之。徐而疾则实者，谓针已得气，乃徐出之，针既出穴，则速按之，使正气不泄而实，此补虚之法也。疾而徐则虚者，言邪气已至，乃疾出之，针既出穴，则徐按之，使邪实可泄而虚，此泻实之法也。按此论与《小针解》不同。《小针解》曰：徐而疾则实者，言徐内而疾出也；疾而徐则虚者，言疾内而徐出也。盖以针之出入分疾徐也。本篇之所谓疾徐者，论出针之疾徐，按痏之疾徐也。故名之曰《针解》者，解《小针解》之未尽也。夫刺之微在迟速疾徐，而两经各尽其妙，所谓迎之随之，以意和之，刺道始备。言实与虚者，寒温气多少也。言实与虚者，谓针下寒而气少者为虚，邪气已去也；针下热而气多者为实，正气已复也。若无若有者，疾不可知也。气之虚实，若有若无，当静守其气，疾则不可知也。察后与先者，知病先后也。夫病有标本，先病为本，后病为标，治有取标而得者，有取本而得者，故当知病之先后，察其应后者后取之，应先者先取之。为虚与实者，工勿失其法。若得若失者，离其法也。虚则实之，实则虚之，补泻之法，当守而勿失，若有得若有失者，是失其法也。虚实之要，九针最妙者，为其各有所宜也。九针之用，热在头身宜镵针，取分肉间气宜圆针，取气出邪宜鍉针，刺痈热出血宜锋针，刺大痈出脓热宜铍针，调阴阳去瘫痹宜圆利针，去寒热痛痹宜毫针，取深邪远痹宜长针，人气留于关节宜大针，为其各有所宜也。补泻之时者，与气开阖相合也。气来谓之开，可以迎而泻之；气去谓之阖，可以随而补之。补泻之时，与气开阖相合，故曰刺实者刺其来也，刺虚者刺其去也。九针之名，各不同形者，针穷其所当补泻也。九针之名，有镵圆鍉锋之殊分，九针之形，有大小长短之不等，各尽其所当补泻之用而制之也。刺实须其虚者留针，阴气隆至，乃去针也；刺虚须其实者，阳气隆至，针下热，乃去针也。留针所以候气也。阴气隆至，针下寒也。阳气已退，实者虚矣。阳气隆至，针下热也。元气已复，虚者实矣。俱当候其气至，而后乃可去针。经气已至，慎守勿失者，勿变更也。针已得气，慎守而勿失，勿使其气有变更也。深浅在志者，知病之内外也。志者，心之所之也。病在外者宜刺浅，病在内者宜刺深，当属意病者，知所取之处也。近远如一者，深浅其候等也。刺之或浅或深，虽有远近不同，然俱以得气为期，故其候相等无二也。如临深渊者，不敢堕也。行针之际，当谨慎之至。手如握虎者，欲其壮也。持针如握虎，欲其坚定而不怯也。神无营于众物者，静志观病人，无左右视也。行针之道，贵在守神，静志以观病人，以候其气，无左右视，以惑乱其神志焉。按《小针解》云上守神者，守人之血气有馀不足可补泻也。此篇先论守己之神，以合彼之神，所谓神乎神，耳不闻，昭然独明，若风吹云。义无邪下者，欲端以正也。下针之法，义不容邪，故当端以正。必正其神者，欲瞻病人目，制其神，令气易行也。正其神者，定病人之神也。瞻病人之目，无使其邪视，制彼之神气专一，令病者之气易行也。按以上诸节之上句，与《九针篇》相同，下句则与《小针解》各别，盖复解九针虚实之道，以补未尽之义。

所谓三里者，下膝三寸也。所谓跗之者，举膝分易见也。巨虚

**者,跻足䯒独陷者。下廉者,陷下者也。**三里,在膝下三寸。跗之者,足跗上之冲阳脉也。下三里三寸为巨虚上廉,复下上廉三寸为巨虚下廉。自三里循上廉下廉而至跗上冲阳之动脉,皆属足阳明胃经。独举此胃经而言者,言针之候气,候阳明所出之营卫也。故《针经》曰:用针之类,在于调气,气积于胃,以通营卫。又曰:胃者,水谷气血之海也。海之所行云气者,天下也。胃之所出气血者,经隧也。经隧者,五藏六府之大络也,迎而夺之而已矣。如迎夺太过,则反伤其性命,是取气在阳明而绝命亦在阳明矣。故特举此以令民之勿犯也。卢良侯曰:《针经》云:迎之五里,中道而止。本经云:三里在膝下三寸。盖三里五里皆阳明穴,然当先定足经而上合于手也。

**帝曰:余闻九针,上应天地四时阴阳,愿闻其方,令可传于后世以为常也。岐伯曰:夫一天,二地,三人,四时,五音,六律,七星,八风,九野,身形亦应之,针各有所宜,故曰九针。**夫九针之应已详悉于《针经》,故帝曰余闻九针上应天地四时阴阳,然应于人之身形,及用针之法有未尽焉,故曰愿闻其方,令可传于后世以为常也。是以伯所答者,与《针经》之多有不同,后之学者,当合而参之,针道始备,斯可以为常法。**人皮应天。**一者天也,天者阳也。五藏之应天者肺,肺者五藏六府之盖也。皮者肺之合也,人之阳也,故人皮以应天。**人肉应地。**二者地也,人之所以应土者肉也,故人肉应地。**人脉应人。**三者人也,人之所以成生者血脉也,故人脉应人。按此三者与《针经》之理论相同,盖天地人三者不易之道也。**人筋应时。**四时之气皆归始春,筋乃春阳甲木之所生,故人筋应时。**人声应音。**人之发声以备五音。**人阴阳合气应律。**合气者,六藏六府阴阳相合而为六也。以六气之相合而应六律。卢良侯曰:律吕应十二月,六气应十二经,可分而可合者也。合则为六,故曰合气应律。**人齿面目应星。**七者星也,人面有七窍,以应七星。《灵枢经》曰:天有列星,人有牙齿。**人出入气应风。**人气之行于周身,犹风之遍于六合。**人九窍三百六十五络应野。**《阴阳应象论》曰:地有九野,人有九窍。九野者,九州之分野也。人之三百六十五络,犹地之百川流注,通会于九州之间。**故一针皮,二针肉,三针脉,四针筋,五针骨,六针调阴阳,七针益精,八针除风,九针通九窍,除三百六十五节气,此**

**之谓各有所主也。**一至五针，刺形层浅深之次序。人之声音由肾之所发，故五针骨也。阴阳二气分而为三阴三阳，故六针调阴阳气。阴精七损，故当益之。八风为邪，故当除之。节之交三百六十五会，络脉之渗灌诸节者也。故九窍节气，闭者通之，实者除而去之。此之谓九针之各有所主也。夫圣人起天地之数也，一而九之，故以立九野，九而九之，九九八十一，以起黄钟数焉。盖以针应数也。是九针之道，一中有九，九九八十一，以应律数。若谓一针在皮，六针调气，又不可与言针矣。

**人心意应八风。**八风不常，而心意之变动如之。**人气应天。**天运不息，而人气之出入如之。**人发齿耳目五声应五音六律。**发齿耳目共六，齿又为六六之数，而发之数不可数矣。律吕之数，推而广之，可千可万，而万之外不可数矣。此又反复言之者，谓天地人之相应，通变之无穷也。**人阴阳脉血气应地。**地有十二经水，人有十二经脉，水循地行，脉随气转。**人肝目应之九。**肝开窍于目，九窍之一也。一之九者，九而九之，九九八十一也。**九窍三百六十五。**《六节藏象论》曰：天以六六之节以成一岁，人以九九制会，计人亦有三百六十五节，以为天地久矣。是人之经脉有三百六十五穴，孙络有三百六十五穴，谿谷之分亦有三百六十五穴，节之交亦有三百六十五会，皆外通于九窍，内本于九藏者也。**人一以观动静，天二以候五色，七星应之以候发母泽，五音一以候宫商角徵羽，六律有馀不足应之，二地一以候高下有馀，九野一节俞应之以候闭节，三人变一分人候齿泄多血少，十分角之变，五分以候缓急，六分不足，三分寒关节，第九分四时人寒温燥湿四时一应之，以候相反一，四方各作解。**王冰曰：此一百二十四字，蠹简烂文，义理残缺，莫可寻究，而上古书，姑且载之，以伫后之具本也。按王冰乃隋唐时人，为唐太仆令，注《素问》八十一篇。年八十馀，太宗幸其宅。自唐至今千有馀岁，一百二十四字中，又亡一字矣。卢良侯曰：一百二十四字，连九窍三百六十五七字在内，然其间尚有成句可意会者，惜乎蠹损之文，不模传也。

# 长刺节论篇第五十五

**刺家不诊,听病者言。**按《针经·刺节论》曰:刺有五节,一曰振埃,二曰发矇,三曰去爪,四曰彻衣,五曰解惑。此刺之大约,针之极也,神明之类也。故曰刺家不诊,谓用针之妙,神而明之,不待诊而后知之也。按此篇无问答之辞,而曰论者,乃伯承上章复补论《刺节篇》之未尽,而后人记之也,故曰《长刺节论》。**在头,头疾痛,为藏针之,刺至骨,病已,上无伤骨肉及皮,皮者道也。**此阳气大逆,故疾痛在头也。藏,隐也,谓隐针而藏刺之也。盖头之皮肉最薄,易至于骨,故刺至骨而无伤骨,浅之而又无伤皮。盖皮者,针之道路也。针必由皮而进,浅则伤之,深则伤骨,在浅深之间则伤肉。此言浅深在意,而头刺之更难也。能难其所难,则易其所易矣。按《灵枢·刺节篇》首章言阳气大逆,上满于胸中,盖阳气从胸膈而上升,或逆满于胸中,或上逆于巅顶,故曰补《灵枢》之未尽,而以下诸病大义相同。**阴刺,入一傍四处,治寒热。深专者,刺大藏,迫藏刺背,背俞也。刺之迫藏,藏会,腹中寒热去而止。与刺之要,发针而浅出血。**此论刺寒热之法也。治寒热者,阴刺之。阴刺之法,正入一,傍入四。若深而专者,此病在藏,当取大藏以治之。刺大藏者,当迫于藏而刺背,盖藏俞之在背也。刺其俞而迫于藏,则藏气与针会,而腹中之寒热去矣。与刺之要同法,发针而浅出其血焉。按《灵枢·官针篇》曰:凡刺有十二节,以应十二经。五曰扬刺,扬刺者,正内一傍内四而浮之,以治寒气之博大者也。十曰阴刺,阴刺者,左右率刺之,以治寒厥,中寒厥,足踝后少阴也。今此篇以阴刺而取少阴之俞,用扬刺之法以治寒热之病,所谓寒与热争,能合而调之,又一法也。杨君立曰:此亦补十二节之未尽。**治腐肿者,刺腐上视痈小大深浅刺,刺大者多血,小者深之,必端内针,为故止。**腐肿者,谓肿中肉腐。故为脓血者,刺其腐上,当视其痈肿之大小而浅深之。腐肿之大者多脓血,浅刺之而脓血易出也;小者毒内陷而尚未外溃,故当深之。必端内针,以取脓血,盖恐有坏良肉,为此故当端内其针,刺至血处而止。又《刺节论》曰:刺大者用锋针,刺小者用圆利针。与此论亦少有别。**病在少腹有积,刺皮䯒以下,至少腹而止。刺侠脊两傍四椎间,刺两髂髎季胁肋间,导腹中气热下已。**髂,音格。髎,音醪。此论刺少腹积之法也。髃作盾，肌厚也。谓下至少腹间，视皮之肌厚处，即下针取之。盖腹内有积，则外见于皮间，故循于少腹之上，下至少腹而止，是其处也。挟脊两傍四椎间，乃膏肓穴处，肓之原在脐下也。髂为腰骨，两髂髎季胁肋间，乃足少阳经脉之所循。盖少腹之积，邪在肝肾，故取少阳之经，导积热从针下而出也。**病在少腹，腹痛不得大小便，病名曰疝，得之寒。刺少腹两股间，刺腰髁骨间，刺而多之，尽炅病已。**炅，炯同。此厥阴寒疝之为病也。肝主疏泄，肝气逆，故不得大小便也。此为寒疝，故少腹痛而上连于腹也。少腹两股及腰髁骨间为厥阴肝脉之所循，刺而多留之，俟其尽热而病自已。**病在筋，筋挛节痛，不可以行，名曰筋痹。刺筋上为故，刺分肉间，不可中骨也。病起筋炅，病已止。**此论刺筋痹之法也。诸筋皆属于节，故筋挛节痛。病在筋者，屈而不伸，故不可行也。名曰筋痹，痹者，闭也，痛也。故者，因也。为因于筋，故当刺在筋。筋在分肉间而生于骨，故当从分肉内针而不可中骨也。筋舒而病起，筋热而病已，即当止其针。**病在肌肤，肌肤尽痛，名曰肌痹，伤于寒湿。刺大分小分，多发针而深之，以热为故，无伤筋骨，伤筋骨，痈发若变，诸分尽热，病已止。**此论刺肌痹之法也。邪痹于肌，是以肌肉尽痛，此因伤于寒湿。盖寒胜为痛痹，湿胜为著痹也。宜刺大小分肉之间，分肉之间有三百六十五穴会，故当多发针而深取之。盖谿谷属骨，故当深之而又无伤于筋骨也。伤筋骨者，则痈发而若有所变矣。候其气至而诸分肉尽热，则病已而可以止针矣。按《脉要精微篇》：帝曰：诸痈肿筋挛骨痛，此皆安生？岐伯曰：此寒气之肿，八风之变也。如刺伤筋骨而筋骨肿痛，有若风寒之变，故曰痈发若变。**病在骨，骨重不可举，骨髓酸痛，寒气至，名曰骨痹。深者刺，无伤脉肉为故，其道大分小分，骨热病已止。**此论刺骨痹之法也。骨重难举，骨髓酸痛而寒气至者，肾主骨而寒水主气也。病在骨，故当深刺之，以候骨气。为因其针道在于大小分肉之间，故当从其道而无伤脉肉也。候骨气至而针下热，病即已而可止其针。**病在诸阳脉，且寒且热，诸分且寒且热，名曰狂。刺之虚脉，视分尽热，病已止。**夫邪并于阳则狂，邪之中人始于皮肤肌肉，留而不去，则入于经脉，在肌膝之阳邪而入于阳脉，所谓重阳则狂矣。血气相乘，是以在阳脉分肉之间，俱且寒且热也。当先刺其脉，使在脉阳实之邪已虚而复出于肌肉，视其分肉尽热，是邪从肌肉而外散矣。病初发，岁一发，不治，月一发，不治，月四五发，名曰癫病。刺诸分诸脉，其无寒者，以针调之，病已止。此论刺癫疾之法也。朱永年曰：癫疾，久逆之所生也。故有病初发而岁一发者，不亟治之，则月一发矣，又不治之，则一月四五发矣。当取诸分肉诸脉之有过者而刺之。夫重阴则癫，故当候其寒气外至，其无寒者，以针调之。卢良侯曰：寒者须其热，热者须其寒，候邪正阴阳之变易也。病在阳者候其热，病在热者候其寒，取邪气之外出也。此用针机变之妙，不可不知。病风且寒且热，炅汗出，一日数过，先刺诸分理络脉，汗出且寒且热，三日一刺，百日而已。风之伤人也，或为寒热，腠理开则洒然寒，闭则热而闷，故且寒且热也。如热时汗出一日数遍者，先刺诸分理络脉。如汗出而且寒且热，是寒热之邪将与汗共并而出，故当三日一刺，至百日而病已矣。盖病而汗出者，因邪气相搏而汗出也。刺而汗出者，取汗而邪出也。病大风，骨节重，须眉堕，名曰大风。刺肌肉为故，汗出百日，刺骨髓，汗出百日，凡二百日，须眉生而止针。大风，厉风也。从肌肉而直伤于骨髓，故骨节重。在肌肉而伤冲任之血气，故须眉堕也。因邪从肌肉而入，故当先刺肌肉取汗出而至百日，复刺骨髓取汗出而亦至百日，凡二百日，俟须眉生而止针。夫风之在分理络脉而为寒热病者，百日而已。大风而深入骨髓者，倍已。盖百日者，气数之大周也。卢良侯曰：刺骨无伤髓，今厉毒入深，而刺髓百日不致销铄，所谓有故无殒，在知病外内之不惑也。此与《风论》之厉疡，因证少有差别。

# 卷七

## 皮部论篇第五十六

黄帝问曰：余闻皮有分部，脉有经纪，筋有结络，骨有度量。其所主病各异，别其分部左右上下，阴阳所在，病之始终，愿闻其道。此章论十二经之络脉分络于皮肤之间。病之始生，必先于皮毛，入客于络脉，随皮部所循之脉而传入于经，入舍于所主之藏府。如不入于络，则留于筋骨之间，而为筋挛骨痛也。分部，分属之部署也。经，径也。纪，维也。言脉络有径之经横之维也。结，系结也。络，连络也。言筋之系于分肉，连于骨节也。度量，大小长短也。邪在皮肉筋骨络脉藏府，各有浅深，或为筋挛骨痛，肉铄破铄，或入舍于藏府而为藏府之病也。别其络脉所分之上下左右，十二经脉之阴阳所在，而知病之始终也。岐伯对曰：欲知皮部，以经脉为纪者，诸经皆然。夫径而深者为经，浮而见于皮者为络。纪，记也。欲知皮之分部，当以所见之络脉分之，然又当以经脉为纪。盖络乃经脉之支别，如肺之经脉循于鱼际尺泽臑腋之间，即其间所见之络脉乃肺之络，而络外之皮即肺主之部矣。视其色多青则寒，黄赤则热，络盛则入客于经，经满则入舍于肺藏，十二经皆然。

阳明之阳，名曰害蜚。阳明之阳络名曰害蜚。蜚，飞动也。阳明者，午也。为盛阳之时，如万物之飞动，阳盛而阴气加之，有害于飞，故名曰害蜚。上下同法，视其部中有浮络者，皆阳明之络也。上下同法，谓手足二经皆同此法。部中，皮之分部中也。其色多青则痛，多黑则痹，黄赤则热，多白则寒，五色皆见，则寒热也。络盛则入客于经。夫邪之中人，始于皮肤，次于络脉，留而不去，则传舍于经，故视其皮部之浮络，多青则痛，多黑则痹，黄赤则热，多白则寒，五色皆见则为寒热。络盛而不泻其邪，则入客于经矣。在阳明之部分则为阳明之病，在少阳之部分则为少阳之病，在三阴之部分则为三阴之病，故列于首节，而六经皆然。阳主外，阴主内。此言经络之分阴阳外内也。经云：内有阴阳，外有阴阳。在外者，皮肤为阳，筋骨为阴，故见于皮肤间者,为络为阳而主外,络于筋骨间者,为经为阴而主内。盖在阳者可从外解,在阴者则内入而舍于藏府矣。按《通评虚实篇》曰:络满经虚,灸阴刺阳;经满络虚,刺阴灸阳。盖以络为阳而经为阴也。

**少阳之阳,名曰枢持。**枢,枢机也。持,主持也。少阳主枢,故名枢持。**上下同法,视其部中有浮络者,皆少阳之络也。络盛则入客于经。故在阳者主内,在阴者主出,以渗于内。诸经皆然。**此复论经气之从内而外出也。夫五藏内合五行,地之阴阳也;六经外合六气,天之阴阳也。天之六气下合地之五行,地之五行上呈天之六气,是以在外六经之气从阳而内,在内经脉之气从阴而外出于皮肤,复从皮肤而入于肌肉筋骨,以渗于藏府募原之间,而内通于五藏。此论经脉之气环转无端,盖从内而外也。详本经《四时刺逆从论》。

**太阳之阳,名曰关枢。**关,卫固也。太阳主诸阳之气而主表,阳气生于阴中,枢转而外出,太阳之气从内而出,卫固于外,故曰关枢。**上下同法,视其部中有浮络者,皆太阳之络也。络盛则入客于经。**上下,谓手足二经。六气止合六经,足之六经上合于手,故止曰上下同法,而不言手之小肠足之膀胱也。六经皆然。

**少阴之阴,名曰枢儒。**儒,《说文》:柔也。王氏曰:顺也。少阴为三阴开阖之枢,而阴气柔顺,故名枢儒。**上下同法,视其部中有浮络者,皆少阴之络也。络盛则入客于经。其入经也,从阳部注于经,其出者,从阴内注于骨。**《四时刺逆从论》曰:春者,天气始开,地气始泄,冻解冰释,水行经通,故人气在脉;夏者,经满气溢,入孙络受血,皮肤充实;长夏者,经络皆盛,内溢肌中;秋者,天气始收,腠理闭塞,皮肤引急;冬者,盖藏血气在中,内著骨髓,通于五藏。此言经脉之气,从经脉而出于孙络,从孙络而溢于皮肤,复从皮肤而入于肌肉筋骨,故曰其出者从阴内注于骨。阴,谓经脉也。言脉气之环转,从经而出,复从外而内注于骨,诸经皆然。此论三阴而少阴又主冬主骨,故复申明之。王芳侯曰:其入经也,从阳部注于经,论邪气之从外而入;其出者,从阴内注于骨,论正气之从内而出。

**心主之阴,名害肩。**阴,谓厥阴之络也。两阴交尽,故曰厥阴。肩,任也。谓任一身之阴,阴极而一阳加之,故曰害肩。**上下同法,视其部中曰**

有浮络者，皆心主之络也。络盛则入客于经。上，谓手厥阴心主。下，谓足厥阴肝经。此篇论络脉经脉，而手厥阴心主主脉，故提手厥阴焉。

太阴之阴，名曰关蛰。蛰者，阴藏蛰动之虫。盖气藏于阴而欲动蛰于外，乃太阴关之，故名关蛰。夫内为阴，外为阳也。《荣卫篇》曰：太阴主内，太阳主外。枢转外出之阳而太阳关之，故名关枢；阴藏动蛰之气而太阴关之，故名关蛰。两阳合明，故曰阳明。两阴交尽，故曰厥阴。以阳盛而一阴加之，故曰害蜚；阴极而一阳加之，故曰害肩。少阳主三阳之枢，故曰枢持；少阴主三阴之枢，故曰枢儒。以三阴三阳对待论之，命名之义自得矣。上下同法，视其部中有浮络者，皆太阴之络也。络盛则入客于经。凡十二经络脉者，皮之部也。六藏六府所合十二经之络脉，各分属于皮之部署。是故百病之始生也，必先于皮毛。邪中之则腠理开，开则入客于络脉，留而不去，传入于经，留而不去，传入于府，廪于肠胃。此言邪入于经，有不动藏而溜于府者。传入于府，谓入于大肠小肠胃府也。廪，积也。夫经络受邪，则内干藏府，其藏气实者，不必动藏则留于府矣。盖阳明居中，土为万物之所归，邪入于胃则积于肠胃之间，为贲响腹胀诸证。邪之始入于皮也，泝然起毫毛，开腠理；其入于络也，则络脉盛，色变；其入客于经也，则感虚乃陷下。其留于筋骨之间，寒多则筋挛骨痛，热多则筋弛骨消，肉铄䐃破，毛直而败。此论邪之有入于经络而虚陷于内者，有留于筋骨之间而为筋挛骨痛者。盖皮肉筋骨皆属气分，络脉经俞皆属血分，经络内连藏府，是以经络受邪，入藏府为内所因，如不入于络，则留于皮肉筋骨之间，为外皮肤所中也。泝然，寒栗逆起之貌。邪盛于络，则变见青黄赤黑之色于皮部；转入于经，则感藏府之气虚而陷下也；如留于筋骨之间，则为筋挛骨痛，铄肉破䐃，毛直夭焦之败证。帝曰：夫子言皮之十二部，其生病皆何如？岐伯曰：皮者，脉之部也。邪客于皮则腠理开，开则邪入客于络脉，络脉满则注于经脉，经脉满则入舍于藏府也。故皮者有分部，不与而生大病也。帝曰：善。此言邪入于经而内干藏府也。不与，不及也。言皮毛之表气微虚，以致邪入于经而为干藏之危病也。

## 经络论篇第五十七

黄帝问曰：夫络脉之见也，其五色各异，青黄赤白黑不同，其故何也？此承上章而复问也。言络脉之五色各异，而为痛痹寒热之证者，其故何也。岐伯对曰：经有常色，而络无常变也。言经脉有五行之常色，络脉则随四时之变而无常色也。帝曰：经之常色何如？岐伯曰：心赤肺白肝青脾黄肾黑，皆亦应其经脉之色也。此言经脉应五藏，故有常色也。经，谓十二经脉，五藏具五色，亦皆应其经脉，而为青黄赤白黑之常色也。帝曰：络之阴阳，亦应其经乎？帝言经脉应五藏而成五色，络脉之阴阳亦当应其经矣。岐伯曰：阴络之色应其经，阳络之色变无常，随四时而行也。此言阴络应经脉而成五色，阳络随四时而成五色也。阴络者，六阴经之络，应五藏之经，各有常色而不变。阳络者，六阳经之络，合六府之阳，随四时之春青夏赤秋白冬黑，并为变易者也。此皆四时五行之常色，谓之无病。若四时之中，五藏之络见青黑为寒，见黄赤则为热矣。王芳侯曰：阳者，天气也，主外；阴者，地气也，主内。六府为阳，外应三阳之气；五府为阴，内合地之五行。是以阳络随天之四时色变无常，而内通于五藏，五藏内应五行，而外合于三阳，藏府阴阳又互相交合者也。寒多则凝泣，凝泣则青黑，热多则淖泽，淖泽则黄赤。此皆常色，谓之无病。五色具见者，谓之寒热。帝曰：善。此言色变之因于寒热也。泣，同涩。凝泣淖泽，谓络中之血气。此皆常色，谓之无病八字，当在随四时而行也之下，误脱在此。王芳侯曰：内因之寒热，由阴而及阳，外因之寒热，由阳以及阴，是以病色之无分乎阳络阴络也。

## 气穴论篇第五十八

黄帝问曰：余闻气穴三百六十五以应一岁，未知其所，愿卒闻之。岐伯稽首再拜对曰：窘乎哉问也！其非圣帝，孰能穷其道焉！因请溢意尽言其处。穴乃气之所注，故曰气穴，而不论及于经脉也。所，谓气穴所在之处。卒，尽也。《针经》曰：天至高，不可度；地至广，不可量。夫人生于天地之间，六合之内，此天之高地之广也，非人力之所能度量而至也。若夫八尺之士,皮肉在此,外可度量切循而得之,其死可解剖而视之。其藏之坚脆,府之大小,谷之多少,脉之长短,血之清浊,气之多少,非圣者孰能穷其道?是以岐伯稽首再拜曰窘乎哉问也。莫仲超曰:知血气之生始,经脉之贯通,乃医学之根本,学者当于诸刺论中求之。帝捧手逡巡而却曰:夫子之开余道也,目未见其处,耳未闻其数,而目以明,耳以聪矣。逡巡,退让貌。未睹未闻而耳聪目明者,神志会通也。岐伯曰:此所谓圣人易语,良马易御也。帝曰:余非圣人之易语也。世言真数开人意,今余所访问者真数,发蒙解惑,未足以论也。然余愿闻夫子溢志尽言其处,令解其意,请藏之金匮,不敢复出。真数者,脉络之穴数。藏之金匮者,谓非其人勿教,非其真勿授,乃金匮之真言,上帝之所贵也。岐伯再拜而起曰:臣请言之。背与心相控而痛,所治天突与十椎及上纪。上纪者,胃脘也。下纪者,关元也。心,谓心胸也。夫背为阳,胸腹为阴。督脉循于背,总督一身之阳;任脉循于腹,统任一身之阴。控,引也。背与心相控而痛者,阴阳相引而为痛也。此先论阴阳二气,总属任督之所主,而后论藏府阴阳之气,各有所注之穴焉。天突在结喉下中央,乃阴维任脉之会。十椎在大椎下第七椎,乃督脉至阳之穴,督脉阳维之会也。盖大椎上尚有三椎,总数之为十椎也。胃脘,中脘也。中脘者,胃之募也。王冰曰:手太阳少阳足阳明三脉所生,脉气所发也。关元在脐下三寸,足三阴任脉之会,此四穴者,乃阴阳气之交会也。张兆璜曰:先以胸背分阴阳,后以上下分阴阳。背胸邪系阴阳左右如此,其病前后痛涩,胸胁痛而不得息,不得卧,上气短气偏痛。此释上文而言背胸之邪系于阴阳,引及于左右,偏痛亦如此。盖左为阳而右为阴也。其病前后痛涩者,背胸邪系阴阳也。胸胁痛者,其脉络胸胁,故左右如此也。不得息,不得卧,上气短气者,督脉上贯心膈入喉,任脉入膻中上喉咙也。偏痛者,其脉斜出尻络胁,上肩而斜下也。脉满起斜出尻,脉络胸胁支心贯鬲,上肩,加天突,斜下肩,交十椎下。此言阴阳系邪胸背相引,由任督之相交,任督之合又由督之大络而交通于任脉也。督之大络,名曰长强,挟脊上项,散头上,下当肩胛左右,别走太阳,入贯膂。所谓大络者,若江河之外别有江河,经脉满则转溢于大络,故督脉满则斜出于尻脉,盖督脉之别斜出于尻络胸胁也。其络支心贯膈,上肩胛而与任脉交会于天突,复斜下肩而与督脉交合于十椎下间，故胸背相控而痛。所治在天突与十椎间者，乃大络之通会处也。张兆璜曰：阳常有馀而阴常不足，故不曰交而曰加者，谓阳加于阴，有阳施阴受之义也。

**藏俞五十穴**。藏，谓五藏。俞，经俞之穴也。藏各有五，五五二十有五，左右合之共五十穴也。五者，井荥俞经合。所出为井，俱在手足指上，离爪甲一韭许；所入为合，皆在手足之肘膝间而不过肘膝，五藏六府皆然。肝之井曰大敦，荥曰行间，俞曰太冲，经曰中封，合曰曲泉；心之井曰少冲，荥曰少府，俞曰神门，经曰灵道，合曰少海；脾之井曰隐白，荥曰大都，俞曰太白，经曰商邱，合曰阴陵泉；肺之井曰少商，荥曰鱼际，俞曰太渊，经曰经俞，合曰尺泽；肾之井曰涌泉，荥曰然谷，俞曰太谿，经曰复溜，合曰阴谷。此五藏之五俞，出于井木，溜于荥火，注于俞土，行于经金，入于合水也。**府俞七十二穴**。六府各有六，六六三十六穴，左右合之共七十二穴，亦皆出于手足之指端，入于肘膝之合穴。六者，井荥俞经原合也。胆之井曰窍阴，荥曰侠谿，俞曰临泣，原曰邱墟，经曰阳辅，合曰阳陵泉；胃之井曰厉兑，荥曰内庭，俞曰陷谷，原曰冲阳，经曰解谿，合曰三里；大肠之井曰商阳，荥曰二间，俞曰三间，原曰合谷，经曰阳谿，合曰曲池；小肠之井曰少泽，荥曰前谷，俞曰后谿，原曰腕骨，经曰阳谷，合曰少海；三焦之井曰关冲，荥曰液门，俞曰中渚，原曰阳池，经曰支沟，合曰天井；膀胱之井曰至阴，荥曰通谷，俞曰束骨，原曰京骨，经曰昆仑，合曰委中。此六府之俞，出于井金，溜于荥水，注于俞木，行于原经火，入于合土。盖天为阳，地为阴，府为阳，藏为阴，故藏合地之五行，府合天之六气，六气之中有二火，是以多原穴也。原者，谓火之原，生于阴中之少阳也。张兆璜曰：藏气出于井木，府气出于井金，盖春夏者，天之阴阳也，秋冬者，地之阴阳也。藏始于天之春木，而终于冬令之水，府始于地之秋金，而复交于春夏，此皆藏府阴阳更互之妙用，故曰：天有阴阳，地亦有阴阳。木火土金水，地之阴阳也，生长化收藏下应之，故阳中有阴，阴中有阳。夫生长化收藏，在天四时之气也，而五藏五行应之，故曰阳中有阴，阴中有阳。

**热俞五十九穴**。头上五行行五，五五二十五穴。大杼膺俞缺盆背俞各二，共八穴。气街三里巨虚上下廉各二，共八穴。云门髃骨委中髓空各二，共八穴。五藏俞傍各五，计十穴。通共计五十九穴。**水俞五十七穴**。尻上五行行五，五五共二十五穴。伏兔上各二行行五，五四共二十穴。踝上各一行行六,计十二穴。通共五十七穴。以上一百十六穴,详《水热穴论》。头上五行行五,五五二十五穴。此节热俞内穴,重言之者,谓热俞即是气穴,可以取气,可以泻热,亦可使热邪随气而泄,故下文曰热俞在气穴。中䑓两傍各五,凡十穴。䑓,脊同。在脊骨两傍各开一寸五分,足太阳膀胱经之五藏俞也。肺俞在三椎间,心俞在五椎间,肝俞在九椎间,脾俞在十一椎间,肾俞在十四椎间。大椎上两傍各一,凡二穴。大椎两傍,足太阳膀胱经之大杼穴也。脊骨之高起曰椎。大椎上者,谓大椎高起间之两傍,非椎之上节也。王氏误认为椎之上节,故云《甲乙》《经脉流注孔穴图经》并不载,未详何俞。王芳侯曰:两傍各一凡此五字,为首节之总纲,故以后不言此五字者,以每节咸准此也。目瞳子浮白二穴。瞳子髎在目锐眦,浮白穴在耳后发际内一寸,左右各一,凡四穴,俱属足少阳胆经。两髀厌分中二穴。谓髀枢中环跳穴也,属足少阳胆经。犊鼻二穴。犊鼻穴在膝髌下骱骨上,侠解大筋陷中,属足阳明胃经。耳中多所闻二穴。一名听宫,在耳中珠子,大如赤小豆,属手太阳小肠经。眉本二穴。攒竹穴在眉间陷中,属足太阳膀胱经。完骨二穴。完骨穴在耳后,入发际四分,属足少阳胆经。项中央一穴。风府穴在项后,入发际一寸,大筋内宛宛中,督脉阳维之会,疾言其肉立起,言休其肉立下。枕骨二穴。枕骨穴一名窍阴穴,在完骨上枕骨下,动摇有空,属足少阳胆经。上关二穴。一名客主人,在耳前起骨上廉,开口有空,张口取之乃得,属足少阳胆经。大迎二穴。大迎穴在曲颔前一寸三分骨陷中动脉,属足阳明胃经。下关二穴。下关穴在上关下耳前动脉下廉,合口有空,开口则闭,闭口有穴,属足阳明胃经。天柱二穴。天柱穴在侠项后发际大筋外廉陷中,属足太阳膀胱经。巨虚上下廉四穴。巨虚上廉在三里下三寸,举足取之;巨虚下廉在上廉下三寸,蹲地举足取之。左右共四穴,共属足阳明胃经。曲牙二穴。即颊车穴,一名机关。在耳下曲颊端近前陷中,开口有空,属足阳明胃经。天突一穴。天突穴在结喉下四寸宛宛中,属任脉。天府二穴。天府穴在腋下三寸,臂臑内动脉陷中,属手太阴肺经。天牖二穴。天牖穴在颈筋间,缺盆上,天容后,天柱前,完骨下,发际上,属手少阳三焦经。扶突二穴。扶突穴在颈大筋间下一寸,人迎后一寸半,仰而取之,属手阳明大肠经。天窗二穴。一名窗笼,在颈大筋间前,曲颊下,扶突后,应手陷中,属手太阳小肠经。**肩解二穴**。即肩井穴,在肩上陷中,缺盆上大骨前一寸半,以三指按取,当中指下陷中,属足少阳胆经。**关元一穴**。在脐下三寸,属任脉。**委阳二穴**。委阳穴在承扶下一寸六分,屈身取之,属足太阳膀胱经。**肩贞二穴**。肩贞穴在曲胛下两骨解间,肩髃后陷者中,属手太阳小肠经。**瘖门一穴**。一名哑门,又名舌厌。在项后风府后一寸,入发际五分,项中央宛宛中,入系舌本,督脉阳维之会。**齐一穴**。脐中有神阙穴,一名气舍,当脐中央,禁刺,属任脉。**胸俞十二穴**。谓足少阴肾经之俞府或中神藏灵墟神封步廊,左右共十二穴,各开中行二寸。俞府在巨骨下璇玑傍二寸陷中,下五穴递相下同身寸一寸六分陷者中。**背俞二穴**。谓膈俞穴。在大椎下第七椎间,各开中行一寸五分。**膺俞十二穴**。胸之两傍曰膺。膺俞者,谓手太阴之云门中府,足太阴之周荣胸乡天豁食窦,左右共十二穴。云门在巨骨下侠气户傍二寸陷中,去胸中任脉两傍横开各六寸,动脉应手。中府下云门一寸,馀五穴递相下同身寸之一寸六分陷者中。**分肉二穴**。一名阳辅穴。在足外踝上四寸,辅骨前绝骨之端,属足少阳胆经。**踝上横二穴**。踝,叶瓦去声。谓内踝上之交信穴,去内踝上二寸,少阴前太阴后筋骨间,阴跻之郄,属足少阴肾经。外踝上之跗阳穴,去外踝上二寸,太阳前少阳后筋骨间,阳跻之郄,属足太阳膀胱经,左右共四穴。**阴阳跻四穴**。阴跻穴在足内踝下,是谓照海,阴跻脉之所生;阳跻在足外踝下五分,是谓申脉,阳跻脉之所生。愚按脉度一十六丈二尺,内兼任督跻脉,故气穴亦如之。盖穴者,脉气之所注也。

**水俞在诸分,热俞在气穴,寒热俞在两骸厌中二穴**。此言寒热之邪,皆从气分而出。夫百病之始生也,皆生于风雨寒暑。风暑天之阳热,雨水地之阴寒,感天地之寒热,病吾身之阴阳,是气分之邪当从气分而出,故名之曰《气穴论》。谓以上三百六十五穴,以应周天之气数,所以取气,所以泻邪者也。诸分者,大小分肉之间,皮肤肌腠之气分也。气穴者,荣卫血气之所注也。膝解为骸,两骸厌中二穴,谓足少阳之阳陵泉也。夫十一藏府之气,皆取决于胆,谓少阳主初生之气也,故寒热独取于两骸厌中者,谓在藏在府,其寒其热之邪,皆从少阳之气以升散,故《邪气藏府病形篇》曰:其寒热者,取阳陵泉。**大**

**禁二十五,在天府下五寸。**此言有大禁之穴,在天府下五寸,乃手阳明大肠经之五里穴也。《灵枢·本输篇》曰:尺动脉在五里,五腧之禁也。《玉版论》曰:迎之五里,中道而止,五至而已,五往而藏之气尽矣,故五五二十五而竭其输矣。五往,五刺也。谓五藏各有五俞,五俞五刺,五五二十五刺,则五藏之气尽矣。故曰大禁二十五,谓禁二十五刺也。此言三百六十五穴之血气,由五藏大络之所注也。**凡三百六十五穴,针之所由行也。**自天突十椎上纪关元至厌中二穴,共计三百六十四穴,然内多重复,想有简脱,故不全耳。

**帝曰:余已知气穴之处,游针之居,愿闻孙络谿谷,亦有所应乎?**居,止也,谓针所止之处也。游针者,谓得针之道,而以神遇之,若游刃然,恢恢乎有馀地矣。《脉度篇》曰:经脉为里,支而横者为络,络之别者为孙,盛而血者疾诛之,盛者泻之。**岐伯曰:孙络三百六十五穴会,亦以应一岁,以溢奇邪,以通荣卫。**孙络亦有三百六十五穴,以应一岁之气。孙络满则流溢于大络,而生奇病。盖大络之血气外出于皮肤,而与孙络相遇,是以脉外之卫,脉内之荣,相交通于孙络皮肤之间。**荣卫稽留,卫散荣溢,气竭血著,外为发热,内为少气。疾泻无怠,以通荣卫,见而泻之,无问所会。**孙络外通于皮肤,内连于经脉,以通荣卫者也。故邪客之则荣卫稽留,荣卫不能相将而行,则气竭而血著矣。邪气在外则为发热,正气稽留内为少气,当疾泻无怠,以通荣卫,见其血留色变之处即刺泄之,无问其穴会之所在也。王芳侯曰:按《脉度篇》云:盛而血者,疾诛之;盛者泻之,虚者引药以补之。是病在络脉者,止用针泻而不补,故不必论其穴会也。

**帝曰:善。愿闻谿谷之会也。岐伯曰:肉之大会为谷,肉之小会为谿。肉分之间,谿谷之会,以行荣卫,以会大气。**此言肌腠之间,亦所以行荣卫者也。夫肉有大分小分,大分者如股肱之肉,各有界畔,小分者肌肉之内,皆有文理。然理路虽分而交相会合,是大分处即是大会处,小分处即是小会处也。分会之间,以行荣卫之气,故名之曰谿谷。《易》曰:山泽通气。如山泽之气从谿谷以相通。大气,宗气也。愚按荣气生于中焦水谷之精,流溢于脉中,布散于脉外,专精者行于经隧。经隧者,胃之大络与五藏六府之大络也。是荣气之有行于脉中,有行于脉外,有同宗气出于胃之经隧,注于藏府之大络,而出于肌腠之间。三者之气,交相会合,故曰:以行荣卫,以会大气。

是以上节论脉中之荣气与卫气交通于孙络之间，此论布散之荣气与卫气宗气大会于分肉之外，是卫气之通于脉中，而荣气之行于脉外者也。王芳侯曰：皮肤有血，当知脉外有荣，卫气先行皮肤，先充络脉，是脉中之有卫，故曰：脉萦萦如蜘蛛丝者，阳气衰也。**邪溢气壅，脉热肉败，荣卫不行，必将为脓，内销骨髓，外破大腘，留于节凑，必将为败。**此邪客于谿谷之间而为热也。夫气为阳，邪留于肌腠之气分，邪正相搏则为病热，故有壅脓消破之败证矣。邪气淫溢则正气自壅，谿谷之气与脉相通，是以脉热于内，而肉败于外也。荣卫不行，则血气留滞而为壅脓。腘，足之股肉也。节凑，筋骨相连之处。邪留其间，则筋骨必将为败矣。此论邪因气以化热，故上言热证而不曰热邪，下节论寒邪所客，故曰积寒。莫仲超曰：经云：谿谷属骨。盖骨生筋而筋生肉，故谿谷之邪留而不去，必致节凑败而骨髓销。**积寒留舍，荣卫不居，卷肉缩筋，肋肘不得伸，内为骨痹，外为不仁，命曰不足，大寒流于谿谷也。**此寒邪留于谿谷之间而不为病热者也。积寒留舍，致荣卫不能居其间，寒邪凝滞，又不得正气以和之，以致肉卷而筋缩也。肋肘，乃筋骨之机关，故不得伸舒。邪闭于外，故内为骨痹。荣卫内逆，故外为不仁。命曰不足，盖热邪淫溢，是属有馀，寒性凝涩，故为不足。此大寒之邪流于谿谷之间，以致筋骨皆为病也。张兆璜曰：皮肤为之不仁，缘荣卫不居于外。不居于外者，逆于脉内也。故此节无脉病。莫仲超曰：居，止也。热邪流行，则荣卫不行，寒邪留舍，则荣卫不居，邪正之不相合也。**谿谷三百六十五穴会，亦应一岁，其小痹淫溢，循脉往来，微针所及，与法相同。**谿谷之间，亦有三百六十五穴会，以应一岁，与孙络之相同，可以微针刺取，以泻其邪。小痹者，谓邪始入于皮肤，未伤筋骨。脉，谓孙络脉也。邪在皮肤，循脉往来，见而泻之，与治孙络之法相同，而亦不必问其穴会之所在也。此言邪之客于人也，必先始于皮肤，次于孙络，入于肌肉，以及于筋骨。在浅之时，微针所及，易于散解，无使其入深而为大痹也。**帝乃辟左右而起，再拜曰：今日发蒙解惑，藏之金匮，不敢复出。乃藏之金兰之室，署曰《气穴所在》。**色脉者，上帝之所贵也。故藏之金匮，贮之金兰之室焉。张兆璜曰：金兰之室，藏之于心也。**岐伯曰：孙络之脉别经者，其血盛而当泻者，亦三百六十五脉，并注于络，传注十二脉络，非独十四脉络也。**此复申明孙络之与大络相通也。夫经脉之支别曰络脉，络脉之支别曰孙络，而孙络之脉又有与经脉相别而与大络相通者，亦三百六十五脉，并注于大络，复传注于十二脉络，非独十四脉络也。盖言十四脉络之外而又有十二脉络。十四脉络者，十二藏府与任督之别，共十四大络也。十二脉络者，十二藏府之经正也，是十二经正与十四大络相通，十四大络复与三百六十五络相通，是以邪舍于孙络，留而不去，闭塞不通，不得入于经，流溢于大络而生奇病，故曰以溢奇邪，以通荣卫。**内解泻于中者十脉。**十脉者，谓五藏之脉也。此言孙络三百六十五脉，与十二脉络，十四大络，设有邪客于其间者，当从五藏之经脉以泻解之。盖诸络之原，本于五藏也。故《缪刺篇》曰：凡刺之数，先治其经脉，切而从之，审其虚实而调之。不调者经刺之，有痛而经不病者缪刺之，因视其皮部有血络者尽取之。张兆璜曰：上节云以痹淫溢，循脉往来，微针所及，末结曰内解于中者十脉，是从外而循于内也。《缪刺篇》曰：先治其经脉，因视其皮部，有血络者尽取之。是从内而循于外也。盖邪之中人，始于皮肤孙络，入于筋骨经脉，有留舍于外者，有流溢于内者，有从浅而入深者，有从里而复出之表者，邪气浮溢，无有恒常，是以经旨错综，学者皆当体会。

## 气府论篇第五十九

**足太阳脉气所发者，七十八穴。**脉者血气之府，穴者脉气所发。此篇无问答之辞而曰论者，伯承上章复论三阳经脉气所发者，亦三百六十五穴，以应周天之数。盖阳者天气也，主外；阴者地气也，主内。故止论手足之三阳而不及于阴也。**两眉头各一。**攒竹穴也。**入发至项三寸半，傍五相去三寸。**马莳曰：大杼风门二穴也。入发至项者，谓上入于发际，下至于项间，相去三寸半许。傍五者，谓五行之两傍也。相去三寸半者，大杼在大椎各开一寸五分，风门在二椎间各开一寸五分也。愚谓此二句照应末节手足诸鱼际脉气所发者句，皆无各一二字。盖谓穴乃气之所发，经外亦可取穴，不必拘于脉中。故下文云其浮气在皮中者，五五二十五穴，言太阳之气浮于皮中，而少阳督脉皆从太阳之气，而为太阳之穴矣。**其浮气在皮中者，凡五行行五，五五二十五。**此言脉气之相从也。夫脉气行于脉中，三阳之气行于脉外，气循脉而行，脉随气而转，脉气之相从也。是以太阳之气循脉上升于头项，而中行督脉之囟会前顶百会后顶长强五穴,傍两行太阳经之五处承光通天络却玉枕十穴,又傍两行少阳经之临泣目窗正营承灵脑空十穴,皆从太阳之气,而为太阳之脉气所发,是刚健柔顺,脉随气发者也。后六经皆然。张兆璜曰:《热病论》伤寒一日太阳受之,其脉连于风府,故头项痛腰脊强,此气循脉而行也。此篇曰其浮气在皮中者,五五二十五穴,乃脉随气而发也。阴阳血气,外内相将,雌雄相应也。**项中大筋两傍各一。**谓天柱二穴也。**风府两傍各一。**谓风池二穴也。**侠背以下至尻尾二十一节,十五间各一。五藏之俞各五,六府之俞各六。**自大椎至尾骶骨计二十一节,其间十五椎傍各一穴,谓肺俞厥阴俞心俞鬲俞肝俞胆俞脾俞胃俞三焦俞肾俞大肠俞小肠俞膀胱俞中膂内俞自环俞,两傍共计三十穴,而五藏之俞各五,六府之俞各六,皆在于其间。张兆璜曰:复提出藏俞府俞者,盖谓三百六十五之脉气所发,皆本于五藏六府,故末节复补出五藏之脉气。**委中以下至足小指傍各六俞。**谓委中昆仑京骨束骨通谷至阴,各六俞,共十二穴,通计七十七穴,外脱简一穴。

**足少阳脉气所发者,六十二穴。两角上各二。**谓天冲曲鬓,左右各二,共四穴也。**直目上发际内各五。**谓临泣目窗正营承灵脑空,左右各五,共十穴。按太阳之气上升于头项,少阳之气上升于头颊,故此五脉从太阳之气则为太阳之气所发,从少阳之脉则为少阳之脉气所发也。张兆璜曰:太阳之气在头正中,而下于后项;少阳之气在头两傍,连于两颊而下于两肩;阳明之气在面而下于膺喉。在经脉亦然,而支别则互相交错于耳鼻前后上下之间。**耳前角上各一。**谓颔厌二穴。**耳前角下各一。**谓悬厘二穴。**锐发下各一。**谓和髎二穴,属手少阳三焦经。**客主人各一。**一名上关,在耳前起骨上廉。**耳后陷中各一。**谓翳风二穴,属手少阳三焦经。**下关各一。**下关二穴,在客主人下,耳前动脉下廉,合口有空,属足阳明胃经。**耳下牙车之后各一。**谓颊车二穴,属足阳明胃经。**缺盆各一。**缺盆二穴,在肩下横骨陷者中,属足阳明胃经。愚按《邪气藏府篇》曰:诸阳之会,皆在于头面,邪中于面则下阳明,中于项则下太阳,中于颊则下少阳。中者,谓始中于三阳之气分;下者,谓下于三阳之脉中。手足三阳之脉,盘错于头面颈颊之间,而手足三阳之气,分部于头面项颊之上,是以手少阳足阳明之脉,交过于足少阳之部署,而皆为足少阳之脉气所发。馀经皆然。**掖下三寸,胁下至胠入间各一。**

掖下谓渊掖辄筋天池，胁下至胠谓日月章门带脉五枢维道居髎，共九穴。曰入间者，自掖下三寸至季胁间，凡入胁骨间也。渊掖在腋下三寸宛宛中，举臂得之。辄筋在期门下五分陷中，第三肋间。天池属手厥阴心包络经，在腋下三寸，乳后一寸。日月在期门下五分。章门系足厥阴肝经穴，在季胁肋端，脐上二寸，两傍开九寸，侧卧肘尖尽处是穴。带脉在季胁下一寸八分陷中。五枢在带脉下三寸。维道在章门下五寸三分。居髎在章门下八寸三分。**髀枢中傍各一**。谓环跳二穴，侧卧，伸下足屈上足，以右手摸穴，左摇撼取之为得。**膝下以至足小指次指各六俞**。谓阳陵泉阳辅丘墟临泣侠谿窍阴六穴。阳陵泉在膝下一寸骱外廉陷中，端坐取之。阳辅在足外踝上四寸，辅骨前三分。丘墟在足外踝下陷中。临泣在足小指次指本节后间陷中。侠谿在足小指次指歧骨间本节前陷中。窍阴在足小指次指之端，去爪甲如韭叶。

**足阳明脉气所发者，六十八穴。额颅发际傍各三**。谓悬颅阳白头维，左右各三，共六穴也。悬颅阳白系足少阳胆经，头维系本经穴。悬颅在曲角上。阳白在眉上一寸，直瞳子。头维在头角入发际，本神傍一寸半，神庭傍四寸半。**面鼽骨空各一**。谓四白穴，在目下一寸，直对瞳子下。**大迎之骨空各一**。大迎穴在曲颊前一寸三分，骨陷中动脉。**人迎各一**。人迎穴在结喉两傍一寸半，大动脉应手。**缺盆外骨空各一**。谓天髎穴，属手少阳三焦经，在肩缺盆上骨际陷中，缺盆上起肉是穴。**膺中骨间各一**。谓膺窗气户库房屋翳乳中乳根六穴。曰各一者，言膺中之骨间正诸穴之所在。气户在柱骨下，俞府两傍各二寸陷中。库房在气户下一寸六分陷中。屋翳在库房下一寸六分陷中。膺窗在屋翳下一寸六分陷中。乳中当乳中是穴。乳根在乳中下一寸六分陷中。**侠鸠尾之外，当乳下三寸，侠胃脘各五**。谓本经不容承满梁门关门太乙五穴，各去中行三寸。不容在巨阙傍第四肋端下，至下承满梁门关门太乙，上下相去各一寸。**侠齐广三寸各三**。谓滑肉门天枢外陵三穴。滑肉门在太乙下一寸，去中行侠脐各三寸。天枢在脐傍各开二寸陷中。外陵在天枢下一寸，去中行各二寸。**下齐二寸侠之各三**。谓大巨水道归来三穴。大巨在外陵下一寸。水道在大巨下二寸。归来在水道下二寸。各开脐下中行二寸。**气街动脉各一**。即气冲穴，在归来下鼠鼷上一寸，动脉应手。**伏兔上各一**。谓髀关二穴，在膝上伏兔后交分中。**三里以下，至足中指**

**各八俞，分之所在穴空**。八俞者，谓三里巨虚上廉巨虚下廉解谿冲阳陷谷内庭厉兑八穴，分之所在，计十六穴。三里在膝下三寸，䯒骨外廉大筋内宛宛中。巨虚上廉在三里下三寸。巨虚下廉在上廉下三寸。解谿在冲阳后一寸半腕上陷中，足大指次指直上跗上陷中。冲阳在足跗下五寸，动脉应手。陷谷在足大指次指下本节后陷中。内庭在足大指次指外间陷中。厉兑在足大指次指端，去爪甲如韭叶。

**手太阳脉气所发者，三十六穴。目内眦各一**。谓睛明穴，属足太阳膀胱经，在内眦外一分宛宛中，乃手足太阳足阳明阴阳跻五脉之会。**目外各一**。谓瞳子髎二穴，属足少阳胆经，在目外去眦五分。**鼽骨下各一**。谓颧髎二穴，在面烦骨下廉锐骨端陷中。**耳郭上各一**。谓角孙二穴，系手少阳三焦经，在耳郭中间上发际下，开口有空。**耳中各一**。谓听宫二穴，耳中珠子大如赤小豆。**巨骨穴各一**。巨骨二穴，系手阳明大肠经，在肩尖端上行两叉骨罅间。**曲掖上骨穴各一**。谓臑俞二穴，挟肩髎后大骨下胛上廉陷中，举臂取之。**柱骨上陷者各一**。谓肩井二穴，系足少阳胆经，在肩上陷中，缺盆上大骨前一寸半。**上天窗四寸各一**。谓天窗窍阴四穴，窍阴属足少阳胆经。天窗在颈大筋间前曲颊下，扶突后动脉应手。窍阴在完骨上枕骨下，动摇有空。**肩解各一**。谓秉风二穴，在肩上小髃后，举臂有空。**肩解下三寸各一**。谓天宗二穴，在秉风后大骨下陷中。**肘以下至手小指本各六俞**。谓小海阳谷腕骨后谿前谷少泽六穴。小海在肘内大骨外，去肘端五分陷中。阳谷在手外侧胁中锐骨下。腕骨在手外侧腕前起骨下陷中。后谿在手小指外侧本节后陷中，捏拳取之。前谷在手小指外侧本节前陷中。少泽在手小指外侧，去爪甲一分陷中。

**手阳明脉气所发者，二十二穴。鼻空外廉项上各二**。谓迎香扶突二穴。迎香在鼻下空傍五分。扶突在颈当曲颊下一寸，人迎后一寸半。**大迎骨空各一**。大迎穴系足阳明胃经，在颊前一寸五分。**柱骨之会各一**。谓天鼎二穴，在颈缺盆上扶突后一寸。**髃骨之会各一**。谓肩髃二穴也。在膊骨头肩端上两傍罅间陷者宛宛中，举臂取之。**肘以下至手大指次指本各六俞**。谓三里阳谿合谷三间二间商阳六穴。三里在曲池下二寸。阳谿在腕中上侧两筋间陷中。合谷在手大指次指歧骨间陷中。三间在食指本节后内侧陷中。二间在食指本节前内侧陷间。商阳在食指内侧,去爪甲如韭叶许。

手少阳脉气所发者,三十二穴。鼽骨下各一。谓颧髎二穴,系手太阳小肠经,在两烦骨锐骨端陷中。眉后各一。谓丝竹空二穴,在眉后陷中。角上各一。谓悬厘二穴,系足少阳胆经,在曲角上脑空下廉。下完骨后各一。谓天牖二穴,系足少阳胆经,在耳后入发际四分。项中足太阳之前各一。谓风池二穴,系足少阳胆经,在耳后脑空下发际陷中。侠扶突各一。谓天窗二穴,在颈大筋间,前曲颊下扶突后,动脉应手,属手太阳小肠经。肩贞各一。肩贞二穴,系手太阳小肠经,在曲胛两骨解间,肩髃后陷中。肩贞下三寸分间各一。谓肩髎臑会消铄三穴。肩髎当缺盆上突起肉。臑会挟肩髎后大骨下胛上廉陷中。消铄在肩下臂外间,腋对肘分下。肘以下至于小指次指本各六俞。谓天井支沟阳池中渚液门关冲六穴。天井在肘外大骨后肘上一寸,辅骨上两筋叉罅中。支沟在腕后臂外三寸,两骨间陷中。阳池在手表腕上陷中,从指本节直摸下至腕中心。中渚在手小指次指本节后间陷中。液门在手小指次指本节间陷中,捏拳取之。关冲在无名指端,去爪甲如韭叶许。

督脉气所发者,二十八穴。项中央二。谓风府哑门二穴也。风府在项后入发际一寸,大筋内宛宛中,疾言其肉立起,言休立下。哑门在项间风府后一寸,入发际五分,项中央宛宛中,入系舌本。发际后中八。谓神庭上星囟会前顶百会后顶强间脑户八穴。神庭在鼻上,入发际五分。上星入发际一寸,正中央陷中。囟会在上星后一寸陷中。前顶在上星后寸半陷中。百会在前顶后寸半,顶中央略退后些,可容爪甲一米许。后顶在百会后一寸半。强间在后顶后一寸半。脑户在强间后一寸半。面中三。谓素髎水沟龂交三穴。素髎在鼻柱上端准头。水沟一名人中,在鼻柱下近鼻孔中央陷中。龂交在唇内齿上龂缝中。大椎以下至尻尾及傍十五穴。谓自大椎以下至尻尾之长强计十三穴,及下两傍之会阳穴,共十五穴也。大椎在项后大骨上陷中。陶道在大椎下节间。身柱在三椎下节间。神道在五椎节间。灵台在六椎节间。至阳在七椎节间。筋缩在八椎节间。脊中在十一椎节间。悬枢在十三椎间。命门在十四椎间。阳关在十六椎间。腰俞在二十一椎间。长强在脊骶端。会阳在阴尻骨两傍,属太阳膀胱经。**至骶下凡二十一节,脊椎法也**。自大椎至骶骨,凡二十一节,连项上三椎,共二十四节,或曰应二十四气。

**任脉之气所发者,二十八穴。喉中央二**。谓廉泉天突二穴。廉泉在颔下结喉上四寸中央,仰面取之。天突在结喉下四寸宛宛中。**膺中骨陷中各一**。谓璇玑华盖紫宫玉堂膻中中庭六穴。喉下胸骨间为膺,璇玑在天突下一寸。华盖在璇玑下二寸陷中。紫宫在华盖下一寸六分陷中。玉堂在紫宫下一寸六分陷中。膻中在玉堂下一寸六分两乳间陷中。中庭在膻中下一寸六分。**鸠尾下三寸,胃脘五寸,胃脘以下至横骨六寸半一,腹脉法也**。胃脘者,言上脘中脘下脘,皆谓之脘也。此言蔽骨以下至胃之上脘,计三寸间有鸠尾巨阙之穴;自脐之中央至胃之上脘,五寸间有上脘中脘建里水分之穴;自胃之下脘至横骨毛际横纹间,计六寸半,有下脘水分神阙阴交气海石门关元中极曲骨之穴。一者谓六寸半之零一分也。盖以量尽处取穴,而上下穴间有一分之馀也。此分度腹穴之法也。鸠尾在蔽骨下五分。巨阙在鸠尾下一寸。上脘在巨阙下一寸五分。中脘在上脘下一寸。建里在中脘下一寸。下脘在建里下一寸,上脐上二寸。水分在下脘下一寸。神阙在水分下一寸,当脐之中央。阴交在脐下一寸。气海在脐下一寸五分。石门一名丹田,在脐下二寸。关元在脐下三寸。中极在脐下四寸。曲骨在中极下一寸,入横骨毛际中五分。故自胃之下脘至横骨间,止六寸半也。此取腹穴之法,上以蔽骨,下以横骨,中以脐之中央为准,各分而度之也。**下阴别一**。谓下两阴之间别有一穴,名曰会阴。**目下各一**。谓承泣二穴,在目下七分,乃任脉阳跻胃经脉气之会。**下唇一**。谓承浆穴,在唇下陷中。**龂交一**。龂交穴一,在唇内齿下龂缝中。盖上古以龂交有二,督脉之龂交入上齿,任脉之龂交入下齿也。以上下之龂齿相交,故名龂交。以上共二十七穴,尚少一穴,愚谓脖胦乃脐下另有一穴,非气海也。

**冲脉气所发者,二十二穴。侠鸠尾外各半寸,至齐寸一**,此言冲脉之穴,侠鸠尾各开半寸,下至脐间,相去一寸而一穴也。幽门二穴,在巨阙傍各开五分。通谷在幽门下一寸。阴都在通谷下一寸。石关在阴都下一寸。商曲在石关下一寸。肓俞在商曲下一寸。**侠齐下傍各五分至横骨寸一,腹脉法也**。此冲脉之侠齐下两傍各开五分,每穴相去一寸,此取腹脉之法,盖腹穴无陷中可取,止可以分寸度量,上以蔽骨鸠尾,中以脐中,下以横骨为准绳也。中注在肓俞下一寸。四满下中注一寸。气穴一名胞门,又名子户,下四满一寸。大赫一名阴关,又名阴维,在气穴下一寸。横骨下大赫一寸,在阴上横骨中,宛如偃月,去腹中行一寸五分。又按《图经》内横骨大赫气穴,皆相去中行寸半。

**足少阴舌下,厥阴毛中,急脉各一。**足少阴舌下者,谓肾脉之上通于心,循喉咙,侠舌本,而舌下有肾经之穴窍也。足厥阴毛中急脉者,谓肝经之脉起于大指丛毛之际,而肝气之弦急也。本篇论手足三阳之脉气所发者,三百六十五穴,以应周天之数,而末言足少阴舌下,厥阴毛中,手足鱼际,谓内有五藏之脉五,而阳中之有阴也。然脉气又皆本于五藏五行之所生,而三阳之气亦由于阴中之所出也。张兆璜曰:毛中言肝脉之始,舌下言肾脉之终,意言阳气生于阴气之始,阳脉交于阴脉之终。**手少阴各一。**言三百六十五穴之中,有心脉之穴二也。**阴阳跻各一。**阴跻谓交信二穴,阳跻谓跗阳二穴。本篇虽论手足三阳之脉气所发,而内有冲任阴跻五藏之阴脉焉。**手足诸鱼际脉气所发者。**鱼际者,谓手足之白肉隆起处,有如鱼腹而穴在其际也。手之鱼际,肺之脉气所发;足之鱼际,脾之脉气所发也。**凡三百六十五穴也。**手足三阳经脉气所发者二百九十八穴,督任冲脉所发者七十八穴,五藏脉气所发者十穴,阴阳跻四穴,通共三百九十穴。内太阳经内重督脉五穴,重足少阳十穴,手阳明内重大迎二穴,手少阳内重悬厘二穴,风池二穴,天窗二穴,颧髎二穴,共重二十五穴,除去所重,实三百六十五穴也。

## 骨空论篇第六十

**黄帝问曰:余闻风者百病之始也,以针治之,奈何?**按此篇论骨空而帝所问在风者,谓治大风寒热诸证,皆取刺于骨空也。夫人有三百六十五节,节之交神气之所游行出入,骨空者节之交会处也。《灵枢·骨度篇》曰:先度其骨节之大小广狭,而脉度定矣。是经脉之度数随骨之长短,骨节之空处即脉之穴会,故曰所言节者,神气之所游行出入,非皮肉筋骨也。**岐伯对曰:风从外入,令人振寒汗出,头痛身重恶寒,治在风府,调其阴阳,不足则补,有馀则泻。**风从外入者,风气客于皮肤之间也。风为阳邪,伤人阳气，故令人振寒汗出，头痛身重恶寒也。调其阴阳，和其血气也。正气不足则补之，邪气有馀则泻之。此言风在皮肤之气分，而治在风府者，风府乃督脉阳维之会也。**大风颈项痛，刺风府，风府在上椎。**此言风邪入于经者，亦当治其风府也。夫风伤卫，卫气一日一夜大会于风府，是以大风之邪，随卫气而直入于风府者，致使其头项痛也。风府，督脉之穴名。上椎，大椎也。曰风府在上椎者，谓经脉之穴在于骨空之间也。**大风汗出，灸譩譆，譩譆在背下，侠脊傍三寸所厌之，令病者呼譩譆，譩譆应手。**汗为阴液，大风汗出者，阳气伤而邪陷于经脉之下，故当灸之。譩譆足太阳经脉之穴，在背骨六椎间，傍开三寸所，以手厌之，令病者呼譩譆，其脉应手。盖意为脾志，喜为心志，心有所忆谓之意，意之所在，神亦随之。夫血气者，神气也。节之交，神气之所游行出入。言脉气之出于骨空者，神气之所注也。**从风憎风，刺眉头。**从风，迎风也。迎风憎风是邪在头额间，故当取眉间之骨穴。**失枕，在肩上横骨间。**失枕则为颈项强痛之患，故当刺肩上横骨间之穴。夫髓乃骨之精，脑为髓之海，髓之上会于脑者，由枕骨间之脑空而入，故此节论失枕，下节曰头横骨曰枕。**折使榆臂齐肘正，灸脊中。**折者，谓脊背磬折而不能伸舒也。榆，读作摇，谓摇其手臂，下垂齐肘尖，而正对于脊中，以灸脊中之节穴。**胗络季胁，引少腹而痛胀，刺譩譆。**胗络季胁，胁骨之尽处，少阳厥阴之部署也。痛引少腹者，连及于膀胱也。夫太阳为诸阳主气，故阳气陷下者，灸太阳之譩譆，胁腹引痛者，亦刺譩譆以疏泄。盖志意和则筋骨强健，而邪病自解矣。张兆璜曰：心有所忆谓之意，意之所在谓之志。少阳主骨，厥阴太阳主筋，少厥属木，木生于水，故痛引少腹。**腰痛不可以转摇，急引阴卵，刺八髎与痛上，八髎在腰尻分间。**腰痛不可以转摇者，肾将惫也。急引阴卵，连及于厥阴也。亦当取足太阳之上髎次髎中髎下髎之八穴，及与少阴厥阴本部之痛处，盖八髎在腰尻之骨间，筋骨为病，当从骨空之穴以刺之。**鼠瘘寒热，还刺寒府，寒府在附膝外解荣，取膝上外者使之拜，取足心者使之跪。**鼠瘘，寒热病也。其本在藏，其末上出于颈腋之间。夫天开于子，足少阴者，天乙所生之水藏也。其本在藏者，在少阴之肾藏也。寒府者，膀胱为肾藏寒水之府也。病在藏而还取之府者，谓阴藏之邪当从阳气以疏泄也。营，营穴也。谓所取寒府之穴，在附于膝之外筋营间之委中穴也。拜，揖也。取膝上外解之委中者，使之拜则膝挺而后直，其穴易取也。如当再取肾藏之本经者，使之跪，跪则足折而涌泉之穴宛在于足心之横纹间矣。以上论大风寒热诸证，当取头项脊背足膝之骨空者，皆太阳之穴也。

**任脉者，起于中极之下，以上毛际，循腹里，上关元，至咽喉，上颐，循面入目。**此言任脉之有骨空也。任脉乃循于腹之肉穴，然起于中极之下，上毛际而交于横骨，循膺胸之鸠尾膻中天突而至于咽侯，上颐循承浆而入络于齿龂，复循面入目下而络于承泣，是始终之有骨穴也。**冲脉者，起于气街，并少阴之经，侠齐上行，至胸中而散。**气街即气冲，系足阳明经穴，在少腹毛中两傍各二寸，横骨之两端。冲脉并足阳明少阴二经之间，循腹上行，侠齐左右各五分，上至胸中而散。再按冲任二脉皆起于胞中，上循背里，为经络之海。其浮而外者，起于窍冲，循腹右上行至胸中而散，淡渗于肌腠，充肤热肉，生毫毛。此冲脉之血气行于脉外也。今止言腹而不言背者，谓冲脉之血气，散于脉外而充于骨空也。故所谓骨空者，谓经脉之气注于节之交而为穴也。至于骨空之血气，乃脉外之血气也。**任脉为病，男子内结七疝，女子带下瘕聚。冲脉为病，逆气里急。督脉为病，脊强反折。**此言冲任之脉循于腹，故其病在腹，督脉循于背，故为病在背也。七疝者，其病各异，其名不同。瘕者，假血液而时下汁沫。聚者，气逆滞而为聚积也。冲脉之血气散于脉外之气分，故病则逆气里急。督脉之脉循于背，故病则脊强反折也。盖背为阳，督脉循于背而总督一身之阳。经云：阳病者不能俯，阴病者不能仰。**督脉者，起于少腹以下骨中央。女子入系廷孔，其孔，溺孔之端也。**此论督脉之循于骨空也。下骨中央，毛际下横骨内之中央也。廷孔，阴户也。溺孔之端，阴内之产门也。此言督脉起于少腹之内，故举女子之产户以明之。当知男子之督脉，亦起于少腹内宗筋之本处也。故下文曰：其男子循茎下至篡，与女子等。盖此节举女子则男子可知，下节论男子则与女子等也。**其络循阴器，合篡间，绕篡后，别绕臀，至少阴与巨阳中络者合。少阴上股内后廉，贯脊属肾，**篡，初患切。臀，音屯。篡间，前后阴相交之处。臀，尻也。言督脉之别络，前循阴器，合篡间，绕前后二阴之后，又别络者，分而行之，绕臀与足太阳之中络者，合少阴上股内后廉，贯脊属肾。按足太阳之中络者，循髀枢，络股阳而下贯臀，合足少阴，自股内后廉，贯脊属肾。而督脉之别绕臀者，至少阴与太阳中络所合之处，相合而同上股，贯脊属肾。**与太阳起于目内眦，上额交巅上，入络脑，还出别下项，循肩髆内，侠脊抵腰中，下循膂络肾。**此言督脉之循于背者，乃从上而下也。夫背为阳，腹为阴，督脉总督一身之阳，故其脉之循于背者，复从上而下，若天气之下降也。盖阳生于阴，故其原出于前阴，循腹而上至于目，太阳主诸阳之气，其脉起于两目之睛明穴，而督脉亦与太阳之脉同上额交巅络脑，出项循脊而下。此阳气之环转于上下前后，犹天道之绕地一周也。**其男子循茎下至篡，与女子等。其少腹直上者，贯齐中央，上贯心，入喉上颐环唇，上系两目之下中央。**此言督脉之原起于少腹内，分而两歧：一循阴茎下至篡，而与女子等；一从少腹直上，贯脐入喉，上颐环唇，入龂交上齿缝中，上系于两目之下中央，会太阳于睛明穴。**此生病从少腹上冲心而痛，不得前后为冲疝。其女子不孕，癃痔遗溺嗌干。督脉生病，治督脉，治在骨上，甚者在齐下营。**此言循于腹之督脉为病，而取刺当在骨间，盖病虽在腹之阴，而所治当从阳也。其脉从少腹直上贯心，故此生病从少腹上冲心而痛。绕于前后二阴之篡间，故病则不得前后，而或为冲痛之疝。督脉同冲任并起于胞间，故在女子则为不孕。如病在前后两阴之间，而男女皆为癃痔。如在于廷孔阴茎之内，则皆为遗溺。如上入于喉，则咸为嗌干。此在腹之督脉生病，而所治当在骨上。若病甚而不已者，兼取于脐下之营。营，谓腹间之肉穴。骨，谓脊背之骨穴也。**其上气有音者，治其喉中央，在缺盆中者。其病上冲喉者，治其渐，渐者，上侠颐也。**此言胸喉间之督脉为病者，当取膺颐间之骨穴也。其气上逆而呼吸有音者，治其喉中央，在两缺盆中者之天突穴也。如病上冲喉者，治其渐，渐者，谓督脉之入喉者，上唇齿而渐分为两歧，侠颐入目，当于渐上侠颐之处而刺之。

**蹇膝伸不屈，治其楗。**此节论膝之为病，而当治其机楗骸关之骨空也。蹇膝者，谓淹蹇而难于屈伸也。下文曰：辅骨上横骨下为楗。**坐而膝痛，治其机。**坐而膝痛者，屈而不伸也。故当治其机，机关利则屈伸皆利矣。夫屈而不伸者，其病在筋，伸而不屈者，其病在骨。膝者筋之会，而诸筋皆属于节，故特论其膝焉。**立而暑解，治其骸关。**暑，热也。膝解为骸关，立而骨解中热者，取骸关以治之，即膝解处也。**膝痛痛及拇指，治其腘。**足之拇指，厥阴肝经之井荥。骸下为辅骨，辅骨之上为腘中，厥阴之脉上腘内廉，故当治其腘。**坐而膝痛如物隐者，治其关。**如物隐者，邪留于骨节间也。故当治其关，关开则邪出矣。**膝痛不可屈伸，治其背内。**膝痛不可屈伸，筋骨皆病也，当取背内太阳之经以治之。太阳寒水主骨，而阳气养筋。**连骺若折，治阳明中俞髎。**膝痛而连骺骨若折者，治阳明之中俞髎，谓三里穴也。**若别，治巨阳少阴荥。**谓连骺若折而有别治之法，可取太阳少阴之荥穴，盖骨乃太阳少阴之所主也。**淫泺胫痠，不能久立，治少阳之维，在外踝上五寸。**此又言少阳之主骨也。少阳为枢，枢折则骨繇而不安于地。骨繇者，节缓而不收，故淫泺胫痠，不能久立。当治少阳之维，在外踝上五寸之光明穴。**辅骨上横骨下为楗，侠髋为机，膝解为骸关，侠膝之骨为连骸，骸下为辅，辅上为腘，腘上为关，头横骨为枕。**楗，与键同。髋，音宽。骸，音谐。腘，音国。此承上文而言腰膝骺骨之释名也。辅骨上为腰，髋骨下为楗，膝上为机，膝盖骨为解，膝外为骸关，关下为腘，腘下为辅骨，辅骨上为连骸。连骸者，是骸骨相连接处也。夫腰脊者，身之大关节也。膝胫者，人之管以趋翔也。故独举腰膝，而曰关曰楗，曰机曰骸，命名之义，良有以也。夫少阳少阴主骨，而阴阳之气皆从下而生，则骨气亦从下而上矣。骨之精髓从枕骨之髓空而会于脑，故论膝骺之骨，而曰头横骨为枕，言骨气之上下相通也。

**水俞五十七穴者，尻上五行行五，伏兔上两行行五，左右各一行行五，踝上各一行行六穴。**此言水俞五十七穴，亦皆循于骨空也。

**髓空在脑后三分，在颅际锐骨之下，一在断基下，一在项后中复骨下，一在脊骨上空在风府上，脊骨下空在尻骨下空。**本篇之所谓骨空者，言经脉之循于骨空之间而为穴也。然骨空间乃节之交，精髓上下相通之处，故复总论其通体骨节之空焉。诸髓皆会于脑，而为精髓之海，故先言髓空在脑后锐骨之下，谓脑髓相通之处，在脑后锐骨之下有空也。一在断基下者，谓脑前有空而通于齿根之上，鼻頞之间，故脑渗则为涕也。一在项后中复骨下者，在督脉之哑门，入系舌本，谓脑之中通于舌下也。一在脊骨上空在风府上者，谓诸髓之从脊骨而上于风府，从风府而入通于脑也。所谓脊骨下空在尻骨下空者，言脊髓之上通于脑，而下通于尻臀之骨空也。**数髓空在面侠鼻，**数，音素。言面之侠鼻间而有数处之髓空也。**或骨空在口下，当两肩。**

此言面骨之通于肩骨也。言在面数处之骨空，或有在口下而通于肩骨者。**两髆骨空在髆中之阳。**此两肩髆之通于两臂也。阳，外侧也。**臂骨空在臂阳，去踝四寸，两空骨之间。**此言两臂骨之相通也。踝谓手踝，去踝四寸，两骨空之间者，谓髓在肱骨之中央，上通于肩臂，下通于手指者也。**股骨上空在股阳，出上膝四寸。**股骨，谓大腿之骨，在膝上四寸，是在骨之中央矣。盖言大骨之中空，而髓充于内，从两头之髓孔上通于腰尻，下通于骱骨，故下文云扁骨无髓孔，而中亦无空。**骱骨空在辅骨之上端。**骱骨，小腿之骨，空在辅骨之上，上通于股骨，下通于跗指之骨也。**股际骨空在毛中动下。**股际者，谓两大腿骨之上，小腹下之横骨，在两股骨之间，毛中动脉之下。**尻骨空在髀骨之后，相去四寸。**尻骨，臀骨。髀骨在股骨之上少腹两傍突起之大骨前，下连于横骨，后连于尻骨。**扁骨有渗理凑，无髓孔，易髓无空。**此言扁骨之无髓空，而亦无髓孔之易髓也。髓孔者，谓节之交有孔窍之相通。易髓者，谓通体大小之骨，精髓互相资易者也。扁骨，肋骨也，其骨扁而中实无空，其节交之处亦无髓孔以易髓，然于骨外之筋膜理腠间，而津液亦互相灌渗，是上下周身之骨度髓气流通，亦如经脉之环转无端者也。

**灸寒热之法，先灸项大椎，以年为壮数，次灸橛骨，以年为壮数。**此言鼠瘘寒热之病而有二十九穴之灸法也。夫鼠瘘之本，在于水藏，其病出于三阳颈项之间，故当先灸督脉之大椎，次灸尾穷之橛骨。盖督脉之原在肾，其脉在阳，而骨穴亦皆属于肾也。以年为壮者，谓子鼠为生肖之始，十二岁一周，周而复始也。张兆璜曰：上节论刺者，泻脉中之毒也。此复论灸者，起在下之本也。**视背俞陷者灸之。**太阳乃肾藏之寒府，故视太阳经之背俞陷者灸之。**举臂背上陷者灸之。**此手阳明经之肩髃穴也。在肩端两骨间，举臂有空。**两季胁之间灸之。**谓足少阳经之京门穴也。在腰中季胁间，乃肾之募。莫仲超曰：近时有灸肩井及经外穴之肘尖者，亦皆取少阳之经。**外踝上绝骨之端灸之。**系足少阳经之阳辅穴也。**足小指次指间灸之。**系足少阳经之侠谿穴。**腨下陷脉灸之。**系足太阳经之承筋穴。**外踝后灸之。**系足太阳经之昆仑穴。**缺盆骨上切之坚痛如筋者灸之。**按《灵枢·经脉篇》：手太阳手足少阳阳明五脉，皆入于缺盆两骨之间，故不必论其何经，切之坚痛如筋者,即灸之。是鼠瘘之毒出于颈项三阳之脉,其毒留之处则累累如连珠,而所病之经脉亦坚硬如筋也。**膺中陷骨间灸之**。系任脉之天突穴,乃阴维之会,而任脉亦起于少阴胞中。**掌束骨下灸之**。系手少阳经之阳池穴。**齐下关元三寸灸之**。关元穴属任脉,在脐下三寸,乃手太阳小肠之募,三阴任脉之会。**毛际动脉灸之**。系足阳明经之气冲穴。**膝下三寸分间灸之**。系足阳明经之三里穴。**足阳明跗上动脉灸之**。系足阳明经之冲阳穴。**巅上一灸之**。系督脉之百会穴。以上共计二十九处,后犬所啮之处,谓三阳之皮部,故曰灸之二壮。此在三阳之气分,而不涉于经脉,故不在于数内。王芳侯曰:此经脉之邪,亦可从气分而出。**犬所啮之处,灸之三壮,即以犬伤病法灸之**。啮,音业。此论鼠瘘之病本于水藏之阴,而交于戌火之阳,故为寒为热也。曰鼠曰犬者,谓子之天乙水邪,戌之包络火邪,相合而为患也。犬所啮之处,腿之鱼腹间也。鱼腹之外侧乃少阳之部署,少阳之上,相火主之,少阳之气上与包络相合而为火也。故当于犬所啮之处灸之,即以犬伤病法灸之者。盖犬伤者亦发寒热,谓鼠瘘之寒热,有如虫兽所伤之不内外因,非外感之寒热而欲治其表也。即如开阖不得,寒气从之,陷脉为瘘,留连肉腠,此属外感风寒之瘘,而与其本在藏者之因不同也。再按《灵枢经》曰:目中有赤脉,上下贯瞳子,见一脉一岁死。夫瞳子,水藏之精也。脉者,心包络之所主也。火为阳,水为阴,脉从上而下贯瞳子,是为阴阳交者死不治。是鼠瘘之毒为害最厉,故当先于大椎橛骨肩背胸膺二十九处,灸三阳之经脉,以起肾藏之毒,复于犬所啮之处以绝心包络之交焉。倪冲之曰:有一种肿痛溃烂者,乃外感风寒之瘘,此为易治。如在颈腋之间,累累如连珠,不痛不肿者,其本在藏,后至破溃而见赤脉者,死证也。**凡当灸二十九处,伤食灸之**。此言鼠瘘之过于膺喉者,再以伤食之法灸之。夫鼠瘘之上出于颈项之间,乃太阳少阳之部署,如过于膺喉则及于阳明,而为马刀侠瘿矣,故又当以伤食之法而灸其膺胸焉。张兆璜曰:太阳少阳之气,发原于下焦水藏,而阳明之气出于中焦,故凡当二十九处,再以伤食之法灸其胃脘,以清阳明之原。**不已者,必视其经之过于阳者,数刺其俞而药之**。数,音朔。夫鼠瘘之本,在于水之阴藏,而其病上出于颈腋三阳之间。今灸背俞腨中之太阳,肩背两胁之少阳,膝下跗上之阳明,而又如犬所啮之病,及伤食之法。灸之不已者,此阴毒之气盛也。故当视其经之过于阳者之处,数刺其俞而泄之,使阴藏之毒与阳相绝,而再饮以解毒之药治其阴,此治鼠瘘寒热之全法也。高士宗曰:骨者,肾所主也。此篇论骨空,故首论刺太阳,而曰还刺寒府,谓太阳乃肾藏寒水之府也。次论冲任督脉者,三脉皆发原于肾也。次论通体之骨空髓空者,肾生骨髓,而髓乃肾之精也。论刺灸鼠瘘寒热者,鼠瘘之毒本于肾藏也。

# 水热穴论篇第六十一

黄帝问曰:少阴何以主肾?肾何以主水?此言肾为阴而阴主水也。岐伯曰:肾者,至阴也,至阴者,盛水也。肺者,太阴也。少阴者,冬脉也。故其本在肾,其末在肺,皆积水也。此言水由地中生,上升于天,下归于泉,天气与水气上下相通,故在地为水,而在天为寒。夫天为阳,地为阴,泉在地之下,故为至阴而盛水。盛者,受盛而多也。夫肺主天,太阴之气主湿土,土气上升于天而为云,天气下降而为水,是水由天降,云自地生,故曰肺者太阴也,谓天地之气相合也。少阴主水而司冬令,其脉贯膈入肺中,故其本在肾,其末在肺,上下皆积水也。兆璜曰:肺主气而发原在肾,是气从下而生,水亦从下而上,下则为溲,上则为汗,留聚则溢于皮肤而为胕肿矣。帝曰:肾何以能聚水而生病?岐伯曰:肾者,胃之关也。关门不利,故聚水而从其类也。此言水由中焦入胃之饮而生,从下焦决渎而出,故关门不利,则聚水而从其类。盖肾者主水,水不沾流,则水亦类聚矣。张兆璜曰:关者,关戾也。即《金匮》之所谓了戾不利,则不得溺。上下溢于皮肤,故为胕肿。胕肿者,聚水而生病也。胕肿,胀也。皮肤者,肺之合,水聚于下,则反溢于上,故肿胀于皮肤之间,盖因水聚而生此病也。张兆璜曰:下文云外不得越于皮肤,谓水溢于皮肤,尚可从汗解。故《金匮要略》云:腰以下肿,当利小便;腰以上肿,当发汗乃愈。帝曰:诸水皆生于肾乎?岐伯曰:肾者,牝藏也。地气上者,属于肾而生水液也,故曰至阴。此复言水生于中焦之胃土,然由下焦之气上升以合化。夫胃为阳府,肾为牝藏,肾气上交于阳明,戊癸合化,而后入胃之饮从地土之气上输于肺,肺气通调而下输决渎,故曰地气上者,属于肾而生水液也。夫水在地之下,地气上者,直从泉下之气而生,故曰至阴。是地气上通于天,而水气亦上通于天也。以上论水液生始之原，聚则为水为肿，和则清中之浊者从决渎而下行，清中之清者为精为液，为气为血，生肌肉而充皮肤，濡筋骨而利关节，莫不由此入胃之饮。医者知此，能通调其生始出入之原，不唯病之不生，且使其形体不敝，益寿延年，斯可谓之国手。

**勇而劳甚则肾汗出，肾汗出逢于风，内不得入于藏府，外不得越于皮肤，客于玄府，行于皮里，传为胕肿，本之于肾，名曰风水。所谓玄府者，汗空也。**上节论关门不利，水聚于下，溢于上而为胕肿。此言劳动肾液上出为汗，逢于风而闭溢于皮肤之间为胕肿。当知胕肿之有二因也。经云：用力过度则伤肾。又曰：持重远行，汗出于肾。盖勇而劳甚则伤骨，骨即为肾，肾气动则水液上升而为汗矣。逢于风则内不得入于藏府，外不得越于皮肤，客于玄府，行于皮里，传为胕肿，本之于肾，名曰风水，盖因风而致水肿于皮肤间也。玄府者，乃汗所出之空孔，又名鬼门，盖幽玄而不可见者也。夫肾者主水，受胃府之津液而藏之，肾之津液复还入胃中，而资养其藏府。又入心为汗，入肝为泪，入肺为涕，入脾为涎，自入为唾，是五液皆出于肾，而五藏六府之气亦藉肾藏之津液以濡养，故曰内不得入于藏府。此论水从上降而复从下升，乃津液环转之道。医者知此，能积此精而还养五藏之神，不独益寿延年，而更可以神仙不老。

**帝曰：水俞五十七处者，是何主也？岐伯曰：肾俞五十七穴，积阴之所聚也，水所从出入也。尻上五行行五者，此肾俞。故水病下为胕肿大腹，上为喘呼不得卧者，标本俱病。故肺为喘呼，肾为水肿，肺为逆，不得卧，分为相输俱受者，水气之所留也。**此言水随经而上下也。肾者，至阴也。穴者，气之所聚，故肾五十七穴，积阴之所聚也，水随此经俞而外内出入者也。尻，臀也。尻上五行，中行乃督脉之所循，傍四行乃太阳之经脉，盖督脉起于至阴，循阴器，绕篡后，别绕臀，合少阴太阳，贯脊入肾，太阳为少阴之寒府，是此五行乃水阴之所注，故皆为肾俞。是以病水则下为胕肿大腹，上则为喘呼不得卧者，此标本俱病。盖肾为本，肺为标，在肺则为喘呼，在肾则为水肿，肺为气逆，故不得卧也。此水分为相输而上下俱受病者，盖肾俞之循尻而下，复循腹而上贯肺中，水气之留于经俞故也。夫有形之血行于脉中，无形之气行于脉外，是以有形之水行于无形之气分，无形之水气行于有形之脉中,水随经而行于上下,而水气亦随经而留于脉中也。故胕肿大腹者,水所从出入于外内。喘呼不得卧者,水气上逆于脉中。**伏兔上各二行行五者,此肾之街也,三阴之所交结于脚也。**伏兔,在膝上六寸起肉,以左右各三指按膝上,有肉起如兔之状,故以为名。各二行者,谓少阴之大络与少阴之经左右各二,共四行也。行五者,谓少阴经之阴谷筑宾交信复溜,及三阴之所交结之三阴交穴也。街,气街也。气街者,气之径路也。经络者,经别之大络也。如经络之气结,则别走于气街,故络绝则经通,此少阴之经同少阴之大络下行于脚,而交结于三阴,故曰肾之街也。按《灵枢经》黄帝问曰:少阴之脉独下行何也?岐伯曰:夫冲脉者,五藏六府之海也。五藏六府皆禀焉,其上者出于颃颡,渗诸阳,灌诸精。其下者注少阴之大络,出于气街,循阴股内廉,入腘中,伏行骭骨内,下至内踝之后属而别,其下者并于少阴之经渗三阴。此冲脉之注于少阴之大络,而交结三阴于足骱之间,故曰:伏兔上各二行,此肾之街也,详《灵枢经集注》。**踝上亦然。踝上各一行行六者,此肾脉之下行也,名曰太冲。**此言少阴之本直起于至阴之下也。踝上各一行者,左右二足各一行也。行六者,谓照海水泉大钟太谿然谷涌泉六穴也。此肾脉之直下行于至阴也。夫圣人南面而立,前曰广明,后曰太冲,太冲之地,名曰少阴。少阴根起于涌泉,是泉在地之下,从至阴而涌出,故曰:肾者,至阴也。至阴者,盛水也。**凡五十七穴者,皆藏之阴络,水之所客也。**凡此五十七穴,皆水藏之阴络,水之所客也。客者,谓留舍于脉络之间,非入于脉中也。

**帝曰:春取络脉分肉,何也?**按《灵枢·四时气篇》内风水肤胀为五十七痏,取皮肤之血者,尽取之,而首论四时各有浅深之所在。帝复引经而问,故曰春取络脉分肉何也,而伯复详析其旨焉。**岐伯曰:春者木始治,肝气始生,肝气急,其风疾,经脉常深,其气少,不能深入,故取络脉分肉间。**治,主也。东方生风,风生木,木生肝。风木之气,其性急疾而直达于络脉分肉之间,其经脉之气,随冬令伏藏,久深而始出,其在经之气尚少,故不能深入而取之经,当浅取之络脉分肉间也。按针刺之道,有皮肉筋骨之浅深,病有浮沉,刺有浅深,此病之有浅深也。四时各有所取,四时之有浅深也。故曰:四时之气,各有所在。灸刺之道,得气穴为定。**帝曰:夏取盛经分腠,何也?岐伯曰:夏者火始治,心气始长,脉瘦气弱,阳气留溢,热熏分**

腠，内至于经，故取盛经分腠。绝肤而病去者，邪居浅也。所谓盛经者，阳脉也。南方生热，热生火，火生心，而心主血脉。心气始长，故脉气尚瘦弱也。其阳盛之气留溢于外，而外之暑热熏蒸于分腠，内至于经脉，故当取之盛经分腠。绝肤者，谓绝其肤腠之邪，不使内入于经脉，盖邪居肤腠之浅也。阳脉，谓浮见于皮肤之脉，阳盛于外，故曰盛经。按此二节论取气而不论脉。帝曰：秋取经俞，何也？岐伯曰：秋者金始治，肺将收杀，金将胜火，阳气在合，阴气初胜，湿气及体，阴气未盛，未能深入，故取俞以泻阴邪，取合以虚阳邪。阳气始衰，故取于合。夫秋，刑官也，于时为金，其令收降。故肺气将收而万物当杀，清肃之气将胜炎热，阳气始降，而在所合之府，其藏阴之气始升而初胜也。夫立秋处暑，乃太阴湿土主气，故湿气及体，其阴气未盛，故未能深入而取之，当刺俞上以泻太阴之湿，取合穴以虚阳府之邪。以阳气始衰，故取之于合，盖秋时阳气下降，始归于府而后归于阴也。帝曰：冬取井荥，何也？岐伯曰：冬者水始治，肾方闭，阳气衰少，阴气坚盛，巨阳伏沉，阳脉乃去，故取井以下阴逆，取荥以实阳气。故曰冬取井荥，春不鼽衄，此之谓也。肾为水藏，冬令闭藏，阳气已衰，而阴寒之气坚盛于外，太阳之气伏沉，其阳脉亦乃去阳而归伏于内矣。故当取井以下阴逆之气，取荥以实沉伏之阳，顺时令也。夫井，木也。木生于水，故取井木以下阴气，勿使其发生而上逆也。荥，火也。故取荥穴以实阳气，乃助其伏藏也。盖冬令闭藏，以奉春生之气，故冬取井荥，助藏太阳少阴之气，至春时阳气外出，卫固于表，不使风邪有伤肤腠络脉，故春不鼽衄，此之谓也。以上论刺风水所取五十七俞，而又有四时之分别也。

帝曰：夫子言治热病五十九俞，余论其意，未能领别其处。愿闻其处，因闻其意。《气穴论》中言热俞有五十九穴，故帝曰夫子言治热病五十九穴，余论其意，但未能别其处。因闻其意者，因其处而知其泻热之意也。岐伯曰：头上五行行五者，以越诸阳之热逆也。头上五行，每行有五穴，俱在头之巅顶，诸阳之气上升于头，故取刺以越诸阳之热逆，中行属督脉之上星囟会前顶百会后顶五穴，傍两行系足太阳经之五处承光通天络却玉枕十穴，又傍两行系足少阳经之临泣目窗正营承灵脑空十穴。大杼、膺俞、缺盆、背俞，此八者，以泻胸中之热也。大杼，穴在项大椎两傍，属足太阳膀胱经。膺俞,一名中府,在胸中行两傍各开六寸,属手太阴肺经。缺盆,穴在肩上横骨陷者中,属足阳明胃经。背俞,即风门穴,在大椎下第二椎两傍,各开一寸五分,属足太阳膀胱经。此八者,在胸中前后之上,以泻胸中之热。**气街、三里、巨虚上下廉,此八者,以泻胃中之热也。**气街,在少腹下横骨两端,动脉应手。三里,在膝下三寸,䯒骨外大肉分间。巨虚上廉,在三里下三寸。巨虚下廉,在上廉下三寸。并足阳明胃经,刺之以泻胃中之热。**云门、髃骨、委中、髓空,此八者,以泻四支之热也。**云门,在巨骨下胸中行两傍相去各六寸,属手太阴肺经。髃骨,在肩端两骨间,属手阳明大肠经。委中,在足膝后屈处,腘中央约纹中,动脉应手,属足太阳膀胱经。髓空,即横骨穴,所谓股际骨空在毛中动下,属足少阴肾经。盖手太阴与阳明为表里,足少阴与太阳为表里,手之太阴从腹走手,手之阳明从手走头,足之少阴从足走腹,足之大阳从头走足,并主血气,故此八者以泻手足之热也。按王氏辈以督脉之腰俞为髓空,是止七穴而非八矣。**五藏俞傍五,此十者,以泻五藏之热也。凡此五十九穴者,皆热之左右也。**五藏俞各开中行一寸五分。肺俞在三椎间,心俞在五椎间,肝俞在九椎间,脾俞在十一椎间,肾俞在十四椎间。左右各五,并属足太阳膀胱经,以泻五藏之热。凡此五十九穴,皆热之左右而泻之也。**帝曰:人伤于寒而传为热,何也?岐伯曰:夫寒甚则为热也。**夫在地为水,在天为寒,寒极生热,是热生于寒,而寒生于水也,故曰《水热穴论》。

## 调经论篇第六十二

**黄帝问曰:余闻刺法言,有馀泻之,不足补之,何谓有馀?何谓不足?岐伯对曰:有馀有五,不足亦有五,帝欲何问?帝曰:愿尽闻之。岐伯曰:神有馀有不足,气有馀有不足,血有馀有不足,形有馀有不足,志有馀有不足,凡此十者,其气不等也。**其气,谓五者之气皆有虚实之不等。此篇论五藏所生之气血神志,而归重于血气,故篇名《调经论》。**帝曰:人有精气津液,四支九窍,五藏十六部,三百六十五节,乃生百病,百病之生,皆有虚实。今夫子乃言有馀有五,不足亦有**

五,何以生之乎?《灵枢经》云:两神相搏,合而成形,常先身生,是谓精。上焦开发,宣五谷味,充肤熏身泽毛,若雾露之溉,是谓气。腠理开发,汗出溱溱,是谓津。谷入气满,淖泽注于骨,骨属屈伸,泄泽补益脑髓,皮肤润泽,是谓液。中焦受气取汁,变化而赤,是谓血。壅遏营气,令无所避,是谓脉。四支为诸阳之本,九窍为水注之气,五藏者,所以藏精神血气魂魄者也。十六部者,十六部之经脉也。手足经脉十二,跻脉二,督脉一,任脉一,共十六部,脉亦计十六丈二尺,而一周于身。节之交三百六十五会,神气之所游行出入,乃百病之所从而生,皆有虚有实。岐伯曰:皆生于五藏也。夫心藏神,肺藏气,肝藏血,脾藏肉,肾藏志,而此成形。此言五者之气,皆生于五藏,而五藏所藏之血气神志以成此形。志意通,内连骨髓而成身形五藏。志意者,所以御精神,收魂魄,适寒温,和喜怒者也。志意通,内连骨髓,而成身形五藏。上节言有形之五藏,以生无形之五志;此言无形之五志,以成有形之身形。五志者,心藏神,肝藏魂,肺藏魄,脾藏意,肾藏志也。张兆璜曰:阴阳者,血气之男女也。神志者,水火之精也。人秉阴阳水火而成此形。五藏之道,皆出于经隧,以行血气。血气不和,百病乃变化而生,是故守经隧焉。此言五藏之道,又皆归于经隧。经隧者,五藏之大络,以行血气者也。血气不和,百病乃变化而生,是故调治之道,亦守其经隧焉。

帝曰:神有馀不足何如?岐伯曰:神有馀则笑不休,神不足则悲。神者,心之所藏也。心藏脉,脉舍神,心在志为喜,在声为笑,故有馀则笑不休,不足则金气反胜而为悲。《阴阳应象论》曰:悲胜怒。《宣明五气篇》曰:并于肺则悲。是悲属肺志。血气未并,五藏安定,邪客于形,洒淅起于毫毛,未入于经络也,故命曰神之微。血气未并,则阴阳匀平。五藏之道,皆入于经隧以行血气,故血气和则五藏安定矣。邪客于形,尚在于皮肤之间,洒淅动形,而未入于经络,此神气为病之微者也。张兆璜曰:血气相并,则有虚有实,邪入深而客于肌肉经脉,亦有虚有实,此血气平而邪客之浅者也。帝曰:补泻奈何?岐伯曰:神有馀则泻其小络之血出血,勿之深斥,无中其大经,神气乃平。血者,神气也。泻其小络之血出其血,则有馀之神气自平。斥,推也。若深推而中其大经,则反伤其血气矣。神不足者,视其虚络,按而致之,刺而利之,无出其血,无泄其气,以通其经,神气

**乃平。**心主血脉，视其心之皮部有虚络者，按其穴而致其气，刺其络而利其血，无泄其血气，以通其经脉，而神气乃平矣。愚按针刺之道，通利经脉，无泄其气血，即所以补虚也。盖血气流通，而形神自生矣。人之为病，因郁滞而成虚者，十居其半，医者但知补虚，不知通利之中，更有补虚之妙用。**帝曰：刺微奈何？岐伯曰：按摩勿释，著针勿斥，移气于不足，神气乃得复。**言刺神之微者，当按摩其处，勿令释手。著针者，如以布憿著之，乃从单布上刺，谓当刺之极浅，而勿推内其针，移其邪气于不足，而神气乃自复矣。

**帝曰：善。气有馀不足奈何？岐伯曰：气有馀则喘咳上气，不足则息利少气。**肺主气而司呼吸，故有馀则喘咳上逆，不足则呼吸不利而少气也。**血气未并，五藏安定，皮肤微病，命曰白气微泄。**肺合皮，其色白。微邪客于皮肤，命曰白气微泄，谓微伤其肺气也。**帝曰：补泻奈何？岐伯曰：气有馀则泻其经隧，无伤其经，无出其血，无泄其气；不足则补其经隧，无出其气。**经隧，大络也，五藏之所以出血气者也。故有馀则泻其经隧之血气，而勿再伤其经脉之血气也。不足则补其经隧之血气，而无泄其经隧之气焉。**帝曰：刺微奈何？岐伯曰：按摩勿释，出针视之，曰我将深之。适人必革，精气自伏，邪气散乱，无所休息，气泄腠理，真气乃相得。**出针，出而浅之也。视之，视其浅深之义也。曰我将深之，适人之邪，浅客于皮，必与正气相格，庶邪散而正气不泄。故曰我将深之，谓将持内之而使精气自伏，复放而出之，令邪无散乱，迎之随之，以意和之，无所休息，使邪气泄于皮毛腠理，而真气乃相得复于肌表。此用针浅深之妙法也。

**帝曰：善。血有馀不足奈何？岐伯曰：血有馀则怒，不足则恐。**肝志怒，肾志恐，故血有馀则肝气盛而主怒，不足则母气衰而并于脾故恐。莫仲超曰：木气不足则土气盛，土气盛则并于所不胜之肾藏而为恐。**血气未并，五藏安定，孙络水溢，则经有留血。**下文之所谓病在脉调之血者，心包络所主之血也。此所谓血者，肝藏之所主也。肝藏之血，本于冲脉，冲脉起于胞中。其浮而外者，循腹上行，散于皮肤肌肉之间，充肤热肉生毫毛，卧则归于肝藏，寤则随卫气而行于脉外。孙络水溢者，胞中之津水也。水谷之津流溢于中，奉心神化赤而为血，故曰水入于经而血乃成。夫经脉之血，从经而脉，脉而络，络而孙。脉外之血，从皮肤而转注于孙脉，从孙络而入于经俞，此脉内脉外之血气互相交通者也。故曰孙络水溢，则经有留血。此肝有微病，致经水之溢于经也。帝曰：补泻奈何？岐伯曰：血有馀则泻其盛经，出其血；不足则视其虚经，内针其脉中。久留而视，脉大，疾出其针，无令血泄。盛经，冲脉也。冲脉为经络之海，故曰盛经。虚经，虚而不盛也。久留，候气至也。脉大，气至而血复也。张兆璜曰：凡病虚中有实，实中有虚。出针视之，曰我将深之，适人必革，此泻邪而兼补其正气也。久留而视脉大疾出其针，此补虚而兼出其微邪也。迎之随之，浅深在意，斯尽调经之妙用，二视字宜玩。帝曰：刺留血奈何？岐伯曰：视其血络，刺出其血，无令恶血得入于经，以成其疾。经云：经脉为里，支而横者为络，络之别者为孙，盛而血者疾诛之，盛者泻之。盖血在于络，是孙络之水溢，留于络中而成败恶之血矣。此将入于经，故当疾刺以泻出之。

帝曰：善。形有馀不足奈何？岐伯曰：形有馀则腹胀，泾溲不利，不足则四支不用。腹乃脾土之郛郭，故有馀则胀。《灵枢经》云：脾气实则泾溲不利。盖土气盛实则克制其水而不流，脾主四支，故虚则不用。血气未并，五藏安定，肌肉蠕动，命曰微风。蠕，叶软，虫行动貌。盖风伤卫，卫气行于肌肉之间，故蠕动也。帝曰：补泻奈何？岐伯曰：形有馀则泻其阳经，不足则补其阳络。阳，谓阳明也。阳明与太阴为表里，盖皮肤气分为阳，脾所主在肌肉，故当从阳以补泻。泻刺其经者，从内而出于外也。补刺其络者，从外而入于内也。帝曰：刺微奈何？岐伯曰：取分肉间，无中其经，无伤其络，卫气得复，邪气乃索。微风伤卫，卫气行于脉外，故当取之分肉而无伤其经络，所谓病在肉调之分肉也。索，散也，尽也。

帝曰：善。志有馀不足奈何？岐伯曰：志有馀则腹胀飧泄，不足则厥。肾者，胃之关也。关门不利，则聚水而为腹胀飧泄矣。肾为生气之原，故不足则厥逆而冷。血气未并，五藏安定，骨节有动。骨节有动者，亦为微风所伤也。故下文曰邪所以能立虚。帝曰：补泻奈何？岐伯曰：志有馀则泻然筋血者，不足则补其血溜。然，谓然谷穴，在足踝下之两经间。故曰然筋，足少阴之荥穴也。荥为火，故有馀则当泻其坎中之满。复溜，足少阴之经穴也，经属金，虚则补其母也。帝曰：刺未并奈何？岐伯曰：即取之，无中其经，邪所乃能立虚。即取之者，即于骨节有动之处而取之也。邪所，谓邪客而有动之所也。此病在骨者调之骨，故无中其经。

帝曰：善。余已闻虚实之形，不知其何以生？岐伯曰：气血以并，阴阳相倾。气乱于卫，血逆于经，血气离居，一实一虚。此言五者之有馀不足，生于血气之相并也。血气者，阴阳也。阴阳者，皮肤气分为阳，经脉血分为阴；表为阳，里为阴；身半以上为阳，身半以下为阴。气乱于卫者，血并于气也。血逆于经者，气并于血也。血并于气则血离其居，气并于血则气离其居矣。血离其居则血虚而气实，气离其居则气虚而血实，故曰一实一虚。盖有者为实，无者为虚也。此节论血气相并之总纲。再按卫者，水谷之悍气也。肺主之气，乃三阳之表气，肌腠之元真，故曰气乱于卫，谓乱于卫之部署也。下文曰取气于卫，病在气调之卫，皆属此意。盖皮肤肌肉之腠理处，皆卫气游行出入之所，谓当取之于皮肤肌腠，而无动其经脉也。当知卫气出于阳明，日行于阳，夜行于阴，大会于风府，游行于外内者也。太阳三焦之气，生于下焦水中，从下而上，自内而外，主司于肤表，通会于肌腠，故曰：三焦膀胱者，腠理毫毛其应。分别血气生始出入之原，乃上乘之学问，学者当于《针经》及本经针刺诸篇用心参究。血并于阴，气并于阳，故为惊狂。此言血分气分之为阴阳也。脉外气分为阳，脉内血分为阴，阴血满之于外，阳气注于脉中，是为阴阳匀平。如血并居于阴，则阴盛而血实，心主血脉，故阴盛则惊；气并于阳，则阳盛而气实，阳盛则发狂也。血并于阳，气并于阴，乃为炅中。此言外内之为阴阳也。炅，热也。血并于阳，则阴虚而生内热矣；气并于阴，则阳气内盛而为热中矣。故阴阳外内相并而总属炅中。血并于上，气并于下，心烦惋善怒。血并于下，气并于上，乱而喜忘。此分上下之为阴阳也。血并于上，则脉气实而心烦惋；气并于下，则气不舒而多怒也。血并于下，则血蓄于下而喜忘；气并于上，则气逆于上而为悗乱。《灵枢经》曰：清浊之气相干，乱于胸中，是为大悗。《伤寒论》曰：其人喜忘者，必有蓄血，宜抵当汤下之。按抵当汤证乃血蓄于气分，当知气并于上，匪则并于脉外而兼并于脉中，故曰清浊之气相干。血并于下，匪则并于脉中而兼并于脉外，故其人喜忘。经云：上气不足，下气有馀，肠胃实而心气虚，虚则营卫留之于下，久之不以时上，故喜忘也。

帝曰：血并于阴，气并于阳，如是血气离居，何者为实？何者为虚？岐伯曰：血气者，喜温而恶寒。寒则泣不能留，温则消而去之，是故气之所并为血虚，血之所并为气虚。此复申明血气各自并居而成虚也。离，分也。泣，涩也。夫血满于外，气注于阴，是阴阳相合而为和平。如血并于阴，气并于阳，是血气各自分其居矣。故血气喜其温和相合，而恶其寒涩独居。如血并于阴，则寒泣而不能流行，血不流行，则气不得以和之矣；气并于阳，则气温而血消去，气热消铄，则血不得以和之矣。是故气之所并为血虚，血之所并为气虚也。张兆璜问曰：血并于阴则气亦并于阳矣，故谓血气离居，似血气皆当为实，而以血并为气虚，气并为血虚，两者皆虚何也？曰：血并于阴者，血并而气不并也。血并于阴，则阴盛而寒，寒则血中之气亦涩而不能流行矣；气并于阳者，气并而血不并也，气并于阳则阳盛而热，热则气分之血亦消烁而去矣。故曰：气并则无血，血并则无气。

帝曰：人之所有者，血与气耳。今夫子乃言血并为虚，气并为虚，是无实乎？岐伯曰：有者为实，无者为虚，故气并则无血，血并则无气，今血与气相失，故为虚焉。此再申明血气并而成虚者，因无而为虚也。如血并于阴，则阴寒盛而血中之气亦无矣；如气并于阳，则阳热盛而气分之血亦消去矣。故气并则无血，血并则无气，今血与气相失而不能相和，故皆为虚焉。络之与孙脉，俱输于经，血与气并，则为实焉。血之与气，并走于上，则为大厥，厥则暴死，气复反则生，不反则死。此申明血气共并之为实也。络者，经脉之支别也。孙脉者，乃孙络之脉别经者，亦三百六十五脉，内通于十二大络，外通于肤腠皮毛。五藏之血气从大络而出于孙脉，从孙脉而出于肤表，表阳之气从孙络而入于大络，从大络而注于经俞，此外内交通，血气之径路也。是络脉之血气，孙络之气血，俱输于经，是血与气共并于血分则为实也。血之与气，并走于上，则为大逆，逆则暴死，气复反则生，不反则死，此血与气共并于上则为实也。王芳侯曰：气复反则生，谓复归于下也。盖阳气生于下而升于上，血气并逆则气机不转而暴死，反则旋转而复生。

帝曰：实者何道从来？虚者何道从去？虚实之要，愿闻其故。道，谓血气出入之道路。来则为实，去则为虚，有来有往，则和平矣。岐伯曰：夫阴与阳，皆有俞会。阳注于阴，阴满之外，阴阳匀平，以充其形,九候若一,命曰平人。此言血气相通,阴阳交互之为和平也。俞者,谓三百六十五俞穴,乃血脉之所流注。会者,谓三百六十五会,乃神气之所游行。皆阴阳血气之所输会者也。脉外之阳气从孙脉而注于阴中,在内之阴血从经俞而满之脉外,此阴阳相和,是为匀平,血气相通,以充其形,则三部九候之脉上下若一,是为平人矣。

夫邪之生也,或生于阴,或生于阳。其生于阳者,得之风雨寒暑;其生于阴者,得之饮食居处,阴阳喜怒。上节论阴阳不和血气相并而有虚实之分,此复论外因于风雨寒暑,内因于饮食七情,而亦有阴阳虚实之分焉。外为阳,内为阴,故生于阳者,得之风雨寒暑,其生于阴者,得之饮食居处,阴阳喜怒。朱永年曰:风暑天之阳邪,寒湿天之阴邪,多阳者多喜,多阴者多怒。帝曰:风雨之伤人奈何?岐伯曰:风雨之伤人也,先客于皮肤,传入于孙脉,孙脉满则传入于络脉,络脉满则输于大经脉,血气与邪并客于分腠之间,其脉坚大,故曰实。实者外坚充满,不可按之,按之则痛。此论外因之风雨寒暑而有虚有实也。夫经脉为里,支而横者为络,络之别者为孙。风雨之伤人也,先客于皮肤,而次入于里,血气与邪并客分腠之间,其脉坚大,故曰实。此邪在于分腠之阳,迫及于脉而为坚大,未入于里,故按之则痛。帝曰:寒湿之伤人奈何?岐伯曰:寒湿之中人也,皮肤不收,肌肉坚紧,荣血泣,卫气去,故曰虚。虚者,聂辟气不足,按之则气足以温之,故快然而不痛。此言寒湿之伤人肌肉也。夫表阳之气主于皮肤,寒湿之阴邪伤人阳气,是以皮肤不收,阳气不能外御,致邪入于肌肉而肌肉坚紧也。荣血泣而不行,卫气去于肤表,故为虚也。聂,慑同。辟,积也。《灵枢经》曰:血气竭枯,肠胃慑辟。盖言此虚者,虚于外而辟积于内。此表气不足,故按摩之,则里气出以温之,故快然而不痛。此二节论阳受之风雨寒湿,阳气主于肤表,盖以阳气实者为实,而阳气虚者为虚也。帝曰:善。阴之生实奈何?岐伯曰:喜怒不节,则阴气上逆,上逆则下虚,下虚则阳气走之,故曰实矣。此论内因之虚实也。夫内为阴,外为阳;身半以下为阴,身半以上为阳。喜怒之气由衷而发,故不节则阴气上逆,逆则下虚,虚则阳气相乘而下走之,故为实矣。帝曰:阴之生虚奈何?岐伯曰:喜则气下,悲则气消,消则脉虚空。因寒饮食,寒气熏满,则血泣气去,故曰虚矣。心藏神，喜则神气散而下。肺藏气，悲则伤肺而气消。神气消而脉空虚者，脉随气而消长也。饮食于胃，喜温而恶寒，兼之寒饮，致寒气熏满于胸中，则血泣而气去，盖荣卫血气皆阳明之所生也。此二节论饮食居处阴阳喜怒皆生于阴，故论在内之气及经脉之为虚为实也。

帝曰：经言阳虚则外寒，阴虚则内热，阳盛则外热，阴盛则内寒，余已闻之矣，不知其所由然也。此承上文而复论表里阴阳有寒热虚实之别。上节论阳在外而阴在内，然表阳之气有虚之寒，里阴之气有虚之热，故帝引经而复问焉。岐伯曰：阳受气于上焦，以温皮肤分肉之间。令寒气在外，则上焦不通，上焦不通，则寒气独留于外，故寒栗。阳，谓诸阳之气。经云：上焦开发，宣五谷味，熏肤充身泽毛，是谓气。是阳受气于上焦，以温皮肤分肉。假令寒气客于外，则上焦之气不通，而寒气独留，故寒栗也。朱永年曰：凡伤于寒则为病热，得阳气以化热也。寒栗而不能为热者，上焦之气不通也。帝曰：阴虚生内热奈何？岐伯曰：有所劳倦，形气衰少，谷气不盛，上焦不行，下脘不通。胃气热，热气熏胸中，故内热。此言阴虚生内热者，因中土之受伤也。夫饮食劳倦则伤脾，脾主肌肉，故形气衰少也。水谷入胃，由脾气之转输，脾不运行，则谷气不盛矣。上焦不能宣五谷之味，下焦不能受水谷之津，胃为阳热之府，气留而不行，则热气熏于胸中而为内热矣。金西铭曰：上即风雨寒湿，此即饮食居处。帝曰：阳盛生外热奈何？岐伯曰：上焦不通利，则皮肤致密，腠理闭塞，玄府不通，卫气不得泄越，故外热。上焦为宗气之海，宗气积于胸中，上出于肺，以司呼吸。肺主气而上合于皮毛，是以上焦通利，则充肤泽毛，有若雾露之溉。上焦不通则皮肤致密，腠理闭塞，而玄府不通矣。玄府，毛窍之汗孔也。毫毛之腠理闭塞，则卫气不得泄越而为热矣。帝曰：阴盛生内寒奈何？岐伯曰：厥气上逆，寒气积于胸中而不泻，不泻则温气去，寒独留，则血凝泣，凝则脉不通，其脉盛大以涩，故中寒。厥气上逆，下焦之阴气厥逆于上也。阴寒之气积于胸中而不泻，则中上二焦之阳气消而寒气独留于上，寒则血凝泣而脉不通矣。阴盛则脉大血凝泣，故脉涩也。阳热去而寒独留，故中寒也。王芳侯曰：阴之生虚曰脉空虚，阴盛生寒曰血脉凝泣，盖里为阴而血脉为阴也。

帝曰：阴与阳并，血气以并，病形以成，刺之奈何？岐伯曰：刺此者取之经隧,取血于荣,取气于卫,用形哉,因四时多少高下。阴与阳并者,谓表里上下阴阳相并也。血气以并者,血并于气,气并于血也。经隧,大络也。盖五藏之神志血气,生于胃府水谷之精。胃之所出气血者,经隧也。经隧者,五藏六府之大络也。故当取之经隧,以调其五藏焉。夫取之经隧,调其神也。取之荣卫,调其气也。用,以也,言又当以调其形。形者,皮肤肌肉。哉者,未尽之辞。盖言上守神,粗守形,神气固当调,而形之不可不用也。因时气之升降浮沉,而用之以多少高下。如曰以月生死为痏数,此多少之谓也。如春时俞在颈项,夏时在胸胁,秋时在肩背,冬时在腰股,高下之谓也。张兆璜曰:用,取也。形,肉也。心藏神,肺藏气,肝藏血,脾藏肉,肾藏志,而成此形。既已调之,神志气血可不取之形哉!多少高下,皆取之于形,故曰用形哉,因四时多少高下。帝曰:血气以并,病形以成,阴阳相倾,补泻奈何?岐伯曰:泻实者,气盛乃内针,针与气俱内,以开其门,如利其户。针与气俱出,精气不伤,邪气乃下。外门不闭,以出其疾,摇大其道,如利其路,是谓大泻。必切而出,大气乃屈。内,叶讷。上节论先调其五藏之形神气血,此复论补泻其虚实焉。虚实者,谓并者为实,无者为虚,邪气盛则实,精气夺则虚。气盛者,谓所并之气,所受之邪盛也。盖候病气至而内针也。针与气俱内者,随正气而深之也。以开其门,利其户者,开其门而伏其精气于内也。针与气俱出者,同病气俱出也。《针经》云:客者,邪气也。在门者,邪循正气之所出入也。是以泻邪当先归伏其正气,而后引邪以出其门,则精气不伤而邪气乃下。故外门勿闭,以出其邪,摇大其针孔,如利其所出之道路,是谓大泻。切,急也。屈,降也。大气,大邪之气也。此论泻邪之中而兼用内正之法。帝曰:补虚奈何?岐伯曰:持针勿置,以定其意。候呼内针,气入针出。针空四塞,精无从去。方实而疾出针,气入针出,热不得还。闭塞其门,邪气布散,精气乃得存。动气候时,近气不失,远气乃来,是谓追之。空,叶孔。持针在手,勿置之意外以定其迎随之意,候其呼出而内针。气出而针入,针空勿摇,使精气无从而去。候正气方实而疾出其针,使正气内入而针即外出,则热邪不得还入于内,内之气门已闭,则邪气布散于外,而精气乃得存矣。针下动气,候时而至,使浅近之气不散失于外,深远之气来复于其间,是谓追而济之之法也。此补正之中兼泻散其邪,盖邪之所凑,其正乃虚也。张兆璜曰:此先追实其正气,次散其邪,再候其时而使精气来复,迎之随之,得出入补泻之妙,而后能调其经焉。

帝曰:夫子言虚实者有十,生于五藏,五藏五脉耳。夫十二经脉皆生其病,今夫子独言五藏。夫十二经脉者,皆络三百六十五节,节有病必被经脉,经脉之病,皆有虚实,何以合之?神志血气肉五者,各有虚实,故虚实有十,而皆生于五藏。三百六十五节乃筋骨之会,十二经脉支分三百六十五络,而皆络于节,节有病必被及于经脉,盖言筋骨血脉外内之相通耳。岐伯曰:五藏者,故得六府与为表里,经脉支节,各生虚实。其病所居,随而调之。五藏者,内合五行,外合脉肉筋骨,故得六府与为表里,以应十二经脉。故五者之虚实,止归于五藏。若经络支节各生其虚实,则随其病处而调之。张兆璜曰:以五藏合六府,以配十二经脉,支分三百六十五络,与皮肉筋骨被及相连,今各随其病之所居而调之血气脉肉筋骨,是仍归于五藏矣。病在脉,调之血;病在血,调之络;病在气,调之卫;病在肉,调之分肉;病在筋,调之筋;病在骨,调之骨。此言六藏所主之气血筋骨脉肉为病,各随其所在而调之。病在心包络所主之脉,即调之脉。在心藏所主之血,即调之络。在肺藏所主之气,即调之于卫。在脾藏所主之肉,即调之分肉。在肝藏所主之筋,即调之筋。在肾藏所主之骨,即调之骨。盖五藏者,五行之所生也。故先言其五藏。地之五行化生六气,六气之中有二火,一合心之阳火,一合包络之阴火。共为六藏,得六府与为表里,以应十二筋脉,以合血气脉肉筋骨。

燔针劫刺其下,及与急者,病在骨,焠针药熨。燔,音烦。焠,叶翠入声。上章论五藏之气不和,以致外合之血气筋骨为病,各随其处而调之。今复论风雨寒湿为病于脉肉筋骨之间,而各有取刺之法也。按《灵枢·官针篇》曰:九曰焠刺。焠刺者,刺燔针则取痹也。又曰:刺寒痹之法,刺布衣者,以火焠之;刺大人者,以药熨之。盖阳受之风雨寒湿,客于脉肉筋骨之间,皆能为痹,故当以燔针劫刺其所病之下。而及与筋痹之急者,若病在骨,又当用焠针及药熨之。按足太阳之筋病则项筋急,名曰仲春痹;足少阳之筋病则腘筋急,名曰孟春痹;足阳明之筋病则腹筋急,名曰季春痹。病手太阳则颈筋急,病手少阴则反折筋急,病手太阴则胁急,或为转筋,或为反折,或为瘛痉,或为卵缩,皆用燔针劫刺。再按《针经》云：内有阴阳，外有阴阳，在外者皮肤为阳，筋骨为阴。病在阳者名曰风，病在阴者名曰痹。然皮肉筋骨皆能为痹，故曰燔针劫刺其下，而复提出其筋与骨焉。病不知所痛，两跻为上。痛而不知其所者，当取之跻脉也。按两跻脉起于足踝上，入阴，上循胸里，故痛在跻脉之上者，不知痛处也。身形有痛，九候莫病，则缪刺之。此痹在于肌肉而不及于经脉者，当缪刺之。按《缪刺篇》曰：凡痹往来行无常者，在分肉间痛而刺之，左刺右，右刺左，病已止，不已复刺之如法。痛在于左而右脉病者，巨刺之。此言病在于经别者，当巨刺也。《缪刺篇》曰：邪客于经，左盛则右病，右盛则左病，亦有移易者，左痛未已，而右脉先痛。如此者，必巨刺之。巨，大也。《九针论》曰：八曰长针，取法于綦针，长七寸，主取深邪远痹者也。盖经脉在里而入深，故当用长大之针以取之。必谨察其九候，针道备矣。九候，三部九候也。九候外合九窍，内合九藏，循行于上中下之三部，皆五藏所生之血气也。此篇首论五藏所藏之神志血气有虚有实，复总归于血气阴阳，复调之于皮肉筋骨，并取邪痹于身形跻脉之间。然必察其九候之脉，而知病之所正。调经之道，于斯为备矣。

# 缪刺论篇第六十三

黄帝问曰：余闻缪刺，未得其意，何谓缪刺？缪刺者，谓病在左而取之右，病在右而取之左，如纰缪也。岐伯对曰：夫邪之客于形也，必先舍于皮毛，留而不去，入舍于孙脉，留而不去，入舍于络脉，留而不去，入舍于经脉，内连五藏，散于肠胃，阴阳俱感，五藏乃伤。此邪之从皮毛而入，极于五藏之次也，如此则治其经焉。此先言邪气循序而入于经者，则当治其经也。夫经脉为里，支而横者为络，络之别者为孙。络脉外见于皮部，经脉内连于藏府。邪之始客于形也，必先舍于皮毛，留而不去，则传入于孙络，盖从孙而络，络而经也。阴阳俱感者，谓皮毛气分为阳，经络血分为阴，言五藏之血气，外充于形身，有阴而有阳也。夫十二经脉，三阴者属藏络府，三阳者属府络藏，而云内连五藏，散于肠胃者，谓地之五行，以生人之五藏，三阴三阳之六气，亦由五行之所生。故凡论经脉，以五藏五行之气为主，而六府为其合也。极，至也。次，处也。此言邪入于经而至于五藏之次者，不缪刺也。**今邪客于皮毛,入舍于孙络,留而不去,闭塞不通,不得入于经,流溢于大络,而生奇病也。**此言邪入于大络者,当缪刺也。孙络者,孙脉也。孙络之脉别经者,亦三百六十五脉,并注于大络。大络者,藏府之经隧也。《灵枢经》曰:胃之所出血气者,经隧也。经隧者,五藏六府之大络也。闭塞不通者,络脉不通也。络脉闭塞,则皮肤孙络之邪不得入于经,而流溢于大络矣。奇病者,谓病气在左而证见于右,病气在右而证见于左。盖大络乃经脉之别,阳走阴而阴走阳者也。按此论乃大络与皮肤孙络相通,胃府所出之气血,从胃络而注于藏府之大络,从大络而先行皮肤,先充络脉,从络脉而复入于经,以养五藏气,此胃气之所由出也。至于水谷所生之津液,以资养五藏之精者,由脾藏之转输也。是津液气血,皆由水谷之所生,胃府之所出,而各有其道。故曰:孙络三百六十五穴会,以溢奇邪,以通荣卫。又曰:肉分之间,谿谷之会,以行荣卫,以会大气。大气者,宗气也。是胃府之宗气血气,有由经隧而先行于皮肤孙络之间,与荣卫交会者也。**夫邪客大络者,左注右,右注左,上下左右,与经相干,而布于四末。其气无常处,不入于经俞,命曰缪刺。**左注右而右注左者,因大络之左右互交,邪随络气而流注也。经,经隧也。言藏府之大络与胃之经隧相通,而布于四末,盖四支乃为诸阳之本,阳明胃气之所生也。其气无常处者,布于四末而散于脉外,不入于经俞,故命曰缪刺。**帝曰:愿闻缪刺,以左取右,以右取左,奈何?其与巨刺,何以别之?**缪刺巨刺之病,皆左右相注,故问何以别之。**岐伯曰:邪客于经,左盛则右病,右盛则左病,亦有移易者,左痛未已,而右脉先病,如此者,必巨刺之,必中其经,非络脉也。故络病者,其痛与经脉缪处,故命曰缪刺。**此言邪客于经者当巨刺也。巨,大也。谓当以长针取之,亦左取右而右取左也。夫大络之邪,由孙络之流注,故可浅刺络脉,以取大络之气。如邪在经者,当巨刺以取之,必中其经,非络脉之比也。经,谓十二经之别,即《灵枢·经别篇》之所谓足太阳之正与足少阴之正为一合,足少阳之正与足厥阴之正为二合,足阳明之正与足太阴之正为三合,手太阳之正与手少阴之正为四合,手少阳之正与手厥阴之正为五合,手阳明之正与手太阴之正为六合是也。此亦阴阳相贯,左右相交,是以左病则右盛,右病则左盛。亦有移易者,谓有病在阳经而移入于阴经者,有病在阴经而移入于阳经者,故左病未已而右脉先病。如此者,必巨刺之,必中其经,非络脉也。络脉者,大络也。故络病者,其痛与经脉缪处,故命曰缪刺。按此节分别大络与经脉各走其道,不相交通,然为病皆左注右而右注左,俱宜缪刺者也。故以巨刺之法,少分别之,故曰络病者其痛与经脉缪处,故命曰缪刺。再按《灵枢经》有《经脉篇》,论藏府之十二经脉者也。有《经别篇》,即巨刺之经也。有十五大络,即缪刺之络也。在十二经脉,则曰盛则泻之,虚则补之,热则疾之,寒则留之,陷下则灸之,不盛不虚,以经取之。在十五大络十二经别,未论其缪刺巨刺之法,故补论于诸刺篇之后,名曰《缪刺论》。当知《灵》《素》二经,皆黄帝之典坟,而《素问》多有补《灵枢》之未尽者,圣人救世之婆心也。愚谓血气之生始,经脉之贯通,乃医学之根本,学者当合参《灵枢》,细心体会,不可以其刺而忽之。张兆璜曰:上古之法,首重针砭,次齐药食,故有讥丹溪为一代名流,不按针刺。针刺之道,医者不可不知。

帝曰:愿闻缪刺奈何?取之何如?岐伯曰:邪客于足少阴之络,令人卒心痛暴胀,胸胁支满,无积者,刺然骨之前出血,如食顷而已,不已,左取右,右取左,病新发者,取五日已。足少阴之络名曰大钟,当踝后绕跟,别走太阳。其别者,并经上走于心包下,外贯腰脊,故邪客之,令人卒心痛暴胀,胸胁支满。无积者,无盛血之结也。当刺然骨之前出血,如食顷而已,不已,当缪取之。新病者,刺五日病已。邪客于手少阳之络,令人喉痹舌卷,口干心烦,臂外廉痛,手不及头,刺手中指次指爪甲上,去端如韭叶,各一痏,壮者立已,老者有顷已。左取右,右取左。此新病,数日已。手少阳之别名曰外关,去腕二寸,外绕臂,注胸中,合心主。夫手少阳乃三焦相火主气,注胸中而合于心主包络,故邪客之令人喉痹舌卷,口干心烦。脉循臂,故痛不能举也。当刺中指心包络之中冲,次指手少阳之关冲,去爪甲如韭叶许,各一痏。壮者之气盛,故立已。老者之气衰,故有顷。此言手少阳三焦之主气也。如不已者,乃左注右而右注左,当缪刺之,此为新病,当数日已,盖言邪始客于皮毛孙络,而流溢于大络者,非久病也。按《灵枢·经脉篇》云:六经络,手阳明少阳之大络,起于五指间,上合肘中。饮酒者,卫气先行皮肤,先充络脉,络脉先盛,故卫气已平,营气乃满,而经脉大盛。是胃气之行于经隧者,布于四末,行于皮肤,而诸井穴乃经气之所出,故皆取刺其井焉。邪客于足厥阴之络,令人卒疝暴痛,刺足大指爪甲上与肉交者各一痏,男子立已,女子有顷已。左取右,右取左。足厥阴之络名曰蠡沟,去内踝五寸,别走少阳。其别者,经茎上睾结于茎,故邪客之令人卒疝暴痛,以其络上睾丸而结于阴茎也。当取足大指之大敦,在爪甲上与肉相交之处,左右各一痏。男子之血盛,故立已。女子之生不足于血,故有顷。此言厥阴肝经之主血也。如不已,再缪取之。邪客于足太阳之络,令人头项肩痛,刺足小指爪甲上与肉交者各一痏,立已,不已,刺外踝下三痏。左取右,右取左,如食顷已。足太阳之络名曰飞扬,去踝七寸,别走少阴。足太阳为诸阳主气,其气上升于头项,故邪客于络而致头项肩痛也。当取足小指之至阴穴,左右各一痏。如不已,取外踝下之络脉三痏,以缪刺之。邪客于手阳明之络,令人气满,胸中喘息,而支胠胸中热,刺手大指次指爪甲上,去端如韭叶,各一痏。左取右,右取左,如食顷已。手阳明之络名曰遍历,去腕三寸,别入太阴,故邪客之令人气满,胸中喘息,及支胠胸热。盖手太阴主气,以司呼吸,而脉循于胸中也。故当取手大指之少商,次指之商阳,各一痏,左取右,右取左,如食顷,其病即已。邪客于臂掌之间,不可得屈,刺其踝后。先以指按之,痛,乃刺之。以月生死为数,月生一日一痏,二日二痏,十五日十五痏,十六日十四痏。臂掌之间,手厥阴之络也。厥阴之络,名曰内关,去腕二寸,出于两筋之间,循经以上系于心包络。故当刺其腕踝之后,循臂而上,按其痛处乃刺之,以月生死为数。盖手厥阴心主主血脉,是谓得时而调之也。月晦初生曰朔,故一日为月生。邪客于足阳跻之脉,令人目痛,从内眦始,刺外踝之下半寸所,各二痏。左刺右,右刺左,如行十里顷而已。此言阳跻之脉亦左右互交会于睛明,所当缪刺者也。阳跻者,足太阳之别,起于足外踝下太阳之申脉穴,当踝后绕跟,以仆参为本,上外踝三寸,以跗阳为郄,循股胁,上肩髆,上人迎,夹口吻,至目内眦,会于足太阳之睛明穴,故邪客之令人目痛从内眦始也。当刺外踝下之仆参申脉,左右各二痏。如痛在左目者取之右,痛在右目者取之左,盖跻脉夹口吻,左右互交而上于目内眦也。按《灵枢·寒热篇》曰:足太阳有通项入于脑者,正属目本,名曰眼系。乃别阴跻阳跻,阴阳相交,阳入阴,阴入阳,交于目锐眦。是阴跻阳跻左右交转于面,故病在上者当缪取之下也。

人有所堕坠，恶血留内，腹中胀满，不得前后，先饮利药。此上伤厥阴之脉，下伤少阴之络。刺足内踝之下，然谷之前，血脉出血，刺足跗上动脉。不已，刺三毛上各一痏，见血立已。左刺右，右刺左。善悲惊不乐，刺如右方。此言堕伤者，亦当用缪刺之法也。恶血留内，则气脉不通，是以腹中满胀。肝主疏泄，肾开窍于二阴，故不得前后也。先服利药以去恶血，所谓先治其标也。夫堕坠者，有伤筋骨，筋即为肝，骨即为肾，是以上伤厥阴之脉，下伤少阴之络，当刺足内踝下厥阴之中封。然谷前少阴之络脉，血脉出血，以调其经，再刺足跗上阳明之动脉，以消腹胀。如不已，再刺三毛上肝经之大敦。盖堕坠者，伤筋骨与血，肝主筋而主血也。如悲惊不乐者，亦刺如前法，盖堕伤血脉筋骨，伤五藏外合之有形，悲惊不乐，伤五藏内藏之神志，皆当以针调之。张兆璜曰：神有馀不足，志有馀不足，皆调之于经，盖言用针之神妙，匪则调之于有形也。邪客于手阳明之络，令人耳聋，时不闻音，刺手大指次指爪甲上，去端如韭叶，各一痏，立闻。不已，刺中指爪甲上与肉交者，立闻。其不时闻者，不可刺也。耳中生风者，亦刺之如此数。左刺右，右刺左。手阳明之络，其别者入耳，合于宗脉，故邪客之令人耳聋，时不闻音，谓有时闻而有时不闻也。盖邪客于络，络脉闭塞，则有时而不闻，脉气有时而通，则有时而闻矣。亦当取手太阴之少商，手阳明之商阳。盖耳者，宗脉之所聚也。宗脉出于阳明，而合于手太阴，故刺之立闻。如不已，刺中指心主之中冲。盖十二经脉三百六十五络，皆上于面而走空窍，心主脉而开窍于耳也。其不时有闻者，乃内伤之聋证，非邪客于络，不可刺也。耳中生风者，耳鸣之如风生也，此邪在于络，从外窍而欲出，故刺之亦如此数。凡痹往来，行无常处者，在分肉间，痛而刺之，以月生死为数。用针者，随气盛衰，以为痏数，针过其日数则脱气，不及日数则气不泻。左刺右，右刺左。病已止，不已，复刺之如法。月生一日一痏，二日二痏，渐多之；十五日十五痏，十六日十四痏，渐少之。此言邪痹于肌腠之气分者，亦当以缪取也。凡痹往来行无常处者，邪随气转，谓之行痹，故当于分肉间，随其痛处而取之。夫月始生则血气始精，卫气始行；月郭满则血气实，肌肉坚；月郭空则肌肉减，经络虚，卫气去，形独居。是以邪客于手厥阴心主之血分，客于肌腠分肉之卫分，皆当以月生死盈亏而加减之。邪客于足阳明之经,令人鼽衄,上齿寒,刺足中指次指爪甲上与肉交者各一痏。左刺右,右刺左。此言经脉之有互交者,亦当以缪取也。经,谓阳明之经脉也。足阳明之脉,起于鼻交频中,上入齿中,环绕唇下,左右相交于承浆,故邪客阳明之经,而令人鼽衄上齿寒者,亦当以缪刺也。足阳明之脉,下入中指外间,其支者别跗上,入大指间出其端,故当取中指间之内庭,大指次指间之厉兑,各一痏,而缪刺之。此言藏府之经脉如左右互交,而为病于相交之上者,亦当左取右而右取左也。邪客于足少阳之络,令人胁痛不得息,咳而汗出,刺足小指次指爪甲上与肉交者各一痏。不得息立已,汗出立止。咳者温衣饮食,一日已。左刺右,右刺左,病立已。不已,复刺如法。足少阳之络名曰光明,去踝五寸,别走厥阴,下络足跗。一呼一吸曰息,肺所司也。足少阳厥阴之脉,并循于胁,厥阴之脉,上注肺,循喉咙,邪客于少阳之络,令人胁痛不得息者,阳邪而走于阴,络病而及于脉,盖阴阳经脉之相通也。足少阳所生病者汗出,上逆于肺则咳也,当刺足小指次指之窍阴穴。盖此穴在四指五指之间,故各刺一痏,其不得息汗出立已。咳者,邪干肺也,故宜温衣及温暖饮食。若形寒饮冷,是为重伤矣。邪客于足少阴之络,令人嗌痛,不可内食,无故善怒,气上走贲上,刺足下中央之脉各三痏。凡六刺立已,左刺右,右刺左。嗌中肿,不能内,唾时不能出唾者,刺然骨之前,出血立已。左刺右,右刺左。内,叶讷。贲,音奔。此邪客于络而并于经者,亦当以缪取也。足少阴之络,其别者,并经上走于心包下,其经脉贯肝膈,循喉咙,其支者从肺出络心,注胸中。邪客于络而并入于经,迫其心火上炎,故令人嗌痛,不可内食。上逆于肝膈,则无故善怒也。贲者,胃之贲门,肾气上通于胃,故气上走贲上,宜刺足下中央之涌泉,左右各三痏,凡六刺立已。如甚至嗌中肿而唾亦不能出内者,此君相之火并炽也。当刺然谷前之络脉,出血立已。此邪客于络而并于经,经脉上络于心,络脉上走于心包下,先见经证,故先刺经脉之涌泉,后并见络证,故复刺然谷前之络脉。盖大络乃经脉之别,血气之相通者也。邪客于足太阴之络,令人腰痛,引少腹腔胗,不可以仰息,刺腰尻之解,两胂之上,是腰俞。以月死生为痏数,发针立已。左刺右,右刺左。足太阴之别名曰公孙,去本节之后一寸,别走阳明,其别者入络肠胃。王冰曰:足太阴之络从髀合阳明,上贯尻骨中,与厥阴少阳结于下髎,而循尻骨内入腹,故邪客之令人腰痛,引少腹控胁眇也。络循于腹,故不可以仰息。腰尻骨间曰解,夹脊之肉曰胂,腰尻之解,两胂之上,是腰俞也。以月生死为痏,数发针立已,盖脾主肌肉,肌腠之间乃卫气之出入,故以月为痏数。**邪客于足太阳之络,令人拘挛背急,引胁而痛,刺之从项始,数脊椎,侠脊疾按之,应手如痛,刺之傍三痏,立已。**此邪客于络而入于经者,即当取之经也。夫筋挛背急,引胁而痛,足太阳之经证也。故刺之当从项之大椎始,数脊椎而下,侠脊疾按之,应手如痛,即于脊骨之傍,刺之三痏立已。盖十五大络乃十二经脉之别,交相贯通者也。故邪客于络而为络病者,则缪取之。如邪客于络,转入于经而为经病者,即随经脉之痛处而取之也。**邪客于足少阳之络,令人留于枢中痛,髀不可举,刺枢中以毫针,寒则久留针。以月死生为数,立已。**此言邪留其处而为痛者,亦当随其痛处而取之也。枢中,髀枢之中,两髀厌分中,即环跳二穴。毫针取法于毫毛,长一寸六分,主寒热痛痹之在络者,故当以毫针刺枢中。寒则久留针,以待阳热之气,至以月生死为数,立已。按邪舍于络,有随络气而留行者,则缪取之,有客于络而转入于经者,有客于络而留其处者,皆随其痛处而刺之,盖邪气之无经常也。少阳主初生之气,故亦以月生死为痏数。

**治诸经刺之,所过者不病则缪刺之。**此复申明治诸经者亦有缪刺之法也。经,经别也。足太阳之正,别入腘中,其一道下尻五寸,别入于肛,属于膀胱,散之肾。足少阴之正,至腘中,别走太阳而合上至肾。足少阳之正,绕髀入毛际,合于厥阴,别者入季胁之间,循胸里,属胆,散之上肝。足厥阴之正,别跗上,上至毛际,合于少阳。足阳明之正,上至髀,入于腹里,属胃,散之脾。足太阴之正,上至髀,合于阳明。手太阳之正,指地,别于肩解,入腋走心,系小肠。手少阴之正,别入渊腋两筋之间,属于心,上走喉咙,出于面,合目内眦。手太阳之正,指天,别于巅,下走三焦,散于胸中。手心主之正,别下渊腋三寸,入胸中,别属三焦。手阳明之正,从手循膺乳,下走大肠,属于肺,上循喉咙。手太阴之正,别入渊腋少阴之前入走肺,散之太阳,上出缺盆,复合阳明。此十二经之别脉,亦阳走阴而阴走阳者也。故治在诸经者巨刺之,如邪在所过者不病,是邪盛于左而病反在右,邪在于右而病反在左,或邪在于阳之经而移易于阴经者,或在阴之经而移易于阳经者,又当左取右而右取左也。按以上十二经别亦皆系于五藏，是以下文论邪客于五藏之间，引脉而痛者，当缪取之也。**耳聋，刺手阳明，不已，刺其通脉出耳前者**。此言经别之与经脉相通也。夫十二经正乃十二经脉之别，道路虽分，其源流通贯，故刺经不已，当复刺其脉焉。通脉出于耳前者，谓手阳明之脉上出于耳前，循禾髎迎香而通于足阳明胃脉者。耳聋刺手阳明者，承上文而言，邪客于手阳明之经而病耳聋者，则当治其经。如不已，此邪入于脉，即取耳前之脉以刺之，则其病立已矣。**齿龋，刺手阳明，不已，刺其脉入齿中，立已**。龋，音区。齿龋，齿痛也。此言邪客于手阳明之经别而为齿痛者，则当取之经。如不已，此邪入于脉，即刺其入齿中之脉，举一经而十二经可类推矣。然独提手阳明者何也？手阳明之脉，交人中而左之右，右之左，如病在耳而取之耳，痛在齿而取之齿，是随其病之所在而取之。若痛在上而取之下，又当以缪刺者也。上章论大络与经脉相通，此论经别与经脉相通。上章论邪客于足阳明之经，下节论缪传引上齿痛，皆病在上而取之下，所当缪刺。此论邪在于手阳明之脉，病在上而取之上者，不必缪刺。盖手足阳明之经皆左右相交于人中承浆之间，言缪刺之证，不则大络之奇病，如十二经别，足阳跻之脉及手足阳明二经，皆有缪刺之证。当知缪刺者，因经脉之左右互交而取之也。**邪客于五藏之间，其病也，脉引而痛，时来时止。视其病，缪刺之于手足爪甲上。视其脉，出其血，间日一刺，一刺不已，五刺已**。此邪客于五藏之间，而病及于经别也。盖十二经别内散通于五藏，外交络于形身，故邪在五藏之间。其为病也，引脉而痛者，当取手足之井穴，随其所病之经而缪刺之。时来时止者，邪随气而或出或入也。视其脉者，视其皮部有血络者，即泻出之。间日一刺者，邪客之深也。五刺已者，五藏之气平也。张兆璜曰：以其时来时止，始知邪客于五藏之间。**缪传引上齿，齿唇寒痛，视其手背脉血者去之，足阳明中指爪甲上一痏，手大指次指爪甲上各一痏，立已。左取右，右取左**。缪传者，谓手阳明之邪缪传于足阳明之脉也。足阳明之脉，入上齿中，还出夹口，左右相交于承浆。此邪客于手阳明之经别，而缪传于足阳明之脉，致引入上齿而使齿唇寒痛。当先视其手背之脉，有留血者去之，以泻手阳明经别之邪。取足阳明中指之内庭，以泻上齿之痛。再刺手大指之少商，手次指之商阳，以泻手阳明经别之本病。此左右相交于承浆，而取刺在下，故当缪刺者也。此章论十二经别与十二经脉相通,而手之阳明又可通于足阳明者也。

邪客于手足少阴太阴足阳明之络,此五络皆会于耳中,上络左角,五络俱竭,令人身脉皆动,而形无知也。其状若尸,或曰尸厥。刺其足大指内侧爪甲上,去端如韭叶,后刺足心,后刺足中指爪甲上各一痏,后刺手大指内侧,去端如韭叶,后刺手心主少阴锐骨之端,各一痏,立已。不已,以竹管吹其两耳,剃其左角之发,方一寸,燔治,饮以美酒一杯,不能饮者灌之,立已。此申明诸脉生始出入之原。耳者宗脉之所聚也,所谓宗脉者,百脉之宗也。百脉皆始于足少阴肾,生于足阳明胃,输于足太阴脾,主于手少阴心,朝于手太阴肺,是以五脉之气皆会于耳中。络左角者,肝主血而居左,其气直上于巅顶也。五络俱竭则荣卫不行,故令人身脉振振而形无知也。其状若尸,或曰尸厥,盖人之所以生动者,藉气呴而血濡,血气不行则其形若尸矣。刺足大指足太阴之隐白,刺足心足少阴之涌泉,刺足中指足阳明之厉兑,刺手大指手太阴之少商,刺手心主手少阴之神门,使血气疏通,其厥立已。如不已,用竹管吹其两耳,以通宗脉之气,剃其左角之发,方一寸,燔治,饮以美酒一杯,不能饮者灌之。盖发者,血所生也。充肤热肉生毛发之血,肝所主也。肝居左,故剃其左角之发以通荣血。酒者,熟谷之悍液也。卫者,水谷之悍气也。故饮酒者,随卫气先行皮肤,先充络脉。故饮以美酒一杯,以通卫气,荣卫运行,则其人立疏矣。此节复结大络之气先行于皮肤,先充络脉,是以皮肤孙络之邪不入于经,则流溢于大络而生奇病也。按《神农本经》:发者血之馀,服之仍自还神化。盖血者神气也,中焦之汁奉心神化赤而为血,故服之有仍归于神化之妙。曰方寸者,言其心所主也。灌者,欲其灌溉于四傍也。夫医者意也,以意逆之,思过半矣。凡刺之数,先视其经脉,切而从之,审其虚实而调之。不调者经刺之,有痛而经不病者缪刺之,因视其皮部有血络者尽取之,此缪刺之数也。此总结治法,又当先治其经脉也。数,几也。言凡刺之有几而各有所取也。经脉者,藏府之十二经脉,如江河之径道也。络脉者,如江河之支流。孙络者,如支流之更有支流也。经者,经别也。如江河之别道,江从此而通于河,河从此而通于江,此阴阳相合之道路,故又曰经正。络者,大络也,如江河之外别有江河,而外与经脉之孙络相通。然而总归出于海,海之所以行云气于天下者,从大络而充于皮肤,海之潮汐,从经脉而流溢于支络,是以始受之邪,从皮肤而入于孙络,从孙络而入于络脉,从络脉而入于经脉,极于五藏,散于肠胃。故当先治其经脉,切而从之,审其虚实而调之。不调者,以经刺之。如身有痛而经脉不病者,此流溢于大络,所当缪刺者也。因视其皮部有血络者尽取之,此缪刺之数也。王芳侯曰:邪气从外而入,正气从内而出,知其所出之道路,后能知邪入之浅深,故为根本之学。

# 四时刺逆从论篇第六十四

厥阴有馀病阴痹,不足病生热痹,滑则病狐疝风,涩则病少腹积气。此论六气之内合于五藏也。曰厥阴少阴太阳少阳,论六气之为病也。曰皮肉筋骨脉者,因六气而及于五藏之外合也。曰心肝脾肺肾者,因六气而及于五藏之次也。有馀者多气少血,不足者血气皆少。滑者阳气盛,微有热;涩者多血少气,微有寒。痹者,闭也,血气留著于皮肉筋骨之间而为痛也。气病之谓疝,血病之谓积。盖气盛而生热则为疝痛,血多而凝泣故成积也。厥阴者,阴之极也。阴极而阳生,得中见少阳之火化,故有寒有热也。厥阴主春生风木之气,故首论厥阴焉。张兆璜问曰:厥阴止曰寒热,而以少阳病筋病肝者何也?曰:此论病在六气而及于五藏者也。厥阴不从标本,从乎中也。从中者,以中气为化也。少阴有馀病皮痹隐轸,不足病肺痹,滑则病肺风疝,涩则病积溲血。太阴有馀病肉痹寒中,不足病脾痹,滑则病脾风疝,涩则病积,心腹时满。阳明有馀病脉痹,身时热,不足病心痹,滑则病心风疝,涩则病积时善惊。太阳有馀病骨痹身重,不足病肾痹,滑则病肾风疝,涩则病积,善时巅疾。少阳有馀病筋痹胁满,不足病肝痹,滑则病肝风疝,涩则病积,时筋急目痛。三阴三阳有多血少气者,有多气少血者,惟阳明血气皆多,盖血气之生于阳明也。荣血行于脉中,乃阳明水谷之精。上归于心,淫精于脉,脉气归于肺,肺朝百脉,输精于皮毛,毛脉合精,行气于府。府者,在外之皮肉筋骨也。府精与神明相合而通于五藏,气复归于权衡,此脉气之生始出入也。是以阳明之有馀不足,则为脉痹心痹。心主脉而上归于肺,肺主皮毛,毛脉合精于皮肤之间,是以少阴之为皮痹肺痹也。脉气散于皮毛,复从太阴所主之肉,少阳所主之筋,太阳所主之骨，而内通于五藏，是以有馀而在外，则为肉痹筋痹骨痹，不足而陷于内，则为脾痹肝痹肾痹矣。至气有馀于内而为热，则为疝；血有馀于内而为寒，则为积矣。故所谓风者，热所生也。所谓身重者，病在气也。所谓溲血腹满，善惊目痛者，病在血也。此三阴三阳所主之血气生始出入，各有太过不及之为病也。愚按此章无问答之起句，乃伯承上章而言。**是故春气在经脉，夏气在孙络，长夏气在肌肉，秋气在皮肤，冬气在骨髓中。**此承上文而言脉气之随四时生长收藏，外出于皮肤，内通于五藏，环转之无端也。**帝曰：余愿闻其故。岐伯曰：春者天气始开，地气始泄，冻解冰释，水行经通，故人气在脉；夏者经满气溢，入孙络受血，皮肤充实；长夏者经络皆盛，内溢肌中；秋者天气始收，腠理闭塞，皮肤引急；冬者盖藏，血气在中，内著骨髓，通于五藏。**夫经脉为里，支而横者为络，络之别者为孙，是血气之从经脉而外溢于孙络，从孙络而充于皮肤，从皮肤而复内溢于肌中，从肌肉而著于骨髓，通于五藏，是脉气之散于脉外，而复内通于五藏也。夫天为阳，地为阴，阴阳合而血气始生。肾主冬令之水，而为生气之原。阳明乃血气所生之府，故曰谷入于胃，脉道乃行，水入于经，而血乃成。然藉肾中之生气戊癸合化，而后生此水谷之精微。故天气开，地气泄，冻解冰释，水行经通，肾藏之冬令已得春生之气，而人气始在脉，是人气之通于天也。故曰春生夏长，秋收冬藏，是气之常也。人亦应之。以一日分为四时，朝则为春，日中为夏，日入为秋，夜半为冬。朝则人气始生，日中人气长，夕则人气收，夜半人气在藏，人与天地参也。愚按《缪刺篇》论卫气先行皮肤，先充络脉，络脉先盛，故卫气已平，荣气乃满，而经脉大盛，是卫气之通于脉内也。此篇言血气之从经而络，从络而皮，复从皮肤肌肉而内著骨髓，通于五藏，是荣血之行于脉外也。当知荣行脉中，卫行脉外者，论通体之经脉也。至于血气之生始出入，营于脉中，渗于脉外，充肤热肉，生毫毛，内入于募原而通于藏府，表里上下，无处不周。医者能洞悉血气之原流，而后能导邪病之窾郤。故帝曰：经脉者，人之所以生，病之所以成，人之所以治，病之所以起，学之所始，工之所止也，粗之所易，上之所难也。习上乘者，可不于针刺诸篇用心求之！**是故邪气者，常随四时之气血而入客也，至其变化，不可为度，然必从其经气，辟除其邪，除其邪则乱气不生。**邪气者，在天六淫之邪也。四时之血气者，春气在经脉，夏气在孙络,长夏气在肌肉,秋气在皮肤,冬气在骨髓中也。至其变化,不可为度者,谓天有六淫之邪,而人有形层六气之化也。如邪留于外则为皮肉筋骨之痹,合于内则为心肝脾肺之痹矣。如留于气分则为疝,留于血分则为积矣。如身中之阳盛则为热,虚寒则为寒矣。此皆吾身中阴阳虚实之变化也。然必从其四时之经气,辟除其邪,则变乱之气不生矣。**帝曰:逆四时而生乱气,奈何?岐伯曰:春刺络脉,血气外溢,令人少气;春刺肌肉,血气环逆,令人上气;春刺筋骨,血气内著,令人腹胀。**此言血气之随时环转,自有出入之度,不可使之妄行也。夫刺者,所以取气也。春气在经脉而取之于络脉,则血气外溢而令人少气矣。至于肌肉,则血气环逆而令人上气矣。环逆者,逆其环转也。言血气之从经而络,从络而皮,从皮肤而复环转于肌中也。至于筋骨,则血气内著而令人腹胀矣。王芳侯曰:此后添出筋字,盖以四时六气而言,则春主筋而少阳主筋。以形层而言,则皮而肉,肉而筋,筋而骨也。**夏刺经脉,血气乃竭,令人解㑊;夏刺肌肉,血气内却,令人善恐。**夏刺筋骨,血气上逆,令人善怒。夏气盛长而血气已外出于孙络矣,若再取之于经脉,则血气内竭而令人懈惰也。血脉出于阳明,外溢于肌腠,夏气在孙络,而使之溢于肌中,则血气虚却于内矣。阳明脉虚,则恐如人将捕之。夏气浮长于上,而反逆之使下,则气郁不疏,而使人善怒也。上逆当作下逆。**秋刺经脉,血气上逆,令人善忘;秋刺络脉,气不外行,令人卧不欲动;秋刺筋骨,血气内散,令人寒栗。**秋令降收而反令其生长,故使血气上逆,而令人善忘也。血气从络脉而充于皮肤,从皮肤而内溢于肌肉。秋刺络脉则血气不外行于皮肤肌肉之间,故令人卧不欲动。盖肌肉者,脾所主也。脾病者,嗜卧不欲动。夫秋令始降而反取之筋骨,使血气散于内而令人寒栗矣。按秋气在皮肤,长夏之气在肌肉,长夏者,夏秋之交也。此篇论经脉之气从经脉而外出于孙络,从孙络而充于皮肤,从皮肤而内溢于肌中,从肌中而著于筋骨,是皮肤尚属出机,至肌肉始属回转之降令。故此章以肌肉主秋令者,从脉气之环转故也。**冬刺经脉,血气皆脱,令人目不明;冬刺络脉,内气外泄,留为大痹;冬刺肌肉,阳气竭绝,令人善忘。**冬主闭藏,以奉春生之气,应藏而反泄之,故使血气皆脱于内而令人目不明。盖五藏之精皆注于目而为之睛,冬者血气在中,内著骨髓,通于五藏,血气内脱,则五藏皆虚,故令人目不明也。冬刺络脉,则内气外泄,而留为大痹。大痹者,藏气虚而邪痹于五藏也。阳气生于阴中,出于肌腠,至冬令之时,复归于阴藏,冬刺肌肉,是取所藏之气于肌腠之外,故使阳气竭绝于内而令人善忘也。**凡此四时刺者,大逆之病,不可不从也。反之则生乱气,相淫病焉。**凡逆刺其四时之经气则变生大病,故不可不从也。乱气,变乱之气也。相淫者,血气淫泆也。此言不从四时之气,则正气变乱而为病也。**故刺不知四时之经,病之所生,以从为逆,正气内乱,与精相薄。**此言邪气者,常随四时之气血而入客也。故不知四时之经病之所生,以从为逆,使正气内乱而邪与精相薄矣。此篇重在六经之气血环转出入,宜顺而不宜逆,故上节先论正气为病,此始论其邪,下节复论其正气。**必审九候,正气不乱,精气不转。**此言知四时之逆从者,必审察其九候也。九候者,有天有地有人。在天主气,在地主血,在人主脉。知血气经脉出入之源流,则正气不致内乱,而精气不逆回矣。**帝曰:善。刺五藏中心一日死,其动为噫;中肝五日死,其动为语;中肺三日死,其动为咳;中肾六日死,其动为嚏欠;中脾十日死,其动为吞。刺伤人五藏必死。其动则依其藏之所变候,知其死也。**刺五藏者,谓刺伤其五藏之气也。盖三阴三阳之六气,外合于皮肉筋骨脉,脉肉筋骨内合于五藏。如病肺痹肺风,脾痹脾疝,则当取气于皮,取气于肉,不可逆刺以伤其藏真。故曰刺伤人五藏必死,各依其藏之所变候而知其死期。盖刺五藏则动其藏气,动藏气则变候见于外矣。按五藏外合五时,六经上应六气,《诊要经终篇》以六气应五藏而终于六经,此篇以六经应四时而终于五藏。《诊要篇》以经脉之生于五藏而外合于六经,此篇以经脉之本于六气而内连于五藏。盖脉气之循于皮肉筋骨,内合五行,外合六气,外内之交相生始出入者也。是以一篇之章句虽同,而旨意各别,学者宜分析体会,不可以其重而忽之。张兆璜曰:《诊要篇》论逆刺其藏气之所出而中伤五藏,故曰:凡刺胸腹者,必避五藏。此篇论刺六经之内入而中伤五藏,故曰:内通五藏,刺五藏中心一日死。谓刺外合之皮肉筋骨脉,而不可中伤其藏也。

# 标本病传论篇第六十五

黄帝问曰：病有标本，刺有逆从，奈何？标本者，六气之化。病传者，五藏相传。此篇承上章而言六气为病有四时之顺逆，而又有标本之逆从，五藏受伤有刺中之死期，而又有病传之日数，是以《灵枢》原属二篇，本经合而为一。盖谓五藏六气外内相合，始病在六气而不亟治之，则传入五藏而为不救之死证矣。岐伯对曰：凡刺之方，必别阴阳，前后相应，逆从得施，标本相移。阴阳者，三阴三阳之六气也。少阳标阳而本火，太阴标阴而本湿，少阴标阴而本热，太阳标阳而本寒，阳明标阳而本燥，厥阴标阴而本风。少阳太阴从本，少阴太阳从本从标，阳明厥阴不从标本从乎中也。从本者化生于本，从标本者有标本之化，从中者以中气为化也。前后相应者，有先病后病也。逆从得施者，有逆取而得者，有从取而得者。标本相移者，有取标而得者，有取本而得者。故曰：有其在标而求之于标，有其在本而求之于本，有其在本而求之于标，有其在标而求之于本。故治有取标而得者，有取本而得者，有逆取而得者，有从取而得者。故知逆与从，正行无间，知标本者，万举万当，不知标本，是谓妄行。故曰者，引《至真要论》而言也。有其在标而求之于标者，谓病三阴三阳之六气，即于六经中求之以治标。有其在本而求之于本者，谓病风寒暑湿燥火六淫之邪，即于六气中求之以治本。有其在本而求之于标者，如寒伤太阳乃太阳之本病，而反得标阳之热化，即求之于标而以凉药治其标热。有其在标而求之于本者，如病在少阴之标阴，而反得君火之本热，即求之于本，以急泻其火。故百病之起，有生于本者，有生于标者，有取本而得者，有取标而得者，有逆取而得者，有从取而得者。逆取而得者，谓寒者热之，热者寒之，结者散之，散者收之，留者攻之，燥者濡之。从取而得者，谓热因寒用，寒因热用，塞因塞用，通因通用，必伏其所主，而先其所因，其始则同，其终则异，可使破积，可使溃坚，可使气和，可使必已。夫阴阳逆从，标本之为道也，小而大，言一而知百病之害。阴阳逆从者，谓三阴三阳之气，有胜有复也。王冰曰：著之至也。言别阴阳，知逆顺，法明著，见精微，观其所举则小，循其所利则大，以斯明著，故言一而知百病之害。少而多，浅而博，可以言一而知百也。王冰曰：言少可以贯多，举浅可以料大者,何法之明?故非圣人之道,孰能至于是耶!故学之者,犹可以言一而知百病也。博,大也。以浅而知深,察近而知远,言标与本,易而勿及。王冰曰:虽事极深远,人非咫尺,略以浅近而悉贯之。然标本之道,虽易可为言,而世人识见无能及者。治反为逆,治得为从。相反而治为逆治,相得而治为从治。相得者如热与热相得,寒与寒相得也。先病而后逆者治其本,先逆而后病者治其本。逆者,胜克之气也。先病者,谓吾身中先有其病也。先逆先寒先热者,谓在天之六气也。先病而后逆者,如吾身中先有脾土之病,而后复感其风邪,重伤脾土,则当先治其脾土,而后治其风邪。如先感天之风邪,克伤中土,以致脾藏为病,是当先治其风邪,而后调其脾土。故曰:言标与本,易而勿损,察本与标,气可令调,明知胜复,为万民式,天之道毕矣。先寒而后生病者治其本,先病而后生寒者治其本。先寒者,寒淫所胜也。以吾身感之而生病者,是当治其寒邪。如先病而后生寒者,当治其身之本病,而寒气自解矣。张兆璜曰:先寒者客气,生寒者同气。先热而后生病者治其本,先热而后生中满者治其标。先热者,热淫所胜也。以吾身感之而生病者,是当治其本热。如吾身感之而生中满者,又当治其中满。盖六淫之邪,始伤六气,若致中满,则病气入内,故当治其内。先病而后泄者治其本,先泄而后生他病者治其本,必且调之,乃治其他病。泄者,湿土之病也。他病者,如湿邪所胜,民病心痛耳聋之类。故当先治其虚泄,必且调之脾土,而后治其他病。先病而后生中满者治其标,先中满而后烦心者治其本。人有客气,有同气。《至真要论》曰:诸胀腹大,皆属于热。如先病热而后生中满者,是当治其中满。如先病中满而湿热之气上乘于心以致心烦者,亦当治其中满而烦自解矣。夫先热而后生中满者,感天之热淫而致生中满也。先病而后生中满者,病吾身中之热而生中满也。故曰:人有客气,有同气。客气者,谓在天之六气。同气者,谓吾身中亦有此六气,而与天气之相同也。小大不利治其标,小大利治其本。如中满而大小便不利者,当先利其二便。如小大便利者,乃治其中满。盖邪气入于腹内,必从二便而出。病发而有馀,本而标之,先治其本,后治其标;病发而不足,标而本之,先治其标,后治其本。有馀者,邪气之有馀;不足者,正气之不足也。邪气者,风寒暑湿燥火六淫之邪;正气者,三阴三阳之六气也。《六微旨论》曰:少阳之上，火气治之；阳明之上，燥气治之；太阳之上，寒气治之；厥阴之上，风气治之；少阴之上，热气治之；太阴之上，湿气治之。所谓本也，本之下气之标也。此皆以风寒暑湿燥火六气为本，而以三阴三阳之六气为标。故病发而有馀者，此风寒暑湿之本气有馀。故当先散其邪气，而后理其阴阳。如病发而不足，当先调其阴阳，而后治其本气。盖邪气盛则实，精气夺则虚。是以邪气有馀者，先散其邪气，精气不足者，先补其正虚，此标本之大纲领也。**谨察间甚，以意调之，间者并行，甚者独行，先小大不利而后生病者治其本。**间，去声。此言标本之间而又当以意调其间甚也。夫邪之所凑，其正必虚。间者，谓邪正之有馀不足。二者兼于其间，故当并行其治。盖以散邪之中兼补其正，补正之内兼散其邪。如偏甚者，则当独行其法。谓邪气甚者竟泻其邪，正虚甚者竟补其正，此为治之要道也。如先大小便不利而后生病者，当专治其小大二便，又无论其邪正之间甚矣。朱永年曰：间甚之中，又分缓急。

**夫病传者，**夫者，承上接下之辞。按《灵枢·病传篇》曰：折毛发理，正气横倾，淫邪泮衍，血脉传溜，大气入藏，腹痛下淫，可以致死，不可以致生。大气者，即在天之六气淫胜而太过者也。泮衍，散蔓而盛也。夫邪之中人，必先始于皮毛，次发于肉理，次入于络脉。此淫甚之气，故始于皮毛而使毛折，发于肉理而使正气横倾，泮衍于脉中而使血气流传，入于藏府以成卒死之病。夫所谓标本者，感在天之六气而病吾身中之阴阳，即入于腹内以致中满者，在于募原腠理之气分。若淫邪泮衍于血脉之中，则入藏府为内所困矣。故曰：善治者治皮毛，其次治肌肤，其次治筋脉，其次治六府，其次治五藏。治五藏者，半死半生也。**心病先心痛，一日而咳，三日胁支痛，五日闭塞不通，身痛体重。三日不已死，冬夜半，夏日中。**心先痛者，病先发于心。咳者，一日而之肺；胁支痛者，三日而之肝；闭塞不通，身痛体重者，五日而之脾。此皆逆传其所胜，是以三日不已而死。心为火藏，冬之夜半者，水胜而火灭也。夏之日中者，亢极而自焚矣。**肺病喘咳，三日而胁支满痛，一日身重体痛，五日而胀。十日不已死，冬日入，夏日出。**肺病喘咳者，病先发于肺。三日而之肝，则胁支满痛；一日而之脾，则身重体痛；五日而之胃，则胀。再十日不已，死。夫冬气收藏，夏气浮长，日出气始生，日入气收引，肺主气，故终于气之出入也。《系辞》曰：日月运行，一寒一暑。故止言冬夏者，重阴阳寒暑之气也。至如所传之日数,有一三五之奇,有二六十之偶,亦如六爻之有阴有阳也。王子律曰:日出为春,日中为夏,日入为秋,夜半为冬。以上二节,四时之气已备。**肝病头目眩,胁支满,三日体重身痛,五日而胀,三日腰脊少腹痛,胫痠。三日不已死,冬日入,夏早食。**病先发于肝,则头目眩,胁支满。三日而之脾,则体重身痛;五日而之胃,则胀;三日而之肾,则腰脊少腹痛。三日不已,死。夏早食者,寅卯之时,木气绝而不生也。冬日入者,申酉之时,金气旺而木气绝也。**脾病身痛体重,一日而胀,二日少腹腰脊痛,胫痠,三日背胆筋痛,小便闭。十日不已死,冬人定,夏晏食。**胆,膂同。病先发于脾,则身痛体重。一日而之胃,则胀;二日而之肾,则少腹腰脊痛,胫痠;三日而之膀胱,则背胆筋痛,小便闭。十日不已,死。马莳曰:冬之人定在亥,谓土败而水胜也。夏之晏食在寅,木旺而土绝也。王冰曰:人定在申后二十五刻,晏食在寅后二十五刻。王子律曰:膀胱之脉循于背,足太阳主筋,故背胆筋痛。**肾病少腹腰脊痛,䯒痠,三日背胆筋痛,小便闭,三日腹胀,三日两胁支痛。三日不已死,冬大晨,夏晏晡。**病先发于肾,则少腹腰脊痛。三日而之膂膀胱,则背胆筋痛,小便闭;三日而之胃,则腹胀;三日而之肝,则两胁支痛。冬之大明在辰,土旺而木灭也。夏之晏晡在亥,水绝而不能生也。按《灵枢·病传篇》曰:三日而上之心,三日而之小肠。是水乘其所胜之火藏火府也。此节与《灵枢》之不同者,心乃君主之官,原不受邪,膀胱之气上与阳明相合,水邪上乘,上焦不受,则还转于中焦,而留于阳明矣。阳明主秋金之令,故复传之肝木而死。下二节大意相同。王子律曰:《玉机真藏论》曰:肾因传之心,心即复反传而行之肺,此亦心不受邪,而复传之肺也。**胃病胀满,五日少腹腰脊痛,䯒痠,三日背胆筋痛,小便闭,五日身体重。六日不已死,冬夜半后,夏日昳。**病先发于胃,故胀满。五日而之肾,则少腹腰脊痛,胫痠;三日而之胆膀胱,则背胆筋痛,小便闭;五日而之脾,则身体重;再六日不已而死。冬夜半后者,土败而水胜也。夏日昳者,乃阳明所主之时,土绝而不能生也。按《灵枢经》曰:五日而上之心,二日不已,死。此言五日身体重者,亦心不受邪而还之脾,水行乘土,府邪传藏而死。徐东屏曰:一者数之始,十者数之终,阳数起于一,阴数起于二。三日死者,死于生数之始也。六日死者,终于成数之始。十日死者,终于成数之终。是有终其所始,而终其所终者,有死于其所不胜者,有死于本气所生之时者,此皆阴阳终始之微妙。**膀胱病小便闭,五日少腹胀,腰脊痛,骭痠,一日腹胀,一日身体痛。二日不已死,冬鸡鸣,夏下晡。**此亦府邪传藏,水泛土败而死。病先发于膀胱,则小便闭。五日而之肾,则少腹胀,腰脊痛;一日而之胃,则腹胀;一日而之脾,则身体痛。冬鸡鸣在丑,乃少阳太阳生气之时,气绝而不能生也。夏下晡乃阳明生气之时,阳明之气亦绝矣。董帷园曰:风乃百病之长。大气,风气也。风木之邪,故独乘胃土,而行涣膀胱之水液。**诸病以次是相传,如是者皆有死期,不可刺。间一藏止,及至三四藏者,乃可刺也。**以上诸病如是相胜克而传者,皆有速死之期,非刺之可能救也。或间一藏相传而止,不复再传别藏者,乃可刺也。假如心病传肝,肺病传脾,此乃子行乘母,至肝藏脾藏而止,不复再胜克相传于他藏者,可刺也。假如心病传脾,肺病传肾,乃母行乘子,得母藏之生气,不死之证也。如心病传肾,肺病传心,肝病传肺,此从所不胜来者,为微邪,乃可刺也。金西铭曰:五藏相传,止可间二藏三藏。经言四藏者,或藏传之于府,而后传于他藏。府亦可以名藏也。

# 卷八上

## 天元纪大论篇第六十六

此篇总论五运主岁，六气司天，皆本乎天之运化，故曰《天元纪大论》。

**黄帝问曰：天有五行御五位，以生寒暑燥湿风火。**天有五行者，丹黅苍素玄之五气也。五位，五方之位，地之五行也。寒暑燥湿风，天之六气也。盖言天之五气经于十干之分，十干之气以化地之五行，地之五行以生天之六气。**人有五藏化五气，以生喜怒忧思恐。**五藏，五行之所生也。五气，五行之气，风热湿燥寒也。喜怒忧思恐，五藏之神志也。夫在天为气，在地成形，形气相感而万物化生，人本乎地之五行而成此形，以有形之五藏化五气生五志，而复通乎天气。**论言五运相袭而皆治之，终期之日，周而复始，余已知之矣。愿闻其与三阴三阳之候，奈何合之？**论，谓《六节藏象》诸论也。五运者，甲己岁为土运，乙庚岁为金运，丙辛岁为水运，丁壬岁为木运，戊癸岁为火运。三阴三阳者，子午之岁，少阴主之；丑未之岁，太阴主之；寅申之岁，少阳主之；卯酉之岁，阳明主之；辰戌之岁，太阳主之；巳亥之岁，厥阴治之。帝言五运之气，递相沿袭，而一岁皆为之主治，终期年之三百六十五日，周而复始。其与三阴三阳之主岁相合，何以候之。徐振公曰：五运独主一岁，三阴三阳之主岁，有司天在泉，间气客气，故曰五运相袭而皆治之。**鬼臾区稽首再拜对曰：昭乎哉问也！夫五运阴阳者，天地之道也，万物之纲纪，变化之父母，生杀之本始，神明之府也，可不通乎！**天之十干运化地之五行，地之五行上呈三阴三阳之六气，故曰五运阴阳者，天地之道也。王冰曰：道，谓生化之道。纲纪，谓生长化收藏之纲纪也。父母，谓万物形之先也。本始，谓生杀皆因而有之也。夫有形禀气而不为五运阴阳之所摄者，未之有也。所以造化太极为万物生化之元始者何哉？以其是神明之府故也。然合散不测，生化无穷，非神明运为，无能尔也。**故物生谓之化，物极谓之变，阴阳不测谓之神，神用无方谓之圣。**《六微旨论》曰：物之生从于化，物之极由乎变,变化之相薄,成败之所由也。《五常政论》曰:气始而生化,气散而有形,气布而蕃育,气终而象变。阴阳者,天地之道也。阴中有阳,阳中有阴,莫可穷测,用施于四时,变化乎万物,无可矩量者也。孔子曰:知变化之道者,其知神之所为乎?金西铭曰:神以运用言,圣以功业言。**夫变化之为用也**,用,功用也,言阴阳不测之变化,在天地之间,生成万物,功用最大。金西铭曰:用者,神用之无方,即所谓圣也。**在天为玄**,玄,幽远也。天道幽远,变化无穷。**在人为道**,道,里路也。凡日用事物之间,莫不有天地自然之理。**在地为化**。化,生化也。化育万物,皆由地之生成。**化生五味**,五味,五行之所生也。万物之有情有性者,莫不具五行之气味。《五运行论》曰:化生气。**道生智**,能循乎天理之自然,则是非邪正,自然分别,而用无不周也。张兆璜曰:心之灵明曰智,乃人之神明也。**玄生神**。王冰曰:玄远幽深,故生神也。神之为用,触遇玄通,因物化成,无不应也。倪仲宣曰:先从天而人,人而地,复从地而人,人而天。**神在天为风,在地为木,在天为热,在地为火,在天为湿,在地为土,在天为燥,在地为金,在天为寒,在地为水。故在天为气,在地成形,形气相感,而化生万物矣**。风寒热燥湿,天之阴阳也。木火土金水,地之阴阳也。故在天为气,在地成形,形气相感,而万物化生。**然天地者,万物之上下也**;天覆地载,万物化生于其间。**左右者,阴阳之道路也**;阴阳之气,左右旋转之不息。徐振公曰:左右者,间气也。**水火者,阴阳之征兆也**;征,验也。兆,见也。天一生水,地二生火,火为阳,水为阴,言阴阳不可见,而水火为阴阳之征验。徐振公曰:水火即阴阳也。先天止有水火,至后天而始备五行。**金木者,生成之终始也**。木主春令,其气生长而生万物,金主秋令,其气收敛而成万物,故为生成之始终。金西铭曰:上下左右,天地之六合也。水火木金,阴阳之四时也。**气有多少,形有盛衰,上下相召,而损益彰矣**。在天为气而气有多少,在地成形而形有盛衰,上下相感而太过不及之气昭然彰著矣。**帝曰:愿闻五运之主时也何如?**时,四时也。谓木运主春,火运主夏,土运主长夏,金运主秋,水运主冬。**鬼臾区曰:五气运行,各终期日,非独主时也**。言五运之气,各终期年之三百六十五日,终而复始,非独主于时也。徐振公曰:五运主时,乃四时寒热温凉之气。主岁者,五行太过不及之年。帝曰:请闻其所谓也。鬼臾区曰:臣积考《太始天元册》文曰:太虚寥廓,肇基化元。《天元册》乃太古之文,所以纪天真元气运行之书也。太虚,谓空玄之境,大气之所充,神明之官府也。寥廓,空大元际之谓。肇,始。基,立也。化元,造化之本原也。万物资始,五运终天。五运,木火土金水运也。终天者,日日行一度,五运各主一岁,终周天之三百六十五度四分度之一也。万物藉化元而始生,五行终天运而无已。《易》曰:大哉乾元,万物资始。布气真灵,总统坤元。真灵者,人与万物也。总统坤元者,地居天之中,天包乎地之外也。《易》曰:至哉坤元,万物资生。九星悬朗,七曜周旋。九星者,天蓬天芮天冲天辅天禽天心天任天柱天英。九星悬朗于天,下应九州之分也。七曜者,日月五星,《虞书》谓之七政。周,谓周天之度。旋,谓左循天度而行。曰阴曰阳,曰柔曰刚。《易》曰:立天之道,曰阴与阳。立地之道,曰柔与刚。幽显既位,寒暑弛张。阳主昼,阴主夜,幽显既位者,阴阳定位也。寒暑弛张者,寒暑往来也。《易》曰:日月运行,一寒一暑。生生化化,品物咸章。《易》曰:云行雨施,品物流形。又曰:天地细缊,万物化醇。此所以生生不息,化化无穷,而品物咸章矣。臣斯十世,此之谓也。十世,言自祖传习至今,于兹十世矣。所谓积考《太始天元册》文者,此之谓也。

帝曰:善。何谓气有多少,形有盛衰?鬼臾区曰:阴阳之气,各有多少,故曰三阴三阳也。形有盛衰,谓五行之治,各有太过不及也。太阳少阳少阴,运行先天而主有馀,阳明太阴厥阴,运行后天而主不足,此三阴三阳之气有多少也。形,谓五行之有形也。五形之治,各有太过不及者,谓五运之主岁。如诸壬年之木运太过,则诸丁年之木运不及矣;诸戊年之火运太过,诸癸年之火运不及矣;诸甲年之土运太过,诸己年之土运不及矣;诸庚年之金运太过,诸乙年之金运不及矣;诸丙年之水运太过,诸辛年之水运不及矣。故其始也,有馀而往,不及随之,不足而往,有馀从之。知迎知随,气可与期。始者,谓天干始于甲,地支始于子。如甲年之土运太过,则乙年之金运不足随之,子年之少阴有馀,则丑年之太阴不足随之,所谓有馀而往,不足随之也。如乙年之金运不及,则丙年之水运有馀从之,丑年之太阴不足,则寅年之少阳有馀从之,所谓不足而往,有馀从之也。迎,往也。随,来也。知岁运之往来,则太过不及之气可与之相期而定矣。**应天为天符,承岁为岁直,三合为治。**此承上下而言六十岁之中,又有天符岁会三合主岁,此为平气之年,无太过不及者也。所谓天符者,土运之岁,上见太阴;火运之岁,上见少阳少阴;金运之岁,上见阳明;木运之岁,上见厥阴;水运之岁,上见太阳。乃五运之气与司天之气相合,故为天符。直,会也。谓木运临卯,火运临午,土运临四季,金运临酉,水运临子,乃地支之主岁与五运之主岁五行之气正值会合,故曰岁合。三合者,谓司天之气,五运之气,主岁之气,三者相合,又名太乙天符。此皆平气之年,无太过不及者也。俱详注《六微旨论》。**帝曰:上下相召,奈何?鬼臾区曰:寒暑燥湿风火,天之阴阳也,三阴三阳上奉之。木火土金水火,地之阴阳也,生长化收藏下应之。**寒暑燥湿风火,天之六气也。太阳之上,寒气主之;少阴之上,热气主之;阳明之上,燥气主之;太阴之上,湿气主之;厥阴之上,风气主之;少阳之上,火气主之,是三阴三阳,上奉天之六气也。木火土金水火,地之五行也。在春主木而主生,在夏主火而主长,长夏主土而主化,在秋主金而主收,在冬主水而主藏,是以生长化收藏下应之。盖天之五气运化地之五行,地之五行上呈天之六气,是以上下相感召,而三阴三阳之气天地之所共有。故下文曰:天有阴阳,地亦有阴阳。倪仲宣曰:木火火地之三阳也,金水土地之三阴也。二之气君火,三之气相火。地亦有三阴三阳之六气,故曰木火土金水火,地之阴阳也。**天以阳生阴长,地以阳杀阴藏。**岁半以上,天气主之,是春夏者,天之阴阳也,故天以阳生阴长。岁半以下,地气主之,是秋冬者,地之阴阳也,故地以阳杀阴藏。张玉师曰:司天之气主上半岁,在泉之气主下半岁。故曰:岁半以上,天气主之;岁半以下,地气主之。然司天之气,始于地之左,在泉之气,本乎天之右,天地之气互相感召而共主一岁,又非独天主上半岁而地主下半岁也。

**天有阴阳,地亦有阴阳。木火土金水火,地之阴阳也,生长化收藏。故阳中有阴,阴中有阳。**此申明地亦有三阴三阳之气也。风寒暑湿燥火,三阴三阳上奉之,是天有阴阳也。木火土金水火,生长化收藏下应之,是地有阴阳也。夫天为阳,而天有三阴三阳之气,是阳中有阴也;地为阴,地有三阴三阳之气,是阴中有阳也。玉师曰:此二句启下文之天五地六,天六地五。

所以欲知天地之阴阳者，应天之气，动而不息，故五岁而右迁，应地之气，静而守位，故六期而环会。应天之气者，丹黅苍素玄之气也。动而不息，五岁而右迁者，自甲而乙，乙而丙，丙而丁，丁而戊，五运之气已终，而复起五运也。应地之气者，木火土金水火之气也。静而守位，六期而环会者，自子而丑，丑而寅，六岁已周，至午岁而复起少阴也。动静相召，上下相临，阴阳相错，而变由生也。动静相召者，天地之气相感也。上下相临者，天之五气下御地之五行，地之木火土金水火，上临天之六气，是以天五地六，天六地五，阴阳交错而变生三十年之一纪，六十岁之一周也。按天之五气经于十干之分，运化地之五行，是天五地五也。地之木火土金水火，分主十二支之位，子午少阴君火司天，丑未太阴湿土司天，寅申少阳相火司天，卯酉阳明燥金司天，辰戌太阳寒水司天，巳亥厥阴风木司天，是地六天六也。是以上文云：应天之气，五岁而右迁，应地之气，六期而环会。下文云：周天气者，六期为一备，终地纪者，五岁为一周。帝曰：上下周纪，其有数乎？鬼臾区曰：天以六为节，地以五为制。周天气者，六期为一备；终地纪者，五岁为一周。君火以明，相火以位。上下周纪者，天干地支，五六相合，凡三十岁为一纪，六十岁为一周也。天以六为节者，以三阴三阳为节度也。地以五为制者，以五行之位为制度也。周天气者，子属少阴君火司天，丑属太阴湿土司天，寅属少阳相火司天，卯属阳明燥金司天，辰属太阳寒水司天，巳属厥阴风木司天，六期为三阴三阳之一备。终地纪者，甲主土运，乙主金运，丙主水运，丁主木运，戊主火运，五岁为五运之一周。是以君火以明而在天，相火以位而在下。盖言地以一火而成五行，天以二火而成六气也。玉师曰：地之十二支上应司天之气，天之十干下合地之五行。五六相合，而七百二十气为一纪，凡三十岁，千四百四十气，凡六十岁而为一周，不及太过，斯皆见矣。十五日为一气，五运六气相合而主岁，一岁凡二十四气，计七百二十气为一纪。纪，小会也。盖以五六为三十，六五亦为三十，故以三十岁为一会，自甲子而终于癸亥，凡六十岁为一周，其太过不及之气，于此皆可见矣。帝曰：夫子之言，上终天气，下毕地纪，可谓悉矣。余愿闻而藏之，上以治民，下以治身，使百姓昭著，上下和亲，德泽下流，子孙无忧，传之后世，无有终时，可得闻乎？此以下复申明五运六气之主岁，周而复始，循环无端，使天下万世，子孙黎民，知天地阴阳之数，不罹灾眚之患。此皆圣人忧民之心，德泽下流之不穷也。鬼臾区曰：至数之机，迫迮以微，其来可见，其往可追，敬之者昌，慢之者亡，无道行私，必得夭殃，谨奉天道，请言真要。至数者，太过不及之定数也。机者，先期而动也。迫，近。迮，起也。言气机之动甚微，能追思已往之气，则其来者可知。如敬畏者，则灾眚可避。忽慢者，必罹夭殃。无道，谓不修养生之道。行私，谓放纵嗜欲也。真要，至真之要道也。帝曰：善言始者，必会于终，善言近者，必知其远，是则至数极而道不惑，所谓明矣。愿夫子推而次之，令有条理，简而不匮，久而不绝，易用难忘，为之纲纪，至数之要，愿尽闻之。此言阴阳之道，自始至终，由近至远，简而明，易而难，有条有理，有纪有纲。鬼臾区曰：昭乎哉问！明乎哉道！如鼓之应桴，响之应声也。言阴阳之道昭也明也，能明乎斯道，如桴鼓声响，未有不相应者矣。臣闻之，甲己之岁，土运统之；乙庚之岁，金运统之；丙辛之岁，水运统之；丁壬之岁，木运统之；戊癸之岁，火运统之。运，化运也。甲己合化土，乙庚合化金，丙辛合化水，丁壬合化木，戊癸合化火。统者，五运相袭而皆治之也。帝曰：其于三阴三阳，之奈何？鬼臾区曰：子午之岁，上见少阴；丑未之岁，上见太阴；寅申之岁，上见少阳；卯酉之岁，上见阳明；辰戌之岁，上见太阳；巳亥之岁，上见厥阴。少阴所谓标也，厥阴所谓终也。合者，以五运而合六气，以天干而合地支也。标，高也。子午为少阴君火，君为尊，故以少阴为始，而标见于上。厥阴为阴之尽，故以厥阴为终，阴极而一阳之子又复矣。厥阴之上，风气主之；少阴之上，热气主之；太阴之上，湿气主之；少阳之上，相火主之；阳明之上，燥气主之；太阳之上，寒气主之。所谓本也，是谓六元。风寒暑湿燥火，在天之六气也。三阴三阳合于地之十二支，而上奉天之六气，是以天气为本，而三阴三阳为标，故下文曰：本之下，中之见也；见之下，气之标也。六元者，谓天有此三阴三阳之六气，地亦有此三阴三阳之六气，天地浑元，上下相召，是以六气司天而六气在泉也。帝曰：光乎哉道！明乎哉论！请著之玉版，藏之金匮，署曰《天元纪》。著之玉版，藏之金匮，垂永久，示贵重也。

# 五运行大论篇第六十七

此篇分论天之五气，地之五行，布五方之政令，化生五藏五体，皆五者之运行，故曰《五运行论》。

黄帝坐明堂，始正天纲，临观八极，考建五常。天纲，天之度数也。八极，地之八方也。五常，五行政令之常也。请天师而问之曰：论言天地之动静，神明为之纪，阴阳之升降，寒暑彰其兆。神明者，日月星斗也。纪者，以日月纪度星斗定位也。寒暑者，阴阳之征兆也。余闻五运之数于夫子，夫子之所言，正五气之各主岁尔。首甲定运，余因论之。鬼臾区曰：土主甲己，金主乙庚，水主丙辛，木主丁壬，火主戊癸。子午之上，少阴主之；丑未之上，太阴主之；寅申之上，少阳主之；卯酉之上，阳明主之；辰戌之上，太阳主之；巳亥之上，厥阴主之。不合阴阳，其故何也？余闻五运之数于夫子者，言五运之气，以论于《六节藏象论》中矣。余因论之，鬼臾区复以五运六气相合主岁而论者，即上篇《天元纪论》也。不合阴阳者，五运六气之阴阳不相合也。岐伯曰：是明道也，此天地之阴阳也。夫数之可数者，人中之阴阳也，然所合，数之可得者也。夫阴阳者，数之可十，推之可百，数之可千，推之可万。天地阴阳者，不可以数推，以象之谓也。三数字叶素，三数字上声。伯言鬼臾区所论五运六气相合而主治者，是明天地阴阳之道也。夫数之可数者，人中之阴阳也。所谓人中之阴阳者，其生五，其气三，三而成天，三而成地，三而成人，三而三之，合则为九。九分为九野，九野为九藏，以应天六六之节，此人中之阴阳与天地相合，其所合之数，可得而数者也。若夫天地之阴阳者，数之可十可百，推之可万可千，难以数推，止可以象推之。象者，即下文之丹黅苍素玄之天象，南面北面之图象是也。帝曰：愿闻其所始也。岐伯曰：昭乎哉问也！臣览《太始天元册》文。丹天之气，经于牛女戊分；黅天之气，经于心尾己分；苍天之气，经于危室柳鬼；素天之气，经于亢氐昴毕；玄天之气，经于张翼娄胃。所谓戊己分者，奎壁角轸，则天地之门户也。夫候之所始，道之所生，不可不通也。黅，居吟切。此言五行之化运始于五方之天象也。丹,赤色,火之气也。牛女在癸度,经于牛女戊分,戊癸合而化火也。黅,黄色,土之气也。心尾在甲度,经于心尾己分,甲己合而化土也。苍,青色,木之气也。危室在壬度,柳鬼在丁度,丁壬合而化木也。素,白色,金之气也。亢氐在乙度,昴毕在庚度,乙庚合而化金也。玄,黑色,水之气也。张翼在丙度,娄胃在辛度,丙辛合而化水也。戊己居中宫,为天地之门户。《遁甲经》曰:六戊为天门,六己为地户,在奎壁角轸之分。奎壁在乾方,角轸在巽方。此五气化五行之始,乃天地阴阳道之所生,不可不通也。张玉师曰:在天细之气色,故见丹黅素苍玄;在地成五行之形,则为青黄赤白黑矣。帝曰:善。论言天地者,万物之上下,左右者,阴阳之道路,未知其所谓也。此复论六气之上下左右也。司天在上,在泉在下,万物化生于其间,故天地为万物之上下。左右者,间气也。间气者纪步,故为阴阳之道路。徐振公曰:五六相合而后成岁,故论五运篇中而兼论六气。岐伯曰:所谓上下者,岁上下见,阴阳之所在也。此言司天在泉之上下也。如子午岁少阴在上,则阳明在下矣;丑未岁太阴在上,则太阳在下矣;寅申岁少阳在上,则厥阴在下矣;卯酉岁阳明在上,则少阴在下矣;辰戌岁太阳在上,则太阴在下矣;巳亥岁厥阴在上,则少阳在下矣。此三阴三阳上下之所在也。左右者,诸上见厥阴,左少阴,右太阳;见少阴,左太阴,右厥阴;见太阴,左少阳,右少阴;见少阳,左阳明,右太阴;见阳明,左太阳,右少阳;见太阳,左厥阴,右阳明。所谓面北而定其位,言其见也。此言在上之左右也。在东为左,在西为右。诸,凡也。谓凡见厥阴在上,则少阴在左,太阳在右;见少阴在上,则太阴在左,厥阴在右;见太阴在上,则少阳在左,少阴在右;见少阳在上,则阳明在左,太阴在右;见阳明在上,则太阳在左,少阳在右;见太阳在上,则厥阴在左,阳明在右。盖以图象向南,人面北以观之,言其所见之图象,而命其上下左右之定位也。玉师曰:上章以厥阴为终,此论厥阴为始,盖阴阳之道,自始至终,终而复始。帝曰:何谓下?岐伯曰:厥阴在上,则少阳在下,左阳明,右太阴;少阴在上,则阳明在下,左太阳,右少阳;太阴在上,则太阳在下,左厥阴,右阳明;少阳在上,则厥阴在下,左少阴,右太阳;阳明在上,则少阴在下,左太阴,右厥阴;太阳在上,则太阴在下,左少阳,右少阴。所谓面南而命其位,言其见也。此言在下之左右也。如巳亥岁，厥阴在上，则少阳在下矣，而阳明在少阳之左，太阴在少阳之右；如子午岁少阴在上，则阳明在下矣，而太阳在阳明之左，少阳在阳明之右；如丑未岁太阴在上，则太阳在下矣，而厥阴在太阳之左，阳明在太阳之右；如寅申岁少阳在上，则厥阴在下矣，而少阴在厥阴之左，太阳在厥阴之右；如卯酉岁阳明在上，则少阴在下矣，而太阴在少阴之左，厥阴在少阴之右；如辰戌岁太阳在上，则太阴在下矣，而少阳在太阴之左，少阴在太阴之右。盖以图象向北，人面南以观之，以所见之上下左右而命其位，故曰言其见也。详后图象。金西铭曰：上下之左右，皆以东为左，西为右，故面南面北以观之。若止南面而观，如在下之气左行，则在上之气右转矣。故下文曰：上者右行，下者左行。**上下相遘，寒暑相临，气相得则和，不相得则病。**相临者，谓加临之六气也。此总结上文而言，司天在泉之气则上下相遇，左右间气之气则四时加临。如太阳寒水之气加临于上半岁，则少阴少阳暑热之气加临于下半岁矣。如暑热之气加临于上半岁，则寒水之气加临于下半岁矣。举寒暑而六气自序，盖以上下主岁，上下左右六气纪时，如与时相得则和，与时相逆则病矣。**帝曰：气相得而病者，何也？岐伯曰：以下临上，不当位也。**此言加临之六气与主时之六气，有相得而不相得也。气相得者，如少阴君火之气与少阳相火之气相合，君臣之相得也。君位在上，臣位在下，如君火加临于相火之上，为顺。相火加临于君火之上，是为下临上，不当其位也。《六微旨论》曰：君位臣则顺，臣位君则逆。逆则其病近，其害速；顺则其病远，其害微。所谓二火也。盖举此君臣之上下加临而言，则六气之顺逆可类推矣。**帝曰：动静何如？岐伯曰：上者右行，下者左行，左右周天，馀而复会也。**此复申明司天在泉之气六期而环会也。动静者，天地之道也。在上者司天，在下者纪地。如子年少阴在上，则阳明在下矣。周天之三百六十五日，则在上者右行于太阴，在下者左行于太阳也。上下左右，周司天之六岁，尚馀午未申酉戌亥之六岁，又环转而复会也。上节之所谓面南面北者，盖以左皆在东，右皆在西。此以图象无分南北，平以观之，是在下者左行，则在上者右行矣。总以六气之图推看。**帝曰：余闻鬼臾区曰，应地者静，今夫子乃言下者左行，不知其所谓也，愿闻何以生之乎？**静者，地之体也。生，谓动之所生。玉师曰：动生于静，故曰生。**岐伯曰：天地动静，五行迁复，虽鬼臾区其上候而已，犹**

**不能遍明。**天地动静，谓司天在泉之气绕地而环转也。五行迁复，谓五运相袭，周而复始也。其上，谓臾区其上至于十世，止能占候其天之动象，地之静形，犹不能遍明天地阴阳之运行也。**夫变化之用，天垂象，地成形，七曜纬虚，五行丽地。地者，所以载生成之形类也；虚者，所以列应天之精气也。形精之动，犹根本之与枝叶也。仰观其象，虽远可知也。**此言地居天之中，天包乎地之外，是以在上之天气右旋，在地下之气左转也。变化之用者，谓天地阴阳之运动也。在天无形而垂象，在地有形而成形。七曜，日月五星也。纬虚者，经纬于太虚之间，亦绕地而环转也。五行，五方五气之所生而成形者。丽，章著也。地者，所以载生成之物类也。精者，天乙所生之精水也。应天之精气者，在天为气，在下为水，水应天而天连水也。形，谓地之体静而不动者也。形精之动者，谓地下在泉之气旋转，犹根本不动而枝叶动摇，然根气又与枝叶之相通也。仰观其天象，见日月五星之绕地右旋，道虽深远，可得而知矣。**帝曰：地之为下，否乎？岐伯曰：地为人之下，太虚之中者也。帝曰：冯乎？岐伯曰：大气举之也。**冯，叶凭。地之为下者，谓天居上而地居下也。太虚者，虚玄之气也。言地居太虚之中，大气举之，无所冯依者也。按《天文志》云：言天体者三家，一曰浑天，二曰周髀，三曰宣夜。宣夜绝无师说，不知其状如何。周髀之术，以为天似覆盆，盖以斗极为中，中高而四边下，日月傍行绕之，日近而见之为昼，日远而不见为夜。蔡邕以为考验天象，多所违失。浑天说曰：天之形状似鸟卵，地居其中，天包地外，犹卵之裹黄，圆如弹丸。故曰浑天，言其形体浑浑然也。其术以为天半覆地上，半在地下，其天居地上见者一百八十二度半强，地下亦然。北极出地上三十六度，南极入地下亦三十六度，而嵩高正当天之中极。是浑天之说，本之《素问》者也。余自戊申冬疏及岁运，本年六月十七夜地动后，闻天下大地皆动，而青兖独甚，当知地在太虚之中，大气举之，无所冯依者也。下文云风胜则动，盖风从东方而生，是以山东独甚。夫《素问》乃三坟之一，三坟者，伏羲神农黄帝之书也。故自《易》而下，莫大乎《素问》。今质诸千古以上之书，而征验于千古之下，是天地阴阳之道，幽远难明，非天生之至圣孰能知之！故学者能于此中用心参究，则六十年之中，万物之变化，民病之死生，未有不如桴鼓声响之相应也。**燥以干之，暑以蒸之，风以动之，湿以润之，寒以坚之，火以温**

**之。故风寒在下,燥热在上,湿气在中,火游行其间,寒暑六入,故令虚而生化也。**此言六气之游行于天地上下之间也。风寒暑湿燥火,在天无形之气也。干蒸动润坚温,在地有形之征也。天包乎地,是以在天之上,在泉之下,在地之中,八极之外,六合之内,无所不至。盖言太虚之气,不唯包乎地之外,而通贯乎地之中也。寒水在下,而风从地水中生,故风寒在下。燥乃乾金之气,热乃太阳之火,故燥热在上。土位中央,故湿气在中。火乃太极中之元阳,即天之阳气,故游行于上下之间。《易》曰:日月运行,一寒一暑。寒暑往来而六者之气皆入于地中,故令有形之地受无形之虚气而生化万物也。**故燥胜则地干,暑胜则地热,风胜则地动,湿胜则地泥,寒胜则地裂,火胜则地固矣。**此复结上文六入之义。

**帝曰:天地之气,何以候之?岐伯曰:天地之气,胜复之作,不形于诊也。脉法曰:天地之变,无以脉诊。此之谓也。**天地之气者,五运六气也。胜复之作者,淫胜郁复也。言气运之变而为民病者,非诊候之可知也。盖每岁有司天之六气,有主岁之五运,有间气之加临,有四时之主气。人在天地气交之中,一气不和,即为民病。是天地四时之气而为民病者,不能以脉诊而别某气之不和也。再按《平脉篇》曰:伏气之病,以意候之,今月之内,欲有伏气,假令旧有伏气,当须脉之。盖天地之气淫胜,则所不胜之气郁伏矣。民感之而为病者,亦郁伏于内而不形于诊也。故欲知伏气之病,当以意候之,候今月之内有何气之不和,则知民有伏气之病矣。郁伏之气复发而民病始作,然后发见于脉,故曰假令旧有伏气,当须脉之。此与暴感风寒暑湿之邪,而卒病伤寒中风即见于脉诊者之不同,故曰天地之气无以脉诊,此之谓也。

**帝曰:间气如何?**间气者,加临之六气也。以上之左右,下之左右,兼于其间,共为六气,故曰间气。每一气加临于四时之中,各主六十日,故曰间气者纪步。步者,以六十日零八十七刻半为一步也。**岐伯曰:随气所在,期于左右。**《六微旨论》曰:天枢之上,天气主之。天枢之下,地气主之。又曰:加者,地气也。中者,天气也。盖以在下之气左转,在上之气右旋,各主六十日,以终一岁,故曰:随气所在,期于左右。谓随在上在下之气之所在,而期于左右之旋转也。如子年少阴在上,则阳明在下矣。少阴在上,则厥阴在左,太阴在右;阳明在下,则太阳在左,少阳在右。盖以地之左转而主初气,故以太阳主正月朔日之寅初一刻为始，次厥阴，次少阴，以司天之气终三气而主岁半以上，次太阴，次少阳，次阳明，以在泉之气终六气而主岁半以下，各加临六十日，以终一岁也。六气环转相同。徐振公曰：司天之气始于地而终于天，在泉之气始于天而终于地，此地天升降之妙用也。帝曰：期之奈何？岐伯曰：从其气则和，违其气则病，间气者，加临之客气也。而一岁之中，又有主时之六气。如主从其客则和，主违其客则病矣。如子午岁初之气，系太阳寒水加临，主气系厥阴风木，如寒胜其风为从，风胜其寒则逆。故下经曰：主胜逆，客胜从。六气皆然。不当其位者病，不当其位者，即上文之所谓以下临上也。迭移其位者病，如初之气，太阳寒水加临而反热；三之气，少阴君火加临而反寒。本位之气互相更迭，气之反也，故为民病，六气皆然。失守其位者危，失守其位，谓失守其所主之本位也。如丑未岁太阴司天，则初之客气主气并主厥阴风木，而清肃之气乘所不胜而侮之，是金气失守其位矣。至五之气阳明秋金主气，而本位反虚，风木之子气复仇，火热烁金，则为病甚危。所言侮反受邪，此之谓也。玉师曰：金不失守其位，则金气不虚矣。金气不虚，自有所生之水气制火，失守则母子皆虚，故曰危。尺寸反者死，南政北政之岁，有寸不应尺不应之分。如应不应者而反应之，是为尺寸相反。阴阳交者死。南政北政之岁，有左右尺寸之不应。盖左为阳，右为阴，寸为阳，尺为阴，如阴阳交相应者死。先立其年，以知其气，左右应见，然后乃可以言死生之逆顺。此总结六气之加临，先立其主气之年，以知其司天在泉之气，则间气之应见于左右，或从或违，然后乃可以言死生之顺逆。

帝曰：寒暑燥湿风火，在人合之，奈何？其于万物，何以化生？此节论天地之气而合于人民万物。岐伯曰：东方生风，风生木，木生酸，酸生肝，肝生筋，筋生心。五方生天之五气，五气生地之五行，五行生五味而生五藏，五藏生外合之五体，盖人秉天地五方之气味而生成者也。其在天为玄，在人为道，在地为化。化生五味，道生智，玄生神，化生气。神在天为风，在地为木，在体为筋，在气为柔，在藏为肝。此言阴阳不测之变化，运行于天地之间为玄为道为化，为有形之五行五体五藏，皆神用无方之妙用也。柔者，风木之气柔耎也。其性为暄，其德为和，其用为动，其色为苍，其化为荣，其虫毛，其政为散，其令宣发，其变摧拉，其眚为陨，其味为酸，其志为怒。怒伤肝，悲胜怒；风伤肝，燥胜风；酸伤筋，辛胜酸。性者，五行之性也。德化者，气之祥也。政令者，气之章也。变眚者，气之易也。用者，体之动也。毛虫，木森森之气也。夫天有五行御五位，以生寒暑燥湿风；人有五藏化五气，以生喜怒忧思恐。是人秉五气五味所生，而复伤于五气五志，犹水之所以载舟，而亦所以覆舟也。是以上古之人，饮食有节，起居有常，顺天地之变易，以和调其阴阳，故能苛疾不起，而常保其天命。今时之人，能知岁运之变迁，避胜复之灾眚，不唯可以治人，而亦可以养生。推而广之，可以救斯民于万世，功莫大焉。南方生热，热生火，火生苦，苦生心，心生血，血生脾。其在天为热，在地为火，在体为脉，在气为息，在藏为心。其性为暑，其德为显，其用为躁，其色为赤，其化为茂，其虫羽，其政为明，其令郁蒸，其变炎烁，其眚燔焫，其味为苦，其志为喜。喜伤心，恐胜喜；热伤气，寒胜热；苦伤气，咸胜苦。息者，火气之蕃盛也。显，明也。躁，火之动象也。其虫羽者，火化之游行于虚空上下也。郁，盛。蒸，热也。炎烁燔焫，热之极也。极则变，变则为灾眚矣。中央生湿，湿生土，土生甘，甘生脾，脾生肉，肉生肺。其在天为湿，在地为土，在体为肉，在气为充，在藏为脾，其性静兼，其德为濡，其用为化，其色为黄，其化为盈，其虫倮，其政为谧，其令云雨，其变动注，其眚淫溃，其味为甘，其志为思。思伤脾，怒胜思；湿伤肉，风胜湿；甘伤脾，酸胜甘。充者，土气充贯于四傍也。静者，土之性。兼者，土王四季，兼有寒热温凉之四气也。濡，润也。化生万物，土之用也。盈，充满也。倮虫，肉体之虫，土所生也。谧，静也。云雨者，在地为土，在天为湿，湿气上升而为云为雨也。动，不静也。动注淫溃，湿之极也。西方生燥，燥生金，金生辛，辛生肺，肺生皮毛，皮毛生肾。其在天为燥，在地为金，在体为皮毛，在气为成，在藏为肺。其性为凉，其德为清，其用为固，其色为白，其化为敛，其虫介，其政为劲，其令雾露，其变肃杀，其眚苍落，其味为辛，其志为忧。忧伤肺，喜胜忧；热伤皮毛，寒胜热；辛伤皮毛，苦胜辛。成者，万物感秋气而成也。固者，坚金之用也。敛，收敛也。介，甲也。外被介甲，金之象也。劲，坚锐也。肃杀者，物过盛而当杀，于时为金，又兵象也。苍，老也。落者，肃杀盛而陨落也。按在春日风伤肝，在夏日热伤气，在长夏日湿伤肉，在冬日寒伤血，谓四时之本气自伤也。在秋日热伤皮毛，为所胜之气伤也。盖言五藏之有受伤于四时之本气者，抑亦有受伤于所胜之气者，举一藏之不同而可以类推，于五藏也。玉师曰：秋承夏热，变炎烁为清凉，如炎热未静，则为热气所伤。北方生寒，寒生水，水生咸，咸生肾，肾生骨髓，髓生肝。其在天为寒，在地为水，在体为骨，在气为坚，在藏为肾。其性为凛，其德为寒，其用为□，其色为黑，其化为肃，其虫鳞，其政为静，其令□□，其变凝冽，其眚冰雹，其味为咸，其志为恐。恐伤肾，思胜恐；寒伤血，燥胜寒；咸伤血，甘胜咸。坚者，寒气之化也。凛，寒凛也。肃，静也。静者，水之政令也。鳞虫，水所生也。凝冽，寒之极也。冰雹，水之变也。圈者，原本之阙文。按在春日风伤肝，在长夏日湿伤肉，是自伤其本体也。在夏日热伤气，在冬日寒伤血，谓伤其所胜也。亦举二藏之不同，而可类推于五藏耶！玉师曰：火热为阳，气为阳，寒水为阴，血为阴，亦阴阳之自伤也。五气更立，各有所先，非其位则邪，当其位则正。五气，五方之气也。更立，四时之更换也。各有所先者，如春之风，夏之热，秋之凉，冬之寒，各先应期而至也。各当其所主之位，四时之正气也。如冬时应寒而反热，夏时应热而反寒，非其所主之位则邪。邪者，为万物之贼害也。上节之不当其位，谓客气加临之位。此节之位，谓四时主气之位。帝曰：病生之变何如？岐伯曰：气相得则微，不相得则甚。此论四时之气而变生民病也。如五气各得其位，其病则微，不相得而非其本位，则其病甚矣。

帝曰：主岁如何？岐伯曰：气有馀则制己所胜而侮所不胜，其不及则己所不胜侮而乘之，己所胜轻而侮之。此复论五运主岁之有太过不及也。如岁木太过，则制己所胜之土气，而侮所不胜之金气。如不及，则己所不胜之金气，侮我而乘之，己所胜之土气，来轻我而侮之。五运皆同，周而复始。侮反受邪，侮而受邪，寡于畏也。帝曰：善。此言乘侮而反受其复也。如岁木不及，则所不胜之金气侮而乘之，而金反自虚其位矣。至秋令之时，金气虚而反受水之子气来复，则火热烁金，所谓侮反受邪也。侮而受邪，因木气不及而金气又能制木，寡于畏之故也。此篇论五运之气主岁主时，而兼论六气之上下左右，盖五六相合而后成岁也。故篇名《五运行》而末结五运之太过不及。

## 五运主岁之图

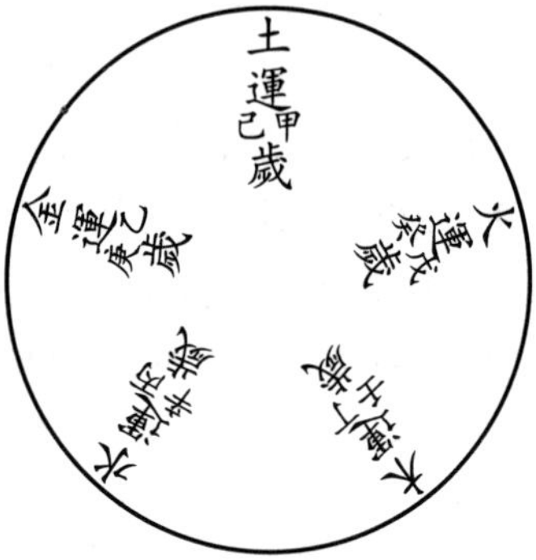


五阳年主太过，五阴年主不及。

## 六气主岁及间气加临之图

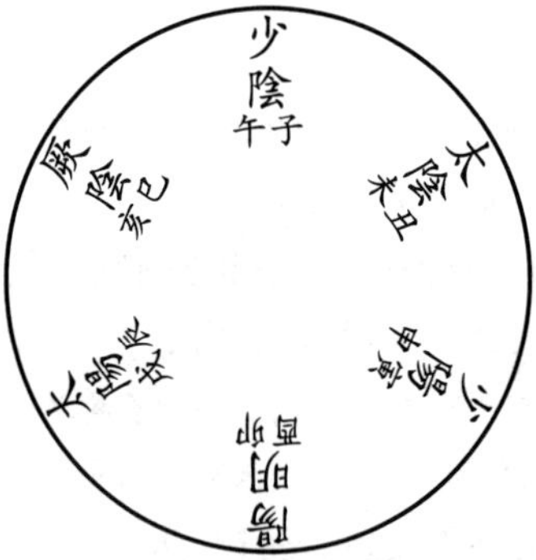


少阴司天，则阳明在泉。少阴在上，则左太阴，右厥阴。阳明在下，则左太阳，右少阳。上下主岁，左右主时。六期环转，周而复始。

## 六气主岁太过不及之图

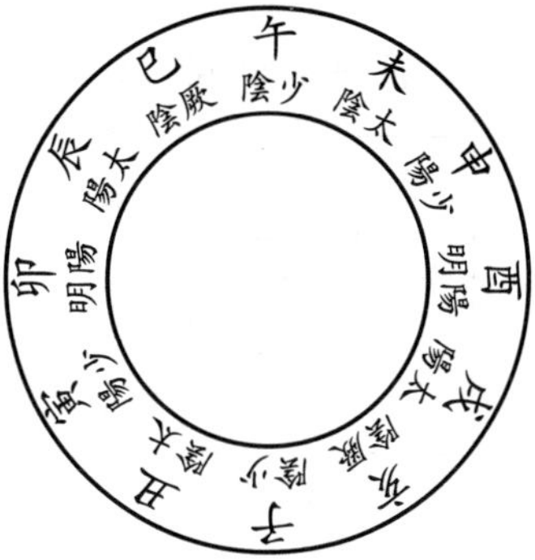


子午寅申辰戌为阳主太过,丑未卯酉巳亥为阴主不及。

## 六气主时之图

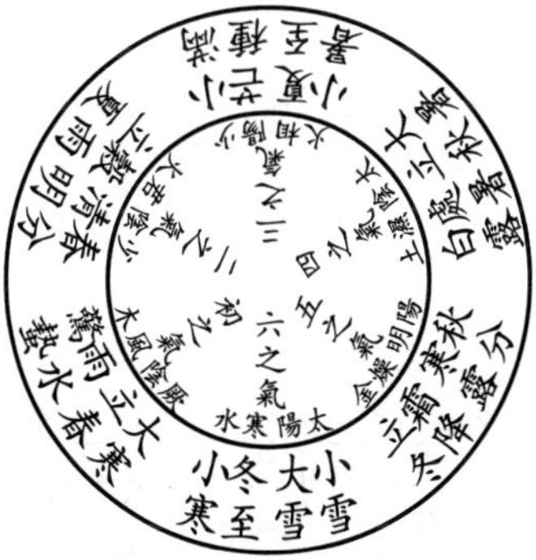


主时之气谓之主气,加临之气谓之客气。主气不移,静而守位。加临之气,随司天在泉六气环转。

子午之歲

| 子午之歲 | | |
|---|---|---|
| 少陰君火加 | 厥陰風木加 | 太陽寒水加 |
| 三之氣少陽相火主氣 | 二之氣少陰君火主氣 | 初之氣厥陰風木主氣 |
| 三之氣少陰君火加臨以終司天之三氣 | | |
| 陽明燥金加 | 少陽相火加 | 太陰濕土加 |
| 終之氣太陽寒水主氣 | 五之氣陽明燥金主氣 | 四之氣太陰濕土主氣 |
| 六之氣陽明燥金加臨以終在泉之三氣故曰歲半之前天氣主之歲半之後地氣主之司天之氣始于在泉之左是于氣之本天地也在泉之氣始于司天之名就地氣之本于天也 | | |

| 丑未之歲 | | |
|---|---|---|
| 厥陰風木加 | 少陰君火加 | 太陰濕土加 |
| 初之氣厥陰風木主氣 | 二之氣少陰君火主氣 | 三之氣少陽相火主氣 |
| 司天在泉之氣主歲加臨之氣主時 | | |
| 少陽相火加 | 陽明燥金加 | 太陽寒水加 |
| 四之氣太陰濕土主氣 | 五之氣陽明燥金主氣 | 終之氣太陽寒水主氣 |
| 加臨為客氣六氣為主氣客勝為從主勝為逆 | | |

| 寅申之歲 | | |
|---|---|---|
| 少陽相火加 | 太陰濕土加 | 少陰君火加 |
| 三之氣<br>少陽相<br>火主氣 | 二之氣<br>少陰君<br>火主氣 | 初之氣<br>厥陰風<br>木主氣 |
| | | |
| 厥陰風木加 | 太陽寒水加 | 陽明燥金加 |
| 終之氣<br>太陽寒<br>水主氣 | 五之氣<br>陽明燥<br>金主氣 | 四之氣<br>太陰濕<br>土主氣 |
| | | |

| 卯酉之歲 | | |
|---|---|---|
| 太陰湿土加 | 少陽相火加 | 陽明燥金加 |
| 初之氣厥陰風木主氣 | 二之氣少陰君火主氣 | 三之氣少陽相火主氣 |
| 二之氣少陽相火加臨于少陰君火是以下臨上為不當其位民善暴死 | | |
| 太陽寒水加 | 厥陰風木加 | 少陰君火加 |
| 四之氣太陰濕土主氣 | 五之氣陽明燥金主氣 | 終之氣太陽寒水主氣 |

| 辰戌之歲 | | |
| --- | --- | --- |
| 少陽相火加 | 陽明燥金加 | 太陽寒水加 |
| 初之氣 厥陰風 木主氣 | 二之氣 少陰君 火主氣 | 三之氣 少陽相 火主氣 |
| 厥陰風木加 | 少陰君火加 | 太陰濕土加 |
| 四之氣 太陰濕 土主氣 | 五之氣 陽明燥 金主氣 | 終之氣 太陽寒 水主氣 |

| 巳亥之歲 | | |
|---|---|---|
| 陽明燥金加 | 太陽寒水加 | 厥陰風木加 |
| 初之氣<br>厥陰風<br>木主氣 | 二之氣<br>少陰君<br>火主氣 | 三之氣<br>少陽相<br>火主氣 |
| 司天之厥陰加臨于三氣之上以主歲半之前 | | |
| 少陰君火加 | 太陰濕土加 | 少陽相火加 |
| 四之氣<br>太陰濕<br>土主氣 | 五之氣<br>陽明燥<br>金主氣 | 終之氣<br>太陽寒<br>水主氣 |
| 在泉之少陽加臨于六氣之上以主歲半之後六氣準此 | | |

岁运七篇,总以前项图象推之,其五运六气,司天在泉,间气加临,主时主岁,总括于中矣。再以天时民病,合而推之,已了然在目,不必多赘也。

## 六微旨大论篇第六十八

此篇分论六节应天,六节应地,主岁主时,及加临之六气,故曰《六微旨大论》。言阴阳之数,其旨甚微。

黄帝问曰:呜呼远哉!天之道也,如迎浮云,若视深渊。视深渊尚可测,迎浮云莫知其极。天之道者,阴阳之道也。言阴阳之道,高远而渊深也。夫有形者,尚可测,在天之为气者,莫知其极也。张玉师曰:天包乎地,六气绕地环转,故不曰在地而曰在泉。视深渊尚可测者,喻六气之在泉也。夫子数言谨奉天道,余闻而藏之,心私异之,不知其所谓也。愿夫子溢志尽言其事,令终不灭,久而不绝,天之道可得闻乎?岐伯稽首再拜对曰:明乎哉问!天之道也,此因天之序,盛衰之时也。天之道者,天之阴阳也。因天之序者,天以六为节,因六气而环序也。盛衰者,六气之有太过不及也。帝曰:愿闻天道六六之节,盛衰何也?岐伯曰:上下有位,左右有纪。故少阳之右,阳明治之;阳明之右,太阳治之;太阳之右,厥阴治之;厥阴之右,少阴治之;少阴之右,太阴治之;太阴之右,少阳治之。此所谓气之标,盖南面而待也。故曰:因天之序,盛衰之时,移光定位,正立而待,此之谓也。六六者,谓司天之三阴三阳,上合天之六气也。上下有位者,言少阴在上,则阳明在下;太阴在上,则太阳在下;少阳在上,则厥阴在下;阳明在上,则少阴在下;太阳在上,则太阴在下;厥阴在上,则少阳在下。六期环转,而各有上下之定位也。左右有纪者,如少阴在上,则厥阴在左,太阴在右;太阴在上,则少阴在左,少阳在右;少阳在上,则太阳在左,阳明在右;阳明在上,则少阳在左,太阳在右;太阳在上,则阳明在左,厥阴在右;厥阴在上,则太阳在左,少阴在右。各随气之在上,而有左右之定纪也。故少阳之右,阳明治之,阳明之右,太阳治之。盖以右位之阴阳,转迁于上而主岁也。气之标者,标见于上也。夫天气右旋,故南面观之而待其循序环转也。移光者,日月运行也。以日行一周天,以定一气之位。正立,正南面而立也。少阳之上，火气治之，中见厥阴；阳明之上，燥气治之，中见太阴；太阳之上，寒气治之，中见少阴；厥阴之上，风气治之，中见少阳；少阴之上，热气治之，中见太阳；太阴之上，湿气治之，中见阳明。所谓本也，本之下，中之见也，见之下，气之标也。此言三阴三阳有六气之化，有上下之本标，有中见之标本也。风寒暑湿燥火，天之阴阳也。三阴三阳上奉之，故以天气为本而在上，以三阴三阳之气标见于下也。本标不同，气应异象。此言三阴三阳之六气，虽上下相应而各有不同也。少阴标阴而本热，太阳标阳而本寒，是本标之不同也。少阴太阳从本从标，太阴少阳从本，阳明厥阴不从标本从乎中也。故有从本而得者，有从标而得者，有从标本而得者，有从中见而得者，是气应之异象也。帝曰：其有至而至，有至而不至，有至而太过，何也？岐伯曰：至而至者和；至而不至，来气不及也；未至而至，来气有馀也。此论三阴三阳之主岁而各有太过不及也。至而至者，此平气之年，无太过不及，四时之气应期而至，气之和平也。如春应温而寒，夏应热而尚温，此应至而不至，来气之不及也。如未至春而先温，未至夏而先热，此未应至而先至，来气之有馀也。按《天元纪大论》曰：凡此阳明太阴厥阴司天之政，气化运行后天；太阳少阳少阴司天之政，气化运行先天。盖不及之岁则司天之气后天时而至，有馀之岁则司天之气先天时而至。又阳年主实，阴年主虚，其天符岁会之年，是为平气，无太过不及者也。帝曰：至而不至，未至而至，如何？岐伯曰：应则顺，否则逆，逆则变生，变则病。不及之岁应至而不至，有馀之岁应未至而至，是为应则顺。如不及之岁反未至而至，有馀之岁反至而不至，是为否则逆。逆则变生，变则为民之灾病矣。帝曰：善。请言其应。岐伯曰：物生其应也，气脉其应也。请言其应者，谓应太过不及之气也。物生其应者，如厥阴司天，毛虫静，羽虫育；少阳司天，草木早荣；太阴司天，万物以荣。此生物以应司天之候也。气脉其应者，如太阳司天，寒临太虚，阳气不令；阳明司天，阳专其令，炎暑大行；太阴司天，阴专其政，阳气退避。又厥阴之至，其脉弦；少阴之至，其脉钩；太阴之至，其脉沉；少阳之至，大而浮；阳明之至，短而涩；太阳之至，大而长。此皆气脉其应也。

帝曰：善。愿闻地理之应六节气位，何如？岐伯曰：显明之右，君火之位也;君火之右,退行一步,相火治之;复行一步,土气治之;复行一步,金气治之;复行一步,水气治之;复行一步,木气治之;复行一步,君火治之。此论六节应地而主时也。节,度也。气位,六气所主之步位也。显明者,寅正立春节候,乃初之气也。显明之右,乃少阴君火之位,主二之气也。退行一步者,从右而退转一位也。君火之右,乃少阳相火之位,主三之气也。复行一步者,复行一位也。复行一位,乃太阴湿土,主四之气也。复行一位,乃阳明燥金,主五之气也。复行一位,乃太阳寒水,主六之气也。复行一位,乃厥阴风木,主初之气也。复行一位,乃少阴君火之所主,周而复始也。金西铭曰:君火为尊,故以少阴为始。相火之下,水气治之;水位之下,土气承之;土位之下,风气承之;风位之下,金气承之;金位之下,火气承之;君火之下,阴精承之。帝曰:何也?岐伯曰:亢则害,承乃制,制则生化。外列盛衰,害则败乱,生化大病。上节论六气相生以主时,此论六气承制而生化。盖五行之中,有生有化,有制有克,如无承制而亢极则为害,有制克则生化矣。治,主也,谓六气定位而各有所主也。承者,谓承奉其上而制之也。阴精者,天乙所生之精水也。如木位之下,乃阳明燥金,太阳寒水,母子之气以承之,母气制之,则子气生化其木矣;如金位之下,乃君相二火,太阴湿土,母子之气以承之,母气克之,则子气生化其金矣;土位之下,乃厥阴风木,君相二火,母子之气以承之,木制其土,则火气生化矣。馀三气相同,是为制则生化也。如火亢而无水以承之,则火炎铄金,而水之生原绝矣。无水以制火,则火愈亢矣。如水亢而无土以承之,则水滥火灭,而土之母气绝矣。无土以制水,则水愈亢矣。是以亢则为五行之贼害,害则生化承制之气皆为败乱,而生化大病矣。外列盛衰者,谓外列主岁之气,有盛有衰。如主岁之气与主时之气交相亢极,则为害更甚,故曰害则败乱,生化大病。金西铭曰:主岁之气太过则己亢而侮所不胜,如不及则为所胜之气亢而侮之。帝曰:盛衰何如?岐伯曰:非其位则邪,当其位则正,邪则变甚,正则微。此承上文而言太过不及之岁而有盛衰之气也。非其位者,谓气来有馀,则制己所胜而侮所不胜,此岁气之盛也。气来不及,则己所不胜侮而乘之,己所胜轻而侮之,此岁气之衰也。此皆不守本位而交相乘侮,则邪僻内生矣。当其位者,乃平气之年,无太过不及之乘侮,而各当其本位,此气之正也。邪则变甚,正则变微。张玉师曰:地理之应,论主时而及于主岁,司天之气,以主岁而及于主时。帝曰:何谓当位?岐伯曰:木运临卯,火运临午,土运临四季,金运临酉,水运临子,所谓岁会,气之平也。帝曰:非其位何如?岐伯曰:岁不与会也。此言平气之岁而无盛衰也。木运临卯,丁卯岁也。火运临午,戊午岁也。土运临四季,甲辰甲戌己丑己未岁也。金运临酉,乙酉岁也。水运临子,丙子岁也。会,合也。以天干之化运与地支之主岁相合,故为岁会,此平气之年也。如非岁会之年,则有太过不及之相承,是为不当其位矣。帝曰:土运之岁,上见太阴;火运之岁,上见少阳少阴;金运之岁,上见阳明;木运之岁,上见厥阴;水运之岁,上见太阳。奈何?岐伯曰:天与之会也,故《天元册》曰天符。此言司天之气与五运之气相合,是为天符。上见者,谓司天之气见于岁运之上也。土运之岁,上见太阴,己丑己未岁也。火运之岁,上见少阳,戊寅戊申岁也。上见少阴,戊子戊午岁也。金运之岁,上见阳明,乙卯乙酉岁也。木运之岁,上见厥阴,丁巳丁亥岁也。水运之岁,上见太阳,丙辰丙戌岁也。此司天之气与五运之气相合,故名曰天符。帝曰:天符岁会,何如?岐伯曰:太乙天符之会也。如天符与岁会相合,是名太乙天符,乃戊午己丑己未乙酉四岁。此乃司天之气,五运之气,主岁之气,三者相合,故又名曰三合。帝曰:其贵贱何如?岐伯曰:天符为执法,岁会为行令,大乙天符为贵人。王冰曰:执法犹相辅,行令犹方伯,贵人犹君主。帝曰:邪之中也,奈何?岐伯曰:中执法者,其病速而危;中行令者,其病徐而持;中贵人者,其病暴而死。王冰曰:执法,官人之准绳,目为邪僻,故病速而危。方伯无执法之权,故无速害,而病能自持。贵人义无凌犯,故病则暴而死。帝曰:位之易也,何如?岐伯曰:君位臣则顺,臣位君则逆。逆则其病近,其害速。顺则其病远,其害微。所谓二火也。地理之应六节,乃主时之六气,不易之位也。然又有加临之六时,随司天在泉六期环转,故曰位之易也。如少阴君火加临于少阳相火之上,是为君位臣则顺,如少阳相火加临于少阴君火之上,是为臣位君则逆,所谓二火之顺逆也。徐振公曰:类而推之,馀四气亦有母子之分。如母加于子为顺,子加于母为逆。张玉师曰:此节起下文加临之六气。

帝曰:善。愿闻其步,何如?岐伯曰:所谓步者,六十度而有奇，故二十四步，积盈百刻而成日也。此论加临之六气也。步，位也。以一气各主六十日零八十七刻半，故为六十度而有奇。四岁之中，共计二十四步，每步气盈八十七刻半，共积二千一百刻，以二千刻分为四岁之气盈五日，尚积盈一百刻，而成有馀之一日也。帝曰：六气应五行之变，何如？岐伯曰：位有始终，气有初中，上下不同，求之亦异也。此论加临之六气与主时之气相应，而各有不同也。五行者，谓厥阴风木主初气，君相二火主二气三气，太阴湿土主四气，阳明燥金主五气，太阳寒水主六气，此主时之五行，守定位而不移者也。如加临之六气，应主时之五行，则更变不同矣。位有终始者，谓主时之六位，始于厥阴，终于太阳，有一定之本位也。气有初终者，谓加临之六气，始于地之初气，而终于天之中气也。上下不同者，谓客气加于上，主气主于下，应各不同，是以求之亦异也。帝曰：求之奈何？岐伯曰：天气始于甲，地气始于子，子甲相合，命曰岁立。谨候其时，气可与期。天干之气始于甲，地支之气始于子，子甲相合而岁立矣。先立其岁，以候其时，则加临之六气，可与之相期而定矣。帝曰：愿闻其岁，六气始终，早晏何如？其岁者，谓其一岁之中有加临之六气也。始终者，始于一刻，终于八十七刻半也。早晏者，如卯子辰岁，天气始于一刻，气之早也。如寅未亥岁，天气始于七十六刻，气之晏也。岐伯曰：明乎哉问也！甲子之岁，初之气，天数始于水下一刻，终于八十七刻半；二之气，始于八十七刻六分，终于七十五刻；三之气，始于七十六刻，终于六十二刻半；四之气，始于六十二刻六分，终于五十刻；五之气，始于五十一刻，终于三十七刻半。六之气，始于三十七刻六分，终于二十五刻。所谓初六，天之数也。天数者，以一岁之日数应周天之三百六十五度四分度之一也。初之气，始于寅正朔日子初之水下一刻，终于六十日零八十七刻半。六气共计三百六十日零五百二十五刻。是三百六十五日零二十五刻，此初之六气应天之数也。乙丑岁，初之气，天数始于二十六刻，终于一十二刻半；二之气，始于一十二刻六分，终于水下百刻；三之气，始于一刻，终于八十七刻半；四之气，始于八十七刻六分，终于七十五刻；五之气，始于七十六刻，终于六十二刻半；六之气，始于六十二刻六分，终于五十刻。所谓六二,天之数也。乙丑岁,初之气始于甲子岁三百六十六日之二十六刻,终于六十一日之一十二刻半,计六十日零八十一刻半。六气共计三百六十五日零三十五刻,所谓六气之二,以应天之数也。丙寅岁,初之气,天数始于五十一刻,终于三十七刻半;二之气,始于三十七刻六分,终于二十五刻;三之气,始于二十六刻,终于一十二刻半;四之气,始于一十二刻六分,终于水下百刻;五之气,始于一刻,终于八十七刻半;六之气,始于八十七刻六分,终于七十五刻。所谓六三,天之数也。丙寅岁,初之气始于前二岁七百三十一日之五十一刻,终之气终于一千九十六日之七十五刻,计三百六十五日零二十五刻,所谓三岁之六气也。丁卯岁,初之气,天数始于七十六刻,终于六十二刻半;二之气,始于六十二刻六分,终于五十刻;三之气,始于五十一刻,终于三十七刻半;四之气,始于三十七刻六分,终于二十五刻;五之气,始于二十六刻,终于一十二刻半;六之气,始于一十二刻六分,终于水下百刻。所谓六四,天之数也。次戊辰岁,初之气,复始于一刻,常如是而已,周而复始。丁卯岁,初之气始于一千九十六日之七十五刻,终于一千四百六十一日之水下百刻,是每年各三百六十五日零二十五刻,四年共计一千四百六十日,又积盈百刻而成一日也。每年计朔虚六日,气盈五日零二十五刻,二十岁中之气盈朔虚,共积馀二百二十五日,是以三岁一闰,五岁再闰,十有九岁七闰,而除三日之有奇也。帝曰:愿闻其岁候何如?岐伯曰:悉乎哉问也!日行一周天,气始于一刻;日行再周天,气始于二十六刻;日行三周天,气始于五十一刻;日行四周天,气始于七十六刻;日行五周天,气复始于一刻,所谓一纪也。上节论六气之纪步,此复论一岁之气以应周天之数焉。周天三百六十五度四分度之一,日一日绕地一周而过一度,每岁计三百六十五日零二十五刻,是日行一岁一周天,而复行于再周也。四岁共积盈百刻而为一纪。是故寅午戌岁气会同,卯未亥岁气会同,辰申子岁气会同,巳酉丑岁气会同,终而复始。此言天数之与地支会同。是以四岁而为一纪,寅午戌岁皆主日行三周,天气始于五十一刻;卯未亥岁皆主日行四周,天气始于七十六刻;辰申子岁皆主日行一周,天气始于一刻;巳酉丑岁皆主日行三周,天数始于二十六刻。四会而地支已周,终而复始。**帝曰:愿闻其用也。岐伯曰:言天者求之本,言地者求之位,言人者求之气交。**用者,阴阳升降之为用也。本者,天以风寒暑湿燥火之六气为本。位者,三阴三阳之步位也。气交者,天地阴阳之气上下出入之相交也。**帝曰:何谓气交?岐伯曰:上下之位,气交之中,人之居也。故曰:天枢之上,天气主之;天枢之下,地气主之;气交之分,人气从之,万物由之。此之谓也。**分,叶问。上下之位,天地定位也。天枢之上下者,言天包乎地,地居天之中也。人与万物生于天地气交之中,人气从之而生长壮老已,万物由之而生长化收藏。**帝曰:何谓初中?岐伯曰:初凡三十度而有奇,中气同法。帝曰:初中何也?岐伯曰:所以分天地也。帝曰:愿卒闻之。岐伯曰:初者,地气也;中者,天气也。**此申明天地阴阳之气交也。夫岁半之前天气主之,而司天之初气又始于地之左,岁半之后地气主之,而在泉之初气又始于天之右,是上下之相交也。而一气之内,又有初中之分,有奇者各主三十日零四十三刻七分五厘。地主初气,天主中气,是一气之中而又有天地阴阳之交会,故曰阴中有阳,阳中有阴。张玉师曰:司天在泉之气,皆始于地之初气,而终于天之中气,故曰初者地气也。又司天之气始于地之左,而地中有天,在泉之气始于司天之右,而天中有地,皆气交之妙用。**帝曰:其升降何如?岐伯曰:气之升降,天地之更用也。帝曰:愿闻其用何如?岐伯曰:升已而降,降者谓天;降已而升,升者谓地。天气下降,气流于地;地气上升,气腾于天。故高下相召,升降相因,而变作矣。**天气主降,然由升而降,是所降之气从地之升;地气主升,然由降而升,是所升之气从天之降。此天地更用之妙也。天气流于地,地气腾于天,高天下地之气交相感召,因升而降,因降而升,升降相因而变化作矣。

**帝曰:善。寒湿相遘,燥热相临,风火相值,其有闻乎?岐伯曰:气有胜复,胜复之作,有德有化,有用有变,变则邪气居之。**此论六气临御于天地上下之间,有胜复之作,有德化之常,有灾眚之变。人与万物生于天地气交之中,莫不由阴阳出入之变化,而为之生长老已。能出于天地之外,而不为造化之所终始者,其惟真人乎!遘,谓六气之遇合。临,谓六气之加临。值,谓六气之直岁。胜复,淫胜郁复也。德化者,气之祥。用者,体之动。

变者，复之纪。邪者，变易之气也。玉师曰：此节统论六气之旨，至精微而至广大。**帝曰：何谓邪乎？岐伯曰：夫物之生从于化，物之极由乎变，变化之相薄，成败之所由也。**《五常政大论》曰：气始而生化，气终而象变。是以生长收藏，物之成也；灾眚变易，物之败也。故人与万物生长于阴阳变化之内，而成败倚伏于其中。**故气有往复，用有迟速，四者之有，而化而变，风之来也。**气有往复，谓天地之气有升有降也。用有迟速，谓阴阳出入有迟有速也。风者，天地之动气，能生长万物而亦能害万物者也。玉师曰：至而不至，来气之迟也；未至而至，来气之速也。迟速者，谓阴阳六气有太过不及之用，故下文曰：因盛衰之变耳。**帝曰：迟速往复，风所由生，而化而变，故因盛衰之变耳。成败倚伏游乎中，何也？岐伯曰：成败倚伏生乎动，动而不已则变作矣。**动者，升降出入之不息也。万物之成败，由阴阳之变化，是以成败之机，倚伏于变化之中。**帝曰：有期乎？岐伯曰：不生不化，静之期也。**如不生不化，静而后已，盖言天地之气动而不息者也。**帝曰：不生化乎？**言有不生不化之期乎。**岐伯曰：出入废则神机化灭，升降息则气立孤危。**此复申明天地开辟而未有不运动生化者也。出入，阖辟也。机，枢机也。神机者，阴阳不测之变化也。夫阖辟犹户扇，枢即转枢。盖舍枢则不能阖辟，舍阖辟则无从转枢，是以出入废则神机之化灭矣。升降，寒暑之往来也。夫阴阳升降皆出乎地，天包乎地之外，是以升降息，在外之气孤危，孤则不生矣。下经曰：根于外者，命曰气化，气止则化绝。根于中者，命曰神机，神去则机息。**故非出入则无以生长壮老已，非升降则无以生长化收藏。是以升降出入，无器不用。**已，死也。生长壮老已，指动物而言。生长化收藏，指植物而言。凡有形者谓之器，言人与万物生于天地气交之中，有生长老已，皆由乎升降出入之气化，是以无器不有此升降出入。**故器者，生化之宇。器散则分之，生化息矣。故无不出入，无不升降。**凡有形之物，无不感此天地四方之气而生而化，故器者乃生化之宇，器散则阳归于天，阴归于地，而生化息矣。故万物无不有此升降出入，亦由成败而后已。**化有小大，期有远近。**此言天地之气化动静，又有小大远近之分焉。如朝菌不知晦朔，蟋蛄不知春秋，此化之小者也。灵蓂大椿以千百岁为春，千百岁为秋,此化之大者也。夫天地之气,阳动阴静,昼动夜静,此期之近者也。天开于子,地辟于丑,天地开辟,动而不息,至戌亥而复天地浑元,静而不动,此期之远者也。四者之有,而贵常守,反常则灾害至矣。故曰无形无患,此之谓也。言人生于天地之间,有此升降出入之气,而贵常守此形,常怀忧患,如反常则灾害并至,故曰无形无患。谓能出于天地之间,脱屣形骸之外,而后能无患。帝曰:善。有不生化乎?岐伯曰:悉乎哉问也!与道合同,惟真人也。帝曰:善。言生于天地之间,而不为造化之所囿者,其惟真人乎!真人者,提挈天地,把握阴阳,寿敝天地之外而无有终时,是不与天地之同动静者也。

## 气交变大论篇第六十九

五运主岁,有太过不及之气交,有胜复之变易,故以名篇。

黄帝问曰:五运更治,上应天期,阴阳往复,寒暑迎随,真邪相薄,内外分离,六经波荡,五气倾移,太过不及,专胜兼并,愿言其始,而有常名,可得闻乎?五运更治者,五运相袭而更治之也。上应天期者,每运主期年之三百六十五日,上应周天之三百六十五度也。阴阳往复者,有馀而往,不足随之,不足而往,有馀随之也。迎随,往来也。真邪相薄者,有德化之祥,有变易之气也。内外,表里也。六经,三阴三阳之六经。五气,五藏之气也。此言民感胜复之气而为病也。专胜兼并者,太过不及之岁,所胜之气专胜,有胜复之气兼并,如委和之纪,是谓胜生,其果枣李,其谷稷稻,其味酸辛,其色白苍,其畜犬鸡,其音角商是也。始者,天气始于甲,地气始于子,子甲相合而岁运立矣。岐伯稽首再拜对曰:昭乎哉问也!是明道也。此上帝所贵,先师传之,臣虽不敏,往闻其旨。言道由师传,不假自得。帝曰:余闻得其人不教,是谓失道;传非其人,慢泄天宝。余诚菲德,未足以受至道,然而众子哀其不终,愿夫子保于无穷,流于无极,余司其事,则而行之,奈何?修道之谓教。《易》曰:苟非其人,道不虚行。垂教后世,以保子孙黎民于无穷无极者,大圣之业也。事,阴阳通变之事。则,法也。岐伯曰:请遂言之也。上经曰:夫道者,上知天文,下知地理，中知人事，可以常久。此之谓也。上经谓上世先师所传之经，能知天地人三才之道，可通于无穷，究于无极也。帝曰：何谓也？岐伯曰：本气位也。位天者，天文也；位地者，地理也；通于人气之变化者，人事也。故太过者先天，不及者后天，所谓治化，而人应之也。气位者，五运六气各有司天纪地主岁主时之定位也。位天者，在天之呈象也。位地者，地理之应六节也。人居天地气交之中，随四时阴阳之变化者，人事也。故运气之太过者，四时之气先天时而至，岁运之不及者，四时之气后天时而至，此岁运之变化，而人应之也。金西铭曰：苍黅丹素玄，天之象也。风寒暑湿燥火，天之气也。帝曰：五运之化，太过何如？岐伯曰：岁木太过，风气流行，脾土受邪。民病飧泄食减，体重烦冤，肠鸣腹支满，上应岁星。岁木太过，则制胜其土气，故民应之而为脾病也。飧泄食减，肠鸣腹满，皆脾土之病。脾主肌肉四支，故体重烦冤者，土伤而不能制水，水气上乘于心也。上应岁星，光芒倍大。岁星，木星也。木运太过，诸壬岁也。甚则忽忽善怒，眩冒巅疾。此言淫胜太甚，则反自伤也。善怒，肝志之病也。厥阴与督脉会于巅，故眩冒巅疾。化气不政，生气独治，云物飞动，草木不宁，甚而摇落，反胁痛而吐甚，冲阳绝者死不治，上应太白星。化气，土气也。风木太过，是以化气不能章其政令。生气，木气也。风胜则动，是以在上之云物飞动，在下之草木不宁。反胁痛而吐甚者，淫极而反招损也。食气入胃，散精于肝，肝气虚逆，故吐甚也。冲阳，胃脉也，木淫而土气已绝，故为不治之死证。上应太白星明，太白，金星也。盖岁运太过，畏星失色，而兼其母，岁木太过，则镇星失色，而火之荧惑亦无光矣。荧惑失明，故太白得见而复胜其木。此交相承制，自然之理也。岁火太过，炎暑流行，金肺受邪。民病疟，少气咳喘，血溢血泄注下，嗌燥耳聋，中热肩背热，上应荧惑星。火胜则克金，故金肺受邪。痎疟，暑热病也。壮火食气，故少气。肺受火热，故喘咳也。肺朝百脉，阳脉伤则血溢于上，阴脉伤则血泄于下也。肺乃水之生源，嗌燥者，火热烁金也。肾开窍于耳，水源已竭，则肾虚而耳聋矣。中热者，热淫于内也。肩背者，肺之俞也。荧惑，火星也。火气胜，故上应荧惑，光芒倍大。火运太过，诸戊运也。甚则胸中痛，胁支满，胁痛，膺背肩胛间痛，两臂内痛，身热骨痛而为浸淫。此亢极而心火自伤也。膺胸之内，心主之宫城也。背为阳，心为阳中之太阳，故胸中膺背肩胛间痛。手少阴心脉出胁下，循臑内，下肘中，循臂内后廉，是以胁支满痛，两臂内痛。身热骨痛者，火亢而水亦伤也。浸淫，火热疮也。《藏气法时论》曰：心痛者，胸中痛，胁支满，胁下痛，膺背肩胛间痛，两臂内痛。《金匮要略》曰：譬如浸淫疮，从口流向四支者可治，从四支流来入口者不可治。**收气不行，长气独明，雨水霜寒，上应辰星。**此金气郁而水气复也。收气，金气也。长气，火气也。雨水霜寒，寒水之气复也。上应辰星当明。辰星，水星也。**上临少阴少阳，火燔焫，冰泉涸，物焦槁。**上临者，司天之气上临岁运，所谓天符之岁也。戊子戊午岁上临少阴，戊寅戊申岁下临少阳，司天与岁运相合，火气更甚，故水泉涸而物焦枯也。按诸阳年主太过，故止有戊子戊午戊寅戊申及丙辰丙戌有司天上临，与岁运相合，其馀木金土岁无上临也。**病反谵妄狂越，喘咳息鸣，下甚血溢泄不已，太渊绝者死不治，上应荧惑星。**病反者，火亢极而反自伤也。谵妄狂越，热极之变证也。喘咳息鸣者，火上炎而铄金也。心主血脉，下甚则迫血下泄而不已也。太渊，肺金之俞穴也。火亢极而金气已绝，故为不治之死证。上应荧惑，光芒倍大。荧惑，火星也。**岁土太过，雨湿流行，肾水受邪。民病腹痛，清厥意不乐，体重烦冤，上应镇星。**在地为土，在天为湿，故岁土太过，雨湿流行。《六元正纪论》曰：太阴所至为云雨。盖湿土之气上升而为云为雨也。腹痛，谓大腹小腹作痛，乃肾藏之病，土胜而水伤也。《藏气法时论》曰：肾病者，身重。肾虚者，大腹小腹痛，清厥意不乐。清，冷。厥，逆也。肾为生气之原，肾气受邪，故手足厥冷也。意之所存谓之志，肾藏志，志不舒，故意不乐也。人之行动，藉气呴而血濡，肾乃血气之生原，故体重烦冤者，水不能济火也。岁土太过，故上应镇星增明。镇星，土星也。土运太过，诸甲岁也。**甚则肌肉萎，足痿不收，行善瘛，脚下痛，饮发，中满食减，四支不举，变生得位。**肌肉四支，脾土之所主也。饮者，脾气不能转输而为痰饮水饮也。中满食减，土虚而不能主化也。此淫胜太甚，则反虚其本位而自伤也。故于四季月之十八日，土气得位之时，而反变生此病。张玉师曰：以中土而可类推于他藏，如金病在秋，水病在冬，反病在于本位之时。**藏气伏，化气独治之，泉涌河衍，涸泽生鱼，风雨大至，土崩溃，鳞见于陆，病腹满溏泄肠鸣，反下甚而太谿绝者死不治，上应岁星。**藏气，水气也。化气，土气也。土胜则制水,是以藏气伏也。泉涌河衍,涸泽生鱼,湿淫太过也。风雨大至,木气来复也。土崩溃,鳞见于陆,土败而水泛也。腹满溏泄肠鸣,脾土之虚证也。太谿,肾脉也。反下甚而太谿绝者,土败而水反下甚也,水泛甚则肾气绝矣。上应岁星倍明,木反胜也。**岁金太过,燥气流行,肝木受邪。民病两胁下少腹痛,目赤痛眦疡,耳无所闻,肃杀而甚,则体重烦冤,胸痛引背,两胁满且痛引少腹,上应太白星。**岁金太过,燥气流行,则肝木受病矣。两胁下少腹痛,肝病也。肝开窍于目,故目痛眦疡。肝虚,则耳无所闻也。《藏气法时论》曰:肝病者,两胁下痛引少腹,虚则目𥆨𥆨无所见,耳无所闻。体重者,肃杀而甚,无生动之气也。烦冤者,肝气逆而不舒也。本经曰:肾虚脾虚肝虚,皆令人体重烦冤。《玉机真藏论》曰:肝脉不及,则令人胸痛引背,下则两胁支满。太白,金星也。金气胜,故上应太白增光。金运太过,诸庚岁也。张玉师曰:上节之两胁下少腹痛,病肝藏之气也。下节复言两胁满且痛引少腹者,病肝藏之经脉也。盖运气与藏气相合,是以太过不及之气,先病藏气而后及于经脉,与四时所感风寒暑湿之邪,先从皮毛而入于经脉,从经脉而入于藏府者之不同也。**甚则喘咳逆气,肩背痛,尻阴股膝髀腨䯒足皆病,上应荧惑星。**肃杀太甚,则金气自虚而火气来复也。喘咳逆气,肺病也。肺俞在肩背,故肩背痛。尻阴股膝髀䯒皆病者,金气虚而下及于所生之水藏也。夫金淫太过,则反虚其本位,金虚不能生水,则火无所畏而得以复之矣,故上应荧惑增光。**收气峻,生气下,草木敛,苍干凋陨,病反暴痛,胠胁不可反侧,咳逆甚而血溢,太冲绝者死不治,上应太白星。**收气,金气也。生气,木气也。收气峻利而生气下伏,是以草木敛而苍干凋落矣。暴痛胠胁不可反侧者,肝胆病也。肝脉贯肺中,故咳逆甚。肝主藏血,故血溢也。太冲,肝之俞脉也。金气强甚,上应太白增光。按上节之所谓燥气流行,民病两胁下少腹痛者,谓岁运之太过于岁半以下,故至夏而火气得以复之。此复言收气峻病反暴痛胠胁者,复淫胜于岁半以下也。秋冬乃金水当令之时,故至太冲脉绝。五运之气同义。张玉师曰:岁木太过,无金气之复,则曰生气独治,谓独主其一岁也。在岁金太过,至秋而复胜,故曰收气峻。在秋冬之时,春阳之生气已下,故曰生气下。句法字法各有不同,俱宜著眼。**岁水太过,寒气流行,邪害心火。民病身热烦心,躁悸阴厥,上下中寒,谵妄心痛,寒**

**气早至，上应辰星。**水运太过，寒气流行，故邪害心火。寒气上乘，迫其火气外炎，故身热心烦。心悸者，水气上凌于心也。躁者，火气不交于阴也。阴阳寒甚，故厥逆于上。上下中寒者，三焦之火衰也。心神不宁，故谵妄也。寒主冬令，此岁气流行，故寒气早至。辰星，水星也。水气太甚，故上应辰星倍明。岁水太过，诸丙岁也。**甚则腹大胫肿，喘咳，寝汗出憎风，大雨至，埃雾朦郁，上应镇星。**此水淫甚而自伤，所谓满招损也。《藏气法时论》曰：肾病者，腹大胫肿，喘咳，寝汗出憎风。盖水邪泛溢，土不能制之，则腹大胫肿。水气上逆，则喘咳也。太阳之气生于水中而主于肤表，水泛则源竭，太阳之气无从资生，表阳虚，故汗出憎风也。大雨至，埃雾朦郁，水淫而土气复也。《六元正纪论》曰：太阴所至为湿生，终为注雨。埃雾朦郁者，土之湿气上蒸也。土气复，故上应镇星倍明。**上临太阳，雨冰雪霜不时降，湿气变物，病反满腹，肠鸣溏泄，食不化，渴而妄冒，神门绝者死不治，上应荧惑辰星。**上临太阳者，寒水司天之气加临于上，乃丙辰丙戌二岁，即天符岁也。寒水交盛，是以雨冰雪霜不时降。冰雪者，寒水之变易也。雨水下降，则土湿而物变，民病腹满肠鸣溏泄食不化者，皆水泛土败之证也。脾土不能转输其津液，故渴。湿气冒明，故妄冒也。神门，心脉也。水气甚强，故上应荧惑失色，辰星倍明。

**帝曰：善。其不及何如？岐伯曰：悉乎哉问也！岁木不及，燥乃大行，生气失应，草木晚荣，肃杀而甚，则刚木辟著，柔萎苍干，上应太白星。**岁气不及则己所不胜侮而乘之，是以主岁之木运不及，则金之燥气大行。木之生气失时而应，是以草木晚荣。辟，刑也。著，着也。肃杀之气太甚，故虽坚刚之木，亦受其刑伤，而柔萎者则苍干矣。金气反胜，故上应太白增光。木运不及，六丁岁也。**民病中清胠胁痛，少腹痛，肠鸣溏泄，凉雨时至，上应太白星，其谷苍。**中清者，清凉之气乘于中而中气冷也。胠胁痛少腹痛，肝木病也。食气入胃，散精于肝，行气于筋，肝气虚逆而更兼中清，故腹鸣溏泄也。金气清凉，故凉雨时至，金能生水也。金气胜，故上应太白光芒倍大。夫五谷受在地五行之气，而生长化收藏者也。木受金制，故其谷色苍。**上临阳明，生气失政，草木再荣，化气乃急，上应太白镇星，其主苍早。**阳明燥金临于司天之上，乃丁卯丁酉二岁，所谓天刑岁也。岁木不及而又上临金气，是以木之生气失政，草木受金刑而再荣。木不及则不能制土，故化气乃急。金土之气胜，上应太白镇星光明。木受金制，故主苍色早见，即制则生化之义。按诸阴年主不及，故止有丁卯丁酉及己巳己亥辛丑辛未岁，其诸癸诸乙岁，无司天之合胜也。张玉师曰：化气乃急，故草木得以再荣。**复则炎暑流火，湿性燥，柔脆草木焦槁，下体再生，华实齐化，病寒热疮疡，痱胗痈痤，上应荧惑太白，其谷白坚。**脆，音翠。痱，音肺。胗，疹同。痤，才何切。复者，母郁而子复也。火，大火。流，下也。夏秋之交，大火西流，暑热铄金矣。长夏湿土主气，因暑热而湿性反燥，故万物柔脆，草木焦槁。火主长气，故下体再生。夫夏主华而秋主成实，火制其金，是以华实齐化。寒热疮疡痈胗，皆暑热病也。上应荧惑增光，太白减耀。其谷白坚，坚，实也。盖秋主收成，因火制之故早实也。**白露早降，收杀气行，寒雨害物，虫食甘黄，脾土受邪，赤气后化，心气晚治，上胜肺金，白气乃屈，其谷不成，咳而鼽，上应荧惑太白星。**此复论上临阳明之岁，金气用事，故至夏秋之交白露早降，收杀气行，而火复在后也。盖不及之岁，所胜之气妄行，而反自虚其位，故复气得以胜之。今上临阳明，金气原盛。金气盛则金之子气亦能胜火，木之子欲复之而金之子能胜之，是以赤气后化也。寒雨，寒水之气，金之子也。长气后发而收藏之令早行，故万物为之贼害，而其谷不成也。虫感雨湿之气而生，夏秋之交土气用事，而反为寒雨所胜，是以虫食甘黄而脾土受邪也。肺开窍于鼻，故咳而鼽。鼽者，鼻流清涕也。上应荧惑复耀，太白减明。张玉师曰：阳明燥金司天，则少阴君火主终之气，故赤气后化，而白气始屈也。其谷不成，当与其谷白坚对看。盖火主长气，金主收成。上节火制其金，是以华实齐化，其谷坚成。此收杀气盛，寒雨早行，而长气后发，四时失序，故其谷不成也。如云其谷苍，其谷白坚，其谷丹，其谷黅，其谷坚芒，其谷秬，其主黅谷，皆当在成物上论。如云其谷不成，玄谷不成，苍谷乃损，秀而不实，其谷不登，斯在败上论也。**岁火不及，寒乃大行，长政不用，物荣而下，凝惨而甚，则阳气不化，乃折荣美，上应辰星。**岁火不及，水反胜之，故寒乃大行而长政不用也。夫万物得长气而荣美，夏长之气被寒折于上，故物荣而下。凝惨，阴寒之气也。太阳之气生于寒水之中，如凝惨太甚，则阳气不生化矣。万物得阳气而荣，阳气不化，而荣美乃折矣。上句言寒胜于上，则长气不能上荣。

下句言寒凝于下,则阳气不能施化于上。水气胜当上应辰星增耀。岁火不及,六癸岁也。**民病胸中痛,胁支满,两胁痛,膺背肩胛间及两臂内痛,郁冒朦昧,心痛暴瘖,胸腹大,胁下与腰背相引而痛,甚则屈不能伸,髋髀如别,上应荧惑辰星,其谷丹。**火运不及,寒乃胜之,则阳气不能施化,故为此诸痛。所谓寒胜为痛痹也。郁冒朦昧,寒湿之气冒明也。水寒乘心,故心痛。心主言,故暴瘖也。夫太阳主诸阳之气,生于寒水之中,寒淫太甚,则生阳自虚,屈不能伸者,其病在筋。太阳主筋,阳气虚不能养筋故也。太阳气之为病,腰似折,髀不可以曲,腘如结,踹如别,是为踝厥。上应荧惑失色,辰星倍明。火受其制,故其谷丹。**复则埃郁,大雨且至,黑气乃辱,病鹜溏腹满,食饮不下,寒中肠鸣,泄注腹痛,暴挛痿痹,足不任身,上应镇星辰星,玄谷不成。**此水淫甚而土气复也。埃,土。郁,蒸也。湿土之气郁蒸于上,是以大雨且至,所谓地气生而为云为雨也。《六元正纪论》曰:太阴所至为湿生,终为注雨。黑气,水气也。辱,下也。土气复而水气乃伏也。鹜溏腹满,足不任身,皆寒湿之证。盖水寒太甚而又湿土复之,故为此诸病也。上应镇星增明,辰星减耀。寒湿相胜,而无燥热之化,是以玄谷不成。**岁土不及,风乃大行,化气不令,草木茂荣,飘扬而甚,秀而不实,上应岁星。**土运不及,木反胜之,故风乃大行,而土之化气不能章其政令也。风主生物,土主成物,故草木虽茂荣,而多不成实也。上应岁星增光。土运不及,六己岁也。**民病飧泄霍乱,体重腹痛,筋骨繇复,肌肉瞤酸,善怒,藏气举事,蛰虫早附,咸病寒中,上应岁星镇星,其谷黅。**瞤,动也。飧泄霍乱,体重腹痛,肌肉瞤酸,皆风木伤土之病。繇,摇同。《根结篇》曰:所谓骨繇者,摇故也。筋骨摇动,乃厥阴少阳之病,风木太过,故筋骨复摇而善怒也。土气不及,则木无所制,故藏气举事而蛰虫早归附也。咸病寒中者,水寒上乘而火土衰也。上应岁星增光,镇星失色。土受其制,故其谷黅。**复则收政严峻,名木苍凋,胸胁暴痛,下引少腹,善太息,虫食甘黄,气客于脾,黅谷乃减,民食少失味,苍谷乃损,上应太白岁星。**土弱木亢,金乃复之,故收政严峻,而名木苍凋。病胸胁暴痛,下引少腹,肝木之病也。《灵枢经》曰:胆病者,善太息。盖木郁则胆气不舒,故太息以伸出之。虫感寒湿之气而生。气,水气也。虫食甘黄,气客于脾,水侵土也。盖土运不及而藏气举事,故金虽复之而子亦随之。金气复则苍谷乃损,水气胜则黅谷乃减,民食少失味矣。上应太白增光。**上临厥阴,流水不冰,蛰虫来见,藏气不用,白乃不复,上应岁星,民乃康**。上临厥阴,己巳己亥岁也。厥阴在上则少阳在下,是以流水不冰,蛰虫不藏,而藏气不用,谓岁半以下,得少阳之火而冬令不寒也。岁运之木虽不务其德而乘侮其土,然值厥阴司天,木气不虚,故白乃不复,上应岁星增光。按胜气在于岁半以前,复气在于岁半以后,秋冬之时,木气已平,金气不复,故民乃得康矣。当知胜气妄行,反自虚其本位,而子母皆虚,故复气得以复之。如本气不虚,则子气亦实,复气亦畏其子而不敢复矣。**岁金不及,炎火乃行,生气乃用,长气专胜,庶物以茂,燥烁以行,上应荧惑星**。金运不及,则所胜之火气乃行。金不能制木,故木之生气乃用。火之长气专胜,生长之气盛,故庶物以茂。火气专胜,故燥烁以行。上应荧惑,光芒倍大。岁金不及,六乙岁也。**民病肩背瞀重,鼽嚏,血便注下,收气乃后,上应太白星,其谷坚芒**。瞀,音务。嚏,音啻。肺俞在肩背,故民病肩背。低目俯首曰瞀,《经脉篇》曰:肺是动则病缺盆中痛,甚则交两手而瞀。鼽嚏,肺病也。血便注下,火迫血液下注也。金受其制,是以收气至秋深而后乃行。上应太白失色。收气乃后,故其谷后成。坚芒,成实也。**复则寒雨暴至,乃零冰雹霜雪杀物,阴厥且格,阳反上行,头脑户痛,延及脑顶发热,上应辰星,丹谷不成。民病口疮,甚则心痛**。金弱火亢,水乃复之,故寒雨暴至,继以冰雹杀物,乃寒水之变也。厥,逆。格,招也。秋冬之时,阳气应收藏于阴藏,因寒气厥逆且格阳于外,致阳反上行而头脑户痛,延及脑顶发热。上应辰星倍明。水胜其长气,是以丹谷不成。水寒之气上乘,迫其心火外炎,故民病口疮,甚则心痛。**岁水不及,湿乃大行,长气反用,其化乃速,暑雨数至,上应镇星**。数,音朔。水运不及,土乃胜之,故湿气大行。水弱而不能制火,故长气反用。火土合化,故土之化气乃速,而暑雨数至。《六元政纪论》曰:太阴所至为化,为云雨,上应镇星倍明。水运不及,六癸岁也。**民病腹满,身重濡泄,寒疡流水,腰股痛发,腘腨股膝不便,烦冤足痿,清厥足下痛,甚则跗肿,藏气不政,肾气不衡,上应辰星,其谷秬**。湿土太过,伤及肾阴,故为此诸病。《灵枢经》曰:阳气有馀,荣气不行,乃发为痈。阴阳不通,两热相搏,乃化为脓。又曰:寒邪客于经络之中,不得复反则为痈肿。此寒毒而无热化,故发为寒疡流水而无脓也。寒气上凌,故烦冤也。水之藏气不能章其政令,水藏之肾气不得平衡,上应辰星失色。秬,黑黍也。土制其水,故秬谷得成。上临太阴,则大寒数举,蛰虫早藏,地积坚冰,阳光不治,民病寒疾于下,甚则腹满浮肿,上应镇星,其主黅谷。司天之气上临太阴,乃辛丑辛未岁也。太阴湿土司天,则太阳寒水在泉,是以大寒数举,而蛰虫早藏也。寒气数举,故阳光不治于上。寒水在泉,故民病寒疾于下。甚则腹满浮肿者,湿淫太过而脾土受伤也。上应镇星增耀,下主黅谷有成。复则大风暴发,草偃木零,生长不鲜,面色时变,筋骨并辟,肉瞤瘛,目视𥆧𥆧,物疏璺,肌肉胗发,气并膈中,痛于心腹,黄气乃损,其谷不登,上应岁星。𥆧,叶荒。璺,音问。水弱土胜,木后复之,故大风暴发,草偃木落,而生长不鲜泽也。阳明属土,所主在面,故面色时变。辟,刑伤也。阳明主润宗筋,诸筋皆属于骨,阳明之中土气伤,是以筋骨并辟也。瞤瘛,动掣也。𥆧𥆧者,眼目不明,因风胜而伤血也。物裂曰璺,物因风而破裂也。胗,疹也。风气入于膈中,在上则痛于心,在下则痛于腹也。土主成物,土气伤故其谷不登。上应岁星光芒倍大。

帝曰:善。愿闻其时也。谓四时亦有五运之胜复也。《至真要论》曰:初气终三气,天气主之,胜之常也。四气至终气,地气主之,复之常也。盖五运主岁,所胜之气在岁半以前,所复之气在岁半以后。若夫四时之胜复,随所主之时以胜之,亦随所主之时以复之,与岁运之不同,故帝有此问。岐伯曰:悉哉问也!木不及,春有鸣条律畅之化,则秋有雾露清凉之政,春有惨凄残贼之胜,则夏有炎暑燔烁之复。其眚东,其藏肝,其病内舍胠胁,外在关节。一岁之中,有岁运之胜复,有四时之胜复,知岁与时而运始详悉,故伯曰悉哉问也。木不及则金当胜之。如春有鸣条律畅之化,则秋有雾露清凉之政。此各守四时之本位,无胜无复,气之和者也。如春有惨凄残贼之胜,则夏有炎暑燔烁之复,其灾眚当主于东方,其藏在肝。其病内舍胠胁,肝之分也。外在关节,肝主筋也。馀四时同义。张玉师曰:不及,谓岁运之不及。岁运不及必有胜有复,如得时气之和则无胜复矣。火不及,夏有炳明光显之化,则冬有严肃霜寒之政,夏有惨凄凝冽之胜,则不时有埃昏大雨之复。其眚南,其藏心,其病内舍膺胁,外在经络。水不胜火,则火有明显之德化矣。无胜则无复,冬得以章其寒肃之政令矣。不时,四时也。埃昏大雨之复,土复水也。其灾眚当主在南方,其藏为心。其病内舍膺胁,膺胸之内心之分也;外在经络,心主血脉也。土不及,四维有埃云润泽之化,则春有鸣条鼓拆之政,四维发振拉飘腾之变,则秋有肃杀霖霪之复。其眚四维,其藏脾,其病内舍心腹,外在肌肉四支。埃云润泽,土之德化也。鸣条鼓拆,木之政令也。此气之和平,无胜复也。振拉飘腾,木淫而胜土也。肃杀霖霪,秋金之复也。土王四时,故曰四维,曰不时。心者,胃脘之分。腹者,脾土之郛郭也。徐振公曰:四维者,乾坤艮巽之方。盖东南西北,水火木金之正位,土王四季月,故在四维。金不及,夏有光显郁蒸之令,则冬有严凝整肃之应,夏有炎烁燔燎之变,则秋有冰雹霜雪之复。其眚西,其藏肺,病内舍膺胁肩背,外在皮毛。雹,音薄。光显郁蒸,火之化也。《六元正纪论》曰:少阳所至为火生,终为蒸溽。此德化之常也。膺胸之内,肺之分也。胁内乃云门天府之分,肺脉之所出。肩背,肺俞之分。皮毛,肺所主也。水不及,四维有湍润埃云之化,则不时有和风生发之应,四维发埃昏骤注之变,则不时有飘荡振拉之复。其眚北,其藏肾,其病内舍腰脊骨髓,外在谿谷踹膝。水不及则土胜之,湍润埃云,土之德化也。和风生发,木之和气也。埃昏骤注,土之淫胜也。飘荡振拉,风木之复也。腰脊者,肾之府。骨髓者,肾所主。谿谷者,骨所属。踹膝者,肾脉之所循也。夫五运之政,犹权衡也,高者抑之,下者举之,化者应之,变者复之。此长生化成收藏之理,气之常也。失常,则天地四塞矣。夫五运阴阳之政令,犹权衡之平。高而亢者,必有所抑,因太过也。卑而下者,必有所举,因不及也。德化者,四时应之。变易者,随时复之。此生长化收藏之理,四时之常气也。失常则天地四时之气皆闭塞矣。故曰:天地动伦,神明为之纪,阴阳之往复,寒暑彰其兆,此之谓也。应天之气,动而不息;应地之气,静而守位。神明者,九星悬朗,七曜周旋也。此承上文而言,盛衰胜复,即天地之动静,生长化收藏,即阴阳之往复。动静不可见,有神明之纪可察,阴阳不可测,有寒暑之兆可知,此天地阴阳之道也。

帝曰:夫子之言五气之变,四时之应,可谓悉矣。夫气之动乱,触遇而作,发无常会,卒然灾合,何以期之?岐伯曰:天地之动变,固不常在,而德化政令灾变,不同其候也。帝曰:何谓也?岐伯曰:东方生风,风生木,其德敷和,其化生荣,其政舒启,其令风,其变振发,其灾散落;南方生热,热生火,其德彰显,其化蕃茂,其政明曜,其令热,其变销烁,其灾燔焫;中央生湿,湿生土,其德溽蒸,其化丰备,其政安静,其令湿,其变骤注,其灾霖溃;西方生燥,燥生金,其德清洁,其化紧敛,其政劲切,其令燥,其变肃杀,其灾苍陨;北方生寒,寒生水,其德凄沧,其化清谧,其政凝肃,其令寒。其变凛冽,其灾冰雹霜雪。是以察其动也,有德有化,有政有令,有变有灾,而物由之,而人应之也。此节复论五运四时之气,有德化之常,有灾眚之变,必察其动而后知之。盖言太过之岁有淫胜,不及之岁有胜复,此岁运之常,可与之期者也。然五运之气生于五方,五方之气合于四时,在岁运虽有淫胜郁复之变,在四时又有德化政令之和,与岁运不同其候也。故必察其气之动也,是德是化,是政是令,是变是灾,万物由之,而或成或败,人应之而或病或康。此气运之有岁有时,有常有变,又不能于先期而必者也。

帝曰:夫子之言岁候,其太过不及,而上应五星。今夫德化政令,灾眚变易,非常而有也。卒然而动,其亦为之变乎?此承上文而言,岁运之太过不及必上应五星。今云德化政令,灾眚变易,又非一定常有之气。如卒然而为德化政令,卒然而为灾眚变易,其于五星亦为之变乎!岐伯曰:承天而行之,故无妄动,无不应也。卒然而动者,气之交变也,其不应焉。故曰应常不应卒,此之谓也。此言五星之应岁运,而不应时气之卒变也。承天者,谓五运之气上承天干之化运,承天运而行之,故无妄动,无不上应于五星也。卒然而动者,乃四时气交之变也,其不上应于五星焉。故曰应常不应卒,此之谓也。常者,谓五运主岁有太过不及之气,有淫胜郁复之常。卒者,谓五方四时之气,卒然而为德化政令,卒然而为灾眚变易也。张玉师曰:四时之气生于五方。五方之气,在地五行之气也。因时气而变岁气者,地气之变易天气也。帝曰:其应奈何?岐伯曰:各从其气化也。气化者,五运之化气也。甲己运化土,乙庚运化金,丙辛运化水,丁壬运化木,戊癸运化火，五阳年主太过，五阴年主不及，而各上应乎天之五行。帝曰：其行之徐疾逆顺何如？谓五星之行徐行疾顺行逆行也。岐伯曰：以道留久，逆守而小，是谓省下。道，五星所行之道路也。留久，稽留而延久也。逆守，逆而不进，守其度也。小者，光芒不露也。省下，谓察其分野之下，君民之有德有过也。以道而去，去而速来，曲而过之，是谓省遗过也。谓既去而复速来，委曲逡巡而过其度也。省遗过，谓省察有未尽，而复省其所遗之过失也。久留而环，或离或附，是谓议灾与其德也。久留者，守其位而不去也。环，回环旋转也。或离或附，欲去不去也。议灾与德者，谓君民之有过者议降之以灾，有德者议降之以福也。应近则小，应远则大。应，谓祸福之应。远近，谓分野之远近也。芒而大，倍常之一，其化甚；大常之二，其眚即也；小常之一，其化减；小常之二，是谓临视，省下之过与其德也。德者福之，过者伐之。芒，五星之光芒也。化，谓淫胜郁复之气化也。如胜复之气盛，则上应之星光倍常而大。胜复之气减，则上应之光芒倍常而小。若光芒之大倍于平常之二，其灾眚即至也。若小于平常之二倍，是谓临视，谓临上而视下，省察其君民之有德者降之以福，有过者伐之以灾。玉师曰：居高视卑，故临视之星小常之二。是以象之见也，高而远则小，下而近则大，故大则喜怒迩，小则祸福远。星高而远，则星之象小；星下而近，则星之象大。喜怒者，星象之有喜有怒也。君民有德，星象喜之；君民有过，星象怒之。祸福者，所降之祸福也。光芒倍大，其眚即也。留守而小，欲君民之省过也。首言星象之大小，应分野之远近；次言星象之大小，因胜复之甚减；末言星象之大小，应祸福之疾迟。岁运太过，则运星北越。运星北越，谓十二年天符之岁运，气之更盛者也。运星，主岁之星。北越，谓越出本度而近于北也。北乃太乙所居之宫，北越而与天枢相合，故又名曰太乙天符。运气相得，则各行其道。运气相得者，谓木运临卯，火运临午，土运临四季，金运临酉，水运临子。此运气与岁气相得，乃平气之年，是以运星各自行其本度，而无侵凌之盛强。故岁运太过，畏星失色而兼其母；不及，则色兼其所不胜。此承上文而言，如岁运太过，则主岁之星不守其度，而侵侮其所不胜，是以畏星失色也。如岁木太过，则岁星乘所不胜之土，而镇星失色矣。如岁土太过，则镇星乘所不胜之水，而星辰失色矣。兼其母者，谓畏星之母亦兼失其色。盖畏星之母即胜星之子，谓亢则害而不能生化其子气也。如不及之岁，则所不胜之星亦兼见其色，如岁木不及，则所胜之太白增光，而所不胜之土气无畏，其镇星亦兼见其色矣。五运相同。**肖者瞿瞿，莫知其妙，闵闵之当，孰者为良？**肖，取法也。瞿瞿，却顾貌。谓取法星象之吉凶，莫能知其微妙。闵闵，多忧也。忧瞻星象喜怒燥泽之当，当以孰法为良，盖甚言其星象之不易占也。**妄行无征，示畏侯王。**不求良法而妄言占象，则所言之吉凶皆无征验矣，反以祸福之说而示畏于侯王。此言天官家之不学无术。**帝曰：其灾应何如？岐伯曰：亦各从其化也。故时至有盛衰，凌犯有逆顺，留守有多少，形见有善恶，宿属有胜负，征应有吉凶矣。**灾应，谓五星之变，下应民物之灾眚，各从其五运之气化也。五星之应时而至，有盛有衰，彼此凌犯，有顺有逆，留守之日，有多有少，所见之象，有喜润之善，有忧怒之恶，五宿之属，有胜星之胜，有畏星之负，下应于君民，有福德之吉，有灾病之凶。**帝曰：其善恶何谓也？岐伯曰：有喜有怒，有忧有丧，有泽有燥。此象之常也，必谨察之。**王冰曰：五星之见也，从夜深见之，人见之喜，星之喜也，见之畏，星之怒也。光色微曜，乍明乍暗，星之忧也；光色迥然，不彰不莹，不与众同，星之丧也；光色圆明，不盈不缩，怡然莹然，星之喜也；光色勃然临人，芒彩满溢，其象凛然，星之怒也。泽，光润也。燥，干枯也。班固曰：五行精气，其成形在地，则结为木火土金水。其成象在天，则木合岁星居东，火合荧惑居南，金合太白居西，水合辰星居北，土合镇星居中央。分旺四时，则春木夏火秋金冬水，各王七十二日，土王四季辰戌丑未之月各十八日，合之为三百六十日。其为色也，则木青火赤金白水黑土黄。其为分野，各有归度。旺相休废，其色不同，旺则光芒，相则内实，休则光芒无角不动摇，废则光少。色白圜者丧，赤圜者兵，青圜者夏水，黑圜者疾多死，黄圜者吉。白角者哭泣之声，赤角者犯我城，黑角者水行穷兵。太史公曰：五星同色，天下偃兵，百姓安宁，五谷蕃昌，春风秋雨，冬寒夏暑，日不食朔，月不食望，是为有道之国，必有圣人在乎其位也。**帝曰：六者高下异乎？岐伯曰：象见高下，其应一也，故人亦应之。**此言六者之象，虽高远而小，下近而大，其应一也。故人应之而为吉凶祸福，亦无有分别也。

**帝曰：善。其德化政令之动静损益，皆何如？岐伯曰：夫德化**

**政令灾变，不能相加也。**王冰曰：天地动静，阴阳往复，以德报德，以化报化，政令灾眚及动复亦然，故曰不能相加也。**胜复盛衰，不能相多也。**王冰曰：胜盛复盛，胜微复微，故曰不能相多也。**往来大小，不能相过也。**太过为大年，不及为小年。有馀而往，不足随之，不足而往，有馀从之，故曰不能相过也。**用之升降，不能相无也。**用，谓阴阳气之为用也。天地阴阳之气升已而降，降已而升，寒往则暑来，暑往则寒来，故曰不能相无也。**各从其动而复之耳。**谓胜复之往来，阴阳之升降，各从其气之动而复之。《六微旨论》曰：成败倚伏生乎动，动而不已则变作矣。**帝曰：其病生何如？岐伯曰：气化者，德之祥；政令者，气之章；变易者，复之纪；灾眚者，伤之始。**此言病生于变易也。岁气之有德有化，乃气之和祥也。有政有令，乃气之彰著也。变易者，报复之纪。灾眚者，乃民病所伤之始。**气相胜者和，不相胜者病，重感于邪则甚也。**气，谓变易之气。按《六节藏象论》曰：变至则病，所胜则微，所不胜则甚，因而重感于邪则死矣。故非其时则微，当其时则甚也。盖谓春时变长夏之气，长夏变冬气，冬变夏热之气，夏变秋气，秋变春气，所谓得五行时之胜，乃时气相胜变气，故为和平。如岁木不及，岁金太过，春时反变为肃杀。如岁火不及，岁水太过，夏时而反寒气流行。是时气与变气不相胜，则病矣。故非其所胜之时则微，当其所胜之时则甚也。重感于邪者，谓四时不正之邪也。**帝曰：善。所谓精光之论，大圣之业，宣明大道，通于无穷，穷于无极也。余闻之，善言天者，必应于人，善言古者，必验于今，善言气者，必彰于物，善言应者，同天地之化，善言化言变者，通神明之理，非夫子孰能言至道欤！**精光之论，论神明之理也。大圣之业，通于无穷者，上以治民，下以治身，德泽下流，传之后世，无有终时也。《易》曰：知变化之道者，其知神之所为乎！**乃择良兆而藏之灵室，每旦读之，命曰《气交变》。非斋戒不敢发，慎传也。**灵室，灵兰秘室。盖天地阴阳之道，上帝之贵也。非斋戒不敢发，敬谨之至，恐传非其人，慢泄天宝也。

# 五常政大论篇第七十

言五运有政令之常，有常而后有变。

**黄帝问曰：太虚寥廓，五运回薄，衰盛不同，损益相从，愿闻平气，何如而名，何如而纪也？**太虚，谓空冥之境。寥廓，幽远也。回薄，旋转也。盛衰，太过不及也。有盛衰，则损益相从矣。平气，乃岁会之纪，气之平者也。徐振公曰：五运之始，苍黅丹素玄之气，细缊于太虚之间，故曰太虚寥郭，五运回薄。**岐伯对曰：昭乎哉问也！木曰敷和，火曰升明，土曰备化，金曰审平，水曰静顺。**此言五运之平气，而各有纪名也。东方生风，风生木，木得其平则敷布阳和之气，以生万物。火性炎上，其德显明。土主化物，而周备于四方。金主肃杀，得其和平，不妄刑也。水体清静，性柔而顺。**帝曰：其不及奈何？岐伯曰：木曰委和，火曰伏明，土曰卑监，金曰从革，水曰涸流。**此言五运不及而各有纪名也。木气不及，则不能敷布阳和而委弱矣。火气不及，则光明之令不升而下伏矣。土气不及，则卑下坚守而不能周备于四方矣。金性本刚，不及则从火化而变革矣。水气不及，则源流干涸矣。**帝曰：太过何谓？岐伯曰：木曰发生，火曰赫曦，土曰敦阜，金曰坚成，水曰流衍。**五运太过亦各有纪名也。木气有馀，发生盛也。赫曦，光明显盛之象。敦，厚。阜，高也。金体坚刚，用能成物。衍，满而溢也。

**帝曰：三气之纪，愿闻其候。岐伯曰：悉乎哉问也！敷和之纪，木德周行，阳舒阴布，五化宣平。其气端，其性随，其用曲直，其化生荣，其类草木，其政发散，其候温和，其令风，其藏肝，肝其畏清，其主目，其谷麻，其果李，其实核，其应春，其虫毛，其畜犬，其色苍，其养筋，其病里急支满，其味酸，其音角，其物中坚，其数八。**纪，年也。三气，谓平气之与太过不及也。木之平运，是为敷和。木德周行，则阳气舒而阴气布。盖生长化收藏之五气，先由生气之宣布，生气和则五气皆平矣。端，正直也。随，柔顺也。曲直，木之体用也。生荣，木之生化也。类，物类也。发生散蔓，木布之政也。温和，春之候也。在天之风气，木之号令也。其在藏为肝。畏清者，木畏金也。在窍为目，在谷为麻，麻体象木，其色苍也。在果为李，色青而味酸也。核内有仁，仁分两片，木之生原也。毛虫，如草木之森丛，而生于草木者也。犬性勇往直前，感春生怒发之气也。肝主筋，故其养在筋。里急支满，肝之病也。角，木音也。木生于水，为坚多心，故其物主中坚。八者，木之成数也。**升明之纪，正阳而治，德施周普，五化均衡。其气高，其性速，其用燔灼，其化蕃茂，其类火，其政明曜，其候炎暑，其令热，其藏心，心其畏寒，其主舌，其谷麦，其果杏，其实络，其应夏，其虫羽，其畜马，其色赤，其养血，其病瞤瘛，其味苦，其音徵，其物脉，其数七。**火位南方，故正阳而治。火主阳气，故德施周普。阳和之气四布，五化俱以均平，皆感火之化也。火气炎上，故其气高。火性动急，故性速也。烧炙曰燔灼，火之用也。万物蕃茂，夏长之化也。凡在地之火，皆与之同类。明曜，火布之政也。炎暑，夏之候也。在地为热，火之令也。在藏为心。心其畏寒，火畏水也。心开窍于舌。麦乃夏成之谷也。杏色赤而味苦。络者，果实之脉络也。羽虫飞翔而上，感火气之生也。马属午，火之畜也。心主血脉，故其养在血。开瘛，动掣也，经脉感火气而缩急也。徵，火之音。苦，火之味。脉，物之脉络也。七，火之成数也。**备化之纪，气协天休，德流四政，五化齐修。其气平，其性顺，其用高下，其化丰满，其类土，其政安静，其候溽蒸，其令湿，其藏脾，脾其畏风，其主口，其谷稷，其果枣，其实肉，其应长夏，其虫倮，其畜牛，其色黄，其养肉，其病否，其味甘，其音宫，其物肤，其数五。**协，合也。天主生，地主成，土气和平，合天之休美而化生万物也。土德流于四方而五化齐修矣。平夷，土之气。柔顺，土之性也。高下者，土之体。或高或下，咸备其化，土之用也。丰厚满溢，湿土之化也。五方五土，与之同类。安静而化，土之政也。溽蒸，长夏之候也。在天为湿，土之令也。其在藏主脾。畏风者，木乃土之胜也。脾开窍于口。稷，黅谷也。枣色黄而味甘。肉，果实之肉也。倮虫，肉体之虫。牛，土之畜也。脾主肌肉，故其养在肉。否者，脾病于中而上下之气不交也。宫音，中土之音。肤，物之肤肉也。五乃土之生数。《六元正纪论》曰：土常以生也。**审平之纪，收而不争，杀而无犯，五化宣明。其气洁，其性刚，其用散落，其化坚敛，其类金，其政劲肃，其候清切，其令燥，其藏肺，肺其畏热，**

其主鼻，其谷稻，其果桃，其实壳，其应秋，其虫介，其畜鸡，其色白，其养皮毛，其病咳，其味辛，其音商，其物外坚，其数九。金，兵象也。金气和平，故收而不争。天地之气，春生秋杀，杀而无犯，不残害于物也。金气清肃，故五化得之，咸有宣明。洁白，金之气也。刚坚，金之性也。万物散落，金之用也。其气收敛，秋之化也。五金之类，与之同类。坚劲肃清，金之政也。清切，秋之候也。在天为燥，金之令也。其藏为肺。肺畏热者，金畏火也。肺开窍在鼻。稻乃秋成之谷也。桃色白而有毛，肺之果也。坚壳之实，介甲之虫，皆感坚刚之气而生也。鸡性善斗，感肃杀之气也。肺主皮毛，故其养在皮毛。咳者，肺之病也。商主西方之音。辛乃金之味也。其于万物，咸如实壳虫介之外坚。九，乃金之成数也。静顺之纪，藏而勿害，治而善下，五化咸整。其气明，其性下，其用沃衍，其化凝坚，其类水，其政流演，其候凝肃，其令寒，其藏肾，肾其畏湿，其主二阴，其谷豆，其果栗，其实濡，其应冬，其虫鳞，其畜彘，其色黑，其养骨髓，其病厥，其味咸，其音羽，其物濡，其数六。水之平运，是谓静顺。夫万物得生长之气而茂盛，水运和平，故虽主藏而不害于物也。整，齐也。平治而善下，故五气感之而咸整也。天一生水，故其气高明。水性就下，故性下也。沃，灌溉也。衍，满溢也。万物凝坚，藏气之化也。大地之水，与之同类。流演不竭，水之政也。凝肃，冬之候也。在天为寒，水之令也。在藏为肾。肾其畏湿，水畏土也。肾开窍于二阴。豆乃水之谷也。栗色黑味咸，肾之果也。濡者，实中之有津液者也。鳞虫，水中之所生。彘，豕也。肾主骨髓，故其养在骨髓。厥，逆也。盖肾为生气之原，故病则手足厥冷也。羽音属水。六乃水之成数也。故生而勿杀，长而勿罚，化而勿制，收而勿害，藏而勿抑，是谓平气。是以木运之岁，得生气而无金气之肃杀；火运之岁，得长气而无水气之克伐；土运之岁，得化气而无木气之制胜；金运之岁，得收气而无火气之贼害；木运之岁，得藏气而无土气之遏抑。是谓平气之岁也。

委和之纪，是谓胜生。生气不政，化气乃扬，长气自平，收令乃早。凉雨时降，风云并兴，草木晚荣，苍干凋落，物秀而实，肤肉内充。其气敛，其用聚，其动緛戾拘缓，其发惊骇，其藏肝，其果枣李，其实核壳，其谷稷稻，其味酸辛，其色白苍，其畜犬鸡，其虫毛介，其主雾露凄沧，其声角商，其病摇动注恐，从金化也。少角与判商同，上角与正角同，上商与正商同。其病支废痈肿疮疡，其甘虫，邪伤肝也。上宫与正宫同。萧飋肃杀，则炎赫沸腾，眚于三，所谓复也。其主飞蠹蛆雉，乃为雷霆。緛，音软。戾，音利。飋，音瑟。木运不及，是谓委和，则所胜之气胜其生气矣。金气胜，则木之生气不能章其政令矣。木政不章，则土气无畏而化气乃扬。木衰则火气不盛，故长气自平。金气盛，故收令乃早也。凉为金化，风为木化，云雨为土化，此以木运不及，故兼有金土之化也。生气不政，故草木晚荣。收令乃早，故苍干刑落。化气与秋成之气专令，是以物秀而实，肤肉内充。收敛，金之气也。生聚，木之用也。动者，病机动于内。发者，证发于外也。緛，短缩也。戾，了戾也。拘，拘急也。缓，不收也。皆筋之为病也。《金匮真言》曰：东方肝木，其病发惊骇，其藏主肝。其果之枣李，实之核壳，谷之稷稻，味之酸辛，色之苍白，畜之犬鸡，虫之毛介，声之角商，因木运不及，故兼从金土之化也。其主雾露凄沧，金之胜也。其病摇动注恐，肝之病也。此从金化故也。判，半也。少角与判商同者，总谓六丁年木运不及之岁也。角乃木音，木运不及，故主少角。金兼用事，故半与商金同其化也。上角与正角同者，乃丁巳丁亥二岁，上见厥阴司天，岁木不及而得司天之助，故与敷和之正角同也。上商与正商同者，乃丁卯丁酉二岁，上临阳明司天，故曰上商。木运不及，半商同化，而又值阳明司天，则金金用事，与审平之正商相同也，故其病支废痈肿疮疡。其甘虫，皆金气盛而邪伤肝也。上宫与正宫同者，乃丁丑丁未二岁，上临太阴司天，故曰上宫。岁木不及，化气乃扬，而又得司天之助，是土得以自专，与备化之纪相同，故上宫与正宫同也。萧飋肃杀，金淫甚也。炎赫沸腾，火来复也。其灾眚当主于东方之震位，所谓复也。蠹生于木，飞乃火象，言主复者，乃木中所生之火也。蛆乃蝇之子，蛆入灰中，脱化为蝇，蝇喜暖恶寒，昼飞夜伏，雉为离禽，皆火复之气化也。雷之迅者曰霆，木郁极而火绕之，其气则为雷霆，故《易》曰：震为雷。伏明之纪，是谓胜长。长气不宣，藏气反布，收气自政，化令乃衡。寒清数举，暑令乃薄，承化物生，生而不长，成实而稚，遇化已老。阳气屈伏，蛰虫早藏。其气郁，其用暴，其动彰伏变易。其发痛，其藏心，其果栗桃，其实络濡，其谷豆稻，其味苦咸，其色玄丹，其畜马彘，其虫羽鳞，其主冰雪霜寒，其声徵羽，其病昏惑悲忘，从水化也。少徵与少羽同，上商与正商同。邪伤心也。凝惨栗冽，则暴雨霖霪，眚于九。其主骤注，雷霆震惊，沉黅淫雨。黅，音阴。火运不及，则水胜其长，是以火之长气不宣，而火之藏气反布。火气伏明，则金无所畏，故收气得自主其政。火不及则所生之土气不盛，是以化令平衡。寒清数举，暑令乃薄，水胜火也。承土之化气平衡，故物得以生。长气不宣，故生而不长。生而不长，故稚小即已成实，遇长夏之化气即老矣。寒清数举，故阳气屈伏。藏气用事，故蛰虫早藏。其气郁，水制其火也。其用暴，火性欲发也。彰者，火之政令也。彰伏则变易而为寒矣。故其发为痛，盖寒胜则痛也。其藏主心。其果之栗桃，实之络濡，谷之豆稻，味之苦咸，色之玄丹，畜之马彘，虫之羽鳞，声之徵羽，皆火运不及，故兼从金水之化也。冰雪霜寒，水之变易也。昏惑悲忘，心神不足也。因从水化而心火受亏也。少徵与少羽同者，总谓六癸岁也。徵为火音，火运不及，故曰少徵。水兼用事，故少徵与少羽同其化也。上商与正商同者，乃癸卯癸酉二岁，上临阳明司天，故曰上商。金无所畏而又得司天之助，是火运之纪而行审平之政，故上商之岁与正商之气同也。金水兼胜，邪伤心也。凝惨栗冽，寒淫甚也。暴雨霖霪，土来复也。灾眚当在离位之南方。沉黅，阴云蔽日也。骤注淫雨，土之变也。雷霆震惊，火郁发也。卑监之纪，是谓减化。化气不令，生政独彰，长气整，雨乃愆，收气平，风寒并兴，草木荣美，秀而不实，成而秕也。其气散，其用静定，其动疡涌分溃痈肿，其发濡滞，其藏脾，其果李栗，其实濡核，其谷豆麻，其味酸甘，其色苍黄，其畜牛犬，其虫倮毛，其主飘怒振发，其声宫角，其病留满否塞，从木化也。少宫与少角同，上宫与正宫同，上角与正角同。其病飧泄，邪伤脾也。振拉飘扬，则苍干散落，其眚四维，其主败折虎狼，清气乃用，生政乃辱。土运不及，则化气乃减。木反胜之，是以化气不能施其令，而生政独彰也。木火相生，故长气整。化气不令，故雨乃愆期。土气不及，故收气自平。木水专令，故风寒并兴。生气章而长气整，故草木荣美。化气不令，故虽秀而不实，成而秕也。发散，木之气。静定，土之用也。疡涌诸证，逆于肉理，乃生痈肿也。濡滞,水乘土病也。其藏在脾,其果李栗,其实濡核,其谷豆麻,其味酸甘,其色苍黄,其畜牛犬,其虫倮毛,其声宫角,因土运不及,故兼从水木之化也。飘怒振发,木气胜也。留满否塞,脾气伤也。少宫与少角同者,总谓六己岁也。宫为土音,土运不及,是为少宫。木兼用事,故少宫与少角同其化也。上宫与正宫同者,乃已丑己未二岁,上临太阴湿土司天,故曰上宫。土运不及而得司天之助,是少官之纪行备化之气,故与正宫相同也。上角与正角同者,谓己巳己亥二岁,上临厥阴司天,故曰上角。少宫少角之纪而角得司天之助,木反独专,故与正角之岁相同也。其病飧泄,邪伤脾也。振拉飘扬,木淫甚也。苍干散落,金复木也。其灾眚当在四维,乃乾坤艮巽之方也。败折,金之用也。虎狼,西方之兽也。辱,屈也。金气复而生政始辱。从革之纪,是谓折收。收气乃后,生气乃扬,长化合德,火政乃宣,庶物以蕃。其气扬,其用躁切,其动铿禁瞀厥,其发咳喘,其藏肺,其果李杏,其实壳络,其谷麻麦,其味苦辛,其色白丹,其畜鸡羊,其虫介羽,其主明曜炎烁,其声商徵,其病嚏咳鼽衄,从火化也。少商与少徵同,上商与正商同,上角与正角同。邪伤肺也。炎光赫烈,则冰雪霜雹,眚于七。其主鳞伏彘鼠。藏气早至,乃生大寒。金运不及,则收政乃折矣。收气在后,则木无所畏,而生气乃扬。长化合德,故庶物以蕃。升扬,火之气也。躁切,金之用也。金主声,铿禁者,声不出也。瞀,肺是动病也。厥,气上逆也。咳喘,火刑肺也。其藏主肺,其果之李杏,实之壳络,谷之麻麦,味之苦辛,色之白丹,畜之鸡羊,虫之介羽,声之商徵,皆金运不及而兼木火之化也。明曜炎烁,火之胜也。嚏咳鼽衄,金之病也。少商与少徵同者,总谓六乙岁也。商主金音,金运不及,故为少商。火兼用事,故少徵同其化也。上商与正商同者,乃乙卯乙酉二岁,上临阳明司天,故曰上商。金运不及而得司天之助,则金气平而不为火胜,与审平之气相同,故上商与正商同也。上角与正角同者,乃乙巳乙亥二岁,上临厥阴司天,故曰上角。生气乃扬而又得司天之助,故与正角之岁相同也。水火相胜,故邪伤肺也。炎光赫烈,火淫甚也。冰雪霜雹,水来复也。其灾眚是兑之西方。其主鳞伏彘鼠,皆水之虫兽也。藏气早至,故乃生大寒。涸流之纪,是谓反阳。藏令不举,化气乃昌,长气宣布,蛰虫不藏,土润水泉减,草木条茂,荣秀满盛。其气滞,其用渗泄,其动坚止，其发燥槁，其藏肾，其果枣杏，其实濡肉，其谷黍稷，其味甘咸，其色黅玄，其畜彘牛，其虫鳞倮，其主埃郁昏翳，其声羽宫，其病痿厥坚下，从土化也。少羽与少宫同，上宫与正宫同。其病癃闭，邪伤肾也。埃昏骤雨，则振拉摧拔，眚于一。其主毛显狐貉，变化不藏。水寒不及，阳反胜之。水之藏令不举，土之化令乃昌。水令不举，则火无所畏，故长气得以宣布。阳热反盛，是以蛰虫不藏，土润水泉减，土胜水也。草木条茂，荣秀满盈，得长化之气也。濡滞，土之气也。渗泄，水之用也。其动坚止，土制水而成积也。其发燥槁，阴液虚也。其藏为肾，其果为枣杏，实之濡肉，谷之黍稷，味之甘咸，色之黅玄，畜之彘牛，虫之鳞倮，声之羽宫，因水运不及，故兼从火土之化也。埃郁昏翳，土之胜也。痿厥坚下，肾之病也。此水运不及而反从土化也。少羽与少宫同者，总谓六辛岁也。羽为水音，水运不及，故曰少羽。土兼用事，故与少宫同化也。上宫与正宫同者，谓辛丑辛未二岁，上临太阴司天，故曰上宫。土兼用事而又得司天之助，故少羽之纪反与正宫之岁相同也。癃闭，邪伤肾而肾气不化也。埃昏骤雨，土淫甚也。振拉摧拔，木气复也。其灾眚当在坎之北方。毛乃丛聚之象，感春森之气而生，狐貉以毛显而为裘，故其主狐貉。《尔雅》曰：狐，妖兽也，善变化。《管子》曰：狐白应阴阳之变。故乘危而行，不速而至，暴疟无德，灾反及之。微者复微，甚者复甚，气之常也。此总结上文而言五运不及，则所胜之气乘危而行，不速而至。惟淫胜而无和祥之德，以致子来复仇，灾反及之。胜微则复微，胜甚则复甚，此胜复之常气也。

发生之纪，是谓启陈。土疏泄，苍气达，阳和布化，阴气乃随，生气淳化，万物以荣。其化生，其气美，其政散，其令条舒，其动掉眩巅疾，其德鸣靡启坼，其变振拉摧拔，其谷麻稻，其畜鸡犬，其果李桃，其色青黄白，其味酸甘辛，其象春，其经足厥阴少阳，其藏肝脾，其虫毛介，其物中坚外坚，其病怒。太角与上商同。上徵则其气逆，其病吐利。不务其德，则收气复，秋气劲切，甚则肃杀，清气大至，草木凋零，邪乃伤肝。岁木太过，是谓发生。启，开。陈，布也。布散阳和，发生万物之象也。土得其制化，故主疏泄。苍气，木气也。厥阴之上，风木治之,是以阳和布化于上,而阴气乃随于下也。生气有馀,故万物感之而荣茂芳美。发散,木之政也。条舒,阳和之令也。掉眩巅疾,风气淫于上也。鸣,风木声也。靡,散也。启坼,即发陈之义,应春之气也。振拉摧拔,风之变易也。其谷之麻稻,畜之鸡犬,果之李桃,色之青黄白,味之酸甘辛,虫之毛介,物之中坚外坚,因木气太盛,彼此交相承制而生化也。其象应春,其经合于足厥阴肝足少阳胆,其藏应于肝脾。其病怒,肝气盛也。太角与上商同者,谓气之太过自有承制,有承制则有生化。如太角之岁,木运太过,则金气承之,而所生之谷为稻麻,所生之果为李桃,其畜鸡犬,其虫毛介,皆感木金之气而生化,与上商之岁相同也。盖诸壬岁无阳明之上临,故曰太角与上商同。如有阳明司天,则当云上商与正角同。盖言虽无司天之上临,而有自然之承制也。上徵者,谓司天上临少阴君火少阳相火,乃壬子壬午壬寅壬申四岁。木运有馀,而上临火气。子居母上则其气逆,逆于上则吐,逆于下则利也。木淫太过则金气来复,秋气劲切,甚则肃杀,草木凋零,邪乃伤肝。**赫曦之纪,是谓蕃茂。阴气内化,阳气外荣,炎暑施化,物得以昌。其化长,其气高,其政动,其令明显,其动炎灼妄扰,其德暄暑郁蒸,其变炎烈沸腾,其谷麦豆,其畜羊彘,其果杏栗,其色赤白玄,其味苦辛咸,其象夏,其经手少阴太阳手厥阴少阳,其藏心肺,其虫羽鳞,其物脉濡,其病笑疟疮疡血流,狂妄目赤。上羽与正徵同。其收齐,其病痓,上徵而收气后也。暴烈其政,藏气乃复,时见凝惨,甚则雨水霜雹切寒,邪伤心也。**岁火太过,是谓赫曦。长气盛,故草木蕃茂。少阴之上,君火主之,故阴气内化,阳气外荣,炎暑施化,司夏令也。物得以昌,受长气也。夏主长,故其化长。火气升,故其气高。火性动,故其政动。火光明,故其令明。炎灼妄扰者,手足燥扰也。暄暑郁蒸,气之和祥也。炎烈沸腾,极则变易也。其谷之麦豆,畜之羊彘,果之杏栗,虫之羽鳞,物之脉濡,色之赤白玄,味之苦辛咸,交相承制而生化也。其象应夏,其经合于手少阴心手太阴小肠手厥阴心包络手少阳三焦四经。其藏心者,火藏也。合于肺者,即《五藏生成篇》之所谓肺之合皮也,其荣毛也,其主心也之义。五藏皆然。《灵枢经》曰:心气实则笑不休。本经曰:夏伤于暑,秋必痎疟。疮疡血流,狂妄目赤,皆火热之为病也。上羽者,上临太阳寒水司天,乃戊辰戊戌二岁,火运太过,得水制之则火气已平,故与升明正徵之相同也。火气平而金不受伤，故其收气得与生长化气之相平也。上羽之岁，乃太阳司天。痓者，太阳之为病也。上徵者，上临君相二火，乃戊子戊午戊寅戊申四岁，火热更甚，故收气乃后。暴烈其政，火淫甚也。水气复之，故时见凝惨，甚则雨水冰雹，而心乃受伤也。敦阜之纪，是谓广化。厚德清静，顺长以盈，至阴内实，物化充成，烟埃朦郁，见于厚土，大雨时行，湿气乃用，燥政乃辟。其化圆，其气丰，其政静，其令周备，其动濡积并蓄，其德柔润重淖，其变震惊飘骤崩溃，其谷稷麻，其畜牛犬，其果枣李，其色黅玄苍，其味甘咸酸，其象长夏，其经足太阴阳明，其藏脾肾，其虫倮毛，其物肌核，其病腹满，四支不举，大风迅至，邪伤脾也。土运太过，是谓敦阜。土气盛而化气布于四方，故为广化。厚德清静，土之体也。顺长以盈，火土合化也。太阴之上，湿土主之，故至阴内实，物化充成。盖太阴为阴中之至阴，阴气内实而后化成万物于外。烟埃朦郁，土之气也。厚土者，见于山陵之间也。大雨时行，湿气上蒸，终为注雨也。辟，避也。夏秋之交，湿土主令，湿气盛，是以秋之燥气乃辟。圆，圆遍也。丰，盈充也。静者，土之政。周备，土之令也。蓄，聚也。湿则濡滞而成积聚也。柔润重淖，土之德也。震惊崩溃，气之变也。其谷之稷麻，畜之牛犬，虫之倮毛，果之枣李，色之黅玄苍，味之甘咸酸，皆交相承制而生化也。其经合于足太阴脾足阳明胃，其藏合于脾肾。其腹满四支不举，水湿之为病也。土气太过，风乃复之，则脾反受伤矣。坚成之纪，是谓收引。天气洁，地气明，阳气随阴治化，燥行其政，物以司成，收气繁布，化洽不终。其化成，其气削，其政肃，其令锐切，其动暴折疡疰，其德雾露萧飋，其变肃杀凋零，其谷稻黍，其畜鸡马，其果桃杏，其色白青丹，其味辛酸苦，其象秋，其经手太阴阳明，其藏肺肝，其虫介羽，其物壳络，其病喘喝，胸凭仰息。上徵与正商同。其生齐，其病咳。政暴变，则名木不荣，柔脆焦首，长气斯救，大火流，炎烁且至，蔓将槁，邪伤肺也。岁金太过，名曰坚成。秋令主收，是谓收引。天气洁，地气明，金气清也。阳明之上，燥气主之，是以阴金治化于上，而阳明之气在下随之。秋主收成，故燥行其政，物以司成。秋主收而长夏主化，收气早布，是以化洽不终。成者，秋之化。

削者，金之气也。肃者，金之政。锐切，金之令也。暴拆，筋受其伤。疡疰，皮肤之疾也。雾露萧飔，气之祥也。肃杀凋零，气之变也。其谷之稻黍，畜之鸡马，果之桃杏，虫之介羽，物之壳络，色之白青丹，味之辛酸苦，交相承制而生化也。其象应秋，其经合于手太阴肺手阳明大肠，其藏合于肺肝。其病喘喝胸凭仰息，金气太盛而肺气实也。上徵者，上临少阴少阳二火，乃庚子庚午庚寅庚申四岁。金气太过，得火制之，金气已平，故与审平之正商相同也。金气平，故木之生气不屈，得与四气齐等。其病咳，火伤肺也。肃杀太甚，则草木受伤，长气来复以救之，是以大火西流，而肺反受伤也。**流衍之纪，是谓封藏。寒司物化，天气严凝，藏政以布，长令不扬。其化凛，其气坚，其政谧，其令流注，其动漂泄沃涌，其德凝惨寒雰，其变冰雪霜雹，其谷豆稷，其畜彘牛，其果栗枣，其色黑丹龄，其味咸苦甘，其象冬，其经足少阴太阳，其藏肾心，其虫鳞倮，其物濡满，其病胀。上羽而长气不化也。政过则化气大举，而埃昏气交，大雨时降，邪伤肾也。**谧，音密。雹，音薄。水运太过，是为流衍。冬主闭藏，故谓封藏。寒气司化，故天气严凝。水政以布，故火令不扬。凛冽，寒之化也。坚凝，寒之气也。谧，安静也。流注，水之性也。漂泄沃涌，水注之为病也。凝惨寒雰，寒气之和者也。冰雪霜雹，寒极而变易也。其谷之豆稷，畜之彘牛，果之栗枣，虫之鳞倮，物之濡满，色之黑丹龄，味之咸苦甘，皆交相承制而生化也。其象应冬，其经合于足少阴肾足太阳膀胱，其藏合于肾心。其病胀者，水盛而乘土也。上羽者，谓上临太阳寒水司天，乃丙辰丙戌二岁，水气太盛，故火气不能施化也。水政太过，则土来复之。埃昏，湿气上蒸也。气交者，湿气上升而为云，天气下降而为雨也。大雨时降，肾反受邪。**故曰：不恒其德，则所胜来复，政恒其德，则所胜同化，此之谓也。**此总结五运之气，如恃强而不恒其德，则所胜之气来复，所谓侮反受邪，寡于畏也。如政令和平，各守其理，则所胜之气同化矣。同化者，即春有鸣条律畅之化，则秋有雾露清凉之政是也。按上章论五运之气有馀而往，不足随之，不足而往，有馀从之，太过不及，为民病物变，上应五星，故曰《气交变大论》。此篇论五运主岁，有平气，有太过，有不及，各主果谷虫畜，草木生物，数声色味，生长收藏，皆五行政令之常，故曰《五常政大论》。运气七篇，大略相同而各有条理，学者各宜体认。

帝曰：天不足西北，左寒而右凉，地不满东南，右热而左温，其故何也？夫天有阳阳，地有阴阳，故论天之五运而复论地之四方。左寒右凉，左热右温者，从后天之卦象也。盖后天之卦离南坎北，震东兑西，以天地开辟而后有四方也。岐伯曰：阴阳之气，高下之理，太少之异也。阴阳之气者，谓四方有寒热之气。高下之形者，谓地土有高下之形。太少者，四象也。因四方之气象而各有异也。东南方阳也，阳者其精降于下，故右热而左温；西北方阴也，阴者其精奉于上，故左寒而右凉。是以地有高下，气有温凉，高者气寒，下者气热。精者，即天乙所生之精水也。天气包乎下，精气通于天，故《阴阳应象论》曰：天有精，地有形。盖天为阳而精为阴，阴阳上下之环转也。故阴精降于下，则阳气升于上，是以右热而左温；阴精奉于上，则阳气藏于下，故左寒而右凉。西北势高，东南地陷，故高者气寒，下者气热。故适寒凉者胀，之温热者疮，下之则胀已，汗之则疮已。此凑理开闭之常，太少之异耳。此复论精气之从中而上下升降者也。适，从也。适生于寒凉之方，阴气上奉则阳气下藏，故多胀，所谓藏寒生满病也。之，往也。往处于温热之方，阴气下降则阳气上升，故多疮，所谓痛痒疮疡皆属于火也。故下之则阴精降而阳气自升，故胀者已。汗乃阴液，汗之则阴液升而阳气自降，故疮者愈。此精气出入于肌腠之间，上下升降，一阖一开，乃自然之常理。人生于天地气交之中，有四方寒热之异，当从其气而调之，自然苛疾不起。按精气上下环转，包乎地之外也。燥以干之，暑以蒸之，风以动之，湿以润之，寒以坚之，火以温之，此精气之贯乎中也。以上二节当与《五运行大论》合参。帝曰：其于寿夭何如？岐伯曰：阴精所奉其人寿，阳精所降其人夭。阴精所奉之处，则元气固藏，故人多寿。阳精所降之方，则元阳外泄，故人多夭。曰阴精，曰阳精，当知地有精而天有精，盖在地为阴，在天则为阳也。帝曰：善。其病也治之奈何？岐伯曰：西北之气，散而寒之；东南之气，收而温之。所谓同病异治也。西北气寒，寒固于外，则热郁于内，故宜散其外寒，凉其内热。东南气热，则阳气外泄，里气虚寒，故宜收其元阳，温其中冷。所谓为病虽同，同治法则异也。故曰：气寒气凉，治以寒凉，行水渍之，气温气热，治以温热，强其内守，必同其气，可使平也。假

**者反之。**西北之气寒凉,则人之阳热遏郁于内,故当治以寒凉。行水渍之者,用汤液浸渍以取汗,开其腠理,以使阳气通畅。东南之气温热,则人之腠理开而阳气外弛,故当治以温热,强其元阳,固守于内。是闭者开之,开者闭之。气之升长者,收而藏之,气之收藏者,成而散之,必使其气之和同而始平也。如西北之人,病寒邪而假热者,又当治以温热;如东南之人,病热邪而假寒者,又当治以寒凉。所谓假者反之。张玉师曰:上节论四方之正气,末句言四方之邪气。**帝曰:善。一州之气,生化寿夭不同,其故何也?岐伯曰:高下之理,地势使然也。崇高则阴气治之,污下则阳气治之。阳胜者先天,阴胜者后天。此地理之常,生化之道也。**此复论一方之气而亦有阴阳寒热之不同也。如山陵高阜之地,则多阴寒;污下卑湿之地,则多阳热。阳胜者,四时之气先天时而至;阴胜者,四时之气后天时而至。盖寒暑往来,皆从地之出也。此地理高下厚薄之分,阴阳出入之常也。生化之道者,谓生长化收藏之气,阳气治之,气多生长,阴气治之,气多收藏。徐振公曰:此节论中土而兼于四方。**帝曰:其有寿夭乎?岐伯曰:高者其气寿,下者其气夭。地之小大异也,小者小异,大者大异。**高者其气收藏故多寿,下者其气发越故多夭,一州之气有大小之异也。高下之小者小异,大者大异。异,谓寿夭之异。**故治病者,必明天道地理,阴阳更胜,气之先后,人之寿夭生化之期,乃可以知人之形气矣。**天道者,天之化运也。地理者,地之四方也。阴阳更胜者,五运六气之有太过不及,有淫胜郁复也。气之先后者,太过者先天,不及者后天,污下者先天,高厚者后天也。明人之寿夭,气之生化,乃可以知人之形气矣。《灵枢经》曰:形与气相任则寿,不相任则夭;皮与肉相果则寿,不相果则夭;血气经络胜形则寿,不胜形则夭;形充而皮肤缓者则寿,形充而皮肤急者则夭。平人而气胜形者寿,病而形肉脱,气胜形者死,形胜气者危矣。

**帝曰:善。其岁有不病,而藏气不应不用者,何也?岐伯曰:天气制之,气有所从也。**此下三节,论天有五运,地有五方,而又有司天在泉之六气交相承制者也。岁有不病者,不因天之五运地之五方而为病也。藏气者,五藏之气,应合五运五行。不应不用者,不应五运之用也。此因司天之气制之，而人之藏气从之也。按司天在上，在泉在下，五运之气运化于中。此节论五运主岁，有司天之气以制之，而反上从天化。下节论司天在泉之气主生育虫类，而五运有相胜制，以致不育不成。后节论五运之气主生化蓄育，而少阳在泉则寒毒不生，阳明在泉则湿毒不生，太阴在泉则燥毒不生，乃上中下之交相贯通，五六之互为承制，理数之自然也。**帝曰：愿卒闻之。岐伯曰：少阳司天，火气下临，肺气上从，白起金用，草木眚，火见燔焫，革金且耗，大暑以行，咳嚏鼽衄，鼻窒口疡，寒热胕肿。**按金平之纪，其藏肺，其色白，其类金，皆五运五行之用也。上从者，因司天之气下临，畏其胜制而从之也。盖五运之气根于中而运于外，司天之气位于上而临于下，肺气上从，白起金用，皆上从司天之气而不为五运之所用。金用于上，则草木眚于下。金从火化，则变革而且耗。咳嚏鼽衄鼻窒，皆肺病也。口疡寒热胕肿，火热证也。此金之运气而反从火化者也。此论运气上从天化，与天刑岁运少有分别。**风行于地，尘沙飞扬。心痛胃脘痛，厥逆鬲不通，其主暴速。**少阳司天则厥阴在泉，故风行于地。风胜则动，故尘沙飞扬。《灵枢经》曰：厥阴心包络所生病者，心痛烦心。胃脘痛者，木克土也。土位中央，中鬲不通，则上下厥逆也。风气迅速，故其主暴速。按此章重在天气制之，藏气上从，有司天则有在泉，故兼论其在泉之气。**阳明司天，燥气下临，肝气上从，苍起木用而立，土乃眚，凄沧数至，木伐草萎，胁痛目赤，掉振鼓栗，筋痿不能久立。**立者，木之体也。盖言五行之体在地，而其用上从于天。木从天化，故下为土眚。金气下临，故木伐草萎。胁痛目赤，振掉筋痿，皆肝木之病。**暴热至，土乃暑，阳气郁发，小便变，寒热如疟，甚则心痛。火行于槁，流水不冰，蛰虫乃见。**阳明司天则少阴君火在泉，故暴热至而土乃暑也。郁，长也。阳热甚，故小便变而寒热如疟，所谓夏伤于暑，秋必痎疟也。心痛者，火淫于内也。槁，草木枯槁也。谓火行于草木枯槁之时，故流水不冰，而蛰虫不藏也。张玉师曰：在泉之气主岁半以后，故先言长夏之土，土而秋，秋而冬也。**太阳司天，寒气下临，心气上从，而火且明，丹起金乃眚，寒清时举，胜则水冰，火气高明。心热烦，嗌干善渴，鼽嚏，喜悲数欠。热气妄行，寒乃复，霜不时降，善忘，甚则心痛。**火者，火之体。明者，火之用也。寒气下临,藏气上从,火性炎上,水性润下,是以火性高明于上,而水寒冰凝于下也。夫在地为水,在天为寒,火气妄行于上,故霜寒以复之,心热烦嗌干善渴,火炎于上也。肺者心之盖,鼽嚏善悲,火热烁金也。火为阳,水为阴,数欠者,阳引而上阴引而下也。善忘者,寒复而神气伤也。**土乃润,水丰衍,寒客至,沉阴化,湿气变物,水饮内蓄,中满不食,皮𤸷肉苛,筋脉不利,甚则胕肿,身后痈。**𤸷,音顽。太阳司天则太阴湿土在泉,故土乃润。水丰衍者,土能制水也。按辰戌之岁,太阳司天,则寒水之客气加临于三之气,湿土之主气主于四之气,故曰寒客至沉阴化,谓长夏之交水湿相合,无火土之长化,是以湿气变物也。蓄,积畜。𤸷,痹也。水饮中满,皮痹肉苛,皆水湿之为病也。身后痈者,痈发于背也。本经曰:诸痈肿者,寒气之变也。太阳寒水主气而经脉循于背,故为身后肿。**厥阴司天,风气下临,脾气上从,而土且隆,黄起水乃眚,土用革。体重肌肉萎,食减口爽。风行太虚,云物摇动,目转耳鸣。**土平之纪,其类土,其藏脾,其色黄。土且隆者,土体丰厚于下也。黄起者,土用上从于天也。土从水化则受其胜制,故土用变革而为体重食减之脾病也。目转耳鸣,风淫于上也。张玉师曰:风行太虚,土用革者,谓风斯在上,而土格于下也。胜则水冰,火气高明者,谓火气上炎而水凝于下也。盖五行之体在地,而五行之气在天,故虽司天下临,藏气上从,而五行又各有从上从下之性,故有下临上从之太过者,有风下黄起之气交者。**火纵其暴,地乃暑,大暑消铄,赤沃下,蛰虫数见,流水不冰,其发机速。**厥阴风木司天则少阳相火在泉,木火相生,故火纵其暴。地乃暑者,太阴湿土亦暑热也。赤沃下者,虽沃若之木叶,亦焦赤而下落矣。至冬令严藏之时,而蛰虫不见,流水不冰。火性速而少阳主枢,故其发机速。玉师曰:火从其暴,地乃暑,长夏之时也。赤沃下,秋令也。盖亦从夏而秋,秋而冬也。**少阴司天,热气下临,肺气上从,白起金用,草木眚。喘呕寒热,嚏鼽衄鼻窒。大暑流行,甚则疮疡燔灼,金烁石流。**草木眚,大暑流行,热甚于春夏也。金烁石流,热淫于秋冬也。意言司天之气虽主岁半以前,而又统司一岁,在泉之气止司岁半以后,故曰风行于地,曰土乃暑,曰湿气变物,皆从长夏而起运也。**地乃燥,凄沧数至,胁痛善太息,肃杀行,草木变。**少阴司天则阳明燥金在泉,故地乃燥。凄沧数至,清肃之气也。胁痛善太息,肝胆之病也。肃杀行则草木变。**太阴司天,湿气下临,肾气上从,黑起水变,埃冒云雨。胸中不利,阴痿,气大衰而不起不用。当其时,反腰脽痛,动转不便也,厥逆。**黑起水变,用行而体变也。埃冒云雨,湿土之气化也。胸中不利,水气上乘也。阴痿者,肾气衰于下也。夫阳气生于肾阴而运用于肤表,肾气大衰,故阳气不起不用。阳气不起,则手足为之厥逆。当其冬令之时,肾藏主气而反腰脽痛,动转不便,因肾气上从而大衰于下也。**地乃藏阴,大寒且至,蛰虫早附,心下否痛,地裂冰坚,少腹痛,时害于食,乘金则止,水增味乃咸,行水减也。**太阴司天则太阳寒水在泉,故地乃藏阴而蛰虫早附也。心下否者,上下水火之气不交也。地裂冰坚者,寒水之变易也。少腹病者,肾病于下也。时害于食者,水上乘土也。夫肾为本,肺为末,皆积水也。乘金则止者,水气上乘于肺则止耳。夫心气通于舌,心和则知五味,水增味乃咸者,水盛而上乘于心也。此水气太过之为病,故行水则病减也。以上论五运之气因天气制之,而五藏五行之气反从之而上同天化也。张介宾曰:五行各有所制,制气相加,则受制者不得不应,应则反从其化而为用矣。如热甚者,燥必随之,此金之从火也;燥甚者,风必随之,此木之从金也;风甚者,尘霾随之,此土之从木也;湿蒸甚者,霖注随之,此水之从土也;阴凝甚者,雷电随之,此火之从水也。故《易》曰:云从龙,风从虎。夫龙得东方木气,故云从之。云者,土气也。虎得西方金气,故风从之。风者,木气也。此承制相从之理,不可不知。

**帝曰:岁有胎运不育,治之不全,何气使然?岐伯曰:六气五类,有相胜制也。同者盛之,异者衰之,此天地之道,生化之常也。**此论司天在泉之六气,主胎育虫类,而五运有相胜制,是以所主之不全也。五类者,五运之气与五行生物之同类也。如五运六气之相同者,则所主之生物蕃盛;如五运六气之相异者,则所主之生物衰微。此天地之道,生化之常也。玉师曰:异则有胜制,故主衰微。**故厥阴司天,毛虫静,羽虫育,介虫不成;**厥阴司天则少阳在泉,故主毛虫静而羽虫育。静,谓安静而能长成。育,生育也。介虫不成,谓癸巳癸亥岁受火运之胜制,而金类之虫不成也。按毛虫三百六十而麟为之长,羽虫三百六十而凤为之长,倮虫三百六十而人为之长,鳞虫三百六十而龙为之长,介虫三百六十而龟为之长。五类之虫,于天地之生物备矣。玉师曰:司天之气主岁半以前,故主静而长成;在泉之气主岁半以后,故始生育也。**在泉,毛虫育,倮虫耗,羽虫不育。**厥阴在泉,故主毛虫育。木胜土,故主倮虫耗。下文曰地气制己胜是也。羽虫不成,谓丙寅丙申岁,受水运之胜制,故火类之虫不育。**少阴司天,羽虫静,介虫育,毛虫不成;**少阴司天则阳明在泉,故主羽虫静而介虫育。毛虫不成,谓庚子庚午岁,受金运之胜制,是以木类之虫不成。**在泉,羽虫育,介虫耗不育。**少阴在泉,故主羽虫育。地气制己胜,故主介虫耗。少阴在泉乃阳明司天之岁,如癸卯癸酉岁,受火运之胜制,当至介虫不育,故曰介虫耗不育。盖谓耗则所胜微,不育则胜制甚,故下文曰诸乘所不成之运则甚。谓受五运之所乘制,以致不育不成,乃胜制之甚者也。**太阴司天,倮虫静,鳞虫育,羽虫不成;**太阴司天则太阳在泉,故主倮虫静而鳞虫育。如辛丑辛未岁,受水运之胜制,则火类之虫不成。**在泉,倮虫育,鳞虫不成。**太阴在泉,故主倮虫育。制己所胜,当主鳞虫耗。如甲辰甲戌岁,受土运之胜制,当主鳞虫不成。按太阴湿土司天,太阳寒水在泉,寒湿相合,而无生长之气,故不曰耗而总曰不成。金西铭曰:鳞虫生育于岁半以前,不能长成于岁半以后。**少阳司天,羽虫静,毛虫育,倮虫不成;**少阳司天则厥阴在泉,故主羽虫静而毛虫育。倮虫不成者,谓壬寅壬申岁,受木运之胜制而土类不成也。**在泉,羽虫育,介虫耗,毛虫不育。**少阳在泉,故主羽虫育。制己所胜,故主介虫耗。如乙巳乙亥岁,受金运之胜制,则木类之虫不育。**阳明司天,介虫静,羽虫育,介虫不成;**阳明司天则少阴在泉,故主介虫静而羽虫育。如癸卯癸酉岁,受火运之胜制,则金类之虫不成。**在泉,介虫育,毛虫耗,羽虫不成。**阳明在泉,故主介虫育。制己所胜,故主毛虫耗。如逢丙子丙午岁,受水运之胜制,则火类之虫不成。**太阳司天,鳞虫静,倮虫育;**太阳司天则太阴在泉,故主鳞虫静而倮虫育。**在泉,鳞虫耗,倮虫不育。**太阳寒水在泉,乃太阴湿土司天,水湿合化,则土不能制水矣。耗,散也。鳞虫耗者,土崩溃而鳞见于陆也。如丁丑丁未岁,受木运之胜制,则土类之虫不成。**诸乘所不成之运则甚也。**此总结上文而言诸乘所不成之运气,则胜制之甚也。金西铭曰:经文止曰不成,今师疏出运气有相胜制，恐与经义不合欤？曰：参究经旨，贵在精微，若云顺文训释，何异糠粕中尘垢？试观厥阴司天，则胜己之虫不成，少阴太阴司天，则生我之虫不成，少阳司天，则我生之虫不成，阳明司天，则曰介虫静，又曰介虫不成，奚既静而又不成耶？太阳司天，不曰某虫不成，要知太阴少阴司天，亦可以我生之虫不成。少阳司天，亦可以生我之虫不成，阳明司天，逢岁运之胜制，故虽育而不成。太阳司天，或值天符之岁，则无不成之虫。六气之中，皆可互相推转。书不尽言，言不尽意，当于错综中求之，其义自得。再按《六元正纪论》曰：五运之化，或从天气而逆地气，或从地气而逆天气。如戊寅戊申岁，以火运而值少阳司天，是从天气而逆地气矣。如癸巳癸亥岁，以火运而值少阳在泉，是从地气而逆天气矣。从天气则无有不成之虫，逆地气则当介虫不育，从地气则当羽虫育，逆天气则当介虫不成。以五运之从逆合六十年推之，五类之不育不成始备。**故气主有所制，岁立有所生。**气主者，谓五运为五气之主。岁立者，谓岁半以前天气主之，岁半以后地气主之。司天在泉之六气以立岁，六气有所生而五运有所制，故有不育不成。**地气制己胜，天气制胜己，天制色，地制形，五类衰盛，各随其气之所宜也。故有胎孕不育，治之不全，此气之常也。**地气制己胜者，如厥阴在泉倮虫耗，少阴在泉介虫耗，制己所胜之虫类，故曰地制形。《六元正纪论》曰：天气不足，地气随之，地气不足，天气随之，运居于中而常先也。是五运之气运化于天地之中，而常先胜于司天在泉之气者也。上文曰少阳司天，火气下临，白起金用；阳明司天，燥气下临，苍起白用。是司天之气又能制胜己之运气，而使白起丹起苍起黄起，故曰天制色。此皆五运六气之各有制，各有胜，各有生，各有成。五类衰盛，各随其气之所宜，故有胎孕不育，治之不全，此胜制之常也。**所谓中根也，根于外者亦五，故生化之别，有五气、五味、五色、五类、五宜也。**此言五运之气根于中，而生化气味色类之于外也。夫苍黅丹素玄之气，经于五方之分，生化五行，以应生长化收藏之五气，故所谓中根也。犹根本之于枝叶，根于中而生发于外也。根于外者，谓天地阴阳之气以生育草木昆虫，而草木昆虫皆有五者之气味色类，仍本于五行之所生，故曰生化之别有五气五味也。五类五宜者，谓五类之虫，各有五行气之所宜也。玉师曰：天之五气生化五行，地之五行复生三阴三阳之六气，是以司天在泉生育虫类，仍本于五气之所化。**帝曰：何谓**

也？岐伯曰：根于中者，命曰神机，神去则机息；根于外者，命曰气立，气止则化绝。故各有制，各有胜，各有生，各有成。故曰不知年之所加，气之同异，不足以言生化，此之谓也。此复申明五运之气运化于天地之中，司天在泉之气循行于天地之外，各有制胜有生成，交相承制者也。神者，阴阳不测之谓。机者，五运之旋机也。神在天为风，在地为木，在天为热，在地为火，在天为湿，在地为土，在天为燥，在地为金，在天为寒，在地为水，出入于天地之间，而为生物之生长壮老已，故曰根于中者，命曰神机，神去则机息矣。气立者，谓天地阴阳之气上下升降，为万物之生长化收藏，故曰根于外者，名曰气立，气止则化绝矣。此天地五行之气，升降出入，动而不息，各有胜制，各有收成，万物由之，人气从之，故不知五运六气之临御，太过不及之异同，不足以言生化矣。按上文曰岁立，此节曰气立，盖谓司天在泉之气以立岁也。六气包乎地之外而通贯于地之中，故曰根于外。

帝曰：气始而生化，气散而有形，气布而蕃育，气终而象变，其致一也。然而五味所资，生化有薄厚，成熟有少多，终始不同，其故何也？岐伯曰：地气制之也，非天不生地不长也。此论五运之气主生化万物，而受在泉之气以制之，非天地之不生长也。气，谓五运之化气。气始而生化者，得生气也。气散而有形者，得长气也。气布而蕃育者，得化气也。气终而象变者，感收藏之气物极而变成也。此五运之气主生长化收藏，自始至终，其致一也。资，助也。夫化生五味，五味所资者，以五运所化之味，而反资助其地气也。盖言五运之气主生化，而因地气以制之，是以生化有厚薄，成熟有多少也。倪仲宣曰：地气制之，谓在泉之六气也。天地之气乃阴阳寒暑之气，故曰非天不生地不长也。帝曰：愿闻其道。岐伯曰：寒热燥湿，不同其化也。故少阳在泉，寒毒不生，其味辛，其治苦酸，其谷苍丹。寒热燥湿乃司天在泉之六气，与五运不同其化，是以五运所主之生化蕃育，因地气以制之，致有厚薄多少也。毒，独也。谓独寒独热之物类，则有偏胜之毒气矣。少阳相火在泉，故寒毒之类不生，寒热不同其化矣。如辛巳辛亥岁，寒水化运，值少阳在泉，地气制之，以致寒毒不生，乃地气制胜其化运也。夫五色五味，五运之所主也。如少阳司天则白起金用，是色从天制，所谓天制色也。少阳在泉，其味辛，是味从地制，所谓地制形也。此化运之色味，因司天在泉之胜制，畏而从之，故曰五味所资，谓化运之五味，反资助其地气也。治，主治也。少阳在泉则厥阴司天，故所主之苦酸。其谷主苍丹者成熟，从天地之气而不从运化也。按审平之纪，其色白，其味辛，如值少阳司天，则白色反从天化，少阳在泉，则辛味反资地气，是天地之气胜制其运气也。如厥阴司天，介虫不成，厥阴在泉，羽虫不育，是五运之气胜制其司天在泉也。故曰：各有制，各有胜，各有生，各有成。谓五运六气各有生成，如逢胜制则不生不成矣。**阳明在泉，湿毒不生，其味酸，其气湿，其治辛苦甘，其谷丹素。**阳明燥金在泉，是以湿毒之物类不生。酸，木味也。敷和之纪，其色苍，其味酸。如值壬子壬午之岁，阳明在泉，地气制之而木运之味反从地化，故其味主酸。夫阳明不从标本从中见太阴湿土之化，故其气主湿。所主之味辛苦甘，亦兼从土化也。其谷主丹素者成熟，从司天在泉之气化，下篇所谓岁谷是也。**太阳在泉，热毒不生，其味苦，其治淡咸，其谷黅秬。**太阳寒水在泉，故热毒之类不生，寒热不同其化也。如癸丑癸未岁，火主化运，火畏水制，而火味反资从其地气，故其味苦。淡附于甘，故所主之味淡咸。其谷主黄玄者成熟。**厥阴在泉，清毒不生，其味甘，其治酸苦，其谷苍赤，其气专，其味正。**厥阴在泉，则清毒不生。土畏木制，故其味甘，其所主之味酸苦。其谷主苍，赤者成熟。专，主也。正，中也。谓厥阴不从标本从中见少阳之火化，而在泉之气味又从中见所主之苦热，故其气专，其味正。玉师曰：阳明所至为清劲，厥阴从中见之火化，是以清毒不生。故下文曰：气专则辛化而俱治。**少阴在泉，寒毒不生，其味辛，其治辛苦甘，其谷白丹。**少阴君火在泉，是以寒毒不生。金畏火制，故其味辛。少阴在下则阳明在上，阳明之上，燥气治之，中见太阴，阳明从中见湿土之化，故所主之味辛苦甘，兼从中见之土味也。其谷主白丹者成熟。**太阴在泉，燥毒不生，其味咸，其气热，其治甘咸，其谷黅秬。**太阴湿土在泉，是以燥毒之物类不生。水畏土制，故其味咸。太阴在下则太阳在上，故其气热。谓太阳之从本从标，味从地化而气从天化也。其所主之味甘咸。其谷主黅秬者成熟。**化淳则咸守，气专则辛化而俱治。**此复申明五味所资其化气者，因胜制而从之也。化淳者，谓阳明从中见湿土之化，燥湿相合，故其化淳一。金从土化，故味之咸者，守而勿敢泛溢，畏太阴之制也。气专者，厥阴从中见少阳之主气，故味之辛者，与甘酸苦味俱主之。盖辛受火制，制则从火化也。夫寒热燥湿，在泉之六气也。酸苦甘辛咸，五运之五味也。以燥湿之化淳则咸守，相火之气专则辛化，盖因地气制之而味归气化也。玉师曰：味归气化，则从在泉之寒热燥湿，而生长化收藏之气，不能始终一致，是以生化有厚薄，成熟有多少。**故曰：补上下者从之，治上下者逆之，以所在寒热盛衰而调之。故曰：上取下取，内取外取，以求其过。能毒者以厚药，不胜毒者以薄药，此之谓也。**上下，谓司天在泉之气。补，助。从，顺也。如少阳在泉则厥阴司天，当用苦酸之味以补之，盖助其上下之气也。治，平治也。逆，反也。如司天之气，风淫所胜，平以辛凉，热淫所胜，平以咸寒。如诸气在泉，寒淫于内，治以甘热，火淫于内，治以咸冷。谓淫胜之气，又当反逆以平之。故以所在之寒热盛衰而调之，谓盛则治之，衰则补之，则上下之气和调矣。夫司天在泉之气升降于上下，五运之气出入于外内，各求其有过者，取而治之。能胜其毒者治以厚药，不能胜毒者以薄药，此治岁运之法也。徐振公曰：能以大寒之药治热淫，大热之药治热病，是能胜其毒者也。**气反者，病在上，取之下；病在下，取之上；病在中，傍取之。**气反者，谓上下外内之病气相反也。如下胜而上反病者，当取之下；上胜而下反病者，当取之上；外胜而内反病者，当取之外傍。《至真要论》曰：上胜而下俱病者，以地名之；下胜而上俱病者，以天名之。即此义也。**治热以寒，温而行之；治寒以热，凉而行之；治温以清，冷而行之；治清以温，热而行之。故消之削之，吐之下之，补之泻之，久新同法。**治热以寒，温而行之者，盖寒性与热气不合，故当温而行之。所谓寒因热用，热因寒用，其始则同，其终则异，可使破积，可使溃坚，可使气和，可使必已，此反治之法也。治温以清，冷而行之，治清以温，热而行之，此正治之法也。盖竟以清冷治温热，以温热治清冷，所谓逆者正治是也。消之削之，内取外取也。吐之下之，上取下取也。补之泻之，补上补下，治上治下也。久者，谓伏气之病；新者，感而即发也。**帝曰：病在中而不实不坚，且聚且散，奈何？岐伯曰：悉乎哉问也！无积者求其藏，虚则补之，药以祛之，食以随之，行水渍之，和其中外，可使毕已。**此论五运之气为病而有治之之法也。病在中者，根于中也。不实不坚，且聚且散者，神机之出入于外内也。如敷和之纪，其藏肝，其病里急支满。备化之纪，其藏脾，其病否。盖五运之气内合五藏，故无积者当求其藏也。藏气虚则补之，先用药以祛其邪，随用食以养其正，行水渍之以取汗，和其中外，使邪从外出，可使毕已矣。玉师曰：积者，邪积于五藏之间，无积则邪干藏气，故当求其藏。

帝曰：有毒无毒，服有约乎？岐伯曰：病有久新，方有大小，有毒无毒，固宜常制矣。大毒治病，十去其六；常毒治病，十去其七；小毒治病，十去其八；无毒治病，十去其九。谷肉果菜，食养尽之，无使过之，伤其正也。不尽，行复如法。食，叶寺。约，规则也。病有久新者，谓病之能毒不能胜毒也。方有大小者，谓有可以厚药，止可以薄药也。毒者，有大寒大热及燥湿偏胜之毒气，故止可攻疾，中病即止，过则伤正矣。是以大毒之药治病，病去其六，即止后服；常毒治病，病去其七即止之；小毒治病，病去其八即止之。即无毒之药，亦不可太过。所谓久而增气，物化之常也，气增而久，夭之由也。《藏气法时论》曰：毒药攻邪，五谷为养，五果为助，五畜为益，五菜为充，气味合而服之，以补精益气。故以药石治病，谷肉食养，使病尽去之，又无使过之伤其正也。如病不尽，复以药石治养如前法。必先岁气，无伐天和，无盛盛，无虚虚，而遗人夭殃，无致邪，无失正，绝人长命。必先知岁运之盛衰，衰则补之，盛则泻之，补则从之，泻则逆之。无伐天运之中和，无盛盛，无虚虚，而遗人夭殃。邪则祛之，正则养之，无绝人长命。

帝曰：其久病者，有气从不康，病去而瘠，奈何？岐伯曰：昭乎哉圣人之问也！化不可代，时不可违。夫经络以通，血气以从，复其不足，与众齐同，养之和之，静以待时，谨守其气，无使倾移，其形乃彰，生气以长，命曰圣王。故大要曰：无代化，无违时，必养必和，待其来复。此之谓也。帝曰：善。此论人之形体亦由气运之所资养者也。夫神去则机息，气止则化绝，神气之不可不调养也。然而神气犹主人，形骸若器宇，形与神俱而后可终其天年，是形之不可不调养也。气从者，谓神气已调。不康而瘠，谓身不康而形尚瘦也。化，谓五运之化气。代，更代也。时，谓六气之主时。违，逆也。如敷和之纪，其藏肝，其养筋；升明之纪，其藏心，其养血；备化之纪，其藏脾，其养肉；审平之纪，其藏肺，其养皮毛；静顺之纪，其藏肾,其养骨髓。是形之皮肉筋骨皆由化运之所资养,不可更代者也。又如春气养筋,夏气养血脉,长夏气养肌肉,秋气养皮毛,冬气养骨髓,是形之皮肉筋骨又皆由四时气之所养,而时不可违也。脉络者,所以行气血而荣阴阳。血者,神气也。如经络以通,血气以从,复其神气之不足,而与无病者之相同,是神气已复,但身不康健而形尚瘦瘠。故当存养其神,和调其气,静以待时,谨守其气,无使倾移,其形得时化之养,渐乃彰著矣。此气运养身之大要也。愚谓伏羲神农黄帝,乃治世之圣人,出世之真人。如曰养之和之,静以待时,谨守其气,无使倾移,其形乃彰,生气以长,命曰圣王,皆治世语,盖欲使世人顺天地之和,以养此身形神气。如曰上古有真人者,中古有至人者,盖谓此真之易失而不易得也。如曰圣人为无为之事,乐恬惔之能,从欲快志于虚无之守,故寿命无穷,与天地终,此圣人之治身也,盖谓治世之圣贤能修此身,自能寿敝天地,无有终时。好道之士,当知生此天地气交之中,宜顺时调养此神气。苟此真不失,亦能归于真人。若妄为世外之事,犹恐堕落傍门。

# 卷八中

## 六元正纪大论篇第七十一

此篇论六气主司天于上,在泉于下,五运六气运化于中,间气纪步为加临之六气以主时,五六相合,以三十年为一纪,再纪而为一周,故名《六元正纪大论》。

黄帝问曰:六化六变,胜复淫治,甘苦辛咸,酸淡先后,余知之矣。六化,谓司天在泉各有六气之化。六变,谓胜制之变也。胜复者,谓五运之气亦复其岁,有相胜制而治之不全也。甘苦辛咸酸淡,谓五味所资,生化有厚薄,成熟有多少,先后之各有制,各有胜,各有生,各有成也。此承上章而言司天在泉之气胜制其五运,五运之气制胜其司天在泉。今欲调之正味,使气运和平,上下合德,无相夺伦,天地升降,不失其宜,五运宣行,勿乖其政,盖尽人事以救天地之淫邪,故谓之《正纪大论》。夫五运之化,或从五气,或逆天气,或从天气而逆地气,或从地气而逆天气,或相得,或不相得,余未能明其事。欲通天之纪,从地之理,和其运,调其化,使上下合德,无相夺伦,天地升降,不失其宜,五运宣行,勿乖其政,调之正味,从逆奈何?五运,谓五行之化运。或从五气者,谓敷和升明审平静顺之纪,五运和平,与六气无犯也。或逆天气者,如丙子丙午岁火运司天而行水运,甲辰甲戌岁水运司天而行土运也。或从天气,或从地气者,太过而从天化者三,不及而同天化者亦三,太过而同地化者三,不及而同地化者亦三。凡此二十四岁,与天地相符,与地气相合也。或逆地气,或逆天气者,除天符岁会之年,而与司天在泉之气不相合也。或相得,或不相得者,谓四时之气,如风温春化同,热曛夏化同,清露秋化同,云雨长夏化同,冰雪冬化同,此客气与时气之相得也。如主气不足,客反胜之,是客气与时气之不相得也。通天之纪,从地之理,使上下合德,无相夺伦者,使司天在泉之气,上下和平也。天地升降,不失其宜者,升已而降,降已而升,天地之更用,无失其宜也。和其运,调其化,使五运宣行,勿乖其政者,调和五运之气,宣行德化,勿乖其政令也。夫五运六气有德化政令之和祥,必有淫胜郁复之变易。今欲使气运和平,须以五味折之资之,益之抑之,故曰调之正味。盖在天为气,在地为味,以味而调其气也。从逆者,谓资之益之者从之,折之抑之者当逆取也。张玉师曰:以上五篇论天地气运有自然之盛衰,此下二篇论用人力以调其不和,故此篇曰《正纪》,下篇曰《至真》。**岐伯稽首再拜,对曰:昭乎哉问也!此天地之纲纪,变化之渊源,非圣帝孰能穷其至理欤!臣虽不敏,请陈其道,令终不灭,久而不易。**五运阴阳者,天地之道也。万物之纲纪,变化之父母,生杀之本始,神明之府也。令,善也。谓能调其气运,得令终而无殄灭之患,垂永久而无变易之灾。**帝曰:愿夫子推而次之,从其类序,分其部主,别其宗司,昭其气数,明其政化,可得闻乎?岐伯曰:先立其年,以明其气,金木水火土,运行之数,寒暑燥湿风火,临御之化,则天道可见,民气可调,阴阳卷舒,近而无惑,数之可数者,请遂言之。**类者,甲己类天干,子午类地支。天干始于甲,地支始于子,各有其序,所谓先立其年是也。部主者,厥阴之上,风气主之,少阴之上,热气主之,以六气为六部,各主岁而主时也。宗司者,谓五运五行为运气之宗主。正化者,热化寒化,雨化风化,所谓以明其气是也。运行之数者,五运相袭,而皆治之。终期之日,周而复始。临御之化者,六气有司天之上临,有在泉之下御,有四时之主气,有加临之客气也。明其气数,则天道可见,民气可调,阴阳卷舒,近而无惑矣。

**帝曰:太阳之政奈何?岐伯曰:辰戌之纪也。**辰戌岁主太阳司天。

**太阳**司天　**太角**化运　**太阴**在泉　**壬辰**　**壬戌**壬为阳年,岁木太过,故主太角。**其运风,其化鸣紊启坼,其变振拉摧拔,其病眩掉目瞑。**紊,音文。坼,音册。此节专论太角之化运,后节始论司天在泉及间气加临之六气。鸣,风木声。紊,繁盛也。启坼,木发而开坼也。风木太过,故其变振拉摧拔。眩掉目瞑,皆风木之为病。倪仲宣曰:五运内合五藏,病在肝,故证见于目。后五运仿此。

**太角**初正　**少徵**　**太宫**　**少商**　**太羽**终

《灵枢经》曰:天地之间,六合之内,不离于五。又曰:五者,音也。音者,冬夏之分,分于子午。阴与阳别,寒与热争。是五音主子午之二至,卯酉之二分,土位中宫,而分王于四季,故五音合五行之化运。按木火土金水,后天之五行也。天地开辟,而五方五时皆属后天之气,故以太角木运为首为正,次太徵,次太宫,太商,太羽。五运相袭,终期之日,周而复始,此五音之主岁也。初者岁之首,终者岁之终。以角下注初字,羽下注终字者,盖每岁仍以角木主春,徵火主夏,商金主秋,羽水主冬,土居中宫而主长夏,此五音之主时也。故其运风,其化鸣紊启坼,其运热,其化暄暑郁燠。此论主岁之运统司一岁之气,而四时又有春之温,夏之热,秋之凉,冬之寒,故曰风温春化同,热曛夏化同,燥清秋化同,冰雪冬化同,此主岁之气与时气之相得也。如水运之岁,至夏而热,火运之岁,至冬而寒,又如水运之岁,至夏而寒,火运之岁,至冬而热,或从岁运,或从四时,此岁气与时气之不相得也。甲丙戊庚壬五阳年主太,乙丁己辛癸五阴年主少。以丁壬木运为初正,故以壬辰壬戌太阳司天之岁为运首,次丁卯丁酉之少角,壬寅壬申之太角,自太而少,少而太,从壬而丁,丁而壬,皆以木运为首,水运为末以主岁,木运为初,水运为终以主时。张玉师曰:司天在泉之六气,总归于阴阳精气,似属先天之水火,五运之化,始于丹黅苍素玄之气,经于五方之分。盖天地开辟而后分五方五时,故五运属后天之五行。

**太阳　太徵　太阴　戊辰戊戌同正徵**　戊癸化火,戊为阳年,主火运太过,故为太徵。火运太盛而寒水上临,火得承制则炎烁已平,而无亢盛之害,故与正徵之岁相同。正徵之岁乃火运临午,所谓岁会,气之平也。金西铭曰:午属少阴君火,火运临午,是二火相合,其热更盛,而反为平岁者何也?曰:此论地支之主岁,与运气相合,故曰岁会,非司天之上临也。岁有十二辰,子午为经,卯酉为纬,阴中有阳,阳中有阴,主岁亦然。故木运临卯,火运临午,金运临酉,水运临子,以运气上临于岁辰,非司天上临于运气也。午者,盛阳之阴也。阳盛而阴气加之,故为平岁。如水运临子,阴盛而一阳承之,皆得承制之为平也。卯酉亦然。**其运热,其化暄暑郁燠,其变炎烈沸腾,其病热郁**。热者,火之气。暄暑郁燠,火之化也。火运太过,故其变炎烈沸腾。郁,郁蒸也。火热太过,故为热郁之病。

**太徵**戊　**少宫**己　**太商**庚　**少羽**辛终　**少角**丁初

戊主火运太过,故为太徵。以太徵居上者,尊主岁之气也。四时之气始于角木,故从丁之少角生戊火,火生己土,土生庚金,金生辛水,从少而太,太而少,自上而下,下而上也。馀运仿此。

太阳　太宫　太阴　甲辰岁会，甲戌岁会甲属阳土，故为太宫。土运临四季，为岁会。四季者，辰戌丑未岁也。其运阴埃，其化柔润重泽，其变震惊飘骤，其病湿下重。云雨昏暝埃，乃湿土之气，故其运阴埃。后节曰其运阴雨，柔润重泽，土之化也。土运太过，故其变震惊飘骤。湿重，脾病也。

太宫甲　少商乙　太羽丙终　太角壬初　少徵

从壬之太角起初运以主春，角生癸火，火生甲土，土生乙金，金生丙水，盖从壬而癸，复从癸而甲也。

太阳　太商　太阴　庚辰　庚戌　其运凉，其化雾露萧飔，其变肃杀凋零，其病燥背瞀胸满。　庚主金运太过，故为太商。商主秋金，故其运凉，其化萧飔。金气太盛，故其变肃杀凋零，燥背胸满，皆肺部之病。肺俞在肩背，胸中乃肺之宫城。瞀，睡貌。《经脉篇》曰：肺是动病，甚则交两手而瞀。皆太盛而目伤也。

太商庚　少羽辛终　少角丁初　太徵戊　少宫己

丁接上节所终之丙，辛接下节初起之壬，五运之十干，皆连续不断。

太阳　太羽　太阴　丙辰丙戌天符辰戌太阳寒水司天，丙乃水运，与司天之气相合，故为天符。其运寒，其化凝惨栗冽，其变冰雪霜雹，其病大寒留于谿谷。寒者水之气，凝惨栗冽，水令之化也。水运太过，故其变冰雪霜雹。变，盛极而变易也。肾主骨，大寒留于谿谷者，谿谷属骨，运气与藏气相合而为病也。

太羽丙终　太角壬初　少徵癸　太宫甲　少商乙

主岁之气太过者三年，皆从壬起，壬癸甲乙丙。不及者三年，皆从丁起，丁戊己庚辛。俱横以观之，六岁一周而复起也。主时之气，阳年从壬起初而终于丙，阴年从丁起初而终于辛。俱竖以观之，一太一少而递相沿袭。因以主岁之气提出于上，故止于角下注初，羽下注终。当知每岁皆应角木主春，徵火主夏，商金主秋，羽水主冬。若另立一主时之图，是皆以角为首也。学者以意会之，容易了然，不必多赘图象。玉师曰：司天之气以间气主时，乃加临之客气也。五运之气以馀气主时，乃四时之主气也。

凡此太阳司天之政，气化运行先天。天气肃，地气静，寒临太虚,阳气不令,水土合德,上应辰星镇星。其谷玄黅,其政肃,其令徐。寒政大举,泽无阳焰,则火发待时。少阳中治,时雨乃涯,止极雨散,还于太阴,云朝北极,湿化乃布,泽流万物。寒敷于上,雷动于下,寒湿之气,持于气交。民病寒湿,发肌肉萎,足痿不收,濡泻血溢。此统论六气之主岁而主时也。主岁者,司天在泉;主时者,主气客气。六气虽各有分部,而司天之气又为一岁之主,故曰:凡此太阳司天之政,气化运行先天。夫子午寅申辰戌为六阳年,气主太过;丑未卯酉巳亥为六阴年,气主不及。凡主岁主时之气太过之年,皆先天时而至,不及之年,皆后天时而至,故曰:运太过则其至先,运不及则其至后。太阳寒水司天,故天气肃;太阴湿土在泉,故地气静。寒临太虚,故阳气不能章其政令。水土合德,故上应辰星镇星。其谷主玄黅者,成熟感司天在泉之气,所谓岁谷是也。肃者,天之政。徐者,地之令也。泽无阳焰者,谓阴中之生阳为寒气所抑。盖二之气乃少阴君火主气,因寒政大举,故必待时而后发。待时者,至五之气少阴间气司令而后发,此言四时之主气而为司天之所胜也。少阳中治者,少阳相火主三之气,而又为寒水加临,是以时雨乃涯,此言四时之主气而为加临客气之所胜也。岁半之前,天气主之,岁半之后,地气主之,而加临之三气主寒水,四之主气属太阴,是以寒气之气至三气止,而交于四气之太阴也。太阴所至为云雨,雨朝北极者,在泉之气运化于上也。泽流万物者,湿土之气周备于下也。寒敷于上者,太阳寒水之在上也。雷动于下者,少阴之火气在太阴之右,至五气而始发也。寒湿之气,持于气交者,上下交互也。民病肉萎濡泻诸证,皆寒湿之气发而为病也。此节总论太阳司天,太阴在泉,有四时之主气,有加临之客气,以《五常政论》之图象推之,六气之次序了然在目矣。初之气,地气迁,气乃大温,草乃早荣,民乃厉,温病乃作,身热头痛,呕吐,肌腠疮疡。此分论加临之间气。间气者纪步,而初气始于少阳。地气迁者,谓上年在泉之终气,而交于今岁司天之初气也。岁前之终气乃少阴君火,今岁之初气乃少阳相火,二火相交,故气大温。草乃早荣者,长气盛也。春始交而大温,故民病厉,温病乃作,为身热头痛,呕吐疮疡。二之气,大凉反至,民乃惨,草乃遇寒,火气遂抑,民病气郁中满,寒乃始。二之气,阳明金气加临,故大凉反至。化炎热为清凉于岁半之前,故云反。民乃惨者,寒凉之气在于气交之中。草乃遇寒者，寒气之在下也。中下寒凉，而上临之火气始抑，盖谓司天间气皆从下而上也。气郁中满者，阳气遏抑于内也。寒乃始者，谓司天之寒气自二之气乃始，此司天之气又为间气之所胜也。**三之气，天政布，寒气行，雨乃降，民病寒，反热中，痈疽，注下，心热瞀闷，不治者死。**司天寒水之气加临于三气，故其时天政乃布，而寒气行，雨乃降也。夏时应热而反为寒气加临，故民病寒而内反热也。痈疽瞀闷，皆火郁之病，勿治将自焚矣。**四之气，风湿交争，风化为雨，乃长乃化乃成，民病大热少气，肌肉萎足痿，注下赤白。**加临之气乃厥阴风木，四之主气乃太阴湿土，是以风湿交争。风化为雨者，加临之气从时而化也。夏秋之交，湿土主气，故乃长乃化乃成。盖夏主长，秋主成，而长夏主化也。民病大热少气者，风热之病也。肉萎足痿者，湿土之气也。注下赤白者，湿热之交感也。按以上论司天之气及主时之气皆为加临客气之所胜，此论加临之风木又从湿土之气化而为雨，是主客之气互相盛衰。书不尽言，言不尽意，欲明岁运之精微，又当随时审气，随气论时。若固执于文言，何异按图索骥也。张玉师曰：风木之气旺于春，今加临于四气，是为秋金所制，故从时气之化。**五之气，阳复化，草乃长乃化乃成，民乃舒。**二气之少阴君火为寒凉所加，至五气而复治，故阳气复化，即所谓泽无阳焰，火发待时，而雷动于下也。火气复化，故草乃长。湿土之气主岁半以下，故乃化。五之主气系阳明秋金，故乃成。火郁发之，故民乃舒。**终之气，地气正，湿令行，阴凝太虚，埃昏郊野，民乃惨凄，寒风以至，反者孕乃死。**在泉之气临于终气，故地气正而湿令行。阴凝太虚者，太阴之气运于上也。埃昏郊野者，湿土之化布于下也。民乃惨凄者，阴湿之气行于中也。《易》曰：至哉坤元！资生万物。土主化育倮虫，而人为倮虫之长，如寒风以至，是土为风木反胜，故主胎孕不成。此谓非时之邪，而胜主时之气，与《至真要论》之湿司于地热反胜之大义相同。张玉师曰：太阳终三之气而雨乃降，是司天寒水之降于下也。太阴主终之气而阴凝太虚，是在泉湿气之布于上也。上下之气，互相交感者也。故曰：岁半之前，天气主之，岁半之后，地气主之，上下交互，气交主之，岁纪毕矣。当知司天之气始于下而主于上，在泉之气始于上而主于下，上者下行，下者上行，又非上者上而下者下也。**故岁宜苦以燥之温之。**苦乃火味，火能温寒，苦能胜湿。凡此太阳司天之岁，乃寒湿主气，故宜燥之以胜湿，温之以胜寒。所谓调之正味，而使上下合德也。下文曰：食宜同法。**必折其郁气，先资其化源**。化源者，谓五运为六气之生源。折其郁气者，折其致郁之气也。如太徵之岁太阳司天，则火运受郁矣。太羽之岁太阴在泉，则水运受郁矣。故当燥之以折太阴之土气，温之以折太阳之寒邪，六气同义。玉师曰：下文云五运之气郁极复岁，即此郁也。**抑其运气，扶其不胜，无使暴过而生其疾**。凡此太阳司天之岁，运气皆主太过，故当抑其淫胜之气，而扶其所不胜。如太角之岁，风木淫胜，则土受其制矣。是当抑其风木之胜，扶其土之不胜。如太徵之岁，火运太过，则金气受其制矣，是当抑其火之太过，扶其金之不胜。所谓和其运，调其化，无致暴过而致生民疾也。后少阴少阳岁相同。**食岁谷以全其真，避虚邪以安其正**。岁谷者，玄黅之谷，感司天在泉之气而成熟，食之以全天地之元真。虚邪者，谓反胜其间气之邪。如太阳司天之岁，初之气乃少阳相火，而寒反胜之，是寒邪淫胜其初气矣。二之气乃阳明燥金，而热反胜之，是热邪淫制其二气矣。四之气乃厥阴风木，而清反胜之，是燥邪制胜其四气矣。五之气乃少阴君火，而寒反胜之，是热邪制胜其五气矣。是谓四畏，必谨察之，故曰食间谷以辟虚邪，邪去则正自安矣。**适气同异，多少制之。同寒湿者燥热化，异寒湿者燥湿化。故同者多之，异者少之**。此论五运之气与司天在泉各有同异，而气味之多少亦各有所制也。适，酌也。酌其气之同异而制之也。同寒湿者，谓太羽太宫主运，是与司天在泉之寒湿相同，故当多用燥热之气味以制化。盖用燥以制湿，用热以化寒也。如太徵太角太商主运，是与寒湿之气各异，又当少用燥湿之气以化之。盖用湿以滋燥热之气，用燥以制风木之邪。同者气盛，故宜多之；异者气孤，故少制之也。**用寒远寒，用凉远凉，用温远温，用热远热，食宜同法。有假者反常，反是者病，所谓时也**。此论司天在泉及间气加临之六气，各有寒热温凉之宜，而又当无犯者也。如太阳司天，是当用热以温之，而初之气乃少阳相火用事，又当远此少阳之热，而后可用热也。如少阴在泉，是当用寒以清之，而四之气值太阳寒水用事，又当远此太阳之寒，而后可用寒也。温凉同义，药食同法，所谓时与六位是也。有假者反常，是谓邪气反胜，又不必远寒而远热矣。如太阳寒水司天，初之气乃少阳相火，而天气反寒，是当用热而不必远热矣。如少阴君火在泉，四之气乃太阳寒水，而天气反热，是当用寒而不必远寒矣。

所谓天气反时，则可依时是也。反是者皆为民病，所谓加临之时气也。此篇论调其正味，以和气运之不和，如以苦燥之温之，所以治司天在泉之太过也。折其郁气者，折司天在泉之胜气也。抑其运气者，抑运气之太过也。食岁谷以全其真者，全天地之真气也。避虚邪以安其正者，安纪步之正气也。适气同异者，酌五运六气之异同也。用寒远寒，用热远热者，调上下左右之六气也。假者反之，逆治四时不正之气也。盖天地阴阳之气，有德化之祥，有政令之章，有胜复之作，有变易之灾。人居天地气交之中，能和其运，调其化，使上下合德，无相夺伦，五运宣行，勿乖其政，安其屈伏，以平为期，庶暴过不生，苛疾不起。此圣人随时养生之大道也。

帝曰：善。阳明之政，奈何？岐伯曰：卯酉之纪也。卯酉，阳明司天。

阳明　少角　少阴　清热胜复同，丁主少角，则木运不及，故金之清气胜之。有胜必有复，火来复之，故为清热胜复同者，谓清热之气与风气同其运也。同正商。岁木不及而上临阳明，所谓上商与正商同。丁卯岁会。木运临卯，是为岁会。丁酉，其运风清热。不及之运，常兼胜复之气。风，运气也。清，胜气也。热，复气也。少运皆同。

少角初正　太徵　少宫　太商　少羽终

岁以木为首，故为初正。从丁起少角，丁生戊火，火生己土，土生庚金，金生辛水而终。

阳明　少徵　少阴　寒雨胜复同，寒者，寒水之气。雨者，湿土之气。寒胜少徵，土来复之。同正商。伏明之纪，上商与正商同。癸卯癸酉，癸主少徵，卯酉主阳明司天，少阴在泉。其运热寒雨。运气为热，胜气为寒，复气为雨。

少徵　太宫　少商　太羽终　太角初

从壬起太角而生少徵之癸水，水生甲土，土生乙金，金生丙水而终。

阳明　少宫　少阴　风凉胜复同。土运不及，风反胜之，清凉之金气来复。己卯己酉，甲己化土，甲主土运太过，己主土运不及。其运雨风凉。太阴所至为云雨，雨乃土之运气，风为胜气，清为复气，因运气不及，故胜复之气同其化。

少宫 太商 少羽终 少角初 太徵

从丁而起少角，丁生戊火，火生己土，土生庚金，金生辛水而终。

阳明 少商 少阴 热寒胜复同，热胜少商，寒气来复。同正商。从革之纪，上商与正商同。乙卯天符。乙主金运，卯酉阳明燥金司天，运气与司天之气相合，是名天符。乙酉岁会，太乙天符。金运临酉，是为岁会。金运之岁上见阳明，是为天符。岁会合天符，名曰太乙天符，又名曰三合。三合者，司天运气年辰三者之相合。其运凉热寒。运气为凉，胜气为热，复气为寒。

少商 太羽终 太角初 少徵 太宫

从太角起壬木而生徵，徵生太宫，宫生少商，商生太羽而终。

阳明 少羽 少阴 雨风胜复同。雨乃胜气，风乃复气。辛卯少宫同。辛主水运不及，而土得以乘之，故宫音半同其化。按木运不及，乃阳明之辛卯辛酉，太阴之辛丑辛未，厥阴之辛巳辛亥。太阴司天之岁，乃太阳在泉，水得助而旺。厥阴司天之岁，木气上临，土受木之制。辛酉岁乃金水相生之年辰，故止言辛卯岁也。夫五音皆有不及，而独言宫音者，以土位中宫而乘于四气也。故曰五运之气，根于中而运于外。根于中者，根于中宫之土，而运化于四方也。辛酉辛卯，其运寒雨风。寒为运气，雨为胜气，风乃复气。

少羽终 少角初 太徵 少宫 太商

提少角少羽于上者，论主岁之气也。太少之岁皆以角为始而羽为终，角下注初，羽下注终者，论主时之气也。一太一少，皆以角为始而羽为终，后四气准此。

凡此阳明司天之政，气化运行后天。卯酉主岁运不及，凡司天在泉，主气客气，皆后天时而至。天气急，地气明。阳明司天则少阴在泉，金令在上，故天气劲急，君少在下，故地气光明。阳专其令，炎暑大行，物燥以坚，阳明在上，君火在下，故阳热盛而物燥坚。淳风乃治，风燥横运，流于气交，多阳少阴，云趋雨府，湿化乃敷，燥极而泽。主时之初气，乃厥阴风木。凡太过之岁，客气盛而多从客气，不及之岁，客气弱而兼从主气，是以淳风乃治，从初气风木之化也。阳明燥金司天，厥阴风木主气，故风燥横运，流于气交。横者，谓主客之气交相纵横。气交者，终于岁半之前，而交于岁半之后也。二气之主客乃君相二火,三气之主客乃阳明少阳,故多阳少阴。云趋雨府者,土之湿气蒸而为云,天气降而为雨。盖四之气乃太阴湿土主气,太阳寒水加临,故曰云趋雨府。湿化乃敷,司天之燥金终三之气而交于四气之寒水湿土,是以燥极而泽。**其谷白丹**。感司天在泉之气而成熟者,所谓岁谷是也。**间谷命太者**。间谷者,感左右之间气而成熟。间气者,在司天在泉左右之四气也。如阳明在上则左太阳右少阳,阳明主少而太阳少阳主太,故曰间谷。命太者,盖言在左右之太者为间谷也。太阳之下,是为厥阴,少阳之下,是为太阴,感此四气而成者,是谓间谷。止言在上之太而不言在下之二气者,盖数之始起于上而终于下,故举此在上之太而在下之二气可知矣。以《五常政论》之圆图轮转观之,则六气之太少了然在目矣。玉师曰:不及之岁而曰间谷命太者,则太过之岁又当云间谷命少者。如太阳在上,则左厥阴右阳明。太阳主太,而左右之厥阴阳明主少。书不尽言,学者当引而伸之。**其耗白甲品羽**。此言五类之虫,感司天在泉之气而少有生育也。耗,少也,散也。曰白曰甲曰品者,谓感司天之气,不过文彩品格之虫少有生育,非若运化之蕃息也。如金运之岁其虫介,概言三百六十之介虫,皆感金运而生。今感司天之金气,止白甲者生,而馀色之介虫不育也。倪仲宣曰:六气止言少而不言太,又不及于太阴,何也?曰:太过者其气暴,不及者其气徐。如运气太过,有相胜制,则胎孕不育,治之不全,故不言其太也。又如厥阴阳明司天,皆感生长收成之气,故胎运易于生成。如太阴司天则寒水在泉,水湿相合,全无生长之气,则虫类艰于孕育,故不言及太阴也。如上章论太阳在泉,倮虫不育,太阴在泉,鳞虫不成,即此意也。此句盖言五类之虫,皆感五运之气而生,如敷和之纪,其虫毛,发生委和之纪,其虫毛介,虽岁运有太过不及,而皆生息蕃振。如感司天之气,不过少有生育,若运气太过,有相胜制,并其不生不育矣。故曰耗者,言所育既少,又不能生聚而耗散也。此注当与上章岁有胎孕不育节合看。**金火合德,上应太白荧惑。其政切,其令暴。蛰虫乃见,流水不冰。民病咳嗌塞,寒热发暴,振栗癃闭**。金火合德,上应太白荧惑光明。清切者,金之政。急暴者,火之令。君火在泉,是以蛰虫不藏,流水不冰,民病嗌塞振栗诸证,皆感燥热之气而为病也。**清先而劲,毛虫乃死;热后而暴,介虫乃殃**。清先而劲者,言司天之气盛于岁半以前。热后而暴,谓在泉之气淫于岁半以后。毛虫死，介虫殃者，又受司天在泉之胜制而死也。故曰各有胜，各有制，各有生，各有成，谓五运六气各有生成，各有胜制。五运之胜，能制其六气，而六气之胜，又能制其五运，制则不生不育，或不静而死也。故止于阳明节列此四句，盖欲使后学知运气之互相制胜，类而推之。**其发躁，胜复之作，扰而大乱，清热之气，持于气交。**阳明少阴之气皆主躁，故其发躁。如火胜金于岁半之前，则水复火于岁半之后，是以胜复作而岁时之气大乱矣。气交者，司天在泉之气上下相交。玉师曰：持于气交则无胜复。**初之气，地气迁，阴始凝，气始肃，水乃冰，寒雨化。其病中热胀，面目浮肿善眠，鼽衄嚏欠呕，小便黄赤，甚则淋。**地气迁者，谓岁前在泉之终气交更于今之初气，馀运仿此。夫卯酉岁初之客气，乃太阴湿土，故阴凝而雨化。下文曰厥阴所至为风生，终为肃，气始肃者，谓主时之初气乃厥阴也。阴凝于外则阳郁于内，故民病热胀便赤诸证。面目浮肿善眠者，湿土之为病也。鼽衄嚏欠呕者，风木之气也。**二之气，阳乃布，民乃舒，物乃生荣。厉大至，民善暴死。**二之主客乃君相二火，阳气得以敷布，故民乃舒，物得长气而生荣。如厉大至，则民善暴死。盖谓二火相交，臣位君上故也。**三之气，天政布，凉乃行，燥热交合，燥极而泽，民病寒热。**司天之金气加临，故天政布，凉乃行。三之主气乃少阳相火，故燥热交合。三气终而交于四气之寒水湿土，故燥极而泽。燥湿水火相交，故民病寒热。**四之气，寒雨降，病暴仆振栗，谵妄少气，嗌干引饮，及为心痛，痈肿疮疡，疟寒之疾，骨痿血便。**四之加临客气乃太阳寒水，主气乃太阴湿土，故寒雨降。岁半以后，乃少阴君火主气，反为寒湿相加，故民病振栗谵妄嗌干便血等证，皆因寒凝于外，火郁于内故也。经云：诸禁鼓栗，如丧神守，皆属于火。及为心痛者，乃寒邪内凌君火也。经云：邪在心则病心痛，时眩仆。又曰：诸痈肿筋挛骨痛，此寒气之肿也。**五之气，春令反行，草乃生荣，民气和。**厥阴风木加临于五气，故春令反行。草得生气，故乃生荣。少阴之郁得木气而舒达，故民气和。**终之气，阳气布，候反温，蛰虫来见，流水不冰，民乃康平，其病温。**少阴君火之气加临于终气，故在泉之阳气得以舒布，而冬之时候反温。冬气温暖，故蛰虫不藏，流水不冰。地气舒畅，故民乃康平。其有灾眚，当主病温，所谓冬温病也。冬温之病，与伤寒大异。玉师曰：冬伤于寒，今感温热而为病，故与伤寒异。**故食岁谷以安其气，食间谷以去其邪。**岁谷者，白丹之谷感天地之气而生。气者，元真之气也。间谷者，感间气而生，如初之气宜食白黅，二之气宜食白丹，四之气宜食丹玄，五之气宜食丹苍之谷。邪者，反胜其间气之邪。**岁宜以咸以苦以辛，汗之清之散之。**宜咸以清君火之热，宜辛以润阳明之燥，宜苦以泄内郁之火。汗之以解在外之寒，清之以消内入之邪，散之以解冬温之气。**安其运气，无使受邪。**运气不及，故宜安之，无使邪胜。**折其郁气，资其化源。**折其司天在泉之气，以资五运之化源。**以寒热轻重少多其制，同热者多天化，同清者多地化。**寒以清在地之火热，热以制司天之燥金，同者多之，异者少之，故以寒热之轻重而少多其制。如少徵少角之运，同少阴之热者，多以天化之清凉以制之。如少商少宫少羽之运，同阳明之清者，多以地化之火热以制之。天化者，燥金之清凉；地化者，在泉之火热。按《至真要论》曰：风淫所胜，平以清凉。是风同热化，当以清凉平之。**用凉远凉，用热远热，用寒远寒，用温远温，食宜同法。有假者反之，此其道也。反是者，乱天地之经，扰阴阳之纪也。**阳明清凉之气司天，是宜用温热矣。如二之气乃君相二火，又当远此六十日而用温热。少阴君火之气在泉，是宜用寒凉矣。如四之主客乃寒水湿土，又当远此六十日而后可用寒凉。有假者，谓四时之寒热温凉，非司天在泉及间气之正气，又当反逆以治之，此调和天地阴阳之道也。反此者，乱司天在泉之经常，扰间气阴阳之纪步。

**帝曰：善。少阳之政，奈何？岐伯曰：寅申之纪也。**

**少阳　太角　厥阴　壬寅壬申　其运风鼓，其化鸣紊启坼，其变振拉摧拔，其病掉眩，支胁惊骇。**壬主木运太过，寅申少阳司天，厥阴在泉，运气与太阳太角相同，但其病少异。盖木与水土相合，其病在血分，木与风火相合，其病在气分。本经曰：诸风眩掉，皆属于肝。又曰：东方肝木，其病发惊骇。

**太角**初正　**少徵　太宫　少商　太羽**终

**少阳　太徵　厥阴　戊寅天符，戊申天符。**戊主火运太过。火运之岁，上见少阳，天与之会，故《天元册》曰天符。**其运暑，其化暄嚣郁燠，其变炎烈沸腾。**盛之极也。**其病上热郁，血溢血泄，心痛。**火运上临少阳，故为此诸病。

太徵　少宫　太商　少羽终　少角初

少阳　太宫　厥阴　甲寅甲申　其运阴雨,其化柔润重泽,其变震惊飘骤。柔者,土之德。润泽,湿之化也。太阴所至为雷霆骤注烈风,气变之常也。其病体重,胕肿痞饮。感太宫之运而为脾病也。按太过之运气有三,三五十五,为民病少有异同。盖以司天在泉之气化少异故耳,学者以意会之。

太宫　少商　太羽终　太角初　少徵

少阳　太商　厥阴　庚寅庚申,同正商。岁金太过而司天之火制之,则金气已平,故与正商之岁同。其运凉,其化雾露清切,金气和平,故曰清切。其变肃杀凋零,其病肩背胸中。肺脉出胸中,俞在肩背。

太商　少羽终　少角初　太徵　少宫

少阳　太羽　厥阴　丙寅丙申　其运寒肃,其化凝惨栗冽,其变冰雪霜雹,皆太羽之运化。其病寒浮肿。寒水之病。

太羽终　太角初　少徵　太宫　少商

凡此少阳司天之政,气化运行先天。寅申岁主太过,六气皆先天时而至。天气正,此申明天地阴阳之气交相感召,所谓上下交互,气交主之,岁纪毕矣。夫苍黅丹素玄之气化生地之五行,地之五行上呈天之六气,故曰:寒暑燥湿风火,天之阴阳也,三阴三阳上奉之。是三阴三阳在下而六气之在上也。是以少阳之上,火气治之,中见厥阴;厥阴之上,风气治之,中见少阳。正,中也。天气正者,谓少阳司天而气化行于气交之中,盖以三阴三阳在下,故虽主司天而气下行于中也。下节厥阴司天而曰地气正者,谓少阳在泉之气而亦行于中,盖少阳为厥阴之中见也。再按厥阴不从标本从中见少阳之化,故凡此厥阴之政,诸同正岁。气化运行同天,谓厥阴同少阳天气正地气正之诸岁,而厥阴之气运行同少阳天气之在中。盖以少阳司天,则厥阴在中,少阳在泉,则地气在中,少阳为厥阴之中见也。厥阴在泉,则地气在中,厥阴司天,则天气亦在中,谓厥阴从中见少阳之化也。能明乎司天在泉及左右间气,再于上下气交中求之,斯得运化之微妙。地气扰。厥阴在泉,故地气扰。下文曰厥阴所至为挠动,为迎随,行令之常也。风乃暴举,木偃沙飞,炎火乃流。火,风之气也。**阴行阳化,雨乃时应**。谓厥阴之气上行而从少阳之化,故雨乃时应。盖少阳所至为火生,终为蒸溽,此德化之常也。**火木同德,上应荧惑岁星**。上应二星倍明。**其谷丹苍**。感司天在泉之气而成熟者。**其政严,其令扰**。严者,火之政。扰者,风之令也。**故风热参布,云物沸腾,太阴横流,寒乃时至,凉雨并起**。风热参布者,少阳厥阴之气交相参合,而布于气交之中。云物沸腾者,地气上升也。太阴横流,凉雨并起者,蒸溽而为雨也。按厥阴风木上从司天之化,故太阴湿土从之,即风气下临黄起土用之义,畏其胜制而从之也。**民病寒中,外发疮疡,内为泄满。故圣人遇之,和而不争,往复之作,民病寒热疟泄,聋瞑呕吐,上怫肿色变**。风热之气在外,则寒湿之气在内,是以外发疮疡,内为寒中泄满,故圣人遇此之侯,和其寒热,而不使外内交争,往复出入也。如外内往复交作,则为寒热之疟。泄聋呕吐者,风热之气乘于内也。上怫肿色变者,寒湿之气乘于外也。**初之气,地气迁,风胜乃摇,寒乃去,候乃大温,草木早荣。寒来不杀,温病乃起。其病气怫于上,血溢目赤,咳逆头痛,血崩胁满,肤腠中疮**。杀,叶帅。初之间气乃少阴君火,主气乃厥阴风木,是以风摇侯温,草木得生长之气而早荣也。杀,降也。少阳司天而又值君火主气,故虽有时气之寒来,而不能杀二火之温热也。血溢目赤咳逆肤疮等证,皆风火之为病也。**二之气,火反郁,白埃四起,云趋雨府,风不胜湿,雨乃零,民乃康。其病热郁于上,咳逆呕吐,疮发于中,胸胁不利,头痛身热,昏愦脓疮**。二之客气乃太阴湿土,是以司天之火气反郁,而白埃四起,云趋雨府,皆湿土之气化也。厥阴风气虽上从少阳,而亦不能胜其雨湿,风火气盛得阴湿以和之,故民乃康。其有灾眚,则病热郁呕吐昏愦脓疮诸证,皆因阴湿凝于外,而火热郁于内也。**三之气,天政布,炎暑至,少阳临上,雨乃涯。民病热中聋瞑,血溢脓疮,咳呕鼽衄,渴嚏欠,喉痹目赤,善暴死**。司天之气上临于三气,故天政布。主时之气亦属少阳,故炎暑至。雨乃涯者,太阴横流也。民病热中血溢鼽衄嚏欠诸证,感风火之气也。二火相交,风热并至,故善暴死。**四之气,凉乃至,炎暑间化,白露降,民气和平,其病满身重**。加临间气乃阳明清凉之气,故凉乃至,白露降。少阳之火与风热之气交于气交之中,故炎暑间化。风热主岁而遇此清凉,故民气和平。其病满身重者,感主时湿土之气也。五之气,阳乃去,寒乃来,雨乃降,气门乃闭,刚木早凋,民避寒邪,君子周密。五之间气乃太阳寒水,故阳热去而寒乃来。以秋冬之交而行闭藏之冬令,故气门乃闭,宜周密以避寒邪。曰圣人曰君子,盖言圣贤之随时调养以和其气,是以暴过不生,苛疾不起。终之气,地气正,风乃至,万物反生,霜雾以行。其病关闭不禁,心痛,阳气不藏而咳。厥阴风木主终气,故风乃至。地气正者,厥阴从中见少阳之化也。万物遇生气而反生,地气反上升而霜雾以行,以闭藏之时而反行发生之令,故其病关闭不禁。心痛者,肾气上乘于心也。夫肺主气而肾为生气之原,故肾为本,肺为末。阳气至冬而归藏于肾藏,今反上乘于肺,故咳。抑其运气,赞所不胜,必折其郁气,先取化源,暴过不生,苛疾不起。运气太过,故当抑之。所不胜者,如壬年角运太过,则土气不胜,戊年火运太过,则金气不胜。故宜抑其太过,赞助其所不胜。折其郁气者,如庚寅庚申岁少阳司天,则商运受郁矣。甲寅甲申岁厥阴在泉,则宫运受郁矣。是当折其致郁之气,先取二运之化源,折抑其太过,赞助其不胜。是以暴过不生,苛疾不起。暴者,谓太宫太商之运气主太过,而反受其郁,故其过暴。暴者为病甚,故曰苛。故岁宜咸辛宜酸,渗之泄之,渍之发之。宜咸以制少阳之火,宜辛以胜风木之邪。厥阴从少阳之火化,是子泄其母气矣,故又宜用酸以补之。渍者,上古用汤液浸渍以取汗。渗之泄之者,以清火热之在中;渍之发之者,以散风邪之外袭。观气寒温,以调其过。同风热者多寒化,异风热者少寒化。寒温者,谓五运之寒温也。如太角太徵之岁,运气与司天在泉之风热相同者,多用寒凉以清之。如太宫太商太羽之岁,运气与司天在泉之气异者,则少之。食药同法。用热远热,用温远温,用寒远寒,用凉远凉,食宜同法,此其道也。有假者反之,反是者病之阶也。张玉师曰:按太阳司天,太阴在泉,则先云用寒远寒,用凉远凉;少阳司天,厥阴在泉,则先云用热远热,用温远温。盖言岁运寒热之药食,当远此司天在泉。远者,勿犯也。

帝曰:善。太阴之政,奈何?岐伯曰:丑未之纪也。

太阴　少角　太阳　清热胜复同少角主木运不及,故清气胜之。

有胜必有复，故热以复之。清热胜复之气，与本运同其化。同正宫。《五常政论》曰：委和之纪，上宫与正宫同。丁丑丁未，其运风清热。风乃运气，清乃胜气，热乃复气，三气同其运。愚按太过之运言病，不及之运不言病，盖太过者暴，不及者徐。

少角初正　太徵　少宫　太商　少羽终

太阴　少徵　太阳　寒雨胜复同火运不及，寒反胜之，土雨来复。癸丑癸未，其运热寒雨。

少徵　太宫　少商　太羽终　太角初

太阴　少宫　太阳　风清胜复同疏议同前。同正宫。《五常政论》曰：上宫与正宫同。己丑太一天符，己未太一天符。土运临四季，是为岁会。土运之岁，上见太阴，是为天符。天符合岁会，是为太一天符。其运雨风清。

少宫　太商　少羽终　少角初　太徵

太阴　少商　太阳　热寒胜复同　乙丑乙未，其运凉热寒。疏义同前。

少商　太羽终　太角初　少徵　太宫

太阴　少羽　太阳　雨风胜复同　同正宫。《五常政论》云：涸流之纪，上宫与正宫同。辛丑辛未，其运寒雨风。

少羽终　少角初　太徵　少宫　太商

凡此太阴司天之政，气化运行后天。阴专其政，阳气退避，大风时起，天气下降，地气上腾，原野昏霿，白埃四起，云奔南极，寒雨数至，物成于差夏。民病寒湿，腹满身䐜愤，胕肿痞逆，寒厥拘急。湿寒合德，黄黑埃昏，流行气交，上应镇星辰星。其政肃，其令寂，其谷黅玄。霿，音蒙。数，叶朔。差，叶咨。太阴司天，寒水在泉，故阴专其政，阳气退避，土令不及，风反胜之，天地之寒湿气交，是以原野昏霿，寒雨数至也。差夏，长夏之时，秋之交也。民病腹满诸证，皆感寒湿之气而成。寒湿合德，是以黄黑埃昏。流行气交，上应辰镇二星明耀。肃者，土之政。寂者，水之令。黅玄之谷，感司天在泉之气而成。故阴凝于上，寒积于下。寒水胜火,则为冰雹。阳光不治,杀气乃行。太阴之湿气凝于上,太阳之寒气积于下,寒水胜火则为冰雹,即所谓火郁之发山川冰雪是也。阳气在上为阴凝所胜,则肃杀之气乃行。此言上下阴阳之气也。故有馀宜高,不及宜下,有馀宜晚,不及宜早。土之利,气之化也,民气亦从之。此言五方之地土,各有高下厚薄之不同也。故岁气有馀,地土宜高厚,岁气不及,地土宜卑下。盖太过之气宜缓,不及之气宜先。地土高厚,气缓于出,地之下者,气易于升也。气有馀宜至之迟,气不及宜至之早。此地利之有高下,气至之有早晏,而民气亦从之。愚按此论上下阴阳之气者,谓天包乎地之外也。地土之有高下者,地居乎天之中也。气至之有早晏者,气贯乎地之内也。人气从之者,人由乎气交之中也。此当与《五常政大论》合看。间谷命其太也。注见前。初之气,地气迁,寒乃去,春气正,风乃来,生布万物以荣,民气条舒,风湿相薄,雨乃后。民病血溢,筋络拘强,关节不利,身重筋痿。初之主客皆风气所司,是以岁前之地气迁,冬令之寒乃去,而春气正风乃来,生荣万物,民气条舒。主客之气与司天之气相薄,故雨乃后至也。民病血溢筋痿诸证,皆感风湿之气所致。二之气,大火正,物承化,民乃和。其病温厉大行,远近咸若,湿蒸相薄,雨乃时降。二之主客乃君相二火,故大火盛。火土合德,故物承化,民乃和。湿热气盛,是以温厉大行。土气周备于四方,故远近咸若。三之气,天政布,湿气降,地气腾,雨乃时降,寒乃随之。感于寒湿,则民病身重胕肿,胸腹满。司天之气临于三气,寒湿之气行于气交。四之气,畏火临,溽蒸化,地气腾,天气否隔,寒风晓暮,蒸热相薄,草木凝烟,湿化不流,则白露阴布,以成秋令。民病腠理热,血暴溢疟,心腹满热胪胀,甚则胕肿。四之客气乃少阳相火寒水司地,故畏火之加临。四之主气乃太阴湿土,湿热相合则溽蒸化而地气上腾。阴湿之气与火气不相合,是以天气否隔。湿化不流于下,则白露阴布以成秋令。寒风,太阳寒水之气也。民病满胀等证,乃寒湿热三气杂至合而为病也。五之气,惨令已行,寒露下,霜乃早降,草木黄落,寒气及体,君子周密,民病皮腠。五气之主客皆阳明清凉之气,故其候寒冷。收藏之令早行,故君子周密。阳明之气主肌,故病在皮腠。终之气,寒大举,湿大化,霜乃积,阴乃凝,水坚冰,阳光不治。感于寒,则病人关节禁固,腰脽痛,寒湿推于气交而为疾也。五之主客乃在泉寒水之气,故寒大举。寒湿之气上下相交,故湿大化。霜积阴凝,湿之化也。冰坚阳伏,寒之令也。肾为冬藏而主骨,关节禁固,骨节不利也。腰脽者,肾之府也。寒湿推于气交,谓天地之气上下相推,人在气交之中而为病也。此句照应前民气亦从之句。必折其郁气而取化源,益其岁气,无使邪胜。岁运不及,故当益之。邪气者,即己所不胜之气也。食岁谷以全其真,食间谷以保其精。真精者,乃天乙所生之真元,即精与气耳,故曰真曰精。故岁宜以苦燥之温之,甚者发之泄之。不发不泄,则湿气外溢,肉溃皮拆,而水血交流。必赞其阳火,令御甚寒,从气异同,少多其判也。同寒者以热化,同湿者以燥化。异者少之,同者多之。苦乃火味,故能燥湿而温寒。判者,分也。用凉远凉,用寒远寒,用温远温,用热远热,食宜同法。假者反之,此其道也。反是者病也。

帝曰:善。少阴之政,奈何?岐伯曰:子午之纪也。

少阴　太角　阳明　壬子壬午,其运风鼓,其化鸣紊启拆,其变振拉摧拔,其病支满。与诸太过角运相同。

太角初正　少徵　太宫　少商　太羽终

少阴　太徵　阳明　戊子天符火运之岁,上见少阴。戊午太一天符。火运临午,火运之岁,上见少阴。其运炎暑,其化暄曜郁燠,其变炎烈沸腾,其病上热血溢。与前太徵运同。

太徵　少宫　太商　少羽终　少角初

少阴　太宫　阳明　甲子甲午,其运阴雨,其化柔顺时雨,其变震惊飘骤,其病中满身重。与前太宫运同。

太宫　少商　太羽终　太角初　少徵

少阴　太商　阳明　庚子庚午,同正商。《五常政大论》曰:坚成之纪,上徵与正商同。其运凉劲,其化雾露萧飔,其变肃杀凋零,其病下清。运气与诸太商同。其病下清者,感秋金之气也。

太商　少羽终　少角初　太徵　少宫

少阴　太羽　阳明　丙子岁会，水运临子。丙午，其运寒，其化凝惨栗冽，其变冰雪霜雹，其病寒下。感寒水气。

太羽终　太角初　少徵　太宫　少商

凡此少阴司天之政，气化运行先天。地气肃，天气明，寒交暑，热加燥，云驰雨府，湿化乃行，时雨乃降，金火合德，上应荧惑太白。其政明，其令切，其谷丹白。水火寒热，持于气交而为病始也。太过之岁，气运皆先天时而至。燥金在泉，故地气肃。君火在天，故天气明。岁前之终气乃少阳相火，今岁之初气乃太阳寒水，故为寒交暑，而水火寒热持于气交而为病始也。君火在上，燥金在下，故曰热加燥。云驰雨府，湿化乃行，时雨乃降，即少阳临土雨乃涯之义。金火合德，上应荧惑太白光明。明者，火之政。切者，金之令也。其谷丹白，感金火气而成熟者。热病生于上，清病生于下，寒热凌犯而争于中。民病咳喘，血溢血泄，鼽嚏，目赤眦疡，寒厥入胃，心痛腰痛腹大，嗌干肿上。寒热凌犯者，司天在泉之气交相犯而争于中也。咳喘血溢鼽嚏，目赤眦疡，嗌干肿上，热病生于上也。血泄寒厥，清病生于下也。入胃心痛，腰痛腹大，寒热交争于中而为病也。初之气，地气迁，燥将去，寒乃始，蛰复藏，水乃冰，霜复降，风乃至，阳气郁。民反周密，关节禁固，腰脽痛，炎暑将起，中外疮疡。初之客气乃太阳寒水，故岁前之燥热将去，而寒乃始，蛰虫复藏，冰霜复结也。初之时气乃厥阴风木，故风乃至。阳春之气郁而民反周密，太阳主筋而为肾之府，故关节禁固而腰脽痛。时交于二气之君火，故炎暑将至。金西铭曰：前后用二将字者，谓寒热之气交也。二之气，阳气布，风乃行，春气以正，万物应荣，寒气时至，民乃和。其病淋，目瞑目赤，气郁于上而热。二之主气合司天之君火，客气乃厥阴风木，故阳气布而风乃行。春气始正，万物应生长之气以荣。按少阴之上，君火主之，少阴标阴而本热，二气三气皆君火司令，而曰寒气时至者，少阴从本从标也。寒热气交，故民乃和。其病淋目瞑者，寒气之为病也。经云：阳盛则瞋目，阴盛则瞑目。目赤者，君火之气也。气郁于上而热者，寒气上乘也。三之气，天政布，大火行，庶类蕃鲜，寒气时至。民病气厥心痛，寒热更作，咳喘目赤。三之主气乃君相二火，故天政布，大火行，众类得长气而蕃鲜。在下之寒气时至,故民病气厥心痛。盖君火在上,阴寒在下,寒气厥逆凌心,则心痛而寒热更作。乘于肺则为咳喘,盖肺乃心之盖,而又下交于肾也。迫其君火上炎,则目赤。四之气,溽暑至,大雨时行,寒热互至。民病寒热,嗌干黄瘅,鼽衄饮发。四之主客乃湿土主气,湿热气交,故溽暑至,大雨时行,寒热互至也。民病嗌干黄瘅诸证,皆感湿热之气。五之气,畏火临,暑反至,阳乃化,万物乃生乃长荣,民乃康,其病温。岁半以下及五之主气皆属阳明,而少阳相火加之,故畏长气上临。间气司令,故暑反至,阳乃化,万物得长气而生荣。凉热之气合化,故民乃康。其有灾眚,感温热而为温病。终之气,燥令行,馀火内格,肿于上,咳喘,甚则血溢。寒气数举,则霿雾翳,病生皮腠,内合于胁下,连少腹而作,寒中,地将易也。终气乃阳明燥金司令,故燥令行。气交之馀热内格,而为咳喘血溢诸证。寒水主时,故寒气数举,舍于皮腠而为病也。夫地支始于子而对于午,六气已终,则在泉之气将易而交于丑未矣。金西铭曰:此句照应前二将字,后之甲子甲午。必抑其运气,资其岁胜,折其郁发,先取化源,无使暴过而生其病也。运气太过,故当抑之,而资其岁之所不胜。郁发者,谓五运之气郁极乃发也。食岁谷以全真气,食间谷以辟虚邪。虚邪,不正之邪也。能保其精,则邪自辟矣。岁宜咸以耎之,而调其上,甚则以苦发之,以酸收之,而安其下,甚则以苦泄之。咸从水化,故能耎坚,以调和在上之君火,甚则以苦发其火郁。金气主收,故宜酸收以安其下,甚则以苦泄其燥。适气同异,而多少之。同天气者,以寒清化;同地气者,以温热化。同司天之热气,宜以寒清。同在泉之清凉者,宜用温热。用热远热,用凉远凉,用温远温,用寒远寒,食宜同法。有假则反,此其道也。反是者病作矣。

帝曰:善。厥阴之政,奈何?岐伯曰:巳亥之纪也。

厥阴　少角　少阳　清热胜复同　同正角。《五常政论》曰:委和之纪,上角与正角同。丁巳天符,丁亥天符,木运之岁,上见厥阴。其运风清热。

少角初正　太徵　少宫　太商　少羽终

厥阴 少徵 少阳 寒雨胜复同，癸巳癸亥，其运热寒雨。

少徵 太宫 少商 太羽终 太角初

厥阴 少宫 少阳 风清胜复同 同正角。《五常政论》曰：卑监之纪，上角与正角同。己巳己亥，其运雨风清。

少宫 太商 少羽终 少角初 太徵

厥阴 少商 少阳 热寒胜复同 同正角。《五常政论》曰：从革之纪，上角与正角同。乙巳乙亥，其运凉热寒。

少商乙 太羽丙终 太角壬初 少徵癸 太宫甲 合前注会意。

厥阴 少羽 少阳 雨风胜复同 辛巳辛亥，其运寒雨风。雨风胜复之气，与风运同化，皆非本年正化，所谓邪化日也。不及之运同。

少羽辛终 少角丁初 太徵戊 少宫己 太商庚 始于丁而终于辛。

凡此厥阴司天之政，气化运行后天。不及之岁，气运皆后天时而至。诸同正岁，气化运行同天。此言厥阴少阳标本之相合也。少阳司天则天气正，少阳在泉则地气正，谓厥阴同少阳之诸正岁。如厥阴在泉，则厥阴之气同少阳司天之运行；厥阴司天，则少阳之气同厥阴司天之运行。故曰：风生高远，炎热从之。盖厥阴少阳标本相合，而厥阴又从少阳之气化也。天气扰，地气正。风生高远，炎热从之。云趋雨府，湿化乃行。风火同德，上应岁星荧惑。其政挠，其令速，其谷苍丹，间谷言太者，其耗文角品羽，风燥火热，胜复更作，蛰虫来见，流水不冰。热病行于下，风病行于上，风燥胜复形于中。风性动摇，故天气扰。少阳之气运行于中，故地气正。风气在天，故风生高远。少阳之气上与厥阴相合，故炎热从之。风趋雨府，湿化乃行者，从风火之胜制也。风火同归于正，故曰同德，上应岁星荧惑光明。挠者，风之政。速者，火之令也。苍丹之谷，感司天在泉之气而成熟者。间谷者，言左之少阴而下，右之太阳而下，感左右之间气而成。文角品羽，感司天在泉之气而生育者，不过文品之毛虫羽虫，又不能生聚而耗散也。胜复更作者，谓炎热从之于上，而复相乘于气交之中也。蛰虫来见，流水不冰，相火之在泉也。感风气则病行于上，感热气则病行于下，风燥胜复相乘，则形见于气交之中。愚谓行于上行于下，又曰形于中而不曰病，盖谓风火之气行于上下而复交于中也。炎热从之于上者，子从母也。胜复更作者，厥阴之气复下归于正也。故厥阴在泉，则地气正。今厥阴司天而天气亦正，斯谓之诸同正岁。**初之气，寒始肃，杀气方至，民病寒于右之下。**初之气乃阳明清金司令，故寒始肃而杀气方至。民病寒于右之下，谓阳明之间气在在泉少阳之右也。**二之气，寒不去，华雪水冰，杀气施化，霜乃降，名草上焦，寒雨数至，阳复化，民病热于中。**二之间气乃太阳寒水，是以寒不去而霜乃降。二之主气乃少阴君火，而寒水加临于上，是以名草上焦，而阳复化于下也。民病热中者，君火之气为寒气郁于内也。**三之气，天政布，风乃时举，民病泣出，耳鸣掉眩。**三之气乃司天之风气主令，是以天政布，风乃时举。民病泣出，耳鸣掉眩，乃风病行于上也。**四之气，溽暑湿热相薄，争于左之上，民病黄瘅而为胕肿。**四之客气乃少阴君火，主气乃太阴湿土，是以溽暑湿热相薄。争于左之上者，谓少阴在司天厥阴之左也。按厥阴司天之间气，始于下之阳明而交于太阳；少阳在泉之间气，始于上之少阴而交于太阴。故民病寒于右之下者，盖从下而上也；争于左之上者，谓从上而下也。是以间谷言太者，言在上左右之少阴太阳，而及于太阴阳明，所谓数之始起于上而终于下也。故曰食间谷以保其精，谓保四气主时之精气也。又曰食间谷以避虚邪，谓避左右间气之虚邪也。盖能保其精，则能避其邪矣。民病黄瘅胕肿，皆湿热之为病。**五之气，燥湿更胜，沉阴乃布，寒气及体，风雨乃行。**五之客气乃太阴湿土，主气乃阳明燥金，是以燥湿更胜，沉阴布而寒及体者，二气并主清寒也。太阴所至终为雨，阳明所主为凄鸣，故风雨乃行。**终之气，畏火司令，阳乃大化，蛰虫出见，流水不冰，地气大发，草乃生，人乃舒，其病温厉。**终之主气乃太阳寒水，而相火加临于上，故畏火司令。客胜其主，是以阳气大化，流水不冰。少阳在泉之气大发，草感生长之气而生，人感温暖之气而舒。其病温厉者，所谓冬温病也。**必折其郁气，资其化源，赞其运气，无使邪胜。**化源者，五运乃六气之生源。如少宫之运，厥阴司天，则土气受郁矣。少商之运，少阳在泉，则金气受郁矣。故当折其致郁之气，以资五运之化源。以上六气相同。岁运不及，故当赞助其运气，无使所不胜之邪胜之。以上不及之三气相同。**岁宜辛以调上，以咸调下。畏火之气，无妄犯**

之。辛从金化,以调风木之胜。咸从水化,以调火热之淫。厥阴不从标本,从中见少阳之火化,是一岁之中皆火司令,故当畏火之气,无妄犯之。用温远温,用热远热,用凉远凉,用寒远寒,食宜同法。有假反常,此之道也。反是者病。厥阴司气以温,用温无犯;少阳司气以热,用热无犯。食宜同法者,药食并宜也。

帝曰:善。夫子言可谓悉矣,然何以明其应乎?岐伯曰:昭乎哉问也!夫六气者,行有次,止有位,故常以正月朔日,平旦视之,睹其位而知其所在矣。此言司天在泉之气,六期环转而各有定位也。行有次者,少阳之右,阳明治之,阳明之右,太阳治之,太阳之右,厥阴治之,厥阴之右,少阴治之,少阴之右,太阴治之,太阴之右,少阳治之,六气终期而六期环会也。止有位者,上下有位,左右有纪,一气各主六十日有奇也。以正月朔日平旦视之者,盖以寅为岁之首,朔为月之首,寅为日之首而起初气也。睹其司天在泉之定位,则知六气之所在矣。运有馀,其至先,运不及,其至后,此天之道,气之常也。运非有馀,非不足,是谓正岁,其至当其时也。运,谓六气之化运。如子午寅申辰戌六岁主有馀,其主岁主时之气皆先天时而至;如丑未卯酉巳亥六岁主不及,其主岁主时之气皆后天时而至。正岁,谓岁会之纪,非太过非不及,其气应时而至也。帝曰:胜复之气,其常在也。灾眚时至,候也奈何?岐伯曰:非气化者,是谓灾也。此论五运之胜复而为灾眚者,何以候之。非气化者,谓非运气之化也。如丁卯丁酉岁,其运风清热,风乃少角之气化,其清热乃胜复之气,此邪化也,是谓灾眚。徐振公曰:此篇论司天在上,在泉在下,而运化于中,故此节论司天在泉之中,而兼论其运气。帝曰:天地之数,终始奈何?岐伯曰:悉乎哉问也!是明道也。数之始,起于上而终于下。岁半之前,天气主之,岁半之后,地气主之,上下交互,气交主之,岁纪毕矣。故曰位时气月可知乎,所谓气也。天,谓司天。地,谓在泉。道,谓天地阴阳之道。数之始起于上者,谓数之始于一而起于天一也。终于下者,谓天数之始于一而终于地六也。岁半之前,岁半之后者,谓天地之气上下有位也。气交者,谓天地之气上下相交也。位,谓司天在泉及左右间气之六位。气月,谓一气之各主两月也。愚谓司天在泉之六气，总属天一所生之真元。真元者，精气也。气为阳，精为阴，一阴一阳，化生太少之四象，而共为六气也。天包乎地之外，故不曰在地而曰在泉。精通乎天之上，故曰天有精也。六气循天而环转，故六期而环会，复通贯乎地之中，故上下交互也。故曰：食岁谷以全其真，食间谷以保其精。真者，元真之气。精者，天一之精。是以上文曰此天之道气之常也。帝曰：余司其事，则而行之，不合其数，何也？岐伯曰：气用有多少，化洽有盛衰，衰盛多少，同其化也。帝曰：愿闻同化何如？岐伯曰：风温，春化同；热曛昏火，夏化同；胜与复同，燥清烟露，秋化同；云雨昏暝埃，长夏化同；寒气霜雪冰，冬化同。此天地五运六气之化，更用盛衰之常也。此论五运六气有同化之盛衰，是以有不合也。不合其数者，不合六气之数也。气用有多少者，谓六气之用有有馀不足也。化洽有盛衰者，谓五运之化有太过不及也。风热寒燥者，言阴阳之六气也。春夏秋冬者，言角徵宫商羽主岁而主时也。风温春化同者，厥阴与角运同化也。热曛夏化同者，少阴少阳与徵运同化也。胜与复同者，谓五运之胜与复气亦与六气之相同也。如清金胜角木，其胜气即与阳明同，炎火复秋金，其复气即与少阴少阳同也。此天地五运六气之化，更用盛衰之常，是以有不合也。如风温之多合春化之盛，是气运同其化矣。若六气之少合五运之盛，五运之衰合六气之多，此盛衰更用而不合矣。此节论六气主岁主时之多少，又当审五运主岁主时之盛衰，合而推之，斯得气运之微妙。

帝曰：五运行同天化者，命曰天符，余知之矣。愿闻同地化者，何谓也？岐伯曰：太过而同天化者三，不及而同天化者亦三；太过而同地化者三，不及而同地化者亦三。此凡二十四岁也。帝曰：愿闻其所谓也。岐伯曰：甲辰甲戌，太宫下加太阴；壬寅壬申，太角下加厥阴；庚子庚午，太商下加阳明。如是者三。此太过而同地化者，三运合六气，计六岁。癸巳癸亥，少徵下加少阳；辛丑辛未，少羽下加太阳；癸卯癸酉，少徵下加少阴。如是者三。此不及而同地化者，三运合六气，计六年。戊子戊午，太徵上临少阴；戊寅戊申，太徵上临少阳；丙辰丙戌，太羽上临太阳。如是者三。此太过而同天化者，三运合六气,计六年。丁巳丁亥,少角上临厥阴;乙卯乙酉,少商上临阳明;己丑己未,少宫上临太阴。如是者三。此不及而同天化者,三运合六气,计六年。除此二十四岁,则不加不临也。言此二十四岁则上下加临,馀三十六岁则不加不临也。帝曰:加者何谓?岐伯曰:太过而加同天符,不及而加同岁会也。此言太过而同地化者与天符相同,不及而同地化者与岁会相同。帝曰:临者何谓?岐伯曰:太过不及,皆曰天符,而变行有多少,病形有微甚,生死有早晏耳。言太过不及之十二岁皆曰天符,然内有变行多少之分焉。多少者,即太过不及之变也。太过者暴,不及者徐,暴者为病甚,徐者为病持,故有微甚死生之分焉。按马注引执法行令贵人而言,然此节单论天符之有太过不及,前篇分别天符岁会太一天符,与此不相符合。

帝曰:夫子言用寒远寒,用热远热,余未知其然也。愿闻何谓远?岐伯曰:热无犯热,寒无犯寒。从者和,逆者病,不可不敬畏而远之,所谓时兴六位也。兴,起也。此总言一岁之中,有应时而起之六位,各主六十日零八十七刻半,各有寒热温凉之四气,皆宜远而无犯之。如初之气天气尚寒,是宜用热,时值少阳相火司令,又当远此一位而无犯也。如二之气天气已温,是宜用凉,时值太阳寒水司令,又当远此一位而用凉也。每岁之六气皆然,从则和,逆则病,不可不敬畏而远之。帝曰:温凉何如?岐伯曰:司气以热,用热无犯;司气以寒,用寒无犯;司气以凉,用凉无犯;司气以温,用温无犯。间气同其主无犯,异其主则小犯之。是谓四畏,必谨察之。此分论司天在泉及间气之无犯也。如少阴在上,司气以热而用热者,又当远此少阴之热而无犯也。如阳明在泉,司气以凉而用凉者,又当远此阳明之凉而无犯也。馀气皆然。如间气与司天在泉之主气相同者不可犯,与主气异者则小犯之。假如少阳司天,初气乃少阴君火,是与司天之气相同,无犯其热。如少阴在泉,四之气乃太阳寒水,是与主气相异,可少用热而小犯之。是谓寒热温凉之四畏,不可不谨察也。帝曰:善。其犯者何如?岐伯曰:天气反时,则可依时,及胜其主则可犯,以平为期,而不可过,是谓邪气反胜者。天气反时者,如司气以热而天气反凉,是当依时而用温矣。如司气以热而寒反胜之,又可用热而犯主气之热矣。然止以气平为期,不可过用以伤司气之元真，是谓邪气反胜者，则可犯也。**故曰：无先天信，无逆气宜，无翼其胜，无赞其复，是谓至治。**天信，谓气之应时而至者，无差失而妄犯之。六气各有所宜而不可逆，有胜气又宜折之而无翼其胜，有复气又当抑之而无赞其复，调之正味，使上下合德，无相夺伦，五运和平，勿乖其政，是谓主治。

**帝曰：善。五运气行，主岁之纪，其有常数乎？岐伯曰：臣请次之。**此章与上章大义相同。前以太阳为始，序三阳三阴之六气，以角运为初，序角徵宫商羽之五音，而年岁有所不齐也。故今以天干始于甲，地支始于子，从甲子而至癸巳，三十岁而为一纪，复从甲午而至癸亥，六十岁而为一周，斯岁运始顺，故复次之。

**甲子　甲午岁**

**上少阴火　中太宫土运　下阳明金　热化二，**天一生水，地六成之；地二生火，天七成之；天三生木，地八成之；地四生金，天九成之；天五生土，地十成之。天干始于甲，地支始于子，故其数从生始。**雨化五，**此运居其中。太过者，其数成；不及者，其数生。雨为土化，土常以生，故其数五。**燥化四，**乃己卯己酉也。己主不及，故其数生。**所谓正化日也。**无胜复之邪化，故为正化。所谓日者，以一运统主一岁，而五运又以角木为初，羽水为终，各分主七十二日有奇也。**其化上咸寒，中苦热，下酸热，所谓药食宜也。**上，谓司天。下，谓在泉。中，谓化运。君火司天，故宜咸寒以制化。太阴湿土运化于中，故宜苦以燥湿，热以温阴。阳明清凉在泉，故宜酸以助收，热以温凉，药食并相宜也。此即上章宜苦燥之温之，食宜同法之义。馀岁俱仿此。

**乙丑　乙未岁**

**上太阴土　中少商金运　下太阳水　热化寒化胜复同，所谓邪气化日也。**不及之运有胜复。金运不及，火热胜之，金之子寒水来复，有胜复之邪气，故为邪化。所谓日者，谓胜气在胜彼所主之七十二日，复气在复我所司之七十二日，此即上章清热胜复同，其运风清热之义。馀不及岁俱准此。**灾七宫，**按九宫分野，七乃兑宫，金运不及为热寒胜复，故主灾眚，在于兑之西方。上章以太过之岁而主民病，此以不及之岁而言灾眚。盖太过之气暴，不及之气徐，病甚而灾微也。**湿化五，**乙主不及，故其数生。按乙运不及,则丑未之司天在泉亦主不及,气运之同也。**清化四**,运不及,故其数生。馀不及岁俱准此。**寒化六**,乃庚辰庚戌也。庚主太过,故其数成。**所谓正化日也**。湿化五,清化四,寒化六,皆主正化,无胜复之邪气也。五运之气又各分主七十二日,司天在泉之气各主六十日而有奇。**其化上苦热,中酸和,下甘热,所谓药食宜也**。金气主收,故宜酸以收之。和者,谓五运之气虽各主一岁,而一岁之中又有生长化收藏之五运,故又宜五味以和之。甘为土味,能制化寒水。

丙寅　丙申岁

**上少阳相火　中太羽水运　下厥阴木　火化二**,火临于上,水承制之,故主不及。**寒化六**,运太过,故其数成。馀太过运俱准此。**风化三**,乃辛巳辛亥也。巳亥主不及,故其数生。**所谓正化日也。其化上咸寒,中咸温,下辛温,所谓药食宜也**。水运主咸,而以咸助之。后之化运多用和助之味,所谓折其郁气,资其化源也。

丁卯　丁酉岁

**上阳明金　中少角木运　下少阴火　清化热化胜复同,所谓邪气化日也**。清主胜气,热乃复气。**灾三宫**,三宫主震,分野之东方也。**燥化九**,委和之纪,上商与正商同,故主成。盖木运不及,金气胜之,今又燥化临于上,则金气盛矣。**风化三,热化七**,壬子壬午也。子午主太过,故其数成。**所谓正化日也。其化上苦小温,中辛和,下咸寒,所谓药食宜也**。

戊辰　戊戌岁

**上太阳水　中太徵火运　下太阴土　寒化六**,辰戌主太过,故其数成。**热化七,湿化五**,癸丑癸未也。丑未主不及,故其数生。**所谓正化日也。其化上苦温,中甘和,下甘温,药食宜也**。

己巳　己亥岁

**上厥阴木　中少宫土运　下少阳相火　风化清化胜复同,所谓邪气化日也。灾五宫**,乃中央土宫。**风化三**,己亥主不及,故其数生。**湿化五,火化七**,乃戊寅戊申也。寅申主太过,故其数成。**所谓正化日**

也。其化上辛凉,中甘和,下咸寒,所谓药食宜也。

庚午　庚子岁

上少阴火　中太商金运　下阳明金　热化七,子午主太过,故其数成。清化九,金运太过。燥化九,乃乙卯乙酉也。从革之纪,上商与正商同,故主成。盖金气不及而得运化之助,故与正商相同而盛也。所谓正化日也。其化上咸寒,中辛温,下酸温,所谓药食宜也。

辛未　辛丑岁

上太阴土　中少羽水运　下太阳水　雨化风化胜复同,所谓邪气化日也。灾一宫,乃北方坎位。雨化五,丑未主不及,故其数生。寒化一,在化运主不及,故其数生。在在泉乃丙辰丙戌也。辰戌乃太阳之水,合丙之化运而始生,故其数一。所谓正化日也。其化上苦热,中苦和,下苦热,所谓药食宜也。

壬申　壬寅岁

上少阳相火　中太角木运　下厥阴木　火化二,壬申壬寅为同天符,故其数生,天主生也。风化八,在中运主角木太过,故其数成。在在泉乃丁巳丁亥也。委和之纪,上角与正角同,故主成。盖木气不及而得运化之助,则木气盛矣,故其数八。所谓正化日也。其化上咸寒,中酸和,下辛凉,所谓药食宜也。

癸酉　癸卯岁

上阳明金　中少徵火运　下少阴火　寒化雨化胜复同,所谓邪气化日也。灾九宫,乃南方离位。燥化九,伏明之纪,上商与正商同,故主成。盖火运不及,收气自政,而又上临于司天,则其气盛矣。热化二,在中运主不及,故其数二。在在泉乃戊子戊午,属天符之岁,故其数生,盖天生而地成也。正化日也。其化上苦小温,中咸温,下咸寒,所谓药食宜也。

甲戌　甲辰岁

上太阳水　中太宫土运　下太阴土　寒化六,辰戌主太过,故其数成。按土盛而不胜水者,乃岁会之年。气之平也,故无胜复。湿化五,在中运土常以生,在在泉乃己丑己未。丑未主不及,故其数生。正化日也。其化上苦热,中苦温,下苦温,药食宜也。

乙亥　乙巳岁

上厥阴木　中少商金运　下少阳相火　热化寒化胜复同,邪气化日也。灾七宫,风化八,从革之纪,上角与正角同,故主成。盖金运不及,生气乃扬,而又上临于司天,则木气盛矣。清化四,火化二,乃庚寅庚申也。当主成数,疑误故缺。正化度也。度者,谓所主之时度也。其化上辛凉,中酸和,下咸寒,药食宜也。

丙子　丙午岁

上少阴火　中太羽水运　下阳明金　热化二,火司于上,水承制之,故主不及。寒化六,清化四,乃辛卯辛酉也。卯酉主不及,故其数生。正化度也。其化上咸寒,中咸热,下酸温,药食宜也。

丁丑　丁未岁

上太阴土　中少角木运　下太阳水　清化热化胜复同,邪气化度也。灾三宫,雨化五,丑未主不及,故其数生。风化三,寒化一,乃壬辰壬戌也。辰戌之水合于水而始生,故其数一。按天一始生之水曰天癸,然太阳之水,上合丙之化气,壬之生气,而不与辛癸相合,盖辛与丙合,壬与癸合也。倪仲宣曰:寒水在泉,土制于上,故主不及。正化度也。其化上苦温,中辛温,下甘热,药食宜也。

戊寅　戊申岁

上少阳相火　中太徵火运　下厥阴木　火化七,寅申太徵皆主火运太过,故其数成。风化三,乃癸巳癸亥也。巳亥主不及,故其数生。正化度也。其化上咸寒,中甘和,下辛凉,药食宜也。

己卯　己酉岁

上阳明金　中少宫土运　下少阴火　风化清化胜复同,邪气化度也。灾五宫,清化九,金不及而土运生之,故其气盛。雨化五,热化七,乃甲子甲午也。子午主太过,故其数成。正化度也。其化上苦小温,中甘和,下咸寒,药食宜也。

庚辰　庚戌岁

上太阳水　中太商金运　下太阴土　寒化一，土制其水，故主不及。清化九，雨化五，乃乙丑乙未也。丑未主不及，故其数生。正化度也。其化上苦热，中辛温，下甘热，药食宜也。

辛巳　辛亥岁

上厥阴木　中少羽水运　下少阳相火　雨化风化胜复同，邪气化度也。灾一宫，风化三，巳亥主不及，故其数生。寒化一，火化七，乃丙寅丙申也。寅申主太过，故其数成。正化度也。其化上辛凉，中苦和，下咸寒，药食宜也。

壬午　壬子岁

上少阴火　中太角木运　下阳明金　热化二，受壬水之制，故主不及。风化八，清化四，乃丁卯丁酉也。卯酉主不及，故其数生。正化度也。其化上咸寒，中酸凉，下酸温，药食宜也。

癸未　癸丑岁

上太阴土　中少徵火运　下太阳水　寒化雨化胜复同，邪气化度也。灾九宫，雨化五，丑未主不及，故其数生。火化二，寒化一，乃戊辰戊戌也。水受土制，故主不及。正化度也。其化上苦温，中咸温，下甘热，药食宜也。

甲申　甲寅岁

上少阳相火　中太宫土运　下厥阴木　火化二，寅申主太过，其数成。疑误故阙。雨化五，风化八，乃己巳己亥也。上角与正角同，故主成。盖卑监之纪，化气不令，生政独彰，而又与巳亥相合，则木气盛矣，故其数八。正化度也。其化上咸寒，中咸和，下辛凉，药食宜也。

乙酉　乙卯岁

上阳明金　中少商金运　下少阴火　热化寒化胜复同，邪气化度也。灾七宫，燥化四，卯酉主不及，故其数生。清化四，热化二，乃庚子庚午也。同天符岁，故其数生。正化度也。其化上苦小温，中苦和，下咸寒，药食宜也。

丙戌　丙辰岁

上太阳水　中太羽水运　下太阴土　寒化六，辰戌太羽皆主太过，故其数成。雨化五，乃辛丑辛未也。丑未主不及，故其数生。正化度也。其化上苦热，中咸温，下甘热，药食宜也。

丁亥　丁巳岁

上厥阴木　中少角木运　下少阳相火　清化热化胜复同，邪气化度也。灾三宫，风化三，巳亥少角，皆主木运不及，故其数生。火化七，乃壬寅壬申也。寅申主太过，故其数成。正化度也。其化上辛凉，中辛和，下咸寒，药食宜也。

戊子　戊午岁

上少阴火　中太徵火运　下阳明金　热化七，子午太徵皆主太过，故其数成。清化九，乃癸卯癸酉也。伏明之纪，上商与正商同，故主成。盖长气不宣，收气自政，而又与卯酉相合，则金气盛矣，故其数九。正化度也。其化上咸寒，中甘寒，下酸温，药食宜也。

己丑　己未岁

上太阴土　中少宫土运　下太阳水　风化清化胜复同，邪气化度也。灾五宫，雨化五，丑未少宫皆主不及，故其数生。寒化一，乃甲辰甲戌也。土盛则水衰，故主不及。正化度也。其化上苦热，中甘和，下甘热，药食宜也。

庚寅　庚申岁

上少阳相火　中太商金运　下厥阴木　火化七，寅申主太过，故其数成。清化九，风化三，乃乙巳乙亥也。巳亥主不及，故其数生。正化度也。其化上咸寒，中辛温，下辛凉，药食宜也。

辛卯　辛酉岁

上阳明金　中少羽水运　下少阴火　雨化风化胜复同，邪气化度也。灾一宫，清化九，涸流之纪，少羽与少宫同，故其数成。盖藏令不举,化气乃昌,土盛生金,则金气盛矣。寒化一,热化七,乃丙子丙午也。子午主太过,故其数成。正化度也。其化上苦小温,中苦和,下咸寒,药食宜也。

壬辰　壬戌岁

上太阳水　中太角木运　下太阴土　寒化六,辰戌主太过,故其数成。风化八,雨化五,乃丁丑丁未也。丑未主不及,故其数生。正化度也。其化上苦温,中酸温,下甘温,药食宜也。

癸巳　癸亥岁

上厥阴木　中少徵火运　下少阳相火　寒化雨化胜复同,邪气化度也。灾九宫,风化八,天干终于癸,地支终于亥,故其数成。火化二,在化运主少徵,故其数二。在在泉乃戊寅戊申也。藏主天符,故其数生。正化度也。其化上辛凉,中咸和,下咸寒,药食宜也。

以上司天在泉之生数成数,诸家以子丑申卯辰巳为对化,从标主成;午未寅酉戌亥为正化,从本主生。惟张介宾疑为不然,言《内经》诸篇并无正对之说,止本篇后文云:太过者,其数成;不及者,其数生。此但欲因生成之数,以明气化之微盛耳。故其言生者不言成,言成者不言生,皆各有深义存焉,似不可以强分也。然欲明各年生成之义者,当以上中下三气合而观之,以察其盛衰之象,庶得本经之义。愚按本经之所分太过不及,在天干以甲丙戊庚壬主太过,乙丁己辛癸主不及,在地支以子午寅申辰戌主太过,卯酉巳亥丑未主不及。今复以子午卯酉之中又分出太过不及,是与经旨相违而不无蛇足矣。且甲子为六十岁之首,子既属对化主成,不当云热化二矣,次庚午为正化主生,又不当为热化七矣。再按卯酉之对化五年,乃九九九九四九,奚以卯之对化主四年,而酉之正化止一年耶?又如巳亥之风化五年,乃三八三三八,再查寅申岁厥阴在泉之风化五年,乃三八三八三,十年合而论之,当主生数五,成数五,又奚三居六而八居四耶?此皆不明经义,强为臆说,贻误后人。愚仍以子午卯酉之太过不及,兼以上中下之生克,五运六气之相资,参疏于右。其间或有未尽,以待后贤参补可也。

凡此定期之纪,胜复正化,皆有常数,不可不察。故知其要者,一言而终,不知其要,流散无穷,此之谓也。定期之纪,谓天干始于甲,地支始于子，子甲相合，三十岁而为一纪，六十岁而成一周。胜复者，不及之年。正化者，太过之纪。皆有经常不易之数。要者，总属阴阳之盛衰耳。

帝曰：善。五运之气，亦复岁乎？此论五运之化，受司天在泉之胜制，郁极乃发，以报复其岁气，故曰折其郁气，资其化源。盖谓岁气胜制其化运，当以所胜之味折之，而勿使其郁复也。如丁卯丁酉岁少商木运，而上临阳明则木气郁矣；戊辰戊戌岁太徵火运，而上临太阳则火气郁矣；己巳己亥岁少宫土运，而上临厥阴则土气郁矣；庚子庚午岁太商金运，而上临少阴则金气郁矣；辛丑辛未岁少羽水运，而上临太阴则水气郁矣；庚寅庚申岁太商金运，而相火司天则金气郁矣；又如乙巳乙亥岁少商金运，而相火在泉则金气郁矣；壬子壬午岁太角木运，而阳明在泉则木气郁矣；癸丑癸未岁少徵火运，而太阳在泉则火气郁矣；甲寅甲申岁太宫土运，而厥阴在泉则土气郁矣；乙卯乙酉岁少商金运，而君火在泉则金气郁矣；丙辰丙戌岁太羽水运，而太阴在泉则水气郁矣。凡此十二运中有太有少，并受司天在泉之郁而后复，故曰太过者暴，不及者徐。岐伯曰：郁极乃发，待时而作也。待时而作者，土郁发于四之气，金郁发于五之气，水郁发于二火前后，火郁发于四之气，惟木发而无时也。帝曰：请问其所谓也？岐伯曰：五常之气，太过不及，其发异也。帝曰：愿卒闻之。岐伯曰：太过者暴，不及者徐。暴者为病甚，徐者为病持。太过之运受郁，其发暴；不及之运受郁，其发徐。持者，能主持而不甚也。即所谓持于春持于秋之意。帝曰：太过不及，其数何如？岐伯曰：太过者其数成，不及者其数生，土常以生也。初生之气微，故主不及；已成之数盛，故主太过。天一生水，地六成之；地二生火，天七成之；天三生木，地八成之；地四生金，天九成之；天五生土，地十成之。五行之气皆感天生地成，地成天生，此《河图》数也。土常以生者，土位中央，感天干而始化，天地之气皆本于五而终于九，此《洛书》数也。故曰：天地之间，不离于五，人亦应之。王龙谿曰：五行有气有质，皆藉于土。如天一生水，水之气也。一得五而为六，水之质始成。《洛书》所陈《九畴》，皆帝王治天下之大经大法，每畴之首不过以数起之。倪仲宣曰：土位中央，其数五，合天之生数五，得五而成十，天地之数，在五之中。帝曰：其发也何如？岐伯曰：土郁之发，岩谷震惊，雷殷气交，埃昏黄黑，化为白气，飘骤高深，击石飞空，洪水乃从，川流漫衍，田牧土驹。化气乃敷，善为时雨，始生始长，始化始成。故民病心腹胀，肠鸣而为数后，甚则心痛胁䐜，呕吐霍乱，饮发注下，胕肿身重。云奔雨府，霞拥朝阳，山泽埃昏，其乃发也。以其四气，云横天山，浮游生灭，怫之先兆。此言五郁之发，有天地山川之变象，有草木虫兽之兆征，有民病之灾眚，有寒热之变更，观其发而知其复也。雷者，火之气。三之气主火，四之气主土，故殷殷然之雷在土之下，火土相合而发于三气四气之交。白乃金之气，土舒而金化也。高深，高山深谷之间。田牧土驹者，盖因洪水泛衍，如驹之土块，散牧于田野之间。始者，谓土受天干之始化，土气复而生长化收藏之气咸从土化也。民病腹胀肠鸣诸证，皆感土气而发。其气四者，发于夏秋之交四之气也。太阴所至为云雨，浮游朝生暮死，感湿气而化生。湿土之气上蒸而为云横天山，下化而为浮游生灭，此怫郁欲发之先兆也。怫，郁也。按此五郁之发与《气交变论》之郁复不同，《气交》篇之复，即上章之所谓清热胜复同，其运风清热。盖因主岁之运不及，所胜之气胜之，而子气为母复仇，乃运气之自相胜复也。此章之所谓复岁者，即上文之所谓折其郁气，资其化源。盖五运之气居其中，上受司天之胜，下受在泉之制，无分太过不及，咸受其郁而复发也。故其所发者，即所郁之本气，非子为母复也。是以复气与民病各有不同，学者俱宜体析。金郁之发，天洁地明，风清气切，大凉乃举，草树浮烟，燥气以行，霿雾数起，杀气来至，草木苍干，金乃有声。故民病咳逆，心胁满引少腹，善暴痛，不可反侧，嗌干，面尘色恶。山泽焦枯，土凝霜卤，怫乃发也。其气五，夜零白露，林莽声悽，怫之兆也。霿，音蒙。数，叶朔。明洁清切，金之令也。凉燥杀气，金之气也。此所郁之金气复发，而政令复行也。咳逆嗌干，肺之病也。《灵枢经》曰：足少阳是动病，心胁痛，不能转侧，甚则面有微尘，体无膏泽。又曰：肝是动则病腰痛嗌干，面尘脱色。盖金气复而肝木病也。土凝霜卤者，言土凝如霜之盐，即芒硝火硝是也。其气五者，发于五之气也。夜零白露，言露浓之如雪。林莽声悽，声在树间，此秋声也。金之郁气欲发之先兆也。水郁之发，阳气乃辟，阴气暴举，大寒乃至，川泽严凝，寒雰结为霜雪，甚则黄黑昏翳，流行气交，乃为霜杀，水乃见祥。故民病寒客心痛，腰脽痛，大关节不利，屈伸不便，善厥逆痞坚腹满。阳光不治，空积沉阴，白埃昏暝，而乃发也。其气二火前后，太虚深玄，气犹麻散，微见而隐，色黑微黄，怫之先兆也。辟，避也。气交，乃夏秋之交，相火之后也。霜杀，寒结为霜而杀物也。祥，怪异也。腰脽，肾之府也。关节屈伸，乃筋骨之病，肾主骨而筋属于节也。厥逆痞坚腹满者，阳气下藏中气塞也。君火主二之气，相火主三之气，其气发于二火之前后也。气犹麻散者，寒凝之气感火气而欲散也。木郁之发，太虚埃昏，云物以扰，大风乃至，屋发折木，木有变。故民病胃脘当心而痛，上支两胁，鬲咽不通，食饮不下，甚则耳鸣眩转，目不识人，善暴僵仆。太虚苍埃，天山一色，或气浊色，黄黑郁若，横云不起雨而乃发也。其气无常，长川草偃，柔叶呈阴，松吟高山，虎啸岩岫，怫之先兆也。太虚埃昏，木气发而埃土飞扬。云物以扰，风之动也。屋发折木，郁怒之大发也。民病胃脘咽鬲，食饮不下，木胜而土伤也。上支两胁，耳鸣眩转，仆不识人，风气之为病也。天山一色，皆苍色也。浊色，埃土昏翳也。按土郁曰黄黑埃郁，水郁曰黄黑昏翳，木郁曰黄黑郁若，盖言天玄地黄，天地之气色交相拂郁也。横云不起雨者，风行天上，密云不雨也。风乃天地四方之气，故所发无常。松吟高山，风之声也。虎啸岩岫，虎啸则风生，风从虎也。此木郁将发之先兆也。火郁之发，太虚曛翳，大明不彰，炎火行，大暑至，山泽燔燎，材木流津，广厦腾烟，土浮霜卤，止水乃减，蔓草焦黄，风行惑言，湿化乃后。故民病少气，疮疡痈肿，胁腹胸背，面目四支，䐜愤胪胀，疡痱呕逆，瘛疭骨痛，节乃有动，注下温疟，腹中暴痛，血溢流注，精液乃少，目赤心热，甚则瞀闷懊侬，善暴死。刻终大温，汗濡玄府，其乃发也。其气四，动复则静，阳极反阴，湿令乃化乃成。华发水凝，山川冰雪，焰阳午泽，怫之先兆也。大明，日月之光明也。火郁发而曛翳于上，则日月之明不彰。土浮霜卤者，水湿之气受郁热上蒸，而成如霜之卤也。惑言者，嘻嘻嗃嗃，形容其风自火出也。风火相合，是以阴湿之气在后乃化，民病痈肿诸证，皆火热盛而精血伤也。少气者，火为气之贼也。瞀闷，肺气病也。火甚精伤，故善暴死。刻终者，谓一气分主六十日零八十七刻半，如三气之终，而大温将发于四之气也。玄府，汗空也。动复则静，阳极反阴者，少阴所至为热生，终为寒，少阴之从本从标也。湿令乃化乃成者，少阳所至为火生，终为蒸溽也。水凝冰雪，寒之胜也。光华之气，发于水凝。焰阳之热,生于午泽,山泽通气也。此二火之气受寒气之郁极,而将复发也。按五行之中有二火,阳火以明而在天,阴火以位而在地。华发水凝者,阳火之将发也。焰阳午泽者,阴火之郁复也。阳火由水中而生,阴火从地泽而发。**有怫之应,而后报也。皆观其极,而乃发也。木发无时,水随火也。**报,复也。如华发水凝,焰阳午泽,怫之应也。阳极反阴,山川冰雪,郁之极也。风气行于四时,是以木发无时。水发于二火前后,故水随火也。按戊癸化火,火生于水泽之中,水火之相合也。是以华发水凝,水随火发。**谨候其时,病可与期,失时反岁,五气不行,生化收藏,政无恒也。**谨候其时,则病可期而知,亦可以先期而调之。失时,失五音六气所主之时。反岁,逆司天在泉之岁气,不能使之上下合德,无相夺伦。五气不行者,不能使五运宣行,致乖其生化收藏之常政矣。**帝曰:水发而雹雪,土发而飘骤,木发而毁折,金发而清明,火发而曛昧,何气使然?岐伯曰:气有多少,发有微甚,微者当其气,甚者兼其下,征其下气而见可知也。**此申明五运之郁受六气之胜制也。按《六微旨论》曰:愿闻地理之应六节气位何如?岐伯曰:显明之右,君火之位也。君火之右,退行一步,相火治之;复行一步,土气治之;复行一步,金气治之;复行一步,水气治之;复行一步,木气治之;复行一步,君火治之。相火之下,水气治之;水位之下,土气承之;土位之下,风气承之;风位之下,金气承之;金位之下,火气承之;君火之下,阴精承之。此言六气之有定位,各有承制之在下,故曰征其下气而见可知,言征其六气在下之承制,则所见水发之雹雪,土发之飘骤可知矣。气有多少者,五运之气有太过不及也。发有微甚者,有徐有暴也。当其气者,当其本气而自发也。兼其下者,水发而兼土之雹雪,土发而兼木之飘骤,木发而兼金之毁折,金发而兼火之清明,火发而兼水之曛昧。盖分别此章之复乃受六气之郁,非五运之自相胜复也。**帝曰:善。五气之发不当位者,何也?岐伯曰:命其差。帝曰:差有数乎?岐伯曰:后皆三十度而有奇也。**差,音雌。位,谓五运所主之时。命,令也。差,参差也。言五运之发,不当其本位而发者,乃所行之政令有差也。如水位于冬而所发在于二火前之正月二月,土位于长夏而所发在于四气之七月八月,金位于秋而所发在于五气之九月十月,火位于夏而所发在于四气之七月八月,皆后发三十日而有奇。盖郁极而后乃发,是以去本位之少迟。

帝曰:气至而先后者何?岐伯曰:运太过则其至先,运不及则其至后,此候之常也。帝曰:当时而至者,何也?岐伯曰:非太过,非不及,则至当时,非是者眚也。此论五运主时之有太过不及也。气,谓四时之气。运,谓五运之化。五运各主七十二日有奇,运太过则其气至先,运不及则其气至后,此时候之常也。非太过非不及则气至当时,非是者则生长化收藏之气不应,而为四时之灾眚矣。帝曰:善。气有非时而化者,何也?岐伯曰:太过者当其时,不及者归其己胜也。此论六气主时之有太过不及也。六气各主六十日有奇,如清肃之气行于春,炎热之气行于秋,凝寒之气行于夏,溽蒸之气行于冬,是谓非时而化。盖太过者,当其时而各司寒热温凉之气。不及者归其己胜,己胜者谓归于胜己之气,即非时之化也。前章论五运六气之主岁而有盛衰,此复论五运六气之主时而亦有太过不及。帝曰:四时之气,至有早晏高下左右,其候何如?岐伯曰:行有逆顺,至有迟速。故太过者化先天,不及者化后天。帝曰:愿闻其行,何谓也?岐伯曰:春气西行,夏气北行,秋气东行,冬气南行。故春气始于下,秋气始于上,夏气始于中,冬气始于标。春气始于左,秋气始于右,冬气始于后,夏气始于前。此四时正化之常。故至高之地,冬气常在;至下之地,春气常在。必谨察之。帝曰:善。此论四时之气而有太过不及也。早晏者,先天而至,后天而至也。顺者,春气西行,夏气北行,秋气东行,冬气南行。逆者,反顺为逆也。春气生于东,故从东而西行;夏气发于南,故从南而北行;秋气始于西,故从西而东行;冬气本于北,故从北而南行。此四时之应四方也。故春气自下而升,秋气从上而降,夏火之气由中而布于四傍,冬藏之气从表而归于内府,左东右西,前离后坎,此四时之有高下左右,乃正化之常也。故至高之地,冬气常在,谓收藏之气,从高而下,自外而内也;至下之地,春气常在,谓生长之气,自下而升,从内而外也。上节论五运六气之太过不及,以应四时之早晏,此论四时气之迟速,以应五运六气之盛衰。黄帝问曰:五运六气之应,见六化之正,六变之纪,何如?岐伯对曰:夫六气正纪,有化有变,有胜有复,有用有病,不同其候,帝欲何乎?帝曰:愿尽闻之。此论五运六气之主时,而各有德化政令胜复变病之常。夫前章之所谓初之气二之气者,论加临之客气,乃六期环转,各有不同。

此复论四时之主气，有春之木，夏之火，秋之金，冬之水，各主七十二日有奇，又有初气之厥阴，二气之少阴，三气之少阳，四气之太阴，五气之阳明，六气之太阳，各主六十日零八十七刻半。此四时不易之气，有寒热温凉生长收藏之政令，故曰常。岐伯曰：请遂言之。夫气之所至也，厥阴所至为和平，少阴所至为暄，太阴所至为埃溽，少阳所至为炎暑，阳明所至为清劲，太阳所至为寒雰，时化之常化。气之所至，谓四时有五运六气之所至也。春气舒迟，故为和平。暄，春晚也，又温暖也。盖少阴虽主君火而本寒，故主于寒热之交，以司温和之气。此节盖以厥阴风木主春，少阳炎暑主夏，阳明清凉主秋，太阳寒水主冬，此四时气化之常也。故以太阴转列于少阳之前者，谓土气分旺于四季，先从春夏始也。此首论六气之中有五运，五运之中有四时。厥阴所至为风府，为璺启；少阴所至为火府，为舒荣；太阴所至为雨府，为员盈；少阳所至为热府，为行出；阳明所至为司杀府，为庚苍；太阳所至为寒府，为归藏。司化之常也。璺，音问。府者，各有所司也。璺启，开坼也。舒荣，舒展而荣华也。员盈，周备也。夏气始于中，行出者，从中而出于外也。庚，更也。草木至秋而更变也。归藏者，万物至冬而归藏也。此三阴三阳各有风寒湿热之所司，而为璺启舒荣之化，故为司化之常。厥阴所至为生，为风摇；少阴所至为荣，为形见；太阴所至为化，为云雨；少阳所至为长，为蕃鲜；阳明所至为收，为雾露；太阳所至为藏，为周密。气化之常也。生长化收藏，五时之气也。风摇形见，气之化也。故为气化之常。厥阴所至为风生，终为肃；少阴所至为热生，中为寒；太阴所至为湿生，终为注雨；少阳所至为火生，终为蒸溽；阳明所至为燥生，终为凉；太阳所至为寒生，中为温。德化之常也。肃，肃杀也。风能生万物，而终为肃杀之气，盖四时皆有风气，故能生长万物而亦能收杀也。少阴太阳为水火阴阳之主，太阳标阳而本寒，少阴标阴而本热，少阴之上，热气治之，中见太阳，太阳之上，寒气治之，中见少阴，阴阳标本，互换于中，故中寒而中温也。太阴湿土之气，上蒸而为云为雨，故终为注雨。少阳相火生于地泽，故终为溽蒸。阳明燥金，终为清凉。生者，谓六气所生之德，而为凉为肃，德之化也。厥阴所至为毛化，少阴所至为羽化，太阴所至为倮化，少阳所至为羽化，阳明所至为介化，太阳所至为鳞化。德化之常也。

五类之虫感五运六气而生育,故为德化之常也。厥阴所至为生化,少阳所至为荣化,太阴所至为濡化,少阴所至为茂化,阳明所至为坚化,太阳所至为藏化。布政之常也。生茂坚藏乃六气之政,而宣布于四时。厥阴所至为飘怒大凉;少阴所至为大暄寒;太阴所至为雷霆骤注,列风;少阳所至为飘风,燔燎霜凝;阳明所至为散落温;太阳所至为寒雪冰雹,白埃。气变之常也。飘怒,风之变,凉乃金气承之。大暄,火之甚,寒乃阴精承之。雷霆骤注,湿土之变,极则风气承之。飘风者,风自火出也。燔燎,炎之甚,极则水气承之。散落,肃杀之甚,温乃火气承之。寒雪冰雹,寒之甚也,极则土气承之。盖气极则变,变则害,承乃制。厥阴所至为挠动,为迎随;少阴所至为高明,焰为曛;太阴所至为沉阴,为白埃,为晦暝;少阴所至为光显,为彤云,为曛;阳明所至为烟埃,为霜,为劲切,为悽鸣;太阳所至为刚固,为坚芒,为立。令行之常也。迎随,往来也。彤云者,泽气上蒸而为云也。悽鸣,金有声也。刚固坚芒,乃寒凝冰坚之象。此六气之令,行于四时之常也。厥阴所至为里急;少阴所至为疡胗,身热;太阴所至为积饮否隔;少阳所至为嚏呕,为疮疡;阳明所至为浮虚;太阳所至为屈伸不利。病之常也。此春病之常也。里急,逆气上升也。厥阴主春,春气始于下而上,故为里急。阳明主秋,秋气始于上,故为浮虚。火生于木,风火相煽,故为身热疮疡。土位中央而分旺于四季,故四时为痞蓄中满之病。太阳主筋,为风气所伤,故緛短而屈伸不利。厥阴所至为支痛;少阴所至为惊惑恶寒,战栗谵妄;太阴所至为蓄满;少阳所至为惊躁,瞀昧暴病;阳明所至为鼽,尻阴股膝髀腨䯒足病;太阳所至为腰痛。病之常也。蓄,音畜。瞀,音务。尻,音敲。此夏病之常也。厥阴所至为緛戾;少阴所至为悲妄衄衊;太阴所至为中满,霍乱吐下;少阳所至为喉痹,耳鸣呕涌;阳明所至为胁痛皴揭;太阳所至为寝汗痉。病之常也。緛,音软。戾,叶利。衊,音蔑。皴,音逡。此秋病之常也。緛,缩也。戾,了戾也。即转出小便之关戾。厥阴主利前阴,而脉络阴器,为燥金所伤,故戾緛不利。皴,皱也。以燥而遇燥,故皮为皴揭。厥阴所至为胁痛呕泄;少阴所至为语笑;太阴所至为重胕肿;少阳所至为暴注,瞤瘛暴死;阳明所至为鼽嚏;太阳所至为流泄,禁止。病之常也。此冬病之常也。心主言而喜为心志,君火为冬令之寒水所迫,则心气实而语笑不休。以上四时诸病,有因于六气者,有因于四时者,学者引而伸之,以意会之,其义自得。此论四时之五运六气,有德有化,有政有令,有变有病。凡此十二变者,报德以德,报化以化,报政以政,报令以令。气高则高,气下则下,气后则后,气前则前,气中则中,气外则外。位之常也。报德以德,报化以化者,即所谓春有鸣条律畅之化,则秋有雾露清凉之政,盖无胜则无复也。气高则高,气下则下者,谓春气始于下,则五运六气皆主厥阴之风木;秋气始于上,则五运六气皆属阳明之燥金;夏气始于前,则五运六气皆主少阳之炎暑;冬气始于后,则五运六气皆属太阳之凝寒。此四时六气皆有定位之常,非若客气之环转也。此复结上文之义。故风胜则动,火胜则肿,燥胜则干,寒胜则浮,湿胜则濡泄,甚则水闭胕肿,随气所在,以言其变耳。首问五运六气之应,而上章独论六气之变,故复论其五运焉。风热燥寒,四时之气也。以湿土而列于四时之后者,谓土旺四季,先春夏而后秋冬也。随气所在者,随四时之气而言五运之胜耳。在者,言风气在春,热气在夏,燥气在秋,寒气在冬,湿气在于四季,各主七十二日有奇。帝曰:愿闻其用也。岐伯曰:夫六气之用,各归不胜而为化。故太阴雨化,施于太阳;太阳寒化,施于少阴;少阴热化,施于阳明;阳明燥化,施于厥阴;厥阴风化,施于太阴。各命其所在以征之也。此论五行胜化之为用也。命其所在而征之者,太阴之气在于长夏,太阳之气在于冬,少阴之气在于夏,阳明之气在于秋,厥阴之气在于春。如冬有雨化,以征太阴之胜;夏有寒化,以征太阳之胜。此与春胜长夏,长夏胜冬之义相同。徐振公曰:此即帝所问之有胜有复,在六气为胜复,在四时为胜化。帝曰:自得其位,何如?岐伯曰:自得其位,常化也。帝曰:愿闻所在也。岐伯曰:命其位而方月可知也。自得其位者,四时之六气各自司其本位,此时化之常也。厥阴位于正月二月,少阴位于三月四月,各命其位而方之月,则可知六气之所在矣。帝曰:六位之气,盈虚何如?岐伯曰:太少异也。太者之至徐而常,少者暴而亡。此言主时之六气亦有盛有虚,乃随岁运之太少也。岁运太过则六位之气盈，岁运不及则六位之气虚，盖太过之气来徐而长，不及之气来疾而短，故曰：少者暴而亡。金西铭曰：太过之气先天时而至，故徐而长；不及之气后天时而至，故暴而短。譬如人之后至，则疾行而趋走矣。帝曰：天地之气，盈虚何如？岐伯曰：天气不足，地气随之；地气不足，天气从之。运居其中而常先也。恶所不胜，归所同和，随运归从而生其病也。故上胜则天气降而下，下胜则地气迁而上，多少而差其分，微者小差，甚者大差，甚则位易交气，易则大变生而病作矣。大要曰：甚纪五分，微纪七分，其差可见，此之谓也。恶，去声。差，叶雌。此论主时之六气亦有天地盈虚之分而上下相胜也。岁半以上，天气主之，岁半以下，地气主之。运居于天地之中，常先天地之气而为之胜，故曰随运归从而生其病，谓天地之气归从运气而彼此相胜也。气交，谓三气四气之交。如天气不足，地气随之，则四之土气先交于三气之火。如地气不足，天气随之，则三之火气先交于四气之土。此火土子母相合，谓之归所同和，乃胜之微者也。微者小差，小差者在天之纪仍居七分而三分交于地，在地之纪仍居七分而三分交于天，此上下气交，不为民病者也。恶所不胜者，恶己所不胜之气也。太阳寒化施于少阴，阳明燥化施于厥阴，此下胜则地气迁而上。厥阴风化施于太阴，少阴火化施于阳明，此上胜则天气降而下，乃胜之甚者也。甚者大差，大差者在天之纪居五分而五分直降于下，在地之纪居五分而五分反迁于上，故曰：甚则位易，气交易则大变生而病作矣。位易者，谓越三气四气之位，而初气二气行于五位六位，五气六气位于初位二位，此所不胜之气胜之，故曰恶所不胜。越其位而加之，故曰大变。如归所同和，则不越位矣。帝曰：善。论言热无犯热，寒无犯寒，余欲不远寒，不远热，奈何？岐伯曰：悉乎哉问也！发表不远热，攻里不远寒。帝曰：不发不攻，而犯寒犯热，何如？岐伯曰：寒热内贼，其病益甚。帝曰：愿闻无病者，何如？岐伯曰：无者生之，有者甚之。帝曰：生者何如？岐伯曰：不远热则热至，不远寒则寒至。寒至则坚否腹满，痛急下利之病生矣；热至则身热吐下霍乱，痈疽疮疡，瞀郁注下，瞤瘛肿胀，呕，鼽衄头痛，骨节变肉痛，血溢血泄，淋闭之病生矣。帝曰：治之奈何？岐伯曰：时必顺之，犯者治以胜也。此言主时之六气亦当远寒而远热者也。按前章之所谓热无犯热，寒无犯寒者,论司天在泉及加临之六气。此章论主时之六气亦有寒热温凉之分,故帝复有此问。辛甘发散为阳,故有病而应发散者,即当远热而不远热矣。酸苦涌泄为阴,如有病而应攻里者,即当远寒而不远寒矣。如虽病而不宜发表攻里,若妄犯之,则寒热内贼,其病益甚。若无病而不远热不远寒者,则坚痞腹满身热吐下之病生矣。时,谓四时。治以胜者,如犯热则以所胜之寒治之,如犯寒则以所胜之热治之。张玉师曰:后之病生与前章之客气总论亦可。黄帝问曰:妇人重身,毒之何如?岐伯曰:有故无殒,亦无殒也。帝曰:愿闻其故,何谓也?岐伯曰:大积大聚,其可犯也,衰其大半而止,过者死。此言胎孕积聚亦有阴阳寒热之分,所当远寒而远热者也。重身,谓娠妊而身重。毒者,大寒大热之药也。娠妇始结胎之一月二月,乃木气司养,三月四月主火,五月六月主土,七月八月主金,九月十月主水,至太阳而五行已周,阴阳水火分而成后天之形身矣。然未生之前,五行之气各有盛有虚,有胜有郁,宜以寒热温凉顺逆而调之。设或有病而欲不远寒不远热,亦无伤于胎气。所谓有故无殒,然亦无过之而致殒也。即如大积大聚,乃属藏府之五行,尚其可犯寒而犯热者也。若过犯之则死。寒热温凉是谓四畏,可不慎诸!此节大有关于治道,学者宜细心体会。附论:七月所生小儿能育而亦多长寿者,盖七月乃肺藏司养,肺属天而主气主血,天一生水,感天地之气而生,故育。九月十月乃少阴太阳所主,皆感阴阳水火而生。若夫八月,乃阳明大肠主气,感阳明之府气而生,故虽生而不育。帝曰:善。郁之甚者,治之奈何?岐伯曰:木郁达之,火郁发之,土郁夺之,金郁泄之,水郁折之。然调其气。过者折之,以其畏也,所谓泻之。帝曰:假者何如?岐伯曰:有假其气,则无禁也。所谓主气不足,客气胜也。此言四时之郁而有调治之法也。郁之甚者,太阴施于太阳,则水郁矣;太阳施于少阴,则火郁矣;少阴施于阳明,则金郁矣;阳明施于厥阴,则木郁矣;厥阴施于太阴,则土郁矣。调治之法,木郁则舒达之,火郁则发散之,土郁则疏夺之,金郁则泄利之,水郁则折流之。然调其所胜之气,太过者折之,以其畏而无复也。所谓泻之,谓泻其胜气也。假者,非长夏胜冬,冬胜夏,夏胜秋,秋胜春,春胜长夏,乃主气不足,客气胜也。如厥阴风木主春,而值阳明金气加临,君相二火主夏,而值太阳寒水加临,长夏湿土主气,而值厥阴风木加临,阳明金气主秋,而值二火之气加临，太阳寒水主冬，而值太阴土气加临，有假其气，竟以寒热治客气之胜，而主气之寒热则无禁也。按此篇所谓《六元正纪论》者，六气谓之六元，五运亦感天元而化。首数章论六气之主岁，而五运化于其中，各有盛有虚，有胜有复。末章论六气之主时，随运归从，上下胜制，有胜有郁而无复。善养生者，皆当随时调养，以参天地之和，施于天下，流于无穷，乃调燮之大关目也。帝曰：至哉圣人之道！天地大化，运行之节，临御之纪，阴阳之政，寒暑之令，非夫子孰能通之！请藏之灵兰之室，署曰《六元正纪》。非斋戒不敢示，慎传也。

# 卷八下

## 至真要大论篇第七十四

此篇论六气司天，六气在泉，有正化，有胜复，有主客，有邪胜。至真者，谓司天在泉之精气乃天一之真元。要者，谓司岁备物以平治其民病。无伤天地之至真，乃养生之至要也。

黄帝问曰：五气交合，盈虚更作，余知之矣。六气分治，司天地者，其至何如？此承上章而言五运六气互相交合，各有太过不及彼此胜制，已详论于前矣。今欲分论六气之司天在泉，其气至之何如也。岐伯再拜对曰：明乎哉问也！天地之大纪，人神之通应也。王冰曰：天地变化，人神运为，中外虽殊，其通应则一也。帝曰：愿闻上合昭昭，下合冥冥，奈何？岐伯曰：此道之所生，工之所疑也。昭昭，合天道之明显。冥冥，合在泉之幽深。道之所生，其生惟一，工不知其要，则流散无穷，故多疑也。帝曰：愿闻其道也。岐伯曰：厥阴司天，其化以风；少阴司天，其化以热；太阴司天，其化以湿；少阳司天，其化以火；阳明司天，其化以燥；太阳司天，其化以寒。以所临藏位，命其病者也。风寒暑湿燥火，天之六气也。三阴三阳上奉之，故六气为司天之化。临藏位者，天气上临而下合人之藏位，随六气之所伤而命其病也。按此篇重在司岁备物，以五味六气举抑补泻以平治天地之不和，故首提其病焉。帝曰：地化奈何？岐伯曰：司天同候，间气皆然。帝曰：间气何谓？岐伯曰：司左右者，是谓间气也。帝曰：何以异之？岐伯曰：主岁者纪岁，间气者纪步也。此言六气司天而环绕于地下，故与司天同候，从左右而环转，是以间气皆然，但司天在泉之气纪岁间气纪步之不同也。帝曰：善。岁主奈何？岐伯曰；厥阴司天为风化，在泉为酸化，司气为苍化，间气为动化；少阴司天为热化，在泉为苦化，不司气化，居气为灼化；太阴司天为湿化，在泉为甘化，司气为黅化，间气为柔化；少阳司天为火化，在泉为苦化，司气为丹化，间气为明化；阳明司天为燥化，在泉为辛化，司气为素化，间气为清化；太阳司天为寒化，在泉为咸化，司气为玄化，间气为藏化。故治病者，必明六化分治，五味五色所生，五藏所宜，乃可以言盈虚病生之绪也。主岁者，谓六气之各主一岁。风寒暑湿燥火乃在天之六气，故为司天之化。《天元纪论》曰：在地为化，化生五味。故在地为味化。司气者，司五运之气化。五运者，五行之气也。感天之苍黅丹素玄之五色，而化生地之五行，是以司气为苍为丹为黅为素为玄。君火以明而在天，故不司在地之火化。所谓居气者，言少阴不司气化，在六气之中自有所居之上下，即下章之南政居南北政居北也。间气之为动为灼为柔为明为清为藏者，六气之用也。此论六气之司天在泉，及化运间气之分治，皆有盛有虚而为民病。治病者或从岁气，或随运气以备物，以所生之五味五色合五藏之所宜，乃可以言五运六化之盈虚，病生之端绪也。帝曰：厥阴在泉而酸化先，余知之矣。风化之行也，何如？岐伯曰：风行于地，所谓本也。馀气同法。本乎天者，天之气也；本乎地者，地之气也。天地合气，六节分而万物化生矣。故曰：谨候气宜，无失病机，此之谓也。此言司天在泉俱以六气为本。六气绕地环转而上下周行，又非气司天化而味主地化也。六气之本于上者，即为天之气；本乎下者，即为地之气。天地合气，六节分而万物化生，故谨候六气之所宜，无失五行之病机，斯得至真之要道。

帝曰：其主病，何如？岐伯曰：司岁备物，则无遗主矣。帝曰：先岁物，何也？岐伯曰：天地之专精也。帝曰：司岁者，何如？岐伯曰：司气者主岁同，然有馀不足也。帝曰：非司岁物何谓也？岐伯曰：散也，故质同而异等也。气味有薄厚，性用有躁静，治保有多少，力化有浅深，此之谓也。主病，谓主治病之药物。司岁备物，谓从六气五运以备之。如少阴少阳二火司岁，则当收附子姜桂之热物；如阳明燥金司岁，则当收桑皮苍术之燥物；如厥阴风气主岁，则当收防风羌活之风物；如太阳寒水司岁，则当收芩连大黄之寒物；如太阴土气司岁，则当收山药黄精之类甘平甘温之品，及苍丹黅素玄之谷，所谓药食宜也。此皆得天地之专精，故先取岁物。谓先备司岁之物，即上章之所谓食岁谷以全其真。盖食天地之精以养吾身之真也。司气,谓五运之气。五运虽与主岁相同,然又有太过不及之分。太过之岁则物力厚,不及之岁则物力浅薄矣。若非气运司岁之物,则气散而力薄,故形质虽同而气味有浅深厚薄之异。治保有多少者,谓治病保真之药食,或宜多用而宜少用也。按中古之世,不能司岁备物,用炮制以代天地之助。如制附子曰炮,制苍术桑皮日炒。盖以火助火,而以燥助燥也。近有制附子以水煮曰阴制,制桑皮以蜜拌曰润燥。是犹用鹰犬而去其爪牙,则驱之搏蹇兔而不能,又安望韩卢之技哉!

帝曰:岁主藏害何谓?岐伯曰:以所不胜命之,则其要也。此论五运之气受司天在泉之胜制。岁主者,谓六气之主岁。藏,五藏也。盖言五藏内属五行而外合五运,五运之气受胜制之所伤,则病入五藏而为害矣。如少商金运而值二火司天,少宫土运而值厥阴在泉,此皆运气之所不胜,而受胜气之所胜制。故以所不胜命之,则岁主藏害之要可知矣。命,名也。帝曰:治之奈何?岐伯曰:上淫于下,所胜平之;外淫于内,所胜治之。上淫于下者,谓司天之气淫胜其在下之运气,当以所胜平之。如少商金运而火热上临,宜平以咸寒,佐以苦甘。外淫于内者,在泉之气淫胜其在内之五运,当以所胜治之。如少宫土运而风木下淫,宜治以辛凉,佐以苦甘。按司天在泉之气根于外,五运之化根于中,故曰外淫于内。下章平天气曰平,治在泉曰治,又诸气在泉曰淫于内。帝曰:善。平气何如?岐伯曰:谨察阴阳所在而调之,以平为期。正者正治,反者反治。平气,谓无上下之胜制,运气之和平也。甲丙戊庚壬为阳运,乙丁己辛癸为阴运,阴阳二运有太过不及之分,故谨察阴阳所在而调之,以平为期。正者正治,谓太过之岁当抑其胜气,扶其不胜。反者反治,谓不及之运为所不胜之气反胜,当反佐以取之。帝曰:夫子言察阴阳所在而调之,论言人迎与寸口,相应若引绳,大小齐等,命曰平。阴之所在,寸口何如?岐伯曰:视岁南北,可知之矣。帝曰:愿卒闻之。此承上文以申明少阴之所在也。五运之中,少阴不司气化,随六气之阴阳而上下左右,故曰阴之所在何如。圣人南面而立,前曰广明,后曰太冲,太冲之地名曰少阴,少阴之上名曰太阳。盖太冲坎位也,广明离位也,少阴主天一之坎水,而上为太阳之离火,是以北政之岁随三阴而在坎,南政之岁从三阳而在离,故有应不应之分焉。所谓南北者,阴阳也。五运之中,戊癸化火,以戊癸年为南政，甲乙丙丁已庚辛壬为北政。五运之政有南有北，少阴之气有阴有阳，是以随之而上下也。寸尺，血脉也。血乃中焦之汁，流溢于下而为精，奉心神化赤而为血，故脉始于足少阴肾，而主于手少阴心，是以诊寸尺之阴阳以征少阴之上下。**岐伯曰：北政之岁，少阴在泉，则寸口不应；厥阴在泉，则右不应；太阴在泉，则左不应。南政之岁，少阴司天，则寸口不应；厥阴司天，则右不应；太阴司天，则左不应。诸不应者，反其诊则见矣。**风寒暑湿燥火，天之阴阳也。三阴三阳上奉之，以司主岁之六气。木火土金水火，地之阴阳也，以司五行之化运。化运五岁而右迁，而五行之中有二火，故君火不司气化，然虽不主运，而有所居之位焉。少阴之上，君火主之，是少阴本于阴而主于阳，是以南政之岁居阳，北政之岁居于阴也。司天在南，在泉在北，此天地之定位。人面南而诊之，寸为阳而在南，尺为阴而在北。北政之岁，少阴在泉，则随阴而居北，是以寸口不应。南政之岁，少阴司天，则对阴而居阳，是以寸口不应。不应者，脉微而不应于诊，此诊寸尺之阴阳南北也。北政之岁，厥阴在泉，则少阴在左，故右不应；太阴在泉，则少阴在右，故左不应。南政之岁，厥阴司天，则少阴在左，故右不应；太阴司天，则少阴在右，故左不应。此论人迎寸口之左右也。诸不应者，谓左右之不应也。反其诊者，以人面南面北而诊之也。盖以图象平置于几上，以司天在南，在泉在北，北政之岁，人面北以诊之，南政之岁，人面南以诊之，则左右之不应可见矣。夫天上地下，天南地北，此天地之定位也。人面南而面北者，人居天地气交之中，随天地之气而环转也。**帝曰：尺候何如？岐伯曰：北政之岁，三阴在下，则寸不应；三阴在上，则尺不应。南政之岁，三阴在天，则寸不应；三阴在泉，则尺不应。左右同。故曰：知其要者，一言而终，不知其要，流散无穷，此之谓也。**此总结上文之义，故问尺而兼论其寸焉。所谓三阴者，以少阴居二阴之中。上下者，以天在上而泉在下也。左右同者，谓尺之左右不应与寸之左右不应同也。故知其要者，知少阴之不司气化，随阴阳而居上居下也。不知其要，流散无穷者，如疏注之议论纷纭，而茫无归著也。朱卫公问曰：假如甲子甲午岁君火司天，而寸口不应，是司天之少阴不应于脉耶？曰：五运六气之道，五运外合五行，内合五藏，五藏之气见于六脉，而后合于六气，是感五运之气而见于寸尺也。故曰天地之气，无以脉诊。盖谓司天在泉之六气,不形于诊也。是以首提曰藏害,当知藏害二字,为照应寸尺而言。

帝曰:善。天地之气,内淫而病,何如?岐伯曰:岁厥阴在泉,风淫所胜,则地气不明,平野昧,草乃早秀。民病洒洒振寒,善伸数欠,心痛支满,两胁里急,饮食不下,鬲咽不通,食则呕,腹胀善噫,得后与气,则快然如衰,身体皆重。此章论六气在泉而为民病,当以所胜之气味治之。厥阴在泉,寅申岁也。风淫于下,则尘土飞扬,故地气不明,平野昏昧。草得生气,故早秀也。按《经脉篇》云:脾是动则病洒洒振寒,善伸数欠。脾气病则饮食不下,食则呕,腹胀善噫,得后与气则快然如衰,身体俱重,盖木淫而土病也。又厥阴肝脉上贯膈,布胁肋,故为心痛支满等证。岁少阴在泉,热淫所胜,则焰浮川泽,阴处反明。民病腹中常鸣,气上冲胸,喘,不能久立,寒热皮肤痛,目瞑齿痛䪼肿,恶寒发热如疟,少腹中痛,腹大,蛰虫不藏。少阴在泉,卯酉岁也。少阴君火生于水中,是以焰浮川泽。少阴标阴而本火,故阴处反明。腹中常鸣者,火气奔动也。气上冲胸者,火气炎上也。喘不能久立,寒热皮肤痛者,火淫肺金也。目瞑者,热甚阴虚,畏阳光也。齿痛䪼肿,热乘阳明也。发热如疟者,少阴标本之气病也。热在下焦,则少腹中痛;热在中焦,则腹大也。岁太阴在泉,草乃早荣,湿淫所胜,则埃昏岩谷,黄反见黑,至阴之交。民病饮积心痛,耳聋,浑浑焞焞,嗌肿喉痹,阴病见血,少腹痛肿,不得小便,病冲头痛,目似脱,项似拔,腰似折,髀不可以回,腘如结,腨如别。太阴在泉,辰戌岁也。土为草木之所资生,故草乃早荣。黄乃土色,黑乃水色,土胜湿淫,故黄反见黑。《五常政论》曰太阴司天,湿气下临,肾气上从,黑起水变,皆土胜水应之义。至阴之交,乃三气四气之交,土司令也。饮积心痛,寒湿上乘也。按《经脉篇》自耳聋至喉痹乃三焦经病,自阴病至不得小便,以邪湿下流为肾藏受病,自冲头痛至腨如别乃膀胱经病。盖三焦为决渎之官,膀胱乃水津之府,土气淫胜而水藏水府皆为病也。岁少阳在泉,火淫所胜,则焰明郊野,寒热更至。民病注泄赤白,少腹痛,溺赤,甚则血便,少阴同候。少阳在泉,巳亥岁也。少阳之火,地二所生,故焰明郊野,寒热更至。热伤血分则注赤,热伤气分则注白。热在下焦,故少腹痛而溺赤。血便者,甚则血出于小便也。少阴之火出自水,少阴之火生于地,皆有阴阳寒热之分,故与少阴同候。

岁阳明在泉,燥淫所胜,则霧雾清暝。民病喜呕,呕有苦,善太息,心胁痛,不能反侧,甚则嗌干面尘,身无膏泽,足外反热。阳明在泉,子午岁也。金气淫于下,则霧雾清暝于上矣。按《经脉篇》呕苦善太息,心胁痛,不能转侧,甚则面有微尘,体无膏泽,足外反热,乃足少阳病。嗌干面尘,乃足厥阴病。盖金胜而肝胆病也。岁太阳在泉,寒淫所胜,则凝肃惨栗。民病少腹控睾,引腰脊,上冲心痛,血见,嗌痛颔肿。太阳在泉,丑未岁也。水寒淫胜,故凝肃惨栗。寒淫于下,则膀胱与肾受之。膀胱居于小腹,故少腹痛。肾主阴器,故控引睾丸。太阳之脉,挟脊抵腰中,故引腰脊。肾脉络心,故上冲心痛。心主血而寒气逼之,故血见。按《经脉篇》嗌痛颔肿,乃小肠经病。小肠者,心之府也,亦水邪上侮火藏火府而然。帝曰:善。治之奈何?岐伯曰:诸气在泉,风淫于内,治以辛凉,佐以苦甘,以甘缓之,以辛散之。风乃木气,金能胜之,故治以辛凉。过于辛恐反伤其气,故佐以苦甘,苦胜辛而甘益气也。木性急,故以甘缓之。风邪胜,故以辛散之。《藏气法时论》曰:肝苦急,急食甘以缓之。肝欲散,急食辛以散之。热淫于内,治以咸寒,佐以甘苦,以酸收之,以苦发之。热乃火气,水能胜之,故宜治以咸寒,佐以苦甘。甘胜咸,所以防咸之过。苦能泄,所以去热之实也。酸乃木味,火生于木,以酸收之者,收火归原也。热郁于内而不解者,以苦发之。湿淫于内,治以苦热,佐以酸淡,以苦燥之,以淡泄之。湿乃阴土之气,故宜治以苦热。苦能胜湿,热以和阴也。酸从木化,故佐以酸淡。以苦燥之者,苦从火化也。《卦传》曰:燥万物者,莫熯乎火。以淡泄之者,淡味渗泄为阳也。火淫于内,治以咸冷,佐以苦辛,以酸收之,以苦发之。火淫于内,故宜治以咸冷。苦能泄,辛能散,故当佐以苦辛。以酸收之,以苦发之,与上文同义。燥淫于内,治以苦温,佐以甘辛,以苦下之。燥乃清凉之金气,故当治以苦温。燥则气结于内,故当佐以辛甘发散,以苦下之。寒淫于内,治以甘热,佐以苦辛,以咸泻之,以辛润之,以苦坚之。寒乃水气,土能胜水,热能胜寒,故宜治以甘热。《藏气法时论》曰:肾苦燥,急食辛以润之。肾欲坚,急食苦以坚之,以苦补之,以咸泻之。

帝曰:善。天气之变,何如?岐伯曰:厥阴司天,风淫所胜,则太虚埃昏，云物以扰，寒生春气，流水不冰。民病胃脘当心而痛，上支两胁，鬲咽不通，饮食不下，舌本强，食则呕，冷泄腹胀，溏泄瘕水闭，蛰虫不去。病本于脾，冲阳绝，死不治。厥阴司天，巳亥岁也。风淫于上，故太虚埃昏，云物扰乱。寒生于春气，是以流水不冰。按《经脉篇》舌本强，食则呕，胃脘痛，腹胀，饮食不下，溏瘕泄水闭，皆脾经之病。盖风木淫胜，故病本于脾。蛰虫藏于土中，因风气外淫，故不去也。冲阳，足阳明胃脉，在足跗上动脉应手，胃气已绝，故死不治。少阴司天，热淫所胜，怫热至，火行其政。民病胸中烦热，嗌干，右胠满，皮肤痛，寒热咳喘，大雨且至，唾血血泄，鼽衄嚏呕，溺色变，甚则疮疡胕肿，肩背臂臑及缺盆中痛，心痛，肺䐜腹大满，膨膨而喘咳。病本于肺，尺泽绝，死不治。少阴司天，子午岁也。怫，郁也。盖少阴之火发于阴中，故为怫热。少阴太阳，阴中有阳，阳中有阴，阴阳相从，标本互换，是以火热甚而大雨至，水寒极而运火炎。民病胸中烦热嗌干，右胠满，皮肤痛，肺受火热而津液不生也。唾血血泄，热淫而迫血妄行也。按《经脉篇》溺色变，肩背臂臑痛，烦心胸满，肺胀膨膨而喘咳，皆肺经之病。盖火淫则金气受伤，故病本于肺。尺泽，在肘内廉大交中，动脉应手，肺之合穴脉也。肺气已绝，故死不治。太阴司天，湿淫所胜，则沉阴且布，雨变枯槁，胕肿骨痛阴痹，阴痹者，按之不得，腰脊头项痛，时眩大便难，阴气不用，饥不欲食，咳唾则有血，心如悬。病本于肾，太谿绝，死不治。太阴司天，丑未岁也。湿淫于上，是以沉阴且布，草木枯槁，得化气之雨而变生。胕肿阴痹，皆感寒湿之气。病在阴者名曰痹，故按之不得也。肾主骨而膀胱为之府，故腰脊头项骨痛。肾开窍于二阴，故大便难也。阴气不用者，不能上交于心也。上下不交，则上焦之 火热留于胃，胃热则消谷，故善饥。胃气上逆，故不欲食也。咳唾有血者，心火在上而不得上下之相济也。《经脉篇》曰肾是动病，目䀮䀮无所见，心如悬若饥，盖心肾不交，故虚悬于上而若饥也。此土淫胜水，故病本于肾。太谿，肾之动脉，在足内踝外踝骨上。太谿脉不至，则肾气已绝，故死不治。少阳司天，火淫所胜，则温气流行，金政不平。民病头痛，发热恶寒而疟，热上皮肤痛，色变黄赤，传而为水，身面胕肿，腹满仰息，泄注赤白，疮疡，咳唾血烦心，胸中热，甚则鼽衄。病本于肺，天府绝，死不治。少阳司天，寅申岁也。火淫所胜，故金政不平。少阳之火，在天为暑，故民病头痛寒热而疟。热上皮肤色变黄赤，火上淫于肺也。肺者太阴，皆积水也。传为水者，逼其金水外溢，故为肿满之水病也。仰息，肺气逆而不得偃息也。泄注赤白疮疡唾血烦心，火热盛也。鼽衄，甚而及于肺也。此火淫胜金，故病本于肺。天府，肺脉，在腋下三寸，动脉应手，肺气已绝，故死不治。阳明司天，燥淫所胜，则木乃晚荣，草乃晚生，筋骨内变。民病左胠胁痛，寒清于中，感而疟，大凉革候，咳，腹中鸣注泄鹜溏，名木敛，生菀于下，草焦上首，心胁暴痛，不可反侧，嗌干面尘，腰痛，丈夫㿗疝，妇人少腹痛，目昧眦伤，疮痤痈，蛰虫来见。病本于肝，太冲绝，死不治。阳明司天，卯酉岁也。燥金淫胜于上，则木受其制，故草木生荣俱晚。肝血伤而不能荣养筋骨，故生内变。左胠胁痛，肝经病也。感寒清而成疟者，秋成痎疟也。大凉革候者，夏秋之交变炎暑而为清凉也。腹中鸣，注泄鹜溏，寒清于中也。菀，茂也。名木敛于上而生菀于下，草焦上首，肃杀之气淫于上也。心胁暴痛，不可反侧，嗌干面尘，㿗疝眦疡，皆肝经之病。盖金淫于上，故病本于肝。太冲，在足大指本节后二寸，动脉应手，肝经之俞穴也。肝气已绝，故死不治。太阳司天，寒淫所胜，则寒气反至，水且冰，血变于中，发为痈疡。民病厥心痛，呕血血泄，鼽衄善悲，时眩仆，运火炎烈，雨暴乃雹，胸腹满，手热肘挛掖肿，心澹澹大动，胸胁胃脘不安，面赤目黄，善噫嗌干，甚则色炲，渴而欲饮。病本于心，神门绝，死不治。所谓动气，知其藏也。曰寒气反至者，谓太阳为诸阳之首，即君火之阳也。然本于在下之寒水，今寒气反从上而至，是上下皆寒。而太阳运居于中，故曰运火炎烈。夫寒临于上，如阳能胜之，即所谓凡伤于寒则为病热，乃病反其本，得标之病矣。故治反其本，得标之方。此太阳从本从标，寒热更胜之气也。是以痈疡呕血，鼽衄腹满，乃阳热中盛之证。如心痛眩仆，面赤目黄，色炲善噫，乃寒凌心火，逼其火热上炎。水火寒热交争而神门脉绝，心气灭矣。神门，心之俞穴，在手掌后锐骨端，动脉应手。故所谓候脉之动气，则知其五藏之存亡矣。帝曰：善。治之奈何？此章论司天之六气淫胜而以所胜之气味平之。岐伯曰：司天之气，风淫所胜，平以辛凉，佐以苦甘，以甘缓之，以酸泻之。按在泉之气曰淫于内而曰治，司天之气曰所胜而曰平，盖天气在外而地气在内也。故曰治者，治其内而使之外也。曰平者,平其上而使之下也。是以在在泉曰以辛散之,在司天曰以酸泻之。**热淫所胜,平以咸寒,佐以苦甘,以酸收之。**此与在泉之治法相同,但少以苦发之,盖自下而上淫于内者,宜从之而发散于外也。**湿淫所胜,平以苦热,佐以酸辛,以苦燥之,以淡泄之。湿上甚而热,治以苦温,佐以甘辛,以汗为故而止。**湿乃土之湿气,故上甚而热者,亦宜用辛温发散,以汗为故而止。《金匮要略》曰:腰以下肿,当利小便,腰以上肿,当发汗乃愈。此皆治水湿之要法。**火淫所胜,平以酸冷,佐以苦甘,以酸收之,以苦发之,以酸复之。热淫同。**少阳之火乃地火也。如平之而未平者,淫于内也,故当以苦发之。此即三焦之元气,宜复以酸收之,勿使其过于发散也。夫少阴之热,君主之火也。淫甚则外内相合,亦当以苦发之。**燥淫所胜,平以苦温,佐以酸辛,以苦下之。**苦温能胜清金,辛能润燥,燥必内结,故以酸苦泄之。**寒淫所胜,平以辛热,佐以甘苦,以咸泻之。**夫淫于内则干涉于藏气,故上文曰以辛润之,以苦坚之。此胜于外,止宜平之泻之而已。

帝曰:善。邪气反胜,治之奈何?岐伯曰:风司于地,清反胜之,治以酸温,佐以苦甘,以辛平之;热司于地,寒反胜之,治以甘热,佐以苦辛,以咸平之;湿司于地,热反胜之,治以苦冷,佐以咸甘,以苦平之;火司于地,寒反胜之,治以甘热,佐以苦辛,以咸平之;燥司于地,热反胜之,治以平寒,佐以苦甘,以辛平之,以和为利;寒司于地,热反胜之,治以咸冷,佐以甘辛,以苦平之。邪气反胜者,不正之气反胜在泉主岁之气,又当用胜邪之气味以平治之。上章曰天气反时则可依时,此之谓也。帝曰:其司天邪胜,何如?岐伯曰:风化于天,清反胜之,治以酸温,佐以甘苦;热化于天,寒反胜之,治以甘温,佐以苦酸辛;湿化于天,热反胜之,治以苦寒,佐以苦酸;火化于天,寒反胜之,治以甘热,佐以苦辛;燥化于天,热反胜之,治以辛寒,佐以苦甘;寒化于天,热反胜之,治以咸冷,佐以苦辛。此论六气司天邪气反胜,宜以所胜之气味平之。

帝曰:六气相胜,奈何?岐伯曰:厥阴之胜,耳鸣头眩,愦愦欲吐，胃鬲如寒，大风数举，倮虫不滋，胠胁气并，化而为热，小便黄赤，胃脘当心而痛，上支两胁，肠鸣飧泄，少腹痛，注下赤白，甚则呕吐，鬲咽不通。此论三阴三阳主岁之气淫胜而为民病者，宜以所胜之气味平之。耳鸣头眩，木淫于上也。大风数举，淫于下而上也。愦愦欲吐，胃气如寒，胃土病也。倮虫不滋，木制之也。胠胁气并，肝气聚也。化而为热，小便黄赤，木淫而生火也。风木气胜则脾胃受伤，故风气淫于上则胃脘当心而痛，上支两胁，甚则呕吐，鬲咽不通。淫而下则肠鸣飧泄，少腹痛，注下赤白。所谓风之伤人也，善淫而数变。少阴之胜，心下热善饥，齐下反动，气游三焦。炎暑至，木乃津，草乃萎。呕逆躁烦，腹满痛溏泄，传为赤沃。心下热善饥，外淫之火交于内也。齐下反动，少阴之标阴发于下也。气游三焦，谓本标之气游于上下而交于中也。炎暑至者，与少阳气交之时。木乃津者，得少阴阴水之所资养也。草乃萎者，受君相二火之暑热也。呕逆，阴气上逆也。烦躁，阴阳寒热之征也。腹满溏泄，阴寒在下也。传为赤沃，君火下淫也。太阴之胜，火气内郁，疮疡于中，流散于外，病在胠胁，甚则心痛，热格头痛，喉痹项强，独胜则湿气内郁，寒迫下焦，痛留顶，互引眉间，胃满。雨数至，燥化乃见，少腹满，腰脽重强，内不便，善注泄，足下温头重，足胫胕肿，饮发于中，胕肿于上。阴湿之气淫于外，则火气内郁而疮疡于中矣。湿热之气流散于外，则及于风木而病在胠胁。甚则心痛者，木甚而传于火也。热格头痛，喉痹项强者，风火之气与湿气相离，从颈项而上于巅顶也。此言太阴之气火土相合，而淫于岁半以前。独胜者，阴湿之气复胜于岁半以后也。湿气在中，故内郁而迫于下焦。痛留顶而互引眉间者，风火之气留于巅顶，传于阳明之经，而下及于胃满也。雨数至，燥化乃见者，至四气五气之交而后见此证也。少腹满腰脽重者，湿气下淫而及于肾也。足下温头重者，风火之气复流于下也。足胫胕肿者，土淫而水泛也。饮发于中，胕肿于上者，水邪之从下而中，中而上也。此节论土胜于四时，从中而外，外而上，上而中，中而下，同四时之气外内出入，环转一身，大有关于病机，学者宜体认无忽。少阳之胜，热客于胃，烦心心痛，目赤欲呕，呕酸善饥，耳痛溺赤，善惊谵妄，暴热消铄，草萎水涸，介虫乃屈，少腹痛，下沃赤白。少阳之气合于三焦，故热客于胃，盖三焦之原皆出于胃间也。三焦与心主包络相合，故烦心心痛。三焦之脉上入耳中，络目锐眦，故淫上则为耳痛目赤，淫于中则为呕饥，淫于下则为溺赤少腹痛下沃赤白也。善惊谵妄暴热者，阳明胃经热也。三焦之气，蒸津液，化营血，消铄者，热盛而血液伤也。草萎者，暑热在上也。水涸者，火气在下也。介虫乃屈者，暑热在于气交之中，人与天地参也。王子律曰：少阴与少阳君相相合，在少阴反提出三焦二字，又曰炎暑至，在少阳止微露其端，皆经义微妙处。阳明之胜，清发于中，左胠胁痛，溏泄，内为嗌塞，外发㿗疝。大凉肃杀，华英改容，毛虫乃殃，胸中不便，嗌塞而咳。金气寒肃，故清发于中。金胜则木气受亏，故为胁痛㿗疝。清气在下则为溏泄，在上则为嗌塞。大凉肃杀，淫胜极也。是以华英改容，毛虫乃殃。胸中不便，嗌塞而咳者，阳明燥金上及于肺，同气相感也。太阳之胜，凝栗且至，非时水冰，羽乃后化。痔疟发，寒厥入胃，则内生心痛，阴中乃疡，隐曲不利，互引阴股，筋肉拘苛，血脉凝泣，络满色变，或为血泄，皮肤否肿，腹满食减，热反上行，头项囟顶脑户中痛，目如脱，寒入下焦，传为濡泻。太阳寒水气胜，故凝溧且至。非时水冰者，胜气在于岁半以前，是以羽虫后化也。《灵枢经》曰足太阳是主筋所生病者，为痔。疟者，太阳寒热之邪也。厥逆而入于胃者，水侮土也。胃络上通于心，故心痛也。阴中乃疡，是以隐曲不利，而互引阴股。足太阳主筋，故筋肉拘苛也。血脉凝泣，络满色变，或为血泄，邪入于经也。皮肤否肿者，太阳之气主表也。腹满食减者，水气乘脾也。热反上行者，太阳之气随经上入脑，还出别下项。太阳经脉起于目内眦，故目如脱也。寒入下焦者，太阳标阳而本寒，是以阳热上行而阴寒下行也。帝曰：治之奈何？岐伯曰：厥阴之胜，治以甘清，佐以苦辛，以酸泻之；少阴之胜，治以辛寒，佐以苦咸，以甘泻之；太阴之胜，治以咸热，佐以辛甘，以苦泻之；少阳之胜，治以辛寒，佐以甘咸，以甘泻之；阳明之胜，治以酸温，佐以辛苦，以苦泄之；太阳之胜，治以甘热，佐以辛酸，以咸泻之。治诸胜气，寒者热之，热者寒之，温者清之，清者温之，散者收之，抑者散之，燥者润之，急者缓之，坚者耎之，脆者坚之，衰者补之，强者泻之，各安其气，则病气衰去，此治之大体也。

帝曰：六气之复，何如？岐伯曰：悉乎哉问也！厥阴之复，少腹坚满，里急暴痛。偃木飞沙，倮虫不荣。厥心痛，汗发呕吐，饮食不入，入而复出，筋骨掉眩，清厥，甚则入脾，食痹而吐。冲阳绝，死不治。复者，谓三阴三阳之气受所胜之气胜制，郁极而复发也。少腹坚满，里急暴痛，厥阴之气郁而欲发也。偃木飞沙，郁怒之气大复也。倮虫不荣，风气发而土气衰也。厥心痛者，色苍苍如死状，终日不得太息，此厥阴之气干于心也。汗发者，风热之阳加于阴也。呕吐饮食不入，木淫而土败也。筋骨掉眩，风气盛也。清厥者，风淫于上，阴气下逆也。痹者，闭而痛也。冲阳，胃之动脉。此风气盛而土气绝也。按六气之胜复与五运不同，五运不及之岁，有胜气而子气为母复仇，六气之胜复无分太过不及，有胜则有复，无胜则无复，胜甚则复甚，胜微则复微，而所复之气即是所郁之本气复发，非子复母仇也。故曰厥阴之复，少阴之复，与《气交变》章之论复不同也。《六微旨论》曰：寒暑燥湿风火，气有胜复，胜复之作，有德有化，有用有变。盖谓六气主岁，无论司天在泉，如上下和平，无有胜复，此气之德化也。用者胜之始，变者复之机，此胜复而为民病也。张介宾曰：按前章天地淫胜，止言司天，六脉绝者不治，而在泉未言。此章于六气之复者复言之，正以明在泉之化，盖四气尽终气，地气主之，复之常也。少阴之复，燠热内作，烦躁鼽嚏，少腹绞痛，火见燔焫嗌燥，分注时止，气动于左，上行于右，咳，皮肤痛，暴瘖心痛，郁冒不知人，乃洒淅恶寒，振栗谵妄，寒已而热，渴而欲饮，少气骨痿，隔肠不便，外为浮肿哕噫，赤气后化，流水不冰，热气大行，介虫不复，病疿疹疮疡，痈疽痤痔，甚则入肺，咳而鼻渊。天府绝，死不治。燠热，郁热也。烦躁，火烦而阴躁也。鼽嚏，燠热上乘于肺也。少腹绞痛，少阴之阴气发于下也。火见燔焫，君火之气发于上也。嗌燥，火热烁金也。夫阴寒在腹则注泄，得火热之气则注止。少阴标本并发，是以注泄分而时注时止也。气动于左者，君火之气发于左肾之水中。上行于右者，肺肾上下相交，肾为本而肺为末也。火淫肺金，则咳而皮痛。金主声，故暴瘖也。心痛者，火气自伤也。郁冒不知人者，寒热之气乱于上也。洒淅振栗者，阴阳相搏也。寒已而热者，少阴之阴寒从火化而为热也。是以渴而欲饮，少气骨痿，盖火盛则少气，热盛则骨痿也。隔肠，小肠也。哕者，小肠之气不通，逆气上走心而为噫也。赤气后化者，复在五气终气，是以流水不冰。疿疹疮疡，乃热伤气血。火热铄金，故天府绝也。太阴之复，湿变乃举，体重中满，饮食不化，阴气上厥，胸中不便，饮发于中，咳喘有声。大雨时行，鳞见于陆。头顶痛重，而掉瘛尤甚，呕而密默，唾吐清液，甚则入肾，窍泻无度。太谿绝，死不治。气极则变。举，发也。阴湿之气盛，是以体重中满，饮食不化。胸中，膻中也，宗气之所居。阴气上逆，是以胸中不便。咳喘有声者，饮乘于肺也。太阴所至为湿生，终为注雨。鳞见于陆者，土崩溃也。头顶痛重而掉瘛尤甚者，所谓因于湿首如裹，湿热不攘，大筋緛短，小筋驰长，緛短为拘，驰长为痿也。呕者，湿乘阳明也。密默者，欲闭户牖而独居也。《脉解篇》曰：所谓欲独闭户牖而处者，阴阳相薄也。阳尽而阴盛，故欲独闭户牖而居。盖阳明者，表阳也。太阴者，三阴也。阴变而乘于阳，则阳欲尽而阴盛，是以唾吐清液也。甚则入肾，下乘冬令之寒水也。肾开窍于二阴，故曰窍泻。夫太阴居中土而旺于四季，是以胜气胜于四时，复气在于岁半以后，故止乘肺胃之秋金，冬令之肾水也。少阳之复，大热将至，枯燥燔焫，介虫乃耗，惊瘛咳衄，心热烦躁，便数憎风，厥气上行，面如浮埃，目乃瞤瘛，火气内发，上为口糜呕逆，血溢血泄，发而为疟，恶寒鼓栗，寒极反热，嗌络焦槁，渴饮水浆，色变黄赤，少气脉萎，化而为水，传为胕肿，甚则入肺，咳而血泄。尺泽绝，死不治。少阳之火复发于秋冬之时，是以枯燥燔焫，介虫乃耗，谓木枯草焦，而甲虫耗散也。惊瘛咳衄，热乘心肺也。便数憎风，表里皆热也。面如浮埃，面微有尘也。手足少阳之脉，皆上系于目，故目乃瞤瘛。火气内发者，阴火发于内也。上为口糜，发于上焦也。发于中焦，则呕逆。发于下焦，则血溢血泄也。发而为疟者，少阳主枢，是以寒热阴阳，外内出入，寒极反热，从火化也。嗌络焦槁，肺金伤也。渴饮水浆，阳明胃金燥也。太阴湿土主四之气，色变黄赤者，火土相合也。少气脉萎者，气血皆伤也。化而为水，传为胕肿者，从四气五气而直至于终之气也。阳明之复，清气大举，森木苍干，毛虫乃厉。病生胠胁，气归于左，善太息，甚则心痛，否满腹胀而泄呕苦，咳哕烦心，病在鬲中，头痛，甚则入肝，惊骇筋挛。太冲绝，死不治。阳明之复，发于本位主令之时，是以清气大举，森木苍干，毛虫乃厉，病生胠胁。气归于左者，金乘木也。心痛否满，腹胀而泄，乘火土也。胆病者，善太息呕苦，木受金刑，府亦病也。咳哕，肺气逆也。咳哕烦心者，病在鬲中，阳明之气上逆也。头痛，厥阴病也。夫病生胠胁头痛，病在肝之经气，如入肝则干藏矣。干藏者半死半生,盖邪虽薄藏,而藏真不伤者生。如太冲脉绝,真元伤矣。夫厥阴少阴少阳太阴之复,发于五气六气之时,阳明太阳之发,报复岁半以前之气,是以木火土之皆病也。太阳之复,厥气上行,水凝雨冰,羽虫乃死,心胃生寒,胸膈不利,心痛痞满,头痛善悲,时眩仆食减,腰脽反痛,屈伸不便,地裂冰坚,阳光不治,少腹控睾,引腰脊上冲心,唾出清水,及为哕噫,甚则入心,善忘善悲。神门绝,死不治。厥气上行者,郁逆之气上行而欲复岁半以前之气也。水凝,水寒在下也。雨冰,寒气在上也。上下皆寒,是以羽虫乃死,盖寒淫而火灭也。心胃生寒,胸膈不利,心痛否满,头痛善悲,时眩仆者,厥气上行,从下而中,中而上也。食减,水乘土也。腰脽反痛,屈伸不利,水淫而反自伤也。阳光不治,木火之气衰也。少腹控睾,引腰脊上冲心者,厥阴病也。唾出清水及为哕噫,从胃而上及于心也。盖亦报复岁半以前之木火土也。王子律曰:木火土三气子母相合,而胜岁半以后之气,是以复发而俱报之。计逊公问曰:少阴太阳有水火寒热之并发,奚少阴之复有寒气,而太阳之复无阳热耶?曰:少阴之本火,太阳之本寒,报复之气发于岁半以后,乃凉寒之时,是以少阴有寒而太阳无热,从时化也。帝曰:善。治之奈何?岐伯曰:厥阴之复,治以酸寒,佐以甘辛,以酸泻之,以甘缓之;少阴之复,治以咸寒,佐以苦辛,以甘泻之,以酸收之,辛苦发之,以咸耎之;太阴之复,治以苦热,佐以酸辛,以苦泻之,燥之泄之;少阳之复,治以咸冷,佐以苦辛,以咸耎之,以酸收之,辛苦发之,发不远热,无犯温凉;少阴同法;阳明之复,治以辛温,佐以苦甘,以苦泄之,以苦下之,以酸补之;太阳之复,治以咸热,佐以甘辛,以苦坚之。上章曰发表不远热,攻里不远寒,如少阳少阴之火郁而不解,是宜不远热而发散之,然无犯其温凉。盖四之气宜凉,五之气宜温,至终之气而后可用热,时气之不可不从也。阳明之复,以苦泄之,以苦下之者,谓渗泄其小便,下其大便也。治诸胜复,寒者热之,热者寒之,温者清之,清者温之,散者收之,抑者散之,燥者润之,急者缓之,坚者耎之,脆者坚之,衰者补之,强者泻之。各安其气,必清必静,则病气衰去,归其所宗。此治之大体也。五味六气之中,辛甘发散为阳,酸苦涌泄为阴,咸味涌泄为阴,淡味渗泄为阳。六者或收或散，或缓或急，或燥或润，或耎或坚，有补有泻，有逆有从，各随五行六气而咸宜。安其胜复之气，使之必清必静，则病气衰而各归其所主之本位。此治之大体也。帝曰：善。气之上下，何谓也？岐伯曰：身半以上，其气三矣，天之分也，天气主之；身半以下，其气三矣，地之分也，地气主之。以名命气，以气命处，而言其病。半，所谓天枢也。此论人身之上下，以应天地之上下也。夫岁半以上，天气主之，乃厥阴风木，少阴君火，少阳相火；岁半以下，地气主之，乃太阴湿土，阳明燥金，太阳寒水。在人身厥阴风木之气，与督脉会于巅顶，是木气在于火气之上矣。君火之下，包络相火主气，是木火火之三气，在身半以上也。脾土居阳明胃金之上，阳明居太阳膀胱之上，是土金水之三气，在身半以下也。以木火土金水之名，以命其上之三气，下之三气，以上下之三气而命其在天在地之处，以天地之处而言其三阴三阳之病，则胜复之气可知矣。半者，所谓天枢之分，在脐傍二寸，乃阳明之穴名，盖以此而分形身之上下也。夫所谓枢者，上下交互而旋转者也。故在天地乃上下气交之中名天枢，在人身以身半之中名天枢也。故上胜而下俱病者，以地名之；下胜而上俱病者，以天名之。此言上下之胜气也。如身半以上之木火气胜，而身半以下之土金水三气俱病者，以地名之，谓病之在地也。如身半以下之土金水胜，而身半以上之木火气病者，以天名之，谓病之在天也。盖以人身之上下，以应天地之上下，故以天地名之。所谓胜至，报气屈伏而未发也。复至则不以天地异名，皆如复气为法也。此言上下之复气也。如胜至，则报复之气屈伏于本位而未发也。复至，则如复气而为法，不必以天地而名之。如厥阴少阴少阳之复，其气发于四气五气之时；阳明太阳之复，其气归于初气二气之木火。故不必以木火居岁半以上，而以天名之，金水主岁半以下，而以地名之，皆如复气之所在而为成法也。帝曰：胜复之动，时有常乎？气有必乎？岐伯曰：时有常位，而气无必也。帝曰：愿闻其道也。岐伯曰：初气终三气，天气主之，胜之常也；四气尽终气，地气主之，复之常也。有胜则复，无胜则否。帝问胜复之气，随四时之有常位乎，其气之动，随四时之可必乎。伯言木火土金水，四时有定位，而胜复之气不随所主之本位而发，故气不可必也。盖谓六气各主一岁，主岁之气胜，则春将至而即发，是太阴阳明太阳之气，皆发于春夏矣。如六气之复乃郁极而后发,故发于岁半之后,是厥阴少阴少阳之复,皆发于秋冬矣。故曰:初气终三气,天气主之,胜之常也;四气尽终气,地气主之,复之常也。有胜则复,无胜则否,是以胜复之气不随四时之常位,而不可必也。**帝曰:善。复已而胜,何如?岐伯曰:胜至则复,无常数也,衰乃止耳。复已而胜,不复则害,此伤生也。**此申明有胜则复,展转不已,必待其胜气衰而后乃止耳。复已而胜者,如火气复而乘其金已,则金气又复胜之。金气复而侮其火已,则火气又复胜之。所谓胜至则复,无常数也。如胜气衰,而后乃止耳。故复气已,而受复之气又复胜之。如火气复而胜其金,则金气又当复胜。如不复胜,此金为火气所害,而金之生气伤矣。故必待其胜衰而后平,如有胜则有复也。**帝曰:复而反病,何也?岐伯曰:居非其位,不相得也。大复其胜,则主胜之,故反病也,所谓火燥热也。**复而反病者,复气之反病也。如火气复而乘于金位,金气复而乘于火位,皆居非其位,不相得也。是以大复其胜则主胜之,故反病也。如火气大复而乘于阳明,则五位之主气胜之,如金气大复而乘于少阴,则二位之主气胜之,故复气之反病也。所谓火热,燥也。馀气皆然。此即胜至而复,胜衰则止之意。盖言胜复之气,宜于渐衰而不宜于复大也。**帝曰:治之何如?岐伯曰:夫气之胜也,微者随之,甚者制之;气之复也,和者平之,暴者夺之。皆随胜气,安其屈伏,无问其数,以平为期,此其道也。**微者随之,顺其气以调之也。甚者制之,制以所畏也。和者平之,平调其微邪。暴者夺之,泻其强盛也。但随胜气以治,则屈伏之气自安矣。然不必问其胜复之展转,惟以气平为期,此其治胜复之道也。

**帝曰:善。主客之胜复,奈何?岐伯曰:客主之气,胜而无复也。**此论四时主气客气之胜复也。按前篇论初之气二之气者,乃加临之客气而为民病也。后论厥阴所至为和平,太阴所至为埃溽,论主气之有德化变病也。此章复论主气客气有彼此相胜之顺逆。是以岁运七篇,内有似乎重复,而义无雷同,学者当细心体析。**帝曰:其逆从,何如?岐伯曰:主胜逆,客胜从,天之道也。**客气者,乃司天在泉及左右之间气,在天之六气也。天包乎地之外,从泉下而六气环转,天之道也。主气者,五方四时之定位,地之道也。坤顺承天,是以主胜为逆,客胜为从,顺天之道也。**帝曰:其生病何如?**

**岐伯曰:厥阴司天,客胜则耳鸣掉眩,甚则咳;主胜则胸胁痛,舌难以言。**风木之客气胜于上,是以耳鸣掉眩。厥阴肝木贯膈,上注肺,甚则咳者,上淫之气内入于经也。主胜则胸胁痛,肝经之脉布胸胁也。厥阴少阳主筋,二经之筋病则舌卷,故难以言。盖客气之从上而下,主气之从内而上也。再按主岁之三气,乃厥阴风木君相二火。胸胁痛者,厥阴之初气甚也。舌难以言者,二火之气胜也。**少阴司天,客胜则鼽嚏,颈项强,肩背瞀热头痛,少气发热,耳聋目瞑,甚则胕肿血溢,疮疡咳喘;主胜则心热烦躁,甚则胁痛支满。**少阴司天之初气乃太阳寒水,二之气乃厥阴风木,三之气乃少阴君火。鼽嚏耳聋目瞑,厥阴之气胜也。头项强,肩背瞀热头痛,甚则胕肿,太阳寒水之气胜也。少气发热,血溢疮疡咳喘,君火之气胜也。初之主气乃厥阴风木,二之气君火,三之气相火。主胜则心热烦躁者,君相二火之气胜也。甚则胁痛支满者,厥阴之初气胜也。盖君火司岁,故先火胜而甚则及于厥阴。按司天之气,客气有三,主气有三;在泉之气,客气有三,主气有三。主客之胜而为民病,有以三气分而论之者,有合而论之者,盖书不尽言,言不尽意,神而明之,存乎其人。**太阴司天,客胜则首面胕肿,呼吸气喘;主胜则胸腹满,食已而瞀。**客胜则首面胕肿,湿淫于上也。呼吸气喘,淫及于内也。主胜则胸腹满者,初气之木胜伤土也。经云肺是动病甚则交两手而瞀,乃二气三气之火上炎而为肺病也。按胕叶扶,肿也。上文曰胕肿于上,此节曰首面胕肿,非足跗之跗也。**少阳司天,客胜则丹胗外发,及为丹熛,疮疡呕逆,喉痹头痛,嗌肿耳聋血溢,内为瘛疭;主胜则胸满咳仰息,甚而有血手热。**少阳司天,初气三气乃君相二火,二之气乃太阴湿土。丹胗即斑疹,因火热而发于外者也。丹熛即赤游,发于外而欲游于内者也。呕逆瘛疭,湿土之气合于内也。疮疡嗌肿诸证,亦皆感湿热而生。盖亦自上而下,从外而内也。肺乃心之盖,主胜则胸满咳仰息者,主气之二火欲上炎而外出也。仰息者,肺病而不得偃息也。甚而有血手热者,火发于外也。君相二经之脉皆循于手,故为手热。王子律曰:止言火而不言初气之风者,盖风自火出,火随风炽也。**阳明司天,清复内馀,则咳衄嗌塞,心鬲中热,咳不止而白血出者死。**清复内馀者,清肃之客气入于内,而复有馀于内也。咳衄嗌塞,心鬲中热,皆肺病也。肺属金而主天,是以阳明司天之气馀于内而病在肺也。白血出者，血出于肺也。阳明司天，天之气也。藏属阴而血为阴，血出于肺，则阳甚而阴绝矣。此盖言天为阳，地为阴，人居天地气交之中，府为阳，藏为阴，气为阳，血为阴，外为阳，内为阴。是以阳明之不言主客者，谓阳明金气司天则乾刚在上，胜于内则与肺金相合。故不言主客者，论天之道也。**太阳司天，客胜则胸中不利，出清涕，感寒则咳；主胜则喉嗌中鸣。**太阳之气在表而肺主皮毛，是以受司天之客气，即为胸中不利，出清涕而咳。曰感寒则咳者，谓太阳与寒水之有别也。按《水热穴论》曰：肾者，至阴也。至阴者，盛水也。肺者，太阴也。少阴者，冬脉也。故其本在肾，其脉在肺，皆积水也。盖水在地之下，故曰至阴。大地之下皆水，故为盛水也。与肺金之上下交通而皆积水者，水上连乎天而天包乎下也。是以主胜则喉嗌中鸣，乃在下寒水之气而上出于肺也。此乃论主客之末章，故以阳明太阳兼申明司天在泉之微妙。**厥阴在泉，客胜则大关节不利，内为痉强拘瘛，外为不便；主胜则筋骨繇并，腰腹时痛。**繇，同陶。大关节者，手足之十二节也。厥阴在泉，始之客气乃阳明燥金。厥阴主筋，筋燥是以关节不利。次之客气乃太阳寒水，太阳为诸阳主气，阳气者柔则养筋，寒气淫于内则太阳受之，故内为痉强拘瘛，即痉证也。终之客气乃在泉之风木，故外为不便，不便者，亦筋骨之不利也。《灵枢·根结篇》曰：骨繇者，节缓而不收也。所谓骨繇者，摇故也。在泉之主气乃太阴湿土，阳明燥金，太阳寒水，筋骨繇并腰腹时痛者，三气之为病也。**少阴在泉，客胜则腰痛，尻股膝髀腨骱足病，瞀热以酸，胕肿不能久立，溲便变；主胜则厥气上行，心痛发热，鬲中众痹皆作，发于胠胁，魄汗不藏，四逆而起。**四之客气乃太阳寒水，故为腰尻股骱足病，皆太阳之经证，同气相感也。次之气乃厥阴风木，瞀热以酸，胕肿不能久立，乃脾土之证，盖木淫而土病也。终之客气乃少阴君火，主气乃太阳寒水，溲便变者，水火相交，火淫于下也。主胜则厥气上行，心痛发热者，乃寒水之主气上乘于在泉之君火也。五之主气乃阳明燥金，客气乃厥阴风木，众痹者，各在其处，更发更止，更居更起，以右应左，以左应右，鬲中众痹皆作，发于胠胁，乃阳明之气乘于厥阴之经也。四之主气乃太阴湿土，客气乃太阳寒水。魄汗，表汗也。汗乃阴液，膀胱者，津液之所藏。四逆而起者，土气上逆也。以土胜水，是以津液不藏而汗出于表也。再按众痹似属阳明，十二经中惟手足阳明之脉，左之右，右之左，而交于承浆，故曰以右应左，以左应右。**太阴在泉，客胜则足痿下重，便溲不时，湿客下焦，发而濡泻及为肿，隐曲之疾；主胜则寒气逆满，食饮不下，甚则为疝。**足痿下重，便溲不时者，在泉之湿气客于太阴之经，而下及于内也。湿客下焦，发而濡泻及为肿者，因客淫于下，而太阴之主气自病也。隐曲者，乃男女之前阴处，故曰隐曲，谓隐藏委曲之处也。终之主气乃太阳寒水，客气乃司天之湿土，是以主胜则寒气逆满，盖水淫而上乘于土，故逆满也。四之主气乃太阴湿土，客气乃厥阴风木，食饮不下，甚则为疝者，湿气上逆而病及于厥阴之经也。五之主气乃阳明燥金，客气乃少阴君火，火能制金，故不上胜也。**少阳在泉，客胜则腰腹痛而反恶寒，甚则下白溺白；主胜则热反上行而客于心，心痛发热，格中而呕。少阴同候。**少阳在泉，始之客气乃少阴君火，主气乃太阴湿土；次之客气乃太阴湿土，主气乃阳明燥金；终之客气乃少阳相火，主气乃太阳寒水。腰腹痛而反恶寒者，客胜而太阳之主气病也。太阳之气伤，故恶寒也。甚则溺白下白者，病及于阳明太阴之主气也。盖金主气，气化则溺出。溺白者，气不化而溺不清也。下白者，土气伤而大便色白也。因客胜而主气反病，故曰反。主胜则热反上行而客于心，心痛发热者，君相二火之客气反上行而自病也。格中而呕者，太阴之客气自病也。因主胜而客反自病，故曰反曰客，曰少阴同候，谓火性炎上，故二火皆有反逆之自病也。朱卫公曰：水湿下逆，是以二火反上炎而自焚。徐东屏曰：有客之胜气病在于内者，有主之胜气病在于上者，有因客胜而主气自病于下者，有因主胜而客气自病于上者。是以此节又翻一论，学者当引而伸之。**阳明在泉，客胜则清气动下，少腹坚满而数便泻；主胜则腰重腹痛，少腹生寒，下为鹜溏，则寒厥于肠，上中胸中，甚则喘不能久立。**清气动下者，清肃之天气而动于下也。少腹坚满而数便泻者，太阳寒水之病也。主胜则腰重腹痛，少腹生寒者，太阳水寒之气发于下也。下为鹜溏者，水下泄也。寒厥于肠，上冲胸中，甚则喘者，寒气逆乘阳明之大肠，而上及于胸中之肺藏也。《灵枢经》曰：气上冲胸，喘不能久立，邪在大肠。大肠与肺胃相合而并主金气，此与阳明司天之大义相合。**太阳在泉，寒复内馀，则腰尻痛，屈伸不利，股胫足膝中痛。**寒复内馀者，太阳寒水之客气入于内而复内有馀也。腰尻股胫足痛者，太阳之经证也。屈伸不利者，太阳之主筋也。按太阳者，水中之阳，天之气也。寒水者，天一所生之水也。水上通乎天，天行于地下，故曰司天，曰在泉。六气随天气而绕地环转，故在阳明司天而曰清复内馀，在太阳在泉而曰寒复内馀。谓司天在泉之气上下相通，人居于天地气交之中，而上下之气复有馀于人之内也。故俱不言主气客气，盖司天在泉一气贯通，皆论天之道也。张玉师曰：按腰尻痛者，病在血也。屈伸不利，病太阳之气也。股胫膝痛者，病在血也。天为阳，地为阴，天主气，地主脉，论天地则天包乎地之外，论人又气居于血之中，盖言阴中有阳，阳中有阴，乃阴阳交互之妙用。**帝曰：善。治之奈何？岐伯曰：高者抑之，下者举之，有馀折之，不足补之，佐以所利，和以所宜。必安其主客，适其寒温，同者逆之，异者从之。**高者抑之，谓主气之逆于上也。下者举之，谓客气之乘于下也。有馀者，胜气也。不足者，所不胜之气而为病也。佐以所利者，利其所欲也。如肝欲散，急食辛以散之，是以厥阴之胜，佐以苦辛；心欲耎，急食咸以耎之，是以少阴之胜，佐以苦咸；脾欲缓，急食甘以缓之，是以太阴之胜，佐以辛甘；肺欲收，急食酸以收之，是以燥淫所胜，佐以辛酸；肾欲坚，急食苦以坚之，是以寒淫所胜，佐以甘苦。和其所宜者，利其五味之所宜也。如厥阴色青，宜食甘；少阴少阳色赤，宜食酸；太阴色黄，宜食咸；阳明色白，宜食苦；太阳色黑，宜食辛。安其主客者，使各守其本位也。适其寒温者，治寒以热，治热以寒，治温以凉，治凉以温也。同者逆之，谓气之相得者宜逆治之。如主客之同司火热，则当治以咸寒；如同司寒水，则当治以辛热。温凉亦然。此逆治之法也。异者从之，谓不相得者当从治之。如寒水司天，加临于二火主气之上，客胜当从二火之热以治寒，主胜当从司天之寒以治热。馀气皆然。此平治异者之法也。**帝曰：治寒以热，治热以寒，气相得者逆之，不相得者从之，余已知之矣。其于正味何如？**此承上文而言四时主客之气各有本位之正味也。上章论主客之胜，已论治于前，故曰余已知之矣。然本气之自有盛衰，其于补泻之正味为何如？**岐伯曰：本位之主，其泻以酸，其补以辛。**木位之主，厥阴所主之位也。此乃四时不易之定位，故曰位。如未至所主之时而阳春之气先至，此气之盛也，宜泻之以酸；如至而未至，此气之衰也，宜补之以辛。盖木性升，酸则反其性而收之，故为泻。辛则助其发生之气，故为补。**火位之主，其泻以甘，其补以咸。**二之气乃君火所主之位，三之气乃相火所主之位。如未至三月而暄热之气先至,未至五月而炎暑之气先至,此来气有馀也,宜泻之以甘,盖从子而泄其母气也。如至而不至,此气之不及也,宜补之以咸,盖以水济火也。王子律曰:肾水不足则心悬如病饥,水气之不济也。**土位之主,其泻以苦,其补以甘。**土主于四之气,如主气之时埃蒸注雨,气之盛也,宜苦以泄之,泻其敦阜之气。如化气不令,风寒并兴,主气之不足也,宜补之以甘,盖气不足者,补之以味也。**金位之主,其泻以辛,其补以酸。**五之气也,如未及时而清肃之气早至,此气之盛也,其泻宜辛,以辛散之也。如至秋深而暑热尚在,气之不及也,其补宜酸,以酸收之也。**水位之主,其泻以咸,其补以苦。**终之气也,如未及时而天气严寒,冰雪霜雹,气之盛也,宜泻之以咸。盖咸能泄下,从其类而泻之也。如已至而天气尚温,此气之不及也,宜补之以苦。盖苦味阴寒而炎上作苦,助太阳标本之味也。所谓调之正味,以平为期,勿使四时不平之气而为民病也。**厥阴之客,以辛补之,以酸泻之,以甘缓之。**此加临之六气而有太过不及之正味也。六气运行,无有定位。如宾客之外至,故曰客。常以正月朔日,平旦视之。如气来不及,宜补之以辛;气来有馀,宜泻之以酸,以甘缓之。《藏气法时论》曰:肝苦急,急食甘以缓之。盖主气有馀则气行于外,客气太过则气乘于内,故当兼用五藏所欲之味以调之。**少阴之客,以咸补之,以甘泻之,以咸收之。**咸当作酸。《藏气法时论》曰:心苦缓,急食酸以收之。按论主气先言泻而后言补,论客气先曰补而后曰泻。盖补泻之道,有宜补而不宜泻者,有宜泻而不宜补者,有宜先补而后泻者,有宜先泻而后补者,有宜补泻之兼用者,神而明之,在乎其人。**太阴之客,以甘补之,以苦泻之,以甘缓之。**《藏气法时论》曰:脾欲缓,急食甘以缓之。**少阳之客,以咸补之,以甘泻之,以咸耎之。**《藏气法时论》曰:心欲耎,急食咸以耎之。盖少阳乃心主之包络也。**阳明之客,以酸补之,以辛泻之,以苦泄之。**《藏气法时论》曰:肺苦气上逆,急食苦以泄之。**太阳之客,以苦补之,以咸泻之,以苦坚之,以辛润之。开发腠理,致津液,通气也。**《藏气法时论》曰:肾欲坚,急食苦以坚之;肾苦燥,急食辛以润之。开腠理,致津液,通气也。腠者,三焦通会元真之处;理者,皮肤藏府之文理也。夫水谷入于口,津液各走其道,故三焦出气,以温肌肉,充皮肤,为其津。盖气充肌腠,津随气行,辛味入胃,能开腠理,致津液而通气,故主润。

帝曰：善。愿闻阴阳之三也，何谓？岐伯曰：气有多少异用也。此言阴阳之有太少，则气有盛衰而治有轻重矣。阴阳之中有太阳少阳，有太阴少阴，则气有多少异用也。王子律曰：三阴三阳有多气少血者，有多血少气者，有气血皆多者，是以用药之有异也。帝曰：阳明何谓也？岐伯曰：两阳合明也。《阴阳系日月论》曰：寅者正月之生阳也，主左足之少阳；未者六月，主右足之少阳；卯者二月，主左足之太阳；午者五月，主右足之太阳；辰者三月，主左足之阳明；巳者四月，主右足之阳明。此两阳合于前，故曰阳明。夫阳明主阳盛之气，故多气而多血。帝曰：厥阴何也？岐伯曰：两阴交尽也。前论曰申者七月之生阴也，主右足之少阴；丑者十二月，主左足之少阴；酉者八月，主右足之太阴；子者十一月，主左足之太阴；戌者九月，主右足之厥阴；亥者十月，主左足之厥阴。此两阴交尽，故曰厥阴。夫厥阴主于阴尽而一阳始蒙，气之微者也。故为阴中之少阳而少气。帝曰：气有多少，病有盛衰，治有缓急，方有大小，愿闻其约奈何？岐伯曰：气有高下，病有远近，证有中外，治有轻重，适其至所为故也。气有高下者，有天地人之九候也。远近者，浅深上下也。中外者，表里也。轻重者，大小其服也。盖适其至病之所在为故也。大要曰：君一臣二，奇之制也；君二臣四，偶之制也；君二臣三，奇之制也；君二臣六，偶之制也。大要者，数之大要也。夫数之始于一而成于三，圆之象也。以二偶而成六，方之象也。地数二，木数三，甲己合而土气化也。君二臣六，乾坤位而八卦成也。少则二之，阴数之始也。多则九之，阳数之终也。夫阴阳之道，始于一而终于九者，此《洛书》之数也。禹疏九畴而洪水平，箕子陈洪范而彝伦攸叙。盖《洛书》所陈九畴皆帝王修身治国平天下之大经大法，本经八十一篇统论天地人三才之道，皆有自然之数，故曰大要。玉师曰：数之可千可万，总不出乎奇偶。故曰：近者奇之，远者偶之。汗者不以奇，下者不以偶。补上治上制以缓，补下治下制以急。急则气味厚，缓则气味薄。适其至所，此之谓也。奇偶者，天地之数也。近者，谓病之在上而近，故宜用奇方以治之，天气之在上也。远者，谓病之在下而远，故宜用偶数以治之，地气之在下也。汗乃阴液，故宜用偶而不以奇，盖直从下而使之上，犹地气升而后能为云为雨也。下者宜用奇而不以偶，盖从上而使之下，从天气之下降也。补者，补正气之不足。治者，治邪气之有馀。在上者宜缓方,在下者宜急方。急则用气味之厚者,缓则用气味之薄者。盖厚则沉重而易下,薄则轻清而上浮。奇偶缓急各适其上下远近,至其病之所在而已矣。病所远而中道气味之者,食而过之,无越其制度也。是故平气之道,近而奇偶,制小其服也,远而奇偶,制大其服也。大则数小,小则数多,多则九之,少则二之。此复申明气味之由中而上下也。病所远者,谓病之在上在下而远于中胃者也。中道气味之者,谓气味之从中道而行于上下也。故当以药食并用,而制度之。如病之在上而远于中者,当先食而后药;病在下而远于中者,当先药而后食。以食之先后,而使药味之过于上下也。是故上下之病,近于中道而用奇方偶方者,制小其服;病远于中而用奇方偶方者,宜制大其服。大服小服者,谓分两之轻重也。大则宜于数少而分两多,盖气味专而能远也。小则宜于数多而分两少,盖气分则力薄而不能远达矣。此平上中下三气之道也。奇之不去则偶之,是谓重方。偶之不去,则反佐以取之。所谓寒热温凉,反从其病也。所谓重方者,谓奇偶之并用也。反佐以取之,谓春病用温,夏病用热,秋病用凉,冬病用寒,顺四时寒热温凉之气,而反从治其病也。上文所谓上中下者,以应司天在上,在泉在下,运化于中,是平此三气之道也。此言奇偶寒热温凉者,从天地四时之六气也。

帝曰:善。病生于本,余知之矣。生于标者,治之奈何?岐伯曰:病反其本,得标之病;治反其本,得标之方。此论三阴三阳之有本有标也。病生于本者,生于风寒热湿燥火也。生于标者,生于三阴三阳之气也。如太阳为诸阳之首,而本于寒水;少阴为阴中之太阴,而本于君火;阳明乃阳盛之气,而本于清肃;厥阴主阴极,而本于风木之阳。此阴阳之中,又有标本之不同也。病反其本者,如病寒而反得太阳之热化,病热而反见少阴之阴寒,病在阳而反见清肃之虚寒,病在阴而反得中见之火热,所谓病反其本,得标之病也。治反其本者,如病本寒而化热,则反用凉药以治热;如病本热而化寒,则反用热药以治寒;如病在阳明而化虚冷,则当温补其中气;如病在厥阴而见火热,又当逆治其少阳。所谓治反其本,得标之方。少阳少阴标本相同,皆从阳热阴湿而治。

帝曰:善。六气之胜,何以候之?此论四时五行之气,内合五藏而外应于六脉也。岐伯曰:乘其至也。清气大来,燥之胜也,风木受邪,肝病生焉;热气大来,火之胜也,金燥受邪,肺病生焉;寒气大来,水之胜也,火热受邪,心病生焉;湿气大来,土之胜也,寒水受邪,肾病生焉;风气大来,木之胜也,土湿受邪,脾病生焉。所谓感邪而生病也。风寒热湿燥,在天四时之五气;木火土金水,在地四时之五行。五气之胜五行,五行而病五藏,是五藏之外合五行,而五行之上呈五气也。乘年之虚,则邪甚也。失时之和,亦邪甚也。遇月之空,亦邪甚也。重感于邪,则病危矣。有胜之气,其必来复也。乘年之虚者,主岁之气不及也。如木运不及,则清气胜之;火运不及,则寒气胜之;土运不及,则风气胜之;金运不及,则热气胜之;水运不及,则湿气胜之。此岁运不及,而四时之胜气又乘而侮之。失时之和者,四时之气衰也。如春气不足,则秋气胜之;夏气不足,则冬气胜之;长夏之气不足,则春气胜之;秋气不足,则夏气胜之;冬气不足,则长夏之气胜之。遇月之空者,月廓空之时也。重感于邪者,乘年之虚,失时之和,遇月之空,是谓三虚,而感于邪则病危矣。有胜之气,其必来复者,春有惨悽残贼之胜,则夏有炎暑燔烁之复;夏有惨悽凝冽之胜,则不时有埃昏大雨之复;四维发振拉飘腾之变,则秋有肃杀霖霪之复;夏有炎烁燔燎之变,则秋有冰雹霜雪之复;四维发埃昏聚注之变,则不时有飘荡振拉之复。此四时之胜而必有复也。帝曰:其脉至何如?岐伯曰:厥阴之至其脉弦,少阴之至其脉钩,太阴之至其脉沉,少阳之至大而浮,阳明之至短而涩,太阳之至大而长。此论六气之应六脉也。厥阴主木,故其脉弦;少阴主火,故其脉钩;太阴主土,故其脉沉;少阳主火,故大而浮;阳明主金,故短而涩;太阳主水而为诸阳主气,故大而长。计逊公问曰:太阳主冬令之水,则脉当沉。今大而长,不无与时气相反耶?曰:所谓脉沉者,肾藏之脉也。太阳者,巨阳也。上合司天之气,下合在泉之水,故其大而长者,有上下相通之象。此章论六气之应六脉,非五藏之合四时。阴阳五行之道,通变无穷,不可执一而论。至而和则平,至而甚则病,至而反者病,至而不至者病,未至而至者病,阴阳易者危。此言弦钩长短之脉,当应六气而至也。如脉至而和则为平人,脉至而甚则为病脉。所至之脉与时相反者病,及时而脉不至者病,未及时则脉先至者病。如三阴主时而得阳脉,三阳主时而得阴脉者危。

帝曰：六气标本，所从不同，奈何？岐伯曰：气有从本者，有从标本者，有不从标本者也。帝曰：愿卒闻之。岐伯曰：少阳太阴从本，少阴太阳从本从标，阳明厥阴不从标本从乎中也。故从本者，化生于本；从标本者，有标本之化；从中者，以中气为化也。风寒暑湿燥火六气为本，三阴三阳为标。阴湿之土而标见太阴之阴，初阳之火而标见少阳之阳，是标之阴阳从本化生，故太阴少阳从本。少阴之本热而标见少阴之阴，太阳之本寒而标见太阳之阳，阴中有阳，阳中有阴，有水火寒热之化，故少阴太阳从本从标。阳明之上，燥气治之，中见太阴；厥阴之上，风气治之，中见少阳。盖阳明司四时之秋令，而太阴主四气之清秋，厥阴为两阴交尽，阴尽而一阳始生，是以阳明厥阴从中见之化也。帝曰：脉从而病反者，其诊何如？岐伯曰：脉至而从，按之不鼓，诸阳皆然。帝曰：诸阴之反，其脉何如？岐伯曰：脉至而从，按之鼓甚而盛也。此论脉病之有标本也。脉从者，阳病而得阳脉，阴病而得阴脉也。如太阳阳明之病，其脉至而浮，是脉之从也。其病反阴寒者，太阳之病从本化，阳明之病从中见之阴化也，故脉虽浮而按之不鼓也。如少阴厥阴之病，其脉至而沉，是脉之从也。其病反阳热者，少阴之病从标化，厥阴之病从中见之火化也，故脉虽沉而按之鼓甚也。是脉有阴阳之化，而病有标本之从也。再按太阳病，头痛发热，烦渴不解，此太阳之病本也。如手足挛急，或汗漏脉沉，此太阳之病标也。如少阴病脉沉者，急温之，宜四逆汤，此少阴之病标也。如少阴病，得之二三日，口燥咽干者，急下之，宜大承气汤，此少阴之病本也。如阳明病，发热而渴，大便燥结，此阳明之病阳也。如胃中虚冷，水谷不别，食谷欲呕，脉迟恶寒，此阳明感中见阴湿之化也。如厥阴病，脉微，手足厥冷，此厥阴之病阴也。如消渴，气上冲心，心中疼热，此厥阴中见少阳之火化也。如太阴标阴而本湿，故当治之以四逆辈，少阳标阳而本火，则宜散之以清凉。治伤寒六经之病，能于标本中求之，思过半矣。是故百病之起，有生于本者，有生于标者，有生于中气者。有取本而得者，有取标而得者，有取中气而得者，有取标本而得者。有逆取而得者，有从取而得者。逆，正顺也。若顺，逆也。故知标与本，用之不殆，明知逆顺，正行无间，此之谓也。不知是者，不足以言诊，足以乱经。故大要曰：粗工嘻嘻，以为可知，言热未已，寒病复始，同气异形，迷诊乱经，此之谓也。夫百病之生，总不出于六气之化。如感风寒暑湿燥火而为病者，病天之六气也。天之六气病在吾身，而吾身中又有六气之化。如中风，天之阳邪也，病吾身之肌表，则为发热咳嚏；在筋骨，则为痛痹拘挛；在肠胃，则为下痢飧泄，或为燥结闭癃；或直中于内，则为霍乱呕逆，或为厥冷阴寒。此表里阴阳之气化也。如感吾身之阳热，则为病热；感吾身之阴寒，则为病寒；感吾身之水湿，则为痰喘；感吾身之燥气，则为便难。如中于府则暴仆而卒不知人，中于藏舌即难言而口唾涎沫。又如伤寒，天之阴邪也，或中于阴，或中于阳，有中于阳而反病寒者，有中于阴而反病热者，是吾身之阴中有阳，阳中有阴，标本阴阳之气化也。如感吾身中之水湿，则为青龙五苓之证；如感吾身中之燥热，又宜于白虎承气诸汤。此止受天之一邪，而吾身中有表里阴阳变化之不同也。又如夏月之病，有手足厥冷而成姜桂参附之证者，盖夏月之阳气尽发越于外，而里气本虚，受天之风暑而反变为阴寒，皆吾身之气化，非暑月之有伤寒也。是以神巧之士，知标本之病生，则知有标本之气化，知标本之气化，则能用标本之治法矣。故知标与本，用之不殆，明知顺逆，正行无间，此之谓也。逆者，以寒治热，以热治寒，故曰逆正顺也。从者，以热治热，以寒治寒，故曰若顺逆也。如阴阳寒热之中，又有病热而反寒者，如厥深热亦深之类是也。又有病寒而反热者，如揭去衣被欲入水中，此孤阳外脱，急救以参附之证。粗工嘻嘻，以为可知，言热未已，寒病复始，同气异形，迷诊乱经，此之谓也。夫标本之道，要而博，小而大，可以言一而知百病之害。言标与本，易而勿损，察本与标，气可令调，明知胜复，为万民式，天之道毕矣。此极言标本之用也。言标本之道虽为要约，而其用则广博；虽为微小，而其用则弘大。可以言一而知百病之害者，惟知标本故也。言标与本则施治平易而无伤损，察本与标则六气虽变可使均调。明知标本胜复，则足以为民式，六气在天之道毕矣。

帝曰：胜复之变，早晏何故？岐伯曰：夫所胜者，胜至已病，病已愠愠，而复已萌也。夫所复者，胜尽而起，得位而甚，胜有微甚，复有少多，胜和而和，胜虚而虚，天之常也。帝曰：胜复之作，动不当位，或后时而至，其故何也？岐伯曰：夫气之生与其化，衰盛异也。寒暑温凉，盛衰之用，其在四维。故阳之动，始于温，盛于暑，阴之动,始于清,盛于寒,春夏秋冬,各差其分。故大要曰:彼春之暖,为夏之暑;彼秋之忿,为冬之怒。谨按四维,斥候皆归,其终可见,其始可知,此之谓也。帝曰:差有数乎?岐伯曰:又凡三十度也。此章言日月运行,一寒一暑,四时之气,由微而盛,由盛而微,从维而正,从正而维,寒温互换,凉暑气交,胜复之气,有盛有衰,随时先后,是以有早有晏也。阳之动,始于温,盛于暑;阴之动,始于清,盛于寒,是由微而甚也。如春之沉,夏之弦,秋之数,冬之涩,是冬之馀气尚交于春,春之馀气尚交于夏,夏之馀气尚交于秋,秋之馀气尚交于冬,是由盛而微也。所谓正者,春夏秋冬之正方也。维者,春夏之交,夏秋之交,秋冬之交,冬春之交,四隅之四维也。四时之气,从维而正,复从正而维,寒温气交,凉暑更互,环转之不息也。是以胜至已病,病已愠愠,而复已萌者,谓复气已发萌于胜气之时也。如春有悽惨残贼之胜,是金气之胜木也。夏有炎暑燔烁之复,是火气之复金也。而火气已萌于胜病愠愠之时,是复气之早发于本位之三十度也。所复之气,俟胜尽而起,至炎夏所主之本位而甚,是胜气早而复气将来亦早也。是以胜气甚则复气多,胜气微则复气少,胜气和平而复亦和平,胜气虚衰而复亦虚衰,此天道之常也。如胜复之作,动不当位,后时而至者,此胜复之晏也。夫气之生,生于前之气交,如夏气之生于季春也。气之化,化于后之气交,如春气之流于孟夏也。胜复之气有盛衰,是以有早晏之异也。盖气之盛者,胜于本位以前所生之三十度,气之衰者,流于本位以后所化之三十度,故不当其位也。如金气衰而胜于春夏之交,则复气亦衰而复于夏秋之交矣。是胜虚而虚,后时而至也。此四时之气,前后互交,是以胜复之盛衰,随四时之气交而或前或后也。故曰:盛衰之用,其在四维。又曰:谨按四维,斥候皆归,其终可见,其始可知。谓胜复之早晏,皆归于四维之斥候,或早而在于始之前三十度,或晏而在于终之后三十度也。帝曰:其脉应皆何如?岐伯曰:差同正法,待时而去也。此复以脉候而证明气化之交通,故曰是谓四塞。谓春夏秋冬之气不相交通,则天地四时之气皆闭塞矣。正者,四时之正位也。言脉同四时之正法而前后相交。待时而去者,待终三十度而去也。如春之沉尚属冬之气交,终正月之三十日而春气始独司其令也。《脉要》曰:春不沉,夏不弦,冬不涩,秋不数,是谓四塞。春不沉则冬气不交于春,夏不弦则春气不交于夏,秋不数则夏气不交于秋,冬不涩则秋气不交于冬,是四时之气不相交通而闭塞矣。沉甚曰病,弦甚曰病,涩甚曰病,数甚曰病,参见曰病,复见曰病,未去而去曰病,去而不去曰病,反者死。故曰:气之相守司也,如权衡之不得相失也。夫阴阳之气,清静则生化治,动则苛疾起,此之谓也。四时之气盛于主位之时,而微于始生,衰于交化,是以甚则病也。参见者,谓春初之沉弦并见,夏初之弦数并见也。复见者,已去而复见也。未去而去者,未及三十度而去也。去而不去者,已至三十日应去而不去也。反者,谓四时反见贼害之脉也。故曰:气之相守司也,如权衡之不得相失也。言四时之气守于本位,司于气交,犹权衡之不相离也。四时阴阳之气清静则生化治。生化者,生于前而化于后也。动者,气之乱也。帝曰:幽明何如?岐伯曰:两阴交尽,故曰幽;两阳合明,故曰明。幽明之配,寒暑之异也。幽明者,阴阳也。两阴交尽,阴之极也,故曰幽。两阳合明,阳之极也,故曰明。阴极则阳生,阳极则阴生,寒往则暑来,暑往则寒来,故幽明之配,寒暑之异也。此复申明阳之动始于温,盛于暑;阴之动始于清,盛于寒。四时之往来,总属阴阳寒暑之二气耳。帝曰:分至如何?岐伯曰:气至之谓至,气分之谓分,至则气同,分则气异,所谓天地之正纪也。气至,谓冬夏之二至。气分,谓春秋之二分。此承上文以申明彼春之暖为夏之暑,彼秋之忿为冬之怒,言二至之时,总属寒暑阴阳之二气,气分之时,则有温凉之不同也。帝曰:夫子言春秋气始于前,冬夏气始于后,余已知之矣。然六气往复,主岁不常也,其补泻奈何?岐伯曰:上下所主,随其攸利,正其味,则其要也。左右同法。大要曰:少阳之主,先甘后咸;阳明之主,先辛后酸;太阳之主,先咸后苦;厥阴之主,先酸后辛;少阴之主,先甘后咸;太阴之主,先苦后甘。佐以所利,资以所生,是谓得气。春秋之气始于前者,言春在岁半以上之前,秋在岁半以下之前,夏冬之气在二气之后,谓四时之主气也。六气往复,主岁不常者,谓加临之客气六期环转,无有常位也。此章论四时之主气,前后交通,得气之清静者也。若受客胜以动之,又不能循序而苛疾起矣。是以上下所主,及左右之间气,当随其攸利,正其味以调之,乃其要也。大要宜先泻而后补之,盖以佐主气之所利,资主气之所生,是谓得四时之气生化而交通也。按前章论客气之补泻,先补而后泻者,在客之本气而论也。

此复以先泻而后补者，为四时之主气而言也。岁运七篇，圣人反复详论，曲尽婆心，文有似乎雷同，而旨义各别，学者亦宜反复参阅，不可以其近而忽之。

帝曰：善。夫百病之生也，皆生于风寒暑湿燥火，以之化之变也。经言盛者泻之，虚者补之。余锡以方士，而方士用之，尚未能十全，余欲令要道必行，桴鼓相应，犹拔刺雪污，工巧神圣，可得闻乎？夫百病之始生也，皆生于风雨寒暑，阴阳喜怒，饮食居处，大惊卒恐，则血气分离，阴阳破散。以上七篇统论五运六气之邪，皆外感天地之气而为病。然人身之中亦有五行六气，或喜怒暴发，或居处失宜，或食饮不节，或卒恐暴惊，皆能伤五藏之气而为病。是以此经言锡之方士，而方士用之尚未能十全也。要道者，天地人三才之道也。桴鼓相应者，谓天地人之五行六气如声气之感应也。拔刺者，谓天地阴阳之邪犹刺之从外入，宜拔而去之。雪污者，谓在内所生之病机，使之如污而发雪也。天地人三才之道并用，外内阴阳之法并施，斯成工巧神圣之妙。盖天地之道，胜复之作，不形于诊，重在望闻，内因之病，偏于问切。岐伯曰：审察病机，无失气宜，此之谓也。病机者，根于中而发于外者也。气宜者，五藏五行之气各有所宜也。帝曰：愿闻病机何如？岐伯曰：诸风掉眩，皆属于肝。诸寒收引，皆属于肾。诸气膹郁，皆属于肺。诸湿肿满，皆属于脾。诸热瞀瘛，皆属于火。诸痛痒疮，皆属于心。五藏内合五行，五行内生六气，是以五藏之气病于内，而六气之证见于外也。诸厥固泄，皆属于下。诸痿喘呕，皆属于上。诸厥固泄，皆属于下者，从上而下也。诸痿喘呕，皆属于上者，从下而上也。夫在上之阳气下逆，则为厥冷。在下之阴气上乘，则为痿痹。在上之水液下行，则为固泄。在下之水液上行，则为喘呕。亦犹天地阴阳之气上下相乘，而水随气之上下也。诸禁鼓栗，如丧神守，皆属于火。诸痉项强，皆属于湿。诸逆冲上，皆属于火。诸胀腹大，皆属于热。诸躁狂越，皆属于火。诸暴强直，皆属于风。诸病有声，鼓之如鼓，皆属于热。诸病胕肿，疼酸惊骇，皆属于火。诸转反戾，水液浑浊，皆属于热。诸病水液，澄澈清冷，皆属于寒。诸呕吐酸，暴注下迫，皆属于热。此五藏之气而发见于形气也。火者，少阳包络之相火。热者，君火之气也。诸禁鼓栗，热极生寒也。如丧神守,相火甚而心神不安也。风者,木火之气皆能生风。反戾,了戾也。故大要曰:谨守病机,各司其属,有者求之,无者求之,盛者责之,虚者责之,必先五胜,疏其血气,令其调达,而致和平,此之谓也。此言所发之病机,各有五藏五行之所属。有者,谓五藏之病气有馀;无者,谓五藏之精气不足。盛者,责其太甚;虚者,责其虚微。如火热之太过,当责其无水也。故必先使五藏之精气皆胜,而后疏其血气,令其调达,致使五藏之气平和,此之谓神工也。帝曰:善。五味阴阳之用何如?岐伯曰:辛甘发散为阳,酸苦涌泄为阴;咸味涌泄为阴,淡味渗泄为阳。六者或收或散,或缓或急,或燥或润,或耎或坚,以所利而行之,调其气,使其平也。五味阴阳之用调五藏者,有发有散,有涌有泄。六者之中,或收或散,或缓或急,或燥或润,或耎或坚。如肝苦急而欲散,心苦缓而欲耎,脾苦湿而欲缓,肺苦逆而欲收,肾苦燥而欲坚,各随其所利而行之,调其五藏之气而使之平也。帝曰:非调气而得者,治之奈何?有毒无毒,何先何后?愿闻其道。岐伯曰:有毒无毒,所治为主,适大小为制也。帝曰:请言其制。岐伯曰:君一臣二,制之小也;君一臣三佐五,制之中也;君一臣三佐九,制之大也。帝言上文论调五藏之气而使之平,然五藏之病又当以有毒无毒之药治之。或调或治,何先何后,愿闻其道。岐伯曰以有毒无毒所治病为主,然适其方之大小为制也。主病之谓君,佐君之谓臣,应臣之谓使。盖病之甚者,制大其服;病之微者,制小其服。能毒者,制大其服;不能毒者,制小其服。寒者热之,热者寒之,微者逆之,甚者从之,坚者削之,客者除之,劳者温之,结者散之,留者攻之,燥者濡之,急者缓之,散者收之,损者温之,逸者行之,惊者平之,上之下之,摩之浴之,薄之劫之,开之发之,适事为故。温者,补也。盖补药多属甘温,泻药多属苦寒。摩者,上古多用膏摩而取汗。浴者,用汤液浸渍也。薄,迫也。此皆治病之要法,各适其事而用之。帝曰:何谓逆从?岐伯曰:逆者正治,从者反治,从少从多,观其事也。逆者,以寒治热,以热治寒,故为正治。从者,热病从热,寒病从寒,故为反治。微者逆之,甚者从之。如病之过甚者从多,不太甚者从少,观其从事之何如耳。帝曰:反治何谓?岐伯曰:热因寒用,寒因热用,塞因塞用,通因通用。必伏其所主,而先其所因。其始则同,其终则异。可使破积,可使溃坚,可使气和,可使必已。热因寒用,寒因热用者,治热以寒,温而行之,治寒以热,凉而行之,其始则同,其终则异也。塞因塞用,通因通用者,如诸呕吐酸,乃热邪坚积于中而壅塞于上,即从之而使之上涌,所谓塞因塞用,而可使破积也。如暴注下迫,乃热邪坚积于中而通泄于下,即从之而使之下泄,所谓通因通用,而可使溃坚也。必伏其所主之病,而先其所因,则可使气和而病可必已矣。帝曰:善。气调而得者何如?岐伯曰:逆之从之,逆而从之,从而逆之,疏气令调,则其道也。此论调气之逆从也。气调而得者,谓得其逆从之道,而使其气之调也。如气之从于上下者宜逆之,逆于上下者宜从之。盖阳气在上,阴气在下,气之从也;阳气下行,阴气上行,气之逆也。是气之不可不从,而又不可不逆者也。是以气之从者,逆而从之;气之逆者,从而逆之。令其阴阳之气上下和调,此逆从调气之道也。上节论治病之逆从,此节论调气之逆从。徐东屏曰:即此可以意会通塞之义,不必过于远求。帝曰:善。病之中外何如?夫病之有因于外邪者,有因于内伤者,有感于外邪而兼之内有病者,有内有病机而又重感于外邪者。岁运七篇统论外因之邪病,此章复论内因之病机。然又有外内之兼病者,故帝复有此问焉。岐伯曰:从内之外者,调其内;从外之内者,治其外;从内之外而盛于外者,先调其内而后治其外;从外之内而盛于内者,先治其外而后调其内;中外不相及,则治主病。从内之外者,内因之病而发于外也,故当调其内。从外之内者,外因之病而及于内也,故当治其外。从内之外而盛于外者,此内因之病发于外而与外邪相合,故盛于外也,是当先调其内病,而后治其外邪。从外之内而盛于内者,此外因之邪及于内而与内病相合,故盛于内也,又当先治其外邪,而后调其内病。此调治内外之要法也。如止内有病而不感外邪,或止感外邪而无内病,中外不相及者,则当治其主病焉。王子律曰:内因之病,藏府之气病也,故当调之;外因之病,六淫之邪也,故曰治之。帝曰:善。火热复恶寒发热,有如疟状,或一日发,或间数日发,其故何也?岐伯曰:胜复之气,会遇之时,有多少也。阴气多而阳气少,则其发日远;阳气多而阴气少,则其发日近。此胜复相薄,盛衰之节,疟亦同法。此复论人身中之阴阳外内也。火热者,因火热而为病。夫火热伤气,此言病在气而不在经也。复恶寒发热,有如疟状者,此阴阳外内之相乘也。夫阳在外,阴往乘之则恶寒;阴在内,阳往乘之则发热也。或一日发,或间数日发者,此阴阳胜复之气会遇之时有多少也。如阴气多而阳气少,则火热留于阴久,故其发日远;如阳气多而阴气少,则热随阳气而常盛于外,故其发日近。此阴阳胜复之作,盛衰之有节耳。夫疟者,感外淫之邪病也。此章论人身中之阴阳外内相乘,与外因不相干涉,盖以证明上节之外内,乃外因之外,内因之内,与此章之不同也。故曰疟亦同法,言病邪之疟,亦如阴阳胜复之相薄,阴乘阳而阳乘阴也。帝曰:论言治寒以热,治热以寒,而方士不能废绳墨而更其道也。有病热者,寒之而热,有病寒者,热之而寒,二者皆在,新病复起,奈何治?岐伯曰:诸寒之而热者取之阴,热之而寒者取之阳,所谓求其属也。此言用寒热之不应者,更有治之法也。夫寒之而不寒者,真阴之不足也;热之而不热者,真阳之不足也。是以病不解而久用寒热,偏胜之病反生,故当求其属以衰之。属,类也。谓五藏同类之水火寒热也。取之阴取之阳者,谓当补其阴而补其阳也。夫以寒治热,以热治寒,此平治之法也。补阴以胜热,补阳以胜寒,乃反佐之道也。帝曰:善。服寒而反热,服热而反寒,其故何也?岐伯曰:治其王气,是以反也。帝曰:不治王而然者何也?岐伯曰:悉乎哉问也!不治五味属也。夫五味入胃,各归所喜攻,酸先入肝,苦先入心,甘先入脾,辛先入肺,咸先入肾。久而增气,物化之常也。气增而久,夭之由也。王,去声。此言气味之不可偏用者也。夫四时有寒热温凉之气,五藏有酸苦辛咸之味,五味四气皆当和调而用之,若偏用则有偏胜之患矣。故偏用其寒,则冬令之寒气王矣,是以服热而反寒;如偏用其热,则夏令之热气王矣,是以服寒而反热。此用气之偏而不和者也。如偏用其苦,则苦走心而火气盛矣;如偏用其咸,则咸走肾而水气盛矣。此用味之偏而不调者也。凡物之五味以化生五气,味久则增气,气增则阴阳有偏胜偏绝之患矣。盖甚言其气味之不可偏用者也。徐东屏曰:味久则增气,是寒热之气更不可偏用。帝曰:善。方制君臣,何谓也?岐伯曰:主病之谓君,佐君之谓臣,应臣之谓使,非上下三品之谓也。帝曰:三品何谓?岐伯曰:所以明善恶之殊贯也。善恶殊贯,谓药有有毒无毒之分。按《神农本草》计三百六十种:以上品一百二十种为君，主养命以应天，无毒，多服久服不伤人，欲益气延年，轻身神仙者本上品；以中品一百二十种为臣，主养性以应人，有毒无毒，斟酌其宜，欲治病补虚羸者主中品；以下品一百二十种为佐使，以应地，多毒，不可久服，欲除寒热邪气，破积聚除痼疾者本下品。本经所用气味，或用补以和调其血气，或用泻以平治其淫邪，是以主病之为君，佐君之为臣，应臣之为使，非神农氏上中下三品之谓也。二帝各有其妙用焉。帝曰：善。病之中外何如？岐伯曰：调气之方，必别阴阳，定其中外，各守其乡，内者内治，外者外治，微者调之，其次平之，盛者夺之，汗之下之，寒热温凉，衰之以属，随其攸利。谨道如法，万举万全，气血正平，长有天命。帝曰：善。此总结外内之义。按本篇前数章统论外淫之邪，末章复论内因之病，其间又有外内之交感者，各有调治之法焉。至于气之寒热温凉，味之咸酸辛苦，皆调以和平，随其攸利。谨道如法，万举万全，故能使血气正平，而长有天命也。

# 卷九

## 著至教论篇第七十五

道之大原出于天,圣人以天道教化于人,故篇名《著至教》。

黄帝坐明堂,召雷公而问之曰:子知医之道乎?王冰曰:明堂,布政之宫也。八窗四达,上圆下方,在国之南,故称明堂。夫求民之瘼,恤民之隐,大圣之用心,故召引雷公问拯济生灵之道。愚按岐伯乃帝王之师,故称伯曰天师,是以七十四篇皆咨访于伯。然帝之神灵敦敏,具生知之质,乃上古继天立极传道教化之至圣,其访咨于伯者,盖以证明斯道也。是以末后七篇乃帝之所以复教化于臣僚。闵士先曰:首篇亦帝与伯论毕而即归于帝论。雷公对曰:诵而颇能解,解而未能别,别而未能明,明而未能彰,足以治群僚,不足知侯王。由诵而解,解而别,别而明,明而彰,皆渐积日进之功。盖天纵之圣,自能先知先觉,以明此道。在群僚之贤者,非讲习讨论,不能贯通于心,故止可主于臣僚之位,而不能至圣人之聪明睿智也。愿得受树天之度,四时阴阳合之,别星辰与日月光,以彰经术,后世益明。树天之度者,所谓立端于始,表正于中。盖立端表以测天之四时阴阳星辰日月之度,以著于经书,乃传于后世。倪仲玉曰:此即量天尺璇玑玉衡之类。上通神农,著至教,疑于二皇。二皇,谓伏羲神农。言能通天之道,可以上通于神农,以彰著至教而疑于二皇。《易·系》曰:神农氏没,黄帝尧舜氏作,通其变,使民不倦,神而化之,使民宜之。《易》穷则变,变则通,通则久,是以自天佑之,吉无不利。黄帝尧舜垂衣裳而天下治,盖取诸乾坤。故曰疑于二皇者,谓上合于伏羲神农,取天地之道以垂教后世。帝曰:善,无失之。此皆阴阳表里,上下雌雄,相输应也。而道上知天文,下知地理,中知人事,可以常久,以教众庶,亦不疑殆,医道论篇,可传后世,可以为宝。上下,谓天运之环转于上下,以应人之腰以上为天,腰以下为地。表里,中外也,即所谓根于中而运于外也。雌雄,阴阳之相合也。言明乎阴阳之道,则上知天文,下知地理,中知人事,可以垂永久,以教众庶。合于医道,论篇可传于后世,以为保命养生之大宝。**雷公曰:请受道,讽诵用解。**意言非生知之圣,必讽诵讲解而后能明此道。**帝曰:子不闻《阴阳传》乎?曰:不知。**乃上古传论阴阳之书。**曰:夫三阳天为业,上下无常,合而病至,偏害阴阳。**三阳者,至阳也。至阳者,天之阳也。富有之谓业,言天之大而无外也。上下无常,天行健也。合而病至者,以天之阴阳不和,合于人之病至,则有阴阳偏害之大患矣。此言天为阳,地为阴,在上为阳,在下为阴,日为阳,夜为阴,一昼一夜,天道绕地一周,阴阳相贯,上下气交,昼夜环转之不息,而人亦应之。气为阳,血为阴,火为阳,水为阴,亦昼夜环转之不息也。一阴一阳,雌雄相应,少阴与太阳相合,太阴与阳明相合,厥阴与少阳相合。故气从太阴出注阳明,阳明行于太阳,太阳合于少阴,少阴行于少阳,少阳合于厥阴,厥阴复出于太阴,阴阳相贯,如环无端。若三阳并至,则为偏害之患。**雷公曰:三阳莫当,请闻其解。**莫当者,言人之阴气不能当三阳之并至。**帝曰:三阳独至者,是三阳并至,并至如风雨,上为巅疾,下为漏泄。**独至者,三阳合并而为一阳也。天之风气为阳,雨水为阴,三阳并至则阳气上行而为巅疾,下行而为漏泄,犹天之阳气独盛,而在下之泉水竭也。**外无期,内无正,不中经纪,诊无上下以书别。**《阴阳离合论》曰:阳予之正,阴为之主,阴阳离合,不相失也。言三阳并至,外无阴阳出入之可期,内无生阳之阴正,不中经脉之纪纲,故不能以《脉经》上下篇之书别。盖言此在气并而不形于血脉之诊也。玉师曰:不形于诊,是以《大奇篇》之肠澼下血,阳甚而脉反沉小滑涩。**雷公曰:臣治疏愈,说意而已。**治,理数也。言于天地阴阳之理甚疏,止可闻其大意而已。**帝曰:三阳者,至阳也,积并则为惊,病起疾风,至如霹雳,九窍皆塞,阳气滂溢,干嗌喉塞,并于阴则上下无常,薄为肠澼。**至阳者,谓阳之至盛而无极,有如天之疾风,若霹雳之雷火骤至,阳盛则为惊也。九窍为水注之气,使九窍之水气皆竭,而阳气溢于窍中。夫肺属天而主气,与肾水上下交通,阳独盛而水液竭,故使嗌干喉塞也。并于阴则使阴气之上下无常,薄于阴液则为肠澼下痢。盖阳甚而血液将绝,即所谓下为漏泄也。**此谓三阳直心,坐不得起卧者,便身全三阳之病。**三阳者,太阳也。太阳者,巨阳也。为诸阳主气，而与少阴标本相合，心为阳中之太阳，是太阳之气在表而合于天之气，在上而合于君火之阳。直，当也。谓三阳并至，正当于心，是三阳之合并于太阳也。夫三阳之离合也，合则为一，离则有三，太阳为开，阳明为阖，少阳为枢。起者，太阳之主开也。卧者，阳明之主阖也。坐者，不起不卧，少阳中枢之象也。盖言三阳之气，合则正当于心，分出于形身则为坐不得起卧之象，便身全三阳之病矣。此申明三阳者，乃二阳合并于太阳，有离而有合也。上节论三阳之气滂溢于外窍，而内薄于阴，此言太阳之气正当于心，而分出于形身之外。**且以知天下，何以别阴阳，应四时，合之五行？**天下者，谓人居天之下，何以别阴阳以应天之四时，合地之五行。闵士先曰：此乃承上启下之文。**雷公曰：阳言不别，阴言不理，请起受解，以为至道。**此言知天之道而后能理别阴阳。至道，即所谓至诚无息之道。**帝曰：子若受传，不知合至道，以惑师教，语子至道之要。病伤五藏，筋骨以消。子言不明不别，是世主学尽矣。**合至道者，谓人合天地之道也。人之阴阳，合天之四时水火，人之五藏，合天之五方五行。五藏之气外合于皮肉筋骨，如病伤五藏则在外之筋骨以消。是以不明别阴阳之气，五藏所合之皮肉筋骨，则传世之主学尽矣。盖言阴阳五行，各有分别。此论阴阳水火之气，而不病五藏之有形。如所谓肾且绝，是肾之水液阴气并绝，非藏伤之骨消也。莫子瑜曰：人有病气而不病形者，有病形而不病气者，有形气之兼病者。此二篇论病阴阳水火之气，故当以明别之。**肾且绝，惋惋日暮，从容不出，人事不殷。**夫天一生水，在上为天，在下为泉。天包乎地，水通乎天，阴阳相贯，上下循环。在人则太阳在上，精水在下。如三阳并至，并于阴而上下无常，薄为肠澼，则肾之精气且绝矣。惋惋，惊叹貌。殷，盛也。古者日中为市，人事正殷，至日暮阳尽而阴受气，则万民皆卧。盖言在天之道，阳气为阳，精水为阴，昼为阳，夜为阴。在人之道，三阳为阳，精液为阴，昼出为阳，夜入为阴。盖以比天之阴阳，昼出夜卧，阴阳和平，可常保其天年。若能和于阴阳，调于四时，亦可寿敝天地。如有阳无阴，有阴无阳，且毙在旦夕，又焉能如天之常地之久乎？是以天下万民应天之道，至阳尽而阴受气之时，惊叹其日暮，则从容不出，人事不殷。盖以天之阴阳，比类人之阴阳。绝者绝而生者生，在天之道不过阴阳亢极，岂至于有阳无阴，有昼无夜哉！

# 示从容论篇第七十六

得天之道,出于自然,不待勉强,即孔氏之所谓从容中道,圣人也。故示以从容之道,因以名篇。

黄帝燕坐,召雷公而问之曰:汝受术诵书者,若能览观杂学,及于比类,通合道理,为余言子所长。五藏六府,胆胃大小肠,脾胞膀胱,脑髓涕唾,哭泣悲哀,水所从行,此皆人之所生,治之过矣。子务明之,可以十全,即不能知,为世所怨。此篇论精水并至而阳气伤也。上章论阳气盛而精水绝,此篇论精水盛而阳气伤。阴阳水火之不可偏盛者也。夫五藏主藏精者也。肾为水藏,受五藏之精而藏之,故曰肾且绝。肾虽藏精而为水藏,然津液之生原,出于胃府水谷之精微,脾主为胃行其津液,大肠主津,小肠主液,膀胱者津液之所藏,与肾藏雌雄相合,通于脑髓,出于上窍,而为涕唾哭泣。此人之津水所从行,亦如天之精水在泉而上通于天也。胆主藏津汁,通于廉泉玉英。廉泉玉英者,津液之道也。胞者,水之所由泄也。悲哀者,谓心悲志悲,故泣出也。此言肾液之又上通于心,而出于上窍也。闵士先曰:论阳气则曰坐明堂,论阴气则曰燕坐。史臣绪述,亦有意存。雷公曰:臣请诵《脉经》上下篇,甚众多矣,则无比类,犹未能以十全,又安足以明之?帝曰:子别试通五藏之过,六府之所不和,针石之败,毒药所宜,汤液滋味,具言其状,悉言以对,请问不知。雷公止知经脉之道,而不知天之阴阳,故帝即于有形之藏府形骸而问之,殊不知有形之中有无形之气也。莫子瑜曰:针石治脉肉筋骨之有形,汤液毒药治在内之藏府。雷公曰:肝虚肾虚脾虚,皆令人体重烦冤,当投毒药,刺灸砭石汤液,或已或不已,愿闻其解。帝曰:公何年之长而问之少,余真问以自谬也。吾问子窈冥,子言上下篇以对,何也?三藏之经脉,外络于形身,上贯于心膈,故皆令人体重烦冤。然雷公止知经脉藏府形骸,而不知人合于天之道,故责其年长而尚未知。子以余真问藏府肠胃之有形,因以自谬耶?然吾问子者,窈冥也。窈冥者,天之道也。子何以经脉之上下篇以对耶?夫脾虚浮似肺,肾小浮似脾,肝急沉散似肾,此皆工之所时乱也,然从容得之。若夫三藏土木水参居,此童子之所知,问之何也?此言三藏之有气也。肝肾脾者,太阴少阴厥阴之三阴也。脾虚浮似肺者,太阴之为开也。肾小浮似脾者,少阴之为枢也。肝急沉散似肾,厥阴之为阖也。盖因气而见于脉,此皆工之所时乱而不能知其因也。然须从容得之。从容者,天之道也。天道者,阴阳之道也。五藏者,应地之五行也。此言天道而不论地之五行,若夫以五藏之五行,而木火土参居于下,此童子之所知,又何问之有?闵士先曰:开于外,故曰虚浮。枢在中,故曰小浮。雷公曰:于此有人,头痛筋挛,骨重怯然少气,哕噫腹满,时惊不嗜卧,此何藏之发也?脉浮而弦,切之石坚,不知其解,复问所以三藏者,以知其比类也。厥阴根起于大敦,其经气与督脉上会于巅顶而主筋,头痛筋挛,厥阴经气之为病也。少阴根起于涌泉,为生气之原而主骨,骨重少气,少阴经气之为病也。太阴根起于隐白,与胃以膜相连,哕噫腹满,时惊不嗜卧,太阴经气之为病也。是以脉浮,开脉也。弦者,枢脉也。石坚,阖脉也。雷公不解其因,故复问以三藏之脉证,以知其比类于窈冥焉。帝曰:夫从容之谓也。夫年长则求之于府,年少则求之于经,年壮则求之于藏。此言经脉之当求之于气也。夫从容者,气之谓也。三阴者,长女中女少女也。太阴为长女,故当求之于府,府阳而主开也。少阴为少女,故当求之于经,经气内连藏府,外络形身,主外内出入之枢也。厥阴处于两阴中之交尽,故为中女。是以求之于藏,藏阴而主阖也。此因三阴之气而见于证之头痛筋挛,脉之浮弦而石,故当求之于三阴气之开阖枢。若止论其脉证,非从容之谓也。今子所言皆失。八风菀热,五藏消烁,传邪相受。夫浮而弦者,是肾不足也。沉而石者,是肾气内著也。怯然少气者,是水道不行,形气消索也。咳嗽烦冤者,是肾气之逆也。一人之气,病在一藏也。若言三藏俱行,不在法也。此言三阴之气离则为三,合则为一。一者,精水之少阴也。夫三阳之气合并于太阳者,天之阳也。是以三阴之气合并于少阴,少阴者,在下之精水也。盖合而为一阴一阳者,天之道也;离则为三阴三阳者,人之道也。人道通于天道,皆可分而可合者也。八风菀热,人之阳气行于上下四傍也。五藏消烁,传邪相受,谓五行之气运于天地之中,有相生而有胜克也。夫浮而弦者,此肾气之出于肝脾而肾不足也。沉而石者,是肝脾之气下归于肾,主肾气内著也。夫在泉之水随气而运行于天表，是以怯然少气者，乃水道不行，故使形气之消索也。咳嗽烦冤者，是肾气之上逆于心肺也。此五藏之三阴总归于一气，一气而复贯通于五藏者也。知天道之气交，阴阳之离合，而后能从容中道。若言肝脾肾三藏俱行，不在阴阳离合之法也。闵士先曰：消烁，形容水火之偏盛。传邪相受，谓肾气之传于肝脾心肺，肝脾之气归著于肾而肾受之也。莫子瑜曰：五藏之三阴根起于肝肾脾，而合于手经之心肺，故先言五藏而后言三藏。**雷公曰：于此有人，四支懈堕，喘咳血泄，而愚诊之，以为伤肺，切脉浮大而紧，愚不敢治。粗工下砭石，病愈，多出血，血止身轻。此何物也？帝曰：子所能治，知亦众多，与此病失矣。譬以鸿飞，亦冲于天。夫圣人之治病，循法守度，援物比类，化之冥冥，循上及下，何必守经！**此承上文复申明肾之精水，贯乎地中而上通于天也。夫地居人之下，大气举之，无所冯依，而水天运转于地之外，然复通贯于地之中，上与天气相交而为云为雨，是以风胜则地动，湿胜则地泥。于此有人者，言即于此肾藏而有人病四支懈堕诸证也。此何物者，言如此之病当以何物比类也。夫四支懈堕，脾土病也。喘咳者，水气并于阳明也。血泄者，脉急血无所行也。粗工之所用砭石而病愈者，治在经脉也。故子之所能，亦多知治经脉之法。若夫一藏之精气贯通于中土，上乘于肺金，则子与此病之大义失之矣。是以圣人之治病，循阴阳之法度，引物比类，譬以鸿飞，亦冲于天。盖鸿乃水鸟，或渐于干，或渐于陆，而冲于天，是鸿之有序而渐进于上，犹在下之精水通贯于地中，而上交于天，犹人之肾精中贯于脾胃，而上合于肺也。故圣人察造化之冥冥，循水天之上下，又何必仅守其经乎！玉师曰：太阳之寒水与肾藏之精水，合则为一，行则分二道焉。太阳之水随天气而运行于地之外，乃津液随气行于肤表是也。故曰：水道不行，形气消索。贯于中土而上交于心肺者，肾藏之精水也。《水热穴论》曰其本在肾，其末在肺，皆积水者是也。**今夫脉浮大虚者，是脾气之外绝，去胃外归阳明也。夫二火不胜三水，是以脉乱而无常也。四支懈堕，此脾精之不行也。喘咳者，是水气并阳明也。血泄者，脉急血无所行也。若夫以为伤肺者，由失以狂也。不引比类，是知不明也。**夫肌肉腠理主气分，经脉之中主血分，脾土之气通会于肌腠，阳明之气循行于脉中，脾气外绝者，不行于肌腠也。脾与胃以膜相连，雌雄相合，去胃外归阳明者，去中胃而外归阳明之经也。二火者,心之君火,心主包络之相火。三水者,太阴所至为湿生,终为注雨,是地之水湿也。太阳之上,寒水主之,通天之寒水也。肾为水藏,天一之癸水也。夫三水大盛,则火不能胜之,是以脉乱无常。盖心主血,心主包络主脉,水并于脉中而君相之阳不能胜,故脉乱而血妄行也。故四支懈堕者,脾土之精气不行于肌腠也。喘咳者,是下焦之水气并于阳明之经也。血泄者,水气并于脉中,则脉急而无所循行,故血妄行而下泄也。若夫以为伤肺者,由失其比类之义而以狂论也。不援物比类,是以知之不明也。盖言肾精之上交于肺者,必由中土而上也。今反乘于脉中,故君相之火伤也。上章论三阳并至而精水绝,此言三水盛而火不能胜,天地水火阴阳之气,宜和平而不宜偏胜者也。

**夫伤肺者,脾气不守,胃气不清,经气不为使,真藏坏决,经脉傍绝,五藏漏泄,不衄则呕,此二者不相类也。**此申明水邪之直伤于肺者,由土崩水泛也。脾气不守,土坏而不能制其水矣。胃气不清,水邪之入于胃矣。胃气伤,故经气不为使。真藏者,脾肾之藏真也。坏决者,土坏而水决也。胃主经脉,水入于胃,是以经脉傍绝。五藏主藏精者也。土分王于四藏,土气不守,是以五藏之津液皆为之漏泄,与《伤寒论》之所谓脾气孤弱,五液注下之义相同。水在胃则呕,在肺则衄。此水邪直伤于胃肺,与鸿渐之循序而冲天者不相类也。按下焦之精水上通于肺者,先渗入于脾土,土之湿气上蒸而为云,肺之天气下降而为雨,乃地天之交泰也。上节论脾气归于阳明,以致水随气而亦走经脉。此言脾气不守,真藏坏决,以致水邪直上。二者皆失天地自然之道。

**譬如天之无形,地之无理,白与黑相去远矣,是失吾过矣。以子知之,故不告子,明引比类从容,是以名曰诊轻,是谓至道也。**无形者,气也。理者,皮肤藏府之文理。乃无形之气通会于中,有形之水渗灌于内,犹地之有理路,水气通灌于中,故掘地而得泉也。是以人之形身,譬如天有无形之气,地有无形之理,水随气而渗灌于中,复上交于天也。乾为金,白者金之色,黑者水之色也。吾以子知之,故不告子,子止以《经脉》之上下篇而论,是与黑白之理相去远矣,与吾所论窈冥之道失之过矣。今明引比类从容,是谓至道。其于经脉之论宜轻,而重在天之大道,是以名曰诊轻。按以上二篇论天地之道合人之水火阴阳,以人之阴阳不和复证天地之道。莫子瑜曰:雷公首言诵《脉经》上下篇,帝后复曰诊轻,一篇大义在此二句。

# 疏五过论篇第七十七

五者，在内五中之情而外见于色脉。

黄帝曰：呜呼远哉！闵闵乎若视深渊，若迎浮云。视深渊，尚可测，迎浮云，莫知其际。圣人之术，为万民式，论裁志意，必有法则，循经守数，按循医事，为万民副。故事有五过四德，汝知之乎？雷公避席再拜曰：臣年幼小，蒙愚以惑，不闻五过与四德，比类形名，虚引其经，心无以对。此论诊道亦当合于天道也。夫人之气为阳，精水为阴，卫为阳，营血为阴，阴阳和平，而后血气乃行，经脉乃匀。故当先度其志意之得失，饮食居处，阴阳喜怒，然后察其色脉，斯得万举万全而无过失之咎。视深渊尚可测，迎浮云莫知其极，言天道之难明也。惟圣人从容得之，施于仁术，垂于后世，为万民式。副，功也。四德，谓天之四时有生长收藏之德化，如不知四时阴阳逆从之理，是谓四失矣。帝曰：凡未诊病者，必问尝贵后贱，虽不中邪，病从内生，名曰脱营。尝富后贫，名曰失精。五气留连，病有所并。医工诊之，不在藏府，不变躯形，诊之而疑，不知病名。身体日减，气虚无精，病深无气，洒洒然时惊。病深者，以其外耗于卫，内夺于营，良工所失，不知病情。此亦治之一过也。此病生于志意而不因于外邪也。夫尝贵后贱，尝富后贫，则伤其志意，故虽不中邪而病从内生。夫脾藏营，营舍意，肾藏精，精舍志，是以志意失而精营脱也。五气留连，谓五藏之神气留郁于内而不能疏达。并者，谓并病于五藏也。五藏之气外合于皮肉筋骨，是以身体日减，气虚无精。病深无气，言气生于精，精生于气，精气之并伤也。洒洒，消索貌。盖以为久尝之富贵，不意失之，故时惊也。此病不在藏府，不在躯形，精气日虚，营卫日耗，即有良工，不知因名。此治之一过也。闵士先曰：病在情志，当以情志之法治之，非药石之可能愈。凡欲诊病者，必问饮食居处，暴乐暴苦，始乐后苦，皆伤精气，精气竭绝，形体毁沮。暴怒伤阴，暴喜伤阳，厥气上行，满脉去形。愚医治之，不知补泻，不知病情，精华日脱，邪气乃并。此治之二过也。此病生于饮食居处，阴阳喜怒，而不因于外邪也。夫味归形，气归精，味伤形，气伤精,热伤气,寒伤形。乐者必过于温饱,苦者必失于饥寒,是以饮食失节,寒温失宜,皆伤精气。精气竭绝,则形体毁沮矣。喜怒不中,则阴阳不和,而厥气上行,脉满去形。盖身半以上为阳,身半以下为阴,肌腠气分为阳,经脉血分为阴,阴阳和平,则营卫血气上下循环,外出内入。如暴喜伤阳,则气并于阳而为厥逆;暴怒伤阴,则血并于阴而为脉满。盖肌形之血气并于脉中,故谓脉满去形也。盛者泻之,不足者补之,愚医治之,不知补泻,不知病情,致使精华日脱,阴阳寒热之邪气相并。此治之二过也。**善为脉者,必以比类奇恒,从容知之,为工而不知道,此诊之不足贵。此治之三过也。**此病生于厥逆而不因于邪也。行奇恒之法,以太阴始,五藏相通,移皆有次,神转而不回者也。病则各逆传其所胜,回则不转,乃失其相生之机。故善为脉者,必以比类奇恒,从容得之。为工不知,治之过也。闵士先曰:比类者,言候五藏脉气之顺逆,以比类奇恒之脉或顺或逆也。工以诊脉之顺逆,不必比类奇恒,故曰此诊之不足贵。**诊有三常,必问贵贱。封君败伤,及欲侯王。故贵脱势,虽不中邪,精神内伤,身必败亡。始富后贫,虽不伤邪,皮焦筋屈,痿躄为挛。医不能严,不能动神,外为柔弱,乱至失常,病不能移,则医事不行。此治之四过也。**此言善诊者当先察其精气神,而后切其血脉也。封君败伤,故贵脱势,及欲侯王而不可得,此忧患缘于内,是以精神内伤。《灵枢经》曰忧恐忿怒伤气,是三者皆不能守而失其常矣。始富后贫,则伤其志意。志意者,所以御精神,收魂魄,适寒温,和喜怒者也。是故荣卫调,志意和,则筋骨健强,腠理致密,故伤其志意则精神不能内守,外为筋骨挛躄之病。荣卫不调,腠理不密,故外为柔弱而三者亦失其常矣。严,穷究也。动神,谓运动其神。移者,移精变气也。按上文曰:五气留连,气虚无精,病深无气。又曰:外耗于卫,内夺于营。是故贵脱势,始富后贫,皆论伤于气,故此节止补出精神二字。莫子瑜曰:精气神三者互相资生,故上节论伤气而精神自然并伤,此言伤精神而气亦在内。**凡诊者,必知终始,有知馀绪,切脉问名,当合男女。**此阴阳偏盛之为病而不因于邪也。《灵枢·终始篇》曰:谨奉天道,请言终始。终始者,经脉为纪,持其脉口人迎,以知阴阳有馀不足,平与不平,天道毕矣。所谓平人者不病,不病者脉口人迎应四时也,上下相应而俱往来也,六经之脉不结动也,本末之寒温之相守司也,形肉血气必相称也,是谓平人。少气者，脉口人迎俱少而不称尺寸也。如是者则阴阳俱不足，补阳则阴竭，泻阴则阳脱。如是者，可将以甘药，不可饮以至剂。如此者弗灸，不已者因而泻之，则五藏气坏矣。人迎一盛，病在足少阳，一盛而躁，病在手少阳；人迎二盛，病在足太阳，二盛而躁，病在手太阳；人迎三盛，病在足阳明，三盛而躁病，在手阳明；人迎四盛，且大且数，名曰溢阳，溢阳为外格。脉口一盛，病在足厥阴，一盛而躁，在手心主；脉口二盛，病在足少阴，二盛而躁，在手少阴；脉口三盛，病在足太阴，三盛而躁，在手太阴；脉口四盛，且大且数者，名曰溢阴，溢阴为内关。人迎与脉口俱盛四部以上，命曰关格。关格者，与之短期。故凡诊者，必知终始馀绪，谓更知灸刺补泻之绪端。当合男女，谓针刺之要，男内女外，坚拒勿出，谨守勿内，是谓得气。**离绝菀结，忧恐喜怒，五藏空虚，血气离守，工不能知，何术之语？**菀，音郁。此言左右血气之各有别也。左为人迎而主血，右为气口而主气。离绝者，言阴阳血气各有左右之分别也。是以血气皆病，则气郁于右，而血结于左。盖因忧恐伤右部之肺肾，喜怒伤左部之心肝，以致五藏空虚，血气各离其所守之本位。工不知人迎气口有阴阳气血之分，又何术之语哉！**尝富大伤，斩筋绝脉，身体复行，令泽不息，故伤败结，留薄归阳，脓积寒炅。粗工治之，亟刺阴阳，身体解散，四支转筋，死日有期。医不能明，不问所发，唯言死日，亦为粗工。此治之五过也。凡此五者，皆受术不通，人事不明也。**此言病在左而及于右，令其血气之相乘也。天一生水，肾水生肝木，肝木生心火，肾主藏精，肝主藏血，心主生血，故左三部皆主血而为阴。地二生火，命门相火生脾土，脾土生肺金，火乃先天元气，脾胃主生气，肺主周身之气，故右三部主气而为阳。如病在阴者，久则阴病极而归于阳；病在阳者，久则阳病极而归于阴。故《终始篇》曰：病先起于阴者，先治其阴而后治其阳；病先起于阳者，先治其阳而后治其阴。此左右阴阳之相乘，而医之又不可不知也。如尝富而一旦丧其资斧，则大伤其神魂，是以心主之脉，肝主之筋，有若斩绝，此伤左之血脉也。然右关之脾藏未伤，故身体尚复能行。令，命也。泽，液也。谓肺肾所主之精气未伤，而尚生长之不息也。然病虽先起于阴，久则将及于阳，故伤败心肝之血而结于左，则留薄于气分而复归于阳。左右血气皆伤，而脓积寒炅也。《灵枢经》曰：夫痈疽之生，脓血之成也。不从天下，不从地出，结微之所生也。又曰：寒气化为热,热胜则腐肉而为脓。此因伤阴而流薄归阳,是以脓积于阴阳寒热之间。夫阴阳血气俱伤,补阳则阴竭,泻阴则阳脱。如是者止可饮以甘药,而不宜灸刺。粗工不知,亟刺阴阳以致身体解散,则脾气伤矣。四支转筋,则胃气绝矣。夫脾胃者,五藏之生原,生气已绝,丧无日矣。即有良医,不明阴阳相乘之道,不问受病所发之因,止知阴阳坏而与之死期,此亦为粗工,盖不能审其因而施救治之法也。凡此五者,皆发于五中而不因于外感。医者当知天地阴阳之气,日用事物之常,莫不各有当然之理,顺之则志意和调,逆之则苛疾暴起。此皆受术不通,人事不明,致有五者之责。故曰:圣人之治病也,不知天地阴阳,四时经纪,五藏六府,雌雄表里,刺灸砭石,毒药所主。从容人事,以明经道,贵贱贫富,各异品理,问年少长,勇怯之理,审于分别,知病本始,八正九候,诊必副矣。此总结诊脉之道,当外合天地阴阳,四时经纪,内通五藏六府,雌雄表里。或宜于灸刺砭石,或当用药食所主,从容人事,以明经道。审贵贱贫富之情,察少长勇怯之理,脉各有分部,病发有原始。候四时八正之气,明三部九候之理,诊道始备而必副矣。治病之道,气内为宝,循求其理,求之不得,过在表里,守数据治,无失俞理。能行此术,终身不殆。不知俞理,五藏菀热,痈发六府。内,叶讷。菀,音郁。此论针刺之道,当以内气为宝。循求其脉理,求之不得,其病在表里之气分矣。《针经》曰:在外者,皮肤为阳,筋骨为阴。盖针刺之道,取皮脉肉筋骨之病而刺之,故求之俞理不得,其过在表里之皮肉筋骨矣。守数,谓血气之多少,及刺浅深之数也。《针经》曰:刺之害,中而不去则泄精,不中而去则致气。泄精则病益甚而恇,致气则生痈疡。又曰:疾浅针深,内伤良肉,皮肤为痈,病深针浅,病气不泻,支大为脓。夫在内者,五藏为阴,六府为阳,谓菀热在内,而痈发于在外之皮肉间也。诊病不审,是谓失常。谨守此治,与经相明。上经下经,揆度阴阳,奇恒五中,决以明堂,审于终始,可以横行。诊病不审,谓不审病者之情,故为失常。上经言气之通于天,下经言病之变化。揆者,方切求之,言切求其脉理也。度者,得其病处,以四时度之也。奇恒之病,发于五中,五藏之色,见于明堂。审其藏府经脉之始,三阴三阳已绝之终,谨守此法,则无往而非道矣。

# 征四失论篇第七十八

四失,谓精神不专,志意不理。上章论不得病者之情,此章论医者失神志之专一。故曰疏者,谓疏得五中之情;征者,惩创医之四失。

黄帝在明堂,雷公侍坐。黄帝曰:夫子所通书受事众多矣,试言得失之意,所以得之,所以失之?雷公对曰:循经受业,皆言十全,其时有过失者,请闻其事解也。谓持诊之道,谨守神志,始得其情,无有过失,方为十全。帝曰:子年少,智未及耶?将言以杂合耶?夫经脉十二,络脉三百六十五,此皆人之所明知,工之所循用也。所以不十全者,精神不专,志意不理,外内相失,故时疑殆。杂合,言不专一也。持诊者当守其精神,调其志意,内得于心而外应于手。如失此精神志意,故时殆而不能十全。诊不知阴阳逆从之理,此治之一失也。阴阳之理,有顺有逆,诊者不知,治之失也。受师不卒,妄作杂术,谬言为道,更名自功,妄用砭石,为遗身咎,此治之二失也。此言针砭之道,必得师传,忌务杂术。若自诩功能,必遗身咎。不适贫富贵贱之居,坐之薄厚,形之寒温,不适饮食之宜,不别人之勇怯,不知比类,足以自乱,不足以自明,此治之三失也。用针之道,当适人贫富贵贱之所居,则知形志之苦乐矣。薄厚,谓肌肉之厚薄。《针经》曰:肌肉瘦者,易于脱气,易损于血,刺此者浅而疾之。年质壮大,血气充盈,皮革坚固,因加以邪,刺此者深而留之。膏者其肉淖,而粗理者身寒,细理者身热。脂者其肉坚,细理者热,粗理者寒。此形之寒温也。又曰:已饱勿刺,已刺勿饱;已饥勿刺,已刺勿饥;已渴勿刺,已刺勿渴;已醉勿刺,已刺勿醉。故当适饮食之所宜。勇者谓壮士,真骨坚肉缓节监监然,刺此者深而留之,多益其数。怯者谓婴儿,其肉脆血少气弱,刺此者以毫针浅刺而疾发日再可也。比类者,比类天地阴阳日月星辰之道。不明此道,足以自乱。此治之三失也。诊病不问其始,忧患饮食之失节,起居之过度,或伤于毒,不失言此,卒持寸口,何病能中?妄言作名,为粗所穷,此治之四失也。持诊之道,不得人之志意苦乐,饮食起居,或各伤于五气五味之毒,不审问而失言此数者,卒持寸口,何病能中?妄言作名医,反为粗工所穷，此治之四失也。**是以世人之语者，驰千里之外，不明尺寸之论，诊无人事，治数之道，从容之葆。**言世人多夸大其语，而不明寸尺之微。失寸尺之毫厘，而有千里之谬。盖人之日用事物，饮食起居，莫不有理。如失其和平，皆能为病。诊无人事之审，是忽近而图远也。葆，宝同。言治诊之道，惟天理人事之为葆也。**持其寸口，诊不中五脉，百病所起，始以自怨，遗师其咎。是故治不能循理，弃术于市，妄治时愈，愚心自得。**上节言不审察病者之情，此言不明五脉百病之诊。此皆受师不卒，更自为功，精神不专，志意不理，如弃术于市，招众人之所怨恶也。设妄治之而或有时愈，庸愚之心以为自得，此亦行险以侥幸耳，岂真学问之功哉！**呜呼！窈窈冥冥，孰知其道！道之大者，拟于天地，配于四海，汝不知道之谕受，以明为晦。**此复结真道之合于天道也。窈窈冥冥，天之道也。复叹其诊治之道，若视深渊，若迎浮云。视深渊尚可测，迎浮云莫知其极，言道大之难明也。四海，谓地居水之中，天运于地之外。夫天有日月星辰之晦明，人有昼夜出入之血气，如不受师之传谕，不明道之体原，是以天道之明而为晦矣。

## 阴阳类论篇第七十九

谓三阴三阳之各有类聚，因以名篇。

**孟春始至，黄帝燕坐，临观八极，正八风之气，而问雷公曰：阴阳之类，经脉之道，五中所主，何藏最贵？雷公对曰：春甲乙青，中主肝，治七十二日，是脉之主时。臣以其藏最贵。帝曰：却念上下经，阴阳从容，子所言贵，最其下也。**此论经脉之道，五中所主五藏之气，合于三阴三阳，三阴三阳之气上通于天道也。夫天道者，昭昭为阳，冥冥为阴，春夏为开，秋冬为阖，寒暑往来为枢。其合于人也，三阳为阳，三阴为阴，太阴太阳为开，阳明厥阴为阖，少阴少阳为枢。肺主气而上合昭昭，肾主水而下合冥冥。盖在天四时之气通于人之阴阳，阴阳之气内合五藏，五藏之气外见于经脉，非经脉之主时也，故帝责其最下。何藏最贵者，意谓肺主气，肾主水，以二藏合天道之最贵也。**雷公致斋七日，旦复侍坐。**取七日来复，天道运转之义。**帝曰：三阳为经，二阳为维，一阳为游部，此知五藏终始。**三阳者，天之道也。在天为至阳，应于四时，有春夏之开，秋冬之阖，寒暑往来之枢。

合之于人，太阳主开而为经，阳明主阖而为维，少阳主枢而为游部，以此而知五藏之终始。盖因天之四时，以应肝木之主岁首，肾水之主岁终也。夫经者，径也。维者，络也。周天二十八宿，而一面七星，四七二十八星，房昴为纬，虚张为经，是故房至毕为阳，昴至星为阴，是天之阳而又分阴阳也。太阳主开而为阳，故三阳为经，阳明主阖而为阴，故二阳为维，是人之阳而又分阴阳也。游部者，游行于外内阴阳之间，外内皆有所居之部署。**三阳为表，二阴为里，一阴至绝，作朔晦，却具合以正其理。**此论阳外而阴内，阳生于阴也。三阳者，太阳也，乃至阳之气而主表。二阴者，少阴也，乃至阴之气而主里。一阴者，厥阴也，厥阴为阴中之少阳，乃阴尽而阳生，是以一阴至绝，作晦朔观之，却具合阳生于阴，阴阳消长之理。夫月始生则人之血气始精，卫气始行，月廓满则血气实，肌肉坚，月廓空则肌肉减，经络虚，卫气去，形独居。是人之肌肉卫气随月之消长，从阴而复生长于外也。是以一阴绝而复生，犹月之晦而始朔。上节论阴阳之经纬，以知五藏之始终，此以月之晦朔，以应人之表里阴阳生长虚实，盖月行一月而一周天也。闵士先曰：太阳少阴，乃阴阳水火之主。故上章以三阳并于一阳，一阳，太阳也。以三阴并于一阴，一阴，少阴也。此节曰三阳为表，二阴为里，即是阳为表而阴为里，阳从里阴之所生也。**雷公曰：受业未能明。帝曰：所谓三阳者，太阳为经，三阳脉至手太阴，弦浮而不沉，决以度察，以心合之，阴阳之论。**此言太阳之气在表而合于天，在上而应于日，与手太阴少阴之相合也。手太阴者，肺也。肺主表而主天，心乃君火之阳以应日。太阳之气生于水中，肺主气而发原于肾，是以三阳脉至于手太阴，则阴阳相合，皆从阴而枢出于阳也。弦者，枢脉也。浮而不沉者，太阳太阴之主开也。决，判断也。以此而察度之，以心合之，正合于阴阳之类论。盖太阳主表，肺主皮毛，应天气之包乎地之外，是太阳与手太阴之同类也。太阳之气，坎中之满也。少阴与太阳标本相合，故心为阳中之太阳，犹日之随天气而绕地环转，是太阳与手少阴之同类也。故以此察其阴阳，断其行度，正合于阴阳之论。《阴阳类论》，论天之道也。**所谓二阳者，阳明也，至手太阴，弦而沉急不鼓，炅至以病皆死。**此言二阳与手太阴少阴之不相类也。二阳者，阳明也。阳明主阖，至手太阴弦而沉急不鼓者，太阴之开反从阳明之阖，不能鼓动而外出也。是以炅至而为阳明太阴之病者皆死。盖太阴之气主开而反沉,是天气之不运行矣。阳明主清凉之金气,反为炅热所伤,是以二气皆死,乃阴阳类而不相合者也。炅者,日中之火气也。此言阳明之气不与天气相合,而亦不与太阳之相合也。**一阳者,少阳也,至手太阴,上连人迎,弦急悬不绝,此少阳之病也,专阴则死。**此言一阳与手太阴之不相类也。一阳者,少阳也。少阳主枢,枢者从阴而出于阳,从阳而入于阴,外内出入之无息者也。如至手太阴上连人迎弦急不绝者,少阳惟从太阴之开,而不能枢转复入,此少阳为太阴之所病也。如专于阴而不能枢出于阳,是少阳之气绝于内矣。闵士先曰:手太阴主气而上属于天,故止与太阳相合,与肾藏膀胱之水相合,与足太阴之地气相合,与馀气则不相合矣。

**三阴者,六经之所主也。交于太阴,伏鼓不浮,上空志心。**三阴者,五藏六经之所主也。五藏内合五行,五行者木火土金水火,地之阴阳也。太阴者,脾土也。三阴之气交于太阴,犹六气之归于地中,燥胜则地干,暑胜则地热,风胜则地动,湿胜则地泥,寒胜则地裂,火胜则地固。故脉伏鼓而不浮,乃六气伏鼓于地中而不浮于外,是以上空志心,谓不及于心肾也。莫子瑜曰:先天之气从水火而化生五行,是六气乃心肾之所主,因伏鼓于地中,是以上空志心。**二阴至肺,其气归膀胱,外连脾胃。**此言二阴之气上通于天,下归于泉,中连于土也。二阴者,少阴也。少阴主水,二阴至肺者,肺肾之相合也。其气归膀胱者,阴阳雌雄之相应也。外连脾胃者,水津通贯于地中也。上节言太阴之土气不及于心肾,此言二阴之气复通贯于地中,盖言少阴之气与手足太阴足太阳阳明之相类也。**一阴独至,经绝气浮,不鼓钩而滑。**一阴者,厥阴也。厥阴为阴中之生阳,是以经绝者,阴脉之伏于内也。气浮者,生阳之气浮于外也。不鼓者,厥阴之主阖也。不钩者,厥阴主相火而非心火也。滑者,阴阳经气外内出入之相搏也。此承上文而言二阴之气与肺藏脾胃膀胱相通,是少阴之有类聚也。厥阴乃阴中之少阳,为一阴之独使,故曰一阴独至,谓一阴之无类聚也。倪仲玉曰:一阴与一阳相合。**此六脉者,乍阴乍阳,交属相并,缪通五藏,合于阴阳。先至为主,后至为客。**六脉,手足三阴之六脉也。乍阴乍阳者,谓阴中有阳,或阴或阳之交至也。交属相并,缪通五藏,合于阴阳者,谓六经之气属阴属阳,交相合并,互通五藏,五藏之气合于五行之阴阳也。然心肾二藏并主少阴,脾肺二藏并主太阴,肝与包络并主厥阴,原无手经足经之别，不过以先至为主，后至为客，如心之阳脉先至，即以心为主而肾为客，肾之阴脉先至，即以肾为主而心为客。乍阴乍阳，或先或后，各有主客之类合也。前三阳为经节论阳中有阴，此论阴中有阳。雷公曰：臣悉尽意，受传经脉，颂得从容之道，以合从容。不知阴阳，不知雌雄。言得从容之道，以合于天道，不复知有阴阳雌雄之类论也。帝曰：三阳为父，二阳为卫，一阳为纪；三阴为母，二阴为雌，一阴为独使。此言三阴三阳之外内，而各有雌雄之相类也。三阳为父，太阳之为乾也；三阴为母，太阴之为坤也。二阳为卫，阳明之气主卫于外也；二阴为雌，少阴之为里也。一阳为纪，少阳为出入游部之纪纲；一阴为独使，谓厥阴为外内阴阳之独使。此盖言三与三类，二与二类，一与一类，各有内外雌雄之相合也。莫子瑜曰：少阴主水，故为雌。二阳一阴，阳明主病，不胜一阴，脉耎而动，九窍皆沉。此承上文而言二阳为卫而主外，又不同厥阴之主阖也。二阳一阴者，阳明与厥阴之类聚也。二阳为卫，是阳明主病当在外。不胜一阴者，不能胜厥阴之阖也。脉耎而动者，阳欲外出而无力也。阳明主生津液，九窍为水注之气，阳明不能外出，是以九窍之气皆沉。闵士先曰：阴阳之有开阖枢者，乃阴中有阳，阳中有阴。开者类开，阖者类阖也。三阳为父，三阴为母者，谓阳主外而阴主内，各有外内雌雄之相类也。三阳一阴，太阴脉胜，一阴不能止，内乱五藏，外为惊骇。此阴阳类而开阖之不合也。三阳主开，一阴主阖，二气类聚而太阴脉胜，是一阴不能止其开，则内乱五藏，外为惊骇。盖三阴之气缪通五藏，阴不能内守而从阳外出，是以五藏内乱。经云：东方肝木，其病发惊骇。上节论阴阳类而阳不胜其阴，此论阴阳类而阴不胜其阳。二阴二阳，病在肺，少阴脉沉，胜肺伤脾，外伤四支。此二阴二阳相类而为病也。夫肾精之上通于肺者，从脾土而上升，若鸿渐之冲于天也。二阴二阳相类而病在肺者，肾水从阳明而直乘于肺，是以肺反病也。少阴脉沉，是心肾不交矣。水不济火，则火热炎上而胜肺。水不灌于土中，则土燥而脾气损伤，外伤四支。盖土受水津之湿，而后能灌溉于四傍。二阴二阳皆交至，病在肾，骂詈妄行，巅疾为狂。皆交至者，言二阴二阳之经气交属相并，而上至于阳明也。病在肾者，谓肾气病而精液少，其虚气反上奔也。病气传于阳明，是以骂詈妄行，巅疾为狂。上节论精水行于脉外，此论肾气上逆于脉中。二阴一阳，病出于

**肾,阴气客游于心腕,下空窍堤,闭塞不通,四支别离。**此言水从中土而上交于肺,复随天气而运行于上下四傍。二阴,谓少阴所主之两肾。一阳,乃肾藏所生之少阳。空窍,谓汗空,乃肺主之毛窍。如水不随气而运行于肤表,则空窍闭塞不通矣。堤,所以防水者也。水不渗入于土中之理路,则堤闭塞不通,而四支不能受气于中土矣。此缘肾藏病而津液少,不能渗灌于脾肺,其虚气反从少阳而客游于心下也。愚按随太阳之气而运行于肤表者,膀胱之水也,故表汗出于太阳。膀胱者,州都之官,津液藏焉,气化则出,是水液之运行于上,受天气而复降于下也。又曰:津液当还入胃中。是津液生于胃府水谷之精,复还入胃中而上交于肺,是汗液皆由气化而出,非止溲也。其渗于中土而上交于肺者,肾藏之精水也。故曰:肾者,至阴也。至阴者,盛水也。肺者,太阴也。少阴者,冬脉也。故其本在肾,其末在肺,皆积水也。此少阴之水上交于手足之太阴,而外通于皮腠也。至于肾藏膀胱上与心交者,乃标本相合上下之互交者也。能明乎天地阴阳之道,斯为神智上工。若止求之脉证,帝所谓粗工耳。闵士先曰:今之粗工,尚不可得。**一阴一阳代绝,此阴气至心,上下无常,出入不知,喉咽干燥,病在土脾。**此复申明肾水之上通脾肺者,随阴中之生阳而出也。一阴,厥阴也。一阳,少阳也,乃阴中之生阳也。若一阴一阳之气代绝,则水不能随之上升,止阴气自至于心下。上下无常者,或上或下也。古者以腹中和小便利为知,出入不知,谓脾肺燥而不能出灌于四支,不利于小便也。是以水液不能上交于肺,则喉咽干燥矣。不能渗灌于中土,则土燥而脾病矣。上节论阴气随少阳而客游于心下,此言少阳绝而阴气自上至心,皆主肾液不能通贯于脾肺。**二阳三阴,至阴皆在,阴不过阳,阳气不能止阴,阴阳并绝,浮为血瘕,沉为脓胕。**此复结阴阳类而各司开阖也。二阳者,阳明之主阖也。三阴者,太阴之主开也。脾为阴中之至阴,至阴皆在者,言脾胃之气皆在于中,而为开为阖者,乃二阳三阴之气也。阴欲开而不能过于阳之阖,阳欲阖而不能止其阴之开,阴阳之气不相和合,而阳与阴绝,阴与阳绝矣。如脉浮则病在脾而为血瘕,沉则病在胃而为脓胕,盖阴阳之气不从,而血为之病也。**阴阳皆壮,下至阴阳。上合昭昭,下合冥冥,诊决死生之期,遂合岁首。**此总结人气之通于天道也。阴阳皆壮者,谓太阴之肺,少阴之心,太阳之阳,皆壮盛于上,而可上合昭昭之天。下至阴阳者,下至少阴之精，太阳之水，皆壮盛于下，而可下合冥冥之泉。以天之道，诊决死生之期，遂合四时之岁首，盖言此遂可以肝脉应春也。**雷公曰：请问短期。黄帝不应。**不应者，谓在经论中有之，责其却念上下经而不博览于群书也。**雷公复问。黄帝曰：在经论中。雷公曰：请闻短期。**经论，乃上古所传之经。闻，谓愿闻经中所论之短期。**黄帝曰：冬三月之病，病合于阳者，至春正月，脉有死征，皆归出春。**此以下论上合昭昭，下合冥冥，遂合四时以决死生之期。冬三月之病，水之为病也。病合于阳者，合病太阳之气也。至春正月有死征之脉见，皆归于所出之春气。盖春气之本于冬而阳气之生于水，阳气已病复从春气外出，故死。**冬三月之病，在理已尽，草与柳叶皆杀。**理，谓土中之理路。上文言水病之合于阳者，随太阳之气而外转者也。此言在理已尽者，谓水之从地理而上通于天也。冬三月之病，水之病也。在理已尽者，水竭而不能通于地理也。故至草与柳叶所生之时，而天地阴阳之气皆杀。夫春取榆柳之火，柳得先春之气者也。草木得春气而生，人病感春气者死。**春阴阳皆绝，期在孟春。**阴阳之气始于岁首，故交春而阴阳皆绝，期在孟春而死。**春三月之病，曰阳杀。**春三月阳气正盛，病伤其气，故曰阳杀。倪仲玉曰：此杀字照应前之皆杀。皆者，谓阴阳之气皆杀也。**阴阳皆绝，期在草干。**阴阳者，谓木火之阳，厥阴少阴之所主。皆绝者，无生长之气也，故期在肃杀之时而死。**夏三月之病，至阴不过十日。**阴，谓岁半以下。阳气病伤，故交阴即死。**阴阳交，期在濂水。**在夏之阴阳交病，病少阴之火也。濂水，水之清也，在三秋之时。**秋三月之病，三阳俱起，不治自已。**秋三月，乃阳明主令。阳明者，两阳合明，间于二阳之中。三阳俱起，是谓乾刚中正，勿药有喜。**阴阳交合者，立不能坐，坐不能起。**七月八月乃太阴主气，九月十月乃阳明主气，至秋令而阴阳交合者，太阴阳明之合病也。太阴欲开而不能胜阳明之阖，阳明欲阖而不能止太阴之开，是以立不能坐，坐不能起。**三阳独至，期在石水；二阴独至，期在盛水。**此总结太阳少阴为水火阴阳之主，标本互合，阴阳气交。如三阳独至，是有阳而无阴矣。二阴独至，是惟阴而无阳矣。石水，坚冰之时。孤阳而无阴气之和，又值水性坚凝，故死。盛水，立春雨水之时。独阴而无阳气之和，又值春阳外泄，故死也。

# 方盛衰论篇第八十

春时之阳气方盛,阴气方衰;秋时之阴气方盛,阳气方衰。此天气之盛衰也。少者之气方盛,老者之气方衰,此人气之盛衰也。

雷公请问:气之多少,何者为逆?何者为从?气之多少,问阴阳之气有多有少。逆者,谓四时老少之气逆行。从,顺也。黄帝答曰:阳从左,阴从右,老从上,少从下。是以春夏归阳为生,归秋冬为死。反之则归秋冬为生。是以气多少,逆皆为厥。四时之气,春夏为阳,秋冬为阴。阳从左者,谓春夏之气从左而行于右;阴从右者,谓秋冬之气从右而行于左。老者之气从上而下,犹秋气之从上而方衰于下;少者之气从下而上,犹春气之从下而方盛于上。是以春夏之气,归于阳之从左而右,气之顺也,故为生气;归于秋冬之从右而左,气之逆也,故为死气。反之,谓秋冬之气,归于阴之从右而左为生,归于春夏之从左而右为逆。是以气之无论多少,逆者皆为厥也。此节总提四时老少之气,而先论其天气之顺逆焉。闵士先曰:此与《五常政论》春气始于左,秋气始于右,春气始于下,秋气始于上同义。问曰:有馀者厥耶?复问人气之逆,乃有馀者厥耶。答曰:一上不下,寒厥到膝,少者秋冬死,老者秋冬生。一者,一阴之气也。一上不下,寒厥到膝,阴气自下而上,从井而至合也。阴气上行,秋冬之令也。故老者为顺,少者为逆。此盖以人之阴阳而应天地之四时也。气上不下,头痛巅疾。气者,一阳之气也。气上不下,头痛巅疾,阳气自下而直上于巅顶也。愚谓此下当有少者春夏生,老者春夏死句,或简脱耶?按此二节论人之阴阳二气自下而上,以应天之四时,年之老少,重在不下二字。盖一日之中,一时之间,阴阳出入,上下循环,有四时老少之气。如上而不下,则为厥逆矣。岂果寒厥到膝而老者秋冬可生,是以下文所云。倪仲玉问曰:论阴气曰寒厥到膝,论阳气曰头痛巅疾,是阳气之直上于巅顶,而阴气止至于膝耶?曰:非也。阴阳二气,上下相同,犹天之寒暑往来,四时之收藏生长。夫肌腠气分为阳,经脉血分为阴,阴气生于阳,阳气生于阴。故曰所出为井者,阳气从阴而出于脉外之处为井也。所入为合者,阴气从阳分而入于经脉之中,亦从井至合而与营血相会,故曰所入为合。盖自井至合则五行之气已周,复散行而上也。试观寒厥之病,始于肘膝而不能回阳,则渐至额颅皆冷。此阴阳血气生始出入之要道,学者不可不细加参求。**求阳不得,求阴不审,五部隔无征,若居旷野,若伏空室,绵绵乎属不满日**。夫老从上,少从下,此老幼百年之四时也。阳从左,阴从右,此天地一岁之四时也。朝则为春,日中为夏,日入为秋,夜半为冬,此一日之有四时也。是老者一岁之中有春夏,一日之中有春夏。少者一岁之中有秋冬,一日之中有秋冬。能顺一岁一日之四时,则百岁之气皆顺矣。岂老者止行秋冬之令,而少者单行春夏乎?此盖以天之四时合人之阴阳,以人之顺逆应天之四时,是以不明天地人参合之道,求阳而不得其气,求阴而不能审其微,以五部而候五时之气,若隔绝而无征验矣。夫四时之气生于五方,人之形身乃神气之屋宇。若居旷野,不知四时之气也。若伏空室,不知人之阴阳也。绵绵乎天道之细微也。属,合也。不知天道之微,而欲合人之阴阳,尚不能满一日之四时,而况能知百岁之阴阳乎!是以少气之厥,形之于梦,而合于四时,更见其微渺之极也。**是以少气之厥,令人妄梦,其极至迷**。少气之厥,气虚而上逆也。梦者,魂魄神气之所游荡,是以上行其极而至迷。迷者,远而迷也。夫有馀之厥,自下而上,少气之厥,令人妄梦而合于四时。是四时之气合五藏之神,五藏之阴阳下行至足,阳气起于足五指之表,阴气起于足五指之里,循足上行,见于经脉,应于四时。**三阳绝,三阴微,是为少气**。绝者,阳不与阴合也。五藏之阴气不得阳气以和之,则三阴微而五藏之气少矣。**是以肺气虚,则使人梦见白物,见人斩血藉藉,得其时则梦见兵战**。白物,金之象也。斩血,刑伤也。藉藉,狼藉也。得其时,谓得其秋令之时,则梦见兵战,盖得时气之助而金气盛也。此先言秋冬而后言春夏,意谓天地之气寒来则暑往,暑往则寒来,日月运行,无有终极,人得天地之和,亦可至秋冬而复归于春夏也。**肾气虚,则使人梦见舟船溺人,得其时则梦伏水中,若有畏恐**。海山有弱水,虽芥羽亦沉溺,梦见舟船溺人,肾水之虚弱也。得冬令之水气,故梦伏水中。若有畏恐,肾志虚也。**肝气虚,则梦见菌香生草,得其时则梦伏树下不敢起**。菌香,香蕈之小者,盖虽有生气而无根。梦伏树下,得春令之木气也。不敢起者,虽得时气之助而亦不能胜。**心气虚,则梦救火阳物,得其时则梦燔灼**。救火,心气虚也。阳物,龙也,乃龙雷之火游行也。得其时气之助,则君相二火并炎,故梦燔灼。倪仲玉曰:灼乃昭明之象,君火也。烧炙曰燔,在地之火也。**脾气虚,则梦饮食不足,得其时则梦筑垣盖屋。凡此五藏气虚,阳气有馀,阴气不足,合之五诊,调之阴阳,以在经脉。**脾气虚则梦取,故为饮食不足。梦筑垣盖屋,得时令之土气也。凡此五藏气虚,乃阳气有馀,阴气不足,当合之五诊,调之阴阳,以在经脉而合于四时。**诊有十度,度人脉,度藏,度肉,度筋,度俞,度阴阳气。尽,人病自具。脉动无常,散阴颇阳。脉脱不具,诊无常行。诊必上下,度民君卿。受师不卒,使术不明。不察逆从,是为妄行。持雌失雄,弃阳附阴。不知并合,诊故不明。传之后世,反论自章。**此言持诊之道,四时五诊之外,而更有十度也。度,度量也。十度者,度人脉,度藏,度肉,度筋,度俞,度阴阳气,度上下,度民,度君,度卿也。度人脉者,度人合天地而成三部九候也。度藏者,度五藏之奇恒逆从也。度肉者,度人之形与气相任则寿,不相任则夭,皮与肉相果则寿,不相果则夭,如病而形肉脱者死。度筋者,手足三阴三阳之筋,各有所起,经于形身,病则宜用燔针劫刺也。度俞者,五藏五俞,五五二十五俞,六藏六俞,六六三十六俞,经脉十二,络脉十五,凡二十七气,以上下所出为井,所溜为荥,所注为俞,所行为经,所入为合,二十七气所行,皆在五俞也。度阴阳气者,度藏府表里阴阳之气。尽者,谓尽此法而人病自具也。脉动无常,散在阴而又颇在阳,此病在情志,是以阴阳莫测。脉脱不具,必问而后得之。度上下者,度气之通于天,病之变化也。度民者,度其尝富后贫暴乐暴苦也。度君者,度王公大人骄恣纵欲,禁之则逆其志,顺之则加其病。当告之以其败,语之以其善,导之以其所便,开之以其所苦。人之情莫不恶死而乐生,恶有不听者乎!度卿者,度其尝贵后贱,封君败伤,故贵脱势,及欲侯王。是以受师不卒,使术不明。不察逆从,是为妄行。持雌失雄,弃阳附阴。不知并合,诊故不明。传之后世,反论自章。雌雄,谓阴阳之配合。并合,血气之合并也。**至阴虚,天气绝;至阳盛,地气不足。**《水热穴论》曰:肾者,至阴也。至阴者,盛水也。《解精微论》曰:积水者,至阴也。至阴者,肾之精也。盖在天为气,在下为水,在气为阳,在肾为精,气生于水,阳生于精,是以至阴虚,天气绝。至阳者,天之阳也。天地之气,日月运行,寒暑往来,交相和平者也。如天气盛,则地气不足矣。按《太阴阳明篇》曰:阳者天气也,主外;阴者地气也,主内。故阳道实,阴道虚。故喉主天气,咽主地气,阳受风气,阴受湿气。是人之阴阳上下表里气血，以配天地之阴阳者也。阴阳并交，至人之所行。阴阳并交者，阳气先至，阴气后至。阴阳并交者，谓阴阳寒暑之交相出入也。阳气先至者，谓四时之气始于一阳初动。邵子之诗曰：冬至子之半，天心无改移。一阳初动处，万物未生时。元酒味方淡，太音声正稀。此言如不信，更请问庖牺。即此义也。至人者，和于阴阳，调于四时，呼吸精气，独立守神，而复归于无极，故曰阴阳并交，至人之所行。是以圣人持诊之道，先后阴阳而持之，奇恒之势，乃六十首，诊合微之事，追阴阳之变，章五中之情。其中之论，取虚实之要，定五度之事，知此乃足以诊。先后阴阳而持之者，按尺寸以候脉之来去也。奇恒之势，各以六十为首，即《诊要经终》《脉解》诸篇所论是也。合微之事者，声合五音，色合五行，脉合阴阳也。阴阳之变者，天地阴阳之气，有德化政令变易灾眚也。五中之情，五内之情志也。取虚实之要，定五度之事者，取虚实而定五度也。五度者，度神之有馀有不足，气有馀有不足，血有馀有不足，形有馀有不足，志有馀有不足也。又有五实死，五虚死，其时有生者，如浆粥入胃，泄注止则虚者活，身汗得后利，则实者活。此皆圣人持诊之要道，不可不知也。是以切阴不得阳，诊消亡。得阳不得阴，守学不湛。知左不知右，知右不知左，知上不知下，知先不知后，故治不久。知丑知善，知病知不病，知高知下，知坐知起，知行知止。用之有纪，诊道乃具，万世不殆。起所有馀，知所不足。湛，音耽。持诊之道，有阴阳逆从，有左右前后，上下之诊，论在《脉要精微篇》中。湛，甚也。丑善，脉证之有善恶也。有馀之病，则起而行。不足之病，多坐而卧。知起之所为有馀，则知所以不足。盖知此即可以知彼，知一可以知十也。度事上下，脉事因格。是以形弱气虚死；形气有馀，脉气不足死；脉气有馀，形气不足生。此言持诊之道，当兼度其形气也。事者，谓其通变也。上下者，气之通于天，病之变化也。格，穷究也。言当先度其上下之通变，因而穷究其脉之通变，是以形弱气虚者死。此又无论其脉之平与不平，度其形气而知其死矣。形气有馀，脉气不足者死；脉气有馀，形气不足者生。是当以形证脉气通变审之，而后可必其死生也。是以诊有大方，坐起有常，出入有行，以转神明。必清必静，上观下观，司八正邪，别五中部，按脉动静，循尺滑涩，寒温之意，视其大小，合之病能，逆从以得，复知病名，诊可十全，不失人情。故诊之或视息视意，故不失条理，道甚明察，故能长久。不知此道，失经绝理，亡言妄期，此谓失道。转神明者，运己之神以候彼之气也。上观下观者，若视深渊，若迎浮云也。八正者，日月星辰，四时之气也。别五中部，先别五藏之脉也。按脉动静，候其浮沉迟数也。循尺滑涩，寒温之意，谓脉滑者尺之皮肤亦滑，脉涩者尺之皮肤亦涩。尺肤滑，其淖泽者，风也。尺肤涩者，风痹也。尺肤热甚，脉甚躁者，病温也。尺肤寒，其脉小者，泄少气。尺肤炬然，先热后寒者，寒热也。尺肤先寒，久大之而热者，亦寒热也。故善调尺者，不待于寸；善调脉者，不待于色。能参合而行之者，可以为上工也。视其脉之大小，合之病能。病能者，奇恒之病也。逆从者，神转不回，回则不转也。名者，实之宾也。能正其病名而后诊可十全，不失其人情矣。视息者，候呼吸之往来，脉之去至也。视意者，闭户塞牖，系之病者，数问其情，以从其意，得神者昌，失神者亡。亡言者，亡妄之言，不知诊道，妄与生死之期。此失经绝理，是谓失道矣。

## 解精微论篇第八十一

精者，天一所生之精。微者，天道之幽远也。此九九数终，复归于真元之论。

黄帝在明堂，雷公请曰：臣受业传之，行教以经论，从容形法，阴阳刺灸，汤药所资，行治有贤不肖，未必能十全。若先言悲哀喜怒，燥湿寒暑，阴阳妇女，请问其所以然者，卑贱富贵，人之形体，所从群下，通使临事，以适道术，谨闻命矣。请问有毚愚仆漏之问，不在经者，欲问其状。帝曰：大矣。悲哀喜怒，人之情也。燥湿寒暑，天之气也。阴阳者，天之道也。妇女者，天癸之所生也。此通天之道，故极赞其大焉。公请问：哭泣而泪不出者，若出而少涕，其故何也？帝曰：在经有也。《灵枢经》有悲哀涕泣之论。复问：不知水所从生，涕所从出也。帝曰：若问此者，无益于治也。工之所知，道之所生也。精液下通于上，应水之上通于天。此通天之大道，非止有裨于治也。工止知涕泣之所由出，而不知道之所由生。夫心者，五藏之专精也。目者，其窍也。华色者，其荣也。是以人有德也，则气和于目，有亡，忧知于色。五藏，主藏精者也。心者，五藏六府之主，故为五藏之专精。心开窍于目，故目者，心之窍。《五藏生成篇》曰：心之合脉也，其荣色也，其主肾也。故华于色者，心之荣也。有德者见于色，而知心气之和也。是以悲哀则泣下，泣下水所由生。水宗者，积水也。积水者，至阴也。至阴者，肾之精也。宗精之水所以不出者，是精持之也。辅之裹之，故水不行也。悲哀则动其心志，故泣下而水所由生。水宗者，宗脉之所聚，上液之道也。肾藏之精水，由宗脉而上通于心，上注于目，故曰：目者宗脉之所聚也。如志不悲则精持于下，辅之裹之，水精不出于宗脉，故水不行于上也。此言精水之在下，必动其肾志而后上行。夫水之精为志，火之精为神，水火相感，神志俱悲，是以目之水生也。故谚言曰：心悲名曰志悲。志与心精共凑于目也。此言心肾相通，神志交感，心悲而未有不动其志者。故谚有之曰：心悲名曰志悲。盖心之所之谓之志，心志之合一也。心者，五藏之专精，故水精与心精共凑于目而为泣。莫子瑜曰：神志相合而精亦相合。是以俱悲则神气传于心，精上不传于志而志独悲，故泣出也。此言神生于精，志生于心，离中有虚，坎中有满，水火上下之互交也。《灵枢经》曰：所生之来谓之精，两精相搏谓之神。是神气之生于精也。故曰俱悲则神气传于心，谓心藏所藏之神气，本于肾精之所生。又曰：心有所忆谓之意，意之所存谓之志。是志之生于心也。故曰精上不传于志，谓精不上传于志而志独悲于上，故泣出也。上节言心悲名曰志悲，此言志悲即是心悲，心志之合一也。闵士先曰：动其心志则心精凑于目而为泣，不待肾精之上传也。泣涕者脑也，脑者阴也，髓者骨之充也，故脑渗为涕。志者骨之主也，是以水流而涕从之者，其行类也。此言涕之所从来者，由肾精之上通于脑，脑渗下而为涕也。脑者，阴髓也。骨之精髓充于骨，髓从骨空而上通于脑，故脑渗之为涕也。夫志者，骨之主也。是以水流而涕从之者，其行与志悲而肾精出于目之为泣者，相同类也。夫涕之与泣者，譬如人之兄弟，急则俱死，生则俱生，其志以早悲，是以涕泣俱出而横行也。夫人涕泣俱出而相从者，所属之类也。涕泣皆出于肾水而分两歧，犹兄弟之生于一母而分伯仲也。故肾死脉来辟辟如弹石之急，则兄弟俱死，生则俱生，而出为涕泪也。是以其志早悲，则涕泣俱出而横行也。夫人涕泣俱出而相从者，缘肾藏所属之同类也。雷公曰：大矣。雷公始悟人道之通于天道，故复赞其大焉。请问：人哭泣而泪不出者，若出而少，涕不从之，何也？帝曰：哭泣不出者，哭不悲也。不泣者，神不慈也。神不慈则志不悲，阴阳相持，泣安能独来？夫志悲者，惋惋则冲阴，冲阴则志去目，志去则神不守精，精神去目，涕泣出也。此复申明泣出于神而志，涕出于志而神，故神不慈则志不悲而精不出，志动则神不守而涕泣俱来。是神守则志守，志动则神动也。慈，悲也。阴阳相持，谓水火之神志主持于内，则精不出也。惋惋，惊动貌。冲阴，谓志上冲于脑也。夫目系上属于脑，故志上冲阴则志去走于目，志去则神不独守其精，精神并去，出于目而涕泣皆出也。且子独不诵不念夫经言乎？厥则目无所见。夫人厥则阳气并于上，阴气并于下。阳并于上则火独光也，阴并于下则足寒，足寒则胀也。夫一水不胜五火，故目眦盲。此言神志相守，水火相交者也。经，谓《灵枢·口问》诸篇。厥，谓水火不相交而相逆也。骨之精为瞳子，肾之精气不上贯于目，故目无见也。并者，谓诸阳之气合并于上，诸阴之气合并于下也。心乃阳中之太阳，而为五藏之专精。故阳并于上，不得阴气以和之，则火独光于上也。肾为水藏，受藏五藏之精。阴脉集于足下而聚于足心，故阴并于下，不得阳气以和之则足寒，足寒则藏寒生满病也。一水，谓太阳之水。五火，五藏之阳气也。夫太阳之水，随气而运行于肤表，犹水之随天气而环转于上下。少阴之水火以应天之日月，交相会合而不相离者也。是以阴阳厥逆，则目眦盲。眦者，谓太阳之两睛明，以应天之日月也。张兆璜曰：通篇论精神，此后提出气字。夫五藏之精气皆会于目，气并于上，精并于下，故为五火。是以冲风泣下而不止。夫风之中目也，阳气内守于精，是火气燔目，故见风则泣下也。此言人气之与天气相通也。风者，天之气也。阳气者，神气也。火气者，阳气也。谓神气内守于精，阳气外通于目，见风则气随风动而神不守精，致精神共去于目而泣下也。有以比之，夫火疾风生乃能雨，此之类也。比者，以天之精气神而比类人之精气神也。风乃天之阳气，火之精为神，雨乃水精之上通于天而复下降者也。火疾风生乃能雨者，谓气生于神，神生于精，精随神气而运者也。夫天之日月精水，随天气而运行无息，人之精神亦随气而环转无端，人之两目应天之日月昼夜而开阖者也。按本经八十一篇，所论之道天地人，所用之数三六九。盖人生于天地气交之中，通天之道，应地之理，地居人之下，大气举之，无所冯依，是天包乎地之外，而运行无息者也。数之始于一而成于三，三而两之成六，三而三之成九，乃自从无极而生天地阴阳之数也。圣人提挈天地，把握阴阳，呼吸精气，独立守神，能养精气神以配天，吸地之精气神以自养，至于不生不化，与道合同，出乎天地之外，复归于无极而无有终时。是以立数万馀言，后七篇单论天道以应人，九九数终，解明精气神以复于天真。盖欲使天下后世子孙黎民，不罹苛疾之患，同归生长之门。圣人之教化大矣！求道之士，若能研穷此经，存养真性，皆可寿敝无穷，超凡入圣。

# 侣山堂素灵集注后跋

《黄帝素问》九卷,《灵枢》九卷,总名《内经》。为医学之阶梯,方书之领袖。汉后注家林立,迄无一当。李士材历诋其失,汪讱庵复踵其讹,而是经益不明于天下矣。长乐陈修园,欲度迷津,特开觉路,于《三字经》中,叙医学源流以告人曰:大作者,推钱塘。钱塘,谓张隐庵、高士宗也。康熙间,隐庵与众弟子开讲《经》《论》于侣山堂,士宗继之,于是侣山堂有《素》《灵》《集注》《直解》,《伤寒宗印》,《伤寒》《金匮》《集注》《直解》,《侣山堂类辩》,《针灸秘传》,《医学真传》,《本草崇原》等书。夫《素》《灵》明体达用,《伤寒》《金匮》以经为体,以方为用。隐庵因经方意义艰深而作《集注》,士宗因《集注》意义艰深而作《直解》。其馀各书,犹黄钟以下十一律,藉泻黄钟之蕴者尔。传至修园,又有《素灵集注节要》,外附十馀种,语不躐等,使读者如食蔗,渐入佳境,而大旨悉本侣山堂。明知非此不足以继往开来,黜浮崇实也。乃讲堂方被劫灰,遗籍亦遭兵火,他省除左菊农重镌《伤寒集注》外,尚有《素》《灵》出自坊间,舛讹殊甚。厥后仅于丁松生、王耕眉两处,得见《素》《灵》《集注》,《素问直解》原板。既而姚受之、褚敦伯亦各出家藏《集注》相示之。四君者,物色有年,始获旧物。学者如知长沙《论》《略》,俱发源于《内经》,则力争上游,舍《集注》从何入手?今《集注》尚存《素》《灵》两册,由书局提调宋观察属章椿伯汇集参校,请于卫大中丞发局刊行。而后《素》与《灵》相得益彰,凡阴阳气血之生始出人,脏腑经络之交会贯通,无不了如指掌矣。隐庵之功,岂在仲景下欤!按侣山堂至乾隆时,但缺《针灸秘传》,迄今止百馀年,亡书过半。倘天将大昌斯道,俾得逐一搜罗,校勘付梓,以广其传,则医门之幸,亦即天下苍生之幸也夫!

光绪十三年七月淳安教谕钱塘仲学辂谨识

# 侣山堂素问集注跋

《内经》有《素问》《灵枢》两帙，语上不遗下，语小不遗大，非止通于医学，而医学必以《内经》为权舆也。汉后注家皆以《灵枢》为针经而忽之，独至《素问》惟恐语焉不详，然或改窜原文，或抛荒正文。李士材历诋其失，汪讱庵复踵其讹。于是《素问》在若存若亡之间，而《灵枢》更无论矣。夫《素问》严病所由起，《灵枢》明病所由瘳，二书缺一不得。长乐陈修园将《灵》《素》删为《节要》，系为中人以下不能全读者设。犹虑后学因陋就简，特于《三字经》中叙医学源流以告人曰：大作者，推钱塘。钱塘，谓张隐庵、高士宗也。康熙间，隐庵与众弟子开讲《经》《论》于侣山堂，士宗继之，所著有《伤寒宗印》，《内经》《集注》《直解》，《伤寒》《金匮》《集注》《直解》，《侣山堂类辩》，《本草崇原》，《针灸秘传》，《医学真传》等书。《集注》成于隐庵，馀书如黄钟以下十一律，藉泻黄钟之蕴。《修园十六种》从此发源，其《灵素节要》之注，即源头物也。虽士宗别出手眼，创为《直解》，亦不过因经文古奥，《集注》精深，有理会不来者，以此导之。观于《素问直解》末篇，备称隐庵著述超群，非常人思虑所能及。言下明指讱庵一流，蠡测管窥，反疑《集注》之以经解经为杜撰，则《集注》之蹇于遇，自昔已然。第斯理日流行于天地间，宁令百年无识者，不可一日无《集注》。奈坊间印本，翻刻模糊，徒乱人目。劫后仅得原板于丁松生、王耕眉、姚受之、褚敦伯家。书局提调宋观察恐其久而失传，将《素》《灵》两周帙，请于卫大中丞，一并发局校刊，以足《内经》之数。《素问》已刊《直解》，而必续刻《素问集注》者，诚以《集注》《直解》均能发前人所未发，开来继往，首在二书。二书固并行不悖，亦相得益彰云。

# 黄帝内经集注

(清)张志聪 集注

【下】

# 灵 枢

中医古籍出版社
Publishing House of Ancient Chinese Medical Books

# 黄帝内经集注下

## 灵枢目录

# 黄帝内经灵枢集注提要

昔人谓先《灵枢》而后《素问》何也？盖以《素问》所以指示世人病之所由生也。病生而弗知其源，则无以疗治。故篇中所载，阴阳寒暑之所由来，饮食居处之所由摄养，五运生制之所由胜复，六气时序之所由逆从，靡弗从其本而推论之。若《灵枢》则为世人治病者也。病既生而弗治，则无以通其源。故本经所论，营卫血气之道路，经脉藏府之贯通，天地岁时之所由治，音律风野之所由分，靡弗藉其针而开导之，以明理之本始。故本经曰，人与天地相参，日月相应，而三才之道大备。是以人气流行，上应日行于二十八宿之度，又应月之盈亏，以合海水之消长。且以十二经络藏腑，合于百川汇集之水，咸相符也。故本经八十一篇，以应九九之数，合三才之道。三而三之，成九九八十一篇。其理广大，其道入微。不图自皇甫士安，类为《甲乙针经》，玄台马氏，又专言针而忽乎本经之原理，后世遂指是经为针传而忽之。隐庵先生惧其失传，遂于《素问》注疏既竣，复集同学，举《灵枢》而诠释之。一字一理，俱有依规，俾后人读《素问》而知病之所由起，读《灵枢》而识病之如何瘳。此即隐庵先生诠经之微旨也。

# 序

先儒有云:经传而经亡。非经亡也,亡于传经者之精而以粗求之,深而以浅视之之失其旨归也。夫《灵》《素》之为烈于天下也,千百年于兹矣。然余尝考《汉·艺文志》曰,《黄帝内经》一十八卷,而《灵枢》居其九,《素问》亦居其九。昔人谓先《灵枢》而后《素问》者何也?盖以《素问》为世人病所由生也。病所生而弗慎之,则无以防其流。故篇中所载阴阳寒暑之所从,饮食居处之所摄,五运生制之所由胜复,六气时序之所由逆从,靡弗从其本而谨制之,以示人维持,而生人之患微矣。若《灵枢》为世人病所由治也。病既生而弗治之,则无以通其源。故本经所论营卫血气之道路,经脉藏府之贯通,天地岁时之所由法,音律风野之所由分,靡弗藉其针而开导之,以明理之本始,而惠世之泽长矣。是《灵枢》《素问》为万世所永赖,靡有息也。故本经曰人与天地相参,日月相应,而三才之道大备。是以人气流行上应日,行于二十八宿之度,又应月之盈亏,以合海水之消长。且以十二经脉、藏府,外合于百川汇集之水,咸相符也。故本经八十一篇,以应九九之数,合三才之道,三而三之,成九九八十一篇,以起黄钟之数。其理广大,其道渊微,传竹帛而使万世黎民不罹灾眚之患者,孰不赖此经也哉!乃自皇甫士安类为《甲乙针经》,而玄台马氏又专言针而昧理,俾后世遂指是经为针传而忽之,而是经几为赘旒矣。余悯圣经之失传,惧后学之沿习,遂忘愚昧,《素问》注疏告竣,复藉同学诸公,举《灵枢》而诠释之。因知经意深微,旨趣层折,一字一理,确有指归。以理会针,因针悟证,殚心研虑,鸡鸣风雨,未敢少休,庶几藉是可告无罪乎?俾后之人读《素问》而严病之所以起，读《灵枢》而识病之所以瘳，则藏府可以贯通，经脉可以出入，三才可以合道，九针可以同法，察形气可以知生死寿夭之源，观容色可以辨邪正美恶之类。且也因九针而悟《洛书》之妙理，分小针而并识《河图》之微情，则前民用而范围不过者，大易之传统乎是矣，则利民生而裁成不遗者，坟典之传亦统乎是矣。敢以质之天下后世之同学者，亦或有以谅余之灌灌也夫！

康熙壬子葵夏钱塘张隐庵书于西泠怡堂

# 卷一

## 九针十二原第一

黄帝问于岐伯曰：余子万民，养百姓，而收其租税。余哀其不给，而属有疾病。余欲勿使被毒药，无用砭石，欲以微针通其经脉，调其血气，荣其逆顺出入之会。令可传于后世，必明为之法，令终而不灭，久而不绝，易用难忘，为之经纪。异其章，别其表里，为之终始。令各有形，先立《针经》。愿闻其情。岐伯答曰：臣请推而次之，令有纲纪，始于一，终于九焉。

按《本纪》，帝经土设井，立步制亩，艺五谷，养万民，而收其租税。设有疾病，则不能力田以供馀食矣。故帝欲立九针微针之法，传于后世，令终而不灭焉。毒药，所以攻疾也。砭石，所以泄邪也。二者皆攻泻之法。微针，能通调血气者也。逆顺出入者，皮肤经脉之血气，有逆顺之行，有出入之会。盖人秉天地之气所生，阴阳血气参合天地之道，运行无息，少有留滞，则为疾病。故帝以天地人之道而立九针，用九针之法以顺人之阴阳血气，而合于天道焉。明其理则易用，持于心则难忘。经，径。纪，维也。按篇名《九针》，而帝曰微针，伯曰小针，是九针之外，又立小针也。九针者，圣人起天地之数，始于一而终于九。九而九之，九九八十一，以起黄钟之数。用九针而合小针者，以阳数五，阴数五，五位相得而各有合，以应《河图》之数也。帝继伏羲神农氏而作，即以两仪四象河图奇偶之数，用法于针，所以修身治国平天下，盖国以民为本也。

请言其道。小针之要，易陈而难入。粗守形，上守神。神乎神，客在门。未睹其疾，恶知其原？刺之微，在迟速。粗守关，上守机。机之动，不离其空。空中之机，清静而微。其来不可逢，其往不可追。知机之道者，不可挂以发；不知机道，扣之不发。知其往来，要与之期。粗之暗乎，妙哉！工独有之。往者为逆，来者为顺，明知逆顺，正行无问。迎之夺之，恶得无虚？追而济之，恶得无实？迎之随之，以意和之，针道毕矣。

易陈难入者，易言而难著于人也。粗守形者，守皮脉肉筋骨之刺。上守神者，守血气之虚实而行补泻也。神乎神，甚赞其得神之妙。门者，正气出入之门。客在门者，邪循正气出入之所也。未睹其何经之疾，恶知其受病之原？言当先察其邪之所在而取之也。迟速，用针出入之疾徐也。粗守关者，守四支之关节。上守机者，守其空而当刺之时，如发弩机之速也。不离其空者，乘空而发也。夫邪正之气，各有盛衰之时。宜补宜泻，当静守其空中之微，不可差之毫发。如其气方来，乃邪气正盛。邪气盛则正气大虚，不可乘其气来，即迎而补之，当避其邪气之来锐。其气已往，则邪气已衰，而正气将复。不可乘其气往，追而泻之，恐伤其正气，在于方来方去之微，而发其机也。《离合真邪论》曰：俟邪不审，大气已过，泻之则真气脱，脱则不复，邪气复至而病益蓄。故曰其往不可追，此之谓也。是以其来不可逢，其往不可追，静守于来往之间而补泻之，少差毫发之间则失矣。粗工不知机道，叩之不发，补泻失时，则血气尽伤，而邪气不下。知其往来者，知邪正之盛衰，要与之可取之期而取之也。粗工之暗，而良工独知之，是故工之所以异也。若气往则邪正之气虚小，而补泻之为逆；气来则形气邪气相平，而行补泻为顺。是以明知顺逆，正行无问，知往来所处之时而取之也。迎而夺之者，泻也，故恶得无虚？追而济之者，补也，故恶得无实？迎之随之，以意和之，针道毕矣。

凡用针者，虚则实之，满则泄之，宛陈则除之，邪胜则虚之。大要曰：徐而疾则实，疾而徐则虚。言实与虚，若有若无。察后与先，若存若亡。为虚为实，若得若失。

所谓虚则实之者，气口虚而当补之也。满则泄之者，气口盛而当泻之也。宛陈则除之者，去脉中之蓄血也。邪胜则虚之者，言诸经有盛者，皆泻其邪也。徐而疾则实者，徐内而疾出也。疾而徐则虚者，疾内而徐出也。言实与虚，若有若无者，实者有气，虚者无气也。察后与先，若亡若存者，言气之虚实，补泻之先后也，察其气之以下与常存也。为虚为实，若得若失者，言补者必然若有得也，泻则恍然若有失也。此以上论小针之法。

虚实之要，九针最妙。补泻之时，以针为之。泻曰必持内之，放而出之，排阳得针，邪气得泄。按而引针，是谓内温，血不得散，气不得出也。补曰随之随之，意若妄之，若行若按，如蚊虻止，如留而还，去如弦绝。令左属右，其气故止，外门已闭，中气乃实。必无留血，急取诛之。持针之道，坚者为宝。正指直刺，无针左右。神在秋毫，嘱意病者，审视血脉，刺之无殆。方刺之时，必在悬阳，及与两卫。神属勿去，知病存亡。血脉者，在腧横居，视之独澄，切之独坚。九针之名，各不同形：一曰镵针，长一寸六分；二曰员针，长一寸六分；三曰锓针，长三寸半；四曰锋针，长一寸六分；五曰铍针，长四寸，广二分半；六曰员利针，长一寸六分；七曰毫针，长三寸六分；八曰长针，长七寸；九曰大针，长四寸。镵针者，头大末锐，去泻阳气；员针者，形如卵形，揩摩分间，不得伤肌肉，以泻分气；镵针者，锋如黍粟之锐，主按脉勿陷，以致其气；锋针者，刃三隅，以发锢疾；铍针者，末如剑锋，以取大脓；员利针者，大如氂，且员且锐，中身微大，以取暴气；毫针者，尖如蚊虻喙，静以徐往，微以久留之而养，以取痛痹；长针者，锋利身薄，可以取远痹；大针者，尖如挺，其锋微员，以泻机关之水也。九针毕矣。

此节论九针之法，盖首篇统论小针及九针之道。是以前后论小针，而详释于《小针解》中。此节论九针，故详释于《九针论》内，而《小针解》中不与也。虚实之要，九针最妙，为其各有所宜也。补泻之时，以针为之者，与气开阖相得也。排阳得针者，排针而得阳气也。得其正气，则邪气去矣。内温者，针下热也，谓邪气去而正气不出也。此论泻邪而养其正也。随之者，追而济之也。之，往也。若妄之者，虽追之而若无有所往。若行若按，如蚊虻止，如留而还也。去如弦绝者，疾出其针也。令左手按痏，右手出针，其正气故得止于内，而外门已闭，中气乃实矣。此补正运邪之法，故必无留血，设有留血，急取而诛之。坚者，手如握虎也。正指直刺者，义无邪下，欲端以正也。神在秋毫，审视病者，静志观病人，无左右视也。悬阳，心也。心藏神，方刺之时，得之于心，则神属于病者，而知病之存亡矣。经云：取血于荣，取气于卫。卫气行阳行阴者也，故于两卫间以取阴阳之气。《卫气行篇》曰：是故谨候气之所在而刺之，是谓逢时。在于三阳，必候其气在阳分而刺之。病在于三阴，必候其气在阴分而刺之。腧，经腧也。《刺节真邪篇》曰：六经调者，谓之不病。一经上实下虚而不通者，此必有横络盛加于大经，令人不通，视而泻之，此所谓解结也。故有血络横在于经腧者，当视之独清，切之独确而去之也。九针者，有九者之名，有九者之形，各随其所宜而用之，九针之论毕矣。

夫气之在脉也，邪气在上，浊气在中，清气在下。故针陷脉则邪气出，针中脉则浊气出，针太深则邪气反沉，病益。故曰：皮肉筋脉，各有所处，病各有所宜，各不同形，各以任其所宜。无实无虚，损不足而益有馀，是谓甚病。病益甚，取五脉者死，取三脉者恇。夺阴者死，夺阳者狂。针害毕矣。

此复论小针刺邪之法，而并论其要害焉。风雨寒暑之中人也高，故邪气在上也。水谷入胃，其精气上注于肺，浊溜于肠胃，寒温不适，饮食不节，病生于肠胃，故浊气在中也。清湿地气之中人也，必从足始，故清气在下也。陷脉，额颅之脉，显陷于骨中，故针陷脉则阳之表邪去矣。中脉，足阳明之合三里穴也。针太深则邪气反沉者，言浮浅之病，不欲深刺也。深则邪气从之入，故曰反沉也。皮肉筋骨，各有所处者，言经络各有所主也。故病各有浅深之所宜，形有皮内筋脉之不同，各随任其所宜而刺之。无实实，无虚虚，若损不足而益有馀，则病益甚矣。五脉，五藏诸阴之脉也。如中气不足，则血脉之生原已虚，再大泻其诸阴之脉，是虚于中而脱于外也。三脉，三阳之脉。恇，怯也，言尽泻三阳之气，令病人怯然不复也。夺阴者死，言取人之五里五往者也。《玉版篇》曰：迎之五里，中道而止。五至而已，五往而藏之气尽矣。夺阳者狂，正言取之五里而或夺其阳也。此论针之为害毕矣。张开之曰：取尺之五里，取皮肤阳分之气血也。而曰夺阴者，谓阳分之气血生于五藏之阴也。病在中气不足，而大泻诸阴之脉者死，谓诸阴之脉生于中焦之阳明，阳生于阴而阴生于阳也。

刺之而气不至，无问其数；刺之而气至，乃去之，勿复针。针各有所宜,各不同形,各任其所为。刺之要,气至而有效。效之信,若风之吹云,明乎若见苍天。刺之道毕矣。

此言刺之效以得气为要也。上文言病各有所宜,此言针各有宜,而有大小长短之形不同,各任其所宜而用之也。若风之吹云,明乎若见青天,邪散而正气光明也。

黄帝曰:愿闻五藏六府所出之处。岐伯曰:五藏五腧,五五二十五腧,六府六腧,六六三十六腧。经脉十二,络脉十五,凡二十七气以上下。所出为井,所溜为荥,所注为输,所行为经,所入为合。二十七气所行,皆在五腧也。

此言用针者,当知藏府经脉之血气生始出入。夫荣卫气血,皆生于胃府水谷之精。荣行脉中,卫行脉外;血行脉中,气行脉外。然脉内之血气,从络脉而渗灌于脉外,脉外之气血,从络脉而溜注于脉中,外内出入相通也。五藏内合五行,故其腧五;六府外合六气,故其腧六。盖六气生于五行,而有二火也。经脉十二,六藏六府之经脉也。络脉十五,藏府之十二大络及督脉之长强,任脉之尾翳,脾之大包。凡二十七脉之血气,出入于上下手足之间,所出为井,所溜为荥,所注为输,所行为经,所入为合。此二十七气之所行,皆在于五腧。盖十二经脉之血气,本于五藏五行之所生。而脉外皮肤之气血,出于五藏之大络,溜注于荥输,而与脉内之血气相合于肘膝之间。此论藏府经脉之血气出入。

节之交,三百六十五会。知其要者,一言而终,不知其要,流散无穷。所言节者,神气之所游行出入也,非皮肉筋骨也。

此言刺节者,当知神气之所出入也。神气者,真气也,所受于天与谷气并而充身者也。故知其要,一言而终,不知其要,流散无穷。此络脉之渗灌诸节,非皮肉筋骨也。

观其色,察言目,知其散复;一其形,听其动静,知其邪正。右主推之,左持而御之,气至而去之。

此言上工观五色于目,知色之散复,即知病之散复矣。知其邪正者,知论虚邪与正邪之风也。右主推之,左持而御之者,言持针而出入也。气至而去之者,言补泻气调而去之也。

凡将用针，必先诊脉，视气之剧易，乃可以治也。五藏之气已绝于内，而用针者反实其外，是谓重竭。重竭必死，其死也静。治之者，辄反其气，取腋与膺。五藏之气已绝于外，而用针者反实其内，是谓逆厥。逆厥则必死，其死也躁。治之者，反取四末。

此言用针者，必先诊脉，视五藏之气剧易，乃可以治也。所谓五藏之气已绝于内者，脉口气内绝不至，反取其外之病处，与阳经之合，有留针以致阳气，阳气至则内重竭，重竭则死矣。无气以动，故静。此言五藏之阴，生于中焦之阳，故外致其阳，则内重竭矣。五藏之气已绝于外者，脉口气外绝不至，反取其四末之输，有留针以致其阴气，阴气至则阳气反入，入则逆，逆则死矣。其死也阴气有馀，故躁。此言阴内而阳外，阳气内入则为逆矣。

刺之害中而不去则精泄，害中而去则致气。精泄则病益甚而恇，致气则生为痈疡。

此言取气之太过不及，而皆能为害也。夫气生于精，故刺之害，中病而不去其针，则过伤其气，而致泄其生原，故病益甚而恇。刺之害，中而即去其针，邪未尽而正气未复，则致气留聚而为痈疡。《痈疽篇》曰：经脉流行不止，与天同度，与地合纪。天宿失度，日月薄蚀，地经失纪，水道流溢。血脉荣卫，周流不休，气血不通，故为痈肿。盖荣卫气血，运行于外内上下之不息也。是以首篇与第八十一篇始终论精气之生始出入。若阴阳不调，血气留滞，则为痈疡矣。

五藏有六府，六府有十二原，十二原出于四关，四关主治五藏。五藏有疾，当取之十二原。十二原者，五藏之所以禀三百六十五节气味也。五藏有疾也，应出十二原。十二原各有所出，明知其原，睹其应，而知五藏之害矣。阳中之少阴肺也，其原出于太渊，太渊二。阳中之太阳心也，其原出于大陵，大陵二。阴中之少阳肝也，其原出于太冲，太冲二。阴中之至阴脾也，其原出于太白，太白二。阴中之太阴肾也，其原出于太谿，太谿二。膏之原，出于鸠尾，鸠尾一。肓之原，出于脖胦，脖胦一。凡此十二原者，主治六府五藏之有疾者也。胀取三阳，飧泄取三阴。肓，音荒。

此论气味所生之津液，从藏府之膏肓，外渗于皮肤络脉，化赤为血，荣于经俞，注于藏府，外内出入之相应也。津液者，水谷气味之所生也。中焦之气，蒸津液，化其精微，发泄于腠理，淖泽注于骨，补益脑髓，润泽皮肤，是津液注于三百六十五节，而渗灌于皮肤肌腠者也。溢于外则皮肉膏肥，馀于内则膏肓丰满。盖膏者，藏府之膏膜；肓者，肠胃之募原也。气味所生之津液，从内之膏肓而淖泽于外，是以膏肥之人，其肉淖而皮纵缓，故能纵腹垂腴，外内之相应也。《痈疽》章曰：中焦出气如露，上注谿谷而渗孙脉。津液和调，变化而赤为血。血和则孙脉先满溢，乃注于络脉，皆盈乃注于经脉。阴阳已张，因息乃行，行有经纪，周有道理，与天合同，不得休止。夫谿谷者，皮肤之分肉。是津液外注于皮肤，从孙络化赤而注于藏府之原经。故曰：十二原者，五藏之所以禀三百六十五节气味也。四关者，两肘两腋，两髀两腘，皆机关之室，真气之所过，血络之所游行者也。十二原出于四关，四关主治五藏者，谓藏合府而府有原，原有关而关应藏，藏府阴阳相合，外内出入之相通也。故曰：明知其原睹其应，而知五藏之害矣。肝心脾肺肾，内之五藏也。阳中之少阴，阴中之少阳，五藏之气也。故藏府有病，取之经脉之原。胀取三阳，飧泄取三阴，此病在三阴三阳之气而取之气也。此节论血气生始出入之原，故篇名《九针十二原》，谓九针之道与阴阳血气之相合也。

今夫五藏之有疾也，譬犹刺也，犹污也，犹结也，犹闭也。刺虽久，犹可拔也；污虽久，犹可雪也；结虽久，犹可解也；闭虽久，犹可决也。或言久疾之不可取者，非其说也。夫善用针者，取其疾也，犹拔刺也，犹雪污也，犹解结也，犹决闭也。疾虽久，犹可毕也。言不可治者，未得其术也。闭音卞，抟也。

张开之曰：百病之始生也，皆生于风雨寒暑，阴阳喜怒，饮食居处，大惊卒恐，则血气分离，阴阳破散，经络厥绝，脉道不通。夫风雨寒暑，大惊卒恐，犹刺犹污，病从外入者也。阴阳喜怒，饮食居处，犹结犹闭，病由内生者也。千般疢难，不出外内二因。是以拔之雪之，仍从外解；解之决之，从内解也。知斯二者，病虽久，犹可毕也。言不可治者，不得其因也。张玉师曰：污在皮毛，刺在肤肉，结在血脉，闭在筋骨。

刺诸热者,如以手探汤;血寒清者,如人不欲行。阴有阳疾者,取之下陵三里,正往无殆,气下乃止,不下复始也。疾高而内者,取之阴之陵泉;疾高而外者,取之阳之陵泉也。

寒热,风雨寒暑外袭也。故刺诸热者,如以手探汤,谓热在皮肤,所当浅取之也。寒清者,内因之虚寒,宜深取之。静以守气,故如人不欲行也。阴有阳疾者,阳邪而入于内也。下陵三里,在膝下三寸,足阳明之经,阳明之主阖也。正往无殆,气下乃止,使即从下解也。疾高而内者,里阴之病见于上也。阴陵泉乃太阴之经,太阴之主开也,使在内之病从开而上出也。盖言阳病之入于内者,即从下解,阴病之出于上者,即从外解也。疾高而外者,外邪高而病在外之下也。阳陵泉乃少阳之经,少阳之主枢也。盖邪在高而欲下入于内,故使从枢外出,勿使之内入也。玉师曰:疾高而取阴之陵泉阳之陵泉,应司天在泉上下相通,从气而上出也。

## 本输第二

黄帝问于岐伯曰:凡刺之道,必通十二经络之所终始,络脉之所别处,五输之所留,六府之所与合,四时之所出入,五藏之所溜处,阔数之度,浅深之状,高下所至。愿闻其解。

按经脉之终始:手之三阳,从手走头;足之三阳,从头走足;足之三阴,从足走腹;手之三阴,从腹走手。始于肺而终于肝,常荣无已,终而复始,此血气循行之终始也。本篇论五藏六府之脉,皆出于指井,溜于荥,注于输,行于经,入于合,从四支而通于藏府,此经脉之终始也。络脉之所别处者,藏府之经别大络,与经脉缪处,通血脉于孙络,渗出于皮肤者也。五藏之所留,六府之所与合,谓五藏之五俞六府之六俞也。四时之所出入,血气随四时之气而生长收藏也。五藏之所溜处,谓五藏之血气溜于脉中,变见于气口。五藏之气血溜于脉外,从五里而变见于尺肤。此五藏之血气,溜于皮肤经脉之外内者也。阔数,宽窄也。夫经脉有三百六十五穴会,络脉有三百六十五穴会,孙络亦有三百六十五穴会。经脉宽大,孙络窄小,故有阔数之度也。浅深者,络浅而经深也。高下所至者,血气之上下循行也。

岐伯曰：请言其次也。肺出于少商，少商者，手大指端内侧也，为井木。溜于鱼际，鱼际者，手鱼也，为荥。注于太渊，太渊，鱼后一寸，者中也，为俞。行于经渠，经渠，寸口中也，动而不居，为经。入于尺泽，尺泽，肘中之动脉也，为合。手太阴经也。

次，序也。井者，木上有水。乃淡渗皮肤之血，从井水而溜于脉中，注于输，行于经，动而不居，行至于肘膝，而与经脉中之气相合者也。肺心肝脾肾，内之五藏也；胆胃大肠小肠三焦膀胱，内之六府也。手足太阴少阴太阳少阳，外之经气也。肺出于少商者，谓藏府之血气，从大络而注于孙络皮肤之间。肺藏所出之血气，从少商而合于手太阴之经也。少商，在手大指内侧，去爪甲如韭叶许，为井木。鱼际，在大指下高起之白肉际，为荥火，有如鱼腹，因以名之。太渊，在鱼后陷中，为俞土。经渠，寸口中动脉，为经金。尺泽，在肘中，为合水。

心出于中冲，中冲，手中指之端也，为井木。溜于劳宫，劳宫，掌中中指本节之内间也，为荥。注于大陵，大陵，掌后高骨之间，方下者也，为俞。行于间使，间使之道，两筋之间，三寸之中也，有过则至，无过则止，为经。入于曲泽，曲泽，肘内廉下陷者之中也，屈而得之，为合。手少阴也。

手少阴，心脉也。中冲，胞络之经也。心主血而胞络主脉，君相之相合也。心出于中冲者，心藏所出之血气，渗于皮肤之间，从中冲之井，而行于手厥阴之经也。间使者，君相间行之使道，如心藏之血气，有过于胞络之中则至，无过于胞络之脉中则止。谓止于经处，而不行过于肘中，与胞络之血脉相合，乃自入于手少阴之经也。故始曰心，末复曰手少阴也。然其中皆手厥阴心主胞络之五腧。盖血者心神之化，心与胞络血脉相通，心藏所出之血气，间行于手少阴之经手厥阴之经也。

肝出于大敦，大敦者，足大指之端，及三毛之中也，为井木；溜于行间，行间，足大指间也，为荥。注于太冲，太冲，行间上二寸，陷者之中也，为俞。行于中封，中封，内踝之前一寸半，陷者之中，使逆则宛，使和则通，摇足而得之，为经。入于曲泉，曲泉，辅骨之下，大筋之上也，屈膝而得之，为合。足厥阴也。踝，胡瓦切。后同。

宛，郁也。所行为经者，如经行之道路，所以通往来之行使。故所行之血气厥逆，则郁滞其间而不行，如往来之血气相和，则通行于经脉中矣。玉师曰：此二句证明脉内之气血，从井而行于合。

脾出于隐白，隐白者，足大指之端内侧也，为井木。溜于大都，大都，本节之后，下陷者之中也，为荥。注于太白，太白，腕骨之下也，为俞。行于商邱，商邱，内踝之下，陷者之中也，为经。入于阴之陵泉，阴之陵泉，辅骨之下，陷者之中也，伸而得之，为合。足太阴也。

夫天气在上，水泉在下，地居于中。脾为阴中之至阴，而主坤土。不曰阴陵泉，而曰阴之陵泉，谓地下之泉水也。

肾出于涌泉，涌泉者，足心也，为井木。溜于然谷，然谷，然骨之下者也，为荥。注于太谿，太谿，内踝之后，跟之骨上，陷者中也，为俞。行于复溜，复溜，上内踝二寸，动而不休，为经。入于阴谷，阴谷，辅骨之后，大筋之下，小筋之上也，按之应手，屈膝而得之，为合。足少阴经也。

地下之泉水，天一之所生也。故少阴之始出，名曰涌泉。复溜者，复溜于地中，故合穴曰阴谷。愚错综释穴名者，以明人合天地阴阳五运六气之道。如经穴之部位分寸，须详考铜人图像，即顺文添注，无补于事，反为赘瘤。至于刺之留呼，灸之壮数，更不可执一者也。

膀胱出于至阴，至阴者，足小指之端也，为井金。溜于通谷，通谷，本节之前外侧也，为荥。注于束骨，束骨，本节之后陷者中也，为俞。过于京骨，京骨，足外侧大骨之下，为原。行于昆仑，昆仑，在外踝之后，跟骨之上，为经。入于委中，委中，腘中央，为合，委而取之。足太阳也。

太阳之上，寒水主之，故所出为至阴。至阴者，盛水也。肺者，天也，水中之生阳，上合于天，水随气而运行于肤表，是以首论肺与膀胱，应司天在泉之气，运行之无息也。通谷，通于肾之然谷。昆仑，水之发源，星宿海也。

胆出于窍阴，窍阴者，足小指次指之端也，为井金。溜于侠谿，侠谿，足小指次指之间也，为荥。注于临泣，临泣，上行一寸半，陷者中也，为俞。过于邱墟，邱墟，外踝之前下，陷者中也，为原。行于阳辅，阳辅，外踝之上，辅骨之前，及绝骨之端也，为经。入于阳之陵泉，阳之陵泉，在膝外陷者中也，为合，伸而得之。足少阳也。

五藏合五行，六府应六气，六气之中有二火，故多火之原，而原附于经也。五藏之俞出于井木者，五藏合地之五行，以应生长化收藏之气，故从木火土金水而顺行。六府之俞出于井金者，六府应天之六气，六气生于阴而初于地，故从秋冬而春夏，此阴阳逆顺之气也。按本经八十一篇，凡论阴阳血气，上下表里，左右前后，皆逆顺而行，若顺则反逆矣。秦越人曰：阴井乙木，阳井庚金。阳井庚者，乙之刚也；阴井乙，乙者庚之柔也。乙为木，故言阴井木也；庚为金，故言阳井金也。馀皆仿此。

胃出于厉兑，厉兑者，足大指内次指之端也，为井金。溜于内庭，内庭，次指外间也，为荥。注于陷谷，陷谷者，上中指内间，上行二寸，陷者中也，为俞。过于冲阳，冲阳，足胕上五寸，陷者中也，为原，摇足而得之。行于解谿，解谿，上冲阳一寸半，陷者中也，为经。入于下陵，下陵，膝下三寸，胻骨外三里也，为合。复下三里三寸，为巨虚上廉，复下上廉三寸，为巨虚下廉也。大肠属上，小肠属下，足阳明胃脉也。大肠小肠，皆属于胃，是足阳明也。

《阴阳离合论》曰：未出地者，命曰阴中之阴；已出地者，命曰阴中之阳。太阳根起于至阴，名曰阴中之阳；阳明根起于厉兑，名曰阴中之阳；少阳根起于窍阴，名曰阴中之少阳。是三阳之气，皆生于阴而出于地，自下而升，从足而上，无分手与足也。以手足之六经合三阳之气，而后有手足之分焉。然论手足之六经，非三阳之气也。故曰六府皆出足之三阳，上合于手者也。黄载华曰：大肠小肠，受盛胃府水谷之馀，济泌别汁而生津液，故皆属于胃。是以大肠受胃府之经气，而属于巨虚上廉，小肠属巨虚下廉。

三焦者，上合手少阳，出于关冲，关冲者，手小指次指之端也，为井金。溜于液门，液门，小指次指之间也，为荥。注于中渚，中渚，本节之后，陷者中也，为俞。过于阳池，阳池，在腕上，陷者之中也，为原。行于支沟，支沟，上腕三寸，两骨之间，陷者中也，为经。入于天井，天井，在肘外大骨之上，陷者中也，为合，屈肘乃得之。三焦下俞，在于足大指之前，少阳之后，出于腘中外廉，名曰委阳，是太阳络也。手少阳经也。三焦者，足少阳太阴之所将，太阳之别也，上踝五寸，别入贯腨肠，出于委阳，并太阳之正，入络膀胱，约下焦。实则闭癃，虚则遗溺，遗溺则补之，闭癃则泻之。

黄载华曰：三焦为决渎之府，故下俞出于太阳之络，入络膀胱，约下焦，气闭则癃，气虚则遗溺，三焦之主气也。三焦之气，出于肾，游行于上中下，而各归其部，出于手少阳之经，故曰：三焦者，上合手少阳。夫直行者为经，斜络者为络。此太阳之别络，间于足少阳太阴之间，故曰：少阳太阴之所将，太阳之别也。马玄台曰：腨肠即足腹。

手太阳小肠者，上合手太阳，出于少泽，少泽，小指之端也，为井金。溜于前谷，前谷，在手外廉本节前，陷者中也，为荥。注于后谿，后谿者，在手外侧本节之后也，为俞。过于腕骨，腕骨，在手外侧腕骨之前，为原。行于阳谷，阳谷，在锐骨之下，陷者中也，为经。入于小海，小海，在肘内大骨之外，去端半寸，陷者中也，伸臂而得之，为合。手太阳经也。

黄载华曰：大肠小肠，皆属于胃，出于阳明之巨虚上下廉。故曰：手太阳小肠者，上合手太阳。

大肠上合手阳明，出于商阳，商阳，大指次指之端也，为井金。溜于本节之前二间，为荥。注于本节之后三间，为俞。过于合谷，合谷，在大指岐骨之间，为原。行于阳谿，阳谿，在两筋间，陷者中也，为经。入于曲池，在肘外辅骨陷者中，屈臂而得之，为合。手阳明也。是谓五藏六府之俞，五五二十五俞，六六三十六俞也。六府皆出足之三阳，上合于手者也。

张开之曰：大肠小肠，皆属于胃。三焦出于足太阳之络，而上合于手少阳之经。故六府皆低于足之三阳，上合于手者也。夫身半以上为天，身半以下为地。六府出足之三阳者，本于足而出于地也。

缺盆之中，任脉也，名曰天突；一次任脉侧之动脉，足阳明也，名曰人迎；二次脉手阳明也，名曰扶突；三次脉手太阳也，名曰天窗；四次脉足少阳也，名曰天容；五次脉手少阳也，名曰天牖；六次脉足太阳也，名曰天柱；七次脉颈中央之脉，督脉也，名曰风府。腋内动脉，手太阴也，名曰天府。腋下三寸，手心主也，名曰天池。

手足十二经脉，合于三阴三阳。三阴三阳，天之六气也，运行于地之外。藏府雌雄相合，地之五行也，内居于天之中。本篇论三阴三阳之经气，从四方而内荣于藏府，应天气之贯乎地中。此复论三阴三阳之脉，循序而上于颈项，应阳气之出于地外。任督二脉，并出于肾，主通先天之阴阳。手太阴心主，并出于中焦，主行后天之气血。阴阳血气，又从下而上，中而外也。玉师曰：经脉应地之经水，上通于天，故有天突、天窗、天容、天牖、天柱、天府、天池及风府之名。

刺上关者，呿不能欠；刺下关者，欠不能呿。刺犊鼻者，屈不能伸；刺两关者，伸不能屈。呿，音区。

呿，大张口貌。欠，撮口出气也。上关，即客主人穴，系足少阳经。刺上关者，必开口有空，故呿不能欠。下关，足阳明经穴，必合口乃得之。故刺下关者，欠不能呿。犊鼻，系足阳明胃经穴，必屈足以取之，故屈不能伸。两关，系手厥阴经之内关，必伸手以取之，故伸不能屈。夫口者，元气出入之门户。手足者，阴阳之上下也。呿欠者，应开阖之变。屈伸者，应往来之不穷。孔子曰：屈伸相感而利生焉。

足阳明，挟喉之动脉也，其俞在膺中。手阳明，次在其俞外，下至曲颊一寸。手太阳，当曲颊。足少阳，在耳下曲颊之后。手少阳，出耳后，上加完骨之上。足太阳挟项大筋之中发际阴。

前节论三阳之经气，从下而上，此复论从上而下。所谓阳气者，上行极而下也。《动输篇》曰：足之阳明，胃气上注于肺。其悍气上冲头者，循咽，上走空窍，循眼系，入络脑，出颇，下客主人，循牙车，合阳明，并下人迎。此阳明之气，从下而上，至于脑，复从上而下，合阳明之经，从人迎而下于膺胸之俞。而三阳之气，亦复循次而在其俞外。此阳气之上下，以应天气之升降也。

**尺动脉在五里，五俞之禁也。**

此论藏府之阴阳血气，循手太阴阳明之经，从内而外，外而内，往来逆顺之不息也。尺动脉，手太阴之两脉口。五里，手阳明之经穴，在肘上三寸。五俞，五藏之井荥俞经合也。夫五藏之血气行于脉中者，变见于手太阴之两脉口。五藏之气血，从经别而行于脉外者，循手阳明，变见于尺肤。手太阴脉中之血气，从指腕而行于肘臂，手阳明脉外之气血，从臂肘而行于尺肤，来逆顺于皮肤经脉之外内。盖手太阴主周身之气而朝百脉，手阳明乃其府也。府为阳，故行气血于脉外；藏为阴，主行血气于脉中。充于周身皮肤经脉之血气，往来逆顺之不息者，从手太阴阳明始也。是以迎之五里，中道而止。若五往而取之，则五俞之血气皆绝，故曰尺动脉在五里，五俞之禁也。谓尺中所动之气血，从五里之脉外而来者也。上节论阳气之上下，以应天气之升降。此论血气之出入，以应天地之精水，布云气于天下，复通贯于地中。按皮肤之气血，从手足之指井溜注于脉中，而合于肘膝间，故曰尺动脉在五里，五俞之禁也。

**肺合大肠，大肠者，传道之府；心合小肠，小肠者，受盛之府；肝合胆，胆者，中精之府；脾合胃，胃者，五谷之府；肾合膀胱，膀胱者，津液之府也。少阳属肾，肾上连肺，故将两藏。三焦者，中渎之府也，水道出焉，属膀胱，是孤之府也。是六府之所与合者。**盛，叶成。道，同导。

此论五藏六府阴阳相合。藏货物曰府。六府受盛水谷，传化糟粕，受藏精汁，故名曰府。大肠者，传道之官，变化出焉，故为传道之府；小肠者，受盛之官，化物出焉，故为受盛之府；胆主藏精汁，故为中精之府；胃为仓廪之官，主受纳水谷，故为五谷之府；膀胱者，州都之官，津液藏焉，故为津液之府。少阳，三焦也。《水热穴论》曰：肾者，至阴也。至阴者，盛水也。肺者，太阴也。少阴者，冬脉也。故其本在肾，其脉在肺，皆积水也。是一肾配少阳而主火，一肾上连肺而主水，故肾将两藏也。三焦之脉，出于中胃，入络膀胱，约下焦而主决渎，故为中渎之府，水道出焉，而下属膀胱。夫三焦者，少阳之气，水中之生阳也。手厥阴包络之相火，出于右肾，归于心下之包络，而为一藏，三焦为之府。是两肾以膀胱为府，三焦归于中胃，为包络之府，故为孤之府也。夫两肾者，主天一之水，地二之火，分而论之，犹两仪也。故少阳属肾，肾上连肺而为两藏。合而论之，阴阳相贯，水火互交，并主藏精而为生气之原，故皆以膀胱为府，三焦上合包络，而为孤之府也。再按三焦乃少阳之气，发于肾藏，游行于上下，通会于腠理，乃无形之气也。上焦出胃上口，中焦亦并胃中，下焦者别回肠，此三焦所归之部署也。故《平脉篇》曰：三焦不归其部：上焦不归者，噫而酢吞；中焦不归者，不能消谷引食；下焦不归者，则遗溲。是三焦之气，生于肾藏而归于中胃之间。本经论三焦所出之处，即《平脉篇》所归之部署也。本无形之气，故能游行出入；归于有形之部，故为一府而有经穴也。手厥阴包络之气，地二之阴火也，发原于肾藏而归于包络。包络正在心下，包裹心主所生之血，为君主之相，代君行血于脉中。其气本于肾，心下有形之包络，亦所归之部署也。故以先天之气论之，则少阳属肾，肾将两藏；以后天有形之藏府论之，包络正在心下，三焦居中胃之间，而为一藏一府也。

春取络脉诸荥，大筋分肉之间，甚者深取之，间者浅取之；夏取诸俞，孙络肌肉皮肤之上；秋取诸合，馀如春法；冬取诸井诸俞之分，故深而留之。此四时之序，气之所处，病之所舍，藏之所宜。转筋者，立而取之，可令遂已。痿厥者，张而刺之，可令立快也。

此论阴阳气血，又随四时之生长收藏，而浅深出入者也。春时天气始开，人气在脉，故宜取络脉。夏气在孙络，长夏气在肌肉，故宜取孙络肌肉皮肤之上。此春夏之气，从内而外也。秋气降收，故如春法。盖复从孙络而入于络脉也。冬气收藏，故欲深而留之。此四时出入之序，人气之所处，病之所舍，五藏应五时之所宜也。春取荥，夏取俞，秋取合，冬取井，皆从子以行母气也。转筋者，病在筋。痿者，两臂不举。厥者，两足厥逆也。张者，仰卧而张大其四支。立之张之，应天地之上下四傍，四时之气得以往来流行而无阻滞矣。故伸舒其四体，则筋脉血气之厥逆者，可令立快也。此言人之气血，随四时之气流行，阻则为挛厥之病，故当伸舒四体，以顺四时之气焉。

# 小针解第三

所谓易陈者，易言也。难入者，难著于人也。粗守形者，守刺法也。上守神者，守人之血气有馀不足，可补泻也。神客者，正邪共会也。神者，正气也。客者，邪气也。在门者，邪循正气之所出入也。未睹其疾者，先知邪正何经之疾也。恶知其原者，先知何经之病，所取之处也。刺之微在数迟者，徐疾之意也。粗守关者，守四支而不知血气正邪之往来也。上守机者，知守气也。机之动不离其空中者，知气之虚实，用针之徐疾也。空中之机清静以微者，针以得气，密意守气勿失也。其来不可逢者，气盛不可补也。其往不可追者，气虚不可泻也。不可挂以发者，言气易失也。扣之不发者，言不知补泻之意也，血气已尽而气不下也。知其往来者，知气之逆顺盛虚也。要与之期者，知气之可取之时也。粗之暗者，冥冥不知气之微密也。妙哉！工独有之者，尽知针意也。往者为逆者，言气之虚而小，小者逆也。来者为顺者，言形气之平，平者顺也。明知逆顺正行无问者，言知所取之处也。迎而夺之者，泻也。追而济之者，补也。所谓虚则实之者，气口虚而当补之也。满则泄之者，气口盛而当泻之也。宛陈则除之者，去血脉也。邪胜则虚之者，言诸经有盛者，皆泻其邪也。徐而疾则实者，言徐内而疾出也。疾而徐则虚者，言疾内而徐出也。言实与虚，若有若无者，言实者有气，虚者无气也。察后与先，若存若亡者，言气之虚实，补泻之先后也，察其气之已下与常存也。为虚为实，若得若失者，言补者必然若有得也，泻则恍然若有失也。夫气之在脉也，邪气在上者，言邪气之中人也高，故邪气在上也。浊气在中者，言水谷皆入于胃，其精气上注于肺，浊溜于肠胃，言寒温不适，饮食不节，而病生于肠胃，故命曰浊气在中也。清气在下者，言清湿地气之中人也，必从足始,故曰清气在下也。针陷脉则邪气出者,取之上。针中脉则邪气出者,取之阳明合也。针太深则邪气反沉者,言浅浮之病,不欲深刺也,深刺则邪气从之入,故曰反沉也。皮肉筋脉各有所处者,言经络各有所主也。取五脉者死,言病在中气不足,但用针尽大泻其诸阴之脉也。取三阳之脉者,唯言尽泻三阳之气,令病人恇然不复也。夺阴者死,言取尺之五里五往者也。夺阳者狂,正言也。睹其色,察其目,知其散复,一其形,听其动静者,言上工知相五色于目,有知调尺寸小大缓急滑涩,以言所病也。知其邪正者,知论虚邪与正邪之风也。右主推之,左持而御之者,言持针而出入也。气出而去之者,言补泻气调而去之也。调气在于终始一者,持心也。节之交三百六十五会者,络脉之渗灌诸节者也。所谓五藏之气已绝于内者,脉口气内绝不至,及取其外之病处,与阳经之合,有留针以致阳气,阳气至则内重竭,重竭则死矣。其死也,无气以动,故静。所谓五藏之气已绝于外者,脉口气外绝不至,反取其四末之输,有留针以致其阴气,阴气至则阳气反入,入则逆,逆则死矣。其死也阴气有馀,故躁。所以察其目者,五藏使五色循明,循明则声章。声章者,则言声与平生异也。必,音弼。内,叶讷。

张开之曰:此解小针之义,而九针之论不与焉。必,满也。恍,惚也。所以察其目者,承上文而言也。目色者,五藏之血色。声章者,五藏之气也。五色循明则声章者,血气之相应也。言声与平生异者,散败之声也。盖言五藏之气已绝于内,不宜重取之阳;五藏之气已绝于外,不宜再取之阴。阴阳外内相资,宜藏而不宜尽章著于外也。

## 邪气藏府病形第四

黄帝问于岐伯曰:邪气之中人也奈何?岐伯答曰:邪气之中人高也。黄帝曰:高下有度乎?岐伯曰:身半以上者,邪中之也;身半以下者,湿中之也。故曰邪之中人也无有常,中于阴则溜于府,中于阳则溜于经。

此篇论藏府阴阳色脉气血皮肤经脉外内相应，能参合而行之，可为上工。邪气者，风雨寒暑。天之邪也，故中人也高。湿乃水土之气，故中于身半以下。此天地之邪，中于人身而有上下之分。然邪之中人，又无有恒常，或中于阴，或中于阳，或溜于府，或入于藏。

黄帝曰：阴之与阳也，异名同类，上下相会，经络之相贯，如环无端。邪之中人，或中于阴，或中于阳，上下左右，无有恒常，其故何也？岐伯曰：诸阳之会，皆在于面。中人也，方乘虚时，及新用力，若饮食汗出，腠理开而中于邪。中于面则下阳明，中于项则下太阳，中于颊则下少阳。其中于膺背两胁，亦中其经。黄帝曰：其中于阴奈何？岐伯答曰：中于阴者，常从臂胻始。夫臂与胻，其阴皮薄，其肉淖泽，故俱受于风，独伤其阴。黄帝曰：此故伤其藏乎？岐伯答曰：身之中于风也，不必动藏，故邪入于阴经，则其藏气实，邪气入而不能客，故还之于府。故中阳则溜于经，中阴则溜于府。胻，音行。

此论皮肤之气血，与经络相通而内连藏府也。阴之与阳者，谓藏府之血气虽有阴阳之分，然总属一气血耳，故异名而同类。上下相会者，标本之出入也。经络之相贯，谓荣血之循行，从手太阴出注手阳明，始于肺而终于肝，从肝复上注于肺，环转之无端也。上下左右，头面手足也。或在于头面而中于阳，或在臂胻而中于阴，故无有恒常也。诸阳之会皆在于面者，精阳之气皆上于面而走空窍也。中于面则下阳明，中于项则下太阳，中于颊则下少阳，此手足三阳之络，皆循项颈而上于头面。膺背两胁者，复循头项而下于胸胁肩背也。此三阳络脉所循之处，外之皮肤即三阳之分部。邪之客于人也，必先舍于皮毛。留而不去，入舍于络脉。下者，谓三阳皮部之邪，下入于三阳之经，故曰中于阳则溜于经。臂胻者，手臂足胻之内侧，乃三阴络脉所循之处。外侧为阳，内侧为阴。其阴皮薄，其肉淖泽，故中于阴者，尝从臂胻始。始者，始于三阴之皮部，而入于三阴之络脉也。《缪刺篇》曰：邪之客于形也，必先舍于皮毛。留而不去，入舍于孙脉；留而不去，入舍于络脉；留而不去，入舍于经脉，内连五藏，散于肠胃。盖五藏之脉,属藏络府,六府之脉,属府络藏,藏府经脉之相通也。夫血脉为阴,五藏之所主也。故邪入于经,其藏气实,邪气入而不能客,故还之于府,散于肠胃。阳明居中土,为万物之所归,邪归于阳明之肠胃,而无所复传矣。

黄帝曰:邪之中人藏奈何?岐伯曰:愁忧恐惧则伤心,形寒饮冷则伤肺,以其两寒相感,中外皆伤,故气逆而上行。有所堕坠,恶血留内,若有所大怒,气上而不下,积于胁下则伤肝。有所击仆,若醉入房,汗出当风则伤脾。有所用力举重,若入房过度,汗出浴水则伤肾。黄帝曰:五藏之中风奈何?岐伯曰:阴阳俱感,邪乃得往。黄帝曰:善哉!

此论藏气伤而邪中于藏也。夫邪中于阴而溜府者,藏气实也。藏气者,神气也。神气内藏则血脉充盛,若藏气内伤,则邪乘虚而入矣。风为百病之长,善行而数变,阴阳俱感,外内皆伤也。本经云:八风从其虚之乡来,乃能病人。三虚相搏,则为暴病卒死。此又不因内伤五藏而邪中于藏也。故圣人避风,如避矢石焉。上节论内养神志,下节论外避风邪。

黄帝问于岐伯曰:首面与身形也,属骨连筋,同血合于气耳。天寒则裂地凌冰,其卒寒,或手足懈惰。然而其面不衣,何也?岐伯答曰:十二经脉,三百六十五络,其血气皆上于面而走空窍。其精阳气上走于目而为睛,其别气走于耳而为听,其宗气上出于鼻而为臭,其浊气出于胃走唇舌而为味。其气之津液,皆上熏于面,而皮又厚,其肉坚,故天气甚寒,不能胜之也。

此论藏府经络之气血,渗于脉外而上注于空窍也。属骨连筋者,谓首面与形身之筋骨血气相同也。夫太阴为阴中之至阴,在地主土,在人属于四支,天寒则裂地凌冰,其卒寒或手足懈惰,此脾土之应地也。其血气皆上于面,天气甚寒不能胜之,谓阴阳寒暑之气皆从下而上,身半以上之应天也。夫十二经脉三百六十五络之血气,始于足少阴肾,生于足阳明胃,主于手少阴心,朝于手太阴肺。精阳气者,心肾神精之气,上走于目而为睛。别气者,心肾之气别走于耳而为听也。宗气者,胃府所生之大气,积于胸中,上出于肺以司呼吸,故出于鼻而为臭。浊气者,水谷之精气,故出于胃走唇舌而为味。气之津液,上熏于面者,津液随气上行,熏肤泽毛而注于空窍也。夫肺主皮而属天,脾主肉而应地,皮厚肉坚,天之寒热不能胜之,人气之胜天也。此章论头面为诸阳之会,是以三阳之脉上循于头。然阴阳寒热之气皆从下而升于上,故复论诸脉之精气焉。

黄帝曰:邪之中人,其病形何如?岐伯曰:虚邪之中身也,洒淅动形,正邪之中人也微,先见于色,不知于身,若有若无,若亡若存,有形无形,莫知其情。黄帝曰:善哉!

此论人气与天气之相合也。风寒暑湿燥火,天之六气也。而人亦有此六气,是以正邪之中人也,微见于色。色,气色也。中于气,故微见于色。不知于身,若有若无,若亡若存。夫天之六气,有正有邪,如虚邪之中于身也,洒淅动形。虚者,八正之虚邪气。形者,皮肉筋脉之有形。此节论天地之气中于人也,有病在气而见于色者,有病在形而见于脉者,有病在气而见于尺肤者,有病在形而见于尺脉者,有病在气而应于形者,有病在形而应于气者,邪之变化,无有恒常,而此身之有形无形,亦莫知其情。故能参合而行之者,斯可为上工也。玉师曰:天之正气而偏寒偏热,偏湿偏燥,故曰正邪。

黄帝问于岐伯曰:余闻之,见其色,知其病,名曰明;按其脉,知其病,命曰神;问其病,知其处,命曰工。余愿闻见而知之,按而得之,问而极之,为之奈何?岐伯答曰:夫色脉与尺之相应也,如鼓桴影响之相应也,不得相失也。此亦本末根叶之出候也,故根死则叶枯矣。色脉形肉,不得相失也。故知一则为工,知二则为神,知三则神且明矣。黄帝曰:愿卒闻之。岐伯答曰:色青者,其脉弦也;赤者,其脉钩也;黄者,其脉代也;白者,其脉毛;黑者,其脉石。见其色而不得其脉,反得其相胜之脉,则死矣。得其相生之脉,则病已矣。

此论色脉与尺之相应,如桴鼓影响,不得相失者也。夫精明五色者,气之华也,乃五藏五行之神气而见于色也。脉者,荣血之所循行也。尺者,谓脉外之气血,循手阳明之络,而变见于尺肤。脉内之血气,从手太阴之轻,而变见于尺寸。此皆胃府五藏所生之气血,本末根叶之出候也。形肉,谓尺肤也。知色脉与尺三者，则神且明矣。青黄赤白黑，五藏五行之气色也；弦钩代毛石，五藏五行之脉象也。如影响之相应者也。故色青者其脉弦，色赤者其脉钩。见其色而得脉之相应，犹坤道之顺承天也。如色青而反见毛脉，色赤而反见石脉，此阴阳五行之反胜，故死。如色青而得石脉，色赤而得代脉，此色生于脉，阳生于阴，得阳生阴长之道，故其病已矣。

黄帝问于岐伯曰：五藏之所生，变化之病形何如？岐伯答曰：先定其五色五脉之应，其病乃可别也。黄帝曰：色脉已定，别之奈何？岐伯曰：调其脉之缓急大小滑涩，而病变定矣。黄帝曰：调之奈何？岐伯答曰：脉急者，尺之皮肤亦急；脉缓者，尺之皮肤亦缓；脉小者，尺之皮肤亦减而少气；脉大者，尺之皮肤亦贲而起；脉滑者，尺之皮肤亦滑；脉涩者，尺之皮肤亦涩。凡此变者，有微有甚。故善调尺者，不待于寸；善调脉者，不待于色。能参合而行之者，可以为上工，上工十全九；行二者，为中工，中工十全七；行一者，为下工，下工十全六。

此论五藏所生之病，别其变化，先当调其五色五脉。色脉已定，而后调其尺肤与尺寸之脉。夫尺肤之气血，出于胃府水谷之精，注于藏府之经隧，而外布于皮肤。寸口尺脉之血气，出于胃府水谷之精，荣行于藏府经脉之中，变见于手太阴之两脉口，皆五藏之血气所注。故脉急者，尺之皮肤亦急；脉缓者，尺之皮肤亦缓。如桴鼓之相应也。故善调尺者，不待于寸口之脉；善调脉者，不待于五者之色。能参合而行之，斯可为上工矣。夫数始于一奇二偶，合而为三，三而两之成六，三而三之成九，此三才三极之道也。生于一而成于十，阴阳相得而各有合，此《河图》之数也。知者，知天地阴阳始终变化之道，故能全九十之大数。水数成于六，火数成于七，水即是精血，火即是神气。中工仅知血气之诊，故能全水火之成。下工血气之诊，亦不能全知矣。故曰能参合而行之者，可以为上工。行者，谓色脉应天地阴阳之理数，贤者则而行之。

黄帝曰：请问脉之缓急大小滑涩之病形何如？岐伯曰：臣请言五藏之病变也。心脉急甚者为瘛疭，微急为心痛引背，食不下。缓甚为狂笑。微缓为伏梁在心下，上下行，时唾血。大甚为喉吤，微大为心痹引背，善泪出。小甚为善哕，微小为消瘅。滑甚为善渴，微滑为心疝引脐，小腹鸣。涩甚为瘖，微涩为血溢，维厥，耳鸣，颠疾。哕，音诲，如车鸾声而有节。

此论五藏各有六者之变病，本于寒热血气之不和，与外受邪气内伤忧恐之不同也。缓急大小滑涩，阴阳寒热血气之纲领也。下章曰：诸急多寒，缓者多热，大者多气少血，小者血气皆少，滑者阳气盛微有热，涩者多血少气微有寒。心为火藏，故寒甚则为瘛疭。盖手足诸节，神气之所游行出入，寒伤神气，故瘛疭也。微急为心痛引背，盖甚则心藏之神气受伤，微则薄于宫城之分也。食气入胃，浊气归心，心气逆故食不下。缓甚则心气有馀。心藏神，神有馀则笑不休。伏梁，乃心下有馀之积，故微主邪薄于心下也。心主血，热则上溢而时唾血也。喉吤者，喉中吤然有声，宗气积于胸中，上出喉咙，以贯心脉而行呼吸，心气盛，故喉中有声也。心气微盛，则逆于心下而为心痹引背；行于上，则心精随气上凑于目而泪出矣。心藏虚，则火土之气弱，故为善哕。哕，呃逆也。夫五藏主藏精者也，五藏之血气皆少，则津液枯竭而为消瘅。消瘅者，三消之证，心肺主上消，脾胃主中消，肝肾主下消也。滑则阳气盛而有热，盛于上则善渴。微在下则少腹当有形也。心主言，心气少故为瘖。血多故溢于上也。维，四维也。心为阳中之太阳，阳气少故手足厥冷也。南方赤色，入通于心，开窍于耳，心气虚，故耳鸣颠疾。按《金匮要略》曰：五藏病各有十八，合为九十病。盖一藏有六变，三六而变引十八病。玉师曰：缓急大小滑涩，五藏之六变也。五六而变为三十，三而三之，合为九十，惟智者明之，故曰上工十全九。

肺脉急甚为癫疾；微急为肺寒热，怠惰，咳唾血，引腰背胸，若鼻息肉不通。缓甚为多汗；微缓为痿瘘偏风，头以下汗出不可止。大甚为胫肿；微大为肺痹引胸背，起恶日光。小甚为泄；微小为消瘅。滑盛为息贲上气；微滑为上下出血。涩甚为呕血；微涩为鼠瘘，在颈支腋之间，下不胜其上，其应善痠矣。贲，音奔。痠，音酸。

肺主清金而畏寒，寒甚则为癫疾，所谓重阴则癫也。肺寒热者，皮寒热也。寒在皮毛，故微急也。主肺气，怠惰咳唾血，引腰背胸，鼻若有息肉而气不通，皆肺气虚寒之所致。缓则热甚，故多汗。肺热叶焦，则为痿也。鼠瘘，寒热病也。其本在藏,其末在脉。脉主百脉,是以微涩之有热,微涩之有寒,皆为鼠瘘在颈腋之间。本经曰:偏枯身偏不用,病在分腠之间。盖病在皮肤为肺寒热,病在血脉为寒热鼠瘘,在分腠则为偏风,肺主周身之气而朝百脉也。腠理开,故头以下汗出不可止。头以下者,颈项胸背之间,肺之外部也。天主多气少血,气盛于下则为胫肿,微盛于上则为肺痹引胸背,盖气从下而上也。日光,太阳之火。阴血少,故恶日光,金畏火也。小则气血皆虚而为泄,肺与大肠为表里也。微小则为消瘅,肺主津水之生原也。滑主阳气盛,故为息贲上气。微则上下出血,血随气行者也。涩主多血少气,血多气少则血留不行,故为呕血。痿者,阴寒而痿削不能行,肺主气而发原在下,少气有寒,则下不胜其上矣。

肝脉急甚者为恶言;微急为肥气在胁下,若覆杯。缓甚为善呕;微缓为水瘕痹也。大甚为内痈,善呕衄;微大为肝痹,阴缩,咳引小腹。小甚为多饮;微小为消瘅。滑甚为㿉疝;微滑为遗溺。涩甚为溢饮;涩微为瘛挛筋痹。㿉,音颓。

肝主语,在志为怒。肝苦急,故急甚为恶言。微急为肥气,在胁下,若覆杯,皆有馀之气也。食气入胃,散精于肝,缓主多热,热则肝气逆,故善呕。水瘕痹者,亦食饮之所积也。本经曰:喜怒不测,饮食不节,阴气不足,阳气有馀,荣气不行,乃发为痈。大主肝气盛,盛则郁怒而不得疏达,故为内痈。呕衄,肝气逆于上也。阴缩,肝气逆于下也。肝脉抵少腹,上注肺,咳引小腹者,经气逆于上下也。小者血气皆少,少则木火盛,故多饮及为消瘅也。滑主气盛而热,故为㿉疝。肝主疏泄,肝气盛而热,故遗溺也。溢饮者,饮留于四支,则经脉阻滞,故脉涩。肝气虚而有寒,故为瘛挛筋痹,肝主筋也。

脾脉急甚为瘛疭;微急为膈中,食饮入而还出,后沃沫。缓甚为痿厥;微缓为风痿,四支不用,心慧然若无病。大甚为击仆;微大为疝气腹里大,脓血在肠胃之外。小甚为寒热;微小为消瘅。滑甚为㿉癃;微滑为虫毒蛔蝎腹热。涩甚为肠㿉;微涩为内㿉,多下脓血。蛔,音回,同蚘。

瘛者,急而收引;疭者,纵而懈弛。脾主四支,故急甚为瘛疭。脾有寒不能运化饮食,故为膈中。食饮入而还出,后沃沫,盖不能游溢津液,上归于肺,四布于皮毛，故涎沫之从口出也。痿厥风痿，皆四支瘫痪而不为所用，甚则从中而病见于外，微则病在外而不及于中，故心慧然若无病也。大乃太过之脉，脾为孤藏，中央土以灌四傍，太过则令人四支不举。故为击仆，若击之而仆地也。疝气腹里大，脓血在肠胃之外，皆有馀之积聚也。寒热者，血气虚也。脾虚而不能为胃行其津液，故为消瘅。脾为阴湿之土，湿热则为疝瘄，为小便闭癃，湿热则生虫也。脾气虚而有寒则为肠瘄。多血少气，故下脓血也。

肾脉急甚为骨癫疾；微急为沉厥奔豚，足不收，不得前后。缓甚为折脊；微缓为洞，洞者食不化，下嗌还出。大甚为阴痿；微大为石水，起脐以下至小腹腄腄然，上至胃脘，死不治。小甚为洞泄；微小为消瘅。滑盛为癃瘄；微滑为骨痿，坐不能起，起则目无所见。涩甚为大痈；微涩为不月，沉痔。

肾为阴藏而主骨，阴寒太甚，故为骨癫疾。肾为生气之原，正气虚寒则为沉厥，虚气反逆故为奔豚。阴寒在下，故足不收。肾开窍于二阴，气虚不化，故不得前后也。督脉属肾贯脊，缓则督脉懈弛，故脊折也。戊癸合而化生火土，以消入胃之食饮。肾气缓，故食不化而还出也。阴痿者，阴器痿而不举。石水，肾水也。上至胃脘，水泛而土败也。肾气虚则为洞泄，精血不足则为消瘅，肾有热则为小便闭癃，为睾丸肿瘄。骨痿坐不能起，热伤肾气也。目无所见，热伤骨精也。血气皆始于肾，涩则血气阻滞，故为大痈。气血不行，故为女子不月，为沉痔。

黄帝曰：病之六变者，刺之奈何？岐伯答曰：诸急者多寒，缓者多热，大者多气少血，小者血气皆少，滑者阳气盛微有热，涩者多血少气微有寒。是故刺急者，深内而久留之；刺缓者，浅内而疾发针，以去其热；刺大者，微泻其气，无出其血；刺滑者，疾发针而浅内之，以泻其阳气而去其热；刺涩者，必中其脉，随其逆顺而久留之，必先按而循之，已发针，疾按其痏，无令其出血，以和其脉；诸小者，阴阳形气俱不足，勿取以针，而调以甘药也。内，叶讷。泻，去声。痏，音委。

六变者，五藏之所生，变化之病形，有缓急大小滑涩之六脉，此缘阴阳血气寒热之不和，而变见于脉也。寒气收劲，故脉急。热气散弛，故脉缓。宗气荣气行于脉中,卫气行于脉外,故大主多气。如血气皆少,则脉小也。阳气盛而微有热,则脉行滑利。气少则脉行涩滞,血随气行者也。深内而久留之者,俟阳气至而针下热也。浅内而疾发针者,去其热也。气盛者微泻其气,无出其血,使阴阳血气之和调也。滑者,疾发针而浅内之,泻脉外之阳热也。涩者,必中其脉,随其逆顺而久留之,调经脉外内之血气也。必先按而循之,致脉外之气也。疾按其痏,无令其出血,以和其脉,无令皮肤之血出,使脉外之气以和于脉中也。夫针者,所以调阴阳血气之不和。若血气皆少者,必须调以甘药,非针之可能资生也。按刺涩者曰必中其脉,要知刺急刺缓,取脉外之气也。刺大刺滑,泻脉外之阳,以和脉内之血也。刺涩者必中其血,随其逆顺,必先按而循之,调脉内之血以致脉外之气也。勿取以针,调以甘药者,血气之生于阳明也。当知血气乃胃府水谷之精,有行于皮肤之外者,有行于经脉之内者,外内贯通,环转不息。故善调尺者,不待于寸,善调脉者,不待于色,能参合而行之,可为上工。上工者,知阴阳血气之终始出入者也。

黄帝曰:余闻五藏六府之气,荥输所入为合,令何道从入,入安连过?愿闻其故。岐伯答曰:此阳脉之别入于内,属于府者也。

按藏府之十二经脉,出于指井者,受皮肤之气血,溜于荥,注于输,入于肘膝而为合。故帝问五藏六府之气,荥输所入为合,令何道从入,入安连过。谓从荥输所入为合之气血,从何道而入,入安所连而为合,安所行过而相连。帝总问五藏六府者,盖欲访明藏之五输,府之六俞,所出所入之原流。然此已论于《本输篇》内,故伯止答六府之合,皆在于足之原因。再按脉外之卫气,出于足之阳明,上冲于头面,散行于三阳。脉外之气血,从手阳明之五里,散于肤表。是手足诸阳之气,皆从上而下,复从足指井入于脉中,从足而交于手,故曰六府之经脉,皆出于足之三阳,上合于手也。此阳气之出于地中,运行于天表,复从下而贯于地脉经水之中。

黄帝曰:荥输与合,各有名乎?岐伯答曰:荥输治外经,合治内府。黄帝曰:治内府奈何?岐伯曰:取之于合。黄帝曰:合各有名乎?岐伯答曰:胃合于三里,大肠合入于巨虚上廉,小肠合入于巨虚下廉,三焦合入于委阳,膀胱合入于委中央,胆合入于阳陵泉。

**黄帝曰:取之奈何?岐伯答曰:取之三里者,低跗取之。巨虚者,举足取之。委阳者,屈伸而索之。委中者,屈而取之。阳陵泉者,正竖膝予之。齐下至委阳之阳取之。取诸外经者,揄申而从之。**揄,音于。引也,抒也。

此申明三阳之气,外合于三阳之经。三阳之经,合于六府也。所谓太阳少阳阳明者,三阳之气也。运行于脉外,与六府之经脉相合。脉外之气与经脉合于荥输之间,是以荥输治外经,治在外之经脉也。脉内之血气与三阳之气合于肘膝之间,是以合治内府。盖脉中之血气,六府之所出也。三里巨虚,皆足阳明之经。巨虚上下廉,乃手太阳阳明之合。故取三里者,低跗取之,以足经之在下也。巨虚者,举足取之,欲其伸舒于上也。委阳者,足太阳之经,三焦之合。屈伸而索之者,索三焦之气往来于上下也。膀胱主水,故屈而取之。少阳属木,故竖膝予之,使木气之条达也。齐下至委阳之阳取之者,谓胆与三焦总属少阳之气也。盖言在经脉则有手足之分,合于三阴三阳之气,又无分手与足也。取诸外经者,取五藏六府之荥输也。揄申而取之者,伸舒其四体,使经脉之流通也。帝始问五藏六府之荥输,伯止答六府之合而未言取诸外经,君臣反复问答,盖以详明阴阳血气之出入,经脉外内之贯通。

**黄帝曰:愿闻六府之病。岐伯答曰:面热者,足阳明病;鱼络血者,手阳明病;两跗之上脉坚陷者,足阳明病。此胃脉也。**

此复申明脉外之气血,从手足阳明之所出也。卫气者,乃阳明之悍气,上冲于头,循目眦耳前,散行于三阳,复循牙车,合阳明,并下人迎,合于颔脉,注足阳明,以下行至跗上,故曰面热者足阳明病。盖以征卫气之悍热太过,而上行于面也。两跗之上脉坚陷者,足阳明病。盖以征阳明之气合于颔脉,以下行至跗上也。阳明之气下合于胃脉,故曰此胃脉也。夫五藏六府之经脉,外合于六气,则为阳明,为太阳,为太阴,内合于藏府,则为胃脉,为心脉肾脉也。盖藏府之气内合五行,五行外合于六气者也。胃府所出之血气,别走于脉外者,注藏府之太络,从大络而外渗于孙络皮肤,循手阳明之经,大会于尺肤以上鱼,犹脉内之血气大会于手太阴之尺寸也。故曰鱼络血者,手阳明病,盖以征脉外之气血,大会于手阳明也。是以帝问六府之病,而伯先答手足之阳明,然后论及六府，盖以申明脉外之气血，出于手足之阳明也。本经多因病假针，以明阴阳血气之生始出入，藏府经脉之外内贯通，学者识之无忽。

大肠病者，肠中切痛，而鸣濯濯，冬日重感于寒即泄，当脐而痛，不能久立。与胃同候，取巨虚上廉。

大肠者，传道之官，故病则肠中切痛而鸣濯濯。阳明秉清金之气，故冬日重感于寒即泻，当脐而痛。大肠主津液，津液者，淖泽注于骨，故病而不能久立也。大肠属胃，故与胃同候，取胃经之巨虚上廉。

胃病者，腹䐜胀，胃脘当心而痛，上支两胁膈咽不通，食饮不下，取之三里也。

腹者肠胃之郛郭，胃脘在鸠尾内，正当心处，故病则腹䐜胀，胃脘当心而痛。上支，心肺之分。两胁，肝之分也。食饮入胃，散精于肝，浊气归心，输布于肺。胃病则气逆而不能转输，是以上支两胁隔咽不通，食饮不下，当取之三里也。

小肠病者，小腹痛，腰脊控睾而痛，时窘之后，当耳前热，若寒甚，若独肩上热，甚及手小指次指之间热，若脉陷者，此其候也。手太阳病也，取之巨虚下廉。睾，音皋，阴丸也。

小肠病者，谓病小肠之府气也。小肠名赤肠，为受盛之府，上接于胃，下通大肠，从阑门济泌别汁而渗入膀胱。其气与膀胱相通，是以小腹痛，腰脊控睾而痛。时窘之后，当耳前热者，病府气而痛窘之后，则入于手之经脉矣。手太阳之脉，起于小指之端，循臂出肩解，上颊入耳中，至目眦。脉陷者，此太阳之经脉病也。故首提曰小肠病，末结曰手太阳病，是府气之从下而上，合于手太阳之经，故当取之巨虚下廉。

三焦病者，腹气满，小腹尤坚，不得小便，窘急，溢则水留即为胀，候在足太阳之外大络，大络在太阳少阳之间，亦见于脉，取委阳。

三焦者，下约膀胱，为决渎之府，病则气不输化，是以膈气满而不得小便也。不得小便则窘急而水溢于上，留于腹中而为胀，候在足太阳经外之大络。大络在太阳少阳经脉之间，其脉亦见于皮部，当取之委阳。此言六府之气，皆从足三阳之别络而通于经脉者也。开之曰:按足三阳之脉循于足者,亦皆系支别。

膀胱病者,小腹偏肿而痛,以手按之,即欲小便而不得,肩上热,若脉陷,及足小指外廉及胫踝后皆热。若脉陷,取委中央。踝,叶瓦,去声。

膀胱者,津液之府,气化则出。府气病,故小腹肿痛而不得小便也。肩上足小指外廉及胫踝后,乃足太阳经脉之所循。若热而脉陷,此病府而及于经矣。故当取委中之中央。

胆病者,善太息,口苦呕宿汁,心下澹澹,恐人将捕之,嗌中吩吩然,数唾。在足少阳之本末,亦视其脉之陷下者,灸之。其寒热者,取阳陵泉。

胆病则胆气不升,故太息以伸出之。口苦呕宿汁者,胆汁也。心下澹澹,恐人将捕之者,胆气虚也。嗌中吩吩然数唾者,少阳之脉病也。足少阳经脉之本在下,其末在颈嗌之间,宜灸之以起陷下之脉气。其寒热者,少阳之枢证也,当以经取之。少阳之经气,外内出入者也。

黄帝曰:刺之有道乎?岐伯答曰:刺此者,必中气穴,无中肉节。中气穴则针游于巷,中肉节则皮肤痛。补泻反则病益笃。中筋则筋缓,邪气不出,与其真相搏,乱而不去,反还内著。用针不审,以顺为逆也。中,去声。著,音着。

气穴者,府气所注之经穴。故中气穴则针游于巷,即《气穴论》之所谓游针之居,言针入有间,恢恢乎有馀地矣。此言府邪之从经脉而出于气穴,即上章面热者足阳明病,鱼络血者手阳明病,谓府气之从经脉而出于皮肤也。皮肉筋骨,脉外之气分也。若中肉节,即皮肤痛。中筋则筋缓,邪气不出,与其真气相乱而不去,反还内著。言刺皮肉筋骨,使府邪不能从气穴而出,元真之气反内著而与邪相乱。盖言脉外之气血,合于经脉而复通于内府,即上章所谓两跗之上,脉坚陷者足阳明病。余故曰:本经多因病假针,以明阴阳血气之生始出入,宜顺而不宜逆也。张开之曰:有邪处泻邪,无邪处补正。邪在经脉而不在肉节,故当泻气穴以去之。反补其肌腠之元真,则真气入而与邪相搏,故曰补泻反则病益笃。

## 根结第五

岐伯曰:天地相感,寒暖相移,阴阳之道,孰少孰多?阴道偶,阳道奇。发于春夏,阴气少,阳气多,阴阳不调,何补何泻?发于秋冬,阳气少,阴气多,阴气盛而阳气衰,故茎叶枯槁,湿雨下归,阴阳相移,何泻何补?奇邪离经,不可胜数,不知根结,五藏六府,折关败枢,开阖而走,阴阳大失,不可复取。九针之玄,要在终始,故能知终始,一言而毕,不知终始,针道咸绝。奇,音箕。

此章论三阴三阳之气,主开主阖主枢,乃无形之气出入于外内,而合于有形之经也。夫人之阴阳,应天之六气,天之六气,合于四时。春夏主阳,故发于春夏,阴气少,阳气多。秋冬主阴,故发于秋冬,阳气少,阴气多。发者,谓人之阴阳开阖,应天地之四时,是以春夏人迎微大,秋冬寸口微大,如是者是为平人。奇邪离经者,邪不入于经,流于大络而生奇病,言邪之交易,不可胜数也。根结者,六气合六经之本标也。开阖枢者,藏府阴阳之六气也。终始者,经脉血气之始终也。

太阳根于至阴,结于命门。命门者,目也。阳明根于厉兑,结于颡大。颡大者,钳耳也。少阳根于窍阴,结于葱笼。葱笼者,耳中也。太阳为开,阳明为阖,少阳为枢。故开折则肉节渎而暴疾起矣,故暴病者,取之太阳,视有馀不足。渎者,皮肤宛焦而弱也。阖折则气无所止息而痿疾起矣,故痿疾者,取之阳明,视有馀不足。无所止息者,真气稽留,邪气居之也。枢折即骨繇而不安于地,故骨繇者,取之少阳,视有馀不足。骨繇者,节缓而不收也。所谓骨繇者,摇故也。当穷其本也。繇,与皋陶陶字同音。

太阳太阴为开,阳明厥阴为阖,少阳少阴为枢者,三阴三阳之气也。太者气之盛,故主开。阳明者,两阳合明,厥阴者,两阴交尽,故主阖。少者,初生之气,故主枢。此阴阳之六气,内合藏府,外合六经,应司天在泉之气,运行环转之不息,而复通贯于地道经水之中,外内出入者也。夫外合于六经,有循经而合者，如伤寒之病，在六气相传，虽见六经之证，而气不入于经也。有入于经而合者，根结是也。根者，经气相合而始生。结者，经气相将而归结于命门葱笼之间，复从此而出于气街，走空窍而仍行于脉外也。命门者，太阳为水火生命之原。目窍，乃经气所出之门也。颡大者，颃颡也。在上腭之中，两耳之间，故曰钳耳。葱笼者，耳中也，如葱之通气于上也。此三阳之气随经而归结于此，复出于气街也。行于气分，故能为开为阖为枢，出入于形身藏府之外内。开阖如户扉，枢犹转纽，舍枢则不能开阖，舍开阖则无从运枢，此三阳之气互相出入于经脉皮肤，形身藏府之外内者也。太阳之气主皮肤，故开折则肉节渎而暴疾起矣。宗气者，阳明之所生，上出于喉以司呼吸，而行于四支，故阖折则气无所止息而痿疾起矣。少阳主骨，故枢折则骨节缓而不收也。《阴阳离合论》曰：太阳根起于至阴，名曰阴中之阳。阳明根起于厉兑，名曰阴中之阳。少阳根起于窍阴，名曰阴中之少阳。三阴三阳之气，皆从阴而生，自下而上，故当穷其本也。玉师曰：三阳之气，循经而出于气街，上于面而走空窍。太阳精阳之气，上走于目而为睛；少阳之别气，走于耳而为听；阳明之宗气，上出于鼻而为臭。目之开阖，耳之听闻，鼻之呼吸，是三阳之气上走于空窍而为开阖枢也。宗气者，阳明之所生，上出于肺，以司呼吸。颃颡者，鼻之内窍，通于喉咙，故颃颡不开，则洞涕不收，是阳明之气，上出于鼻而为臭。

太阴根于隐白，结于太仓。少阴根于涌泉，结于廉泉。厥阴根于大敦，结于玉英，络于膻中。太阴为开，厥阴为阖，少阴为枢。故开折则仓廪无所输膈洞，膈洞者取之太阴，视有馀不足。故开折者，气不足而生病也。阖折则气绝而喜悲，悲者取之厥阴，视有馀不足。枢折则脉有所结而不通，不通者取之少阴，视有馀不足。有结者，皆取之不足。

太仓者，舌本也。脾为仓廪之官，其脉连舌本，散舌下，使之迎粮，故结于舌本，名曰太仓。廉泉，任脉穴，在喉上四寸中央。任脉发原于肾，故结于肾之廉泉。《卫气篇》曰：厥阴标为背腧。是玉英当在背腧之间，络于膻中者，肝脉贯膈也。脾为仓廪之居，故开折则气不足而为膈洞。膈者，上不开而不受纳。洞者，下关折而飧泄也。厥阴为两阴交尽，阴尽而一阴始生，故阖折则生气绝而喜悲。一阳之气发于肾藏,志不舒故喜悲也。少阴主脉,故枢折则脉有所结而不通。不通者取之少阴,视有馀不足。有结者,皆取之不足。盖有馀者邪结之有馀,不足者正气之不足,通其正气则结自解矣。按《九针篇》:缺盆之中,任脉也;颈中央之脉,督脉也;腋内动脉,手太阴也;腋下三寸,手心主也。盖手太阴心主出于胸气之街,少阴厥阴从任督二脉出于头气之街也。玉师曰:廉泉玉英,上液之道也。玉英,谓唇内之龈交。盖肾藏之精液,一从任脉而出于舌下之廉泉,一从脊骨髓空而上通于脑,脑空在脑后三分,颅际锐骨之下,一在龈基下,一在项后伏骨下,一在脊骨上空,在风府上,是骨之精髓从脊骨上空上通于脑,而下渗于龈基。督脉循于脊骨,厥阴肝脉与督脉上会于巅而下玉英。英,饬也。谓齿白如玉饬也。

**足太阳根于至阴,溜于筋骨,注于昆仑,入于天柱飞扬也;足少阳根于窍阴,溜于邱墟,注于阳辅,入于天容光明也;足阳明根于厉兑,溜于冲阳,注于大陵,入于人迎丰隆也;手太阳根于少泽,溜于阳谷,注于少海,入于天窗支正也;手少阳根于关冲,溜于阳池,注于支沟,入于天牖外关也;手阳明根于商阳,溜于合谷,注于阳谿,入于扶突遍历也。此所谓十二经者,盛络皆当取之。**

上章统论三阴三阳之气合于六经,根于下而结于上。此复分论三阳之气,入于手足之经,皆循颈项而上出,故曰此十二经者,盛络皆当取之。盖气留于脉络则络盛,取而泻之,使三阳之气仍上出于脉外也。飞扬、光明、丰隆、支正、外关、遍历,在经穴合穴两者之间。夫曰所入为合者,谓脉外之气血,从井而溜于脉中,至肘膝而与脉内之血气相合,故曰脉入为合。此论三阳之气从井而入脉中,上入于颈项之天柱、天容、人迎、天窗、天牖、扶突,而上出于头面,与血气之溜于荥,注于腧,行于经,入于合者之不同。故另提曰飞扬、光明、丰隆、支正,盖以分别阳气与荣血,出入于经脉外内之不同也。是以所论一次脉二次脉者,谓手足之十二经脉,皆从四支之五俞而归于中,复从中而上出颈项。此章论三阴三阳之气,合于六经而复出于脉外。五十二篇论荣气,七十一篇论宗气,盖三阴三阳荣气宗气,相将而行于经脉皮肤,形身藏府,外内出入,环转无端。是以数篇辞句相同,而所论者各别。学者分而论之,合而参之。人之阴阳血气,有形无形,应天地之五运六气,寒暑往来,如桴鼓应响之相合也。

一日一夜五十营,以营五藏之精,不应数者,名曰狂生。所谓五十营者,五藏皆受气,持其脉口,数其至也。五十动而不一代者,五藏皆受气;四十动一代者,一藏无气;三十动一代者,二藏无气;二十动一代者,三藏无气;十动一代者,四藏无气;不满十动一代者,五藏无气。予之短期,要在终始。所谓五十动而不一代者,以为常也。以知五藏之期,予之短期者,乍数乍疏也。首数字去声,次数字上声,末数字叶朔。予,与同。

此言三阴三阳之气,外循于经脉,内荣于五藏,五藏主藏精者也。气营五藏之精,五藏皆以受气,精气之相合也。夫五藏生于五行,五行之气,本于十干合化,是以五藏五十动而不一代者,以为常也。代者,止而不还也。乍数乍疏者,死脉见也。要在终始者,大要在《终始篇》之生于六气而死于六经也。

黄帝曰:逆顺五体者,言人骨节之大小,肉之坚脆,皮之厚薄,血之清浊,气之滑涩,脉之长短,血之多少,经络之数,余已知之矣,此皆布衣匹夫之事也。夫王公大人,血食之君,身体柔脆,肌肉软弱,血气慓悍滑利,其刺之徐疾浅深多少,可得同之乎?岐伯答曰:膏粱菽藿之味,何可同也?气滑即出疾,其气涩则出迟。气滑则针小而入浅,气涩则针大而入深。深则欲留,浅则欲疾。以此观之,刺布衣者,深以留之;刺大人者,微以徐之。此皆因气慓悍滑利也。

此言三阴三阳本于五谷五畜五菜五味之所生也。逆顺五体者,谓三阴三阳之气出入于皮肤经脉之外内,交相逆顺而行,有疾有徐也。夫行于脉外之皮薄肉脆者则行疾,皮厚肉坚者则行迟。行于脉中之血清脉短者则出疾,血浊脉长者则出迟。此因有形之皮肉血脉而疾迟也。然又有因于无形而为之疾迟者,气之滑涩也。膏,谓膏肥之厚味。粱,稻也。王公贵人,美其食,厚其味,则肌肉柔弱,血气滑利而行疾。山野之人,啜菽茹藿,则其气涩而行迟。此贵贱所秉之气不同,而气生于味也。黄载华曰:皮厚肉坚,血气和缓者多寿;皮薄肉弱,血气慓悍者少寿。王公大人,膏粱厚味,则身体柔脆,肌肉软弱,血气慓悍滑利,不若田野之人,饮食淡薄之多寿也。此勉富贵之人当节饮食,不宜过于厚味。

黄帝曰：形气之逆顺奈何？岐伯曰：形气不足，病气有馀，是邪胜也，急泻之。形气有馀，病气不足，急补之。形气不足，病气不足，此阴阳气俱不足也，不可刺之，刺之则重不足，重不足则阴阳俱竭，血气皆尽，五藏空虚，筋骨髓枯，老者绝灭，少者不复矣。形气有馀，病气有馀，此谓阴阳俱有馀也。当泻其邪，调其虚实。故曰：有馀者泻之，不足者补之，此之谓也。故曰：刺不知逆顺，真邪相搏。满而补之，则阴阳四溢，肠胃充郭，肝肺内䐜，阴阳相错。虚而泻之，则经脉空虚，血气竭枯，肠胃㒈辟，皮肤薄著，毛腠夭膲，予之死期。故曰：用针之要，在于知调阴与阳。调阴与阳，精气乃光，合神与气，使神内藏。故曰：上工平气，中工乱脉，下工绝气危生。故曰：下工不可不慎也。必审五藏变化之病，五脉之应，经络之实虚，皮之柔脆，而后取之也。

形气，谓皮肉筋骨之形气。病气，谓三阴三阳之经气为邪所病也。病气之有馀不足者，阴阳血气之实虚也。邪气胜者急泻之，血气虚者急补之。刺者所以取气也，故阴阳气俱不足者，不可刺之。血气皆足，五藏空虚者，血气之内荣于五藏也。筋骨髓枯者，血气之外濡于筋骨也。阴阳俱有馀者，当泻其邪，调其虚实。盖邪之所凑，其正必虚，故当泻其邪而兼调正气之虚实也。满而补之，则阴阳四溢，溢于外也。肠胃充郭，肝肺内䐜，溢于内也。外内皆溢，则阴阳相错矣。㒈，虚怯也。辟，僻积也。血气盛则充肤热肉，血独盛则澹渗皮肤，生毫毛。经脉空虚，血气竭枯，是以肠胃㒈辟，皮肤薄著，毛腠夭焦，而可与之死期矣。调阴与阳，精气乃光，阴阳精气之相合。合形与气，使神内藏，形气为神之外固也。言能调其阴阳，则精神形气外华而内藏矣。夫三阴三阳之经气，有因于外邪所伤者，有因于五藏之病而变应于脉者，故当审其外内虚实而调之，斯可为上工也。

## 寿夭刚柔第六

黄帝问于少师曰：余闻人之生也，有刚有柔，有弱有强，有短有长，有阴有阳，愿闻其方。

此章论人秉天地阴阳而生。在天为气，在地成形，形与气相任则寿，不相任则夭。刚柔，阴阳之道也。立天之道，曰阴与阳；立地之道，曰柔与刚。是故阴中有阴，阳中有阳。内有阴阳，外亦有阴阳。玉师曰：强弱短长，即如四时有寒暑，昼夜有长短。盖人与万物皆禀此天地阴阳之形气，与时相应，故各有刚柔长短之不同。

少师答曰：阴中有阴，阳中有阳。审知阴阳，刺之有方。得病所始，刺之有理。谨度病端，与时相应。内合于五藏六府，外合于筋骨皮肤。是故内有阴阳，外亦有阴阳。在内者，五藏为阴，六府为阳；在外者，筋骨为阴，皮肤为阳。故曰：病在阴之阴者，刺阴之荥输；病在阳之阳者，刺阳之合；病在阳之阴者，刺阴之经；病在阴之阳者，刺络脉。故曰：病在阳者名曰风，病在阴者名曰痹，阴阳俱病命曰风痹。病有形而不痛者，阳之类也；无形而痛者，阴之类也。无形而痛者，其阳完而阴伤之也，急治其阴，无攻其阳；有形而不痛者，其阴完而阳伤之也，急治其阳，无攻其阴。阴阳俱动，乍有形，乍无形，加以烦心，命曰阴胜其阳。此谓不表不里，其形不久。

夫阳者，天气也，主外；阴者，地气也，主内。然天地阴阳之气，上下升降，外内出入，是故内有阴阳，外亦有阴阳。皮肉筋骨，五藏六府，外内相合，与时相应者也。五藏为阴，六府为阳，在内之阴阳也；筋骨为阴，皮肤为阳，在外之阴阳也。病在阴之阴者，病内之五藏，故当刺阴之荥输；病在阳之阳者，病在外之皮肤，故当刺阳之合。谓六府外合于皮肤，故当取府经之合穴也。病在阳之阴者，病在外之筋骨，故当刺阴之经，谓五藏外合于筋骨，故当取阴之经也。病在阴之阳者，病在内之六府，故当刺络脉。故曰：病在阳者名曰风，病在阴者名曰痹。盖风者天之阳气，痹者人之阴邪，阴阳俱病，名曰风痹，外内之相合也。有形者，皮肉筋骨之有形。无形者，五藏六府之气也。病有形而不痛者，病在外之阳也；病无形而痛者，气伤痛也。阴完阳完者，藏府阴阳之气不伤也。夫天地者，万物之上下也；动静者，天地之体用也；水火者，阴阳之征兆也。天气下降，气流于地，地气上升，气腾于天，天地之气交也。离中有虚，坎中有满，水火之相济也。如阴阳俱动，乍有形，乍无形，乃阴阳之不表不里矣。心为阳而主火，水为阴而居下，加以烦心，此阴胜其阳矣。阴阳外内不交，水火上下相克，此天地阴阳之气不调，故其形不久，形气之相应也。开之曰：针合天地人三才之道。此篇论人合天地阴阳，故用针以调其不和。经中大义，当于针病之外求之。

黄帝问于伯高曰：余闻形气病之先后，外内之应奈何？伯高答曰：风寒伤形，忧恐忿怒伤气。气伤藏，乃藏病；寒伤形，乃应形；风伤筋脉，筋脉乃应。此形气内外之相应也。黄帝曰：刺之奈何？伯高答曰：病九日者，三刺而已；病一月者，十刺而已。多少远近，以此衰之。久痹不去身者，视其血络，尽出其血。黄帝曰：外内之病，难易之治奈何？伯高答曰：形先病而未入藏者，刺之半其日；藏先病而形乃应者，刺之倍其日。此月内难易之应也。

此论外因之病，从外而内，内因之病，从内而外，形气外内之相应也。风寒者，外受之邪，故病形。忧恐忿怒，在内之气，故病藏。夫外为阳，内为阴。病九日者，病发于阳，故用三之奇；病一月者，病发于阴，故用十之偶。此以针之奇偶，应病之阴阳也。出络血者，通地之脉道也。形先病而未入藏者，病发于阳而未入于里也，故刺三时而可愈矣。藏先病而形乃应者，病发于阴而出于外也，刺之倍其日而愈矣。夫病发于阴而出于外者易愈，留于内者难已。故刺有十日者，有倍其日而刺两日者。此一月之病在内者，有难易之应也。

黄帝问于伯高曰：余闻形有缓急，气有盛衰，骨有大小，肉有坚脆，皮有厚薄，其以立寿夭奈何？伯高答曰：形与气相任则寿，不相任则夭。皮与肉相果则寿，不相果则夭。血气经络，胜形则寿，不胜形则夭。黄帝曰：何谓形之缓急？伯高答曰：形充而皮肤缓者则寿，形充而皮肤急者则夭。形充而脉坚大者顺也；形充而脉小以弱者气衰，衰则危矣。若形充而颧不起者骨小，骨小则夭矣。形充而大肉䐃坚而有分者肉坚，肉坚则寿矣；形充而大肉无分理不坚者肉脆，肉脆则夭矣。此天之生命，所以立形定气而视寿夭者，必明乎此，立形定气，而后以临病人，决死生。黄帝曰：余闻寿夭，无以度之。伯高答曰：墙基卑，高不及其地者，不满三十而死；其有因加疾者，不及二十而死也。黄帝曰：形气之相胜，以至寿夭奈何？伯高答曰：平人而气胜形者寿，病而形肉脱，气胜形者死，形胜气者危矣。颧，音权。䐃，音窘。度，入声。

此论人秉天地阴阳，生成此形气，有寿夭之不同也。任，当也。果，成也。此天之生命，立形定气，故形与气相任则寿，不相任则夭。夫人皮应天，人肉应地，故皮与肉相果则寿，不相果则夭。形谓皮肉筋骨，血气经络，应经水气脉，通贯于地中，故胜形则寿，不胜形则夭。人之形气，天命所生。皮肤缓者，天道之元亨也，是以缓则寿而急则夭。脉乃精血神气之所游行，故形充而脉坚大者为顺。脉小以弱者，荣卫宗气俱衰，衰则危矣。夫肾秉先天之阴阳而主骨，颧乃肾之外候，故颧不起者骨小，骨小则夭。此先天之气薄也。脾主地而主肉，肉坚者寿，不坚者夭。此后天之土基有厚薄也。此天之生命，所以立形定气而视寿夭者，必明乎此，先立形定气，而后以临病人，决死生。《天年篇》曰：以母为基，以父为楯。人之寿百岁者，使道隧以长，墙基高以方。墙基者，面部之四方也。地，地阁也。墙基卑，高不及地者，四方之平陷也。此人秉母气之薄，盖坤道之成形也。《天年篇》曰：人生三十岁，五藏大定。不满三十而死者，不能终地之五行也。其有因加疾者，不及二十而死，不能终地之生数也。平人气胜形者寿，谓地基固宜博厚，而气更宜胜形。盖万物资始于天，而天包乎地之外也。病而形肉脱，气胜形者，邪气胜也，形胜气者，正气脱也。

黄帝曰：余闻刺有三变，何谓三变？伯高答曰：有刺营者，有刺卫者，有刺寒痹之留经者。黄帝曰：刺三变者奈何？伯高答曰：刺营者出血，刺卫者出气，刺寒痹者内热。黄帝曰：营卫寒痹之为病奈何？伯高答曰：营之生病也，寒热少气，血上下行；卫之生病也，气痛时来时去，怫忾贲响，风寒客于肠胃之中；寒痹之为病也，留而不去，时痛而皮不仁。忾，音戏。

夫形舍气，气归形，形气之相任也。然下焦所藏之精水，中焦所生之荣卫，所以温分肉，充皮肤，濡筋骨，利关节。水随气而运行于肤表，环转无端。如营卫留阻，水道不行，则形气消索矣。故刺有三变，变者，使之运行而变化也。荣之血，卫之气，道之出行于外。寒之痹，使之热散于内。夫营卫血气，主出入于外内，故病则止上下行，而为寒热气痛矣。若怫忾贲响，此乃风寒客于肠胃之中，盖以分别营卫之生病。寒痹之为病，本于自生，非外因之邪也。痹者，闭也。寒痹者，寒水之为病也。肾为水藏而主骨，在外者皮肤为阳，筋骨为阴。病在阴者，名曰痹。留而不去，时痛而皮不仁者，谓肾藏寒水之痹，痛在于外合之骨，而及于皮之不仁，病从内而外也。玉师曰：风寒客于肠胃之中，照应病而形肉脱气胜形者句。盖本篇先论秉气之寿夭，后复论病气之寿夭。然病气有二：一因于风寒之病气，所谓气胜形者是也；一因于营卫稽留，水道不行之病气，所谓形胜气者是也。

黄帝曰：刺寒痹内热奈何？伯高答曰：刺布衣者，以火焠之；刺大人者，以药熨之。黄帝曰：药熨奈何？伯高答曰：用醇酒二十斤，蜀椒一斤，干姜一斤，桂心一斤，凡四种，皆㕮咀，渍酒中。用绵絮一斤，细白布四丈，并内酒中。置酒马矢煴中，盖封涂，勿使泄。五日五夜，出布绵絮曝干之，干复渍，以尽其汁。每渍必晬其日，乃出干。干，并用滓与绵絮，复布为复巾，长六七尺，为六七巾。则用之生桑炭炙巾，以熨寒痹所刺之处，令热入至于病所。寒复炙巾以熨之，三十遍而止。汗出，以巾拭身，亦三十遍而止。起步内中，无见风。每刺必熨，如此病已矣。此所谓内热也。矢，屎同。煴，音氲。焠，音岁。

痹者，留而不行也。寒痹者，肾藏寒水之气也。夫人秉先天之水火，以化生五行。肾受天一之精气，而交通于四藏。如水火不济，五行不交，则留而为寒痹疾。故以火焠之者，以火益水也。夫肺主皮毛，饮酒者先行皮肤，先充络脉。用醇酒者，使肺肾之相通者。蜀椒形色象心，皮红子黑，具中虚之象。用蜀椒者，使心肾之相通也。脾为阴中之至阴，干姜主理中之君品。用干姜者，使脾肾之相通也。桂为百木之长，用桂心者，使肝肾之相通也。蚕食桑而成绵，三者皆白，肺之品也。用绵絮一斤，白布四丈，十遍者，使在地之阴邪，从天表以终散，所谓热于内而使之外散也。夫王公大人，固不可以火焠，而布衣独不可以药熨乎？此盖假大人布衣，以明藏府相通，阴阳交互，是以治法之有通变也。学者当体法先圣之用意周密，取法精微，不可图安苟简也。

张开之曰：上古用分两品数，汤圆散剂，各有精义。君一臣二，奇之制也；君二臣四，偶之制也；君二臣三，奇之制也；君二臣六，偶之制也。近者奇之，远者偶之。汗者不以奇，下者不以偶。近而奇偶，制小其服，远而偶奇，制大其服。大则数少，小则数多，多则九之，少则二之。此品数奇偶多少之有法也。凡治中土者，多用五数；欲下行者，多用三数。欲从阴而上升，有用至一两一分者。又如芫花乱发，熬如鸡子，石脂戎盐，大如弹丸，此分两用法之精微也。夫理中者用丸，行散者用散，行于藏府经络皮肤者用汤。又如抵当丸、陷胸丸、干姜散、败酱散之类，捣为丸为散，而复以水煎服。此汤圆散剂之各有所取也。

## 官针第七

凡刺之要，官针最妙。九针之宜，各有所为，长短大小，各有所施也。不得其用，病弗能移。疾浅针深，内伤良肉，皮肤为痈；病深针浅，病气不泻，支大为脓；病小针大，气泻太甚，疾必为害；病大针小，气不泄泻，亦复为败。失针之宜，大者泻，小者不移。已言其过，请言其所施。病在皮肤无常处者，取以镵针于病所，肤白勿取；病在分肉间，取以圆针于病所；病在经络痼痹者，取以锋针；病在脉气少，当补之者，取之鍉针于井荥分输；病为大脓者，取之铍针；病痹气暴发者，取以圆利针；病痹气痛而不去者，取以毫针；病在中者，取以长针；病水肿不能通关节者，取以大针；病在五藏固居者，取以锋针，泻于井荥分输，取以四时。

官，法也。九针之法有大小长短之制，有浅深补泻之宜，有三五九十二刺之法，各有所施也。如不得其用，病勿能移，而反为害焉。

凡刺有九，以应九变。一曰输刺，输刺者，刺诸经荥输藏输也；二曰远道刺，远道刺者，病在上，取之下，刺府腧也；三曰经刺，经刺者，刺大经之结络经分也；四曰络刺，络刺者，刺小络之血脉也；五曰分刺，分刺者，刺分肉之间也；六曰大泻刺，大泻刺者，刺大脓以铍针也；七曰毛刺，毛刺者，刺浮痹皮肤也；八曰巨刺，巨刺者，左取右，右取左；九曰焠刺，焠刺者，刺燔针则取痹也。输、腧、俞互用。焠，音萃。燔，音烦。

上节论针有九者之宜，此论刺有九者之变。一曰输刺，刺五藏之经输，所谓荥输治外经也。远道刺者，病在上而取下之合穴，所谓合治六府也。盖手足三阳之脉，其原皆在足而上循于颈项也。大经者，五藏六府之大络也。邪客于皮毛，入舍于孙络，留而不去，闭结不通，则流溢于大经之分而生奇病，故刺大经之结络以通之。络刺者，见于皮肤之小络也。分刺者，分肉之间，谿谷之会，亦有三百六十五穴会，邪在肌肉者取之。大泻刺者，泻大脓血也。毛刺者，邪闭于皮毛之间，浮浅取之，所谓刺毫毛无伤皮，刺皮无伤肉也。巨刺者，邪客于十二经别，宜巨刺之，左取右，右取左也。焠刺者，燔针劫刺，以取筋痹也。大经刺巨刺详《素问·缪刺论》

凡刺有十二节，以应十二经。一曰偶刺，偶刺者，以手直心若背，直痛所，一刺前，一刺后，以治心痹，刺此者，傍针之也；二曰报刺，报刺者，刺痛无常处也，上下行者，直内无拔针，以左手随病所按之，乃出针复刺之也；三曰恢刺，恢刺者，直刺傍之举之，前后恢筋急，以治筋痹也；四曰齐刺，齐刺者，直入一，傍入二，以治寒气小深者，或曰三刺，三刺者，治痹气小深者也；五曰扬刺，扬刺者，正内一，傍内四而浮之，以治寒气之博大者也；六曰直针刺，直针刺者，引皮乃刺之，以治寒气之浅者也；七曰输刺，输刺者，直入直出，稀发针而深之，以治气盛而热者也；八曰短刺，短刺者，刺骨痹，稍摇而深之，致针骨所，以上下摩骨也；九曰浮刺，浮刺者，傍入而浮之，以治肌急而寒者也；十曰阴刺，阴刺者，左右率刺之，以治寒厥，中寒厥，足踝后少阴也；十一曰傍针刺，傍针刺者，入直傍刺各一，以治留痹久居者也；十二曰赞刺，赞刺者，直入直出，数发针而浅之出血,是谓治痈肿也。

节,制也。言针有十二节制,以应十二经也。偶刺者,一刺胸,一刺背,前后阴阳之相偶也。傍取之,恐中伤心气也。报刺者,刺痛无常处,出针而复刺,故曰报刺。恢,大之也。前后恢荡其筋之急,以治筋痹也。齐刺者,中正以取之,故直入一以取中,傍入二以为佐,故又曰三刺,治寒痹小深者也。扬刺者,从中而发扬于四傍也。直刺者,以毫针刺在皮毛,得气而直竖也。输刺,直入直出,如转输也。短刺者,用短针深入而至骨,所以便上下摩之而取骨痹也。浮刺者,傍入而浮浅也。阴刺者,刺少阴之寒厥也。傍针刺者,直刺傍刺,治留痹之久居者也。赞,助也。数发针而浅之出血,助痈肿之外散也。按十二刺中独提少阴者,少阴主先天之阴阳水火,五运六气之生原也。

脉之所居,深不见者,刺之微内针而久留之,以致其空脉气也。脉浅者勿刺,按绝其脉乃刺之,无令精出,独出其邪气耳。

此言经脉内合五行之化运,外应六气之司天,用针者不可不知也。夫经脉内连藏府,外合六气。五藏内合五行,应五运之在中,命曰神机而主出入。六气旋转于外,命曰气立而主升降。六气之司天在泉,应人之精水,随气而运行于肤表,故脉之所居,深不见者,内连五藏也。微内针而久留之,以致其空脉气者,致五藏之神气,运行于外也。脉浅者,见于皮肤之脉,外合于六气也。精水随气行于肤表,故脉浅者勿刺,按绝其脉乃刺之,是使六气运行,而无令精出也。玉师曰:致五藏之神机,非荣卫血气,故曰空脉气。

所谓三刺则谷气出者,先浅刺绝皮以出阳邪;再刺则阴邪出者,少益深绝皮,致肌肉未入分肉间也;已入分肉之间,则谷气出。故《刺法》曰:始刺浅之,以逐邪气而来血气;后刺深之,以致阴气之邪;最后刺极深之,以下谷气。此之谓也。故用针者,不知年之所加,气之盛衰,虚实之所起,不可以为工也。

此申明三阴三阳之气运行于皮表也。谷气者,通会于肌腠之元真,脾胃之所主也,故曰谷气。阴邪阳邪者,谓邪在阴阳之气分也。少益深绝皮,致肌肉未入分肉间者,在皮肉相交之间,仍在皮之绝处,未入于分肉也。盖言三阴三阳之气运行于皮表,以应天之六气,故用针者不知年之所加,气之盛衰,虚实之所起,不可以为工也。年之所加者,六气之加临。气之盛衰者,五运之气有太过不及也。运有太少,气有盛衰,则人之虚实所由起矣。

凡刺有五,以应五藏。一曰半刺,半刺者,浅内而疾发针,无针伤肉,如拔毛状,以取皮气,此肺之应也;二曰豹文刺,豹文刺者,左右前后针之,中脉为故,以取经络之血者,此心之应也;三曰关刺,关刺者,直刺左右尽筋上,以取筋痹,慎无出血,此肝之应也,或曰渊刺,一曰岂刺;四曰合谷刺,合谷刺者,左右鸡足,针于分肉之间,以取肌痹,此脾之应也;五曰输刺,输刺者,直入直出,深内之至骨,以取骨痹,此肾之应也。

此言五藏之气外合于皮脉肉筋骨。五藏主中,故取之外合而应于五藏也。夫血者,神气也。故五藏之神机,运行于血脉,以应五运之化。五藏之气,外合于皮肉筋骨,以应天之四时。玉师曰:九宜九变,应地之九野九州,人之九藏九窍,十二节应十二月,三刺应三阴三阳,五刺应五行五时,针道配天地人,而人合天地者也。

## 本神第八

黄帝问于岐伯曰:凡刺之法,必先本于神。血脉营气精神,此五藏之所藏也。至于淫泆,离藏则精失,魂魄飞扬,志意恍乱,智虑去身者,何因而然乎?天之罪与?人之过乎?何谓德气生精神魂魄心意志思智虑?请问其故。岐伯答曰:天之在我者德也,地之在我者气也,德流气薄而生者也。故生之来谓之精,两精相搏谓之神,随神往来者谓之魂,并精而出入者谓之魄。所以任物者谓之心,心有所忆谓之意,意之所存谓之志,因志而存变谓之思,因思而远慕谓之虑,因虑而处物谓之智。故智者之养生也,必顺四时而适寒暑,和喜怒而安居处,节阴阳而调刚柔。如是则邪僻不至,长生久视。

此言人之德气,受天地之德气所生,以生精气魂魄志意智虑,故智者能全此神智，以顺天地之性，而得养生之道焉。德者所得乎天，虚灵不昧，具众理应万事者也。目之视，耳之听，鼻之臭，口之味，手之舞，足之蹈，在地所生之形气也。乾知大始，坤作成物，德流气薄而生者也。《决气篇》曰：常先身生是谓精。盖未成形而先受天一之精，故所生之来谓之精。《平人绝谷篇》曰：神者，水谷之精气也。盖本于先天所生之精，后天水谷之精而生此神，故曰两精相搏谓之神。火之精为神，水之精为精，肝为阳藏而藏魂，肺为阴藏而藏魄，故魂随神而往来，魄并精而出入。心为君主之官，神明出焉。天地之万物，皆吾心之所任。心有所忆者意也，意之所存者志也，志有所变者思也，思有所慕者虑也，虑有所处者智也。此皆心神之运用，故智者顺承天地之性，而得养生之道也。

是故怵惕思虑者则伤神，神伤则恐惧流淫而不止。因悲哀动中者，竭绝而失生。喜乐者，神惮散而不藏。愁忧者，气闭塞而不行。盛怒者，迷惑而不治。恐惧者，神荡惮而不收。

此承上文而言思虑志意，皆心之所生，是以思虑喜怒悲忧恐惧，皆伤其心藏之神气。

心怵惕思虑则伤神，神伤则恐惧自失，破䐃脱肉，毛悴色夭，死于冬。

此分论七情伤五藏之神志。思虑，脾之情也。如心因怵惕思虑，则伤心藏之神，神伤则不能主持而恐惧自失矣。脾主土而主肌肉，肺主气而主皮毛，肉之膏肥曰䐃，色者气之华也。䐃肉者，地所成之形也。毛色者，天所生之气也。破䐃脱肉，毛悴色夭，天地所生之命绝矣。死于冬者，五行之气死于四时之胜克也。开之曰：心思虑伤神者，脾志并于心也。馀藏同。

脾忧愁而不解则伤意，意伤则悗乱，四支不举，毛悴色夭，死于春。悗，音闷。

忧愁，肺之情也。如脾因忧虑不解，则伤脾藏之意，意伤则悗乱而四支不举。盖意乃心之所生，而脾主四支也。

肝悲哀动中则伤魂，魂伤则狂忘不精，不精则不正当人，阴缩而挛筋，两胁骨不举，毛悴色夭，死于秋。

悲哀，肺之情也。如肝因悲哀动中，则伤肝藏所藏之魂，魂伤则狂忘不精。

盖肝者将军之官,谋虑出焉,肝志伤则不能处事精详矣。胆为中正之官,决断出焉,藏气伤则府志亦不正而无决断矣。肝主筋而脉络阴器,阴缩筋挛,胁骨不举,情志伤而及于形也。玉师曰:胆附于肝,藏府相通,惟肝胆最为亲切。

**肺喜乐无极则伤魄,魄伤则狂,狂者意不存,人皮革焦,毛悴色夭,死于夏。**

喜乐,心之情也。如肺因喜乐无极,则伤肺藏之魄。魄伤则狂,狂者意不存,意者心之发。盖喜乐无极,则神亦惮散而不存矣。肺主皮毛,故人皮革焦。

**肾盛怒而不止则伤志,志伤则喜忘其前言,腰脊不可以俛仰屈伸,毛悴色夭,死于季夏。**

怒者,肝之情也。如肾盛怒不止,则伤肾藏之志,志伤则喜忘其前言。夫神志相合,喜忘者,神志皆伤也。腰者肾之府,故腰脊不可以俯仰屈伸。夫脾志并于心,肺志并于脾,肝志并于肾,乃子气并于母也。肺志并于肝,心志并于肺,受所不胜之相乘也。《平脉篇》曰:水行乘火,金行乘木,名曰纵;水行乘金,火行乘木,名曰逆。盖母乘子者顺,子乘母者逆也。相生者顺,相克者逆,逆则伤矣。

**恐惧而不解则伤精,精伤则骨痠痿厥,精时自下。是故五藏主藏精者也,不可伤,伤则失守而阴虚,阴虚则无气,无气则死矣。是故用针者,察观病人之态,以知精神魂魄之存亡得失之意,五者已伤,针不可以治之也。**

恐伤肾,故恐惧不解则伤肾藏之精。肾主骨,故精伤则骨痠痿厥。精时自下者,藏气伤而不能藏也。火之精为神,水之精为志。上节论伤肾藏之志,此论伤肾藏之精。盖魂魄智意本于心肾精神之所生,故首言怵惕思虑者则伤神,末言恐惧而不解则伤精,神生于精而精归于神也。夫水谷入胃,津液各走其道,酸先入肝,苦先入心,甘先入脾,辛先入肺,咸先入肾,五藏主藏水谷之精者也。神气生于精,故五藏之精不可伤,伤则失守而阴虚,阴虚则神气绝而死矣。是故用针者,察观病人之态,以知精神魂魄之存亡,意之得失。如五者已伤,针不可以治之矣。故当顺天之性,以调养其精气神焉。玉师曰:恐惧不解则伤精,先天之精也。五藏主藏精者,后天水谷之精也。神气皆生于精,故曰阴虚则无气。

肝藏血,血舍魂,肝气虚则恐,实则怒;脾藏荣,荣舍意,脾气虚则四支不用,五藏不安,实则腹胀,经溲不利;心藏脉,脉舍神,心气虚则悲,实则笑不休;肺藏气,气舍魄,肺气虚则鼻塞不利,少气,实则喘喝,胸盈仰息;肾藏精,精舍志,肾气虚则厥,实则胀。五藏不安,必审五藏之病形,以知其气之虚实,谨而调之也。

此言五藏之气各有虚有实,而见证之不同也。五藏各有所藏,五志各有所舍。如五志受伤,则有五志之病。如藏气不平,则见藏气之证,故必审五藏之病形,以知其气之虚实也。肝者将军之官,故气虚则恐,气实则怒。脾主四支,故虚则四支不用。土灌四藏,是以五藏不安。腹乃脾土之郛郭,故实则腹胀。经溲不利者,不转输其水也。夫神慈则悲,喜为心志,故心气虚则悲,盛实则笑不休。肺主气以司呼吸,故肺气虚则鼻塞不利少气,实则喘喝胸满而不得偃息也。肾为生气之原,故虚则手足厥冷。肾者,胃之关也,故实则关门不利而为胀矣。此五藏之气各有太过不及而不得安和,当审其所见之气而调之也。

## 终始第九

凡刺之道,毕于终始。明知终始,五藏为纪,阴阳定矣。阴者主藏,阳者主府。阳受气于四末,阴受气于五藏。故泻者迎之,补者随之,知迎知随,气可令和。和气之方,必通阴阳,五藏为阴,六府为阳。传之后世,以血为盟。敬之者昌,慢之者亡。无道行私,必得夭殃。

此篇论人之藏府阴阳,经脉气血,本于天地之所生,有始而有终也。《五运行论》曰:东方生风,风生木,木生酸,酸生肝。南方生热,热生火,火生苦,苦生心。夫风寒暑湿燥热,天之六气也。木火土金水,地之五行也。天食人以五气,地食人以五味,是天之六气化生地之五行五味,五行五味以生人之五藏。五藏内合六府,以应地之五行,外合六经,以应天之六气。故曰明知终始,五藏为纪,谓人之五藏本应五行之化也。请言终始,经脉为纪,平与不平,天道毕矣,谓人之经脉应天之六气也。末结曰太阳之脉,其终也戴眼反折,太阴终者,腹胀不得息，是人之阴阳血气，始于地之五行天之六气所生，而终于地之六经天之六气也。故曰其生五，其数三，谓生于五行而终于三阴三阳之数也。阴者主藏，阳者主府，藏府阴阳之相合也。阳受气于四末，阳受天气于外也；阴受气于五藏，阴受地气于内也。故泻者迎之，迎阴气之外出也；补者随之，追阳气之内交也。故曰知迎知随，气可令和，和气之方，必通阴阳。

谨奉天道，请言终始。终始者，经脉为纪，持其脉口人迎，以知阴阳有馀不足，平与不平，天道毕矣。所谓平人者，不病。不病者，脉口人迎应四时也，上下相应而俱往来也，六经之脉不结动也，本末之寒温之相守司也，形肉血气必相称也，是谓平人。少气者，脉口人迎俱少而不称尺寸也。如是者，则阴阳俱不足，补阳则阴竭，泻阴则阳脱。如是者，可将以甘药，不可饮以至剂。如是者，弗灸。不已者，因而泻之，则五藏气坏矣。

谨奉天道，请言终始者，谓阴阳经脉，应天之六气也。夫血脉本于五藏五行之所生，而外合于阴阳之六气，有生始而有经终，故曰终始者，经脉为纪也。持其脉口人迎，以知阴阳有馀不足，平与不平，盖诊其脉以候其气也。应四时者，春夏之气，从左而右，秋冬之气，从右而左，是以春夏人迎微大，秋冬气口微大，是谓平人。上下相应者，应天之六气，上下环转，往来不息。六经之脉，随气流行，不结动也。本末者，有本标之出入。寒温者，应寒暑之往来，各相守司也。形肉血气，谓脉外之血气与六经之脉必相称也。脉口人迎以候三阴三阳之气，是以少气者，脉口人迎俱少。尺以候阴，寸以候阳，不称尺寸者，阴阳气虚而又应于尺寸之脉也。甘药者，调胃之药，谓三阴三阳之气，本于中焦胃府所生，宜补其生气之原，道之流行，故不可饮以至剂，谓甘味太过反留中也。弗灸者，谓阴阳之气不足于外，非经脉之陷下也。因而泻之，则五藏气坏者，六气化生五行，五行上呈六气，五六相得而各有合也。

人迎一盛，病在足少阳；一盛而躁，病在手少阳。人迎二盛，病在足太阳；二盛而躁，病在手太阳。人迎三盛，病在足阳明；三盛而躁，病在手阳明。人迎四盛，且大且数，名曰溢阳，溢阳为外格。脉口一盛，病在足厥阴；厥阴一盛而躁，在手心主。脉口二盛，病在足少阴;二盛而躁,在手少阴。脉口三盛,病在足太阴;三盛而躁,在手太阴。脉口四盛,且大且数者,名日溢阴,溢阴为内关。内关不通,死不治。人迎与太阴脉口俱盛四倍以上,命曰关格。关格者,与之短期。

左为人迎,右为气口,以候三阴三阳之气。圣人南面而立,前曰广明,后曰太冲。左东而右西,天道右旋,地道左迁,故以左候阳而右候阴也。躁者,阴中之动象。盖六气皆由阴而生,从地而出,故止合足之六经。其有躁者在手,以合六藏六府,十二经脉。盖十二经脉以应三阴三阳之气,非六气之分手与足也。外格者,谓阳盛于外而无阴气之和。内关者,阴盛于内而无阳气之和。关格者,阴关于内,阳格于外也。开之曰:脉口,太阴也。人迎,阳明也。盖藏气者,不能自至于手太阴,必因于胃气,乃至于手太阴。是左右皆属太阴,而皆有阳明之胃气。以阳气从左而右,阴气从右而左,故以左候三阳,右候三阴,非左主阳而右主阴也。阴中有阳,阳中有阴,是为平人。若左独主阳,右独主阴,是为关阴格阳之死候矣。

人迎一盛,泻足少阳而补足厥阴,二泻一补,日一取之,必切而验之,疏取之上,气和乃止。人迎二盛,泻足太阳,补足少阴,二泻一补,二日一取之,必切而验之,疏取之上,气和乃止。人迎三盛,泻足阳明而补足太阴,二泻一补,日二取之,必切而验之,疏取之上,气和乃止。脉口一盛,泻足厥阴而补足少阳,二补一泻,日一取之,必切而验之,疏而取上,气和乃止。脉口二盛,泻足少阴而补足太阳,二补一泻,二日一取之,必切而验之,疏取之上,气和乃止。脉口三盛,泻足太阴而补足阳明,二补一泻,日二取之,必切而验之,疏而取之上,气和乃止。所以日二取之者,阳明主胃,大富于谷气,故可日二取之也。人迎与脉口俱盛三倍以上,命曰阴阳俱溢,如是者不开,则血脉闭塞,气无所行,流淫于中,五藏内伤。如此者因而灸之,则变易而为他病矣。

补泻者,和调阴阳之气平也。阳二泻而阴一泻者,阳常有馀而阴常不足也。阳补二而阴补一者,阳可盛而阴不可盛也。故溢阳不曰死,溢阴者死不治矣。必切而验之者,切其人迎气口,以验三阴三阳之气也。疏当作躁。谓一盛而躁,二盛而躁,当取手之阴阳也。阳明主胃,大富于谷气,故可日二取之。盖三阴三阳之气,乃阳明水谷之所生也。人迎与脉口俱盛,命曰阴阳俱溢,盖阴盛于内,则阳盛于外矣,阳盛于左,则阴盛于右矣。如是者若不以针开之,则血脉闭塞,气无所行,流溢于中,则内伤五藏矣。夫盛则泻之,虚则补之,陷下则灸之,此阴阳之气偏盛不和,非陷下也,故灸之则生他病矣。

凡刺之道,气调而止。补阴泻阳,音气益彰,耳目聪明。反此者,气血不行。

此言三阴三阳之气,从五藏之所生,故曰明知终始,五藏为纪。凡刺之道,气调而止,谓阴阳之气偏盛,刺之和调则止矣。然又当补阴泻阳。补阴者,补五藏之里阴。泻阳者,导六气之外出。《六节藏象论》曰:五气入鼻,藏于心肺,上使五色修明,音声能彰。《顺气篇》曰:五者音也。音主长夏,是补其藏阴,则心肺脾藏之气和,而音声益彰矣。肝开窍于目,肾开窍于耳,肝肾之气盛,则耳目聪明矣。补其阴藏,导其气出,则三阴三阳之气和调,而无偏盛之患矣。夫阴阳血气,本于胃府五藏之所生,胃者水谷血气之海也,海之所以行云气者天下也,胃之所出气血者经隧也。经隧者,五藏六府之大络也。故不补阴泻阳,则气血不行。

所谓气至而有效者,泻则益虚,虚者脉大如其故而不坚也。坚如其故者,适虽言故,病未去也。补则益实,实者脉大如其故而益坚也。夫如其故而不坚者,适虽言快,病未去也。故补则实,泻则虚。痛虽不随针,病必衰去。必先通十二经脉之所生病,而后可得传于终始矣。故阴阳不相移,虚实不相倾,取之其经。

此言补泻三阴三阳之气,必俟经脉和调。所谓终始者,经脉为纪也。泻者,泻其盛而益其虚也。坚,实也。虚者,脉大如其故而不坚也。若坚如其故者,适虽言故已和调,而所生之病未去也。补者,所以益实也。实者,脉大如其故而益坚也。夫如其故而不坚者,适虽言快,乃阴阳之气和而快,然经脉之病未去也。盖始在三阴三阳之是动,渐及于经脉之所生,故所谓气至而有效者,针在三阴三阳之气分,经脉虽不随针,而经脉之病必衰去,经气之相应也。故必先通十二经脉之所生病,而后可传于终始矣。故阴阳不相移,虚实不相倾,言阴阳之气无虚实之倾移,则当取之其经,所谓不虚不实,以经取之。盖言阴阳之气已无虚实,则脉应和调矣。脉不调者,所生病也,故当取之其经。故曰脉大如其故者,谓阴阳之气已如其故,而无盛虚坚不坚者,经脉所生之病尚未平也。开之曰:先为是动,后病所生,此因气以及经。

凡刺之属,三刺至谷气,邪僻妄合,阴阳易居,逆顺相反,沉浮异处,四时不得,稽留淫泆,须针而去。故一刺则阳邪出,再刺则阴邪出,三刺则谷气至,谷气至而止。所谓谷气至者,已补而实,已泻而虚,故已知谷气至也。邪气独去者,阴与阳未能调,而病知愈也。故曰:补则实,泻则虚,痛虽不随针,病必衰去矣。

此承上文而言去阴阳偏盛之邪,又当调其经脉也。谷气者,荣卫血气,生于水谷之精,谓经脉之气也。阳邪阴邪者,阴阳偏盛之气也。盖因邪僻妄合于气分,使阴阳之气不和而易居也。逆顺者,谓皮肤之气血,从臂肘而行于手腕之前。经脉之血气,从指井而行于手腕之后。病则逆顺相反矣。浮沉异处者,阴阳之气与经脉不相合也。四时不得者,不得其升降浮沉也。此因邪僻淫泆于阴阳之气分,而致经脉之不调也。故一刺则阳邪出,再刺则阴邪出,而阴阳之气调矣。三刺则谷气至,而经脉之血气和矣。故已补其三阳之虚,则阳气实矣;已泻其三阴之实,则阴气虚矣。已补其三阴之虚,则阴脉实矣;已泻其三阳之实,则阳脉虚矣。故已知谷气至而脉已调矣。如气分之邪独去,而阴与阳之经脉虽未能调而病知愈也。故曰补则实,泻则虚,痛虽不随针,病必衰去矣。按《官针篇》曰:先浅刺绝皮以出阳邪,再刺则阴邪出者,少益深绝皮,致肌肉未入分肉间也。已入分肉之间,则谷气出。盖在皮肤分腠之间以致谷气,不在脉也。故曰痛虽不随针,谓针在皮肤而痛应于脉,非针在脉而痛于脉也。开之曰:经脉之血气,水谷之所生也。病在三阴三阳之气,故补之泻之,则阴阳之气和,而经脉未调也。谷气至而后经脉和调,故曰凡刺之属三。

阴盛而阳虚,先补其阳,后泻其阴而和之;阴虚而阳盛,先补其阴,后泻其阳而和之。

此复论调和经脉之阴阳。所谓盛则泻之,虚则补之者,调和三阴三阳之气也。不虚不实,以经取之者,谓阴阳之气已调,无虚实之偏僻,而经所不调者,又当取之于经也。夫经脉之血气,本于藏府所生,故当先补其正虚,而后泻其邪实。开之曰:前节论调气而经脉不调,上节论在皮肤以致谷气,此节论取之其经。

三脉动于足大指之间,必审其实虚。虚而泻之,是谓重虚,重虚病益甚。凡刺此者,以指按之,脉动而实且疾者,疾泻之,虚而徐者,则补之。反此者,病益甚。其动也,阳明在上,厥阴在中,少阴在下。

此篇论三阴三阳之气,本于五藏五行之所生,而五藏之气生于后天水谷之精,始于先天之水火,盖水生木而火生土金也。以上数节论三阴三阳之气,候于人迎气口,谓本于阳明水谷之所生,从五藏之经隧,出于皮肤而见于尺寸。此复论五行之气,本于先天之肾藏,下出于胫气之街,散于皮肤,复从下而上。本经《动输篇》曰:冲脉者,十二经之海也。与少阴之大络起于肾,下出于气街,循阴股内廉,斜入腘中,循胫骨内廉,并少阴之经,下入内踝之后,入足下。其别者,斜入踝,出属跗上,入大指之间,注诸络以温足胫。是先天水火之气,下出于胫气之街,故阳气起于足五指之表,阴气起于足五指之里。此水火阴阳之气,出气街而散于足五指也。其别者,斜入踝,出属跗上,入大指之间。是先天之水火化生五行之气,随冲脉与少阴之大络,注于足大指之间而复上行。故少阴在下者,谓天一之水,地二之火。厥阴在中者,谓天三之木。阳明居中土而主秋金之气。阳明在上者,谓地四生金,天五生土也。此言五藏五行之气,生主中焦之阳明,始于下焦之少阴。其上行者,出于阳明而走尺肤。其下行者,出于少阴而动于足大指之间。

膺腧中膺,背腧中背。肩膊虚者取之上。重舌刺舌柱,以铍针也。手屈而不伸者,其病在筋;伸而不屈者,其病在骨。在骨守骨,在筋守筋。

夫皮肉筋骨,五藏之外合,脉外之气分也。此承上文而言五行之气从足上行,如有虚者取之。取者,谓迎其气之外出也。胃腧在膺中,脾腧在膺傍,肺腧在背肩,心之窍在舌,肝之气在筋,肾之气在骨,是五藏之气虚者,各随其所在而取之。玉师曰:此论脉外之气,故在心止言舌而不言脉。本篇重在五行六气之生始出入,故篇名《终始》。而论刺则曰虚者取之,曰以铍针也,曰在骨守骨,在筋守筋。读者味之,其义自得。张开之曰:上节曰少阴在下,阳明在上,谓数之始于一而终于五,气从下而上也。此节先言膺俞,而末言其病在骨,谓数之成于五而归于一,复从上而下也。

补须一方实,深取之,稀按其痏,以极出其邪气;一方虚,浅刺之,以养其脉,疾按其痏,无使邪气得入。邪气来也紧而疾,谷气来也徐而和。脉实者,深刺之,以泄其气;脉虚者,浅刺之,使精气无得出,以养其脉,独出其邪气。刺诸痛者,其脉皆实。

此论身形之应四方也。一方实深取之,一方虚浅刺之,脉实者深刺之,脉虚者浅刺之,此论四方之虚实也。经云:气伤痛。诸痛者其脉皆实,言四方之气归于中央而为实也。

故曰:从腰以上者,手太阴阳明皆主之;从腰下者,足太阴阳明皆主之。

手太阴阳明主天,足太阴阳明主地。身半以上为天,身半以下为地。故曰,承上文而言,言人之形气,生于六合之内,应天地之上下四傍,故曰天地为生化之宇。

病在上者下取之,病在下者高取之,病在头者取之足,病在腰者取之腘。

此言形身之上下,应天地之气交。《六微旨论》曰:天气下降,气流于地,地气上升,气腾于天,上下相召,升降相因。是以病在上者下取之,病在下者高取之,因气之上下升降也。《邪客篇》曰:天圆地方,人头圆足方以应之。病在头者取之足,以头足之应天地也。病在腰者取之腘,以肾藏膀胱之水气应天泉之上下也。夫谨奉天道,请言终始,知血气之生始出入,应天地之五运六气,上下四傍,天道毕矣。

病生于头者头重,生于手者臂重,生于足者足重。治病者,先刺其病所从生者也。

上节论上下之气交，此论天地之定位，头以应天，足以应地，手足应四傍。盖天地四方之气，各有所生之本位，故生于头者头重，生于足者足重，随其所生而取之。重者，守而不动也。开之曰：前节论四方之气流行，故有一方实，一方虚。如金行乘木，则东方实而西方虚矣。此论上下四方之定位，故生于手者臂重，生于足者足重。

春气在毛，夏气在皮肤，秋气在分肉，冬气在筋骨。刺此病者，各以其时为齐。故刺肥人者，以秋冬之齐；刺瘦人者，以春夏之齐。

此言三阴三阳之气，应天地之四时。皮肉筋骨，脉外之气分也。阴阳之气，始于肤表，从外而内，与经脉之出入不同，故春气在毛，夏气在皮肤，秋气在分肉，冬气在筋骨。盖始于皮毛而入于筋骨，自外而内也。肥人之皮肤涩，分肉不解，气留于阴久，故刺肥人者，以秋冬之齐，深取之也。瘦人之皮肤滑，分肉解，气留于阳久，故刺瘦人者，以春夏之齐，浅取之也。齐者，与时一之也。开之曰：首六句论四时，谓气之从外而入，后四句论肥瘦，谓气之从内而出。盖六气虽运行于肤表，然本于内之所生。张应略曰：从外而内，天之气也。从内而生，人之气也。人与天地相合，故或从外或从内，外内出入者也。

病痛者阴也，痛而以手按之不得者阴也，深刺之。病在上者阳也，病在下者阴也。痒者阳也，浅刺之。

此论表里上下之阴阳。夫表为阳，里为阴，身半以上为阳，身半以下为阴。病在阳者名曰风，故痒者阳也，病在皮肤之表阳也。病在阴者名曰痹，痹者痛也，故病痛者阴也。以手按之不得者，留痹之在内也。此言表里之为阴阳也。病在上者为阳，病在下者为阴，以形身之上下分阴阳也。

病先起阴者，先治其阴而后治其阳；病先起阳者，先治其阳而后治其阴。

此承上文而言，表里上下阴阳之气交相贯通，故有先后之分焉。《内经》云：阳病者，上行极而下；阴病者，下行极而上。从内之外者，先调其内；从外之内者，先治其外。

刺热厥者，留针反为寒；刺寒厥者，留针反为热。刺热厥者，二阴一阳；刺寒厥者，二阳一阴。所谓二阴者，二刺阴也；一阳者，一刺阳也。

此论寒热之阴阳厥热也。刺热厥者留针,俟针下寒乃去针也;刺寒厥者留针,俟针下热乃去针也。二阴一阳,二阳一阴者,谓寒热阴阳之气互相交通,故不独取阳而独取阴也。开之曰:一二者,阴阳水火之生数。

久病者,邪气入深。刺此病者,深内而久留之,间日而复刺之。必先调其左右,去其血脉,刺道毕矣。内,纳同。间,去声。

人之卫气昼行于阳,夜行于阴,应天道之绕地一周,昼明夜晦。病久者邪气入深,邪与正争,则气留于阴。间日而后出于阳,是以间日复刺之者,俟气至而取之也。左右者,阴阳之道路也。经脉者,所以行气血而荣阴阳也。此篇论终始之道,本于五行六气。五行应神机之出入,六气应天道之右旋。行针之士,能顺上下之运行,并左右之间气,去血脉之宛陈,刺道毕矣。

凡刺之法,必察其形气,形肉未脱,少气而脉又躁。躁厥者,必为缪刺之,散气可收,聚气可布。深居静处,占神往来,闭户塞牖,魂魄不散。

此言针刺之法,必察其病者之形气,占其精神而后乃行针也。形肉未脱,形气相得也。夫气生于下,脉从足而手。少气者,气聚于下也。躁者,阴之动象。厥,逆也。脉又躁厥者,血气不调和,而反躁逆于上也。缪刺者,左刺右,右刺左,阳取阴,阴取阳,和其血气,调其阴阳,使经脉之散气可收,在下之聚气可布。深居静处,养其气也。闭户塞牖,无外其志也。魂魄不散,精神内守也。此言治病者,必使病人之血气调和,精神内守,而后可以行针。

专意一神,精气之分,毋闻人声,以守其精,必一其神,令志在针。浅而留之,微而浮之,以移其神,气至乃休。男内女外,坚拒勿出,谨守勿内,是谓得气。

此言医者当自守其神,令志在针也。夫肾主藏精,开窍于耳,精气之分,惑于听闻,是以毋闻人声,以收其精,必一其神,令志在针,神志之专一也。浅而留之,微而浮之,以移其病者之神,候针下之气至而休。盖以己之精神,合病者之神气也。男为阳,女为阴。阳在外,故使之内;阴在内,故引之外。谓和调外内阴阳之气也。坚拒其正气而勿使之出,谨守其邪气而勿使之入,是谓得气。

凡刺之禁:新内勿刺,已刺勿内;已醉勿刺,已刺勿醉;新怒勿刺,已刺勿怒;新劳勿刺,已刺勿劳;已饱勿刺,已刺勿饱;已饥勿刺,已刺勿饥;已渴勿刺,已刺勿渴。大惊大恐,必定其气,乃刺之。乘车来者,卧而休之,如食顷,乃刺之。出行来者,坐而休之,如行十里顷,乃刺之。凡此十二禁者,其脉乱气散,逆其荣卫,经气不次,因而刺之,则阳病入于阴,阴病出于阳,则邪气复生。粗工勿察,是谓伐身,形体淫泆,乃消脑髓,津液不化,脱其五味,是谓失气也。

此论刺有十二禁也。内者,入房也。新内则失其精矣。酒者,熟谷之液,其气慓悍,已醉则气乱矣。肝主藏血,怒则气上,新怒则气上逆而血妄行矣。烦劳则神气外张,精气内绝矣。《脉要精微论》曰:饮食未进,经脉未盛,络脉调匀,血气未乱,故乃可诊有过之脉。是以已饱勿刺。《平脉篇》曰:谷入于胃,脉道乃行,水入于经,其血乃成。是又已饥勿刺,已渴勿刺也。惊伤神,恐伤精,故必定其气乃刺之,则存养其精气神矣。久坐伤肉,故乘车来者卧而休之。久行伤筋,故出行来者坐而休之。凡此十二禁者,其脉乱气散,荣卫逆行,经气不次。因而刺之,则阳病入于阴,阴病出于阳,邪气复生,是谓戕伐其身,而形体淫泆矣。脑为精髓之海,津液者,补益脑髓,润泽皮肤,濡养筋骨,犯此禁者,则津液不化,而脑髓消铄矣。五味入口,藏于肠胃,味有所藏,以养五气,气和而生,津液相成,神乃自生。针刺之道,贵在得神致气。犯此禁者,则脱其五味所生之神气,是谓失气也。

太阳之脉,其终也,戴眼反折,瘛疭,其色白,绝皮乃绝汗,绝汗则终矣。少阳终者,耳聋,百节尽纵,目系绝,目系绝一日半则死矣。其死也,色青白乃死。阳明终者,口目动作,喜惊妄言,色黄,其上下之经盛而不行则终矣。少阴终者,面黑,齿长而垢,腹胀闭塞,上下不通而终矣。厥阴终者,中热嗌干,喜溺心烦,甚则舌卷卵上缩而终矣。太阴终者,腹胀闭,不得息,气噫善呕,呕则逆,逆则面赤,不逆则上下不通,上下不通则面黑皮毛焦而终矣。

此归结终始之道,始于五行而终于六气也。太阳之脉,起目内眦,上额交巅,从巅入络脑,还出别下项,挟脊抵腰中。太阳乃津液之府,而为诸阳主气。血气绝而不能荣养筋脉,则筋脉急而戴眼反折也。精明五色者,气之华也。太阳之气主皮毛,气绝于皮,则色白而绝汗出也。少阳之脉,起目锐眦,入耳中。耳聋者,少阳之脉绝也。少阳主骨,百节尽纵,少阳之气绝也。少阳属肾,肾藏志。目系绝者志先死,志先死则一日半死矣。阳明之脉,起于鼻,交頞中,入齿中,还出挟口环唇,下交承浆。口目动作者,阳明之经气欲绝也。喜惊妄言色黄,阳明之神气外出也。上下经者,谓手足阳明之经。盛者,盛于外而绝于内也。夫阳明太阴之言上下者,谓从腰以上,手太阴阳明皆主之,从腰以下,足太阴阳明皆主之。上下之经盛而不通则终者,天地阴阳之气不交而绝也。少阴之脉,属肾络膀胱,上贯肝膈,入肺中,从肺出络心。腹胀闭塞者,少阴之脉绝不通也。面黑者,气色外脱也。齿长者,骨气不藏也。上下不通者,水火不交也。夫少阴之言上下者,少阴之上,君火主之,谓水火阴阳之气绝也。厥阴之脉,循阴股,入毛中,通阴器,循喉咙,入颃颡。舌卷卵缩,厥阴之脉绝也。厥阴从中见少阳之火化,中热嗌干心烦者,化气上出也。肝主疏泄,喜溺者,肝气下泄也。太阴之脉,上阴股,入腹上膈,挟咽连舌本,散舌下,复从胃注心中。太阴之脉绝不通,是以腹胀不得息。太阴之气上走心为噫,气噫善呕,呕则逆,逆则面赤者,从胃而心,心而外脱也。夫上逆于心则见此证,如不逆则手足二经皆绝,而上下不通矣。上下不通,则土败而水气乘之而色黑矣。手太阴之气绝,而皮毛夭焦矣。此六气终而经脉绝也。盖气终则脉终,脉绝则气绝。譬如人之兄弟,生则俱生,急则俱死矣。夫经脉本于藏府五行之所生,而外合阴阳之六气。故首言终始之道,五藏为纪,末结六经之终,谓生于五行而终于六气也。张开之曰:神在天为风,风生木,木生肝,是天之六气化生地之五行,五行生五藏,五藏生六经,六经合六气。盖原本于天之六气所生,故终于六经而复归于天也。

# 卷二

## 经脉第十

雷公问于黄帝曰：禁服之言，凡刺之理，经脉为始，营其所行，制其度量，内次五藏，外别六府，愿尽闻其道。黄帝曰：人始生，先成精，精成而脑髓生，骨为干，脉为营，筋为刚，肉为墙，皮肤坚而毛发长，谷入于胃，脉道以通，血气乃行。雷公曰：愿卒闻经脉之始生。黄帝曰：经脉者，所以能决死生，处百病，调虚实，不可不通。

此篇论藏府十二经脉之生始出入。营血营行脉中，六气合于脉外，始于手太阴肺，终于足厥阴肝，周而复始，循度环转之无端也。人始生，先成精者，本于先天水火之精炁而先生两肾。脑为精髓之海，肾精上注于脑而脑髓生。骨为干者，骨生干水藏，如木之干也。营者，犹营舍之所以藏血气也。筋为刚者，言筋之强劲也。肉为墙者，肉生于土，犹城墙之外卫也。皮肤坚而毛发长，血气之充盛也。此言皮肤脉肉筋骨乃五藏之外合，本于先天之精气也。谷入于胃，脉道以通，血气乃行，言荣卫气血生于后天水谷之精也。愚按血气之生始出入，阴阳之离合盛衰，非神灵睿圣，焉能洞鉴隔垣？《灵》《素》二经，叙君臣咨访，盖欲证明斯道，永垂金石。然隐微之中，惟帝所洞察，故复指示于臣僚云。西铭曰：《营气篇》论营血之生始循行，亦出于帝论。

肺手太阴之脉，起于中焦，下络大肠，还循胃口，上膈属肺，从肺系横出腋下，下循臑内，行少阴心主之前，下肘中，循臂内上骨下廉，入寸口，上鱼，循鱼际，出大指之端。其支者，从腕后直出次指内廉，出其端。是动则病肺胀满，膨膨而喘咳，缺盆中痛，甚则交两手而瞀，此为臂厥。是主肺所生病者，咳，上气喘，渴，烦心胸满，臑臂内前廉痛厥，掌中热。气盛有馀则肩背痛风寒，汗出中风，小便

**数而欠。气虚则肩背痛寒，少气不足以息，溺色变。为此诸病，盛则泻之，虚则补之，热则疾之，寒则留之，陷下则灸之，不盛不虚，以经取之。盛者寸口大三倍于人迎，虚者则寸口反小于人迎也。**

曰肺曰脉者，乃有形之藏府经脉。曰太阴者，无形之六气也。血脉内生于藏府，外合于六气，以脉气分而论之，病在六气者，见于人迎气口，病在气而不在脉也。病在藏府者，病在内而外见于藏府所主之尺寸也。合而论之，藏府经脉，内合五行，外合六气，五六相得而各有合也。故曰肺手太阴之脉，概藏府经脉阴阳之气而言也。此篇论荣血荣行脉中，始于手太阴肺，终于足厥阴肝，腹走手而手走头，头走足而足走腹，环转无端，终而复始。六藏之脉，属藏络府，六府之脉，属府络藏。藏府相连，阴阳相贯，先为是动，后及所生。是动者，病在三阴三阳之气，而动见于人迎气口，病在气而不在经，故曰盛则泻之，虚则补之，不盛不虚，以经取之。谓阴阳之气偏盛，浅刺绝皮益深，绝皮以泻阴阳之盛，致谷气以补阴阳之虚，此取皮膝之气分，而不及于经也。如阴阳之气，不盛不虚，而经脉不和者，则当取之于经也。所生者，谓十二经脉乃藏府之所生，藏府之病，外见于经证也。夫是动者，病因于外；所生者，病因于内。凡病有因于外者，有因于内者，有因于外而及于内者，有因于内而及于外者，有外内之兼病者。本篇统论藏府经气，故曰肺手太阴之脉，曰是动，曰所生，治病者当随其所见之证，以别外内之因，又不必先为是动，后及所生，而病证之毕具也。膈者，胸内之膈肉，前连鸠尾，后连脊之十一椎。胸傍胁下谓之腋，膊内肱处谓之臑，臑尽处为肘，肘以下为臂廉侧也。寸口，两寸尺之动脉处。鱼际，掌中大指下高起之白肉，有如鱼腹，因以为名。荣气之道，内谷为宝。谷入于胃，乃传之肺。故肺脉起于中焦之胃脘，下络大肠，还循胃口，而复上膈属肺，横出腋下之中府云门，下循臑内，历天府侠白，行于少阴心主之前，下肘中，抵尺泽，循臂骨之下廉，历孔最列缺，入寸口之经渠太渊，以上鱼，出大指端之少商。其傍而支行者，从列缺分行于腕后，循合谷上行于食指之端，以交于手阳明大肠经之商阳。是动则病肺胀，膨膨而喘咳，缺盆中痛。瞀，目垂貌。甚则交两手而瞀，此为臂气厥逆之所致。盖三阴三阳之气，各循于手足之经，气逆于外而病见于内也。所生者，肺藏所生之病，而外见于经证。夫五行之气，五藏所主，而六府为之合。故在藏则曰主肺主脾主心主肾主肝，在府则曰主津主液主气主血主骨主筋。此皆藏府所生之病,而外见于经证也。是主肺所生之病,故咳嗽上气,渴而烦心,肺主气而为水之生原,肺乃心之盖也。胸满臑臂痛,掌中热,皆经脉所循之部而为病也。气之盛虚者,谓太阴之气也。肺俞在肩背,因气而痛于俞,所谓气伤痛也。溺色变者,气虚而不化也。夫三阴三阳之气,本于阳明胃府所生,从手阳明之五里,而散行于肤表。肺主气而外主皮毛,是以手太阴与手足阳明论气之盛虚,其馀诸经略而不论也。夫三阴三阳之气,有因于本气之盛虚,有因于外感风寒以致气之盛者。故提于十二经之首,曰风寒汗出中风,盖以申明三阴三阳之气在表,而合于天之六气也。为此是动所生诸病,盛则泻之,虚则补之,热则疾出其针以泻其热,寒则留之以俟针下热也。艾名冰台,举冰向日,能于冰中取火,故气陷下者灸之,谓能起生阳之气于阴中也。如阴阳之气无有盛虚,而所生之经脉不调者,则当取之于经矣。经者,肺手太阴之脉也。所谓气之盛者,寸口大三倍于人迎;虚者,寸口反小于人迎也。尚御公曰:藏府之气,候见于手太阴之寸关尺。人迎气口,左右之寸口也。候法不同,各有分别,故首提曰肺手太阴之脉,复曰气有盛虚,曰人迎气口,书不尽言,义已隐括,读者当绎思之。金西铭曰:《终始篇》云:少气者,脉口人迎俱少而不称尺寸也。言人迎气口转应于尺寸,是尺寸与人迎气口各有分别。张玉师曰:人迎气口,以左右分阴阳。藏府之脉,以尺寸分阴阳。

## 附:肺经诸穴歌(照马氏补辑)

手太阴,十一穴,中府云门天府列。侠白下尺泽,孔最见列缺。经渠太渊下鱼际,抵指少商如韭叶。(古离爪甲如韭,今如米许。)

## 分寸歌

太阴肺兮出中府,云门之下一寸许。云门璇玑傍六寸,巨骨之下二骨数。天府腋下三寸求,侠白肘上五寸主。尺泽肘中约横文,孔最腕上七寸取。列缺腕侧一寸半,经渠寸口陷中主。太渊掌后横纹头,鱼际节后散脉举。少商大指端内侧,相去爪甲韭叶许。(云门,巨骨下侠气户傍二寸陷中,去中行任脉六寸。气户,巨骨下俞府两傍各二寸陷中,去中行任脉四寸,去膺窗四寸八分。俞府,巨骨下璇玑傍二寸陷中。璇玑,天突下一寸。天突,结喉下四寸宛宛中。

右挨穴之法，自天突起至璇玑，自璇玑至云门，其法甚简，后仿此。)

大肠手阳明之脉，起于大指次指之端，循指上廉，出合谷两骨之间，上入两筋之间，循臂上廉，入肘外廉，上臑外前廉，上肩，出髃骨之前廉，上出于柱骨之会上，下入缺盆络肺，下膈属大肠。其支者，从缺盆上颈贯颊，入下齿中，还出挟口，交人中，左之右，右之左，上挟鼻孔。是动则病齿痛颈肿，是主津液所生病者，目黄口干，鼽衄喉痹，肩前臑痛，大指次指痛不用。气有馀则当脉所过者热肿，虚则寒栗不复。为此诸病，盛则泻之，虚则补之，热则疾之，寒则留之，陷下则灸之，不盛不虚，以经取之。盛者人迎大三倍于寸口，虚者人迎反小于寸口也。髃，牛口反。鼽，音求。

大指次指者，手大指之次指，名食指也。合谷，本经穴名，俗名虎口。肩端两骨间为髃骨，肩胛上处为天柱骨。缺盆在结喉两傍之高骨，形圆而踝，如缺盆然。大肠手阳明之脉，受手太阴之交，起于次指之商阳井穴，循二间三间之上廉，出两骨间之合谷穴，上入两筋间之阳谿，循臂上廉之遍历温溜下廉上廉三里，入肘外廉之曲池，上循臑外之前廉，历肘髎五里，以上肩之肩髃穴，出髃骨之前廉，循巨骨上行，出于柱骨之会上，下入缺盆络肺，下膈属于大肠。其支行者，从缺盆上颈，循天鼎扶突，上贯于颊，入下齿缝中，还出挟口，交人中之内，左脉往右，右脉往左，上挟鼻孔，循禾髎迎香而终，以交于足阳明胃经也。是动则病齿痛颈肿，盖气伤痛，形伤肿，因气以及形也。大肠传导水谷，变化精微，故主所生津液，病则津液竭而火热盛，故为目黄口干鼽衄喉痹诸证。肩臑及大指之次指，皆大肠经脉所循之部分，如府气有馀，则当脉所过之处热肿，府气虚，则寒栗不复，手阳明之主气也。为此是动所生诸病，盛则泻之，虚则补之，热则疾之，寒则留之，陷下则灸之，不盛不虚，以经取之。盛者人迎大三倍于寸口，虚者人迎反小手寸口也。盖申明盛虚者，乃三阴三阳之气。如气不盛虚，则当取之于经。

## 大肠经诸穴歌

手阳明，廿穴名，循商阳二间三间而行。历合谷阳谿之俞，过遍历温溜之滨。下廉上廉三里而近，曲池肘髎五里之程。臂臑肩髃上于巨骨，天鼎纡乎扶突。禾髎唇连，迎香鼻迫。

## 分寸歌

商阳食指内侧边，二间来寻本节前。三间节后陷中取，合谷虎口歧骨间，阳谿上侧腕中是，遍历腕后三寸安。温溜腕后去五寸，池前五寸下廉看。池前三寸上廉中，池前二寸三里逢。曲池屈骨纹头尽，肘髎大骨外廉近。大筋中央寻五里，肘上三寸行向里。臂臑肘上七寸量，肩臑肩端举臂取。巨骨肩尖端上行，天鼎喉傍四寸真。扶突天突傍五寸，禾髎水沟傍五分。迎香禾髎上一寸，大肠经穴是分明。（左右共四十穴。）

胃足阳明之脉，起于鼻之交頞中，傍约太阳之脉，下循鼻外，上入齿中，还出挟口环唇，下交承浆，却循颐后下廉，出大迎，循颊车，上耳前，过客主人，循发际，至额颅。其支者，从大迎前下人迎，循喉咙，入缺盆，下膈，属胃络脾。其直者，从缺盆下乳内廉，下挟脐，入气街中。其支者，起于胃口，下循腹里，下至气街中而合，以下髀关，抵伏兔，下膝膑中，下循胫外廉，下足跗，入中指内间。其支者，下廉三寸而别，下入中指外间。其支者，别跗上，入大指间，出其端。是动则病洒洒振寒，善呻数欠，颜黑，病至则恶人与火，闻木声则惕然而惊，心欲动，独闭户塞牖而处，甚则欲上高而歌，弃衣而走，贲响腹胀，是为骭厥。是主血所生病者，狂疟温淫，汗出鼽衄，口喎唇胗，颈肿喉痹，大腹水肿，膝膑肿痛，循膺、乳、气街、股、伏兔、骭外廉、足跗上皆痛，中指不用。气盛则身以前皆热，其有馀于胃，则消谷善饥，溺色黄。气不足则身以前皆寒栗，胃中寒则胀满。为此诸病，盛则泻之，虚则补之，热则疾之，寒则留之，陷下则灸之，

**不盛不虚,以经取之。盛者人迎大三倍于寸口,虚者人迎反小于寸口也。**颈,音遏。髀,音被。膑,音宾。跗,音抚。贲,音奔。骭,音骱。喎,音呱。胗,音诊。

鼻之两傍为颈,腮下为颔,颔中为颐,腮上为发际,发际前为额颅。股内为髀,髀前膝上起肉处为伏兔,伏兔后为髀关,挟膝筋中为膑,胫骨为骭,足面为跗。足阳明受手阳明之交,起于鼻之两傍迎香穴,上行而左右相交于颈中,过睛明之分,下循鼻外,历承泣四白巨髎,上入齿中,还出挟口两吻地仓,环绕唇下,左右相交于承浆,却循颐后下廉,出大迎,循颊车,上耳前,历下关,过客主人,循发际,行悬厘颔厌之分,经头维,会于额颅之神庭。其支别者,从大迎前下人迎,循喉咙,历水突气舍,入缺盆,行足少阴俞府之外,下膈当下脘中脘之分,属胃络脾。其直行者,从缺盆而下,下乳内廉,循气户库房屋翳膺窗,乳中乳根,不容承满,梁门关门,太乙滑肉门下挟脐,历天枢外陵,大水巨道归来诸穴,而入气街中。其支者,自属胃处,起胃下口循腹里,过足少阴肓俞之外,本经之里,下至气街中,与前之入气街者合。既相合于气街中,乃下髀关,抵伏兔,历阴市梁邱,下入膝膑中,经犊鼻,下循足面曰跗之冲阳陷谷,入中指外间之内庭,至厉兑穴而终也。其络脉之支别者,自膝下三寸,循三里穴之外别下,历上廉条口下廉丰隆解谿冲阳陷谷,以至内庭厉兑而合也。又其支者,别跗上冲阳穴,别行入大指间,出足厥阴行间穴之外,循大指下出其端,以交于足太阴也。阳明之气自动,则病洒洒振寒。盖阳明者午也,阳盛而阴气加之,故洒洒振寒也。善呻者,阳气郁而欲伸出之。数欠者,阳欲引而上也。颜黑者,阴气加于上,此病在阳明之气也。病至者,病气而至于经脉也。阳明之脉病,则恶闻人与火,闻木音则惕然而惊,胃络上通于心,故心欲动也。阴阳相薄,故欲独闭户牖而居。阳盛则四支实,实则登高而歌,热盛于身,故弃衣而走也。阳明之脉,下膈属胃络脾,故贲响腹胀。此阳明之气厥逆于经而为此诸证,故曰是为骭厥。盖阳明之经脉循胫骭而下也。夫有病气而不及于经者,有病在气而见经证者,有经气之兼病者,有病气而转入于经者,故曰可分而可合也。本经曰:谷入于胃,脉道以通,血气乃行。《平脉篇》曰:水入于经,而血乃成。胃为水谷之海,主生此荣血,故是主血所生病者,为狂,为温疟。汗出者,胃气热而蒸发水液之汗也。鼽衄者,经气热也。口喎唇胗,颈肿喉痹,腹肿膝痛,膺股骭跗皆痛者,阳明经脉之为病也。如阳明气盛于外,则身以前皆热。盛于内,则有馀于胃而消谷善饥,溺色黄。如气不足,则身以前皆寒栗,胃中寒则胀满。经云:三阳为经,二阳为维,一阳为游部。盖阳明经气维于身之前,太阳经气经于身之后,少阳之气为游行出入之枢也。为此是动所生诸病,盛则泻之,虚则补之,热则疾之,寒则留之,陷下则灸之,不虚不实,以经取之。夫气生于阳明而主于手太阴,故在手太阴手足阳明论气之有馀不足,在诸经止论是动所生。尚御公曰:手太阴是动,则病肺胀膨膨,足阳明是动,则恶人与火,及贲响腹胀,是病气而及于经脉藏府也。肺胃大肠所生之病,而为气之盛虚,是病藏府经脉而及于阴阳之气也。盖三阴三阳之气,本于藏府之五行所生,而外合于六经。

## 胃经诸穴歌

足阳明,四十五,是承泣四白而数。巨髎有地仓之积,大迎乘颊车之夥。下关头维及人迎,水突气舍与缺盆。气户兮库房屋翳,膺窗兮乳中乳根。不容承满,梁门关门。太乙滑肉,天枢外陵。大巨从水道归来,气冲入髀关之境。伏兔至阴市梁邱,犊鼻自三里而行。上巨虚兮条口,下巨虚兮丰隆。解谿冲阳入陷谷,下内庭厉兑而终。

## 分寸歌

胃之经兮足阳明,承泣目下七分寻。四白目下方一寸,巨髎鼻孔傍八分。地仓夹吻四分迎,大迎颔下寸三分。颊车耳下八分穴,下关耳前动脉行。头维神庭傍四五(神庭,督脉穴。在中行发际上五分。头维,去神庭四寸五分),人迎喉傍寸五真。水突筋前迎下在,气舍突下穴相乘(气舍,在水突下)。缺盆舍下横骨内,各去中行寸半明。气户璇玑傍四寸,至乳六寸又四分。库房屋翳膺窗近,乳中正在乳头心。次有乳根出乳下,各一寸六不相侵(自气户至乳根六穴,上下相去各一寸六分,去中行任脉各四寸)。却去中行须四寸,以前穴道与君陈。不容巨阙傍三寸(巨阙,任脉穴,在脐上六寸五分),却近幽门寸五新(幽门,肾经穴,巨阙傍一寸五分,在胃经任脉二脉之中)。其下承满与梁门,关门太乙滑肉门。上下一寸无多少,共去中行三寸寻。天枢脐傍二寸间,枢下一寸外陵安。枢下二寸大巨穴,枢下四寸水道全。枢下六寸归来好,共去中行二寸边。

气冲鼠鼷上一寸(鼠鼷,横骨尽处),又去中行四寸专。髀关膝上有尺二,伏兔膝上六寸是。阴市膝下方三寸,梁邱膝上二寸记。膝膑陷中犊鼻存,膝下三寸三里至。膝下六寸上廉穴,膝下七寸条口位。膝下八寸下廉看,膝下九寸丰隆系。却是踝上八寸量,比那下廉外边缀。解谿去庭六寸半(庭,内庭也),冲阳庭后五寸换。陷谷庭后二寸间,内庭次指外间现(足大指次指外间陷中)。厉兑大指次指端,去爪如韭胃井判(左右各四十五穴,共九十穴)。

脾足太阴之脉,起于大指之端,循指内侧白肉际,过核骨后,上内踝前廉,上踹后循胫骨后,交出厥阴之前,上膝股内前廉,入腹属脾络胃,上膈挟咽,连舌本,散舌下。其支者,复从胃别上膈,注心中。是动则病舌本强,食则呕,胃脘痛,腹胀善噫,得后与气,则快然如衰,身体皆重。是主脾所生病者,舌本痛,体不能动摇,食不下,烦心,心下急痛,溏瘕泄,水闭黄疸,不能卧,强立股膝内肿厥,足大指不用。为此诸病,盛则泻之,虚则补之,热则疾之,寒则留之,陷下则灸之,不盛不虚,以经取之。盛者寸口大三倍于人迎,虚者寸口反小于人迎也。踝,叶瓦,去声。

核骨一作覈骨(俗云孤拐骨)。足跟后两傍起骨为踝骨,腓腹为腨,髀内为股,脐上为腹。咽以咽物,居喉之前,至胃长一尺六寸,为胃之系。舌本,舌根也。足太阴脾脉,起于大指端之隐白穴,受足阳明之交,循大指内侧白肉际大都穴,过核骨后,历太白公孙商邱,上内踝前廉之三阴交,又上腨内循骺骨后之漏谷,上行二寸,交出足厥阴之前,至地机阴陵泉,上循膝股前廉之血海箕门,迤逦入腹,经冲门府舍中极关元,复循腹结大横,会下脘,历腹哀,过日月期门之分,循本经之里,下至中脘之际,以属脾络胃。又由腹哀上膈,循食窦天谿胸乡周荣,曲折向下,至大包。又自大包外曲折向上,会中府上行人迎之里,挟喉连舌本,散舌下而终。其支行者,由腹哀别行,再从胃部中脘穴之外,上膈注于膻中之里心之分,以交于手少阴心经也。是动则病气而及于经,从经而及于藏府,故为舌本强食则呕胃脘痛腹胀诸证。善噫者,脾气上走心为噫。得后与气,则快然如衰者,厥逆从上下散也。身体皆重,太阴之气逆也,是主脾所生之经脉病者。舌本痛,盖病太阴之气则为舌本强。食则呕,气逆之为病也。在脾藏所生之经脉病者,则为舌本痛食不下,经脉之为病也。气主呴之,病在气,故身体皆重。经脉者,所以濡筋骨而利关节。病在血脉,故体不能动摇。此太阴之是动,脾藏之所生,外内出入而见证之少有别也。脾脉注心中,故烦心,心下急痛。脾家实,则为瘕泄水闭黄疸,此藏病之在内也。不能卧,强立,膝股内肿,足大指不用,经病之在外也。此太阴经脉脾藏之病,外内出入之见证也。明乎藏府阴阳经气出入之理,本经大义思过半矣。

## 脾经诸穴歌

足太阴,脾中州,二十一穴隐白游。赴大都兮瞻太白,访公孙兮至商邱。越三阴之交而漏谷地机可接,步阴陵之泉而血海箕门是求。入冲门兮府舍轩豁,解腹结兮大横优游。腹哀食窦兮接天谿而同脉,胸乡周荣兮缀大包而如钩。

## 分寸歌

大指内侧起隐白,节后陷中求大都。太白内侧核骨下,节后一寸公孙呼。商邱内踝陷中遭,踝上三寸三阴交。踝上六寸漏谷是,踝上五寸地机朝。膝下内侧阴陵泉,血海膝膑上内廉。箕门穴在鱼腹取,动脉应手越筋间。冲门期下尺五分(期门,肝经穴,巨阙傍四寸五分。巨阙,任脉穴,脐上六寸五分),府舍期下九寸判。腹结期下六寸八,大横期下五寸半。腹哀期下方二寸,期门肝经穴道现。巨阙之傍四寸五,却连脾穴休胡乱。自此以上食窦穴,天谿胸乡周荣贯。相去寸六无多寡,又上寸六中府换(肺经穴)。大包腋下有六寸,渊液腋下三寸绊(左右共四十二穴)。

心手少阴之脉,起于心中,出属心系,下膈络小肠。其支者,从心系上挟咽,系目系。其直者,复从心系却上肺,下出腋下,循臑内后廉,行手太阴心主之后,下肘内,循臂内后廉,抵掌后锐骨之端,入掌内后廉,循小指之内出其端。是动则病咽干心痛,渴而欲饮,是为臂厥。是主心所生病者,目黄胁痛,臑臂内后廉痛厥,掌中热痛。为此诸病,盛则泻之,虚则补之,热则疾之,寒则留之,陷下则灸之，不盛不虚，以经取之。甚者寸口大再倍于人迎，虚者反小于人迎也。

心系有二，一则上与肺相通，而入肺大叶间。一则由肺叶而下，曲折向后并脊里细络相连，贯脊髓，与肾相通，正当七节之间。盖五藏系皆通于心，而心通五藏系也。手少阴经起于心，循任脉之外，属心系下膈，当脐上二寸之分络小肠。其支者，从心系出任脉之外，上行而挟咽系目也。其直者，复从心系直上，至肺藏之分，出循腋下，抵极泉（穴在臂内腋下筋间动脉入胸），自极泉下循臑内后廉，行手太阴心主两筋之后，历青灵穴，下肘内廉，抵少海（手腕下踝为兑骨），自少海而下循臂内后廉，历灵道通里，至掌后兑骨之端，经阴郄神门，入掌内廉至少府，循小指端之少冲而终，以交于手太阳也。少阴之上，君火主之，故是动则病嗌干心痛，渴而欲饮，少阴之气盛也。是主心所生病者，目黄，心系上系于目，心火盛故黄也。臑臂掌中，心脉所循之部分，盖心所生之病而外及于经脉也。

## 心经诸穴歌

手少阴，九穴成，极泉青灵少海行。自灵道通里而达，过阴郄神门而迎。抵于少府，少冲可寻。

## 分寸歌

少阴心起极泉中，腋下筋间脉入胸（臂内腋下筋间动脉入胸）。青灵肘上三寸取，少海肘后五分容（肘内廉，节后大骨外去肘端五分，屈节向头得）。灵道掌后一寸半，通里腕后一寸同。阴郄腕后方半寸，神门掌后兑骨隆。少府节后劳宫直，小指内侧取少冲（凡九穴，左右共十八穴）。

小肠手太阳之脉，起于小指之端，循手外侧上腕，出踝内，直上循臂骨下廉，出肘内侧两筋之间，上循臑外后廉，出肩解，绕肩胛，交肩上，入缺盆，络心，循咽下膈，抵胃属小肠。其支者，从缺盆循颈上颊，至目锐眦，却入耳中。其支者，别颊上颇抵鼻，至目内眦，斜络于颧。是动则病咽痛颔肿，不可以顾，肩似拔，臑似折。是主液所生病者，耳聋目黄颊肿，颈颔肩臑肘臂外后廉痛。为此诸病，盛则泻之，虚则补之，热则疾之，寒则留之，陷下则灸之，不盛不虚，以经取之。盛者人迎大再倍于寸口，虚者反小于寸口也。胛，音甲。䪼，音掘。折，叶舌。

臂骨尽处为腕，腕下兑骨为踝，脊两傍为膂，膂上两角为肩解，肩解下成片骨为肩胛，目外眦为锐眦，目下为䪼，目内角为内眦。手太阳经起于小指少泽穴，受手少阴心经之交也。由是循外侧之前谷后谿，上腕出踝中，历腕骨阳谷养老穴，直上循臂骨下廉支正，出肘内侧两筋之间，历小海穴，上循臑外廉，行手阳明少阳之外，上肩循肩贞臑俞天宗秉风曲垣肩外俞肩中俞诸穴，乃上会大椎，左右相交于两肩之上，自交肩上入缺盆，循肩向腋下行，当膻中之分络心，循胃系下膈，过上脘，抵胃，下行任脉之外，当脐上二寸之分属小肠。其支行者，从缺盆循颈之天窗天容，上颊抵颧髎，上至目锐眦，过瞳子髎，却入耳中，循听宫而终。其支别者，别循颊上䪼抵鼻，至目内眦睛明穴，以斜络于颧，而交于足太阳也。是动则病嗌痛颔肿，乃病气而及于有形，故复曰似拔似折，皆形容气逆之所致也。小肠为受盛之官，化水谷之精微，故主液。小肠所生病者，为耳聋目黄，颊肿颈项肘臂倍，皆经脉所循之部分而为病也。尚御公曰：藏府雌雄相合，并受五行之化，故在藏主藏，以合五行。在府则以六府所生之血气津液筋骨而为病。盖病则所主之气不足，而病生于外矣。

## 小肠诸穴歌

小肠穴，十九中。路从少泽，步前谷后谿之隆。道遵腕骨，观阳谷养老之崇。得支正于小海，逐肩贞以相从。值臑俞兮遇天宗，乘秉风兮曲垣中。肩外俞兮肩中俞，启天窗兮见天容。匪由颧髎，曷造听宫。

## 分寸歌

小指端外为少泽，前谷外侧节前觅。节后捏拳取后谿，腕骨腕前骨陷侧。兑骨下陷阳谷讨，腕上一寸名养老。支正腕后量五寸，小海肘端五分好。肩贞胛下两骨解（曲胛下两骨解间，肩髃后陷中），臑俞大骨下陷保（大骨，下胛上廉,举臂取之)。天宗秉风后骨中,秉风髎外举有空(天髎,外肩上小髃后举臂有空)。曲垣肩中曲胛陷,外俞胛后一寸从(即肩外俞,肩胛上廉去脊三寸陷中)。肩中二寸大杼傍,天窗扶突后陷详(颈大筋间,前曲颊下,扶突后,动脉应手陷中)。天容耳下曲颊后,颧髎面烦锐端量。听宫耳端大如菽(耳中珠子大如赤小豆),此为小肠手太阳(左右共三十八穴)。

膀胱足太阳之脉,起于目内眦,上额交巅。其支者,从巅至耳上角。其直者,从巅直络脑,还出别下项,循肩髆内,挟脊抵腰中,入循膂,络肾属膀胱。其支者,从腰中下挟脊,贯臀,入腘中。其支者,从髆内左右,别下贯胛,挟脊内,过髀枢,循髀外,从后廉下合腘中,以下贯踹内,出外踝之后,循京骨,至小指外侧。是动则病冲头痛,目似脱,项如拔,脊痛腰似折,髀不可以曲,腘如结,踹如裂,是为踝厥。是主筋所生病者,痔疟狂痫疾,头囟项痛,目黄泪出鼽衄,项背腰尻腘踹脚皆痛,小指不用。为此诸病,盛则泻之,虚则补之,热则疾之,寒则留之,陷下则灸之,不盛不虚,以经取之。盛者人迎大再倍于寸口,虚者人迎反小于寸口也。臀,音屯。腘,音国。踹,腨同。

目大角为内眦,发际前为额,头顶上为巅,脑后为项,肩后之下为肩髆,椎骨为脊,尻上横骨为腰,挟脊为膂,挟腰髋骨两傍为机,机后为臀。臀,尻也。腓肠上膝后曲处为腘,膂内为胛,即挟脊肉也。股外为髀,捷骨之下为髀枢,腓肠为腨。足太阳膀胱之脉,起于目内眦睛明穴,受手太阳之交也。上额循攒竹,过神庭,历曲差五处承光通天,自通天斜行左右,交于顶上之百会。其支行者,从巅至百会,抵耳上角,过率谷浮白窍阴穴,所以散养于筋脉也。其直行者,由通天络郄玉枕入络脑,复出下项,以抵天柱。又由天柱而下,过大椎陶道,却循肩髆内,挟脊两傍相去各一寸半,下行历大杼风门肺俞厥阴俞心俞膈俞肝俞胆俞脾俞胃俞三焦俞肾俞大肠俞小肠俞膀胱俞中膂内俞白环俞,由是抵腰中,入循膂,络肾下属膀胱。其支别者,从腰中循腰髋,下挟脊,历上髎中髎次髎下髎会阳,下贯臀,至承扶殷门浮郄委阳,入腘中之委中穴。其支别者,为夹脊两傍第三行相去各三寸之诸穴,自天柱而下,从髆内左右,别行下贯胛膂,历附分魄户膏肓神堂譩譆膈关魂门阳纲意舍胃仓肓门志室胞肓秩边,下历尻臀,过髀枢,又循髀枢之里承扶之外一寸五分之间,而下与前之入腘中者相合,下行循会阳,下贯腨内,历承筋承山飞扬辅阳,出外踝后之昆仑仆参申脉冲门,循京骨束骨通谷,至小指外侧之至阴穴,以交于足少阴肾经也。太阳是动,则病冲头痛,目似脱,项似拔,腰似折,腘如结。曰似曰如者,病在太阳之气,而有似乎形证也。太阳之气生于膀胱水中,而为诸阳主气。阳气者,柔则养筋,故是主筋所生之病则为痔。经云:筋脉横解,肠澼为痔。盖太阳所主之筋,膀胱所生之脉,横逆而为痔也。经络沉以内薄则为疟,厥逆于下则为癫为狂。囟项鼽目腰背腘踹诸证,皆经脉所循之部分而为病也。尚御公曰:《伤寒论》云:太阳之为病,脉浮,头项强痛而恶寒。又曰:太阳病头痛,至七日以上自愈者,以行其经尽故也。夫伤寒六经相传,七日来复于太阳,止病三阴三阳之六气,而不涉于有形。然头项强痛,又有似乎经证,盖气舍于形,未有病气而不见于形证者也。

## 膀胱经诸穴歌

足太阳,三十六。睛明攒竹,诣曲差五处之乡。承光通天,见络郄玉枕之行。天柱高兮大杼抵,风门开兮肺俞当。厥阴心膈之俞,肝胆脾胃之藏。三焦肾兮大肠小肠,膀胱俞兮中膂白环。自从大杼至此,去脊中寸半之傍。又有上次中下四髎,在腰四空以相将。会阳居尻尾之侧,始了背中二行。仍上肩胛而下,附分二椎之傍。三椎魄户,四椎膏肓。神堂譩譆兮膈关,魂门兮阳纲,意舍兮胃仓。肓门志室,秩边胞肓。承扶浮郄与委阳,殷门委中而合阳。承筋承山到飞扬,辅阳昆仑至仆参。申脉金门,探京骨之场。束骨通谷,抵至阴小指之傍。

## 分寸歌

足太阳兮膀胱经,目内眦角始睛明。眉头陷中攒竹取,曲差发际上五分。五处发止一寸是,承光发上二寸半。通天络郄玉枕穴,相去寸五调匀看。玉枕夹脑一寸三,入发二寸枕骨现。天柱项后发际中,大筋外廉陷中献。自此夹脊开寸五,第一大杼二风门。三椎肺俞厥阴四,心俞五椎之下论。膈七肝九十胆俞,十一脾俞十二胃。十三三焦十四肾,大肠十六之下椎。小肠十八膀十九,中膂内俞二十椎。白环廿一椎下当,以上诸穴可排之。更有上次中下髎,一二三四腰空好。会阳阴尾尻骨傍,背部二行诸穴了。又从脊上开三寸,第二椎下为附分。三椎魄户四膏肓,第五椎下神堂尊。第六譩譆膈关七,第九魂门阳纲十。十一意舍之穴存,十二胃仓穴已分。十三肓门端正在,十四志室不须论。十九胞肓廿秩边,背部三行诸穴匀。又从臀下阴文取,承扶居于陷中主。浮郄扶下方六分,委阳扶下寸六数。殷门扶下六寸长,腘中外廉两筋乡。委中膝骨约纹里,此下三寸寻合阳。承筋脚跟上七寸,穴在腨肠之中央。承山腨下分肉间,外踝七寸上飞扬。辅阳外踝上三寸,昆仑后跟陷中央。仆参亦在踝骨下,申脉踝下五分张。金门申脉下一寸,京骨外侧骨际量。束骨本节后陷中,通谷节前陷中强。至阴却在小指侧,太阳之穴始周详(计六十三穴,左右共一百二十六穴)。

肾足少阴之脉,起于小指之下,邪趋足心,出于然谷之下,循内踝之后,别入跟中,以上踹内,出腘外廉,上股内后廉,贯脊属肾络膀胱。其直者,从肾上贯肝膈,入肺中,循喉咙,挟舌本。其支者,从肺出络心,注胸中。是动则病饥不欲食,面如漆柴,咳唾则有血,喝喝而喘,坐而欲起,目䀮䀮如无所见,心如悬,若饥状,气不足则善恐,心惕惕如人将捕之,是为骨厥。是主肾所生病者,口热舌干,咽肿上气,嗌干及痛,烦心心痛,黄疸肠澼,脊股内后廉痛,痿厥嗜卧,足下热而痛。为此诸病,盛则泻之,虚则补之,热则疾之,寒则留之,陷下则灸之,不盛不虚,以经取之。灸则强食生肉,缓带披发,大杖重履而步。盛者寸口大再倍于人迎,虚者寸口反小于人迎也。䀮,音荒。强,上声。

趋,向也。足少阴起足小指之下,斜趋足心之涌泉,转出内踝前,起大骨下之然谷,下循内踝后之太谿,别入跟中之大钟照海水泉,乃折自大钟之外,上循内踝,行厥阴太阴两经之后,经本经复溜交信穴,过脾经之三阴交,上腨内,循筑宾,出腘内廉,抵阴谷,上股内后廉贯脊,会于督脉之长强,还出于前,循横骨大赫气穴四满中注肓俞,当肓俞之所,脐之左右属肾,下脐过任脉之关元中极而络膀胱。其直行者,从肓俞属肾处上行,循商曲石关阴都通谷诸穴,贯肝,上循幽门上膈,历步廊入肺中,循神封灵墟神藏或中俞府,而上循喉咙,并人迎挟舌本而终。其支者,自神藏别出绕心,注胸之膻中,以交于手厥阴心包络经也。少阴之上,君火主之。少阴是动为病,则上下之气不交,故饥不欲食,心如悬若饥状。气不足于下,则善恐;不足于上,心惕惕如人将捕之。少阴属肾,肾上连肺,而肾为生气之原。面如漆柴者,少阴之气不升也。咳唾则有血,喝喝而喘者,少阴之生气不上交于肺,而肺气上逆也。坐而欲起者,躁动之象。少阴之气,厥于下而欲上也。骨之精为瞳子,目䀮䀮无所见者,精气不升也。此少阴肾藏之生气厥逆于下,而为此诸病,故为骨厥也。夫肾主藏精,如主肾所生之病,则精液不能上滋,而为口热舌干嗌痛烦心诸证。盖水不上济,则火盛于上矣。气逆于下,则为痿厥诸证矣。生当作牲。《周礼》云:始养之谓畜,将用之谓牲。又牛羊豕曰三牲。夫羊为火畜,牛为土畜,豕为水畜。其性躁善奔,强食牲肉,以助肾气上升,而与火土之相合也。缓带者,取其伸舒也。夫肾藏之精,奉心神化赤而为血,发乃血之馀也。披发者,使神气之下交也。大杖重履者,运筋骨之气也。夫阴阳之气,有厥于肾者,有厥于骭者,有厥于踝者,有厥于骨者。此章论少阴之气厥逆于下,而曰强食牲肉,曰缓带披发,盖少阴为阴阳生气之原也。尚御公曰:陷下者,谓气之下陷也。少阴之上,君火主之。水火阴阳之气发原于肾藏,故于少阴肾经则曰强食生肉,缓带披发,拽杖步履,盖欲阴阳之生气上升而环转出入也。是阴阳六气本于藏府五行之所生,故曰是动者,谓六气运用于外,应司天在泉,上下升降,动而不息。所生者,谓神机化运,从内而生,外内出入,生化无穷,是气之生于内而运动于外也。

## 肾经诸穴歌

足少阴兮廿七,涌泉流于然谷。太谿大钟兮水泉绿,照海复溜兮交信续。从筑宾兮上阴谷,撩横骨兮大赫麓。气穴四满兮中注,肓俞上通于商曲。守石关兮阴都宁,闭通谷兮幽门肃。步廊神封而灵墟存,神藏彧中而俞府足。

## 分寸歌

足掌心中是涌泉,然骨踝下一寸前(内踝前一寸)。太谿踝后跟骨上,大钟跟后踵中边(足跟后踵中大骨上两筋间也)。水泉谿下一寸觅,照海踝下四寸安。复溜踝上前二寸,交信踝上二寸联。一穴止隔筋前后,太阳之后少阳前

(前傍骨是复溜,后傍骨是交信,二穴止隔一条筋)。筑宾内踝上踹分,阴谷膝下曲膝间。横骨大赫并气穴,四满中注亦相连。各开中行止寸半,上下相去一寸便。上膈肓俞亦一寸,肓俞脐傍半寸边。肓俞商曲石关来,阴都通谷幽门辟。各开中行五分侠,六穴上下一寸裁。步廊神封灵墟存,神藏彧中俞府尊。各开中行计二寸,上下寸六六穴分。俞府璇玑傍二寸,取之得法自然真。

心主手厥阴心包络之脉,起于胸中,出属心包络,下膈,历络三焦。其支者,循胸中出胁,下腋三寸,上抵腋下循臑内,行太阴少阴之间,入肘中,下臂行两筋之间,入掌中,循中指出其端。其支者,别掌中,循小指次指出其端。是动则病心中热,臂肘挛急腋肿,甚则胸胁支满,心中憺憺大动,面赤目黄,喜笑不休。是主脉所生病者,烦心心痛掌中热。为此诸病,盛则泻之,虚则补之,热则疾之,寒则留之,陷下则灸之,不盛不虚,以经取之。盛者寸口大一倍于人迎,虚者寸口反小于人迎也。

胁上际为腋。小指次指,乃小指之次指无名指也。手厥阴心包络之脉,起于胸中,出属心下之包络,受足少阴肾经之交也。由是下膈历络三焦。历者,谓三焦各有部署,在胃脘上中下之间,其脉分络于三焦也。其支者,自属心包,上循胸出胁,下腋三寸天池穴,上行抵腋下,下循臑内之天泉,以界手太阴肺经手少阴心经两经之中间,入肘中之曲泽穴。又由肘中下臂,行臂两筋之间,循郄门间使内关大陵,入掌中劳宫,循中指出其端之中冲。其支别者,从掌中循无名指出其端,而交于手少阳三焦经也。厥阴是动则病手心热,臂肘挛急腋肿,经气之病于外也。甚则胸胁支满,心中憺憺大动,面赤目黄,喜笑不休。盖甚则从外而内,其有馀于内也。心主血而包络代君行令,故主脉。是主脉之包络所生病者,烦心,心痛掌中热,盖自内而外也。脉口一盛而躁,病在手厥阴,故盛者寸口大一倍于人迎,虚者寸口反小于人迎也。

## 心包络诸穴歌

手厥阴心包之脉,计有九穴而终。自天池天泉为始,逐曲泽郄门而通。间使行于内关,大陵近乎劳宫。既由掌握,抵于中冲。

# 分寸歌

心包起自天池间,乳后一寸腋下三(腋下三寸,乳后一寸)。天泉曲腋下二寸,曲泽屈肘陷中央。郄门去腕方五寸(掌后去腕五寸),间使腕后三寸量。内关去腕止二寸,大陵掌后两筋间。劳宫屈中名指取(屈中指无名指两者之间取之),中指之末中冲良。

三焦手少阳之脉,起于小指次指之端,上出两指之间,循手表腕,出臂外两骨之间,上贯肘,循臑外上肩,而交出足少阳之后,入缺盆,布膻中,散络心包,下膈循属三焦。其支者,从膻中上出缺盆,上项系耳后,直上出耳上角,以屈下颊至䪼。其支者,从耳后入耳中,出走耳前,过客主人前交颊,至目锐眦。是动则病耳聋,浑浑焞焞,嗌肿喉痹。是主气所生病者,汗出,目锐眦痛,颊肿,耳后肩臑肘臂外皆痛,小指次指不用。为此诸病,盛则泻之,虚则补之,热则疾之,寒则留之,陷下则灸之,不盛不虚,以经取之。盛者人迎大一倍于寸口,虚者人迎反小于寸口也。焞,音屯。

臂骨尽处为腕,臑尽处为肘,髆下对腋处为臑,目下为䪼。手少阳起于小指次指之端关冲穴(第四指也),上出历液门中渚四指之间,循手表腕之阳池,出臂外两骨之间,至天井穴。从天井上行,循臂臑之外,历清冷渊消铄,行手太阳之里,手阳明之外,上肩循臂臑,会肩髎天髎,交出足少阳之后,过秉风肩井,下入缺盆。复由足阳明之外,而会交于膻中之上焦,散布络绕于心包络,乃下膈入络膀胱,以约下焦,附右肾而生。其支行者,从膻中而上出缺盆之外,上项过大椎,循天牖上耳后,经翳风瘈脉颅囟,直上出耳上角,至角孙,过悬厘颔厌,及过阳白睛明,屈曲耳颊至䪼,会颧髎之分。其又支者,从耳后翳风穴入耳中,过听宫,历耳门禾髎,却出至目锐眦,合瞳子髎,循丝竹空,而交于足少阳胆经也。少阳之上,相火主之,故是动则病耳聋,浑浑焞焞,嗌肿喉痹,相火之有馀于上也。少阳乃一阳初生之气,故主气所生病者汗出,阳加于阴则汗出也。目锐眦痛颊肿,耳后肩臑肘臂小指次指,皆经脉所循之部分而为病也。人迎一盛而躁,病在手少阳,故盛者人迎大一倍于寸口,虚者人迎反小于寸口也。

## 三焦诸穴歌

手少阳三焦之脉，二十三穴之间。关冲液门中渚，阳池外关通连。支沟会宗三阳络，四渎天井清冷渊。消铄臑会，肩髎相联。天髎处天牖之下，翳风让瘈脉居先。颅囟定而角孙近耳，丝竹空而禾髎接焉。耳门已毕，经穴已全。

## 分寸歌

无名之外端关冲，液门小次指陷中。中渚液下去一寸，阳池腕上之陷中。外关腕后方二寸，腕后三寸支沟容。腕后三寸内会宗，空中有穴用心攻。腕后四寸三阳络，四渎肘前五寸着。天井肘外大骨后，骨罅中间一寸摸。肘后二寸清冷渊，消铄对腋臂外落。臑会肩前三寸量，肩髎臑上陷中央。天髎缺盆陷处上，天牖天容之外傍(天牖，颈大筋外缺盆上。天容后，天柱前，完骨下，发际上)。翳风耳后尖角陷(耳后尖角陷中，按之引耳中)，瘈脉耳后青脉现(耳本后鸡足青络脉)。颅囟亦在青络脉，角孙耳廓中间上。耳门耳前起肉中(耳前起肉，当耳缺陷中)，禾髎耳前动脉张。欲知丝竹空何在，眉后陷中仔细量(计二十三穴，左右共四十六穴)。

胆足少阳之脉，起于目锐眦，上抵头角，下耳后，循颈行手少阳之前，至肩上，却交出手少阳之后，入缺盆。其支者，从耳后入耳中，出走耳前，至目锐眦后。其支者，别锐眦，下大迎，合手少阳，抵于䪼下，加颊车，下颈合缺盆，以下胸中，贯膈，络肝属胆，循胁里，出气街，绕毛际，横入髀厌中。其直者，从缺盆下腋，循胸过季胁，下合髀厌中，以下循髀阳，出膝外廉，下外辅骨之前，直下抵绝骨之端，下出外踝之前，循足跗上，入小指次指之间。其支者，别跗上，入大指之间，循大指歧骨内出其端，还贯爪甲，出三毛。是动则病口苦善太息，心胁痛不能转侧，甚则面微有尘，体无膏泽，足外反热，是为阳厥。是主骨所生病者，头痛颔痛，目锐眦痛，缺盆中肿痛，胁下肿，马刀侠瘿，汗出振寒疟，胸胁肋髀膝外至胫绝骨外踝前

**及诸节皆痛,小指次指不用。为此诸病,盛则泻之,虚则补之,热则疾之,寒则留之,陷下则灸之,不盛不虚,以经取之。盛者人迎大一倍于寸口,虚者人迎反小于寸口也。**

腋下为胁,胁又名胠。曲骨之外为毛际,毛际两傍动脉为气冲,捷骨之下为髀厌,即髀枢也。胁骨之下为季胁(属肝经,穴名章门),骱骨为辅骨,外踝以上为绝骨,足面为跗,足大指本节后为歧骨,大指爪甲后为三毛。足少阳胆经,起于目锐眦之瞳子髎,由听会过客主人,上抵头角,循颔厌,下悬颅悬厘,由悬厘上循耳,上发际,至曲鬓率谷。由率谷外折,下耳后,循天冲浮白窍阴完骨。又自完骨外折,循本神,过曲差,下至阳白,会睛明,复从睛明上行,循临泣目窗正营承灵脑空风池至颈,过天牖,行手少阳之脉前,下至肩上,循肩井,却左右交出手少阳之后,过大椎大杼秉风,当秉风前入缺盆之外。其支者,从耳后颞颥间过翳风之分,入耳中过听宫,复自听宫至目锐眦瞳子髎之分。其支者,别自目外瞳子髎而下大迎,合手少阳于颇,当颧髎之分,下临颊车下颈,循本经之前,与前之入缺盆者相合,下胸中天池之外贯膈,即期门之所络肝,下至日月之分属于胆也。自属胆处循胁内章门之里,至气冲,绕毛际,遂横入髀厌中之环跳穴。其直行者,从缺盆下腋循胸,历渊液辄筋日月,过季胁,循京门带脉五枢维道居髎,入上髎中髎长强而下,与前之入髀厌者相合,乃下循髀外,行太阳阳明之间,历中渎阳关,出膝外廉,抵阳陵泉,又自阳陵泉下于辅骨前,历阳交外邱光明,直下抵绝骨之端,循阳辅悬钟而下出外踝之前,至邱墟,循足面之临泣五会侠谿,乃上入小指次指之间,至窍阴而终。其支别者,自足跗面临泣别行,入大指,循歧骨内出大指端,还贯入爪甲,出三毛,以交于足厥阴肝经也。是动则病口苦善太息,心胁痛不能转侧,少阳之气不升也。少阳主初阳之生气,故胆气升十一藏府之气皆升。经云:精明五色者,气之华也。《平脉篇》云:阳气长则其色鲜,其颜光,其声商,毛发长。少阳之动气为病,则厥逆而不升,故甚则面有微尘,体无膏泽。少阳相火主气,足下反热者,火逆于下也,是为阳气厥逆之所致也。少阳属肾,故主骨所生病者,为头痛颔痛,目锐眦痛,缺盆腋下胸胁髀膝胫踝皆痛,乃足少阳经脉所循之部分而为病也。血脉留滞,则为马刀侠瘿。阳加于阴,则为汗出。阳逆于下,则为振寒。少阳主骨,故诸节皆痛也。

## 胆经诸穴歌

足少阳兮四十三，瞳子髎近听会间。客主人在颔厌集，悬颅悬厘曲鬓前。率谷天冲见浮白，窍阴完骨本神连。阳白临泣目窗近，正荣承灵脑空焉。风池肩井兮渊液，辄筋日月京门联。带脉五枢而下，维道居髎相沿。环跳风市抵中渎，阳关之下阳陵泉。阳交外邱光明穴，阳辅悬钟穴可瞻。丘墟临泣地五会，侠谿窍阴胆经全。

## 分寸歌

足少阳兮四十三，头上廿穴分三折。起自瞳子至风池，积数陈之次序说。瞳子髎近眦五分，耳前陷中听会穴。客主人名上关同，耳前起骨开口空。颔厌悬颅之二穴，脑空上廉曲角下（脑空，即颞颥。颔厌悬颅二穴，在曲颊之下，脑空之上）。悬厘之穴异于兹，脑空下廉曲角上。曲鬓耳上发际隅（耳上发际曲隅陷中），率谷耳上寸半安。天冲耳后入发二（耳后入发际二寸），浮白入发一寸间。窍阴即是枕骨穴，完骨之上有空连（在完骨上枕骨下，动摇有空）。完骨耳后入发际，量得四分须用记。本神神庭傍二寸，入发一寸耳上系。阳白眉上方一寸，发上五分临泣是（目上直入发际五分陷中）。发上一寸当阳穴，发上寸半目窗至。正营发上二寸半，承灵发上四寸谛。脑空发上五寸半，风池耳后发陷寄（在耳后颞颥后，脑空下发际陷中。至此计二十穴，分作三折，向外而行，始自瞳子髎，至完骨是一折；又自完骨外折，上至阳白会睛明，是一折；又自睛明上行，循临泣风池，是一折。缘其穴曲折多，难以分别，故此作至二十次第言之。歌曰：一瞳子髎二听会，三主人兮颔厌四，五悬颅兮六悬厘，第七数兮曲鬓随，八率谷兮九天冲，十浮白兮之穴从，十一窍阴来相继，十二完骨一折终，又自十三本神始，十四阳白二折随，十五临泣目下穴，十六目窗之穴宜，十七正营十八灵，十九脑户廿风池，依次细心量取之，胆经头上穴吾知）。肩井肩上陷中求，大骨之前一寸半（肩上陷中，缺盆上大骨前一寸半，以三指按取，当中指陷中）。渊液腋下方三寸，辄筋期下五分判。期门却是肝经穴，相去巨阙四寸半。日月期门下五分，京门监骨下腰绊（监骨下腰下季胁本夹脊，肾之募）。带脉章门下寸八，五枢章下寸八贯（五枢去带脉三寸，季胁下四寸八分)。维道章下五寸三,居髎章下八寸三。章门缘是肝经穴,下脘之傍九寸含。环跳髀枢宛宛中(髀枢中,侧卧屈上足伸下足,以右手摸穴,左摇撼取之),屈上伸下取穴同。风市垂手中指尽,膝上五寸中渎逢。阳关阳陵上三寸,阳陵膝下一寸从。阳交外踝上七寸,外邱踝上六寸容。踝上五寸光明穴,踝上四寸阳辅通。踝上三寸悬钟在,丘墟踝前之陷中。此去侠谿四寸五,却是胆经原穴功。临泣侠谿后寸半,五会去谿一寸穷。夹谿在指歧骨内,窍阴四五二指中(计四十三穴,左右共八十六穴)。

肝足厥阴之脉,起于大指丛毛之际,上循足跗上廉,去内踝一寸,上踝八寸,交出太阴之后,上腘内廉,循阴股入毛中,过阴器,抵小腹,挟胃,属肝络胆,上贯膈,布胁肋,循喉咙之后,上入颃颡,连目系,上出额,与督脉会于巅。其支者,从目系下颊里,环唇内。其支者,复从肝别贯膈,上注肺。是动则为腰痛不可以俯仰,丈夫㿉疝,妇人少腹肿,甚则嗌干,面尘脱色。是主肝所生病者,胸满呕逆,飧泄狐疝,遗溺闭癃。为此诸病,盛则泻之,虚则补之,热则疾之,寒则留之,陷下则灸之,不盛不虚,以经取之。盛者寸口大一倍于人迎,虚者反小于人迎也。

三毛后横纹为丛毛,髀内为股,脐下为小腹,目内深处为系。颃颡,腭上窍也。足厥阴起于足大指丛毛之大敦,循足跗上廉,历行缘太冲,抵内踝前一寸之中封,自中封上踝,过三阴交,历蠡沟中都,复上一寸,交出太阴之后,上腘内廉,至膝关曲泉,循股内之阴包五里阴廉,遂当冲门府舍之分,入阴毛中,左右相交,环绕阴器,抵小腹而上,会曲骨中极关元,复循章门至期门之所,挟胃属肝,下日月之分,络于胆也。又自期门上贯膈,行食窦之外,大包之里,散布胁肋,上云门渊液之间,人迎之外,循喉咙之后,上出颃颡,行大迎地仓四白阳白之外,连目系,上出额,行临泣之里,与督脉相会于巅顶之百会。其支行者,从目系下行任脉之外,本经之里,下颊里,交环于唇口之内。其又支者,从期门属肝处别贯膈,行食窦之外,本经之里,上注肺,下行至中焦,挟中脘之分,以交于手太阴肺经也。是在厥阴之动气,则病腰痛不可以俯仰,甚则嗌干面尘脱色。盖厥阴从少阳中气之化,厥阴之化气病也。丈夫㿉疝,妇人少腹肿,厥阴之本气病也。是主肝所生之病者，胸满呕逆。盖食气入胃，散精于肝，行气于经，肝所生病则肝气厥逆，不能行散谷精，故胸满呕逆也。肝主疏泄，肝气虚则飧泄遗溺，实则闭癃。狐疝，随经脉昼夜出入之疝也。为此是动所生诸病，盛则泻之，虚则补之，热则疾之，寒则留之，陷下则灸之，不盛不虚，以经取之。盛者寸口大一倍于人迎，虚者反小于人迎也。以上论荣气生于中焦，从肺脉循行于十二经脉之中，外内上下相交，始于手太阴肺，终于足厥阴肝，周而复始，环转之无端也。

## 肝经诸穴歌

足厥阴，一十三穴终。起大敦于行间，循太冲于中封。蠡沟中都之会，膝关曲泉之宫。袭阴包于五里，阴廉乃发。寻羊矢于章门，期门可攻。

## 分寸歌

足大指端名大敦（内侧为隐白，外侧为大敦），行间大指缝中存。太冲本节后二寸，跟前一寸号中封（足内踝骨一寸筋里宛宛中）。蠡沟踝上五寸是（内踝骨前上五寸），中都踝后七寸中（内踝上七寸骺骨中）。膝关犊鼻下二寸，曲泉曲膝尽横纹。阴包膝上方四寸（股内廉两筋间，蜷足取之，看膝内侧必有槽中），气冲三寸下五里（气冲上三寸，阴股中动脉应手）。阴廉冲下有二寸，羊矢冲下一寸许。气冲却是胃经穴，鼠鼷之上一寸主。鼠鼷横骨端尽处，相去中行四寸止。章门下脘傍九寸，肘尖尽处侧卧取。期门又在巨阙傍，四寸五分无差矣。

## 附：督脉歌

（经脉之循于身以前身以后者，凭任督二脉以分上下左右）

督脉在背之中行，二十七穴始长强。舞腰俞兮歌阳关，入命门兮悬枢当。脊中束筋造至阳，灵台神道身柱详。陶道大椎至痖门，风府脑户强间分。后顶百会兮前顶，囟会上星兮神庭。素髎水沟，至于鼻下；兑端交龈，交于内唇。

# 分寸歌

督脉龈交唇内乡，兑端正在唇端央。水沟鼻下沟中索，素髎宜向鼻端详。头形北高面南下，先以前后发际量。分为一尺有二寸，发上五分神庭当。发上一寸上星位，发上二寸囟会良。前顶发上三寸半，百会发上五寸央（在顶中央旋毛中，两耳尖上，可容爪甲。性理北溪陈氏曰：略近些北，犹天之极星居北。夫言一尺有二，而其数止一尺一寸者何也？盖前后发际无穴，而必以前后发际量起，则有一寸在也）。会后寸半即后顶，会后三寸强间明。会后脑户四寸半，后发入寸风府行（项后发际入一寸，大筋内宛宛中，疾言其肉立起，言休立止，即百会后五寸半也）。发上五分症门在（后发际上五分，项中央宛宛中，仰头取之，入系舌本），神庭至此十穴真。自此项骨下脊骶，分为二十有四椎。大椎上有项骨在，约有三椎莫算之。尾有长强亦不算，中间廿一可排推。大椎大骨为第一，二椎节后陶道知。第三椎间身柱在，第五神道不须疑。第六灵台至阳七，第九身内筋缩思。十一脊中之穴在，十二悬枢之穴奇。十四命门肾俞并，十六阳关自可知。二十一椎即腰俞，脊尾骨端长短随（共二十七穴）。

# 附：任脉歌

任脉二十四，穴行腹与胸。会阴始兮曲骨从，中极关元石门通。气海阴交会，神关水分逢。下脘建里兮中脘上脘，巨阙鸠尾兮中庭膻中。玉堂上紫宫华盖，璇玑上天突之宫。饮彼廉泉，承浆味融。

# 分寸歌

任脉会阴两阴间，曲骨毛际陷中安。中极脐下四寸取，关元脐下三寸连。脐下二寸石门穴，脐下寸半气海全。脐下一寸阴交穴，脐之中央号神阙。脐上一寸为水分，脐上二寸下脘列。脐上三寸名建里，中脘脐上四寸许。脐上五寸上脘在，巨阙脐上六寸五。鸠尾蔽骨下五分，中庭膻中寸六取。膻中却在两乳间，膻上寸六玉堂主。膻上紫宫三寸二，膻上华盖四八举（四寸八分）。膻上璇玑五寸八，玑上一寸天突起。天突喉下约四寸，廉泉颔下骨尖已。承浆颐前唇棱下,任脉中央行腹里(行腹中央,共二十七穴)。

手太阴气绝则皮毛焦,太阴者行气温于皮毛者也。故气不荣则皮毛焦,皮毛焦则津液去皮节。津液去皮节者则爪枯毛折,毛折者则毛先死。丙笃丁死,火胜金也。

此论三阴三阳之气终也。皮脉肉筋骨,藏府之外应也。藏府者,雌雄之内合也。阴阳六气,本于藏府之五行所生,气先死于外,而后藏府绝于内也。手太阴之气主于皮毛,是以太阴气绝则皮毛焦。手太阴主气,气主熏肤泽毛,故太阴者,行气温于皮毛者也,是以气不荣则皮毛焦。津液者,随三焦出气以温肌肉,淖泽于骨节,润泽于皮肤,气不荣则津液去皮节矣。津液去皮节,则爪枯毛折矣。毛先死者,手太阴之气先绝于外也。丙笃丁死,肺藏之气死于内也。尚御公曰:按上古《天元册》文,丹黅苍素玄之天气,经于五方分野,合化地之五行,而地之五行,上呈天之六气。《五运行论》曰:神在天为风,风生木,木生酸,酸生肝,肝生筋,筋生心,是人之立形定气,本于五行所生。故曰其生五,其数三,谓生于五行,而终于三阴三阳之数。是以所生病者,藏府五行之病生于内也。是动者,六气之运动于外而为病也。然是动所生之病,皆终于三阴三阳之气者,藏府五行之气本于天之所化,故天气先绝而后藏府之气终也。朱济公曰:夫人生于地,悬命于天,天地合气,命之曰人。本经论人秉天地之气所生,配合天地阴阳,五运六气,能明乎造化死生之道,一点灵明,与太虚同体,万劫常存,本未尝有生,未尝有死也。张玉师曰:形谓之器,故曰无形无患。盖既成形器,未有不损坏者也。然此一灵真性,虽千磨百炼,愈究愈精,故佛老以真空见性,《灵》《素》二经谓空中有真。

手少阴气绝则脉不通,脉不通则血不流,血不流则髦色不泽,故其面黑如漆柴者,血先死。壬笃癸死,水胜火也。

心主血脉,故手少阴气绝则脉不通,脉随气行者也。脉不通则血不流,血随脉气流行者也。夫心之合脉也,其荣色也。髦者血气之所生也,故血脉不流则髦色不泽,面如漆柴。少阴气绝则血先死。壬笃癸死,心藏之火气灭也。

足太阴气绝者则脉不荣肌肉。唇舌者,肌肉之本也。脉不荣则肌肉软,肌肉软则肉萎人中满,人中满则唇反。唇反者,肉先死。

甲笃乙死,木胜土也。

足太阴之气生于脾,脾藏荣而外主肌肉,是以太阴气绝,则脉不荣于肌肉矣。脾开窍于口,主为卫,使之迎粮,故唇舌为肌肉之本。脉不荣则肉萎唇反,太阴之生气绝于外也。甲笃乙死,脾藏之气死于内也。

足少阴气绝则骨枯。少阴者,冬脉也,伏行而濡骨髓者也。故骨不濡则肉不能著也,骨肉不相亲则肉软却,肉软却故齿长而垢,发无泽。发无泽者,骨先死。戊笃己死,土胜水也。

足少阴之气主骨,故气绝则骨枯。冬脉者,谓五藏之脉气,合四时而外濡于皮肉筋骨者也。夫豁谷属骨,肉本于骨也。故骨不濡则肉不能著于骨,而骨肉不相亲矣。骨肉不相亲,则骨气外脱而齿长矣。夫肾主藏精而化血,发者血之馀也。发无泽者,肾藏之精气绝而骨先死矣。

足厥阴气绝则筋绝。厥阴者肝脉也,肝者筋之合也,筋者聚于阴器而脉络于舌本也。故脉弗荣则筋急,筋急则引舌与卵,故唇青舌卷卵缩则筋先死。庚笃辛死,金胜木也。

足厥阴之气主筋,故气绝则筋绝矣。厥阴者肝脉,肝者筋之合,谓厥阴之气合于肝脉,肝藏之气合于筋也。聚于阴器者,筋气之会于宗筋也。筋聚于阴器而络于舌本,故脉不荣于筋则筋急而舌卷卵缩矣。厥阴气绝则筋先死,庚笃辛死,金胜木而肝藏之木气绝也。

五阴气俱绝则目系转,转则目运,目运者为志先死。志先死,则一日半死矣。

此总结五藏五行之气,本于先天之水火也。心系上系于目系,目系转者,心气将绝也。火之精为神,水之精为志。神生于精,火生于水,故志死而神先绝,所谓生则俱生,急则俱死也。天一生水,地二生火,一日半者,一二日之间,阴阳水火之气终于天地始生之数也。

六阳气绝则阴与阳相离,离则腠理发泄,绝汗乃出。故旦占夕死,夕占旦死。

此言六府三阳之气终也。《阴阳离合论》曰:未出地者,命曰阴中之阴;已出地者,名曰阴中之阳。盖三阳之气根于阴而出于阳,是以六阳将绝,则阴与阳相离矣。离则阳气外脱,腠理发泄,绝汗乃出,而阳气终也。三阳者应天之气,是以旦占夕死,夕占旦死,不能终天运之一周。尚御公曰:此章与本经《终始篇》《素问·诊要经终篇》大义相同。

经脉十二者,伏行分肉之间,深而不见。其常见者,足太阴过于外踝之上,无所隐故也。诸脉之浮而常见者,皆络脉也。六经络手阳明少阳之大络,起于五指间,上合肘中。饮酒者,卫气先行皮肤,先充络脉,络脉先盛。故卫气已平,荣气乃满,而经络大盛。脉之卒然盛者,皆邪气居之,留于本末,不动则热,不坚则陷且空,不与众同,是以知其何脉之动也。雷公曰:何以知经脉之与络脉异也?黄帝曰:经脉者,常不可见也,其虚实也,以气口知之,脉之见者,皆络脉也。

此申明十二经脉之血气,与脉外皮肤之气血,皆生于胃府水谷之精而各走其道。经脉十二者,六藏六府,手足三阴三阳之脉,乃荣血之荣行,伏行于分肉之内,深而不见者也。诸脉之浮而常见者,皆络脉也。支而横者为络,络之别者为孙。盖胃府所生之血气,精专者独行于经隧,荣行于十二经脉之中,其出于孙络皮肤者,别走于经别。经别者,藏府之大络也。盖从大络而出于络脉皮肤。下行者,从足太阴之络而出于足跗之街。故其常见者,足太阴过于外踝之上,无所隐故也。上行者,从手阳明少阳之络,注于尺肤以上鱼,而散于五指,故曰手阳明少阳之大络,起于五指间,上合肘中,谓行于皮肤之气血,从手阳明少阳之大络,散于五指间,复从五指之井溜于脉中,而与脉中之血气上合于肘中也。夫阴阳六气,主于肤表。经云:太阴为之行气于三阴。阳明者,表也,亦为之行气于三阳。盖手太阴主气而外主皮毛,手阳明为太阴之合,故亦为之行气于肤表也。手少阳主气,为厥阴包络之府。心主包络主行血于脉中,少阳主行血于脉外,是以手阳明少阳之大络,主行胃府所出之血气,而注于络脉皮肤之间。《玉版篇》曰:胃者,水谷血气之海也。海之所行云气者,天下也。胃之所出血气者,经隧也。经隧者,五藏六府之大络也。《缪刺篇》曰:邪客于皮毛,入舍于孙络,留而不去,闭塞不通,不得入于经,流溢于大络而生奇病也。是血气之行于脉外者,外内出入,各有其道,故复引饮酒者以证明之。

夫酒者,水谷之悍液。卫者,水谷之悍气。故饮酒者,液随卫气而先行皮肤,是以面先赤而小便独先下,盖先通调四布于外也。津液随卫气先行皮肤,先充络脉。络脉先盛,卫气已平,荣气乃满,而经脉大盛。此血气之从皮肤而络,络而脉,脉而经,盖从外而内也。如十二经脉之卒然盛者,皆邪气居于脉中也。本末者,谓十二经脉之有本标也。如留于脉而不动则热,不留于脉则脉不坚而外陷于肤空矣。此十二经脉之流行出入,不与络脉大络之众同也。是以知何脉之动也,以气口知之。气口者,手太阴之两脉口也。此言荣血之行于十二经脉中者,乃伏行之经脉,以手太阴之气口知之,血气之行于皮肤而见于络脉者,候见于人迎气口也。此节凡四转,盖以申明十二经脉之血气与皮肤之气血,各有出入之道路。

再按十二经脉之始于手太阴肺,终于足厥阴肝,周而复始者,乃荣血之行于脉中也。十二经脉之皆出于井,溜于荥,行于经,入于合者,乃皮肤之气血溜于脉中,而与经脉之血气合于肘膝之间。本篇之所谓六经脉手阳明少阳之大络,起于五指间,上合肘中者是也。本经《痈疽篇》曰:余闻肠胃受谷,上焦出气,以温分肉而养骨节,通腠理。中焦出气如露,上注谿谷而渗孙脉。津液和调,变化而赤为血。血和则孙脉先满溢,乃注于络脉皆盈,乃注二经脉。阴阳已张,因息乃行。行有经纪,周有道理,与天合同,不得休止。此水谷所生之津液,随三焦出气,以温肌肉,渗于孙络,化赤为血,而溢于经脉。本篇之所谓饮酒者,卫气先行皮肤,先充络脉。络脉先盛,卫气已平,荣血乃满,而经脉大盛是也。是脉外之气血,一从经隧而出于孙络皮肤,一随三焦出气以温肌肉,变化而赤,是所出之道路有两歧也。其入于经也,一从指井而溜于经荥,一从皮肤而入于络脉,是所入之道路有两歧也。其经脉之血气行于脉外,从本标而出于气街。本篇之所谓留于本末,不动则热,不坚则陷且空,不与众同是也。此血气出入之道路,合于天地阴阳,五运六气,乃本经之大关目,故不厌烦赘而详言之,学者亦不可不用心参究者也。夫血气之从经隧而出于孙络皮肤者,海之所以行云气于天下也。随三焦出气以温肌肉者,应司天在泉,水随气而运行于肤表也。肤表之气血入于脉中,应天运于地之外,而复通贯于地中。经脉之血气行于皮肤之外,犹地之百川流注于泉下,而复运行于天表也。此天地上下升降,外内出入之相通也。人合天地阴阳之道,运行不息,可以与天地相参。如升降息则气立孤危,出入废则神机化灭矣。

雷公曰:细子无以明其然也。黄帝曰:诸络脉皆不能经大节之间,必行绝道而出入,复合于皮中,其会皆见于外。故诸刺络脉者,必刺其结上,甚血者,虽无结,急取之,以泻其邪而出其血,留之发为痹也。凡诊络脉,脉色青则寒且痛,赤则有热。胃中寒,手鱼之络多青矣;胃中有热,鱼际络赤。其暴黑者,留久痹也;其有赤有黑有青者,寒热气也;其青短者,少气也。凡刺寒热者,皆多血络,必间日而一取之,血尽乃止,乃调其虚实。其青而短者少气,甚者泻之则闷,闷甚则仆,不得言,闷则急坐之也。

此复申明上文之义。盖假病刺以证血气之生始出入。下经曰:先度其骨节大小广狭,而脉度定矣。盖十二经脉皆循于骨节间,而为长短之度。其络脉皆不能经大节之间,必行绝道而出入。绝道者,别道也。盖胃府所出之血气,行于经别者,从经别而出于络脉,复合于皮中。其血气色脉之会合,皆见于外。故刺诸络脉者,必刺其结上,甚血者,虽无结,急取之,以泻其邪而出其血,留之发为痹也。经云:病在阴者名为痹。盖皮肤络脉之邪,留而不泻,则入于分肉筋骨之间而为痹。与邪居经脉之中,留于本末,不动则热之不同也。诊,视也。凡诊络脉,脉色青则寒,赤则有热。盖浮络之血气,皆见于皮之部也。胃中寒,手鱼之络多青;胃中热,鱼际络赤。盖皮络之气血本于胃府所生,从手阳明少阳注于尺肤而上鱼也。气者,三阴三阳之气,胃府之所生也。少气甚者,泻之则闷,气益虚而不能行于外也。闷甚则仆不能言者,谓阴阳六气生于胃府水谷之精,而本于先天之水火也。少阴之气厥于下,则仆而不得言,故闷则急坐之,以启少阴之气,即如上文之缓带被发,大杖重履而步之一法也。高士宗曰:上节以十二经脉分别卫气血气之行于皮肤络脉,此节单论皮肤络脉,以复申明上文之义。黄载华曰:冲脉任脉皆起于胞中,上循背里,为经络之海。其浮而外者,循腹右上行,会于咽喉,别而络唇口。血气盛则充肤热肉,血独盛则澹渗皮肤生毫毛,是脉外之气血又从冲脉而散于皮毛。故曰:复合于皮中,其会皆见于外。谓经别所出之血气与冲脉所出之血气会合于皮中,当知皮肤血气所出之道有三径也。

**手太阴之别，名曰列缺，起于腕上分间，并太阴之经，直入掌中，散入于鱼际。其病实则手锐掌热，虚则欠㰦，小便遗数。取之去腕半寸，别走阳明也。**㰦，呿同。数，叶朔。

经别者，五藏六府之大络也。别者，谓十二经脉之外别有经络。阳络之走于阴，阴络之走于阳，与经脉缪处而各走其道，即《缪刺篇》之所谓大络者，左注右，右注左，与经相干而布于四末，不入于经俞，与经脉缪处者是也。《玉版论》之所谓胃者，水谷血气之海也。海之所行云气者，天下也。胃之所出血气者，经隧也。经隧者，五藏六府之大络也。盖胃府所生之血气，其精专者独行于经隧，从手太阴肺脉而终于足厥阴肝经。此荣血之循行于十二经脉之中，一脉流通，环转不息者也。其血气之四布于皮肤者，从藏府之别络而出，虽与经相干，与经并行而各走其道，出于孙络，散于皮肤。故手太阴之经别曰列缺，手少阴之经别曰通里，足太阳曰飞扬，足少阳曰光明，与手足之井荥俞经合穴不相干也。曰太阴少阴，曰太阳少阳，与藏府之经脉各缪处也。此胃府之血气，四布于肤表之阳分者，从大络而出于孙络皮肤，从络脉而阴走于阳，阳走于阴。如江河之外，别有江河，江可通于河，河可通于江，与经脉之荣血，一以贯通者不相同也。故手太阴之别，名曰列缺，起于腕上分间。分间者，谓手太阴之经脉，与经别之于此间而相分也。并太阴之经者，并太阴之经脉而行也。散入于鱼际，谓入鱼际而散于皮肤，即上文之所谓诸络脉必行绝道而出入，复合于皮中，其会见于外也。实则手锐掌热，气盛于外也。虚则欠㰦，小便遗数，气虚于内也。盖肤表之血气，由藏府经隧之所生也。当取之去腕半寸，即列缺穴间。别走阳明者，阴络之从此而别走于阳也。尚御公曰：此篇病证与《缪刺篇》之不同。《缪刺篇》论邪客于皮肤孙络，溜于大络而生奇病，病从外而内也。此篇论本气之虚实，病从内而外也。故曰：诸络脉必行绝道而出入。朱济公曰：如手太阴之列缺，手阳明之遍历，虽非井荥俞经，然亦系经脉之穴。盖经别之各走其道，布于四末，与经相干，于列缺通里诸经之间，复别而上行，并经而入掌，散于络脉，而合于皮中者也。张玉师曰：《皮部论》云：欲知皮部，以经脉为纪。阳明之阳，名曰害蜚，视其上下有浮络者，皆阳明之络也；少阳之阳，名曰枢持；少阴之阴，名曰枢儒。凡十二经络脉者，皮之部也。是皮部之络脉，虽以经脉为纪，并循于十二经脉之部。然从大络而出，别走其道，与经脉缪处，故有害蜚枢持之别名。同学之士，当于《灵》《素》二经，细心合参，其义始得。

手少阴之别，名曰通里，去腕一寸半，别而上行，循经入于心中，系舌本，属目系。其实则支膈，虚则不能言。取之掌后一寸，别走太阳也。

手少阴之别络，与经相干，名曰通里之间。去腕一寸半，别经而上行，循经入于心中，系舌本，属目系。其气实，膈间若有所支而不畅，虚则不能言，盖心主言而经别，络舌本也。掌后一寸，乃别走于太阳之络脉处，故取阴阳分行之处而刺之。按心脉上侠咽，系目系，经别系舌本，属目系，盖经别并经而行也。

手心主之别，名曰内关，去腕二寸，出于两筋之间，循经以上系于心包络心系。实则心痛，虚则为头强，取之两筋间也。

手心主之别络，与经相干于内关之间，去腕二寸，别经脉而出于两筋之内，循经并行，上系于心包络。心系实则心痛，心系与包络之相通也。虚则为头强，盖包络主行血脉，脉气虚故头强也。按十二经别皆阳走阴而阴走阳，此不曰别走少阳，或简脱也。

手太阳之别，名曰支正，上腕五寸，内注少阴。其别者，上走肘，络肩髃。实则节弛肘废，虚则生疣，小者如指痂疥，取之所别也。髃，音偶。疣，音尤。

上腕五寸，乃手太阳经之支正。太阳之经别，布于四末，与经相干，名曰支正之间，内注于手少阴之别络。其别行者，上走肘，络肩髃。手太阳小肠主液，实则津液留滞，不能淖泽于骨，是以节弛肘废。《三因》曰：气虚不行则生疣。小者如指上之痂疥，即皶痤之类，气郁之所生也。

手阳明之别，名曰遍历，去腕三寸，别入太阴。其别者，上循臂，乘肩髃，上曲颊遍历。其别者，入耳合于宗脉。实则龋聋，虚则齿寒痹隔，取之所别也。

去腕三寸，乃手阳明经之遍历。手阳明之别络，布于四末，与经相干于遍历之间，而别入于太阴之经别。其别行者，上循臂，乘肩髃，上曲颊，遍络于齿。又其别者，入耳中，合于宗脉。实则气滞而为齿痛耳聋，虚则齿寒痹隔。盖手阳明主行血气于皮肤，以温肌肉，虚则不行于外，故为齿寒而痹闭阻隔也。尚御公曰:取之别者,为遍齿入耳之别络,非遍历也。十二络皆同。

手少阳之别,名曰外关,去腕二寸,外绕臂,注胸中。合心主病,实则肘挛,虚则不收,取之所别也。

去腕二寸,乃手少阳经之外关。少阳之别络,布于四末,与经相干于外关之间,外行绕臂,注胸中,合心主之大络。病实则肘挛,虚则不收,少阳厥阴之主筋也。

足太阳之别,名曰飞扬,去踝七寸,别走少阴。实则鼽窒头背痛,虚则鼽衄,取之所别也。

踝上七寸,乃足太阳经之飞扬穴。足太阳之别络,与经相干于飞扬之间,不入于经俞,别走于足少阴之络。实则鼽窒背痛,虚则鼽衄。盖别络并经而循于头背也。

足少阳之别,名曰光明,去踝五寸,别走厥阴,下络足跗。实则厥,虚则痿躄,坐不能起,取之所别也。

踝上五寸,乃足少阳经之光明。少阳之大络,与经相会于光明之间,别走于厥阴之别络,下络足跗。少阳主初阳之气,实则胆气不升,而逆于下则为厥。气虚则为痿躄,坐不能起。

足阳明之别,名曰丰隆,去踝八寸,别走太阴。其别者,循胫骨外廉,上络头项,合诸经之气,下络喉嗌。其病气逆则喉痹卒瘖,实则狂颠,虚则足不收胫枯,取之所别也。

去足踝八寸,乃足阳明经之丰隆。阳明之别络,与经相会于丰隆之间,而别走于足太阴之别络。其别行者,并经脉而循于胫骨外廉,上络头项。十五大络之气血,皆本于胃府水谷之所生,是以足阳明之络,与诸经之气相合。其病气逆,则喉痹卒瘖,经别之络于喉嗌也。实则气厥于下而为颠狂,血气虚则足不收胫枯,取之所别也。

足太阴之别,名曰公孙,去本节之后一寸,别走阳明。其别者,入络肠胃。厥气上逆则霍乱,实则肠中切痛,虚则鼓胀。取之所别也。

去足大指本节之后一寸,乃足太阴之公孙穴。太阴之别络,分布于足,与经相干于公孙之间,而别走于阳明之络。其别行者,入络肠胃。厥气上逆则为霍乱。气有馀而实,则为肠中切痛,不足而虚,则为鼓胀,当取之所别也。

**足少阴之别,名曰大钟,当踝后绕跟,别走太阳。其别者,并经上走于心包下,外贯腰脊。其病气逆则烦闷,实则闭癃,虚则腰痛,取之所别也。**

当踝后绕跟处,乃足少阴经之大钟。少阴之别络,与经相会于大钟之间,而别走于太阳。其别行者,并经而行,上走于心包络之下,外贯腰脊。其病气逆则烦闷,水气上乘于心故烦闷。实则闭癃,别走太阳而膀胱之气不化也。虚则腰痛,腰者肾之府也。按手少阳三焦手厥阴包络之气,皆本于肾藏之所生,故并经上走于心包下。盖包络之气生于肾藏,注于络中,并经而上也。

**足厥阴之别,名曰蠡沟,去内踝五寸,别走少阳。其别者,经胫上睾,结于茎。其病气逆则睾肿卒疝,实则挺长,虚则暴痒,取之所别也。**

去内踝五寸,乃是厥阴经之蠡沟。厥阴之别络,分布于足,与经相干于蠡沟之间,而别走于少阳之络。胫,足胻。睾,睾丸,即阴子也。茎,阴茎,乃前之宗筋。挺,即阴茎也。取之所别者,取别走少阳之络。所谓阳取阴而阴取阳,左取右而右取左也。

**任脉之别,名曰尾翳,下鸠尾,散于腹。实则腹皮痛,虚则痒搔,取之所别也。**

按任脉起于中极之下,以上毛际,循腹里,上关元,至咽喉,上颐循面入目。所谓尾翳者,即鸠尾之上。盖任脉之别络,出于下极,并经而上,复下于鸠尾,以散于腹。络气实则腹皮急,虚则痒搔,当取之所别络也。

**督脉之别,名曰长强,挟脊上项,散头上下,当肩胛左右,别走太阳,入贯膂。实则脊强,虚则头重,高摇之,挟脊之有过者,取之所别也。**

按督脉起于少腹以下骨中央,女子入系庭孔。其孔,溺孔之端也。其络循阴器,合篡间,绕篡后,别绕臀,至少阴与巨阳中络者合少阴,上股内后廉,贯脊属肾,与太阳起于目内眦,上额交巅,上入络脑,还出别下项,循肩髆内,侠脊抵腰中，上循膂络肾。其男子循茎下至篡，与女子等。其少腹直上者，贯脐中央，上贯心入喉，上颐环唇，上系两目之下中央。盖督脉总督一身之阳，应天道之绕地环转，是以下行而上者，循茎至篡，从少腹贯脐中央，入喉上颐，环唇系目。其上行而下者，起于目内眦，上额交巅，下项侠脊抵腰中，而环转于周身之前后也。其督脉之别络，出于长强之分，侠脊上行，散于头上，是督脉之行于脊膂者，从头项而下行，别络之从下而上行于头项也。虚实者，本气之实虚。有过者，有过之脉，邪气之所客也。尚御公曰：以有过之脉，总结于督脉之后。盖申明虚实者，乃本气之实虚，非邪实也。朱永年曰：按任督之大络，与经脉交相逆顺而行，当知十二别络虽循经并行，亦往来逆顺者也。

**脾之大络，名曰大包，出渊液下三寸，布胸胁。实则身尽痛，虚则百节尽皆纵。此脉若罗络之血者，皆取之脾之大络脉也。**

大包乃脾经之穴名，在足少阳胆经渊液之下三寸。脾之大络，循脾经之大包，而四布于胸胁。实则身尽痛，虚则百节尽皆纵。罗络之血者，谓大络之血气，散于周身之孙络皮肤，若罗纹之纵横而络于身也。夫脾之有大络者，脾主为胃行其津液，灌溉于五藏四傍，从大络而布于周身。是以病则一身尽痛，百节皆纵，而血络之若罗纹，以络于周身。足太阴之大络者，止并经而行，散血气于本经之部分，是以足太阴脾藏之有二络也。如曰脾足太阴之脉，兼是动所生而言也。曰足太阴之大络，曰脾之大络，分脾藏经气而言也。

**凡此十五络者，实则必见，虚则必下。视之不见，求之上下。人经不同，络脉异所别也。**

凡此十五大络之血气充实，则外溢于孙络皮肤，故实则必见。虚则下陷于内之大络，故视之不见也。求之上下者，谓络脉之相交于上下阴阳之间，病在上者求之下，病在下者求之上，病在阴者取之阳，病在阳者取之阴也。夫十五大络虽与经相干，而布于四末。其气无常处，不入于经俞，与经脉缪处，故与人之经脉不同，而络脉异所别也。尚御公曰：经脉有经脉之胳脉，经别有经别之络脉，故曰络脉异所也。

# 经别第十一

黄帝问于岐伯曰：余闻人之合于天道也，内有五藏，以应五音、五色、五时、五味、五位也；外有六府，以应六律，六律建阴阳诸经，而合之十二月、十二辰、十二节、十二经水、十二时、十二经脉者，此五藏六府之所以应天道。夫十二经脉者，人之所以生，病之所以成，人之所以治，病之所以起，学之所始，工之所止也，粗之所易，上之所难也。请问其离合出入奈何？岐伯稽首再拜曰：明乎哉问也！此粗之所过，上之所息也。请卒言之。

此论十二经脉十五大络之外，而又有经别也。五位，五方之定位。六律建阴阳者，建立六阴六阳以合诸经。诸经者，十二经脉，十二大络，十二经别也。六律分立阴阳，是以合天之十二月十二节十二时，合地之十二经水，人之十二经脉，此五藏六府之所以应天道也。夫五藏脉属藏络府，六府脉属府络藏，此荣血之流行于十二经脉之中。然经脉之外，又有大络，大络之外，又有经别，是以粗工为易，而上工之所难也。离合者，谓三阳之经别离本经而合于三阴，三阴之经别离本经而合于三阳。此即《缪刺篇》所当巨刺之经，左盛则右病，右盛则左病。如此者，必巨刺之，必中其经，非络脉也。按上章之所谓别者，言十二经脉之外而有别络。此章之所谓别者，言十二经脉之外而又有别经。此人之所以生此阴阳血气，病之所以成是动所生，及大络之奇病，经别之移易，治之所以分皮刺经刺缪刺巨刺也。所生之经络多歧，所成之病证各别，所治之刺法不同，故上工之所难也。尚御公曰：五藏为阴，六府为阳。阳者，天气也，主外；阴者，地气也，主内。本篇以六府应六律，以合阴阳诸经。盖五藏内合六府，六府外合十二经脉，故曰：五藏六府之所以应天道。朱永年曰：《五运行论》云：在藏为肝，在体为筋，在藏为肺，在体为皮，是五藏之外合于皮肉筋骨也。《本藏篇》曰：肺合大肠，大肠者皮其应。心合小肠，小肠者脉其应。是五藏内合六府，六府外合于皮肉筋骨也。五藏六府，雌雄相合，离合之道，通变无穷。高士宗曰：《太始天元册》文曰：太虚寥廓，肇基化元，布气真灵，总统坤元。盖太始太虚者，乃空玄无极之境。由无极而生太极，太极而分两仪。人虽本天地所生，而统归于天道。

**足太阳之正，别入于腘中，其一道下尻五寸，别入于肛，属于膀胱，散之肾，循膂，当心入散；直者从膂上出于项，复属于太阳。此为一经也。**

**足少阴之正，至腘中，别走太阳而合，上至肾，当十四椎出属带脉；直者系舌本，复出于项，合于太阳。此为一合。成以诸阴之别，皆为正也。**

此足太阳与足少阴为一合也。正者，谓经脉之外，别有正经，非支络也。足太阳之正，从经脉而别入于腘中。其一道者，经别之又分两歧也。尻，肫也。肛，乃大肠之魄门。别入于肛者，别从肛门而入属于膀胱，散之肾，复循脊膂上行，当心而散。其直行者，从背膂上出于项，复属于太阳之经脉，此为一经别也。盖从经而别行，复属于太阳之经脉，故名经别，谓经脉之别经也。足少阴之正，至腘中，别走于太阳之部分，而与太阳之正相合，上行至肾，当脊之十四椎处，外出而属于带脉。其直行者，从肾上系舌本，复出于项，与太阳上出于项之经，正相合于项间，以为一合也。《阴阳离合论》曰：阳予之正，阴为之主。少阴之上，名曰太阳；太阳之前，名曰阳明；厥阴之表，名曰少阳。谓阳乃阴与之正而阴为之主。阳本于阴之所生，故曰成以诸阴之别。谓三阳之经正，合于三阴，以成手足三阴之经别。此三阳乃归于三阴之正，故曰皆为正也。是以三阳之别，外合于三阴之经，而内合于五藏。三阴之别，止合三阳之经，而不合于六府也。尚御公曰：按十二经脉之荣气流行，六阴脉属藏络府，六阳脉属府络藏。本篇三阴之经别，上至肾属心走肺，而皆不络于六府。又如足太阳之脉，循膂络肾；膀胱之经别，则别入于肛，属膀胱，散之肾。足少阴肾脉，贯脊属肾络膀胱。其经别至腘中，别走太阳而上至肾，又出属带脉，而复出于项。手少阴心脉，起于心中，出络心系，下膈络小肠。其经别入于渊液两筋之间，属于心。手厥阴心包络之脉，起于胸中，出属心包，下膈历络三焦，而经别下渊液三寸，入胸中，别属三焦。手太阴肺脉，起于中焦，下络大肠，还循胃口，上膈属肺。其经别入渊液少阴之前，入走肺，散之太阳。此经脉与经别出入不同，各走其道。而马氏以正为正经，宜与《经脉篇》之直行者相合。别者为络，宜与《经脉篇》之其支者其别者相合。

噫！经脉血气之生始出入，头绪纷纭，不易疏也。

足少阳之正，绕髀入毛际，合于厥阴；别者入季胁之间，循胸里，属胆，散之上肝贯心，以上挟咽，出颐颔中，散于面，系目系，合少阳于目外眦。

足厥阴之正，别跗上，上至毛际，合于少阳，与别俱行。此为二合也。

按足少阳之脉，起于目锐眦，循头面而下行于足跗。少阳之别，绕髀上行，至目锐眦，而合于少阳之经。是经脉与经别，交相逆顺而行者也。足厥阴之正，别行于跗上，上至毛际而合少阳，与少阳之别合而偕行。此为二合也。尚御公曰：与阳俱行，谓三阴之别合于三阳之别俱行，而阳别成诸阴之别矣。故曰成以诸阴之别。诸，语助辞。

足阳明之正，上至髀，入于腹里，属胃散之脾，上通于心，上循咽，出于口，上额颅，还系目系，合于阳明也。

足太阴之正，上至髀，合于阳明，与别俱行，上结于咽，贯舌中。此为三合也。

股内为髀，伏兔后为髀关。足阳明之正，从足跗而上至髀，从腹胸而上行头面，合手阳明之经脉于目下承泣四白之间，盖亦与经脉相逆顺而行也。足太阴之正，别经脉而走阳明之髀分，与阳明之正相合而偕行，上结于喉，贯舌中。此为三合也。

手太阳之正，指地，别于肩解，入腋走心，系小肠也。

手少阴之正，别入于渊液两筋之间，属于心，上走喉咙，出于面，合目内眦。此为四合也。

《阴阳系日月论》曰：天为阳，地为阴。日为阳，月为阴。其合于人也，腰以上为天，腰以下为地。足之十二经脉，以应十二月。月生于水，故在下者为阴。手之十指，以应十日。日主火，故在上者为阳。手太阳之正指地者，谓手之太阳下合于足太阳也。盖在藏府十二经脉，有手足之分，论阴阳二气，止有三阴三阳，而无分手与足矣。故六府皆出于足之三阳，上合于手，是以手少阴之正上出于面，亦与足太阳相合于目内眦之睛明，水火上下之相交也。夫手太阳少阴皆属于火，天一生水，地二生火，火上水下，阴阳互交，故手太阳指地而下交于足，手少阴上行而合于膀胱之经。论天地水火，有上下之相交，归于先天，合为一气。故人之藏府经脉，所以应天道也。

手少阳之正，指天，别于巅，入缺盆，下走三焦，散于胸中也。

手心主之正，别下渊液三寸，入胸中，别属三焦，出循喉咙，出耳后，合少阳完骨之下。此为五合也。

少阳，初阳也。从阴而生，自下而上，故曰手少阳之正者，谓手合于足也。曰指天者，谓足合于手也。论少阳心主二经则为六合，论阴阳之气止三合矣。巅乃督脉之会，督脉应天道之环转一周，故从巅而别下入缺盆，走三焦而散于胸中也。渊液，胆经穴，在腋下三寸。手心主之正，别经脉而下行于渊液之分，下渊液三寸，以入胸中，别属三焦，出循喉咙，上出耳后，合少阳经别于完骨之下。此为五合也。

手阳明之正，从手循膺乳，别于肩髃，入柱骨，下走大肠，属于肺，上循喉咙，入缺盆，合于阳明也。

手太阴之正，别入渊液少阴之前，入走肺，散之太阳，上出缺盆，循喉咙，复合阳明。此六合也。

手阳明之正，从手之经脉循膺乳间而别行，上于肩髃，入柱骨下，走大肠，属于肺，复上循喉咙，出缺盆，而与手阳明之经脉相合也。手太阴之正，别经脉于天府云门之际，入渊液之分，行太阴之前，入走肺，于当心处散之太阳，复上出缺盆，循喉咙，与少阳之正相合。此为六合也。夫阴阳六合，始于足太阳而终于手太阴，复散之太阳，盖亦周而复始也。尚御公曰：肺主天，膀胱为水府。肺者，太阴也，皆积水也。始于足太阳而终于手太阴，周而复始，应天道之司天在泉，六气环转之不息。

## 经水第十二

黄帝问于岐伯曰：经脉十二者，外合于十二经水，而内属于五藏六府。夫十二经水者，其有大小、深浅、广狭、远近各不同，五藏六府之高下、小大，受谷之多少亦不等，相应奈何？夫经水者，受水而行之；五藏者，合神气魂魄而藏之；六府者，受谷而行之，受气而扬之；经脉者，受血而荣之。合而以治奈何？刺之浅深，灸之壮数，可得闻乎？岐伯答曰：善哉问也！天至高，不可度，地至广，不可量，此之谓也。且夫人生于天地之间，六合之内，此天之高地之广也，非人力之所能度量而至也。若夫八尺之士，皮肉在此，外可度量切循而得之，其死可解剖而视之。其藏之坚脆，府之大小，谷之多少，脉之长短，血之清浊，气之多少，十二经之多血少气，与其少血多气，与其皆多血气，与其皆少血气，皆有大数。其治以针灸，各调其经气，固其常有合乎？

此篇以十二经脉，内属于五藏六府，外合于十二经水。经水有大小浅深广狭远近之不同，藏府有高下大小受谷多少之不等。五藏主藏五藏之神志，六府主行水谷之精气，经脉受荣血以荣行。帝问可以合一而为灸刺之治法乎。伯曰：天之高，地之广，不可度量者也。人生于天地六合之内，亦犹此天之高，地之广，非人力之所能度量。若夫有形之皮肉筋骨，外可度量切循，内可解剖而视，其于藏之坚脆，府之大小，谷之多少，脉之长短，血之清浊，气之多少，十二经之多血少气，多气少血，血气皆多，血气皆少，皆有大数。大数者，即《本藏篇》之五藏坚脆，《肠胃篇》府之大小，《绝谷篇》谷之多少，《脉度篇》脉之长短，《九针篇》之多血少气，多气少血，皆有数推之。其治以针艾，调其经气，固其常有合于数者，即下文之六分五分，十呼七呼，以至于二呼一呼，此手足阴阳皆有合于数也。按前二章论十二经脉应天之六气，五藏六府应五音六律五色五时。此复论藏府经脉应地之十二经水，是人合天地之道而不可度量者也。

黄帝曰：余闻之，快于耳，不解于心，愿卒闻之。岐伯答曰：此人之所以参天地而应阴阳也，不可不察。足太阳外合于清水，内属于膀胱而通水道焉；足少阳外合于渭水，内属于胆；足阳明外合于海水，内属于胃；足太阴外合于湖水，内属于脾；足少阴外合于汝水，内属于肾；足厥阴外合于渑水，内属于肝；手太阳外合于淮水，内属于小肠而水道出焉；手少阳外合于漯水，内属于三焦；手阳明

**外合于江水,内属于大肠;手太阴外合于河水,内属于肺;手太阴外合于济水,内属于心;手心主外合于漳水,内属于心包。**渑,音成。漯,托合切,音沓。

夫三阴三阳合天之六气,手足经脉应地之经水。十二经脉外合于六气,内属于藏府,是以手足之三阴三阳,外合于十二经水,而经水又内属于藏府,此人之所以参天地而应阴阳也。清水乃黄河合淮处,分流为清河。肺属天而主气,膀胱为津液之府,受气化而出,六府皆浊而膀胱之水独清,故足太阳外合于清水,内属于膀胱,而通水道焉。渭水出于雍州,合泾汭漆沮沔水而渭水独清。诸阳皆浊而胆为中精之府独受其清,故足少阳外合于渭水,内属于胆。海水汪洋于地之外,而地居海之中,阳明居中土,为万物之所归,又为水谷之海,故足阳明外合于海水,而内属于胃。湖水有五湖,即洞庭彭泽震泽之类。脾位中央而灌溉于四傍,故足太阴外合于湖水,而内属于脾。汝水发源于河南天息山,河南居天地之中。夫天居地上,见者一百八十二度半强,地下亦然。北极出地上三十六度,南极入地下亦三十六度,而嵩正当天之中极。盖天气包于地之外,又从中而通贯于地中,故名天息。肾主天一之水而为生气之原,上应于喉以司呼吸,故足少阴外合于汝水,而内属于肾。渑水出于清州之临淄而西入于淮,天下之水皆从东去,渑水自东而来,故应足厥阴东方之肝木。淮水自海水而入于淮泗,小肠受盛胃之水液而济泌于膀胱,故手太阳外合于淮水,内属于小肠。漯济乃西北之大水,漯合济而入于兖豫诸州。少阳为君主之相,阴阳相合,故手少阳合于漯水,而内属于三焦。江水自西属之岷山发源,曲折万里而东入于海。大肠传道水谷,济泌别汁,回肠十六折而渗入膀胱,故手阳明外合于江水,内属于大肠。河源发于星宿海,自乾位而来,千里一曲,故曰黄河之水天上来。肺属乾金而主天,为水之生源,故手太阴外合于河水,而内属于肺。济水发源于王屋山,截河而流,水不混其清,故名曰清济。潜流屡绝,状虽微而独尊,故居四渎之一。心为君主之官而独尊,故手少阴外合济水,内属于心。漳水有二:一出于上党沾县大黾谷,名为清漳;一出上党长子县鹿谷山,名为浊漳。二漳异源而下流相合。夫血者神气,阴中之清,心所主也。合厥阴包络而流行于经脉之中,犹二水之合流,故手心主外合于漳水,内属于心包。此人之所以参天地而应阴阳也。愚按膀胱为水府,主受藏津液。津液随三焦出气,以温肌肉。三焦下俞，出于委阳，并太阳之正，入络膀胱，约下焦。是中焦所生之津液，即随中焦之气而出。膀胱所藏之津液，即随下焦之气而出，运行于肤表，以温肌肉，充皮肤。故《示从容论》曰：怯然少气者，是水道不行，形气消索也。曰通水道者，谓水道之上通于天，非独下出之溲便也。

凡此五藏六府，十二经水者，外有源泉而内有所禀，此皆内外相贯，如环无端，人经亦然。故天为阳，地为阴；腰以上为天，腰以下为地。故海以北者为阴，湖以北者为阴中之阴，漳以南者为阳，河以北至漳者为阳中之阴，漯以南至江者为阳中之太阳。此一隅之阴阳也，所以人与天地相参也。

夫泉在地之下，地居天之中。水随天气上下环转于地之外，而复通贯于地中。故曰：外有源泉而内有所禀。盖地禀在泉之水，而外为十二经水之源流，内外相贯，如环无端，而人亦应之。《水热穴论》曰：肾者，至阴也。至阴者，盛水也。肺者，太阴也。少阴者，冬脉也。故其本在肾，其末在肺，皆积水也。是肾藏之精水，膀胱之津水，皆随肺主之气，而运行于肤表。故腰以上为天，腰以下为地，天地上下之皆有水也。海以北者，谓胃居中央，以中胃之下为阴，肝肾之所居也。湖以北者，乃脾土所居之分，故为阴中之阴，脾为阴中之至阴也。漳以南者为阳，乃心主包络之上，心肺之所居也。盖以上为天为阳为南，下为地为阴为北也。河以北至漳者，谓从上焦而后行于背也。漯以南至江者，谓从中焦而前行于腹也。此以人之面南而背北也。盖人生于天地之间，六合之内，以此身一隅之阴阳，应天地之上下四傍，所以与天地参也。

黄帝曰：夫经水之应经脉也，其远近浅深，水血之多少各不同，合而以刺之奈何？岐伯答曰：足阳明五藏六府之海也，其脉大血多，气盛热壮，刺此者不深勿散，不留不泻也。足阳明刺深六分，留十呼；足太阳深五分，留七呼；足少阳深四分，留五呼；足太阴深三分，留四呼；足少阴深二分，留三呼；足厥阴深一分，留二呼。手之阴阳，其受气之道近，其气之来疾，其刺深者皆无过二分，其留皆无过一呼。其少长大小肥瘦，以心撩之，命曰法天之常。灸之亦然。灸而过此者，得恶火则骨枯脉涩；刺而过此者，则脱气。撩，料同。

此论灸刺之法，以手足之阴阳，血气之多少，合经水之浅深，以应天之常数。夫数出《河图》，始于一而终于十。二乃阴之始，十乃阴之终。海水者，至阴也，故从阳明以至于厥阴。厥阴者，两阴交尽，阴极而阳生也。天一生水，地六成之，从六分而至一分者，法天之常也。腰以上为天，故手之阴阳，受气之道近，其气之来疾，故宜浅刺而疾出也。《终始篇》曰：刺肥人者，以秋冬之齐；刺瘦人者，以春夏之齐。是以少长大小肥瘦，以心撩之，量其浅深疾徐，所以法天时之常也。灸法亦然。若灸而过此法，命曰恶火，则骨为之枯，脉为之涩。刺而过此法，则脱气矣。

黄帝曰：夫经脉之大小，血之多少，肤之厚薄，肉之坚脆，及腘之太小，可为度量乎？岐伯答曰：其不为度量者，取其中度也。不甚脱肉，而血气不衰也。若夫度之人，痟瘦而形肉脱者，恶可以度量刺乎！审切循扪，按视其寒温盛衰而调之，是谓因适而为之真也。

尚御公曰：适，从也。真，正也。夫天阙西北，地陷东南，至高之地，冬气常在，至下之地，秋气常在，而人亦应之。是以五方之民，有疏理致理，肥脂瘦痟之不同。故可为度量者，取其中度也。中度者，即瘦而不甚脱肉，虽弱而血气不衰，是谓适其中而为度之正也。莫云从曰：上节法天之常，此因地之理，以适人之厚薄坚脆，所以人与天地参也。

## 经筋第十三

足太阳之筋，起于足小指，上结于踝，邪上结于膝，其下循足外侧，结于踵，上循跟，结于腘。其别者，结于踹外，上腘中内廉，与腘中并上结于臀，上挟脊上项。其支者，别入结于舌本。其直者，结于枕骨，上头，下颜，结于鼻。其支者，为目上网，下结于烦。其支者，从腋后外廉结于肩髃。其支者，入腋下，上出缺盆，上结于完骨。其支者，出缺盆，邪上出于烦。其病小指支跟肿痛，骨挛脊反折，项筋急，肩不举，腋支缺盆中纽痛，不可左右摇。治在燔针劫刺，以知为数，以痛为输。名曰仲春痹也。邪，斜同。臀，音屯。烦，音仇。髃，音偶。网当作纲。输，与腧俞通用。

此篇论手足之筋，亦如经脉之起于指井，而经络于形身之上下，以应天之四时六气十二辰十二月，盖亦秉三阴三阳之气所生也。足太阳之筋，起于足小指之至阴穴间，循踝膝腨胭，以上臀至项，结于脑后枕骨而上头，至前复下于颜，结于鼻而为目上之纲维，此皆循脉而上经于头。其支者，亦如经脉之支别，从经筋而傍络也。故其病为小指肿痛，腘挛，脊反折，项筋急，经筋之为病也。肩不举，腋支缺盆中纽痛，不可左右摇，支筋之为病也。燔针，烧针也。劫刺者，如劫夺之势，刺之即去，无迎随出入之法。知者，血气和而知其伸舒也。以痛为俞者，随其痛处而即为所取之俞穴也。夫在外者，皮肤为阳，筋骨为阴。病在阴者名曰痹，痹者，血气留闭而为痛也。卯者二月，主左右之太阳，故为仲春之痹。盖手足阴阳之筋，应天之四时岁之十二月，故其为病亦应时而生，非由外感也。

足少阳之筋，起于小指次指，上结外踝，上循胫外廉，结于膝外廉。其支者，别起外辅骨，上走髀，前者结于伏兔之上，后者结于尻。其直者，上乘䏚季胁，上走胁前廉，系于膺乳，结于缺盆。直者，上出腋，贯缺盆，出太阳之前，循耳后，上额角，交巅上，下走颔，上结于頄；支者，结于目眦为外维。其病小指次指支转筋，引膝外转筋，膝不可屈伸，腘筋急，前引髀，后引尻，即上乘䏚季胁痛，上引缺盆膺乳。颈维筋急，从左之右，右目不开，上过右角，并跻脉而行，左络于右，故伤左角，右足不用，命曰维筋相交。治在燔针劫刺，以知为数，以痛为输。名曰孟春痹也。

足少阳之筋，起于小指次指相交之窍阴井穴，而上循于头目，皆并脉而经于骨也。维筋者，阳维之筋也。阳维之脉，与足少阳之脉会于肩井、风池、脑空、目窗、承泣、阳白于目之上下，故从左之右，则右目不开。盖春阳之气，从左而右。维，筋左右之交维也。左络于右，故伤左角者，病从左而右也。右足不用者，复从上而下也。盖维者，为一身之纲维。从左之右，右之左，下而上，上而下，左右上下交维，故命曰维筋相交。此足少阳之筋，交于阳维之筋而为病也。寅者，正月之生阳也。主左足之少阳，故为孟春之痹。

足阳明之筋,起于中三指,结于跗上,邪外上加于辅骨,上结于膝外廉,直上结于髀枢,上循胁属脊。其直者,上循骭,结于缺盆。其支者,结于外辅骨,合少阳。其直者,上循伏兔,上结于髀,聚于阴器,上腹而布,至缺盆而结,上颈,上挟口,合于頄,下结于鼻,上合于太阳。太阳为目上网,阳明为目下网。其支者,从颊结于耳前。其病足中指支胫转筋,脚跳坚,伏兔转筋,髀前肿,㿉疝,腹筋急,引缺盆及颊,卒口僻,急者目不合,热则筋纵,目不开。颊筋有寒则急引颊移口,有热则筋弛纵缓不胜收,故僻。治之以马膏,膏其急者,以白酒和桂,以涂其缓者,以桑钩钩之,即以生桑炭置之坎中,高下以坐等,以膏熨急颊,且饮美酒,啖美炙食,不饮酒者,自强也,为之三拊而已。治在燔针劫刺,以知为数,以痛为输。名曰季春痹也。钩,音构。

足阳明之筋,起于中三指,乃厉兑之外间,循髀股而上经于颈,结于口鼻耳目之间。其病支胫伏兔转筋,脚跳而坚,经筋之为病也。㿉疝腹中急者,聚于阴器,上布于腹也。口僻口移者,筋上挟口也。目不开合者,太阳为目上纲,阳明为目下纲也。太阳寒水主气而为开,故寒则筋急而目不合。阳明燥热主气而为阖,故热则筋纵而目不开。颊筋有寒则急引颊移口而为僻,有热则筋纵缓不收而为僻。盖左筋急则口僻于左,左筋缓则口僻于右也。马膏者,以马之脂膏熬膏。钩,构也。以桑之钩曲者而钩架之,高下如座之相等。即以生炭置之坎中,令坐于上。如左颊筋急而口僻于左者,以白酒和桂以涂其右颊之缓者,以马膏熨左之急颊,左右之缓急更变,即以其法易之,且饮以美酒,啖以炙食,不饮酒者,自强饮之,为之三拊而止,此治口颊喎僻之法也。其转筋㿉疝诸证,治在燔针劫刺,以知为数,以痛为俞。辰者三月,主左足之阳明,故为季春之痹。夫在足阳明,饮以美酒,啖以美食者,诸筋皆由胃府之津液以濡养,故阳明主润宗筋,宗筋主束骨而利机关也。尚御公曰:在阳明有寒热之开合,在少阴有阴阳之俯仰。此阳中有阴,阴中有阳,少阴主先天之阴阳,阳明主后天之阴阳也。

足太阴之筋,起于大指之端内侧,上结于内踝。其直者,络于膝内辅骨，上循阴股，结于髀，聚于阴器，上腹结于脐，循腹里，结于肋，散于胸中；其内者，著于脊。其病足大指支内踝痛，转筋痛，膝内辅骨痛，阴股引髀而痛，阴器纽痛，下引脐两胁痛，引膺中脊内痛。治在燔针劫刺，以知为数，以痛为输。命曰孟秋痹也。孟，当作仲。

足太阴之筋，起于大指内侧之隐白间，循膝股而上于胸腹，其内者著于脊。其病在筋经之部分而为痛。酉者八月，主左足之太阴，故为仲秋之痹。

足少阴之筋，起于小指之下，并足太阴之筋，邪走内踝之下，结于踵，与太阳之筋合，而上结于内辅之下，并太阴之筋，而上循阴股，结于阴器，循脊内挟膂上至项，结于枕骨，与足太阳之筋合。其病足下转筋，及所过而结者皆痛及转筋。病在此者，主痫瘛及痉，在外者不能俯，在内者不能仰。故阳病者腰反折不能俯，阴病者不能仰。治在燔针劫刺，以知为数，以痛为输，在内者，熨引饮药。此筋折纽，纽发数甚者，死不治。名曰仲秋痹也。数，叶朔。仲，当作孟。

足少阴之筋，起于足小指之下，斜趋涌泉，上循阴股，结于阴器，循脊内挟于膂筋，上至项，结于枕骨，与足太阳之筋相合，此藏府阴阳之筋气相交也。其病足下转筋，及所过而结者皆痛，病在此所过所结者，主痫瘛痉强，此经筋之为病也。在外在内者，病阴阳之气也。少阴之上，君火主之。少阴为阴阳水火之主宰，故有外内阴阳之见证，阳外而阴内也。纽折者，痫瘛强痉也。如纽发频数而甚者，死不治。盖少阴主藏津液，所以濡筋骨而利关节，阳气者柔则养筋，纽折数甚，精阳之气绝也。申者，七月之生阴也。主左足之少阴，故为孟秋之痹。尚御公曰：少阴之气，从本从标。《刺禁篇》曰：心部于表，肾治于里。少阴本阴而标阳，本内而标外也。余伯荣曰：足少阴之筋与足太阳之筋上合于颈项，此藏府阴阳之气交也。病在外在阳者，病太阳之气，故腰反折，不能俯；在内在阴者，病少阴之气，故不能仰。如伤寒病在太阳，则有反折之痉强，在少阴则踡卧矣。

足厥阴之筋，起于大指之上，上结于内踝之前，上循胫，上结内辅之下，上循阴股，结于阴器，络诸筋。其病足大指支内踝之前痛，内辅痛,阴股痛,转筋,阴器不用,伤于内则不起,伤于寒则阴缩入,伤于热则纵挺不收,治在行水清阴气。其病转筋者,治在燔针劫刺,以知为数,以痛为输。命曰季秋痹也。

足厥阴之筋,起于足大指之大敦,循胫股而结于阴器,络诸筋。阴器乃宗筋之会,厥阴主筋,故连络于三阴三阳之筋也。其病乃筋之所过而结者,为痛为转筋为阴器不用。伤于内则阴痿不用,伤于寒则阴器缩入,伤于热则阴挺不收。厥阴从中见少阳之火化,故有寒热之分。夫金气之下,水气治之,复行一步,木气治之。厥阴之木气本于水,故治在行水以清厥阴之气。其病在有形之筋而为转筋者,治在燔针劫刺矣。尚御公曰:两阴交尽,是为厥阴,阴极而阳生,厥阴本气自有寒热之化。

手太阳之筋,起于小指之上,结于腕,上循臂内廉,结于肘内锐骨之后,弹之应小指之上,入结于腋下。其支者,后走腋后廉,上绕肩胛,循颈,出走太阳之前,结于耳后完骨。其支者,入耳中。直者,出耳上下,结于颔,上属目外眦。其病小指支肘内锐骨后廉痛,循臂阴入腋下,腋下痛,腋后廉痛,绕肩胛引颈而痛,应耳中鸣痛引颔,目瞑良久乃得视,颈筋急则为筋瘘颈肿。寒热在颈者,治在燔针劫刺之,以知为数,以痛为输。其为肿者,复而锐之。本支者,上曲牙,循耳前,属目外眦,上颔结于角。其病当所过者支转筋,治在燔针劫刺,以知为数,以痛为输。名曰仲夏痹也。

手太阳之筋,起于手小指之少泽,循臂肘肩项,而上结于耳颔目眦之间。其在筋之所过而结者,为痛为肿为筋瘘。其寒热在颈者,治在燔针劫刺。颈肿者,复以锐针刺之。本支者,本于直者而支行也。本筋与支筋皆属于目外眦,筋之分行而复连络也。午者五月,主于太阳,故名曰仲夏痹也。尚御公曰:太阳之上,寒气主之;少阴之上,热气主之。故在手太阳,有寒热之在颈;在手少阴,有阴阳之俯仰。当知十二经筋应三阴三阳之六气,亦无分手与足也。余伯荣曰:太阳之为病,头项强痛而恶寒。寒热在颈者,病太阳之气,非手太阳之筋证也。

手少阳之筋,起于小指次指之端,结于腕,上循臂,结于肘,上绕臑外廉,上肩走颈,合手太阳。其支者,当曲颊入系舌本。其支者，上曲牙，循耳前，属目外眦，上乘颔结于角。其病当所过者，即支转筋，舌卷。治在燔针劫刺，以知为数，以痛为输。名为季夏痹也。

手少阳之筋，起于小指次指端之关冲，循腕臂肘臑而上肩颈，当曲颊处入系舌本。其支者，上曲牙循耳前，属目外眦，复上乘颔结于额角。其病当所过之处，即支分而转筋舌卷。治在燔针劫刺，以知为度，即以痛处为所取之俞穴。未者六月，乃少阳主气，故名曰季夏痹也。

手阳明之筋，起于大指次指之端，结于腕，上循臂，上结于肘外，上臑，结于髃。其支者，绕肩胛，挟脊。直者，从肩髃上颈。其支者，上颊，结于頄。直者，上出手太阳之前，上左角，络头，下右颔。其病当所过者，支痛及转筋，肩不举，颈不可左右视。治在燔针劫刺，以知为数，以痛为输。名为孟夏痹也。

手阳明之筋，起于食指之商阳穴间，循腕臂肘臑而上肩颈，结于頄，络于颔。其病当所过所结之处，支痛及转筋。肩不能举，颈不可以回顾，治在燔针劫刺。三月四月，乃两阳合明，故名曰孟夏痹也。

手太阴之筋，起于大指之上，循指上行，结于鱼后，行寸口外侧，上循臂，结肘中，上臑内廉，入腋，下出缺盆，结肩前髃，上结缺盆，下结胸里，散贯贲，合贲下，抵季胁。其病当所过者，支转筋痛，甚成息贲，胁急吐血。治在燔针劫刺，以知为数，以痛为输。名曰仲冬痹也。贲，音奔。

手太阴之筋，起于手大指端之少商间，循臂肘上臑，入腋下，结于肩之前髃，上结于缺盆，下结于胸里，散贯于胃脘之贲门间，合于贲门而下抵季胁。其病当筋之所过者，为支度转筋而痛，甚则成息贲，胁急吐血。盖十二经筋合阴阳六气，气逆则为喘急息奔，血随气奔则为吐血。子者十一月，太阴主气，故名曰仲冬痹也。

手心主之筋，起于中指，与太阴之筋并行，结于肘内廉，上臂阴，结腋下，下散前后挟胁。其支者，入腋，散胸中，结于臂。其病当所过者,支转筋,前及胸痛息贲。治在燔针劫刺,以知为数,以痛为输。名曰孟冬痹也。臂,当作贲。贲,叶臂。

手心主之筋,起于手中指之中冲穴间,与手太阴之筋并行,循胁腋,散胸中,下结于胃脘之贲门间。其病当筋之所过结处为转筋,而前及胸痛。散于胸中,结于贲门,故成息奔也。亥者十月,主两阴交尽,故名曰孟冬痹也。尚御公曰:在足曰厥阴,在手曰心主。盖三阴三阳之气,生于下而本于足,足之六经上合于手者也。

手少阴之筋,起于小指之内侧,结于锐骨,上结肘内廉,上入腋,交太阴,挟乳里,结于胸中,循臂下系于脐。其病内急,心承伏梁,下为肘网。其病当所过者,支转筋,筋痛。治在燔针劫刺,以知为数,以痛为输。其成伏梁唾脓血者,死不治。经筋之病,寒则反折筋急,热则筋弛纵挺不收,阴痿不用。阳急则反折,阴急则俯不伸。焠刺者,刺寒急也。热则筋纵不收,无用燔针。名曰季冬痹也。

手少阴之筋,起于手小指侧之少冲间,循肘腋交于手太阴之筋,挟乳里,结于胸中,循臂下系于脐。其病于内为内急,为心承伏梁,如梁之伏于心下而上承于心也。其病在外当筋之所过者,为转筋筋痛,治在燔针劫刺。其成伏梁而唾脓血者,此病在心藏,故为死不治。其病在气而为筋经之病者,寒则反折筋急,热则筋纵不收,阳急则反折,阴急则俯不能伸。盖少阴本阴而标阳,故有寒热阴阳之证,少阴之从本从标也。丑者十二月,少阴主气,故为季冬之痹。夫天为阳,地为阴,日为阳,月为阴,岁半以上,天气主之,岁半以下,地气主之,故三阳之气,主于春夏,三阴之气,主于秋冬。此阴阳之所以系天地日月,而人亦应之。尚御公曰:腹为阴,背为阳,阳急则反折,阴急则不伸。手少阴之筋,止循于胸腋脐腹,而不经于背,所谓阳急则反折者,病足少阴之筋也。足少阴之筋,循脊内挟膂,上至项,此阴阳相合,水火气交,故手足少阴皆有阴阳寒热之俯仰。张开之曰:此下六篇论筋之所经,骨脉之度量,荣卫之循行,止论筋有痹证者,盖假病以明筋之合于三阴三阳,天之四时六气。

足之阳明,手之太阳,筋急则口目为噼,眦急不能卒视,治皆如右方也。噼,僻同,即口僻之义。

尚御公曰:此申明手足阴阳之筋,皆分循于左右,故复以口目之喎僻以证之。足阳明之筋,上挟口为目下纲;手太阳之筋,结于颔,属目外眦。故二经之左筋急则口僻于左,而当刺其左;右筋急则口僻于右,而当取之右。如左目不能卒视,其病在左;右目不能卒视,其病在右;如两目皆急,则左右皆病。故治法皆如右方,而其病则有左右之分也。

## 骨度第十四

黄帝问于伯高曰:脉度言经脉之长短,何以立之?伯高曰:先度其骨节之大小广狭长短,而脉度定矣。脉度,叶肚。先度,叶铎。

此言经脉之长短,从骨节之大小广狭长短而定其度数,故曰骨为干,脉为营,如藤蔓之营附于木干也。

黄帝曰:愿闻众人之度。人长七尺五寸者,其骨节之大小长短各几何?伯高曰:头之大骨,围二尺六寸。

此言头之大骨度数。众人,谓天下之大众。长七尺五寸者,上古适中之人也。适中之人,则头骨亦适中矣。头骨适中,通体之骨皆适中矣。

胸围四尺五寸,腰围四尺二寸。

此胸骨腰骨围转一周之总数也。

发所覆者,颅至项尺二寸。发以下至颐长一尺,君子终折。

此言头颅前后上下之骨度。发所覆者,谓从前额颅之发际,上至巅顶,以至后项之发际,计发所覆者,度一尺二寸。发以下至颐者,谓从前额颅之发际,以下至于两颐,计长一尺。君子终折者,谓从发际之始,以至发际之终,可折中而度量。盖君子之人,面方广而发际高。发所覆者,从颅至项度一尺一寸,发以下至颐长一尺一寸也。此言天下之众,有君子小人不同,有太过不及不等。

结喉以下至缺盆中长四寸,缺盆以下至𩩲骬长九寸,过则肺大,不满则肺小。𩩲骬以下至天枢长八寸,过则胃大,不及则胃小。天枢以下至横骨长六寸半,过则回肠广长,不满则狭短。横骨长六寸半,横骨上廉以下至内辅之上廉长一尺八寸,内辅之上廉以下至下廉长三寸半，内辅下廉下至内踝长一尺三寸，内踝以下至地长三寸，膝腘以下至跗属长一尺六寸，跗属以下至地长三寸。故骨围大则太过，小则不及。髑，音吉。骭，叶扞。踝，叶瓦去声。

此仰面之骨度也。结喉下两傍巨骨陷中为缺盆，盖形如缺盆，因以为名。髑骭，骨名。一名尾翳，即鸠尾骨也。自两傍缺盆而下至髑骭，计长九寸，过则肺大，不满则肺小。盖髑骭之内，心肺之所居也。天枢在脐傍二寸，乃足阳明之穴。从两傍髑骭而下至天枢，计长八寸，过则胃大，不及则胃小。盖自鸠尾以至于脐，胃府之所居也。横骨在毛际横纹中，自天枢而下至于横骨，计长六寸半。过则回肠广大，不满则狭短。盖自脐以至少腹，大肠之部分也。横骨横长亦六寸半。内辅者，内之辅骨也。内辅之上廉长一尺八寸者，在上之腿度也。内辅之上廉以下至下廉长三寸半者，膝之连骸，一名膝盖骨也。内辅下廉下至内踝长一尺三寸者，在下之腿度也。曰内辅内踝者，以足八字分立，则内骨偏向于面也。踝者，下廉之腿骨，与足骨相连之凹处，在内者为内踝，在外者为外踝。内踝以下至地长三寸者，足跟骨也。膝腘者，膝前下之腿骨。跗者，足面上之跗骨，即足阳明之动脉处。自膝前而下至于跗面，计长一尺六寸也。属者，概足面而言也。跗属以下至地长三寸者，从足面而下至足底之骨也。骨围大者，骨之粗大也；小者，骨之细小也。

角以下至柱骨长一尺，行腋中不见者长四寸。腋以下至季胁长一尺二寸，季胁以下至髀枢长六寸，髀枢以下至膝中长一尺九寸，膝以下至外踝长一尺六寸，外踝以下至京骨长三寸，京骨以下至地长一寸。

此侧身之骨度，皆纵而数之也。耳上之傍为角，肩胛上之颈骨为柱骨。自角以下至柱骨长一尺。胁下臑内为腋，自柱骨至腋中计长四寸。胁骨之下为季胁，自腋以下至季胁，计长一尺二寸。捷骨之下为髀枢，一名髀厌，在臀之两傍，即足少阳之环跳穴处。自季胁以下至髀枢，计长六寸。髀枢以下至膝盖骨内之中分，计长一尺九寸，即上之腿数也。膝以下至外踝长一尺六寸，即下之腿数也。京骨，足太阳膀胱经穴名，在足外侧大骨下，赤白肉际陷中。外踝骨以下至京骨长三寸，京骨以下至地长一寸，此侧身之骨度也。按胁骨名扁骨，横于胁下,有渗理而无髓空。此节不度胁者之长短,而止以腋下至季胁长一尺二寸者,盖以形身之度数,概皮肉脉骨而量其长短,经脉循骨度而直行于上下也。

**耳后当完骨者广九寸,耳前当耳门者广一尺三寸。两颧之间,相去七寸。**

此头侧之横度也。耳后高骨为完骨,入发际四分。广者,横阔也。耳后当完骨者,从耳以至于脑后也。耳前当耳门者,从耳而至于鼻准也。此头侧之横度也。两颧之间,相去七寸者,此当面之横度也。按手足少阳阳明之脉,纵横经络于头面左右,故复度头面之广数。

**两乳之间,广九寸半。**

此形身前面之横度也。

**两髀之间,广六寸半。**

此形身背面之横度也。

**足长一尺二寸,广四寸半。**

此两足之纵横数也。

**肩至肘长一尺七寸,肘至腕长一尺二寸半,腕至中指本节长四寸,本节至其末长四寸半。**

此两臂两手之骨度也。本节者,指掌交接之骨节。末者,指尖也。

**项发以下至背骨长二寸半。膂骨以下至尾骶二十一节长三尺。上节长一寸四分分之一。奇分在下,故上七节至于膂骨,九寸八分分之七。**骶,叶底。

此脊背之骨度也。项发以下至背骨者,自顶后之发际,至背骨之大椎,计长二寸五分。膂骨,脊骨也。自背骨之大椎,循膂骨以下至于尾骶,计二十一节,共长三尺。上节每节长一寸四分一厘,其奇分之九厘在下节计算。故膂骨以上计有七节,每节长一寸四分一厘,则七得七寸,四七二寸八分,共九寸八分。又每节一厘,共计九寸八分七厘,故曰九寸八分分之七也。玉师问曰:脊椎二十一节,止详论上七节之度数何也?曰:七节之傍,乃膈俞也。藏府之气,皆从内膈而出。如逆伤藏气则死,刺伤府气,皆为伤中。故曰:七节之傍,中有小心。而本经论五藏之背俞，亦兼论七节之膈俞，不可妄刺者也。

此众人骨之度也，所以立经脉之长短也。是故视其经脉之在于身也，其见浮而坚，其见明而大者多血，细而沉者多气也。

此总结骨之度数，定经脉之长短也。经脉之浮而坚，明而大者多血，细而沉者多气。此篇论骨气而结经脉之血气者，血脉资始于肾，骨之精气盛则经脉之血气亦盛矣。尚御公曰：肾藏精气而主骨。血者，神气也。此六篇论筋骨血脉，本于少阴之阴阳。张开之曰：肾藏之精液，奉心神化赤而为血。气者，精气也。故浮为阳而主血，沉为阴而主气。

# 五十营第十五

黄帝曰：余愿闻五十营奈何？岐伯答曰：天周二十八宿，宿三十六分。人气行一周，千八分。日行二十八宿。人经脉上下左右前后二十八脉，周身十六丈二尺，以应二十八宿，漏水下百刻，以分昼夜。故人一呼脉再动，气行三寸；一吸脉亦再动，气行三寸。呼吸定息，气行六寸；十息，气行六尺，日行二分；二百七十息，气行十六丈二尺。气行交通于中，一周于身，水下二刻，日行二十五分；五百四十息，气行再周于身，水下四刻，日行四十分；二千七百息，气行十周于身，水下二十刻，日行五宿二十分；一万三千五百息，气行五十营于身，水下百刻，日行二十八宿，漏水皆尽，脉终矣。所谓交通者，并行一数也。故五十营备，得尽天地之寿矣，凡行八百一十丈也。

此篇论宗气营气循行于脉中，循脉度之十六丈二尺，应呼吸漏下而为五十营也。周天二十八宿，而一面七星，子午为经，卯酉为纬，房毕为纬，虚张为经，房至毕为阳，昴至心为阴。阳主昼，阴主夜，每宿约二十六分，共乘一千零八分。人气昼夜五十营，行二十八宿之一周，计一千八分。日丽天而绕地一周，亦行二十八宿之度分。人之经脉上下左右前后，共计二十八脉。盖手之三阴三阳，足之三阴三阳，上下左右，共计二十四脉，并左右之两跻脉，前之任脉，后之督脉，通共二十八脉。周身十六丈二尺，为五十营，以应二十八宿，以终漏下百刻，以分昼夜。故人一呼脉再动，气行三寸，一吸脉亦再动，气行三寸，呼吸定息，气行六寸，十息则气行六尺矣。二百七十息，气行十六丈二尺，交通于二十八脉之中，为一周于身，乃水下二刻，而日行二十分有奇矣。五百四十息，气行再周于身，乃水下四刻，日行四十分有奇矣。二千七百息，气行十周于身，乃水下二十刻，而日行五宿二十分，计二百分有奇矣。一万三千五百息，气行五十营于身，乃水下百刻，而日行二十八宿，计一千零八分也。漏水皆尽，而脉终于五十营矣。按《邪客篇》曰：寒气积于胸中，出于喉咙，以贯心脉而行呼吸焉。营气者，泌其津液，注之于脉，化而为血，以营四末，内注五藏六府，以应刻数焉。此宗气上贯于心主之脉，偕营气营行于脉中，以应呼吸漏下者也。《五味篇》曰：谷始入于胃，其精微者，出于胃之两焦，以溉五藏，别出两行营卫之道。其大气之抟而不行者，积于胸中，命曰气海，出于肺，循喉咙，故呼则出，吸则入。夫肺主气而主皮毛，人一呼则八万四千毛窍皆阖，一吸则八万四千毛窍皆开，此宗气之散于脉外之皮毛，而行呼吸者也。故所谓交通者，谓皮肤经脉之宗气，外内交通而并行一百刻之数也。夫天主气，地主血脉，故五十营而外内之气行周备，斯得尽天地之寿矣。凡经脉外内之宗营，皆行八百一十丈也。

## 营气第十六

黄帝曰：营气之道，内谷为宝。谷入于胃，乃传之肺，流溢于中，布散于外。精专者，行于经隧，常营无已，终而复始，是谓天地之纪。故气从太阴出注手阳明，上行注足阳明，下行至跗上，注大指间，与太阴合，上行抵髀，从髀注心中，循手少阴，出腋下臂，注小指，合手太阳；上行乘腋，出䪼内，注目内眦，上巅下项，合足太阳；循脊下尻，下行注小指之端，循足心，注足少阴，上行注肾，从肾注心，外散于胸中，循心主脉，出腋下臂，出两筋之间，入掌中，出中指之端，还注小指次指之端，合手少阳；上行至膻中，散于三焦，从三焦注胆出胁，注足少阳，下行至跗上，复从跗注大指间，合足厥阴；上行至肝，从肝上注肺，上循喉咙，入颃颡之窍，究于畜门，其支别者，上额循巅，下项中，循脊入骶，是督脉也，络阴器，上过毛中，入脐

**中，上循腹里，入缺盆，下注肺中，复出太阴。此营气之所行也，逆顺之常也。**

此篇论营血营行于经隧之中，始于手太阴肺，终于足厥阴肝，常营无已，终而复始。营血者，中焦受气取汁，化而为血，以奉生身，莫贵于此。故独行于经隧，名曰营气。盖谓血之气为营气也。流溢于中，布散于外者，谓中焦所生之津液，有流溢于中而为精，奉心神化赤而为血，从冲脉任脉布散于皮肤肌肉之外，充肤热肉，生毫毛。其精之专赤者，行于经隧之中，常营无已，终而复始，是谓天地之纪。盖布散于皮肤之外者，应天气之运行于肤表，营于经脉之内者，应地之十二经水也。故营气从手太阴肺脉，出注于手大指之少商。其支者，注于次指之端，以交于手阳明，上行于鼻交頞中，而注于足阳明胃脉，下行至足跗上之冲阳，注足大指间，与足太阴脾脉合于隐白，上行抵髀，从髀注心中，循手少阴之脉，出腋下之极泉，循臂注小指之少冲，合手太阳于小指外侧之少泽；上行乘腋，出䪼内，注目内眦，而交于足太阳之睛明。上巅下项，循脊下尻，下行注足小指之至阴，循足心之涌泉，注足少阴之经，上行注肾，从肾注心，散于胸中，而交于心主包络，循心主之脉，出腋下臂，出两筋之间，入掌中，出中指端之中冲，还注小指次指端之关冲，而合于手少阳之脉。上行注膻中，散于三焦，从三焦注胆出胁，注足少阳之脉，下行至跗上，复从跗注大指间之大敦，合足厥阴之脉。上行至肝，从肝复上注于肺，上循喉咙，入颃颡之窍，究于畜门。颃颡，鼻之内窍，畜门，鼻之外窍。究，终也。其支别者，从肝脉上额循巅，与督脉会于巅顶，复下项中，循脊入骶，是督脉也。督脉之行于前者，络阴器，上过毛中，入脐中，上循腹里，入缺盆，下注肺中，复出循于太阴之脉。此营气之所行，外内逆顺之常也。逆顺者，谓经脉内外之血气，交相逆顺而行也。夫营卫者，精气也。乃中焦水谷之精，生此营卫二气，清气行于脉中，浊气行于脉外，此营气与宗气偕行于二十八脉之中，以应呼吸漏下者也。中焦之汁，化赤而为血，以奉生身，命曰营气，此独行于经隧之血而名营气，营于十二经脉之中，始于手太阴肺，终于足厥阴肝，此与营卫之营气循度应漏之不同也。是以本篇论营气之行，外营于十二经脉，内营于五藏六府，其支者行于督脉，复注于肺中，而任脉及两跻不与焉。其营气宗气行于脉中，以应呼吸漏下者，行于二十四脉并任督两跻，共二十八脉，以应二十八宿者也。尚御公曰：营气宗气行于脉中者，应呼吸漏下,昼夜而为五十营也。营卫相将,偕行于皮肤肌腠之间者,日行阳二十五度,夜行阴二十五度,外内出入者也。本篇之营气,营于脉中,始于手太阴肺,终于足厥阴肝,昼夜止环转一周,是谓天地之纪。盖天道运行于地之外,昼夜止环转一周而过一度者也。再按《平脉篇》曰:营卫不能相将,三焦无所仰。夫荣行脉中,卫行脉外,乃各走其道,外内逆顺而行者也。相将而行者,乃脉外之营,与卫气偕行于肌腠之间,故曰三焦无所仰。盖腠者肌肉之文理,乃三焦通会之处,三焦之气仰藉营卫而游行也。金西铭问曰:营血之不营于任脉两跻者何也?曰:任脉起于胞中,阳跻乃足太阳之别脉,阴跻乃足少阴之别脉,胞中为血海,膀胱乃津液之府,肾主藏精,皆有流溢于中之精血贯通,故营血不营焉。又问曰:营气之不行于冲脉带脉阳维阴维者何也?曰:冲任二脉虽并起于胞中,任脉统任一身之阴,与督脉交通,阴阳环转者也。冲脉上循背里,为经络之海。其浮而外者,循腹上行,至胸中而散,充肤热肉生毫毛。盖主行胞中之血,充溢于经脉皮肤之外内,不与经脉循度环转。越人曰:阳维阴维者,维络于身,溢畜不能环流灌溉诸经者也。故阳维起于诸阳之会,阴维起于诸阴之交。带脉者,有如束带,围绕于腰,统束诸脉,此皆不与经脉贯通,故不循度环转。莫云从问曰:藏府之气,本于五运六气之所生,营气之行,始于手太阴肺,终于足厥阴肝,与五行逆顺之理不相符合,请详示之。曰:血脉生于后天之水谷,始于先天之阴阳,肺属天而主脉,其脉环循胃口,是以胃府所生之精血,先从肺脉而行,腹走手而手走头,头走足而足走腹,藏府相传,外内相贯,此后天之道也。以先天论之,肾主天一之水,心包络主地二之火,肝主天三之木,肺主地四之金,脾主天五之土,是以肾传之包络,包络传之肝,肝传之肺,肺传之脾,脾复传于少阴。少阴之上,君火主之,君火出于先天之水中,后天之太阳也,故复从手少阴心而传于足少阴肾。肾主先天之水,肺主后天之气,督脉环绕于前后上下,应天运之包乎地外,血脉之生始出入,咸从天气以流行,故人之所以合于天道也。

## 脉度第十七

黄帝曰:愿闻脉度。岐伯答曰:手之六阳,从手走头,长五尺,五六三丈;手之六阴,从手至胸中,三尺五寸,三六一丈八尺,五六三尺，合二丈一尺；足之六阳，从足上至头，八尺，六八四丈八尺；足之六阴，从足至胸中，六尺五寸，六六三丈六尺，五六三尺，合三丈九尺。跻脉从足至目，七尺五寸，二七一丈四尺，二五一尺，合一丈五尺。督脉任脉，各四尺五寸，二四八尺，二五一尺，合九尺。凡都合一十六丈二尺，此气之大经隧也。

《五十营》章论气之流行，此章论脉之度数，故曰此气之大经隧，谓营气宗气所容行之大隧，故维脉不与焉。手足六阳六阴者，经脉分循于两手两足，三阴三阳，分而为六也。跻脉亦分循左右而上，故合一丈五尺。夫背为阳，腹为阴，督脉主阳，起于目内眦，上额交巅，入络脑，还出别下项，侠脊抵腰中，下循膂络肾。任脉主阴，起于中极之下，以上毛际，循腹里，上关元，至咽喉，上颐循面入目。任脉从会阴之分，而上行至目，督脉从目绕头，而下至脊之十四椎，故各长四尺五寸。盖气行于任督二脉，阴阳通贯而行也。尚御公曰：督脉围绕于周身之前后上下，止言四尺五寸，与任脉相等者二十八脉皆分阴阳而行，故跻脉之阴阳，男子数其阳，女子数其阴。

经脉为里，支而横者为络，络之别者为孙。盛而血者疾诛之，盛者泻之，虚者饮药以补之。

此承上文而言脉度之十六丈二尺，止以经脉为数。支而横者，络脉孙络也。夫经脉内营于藏府，外络于形身，浮而见于皮部者皆络脉也。盛而血者，邪盛于外，血留于络脉，故当疾诛之。盛者邪客于外，故当泻之。虚者本虚于内，故当饮药以补之。盖言血气本于藏府之所生也。

五藏常内阅于上七窍也。故肺气通于鼻，肺和则鼻能知香臭矣；心气通于舌，心和则舌能知五味矣；肝气通于目，肝和则目能辨五色矣；脾气通于口，脾和则口能知五谷矣；肾气通于耳，肾和则耳能闻五音矣。五藏不和则七窍不通，六府不和则留为痈。故邪在府则阳脉不和，阳脉不和则气留之，气留之则阳气盛矣。阳气太盛则阴脉不利，阴脉不利则血留之，血留之则阴气盛矣。阴气太盛则阳气不能营也，故曰关；阳气太盛则阴气弗能营也，故曰格；阴阳俱盛，不得相营，故曰关格。关格者，不得尽期而死也。

夫手足之六阳内通于六府，六阴内通于六藏，十二经脉之血气由藏府之所生，故虚者饮药以补之，是藏府之气营于脉内者也。此复论藏府之气通于脉外之皮肤七窍，以应天地之纪。阅，历也。五藏常内阅于七窍，是以五藏不和则七窍不通矣。在内者六府为阳，在外者皮肤为阳。本经曰：阳气有馀，营气不行，乃发为痈。是以六府不和，则血气留滞于皮腠而为痈。此病从内而外也。故邪在府者，谓邪在于表阳则阳脉不和，谓左之人迎不和也。阳脉不和则气留之，气留之则阳气盛矣。阳气太盛则阴脉不利，谓右之气口不利也。阴脉不利则血留之，血留之则阴气盛矣。阴气太盛则阳气不能营也，故曰关。谓关阴于内，阳气不得以和之。阳气太盛则阴气弗能营也，故曰格。谓格阳于外，阴气不得以和之。如是则阴阳俱盛，不得相营，故曰关格。关格者，不得尽期而死也。此病因于外也。夫五藏六府应天地之五运六气，有升降出入之神机。上节论出入于脉中，此论运行于脉外。玉师曰：不得尽期者，不得尽天地之寿，此注当合《五十营》注参看。

黄帝曰：跻脉安起安止？何气营水？岐伯答曰：跻脉者，少阴之别，起于然谷之后，上内踝之上，直上循阴股入阴，上循胸里，入缺盆，上出人迎之前，入頄，属目内眦，合于太阳阳跻而上行，气并相还，则为濡目，气不营，则目不合。

此节论流溢之精气，从跻脉而布散于脉外。脉外之血气，从跻脉而通贯于脉中。气并相还，内外交通者也。夫肾为水藏，受藏水谷之精。水者，流溢于肾藏之精水也。何气营水者，谓阴跻之脉乃足少阴之别，直上循阴股，入于肾阴，脉内之营气宗气营运肾藏之水，上循胸里，交于手少阴之心神而化赤，上注于目内眦，合于太阳阳跻而上行，阴跻阳跻之气相并，经脉外内之气交相往还，则为濡目。如气不营，则目不合，谓流溢于脉外之气不营于目也。再按本经《大惑篇》曰：病有不得卧者，卫气不得入于阴，常留于阳。留于阳则阳气满，阳气满则阳跻盛，不得入于阴则阴气虚，故不瞑矣。病有不得视者，卫气留于阴，不得行于阳，留于阴则阴气盛，阴气盛则阴跻满，不得入于阳则阳气虚，故目闭也。此脉外之卫气复内通于跻脉，外内之血气相并而往还也。尚御公曰：脉外之阴气虚则目不瞑，气不营则目不合者，脉外之阴气不营于目也。此节始论跻脉之起止，而复曰气不营则目不合，谓脉内之阴气流溢于脉外者也。夫脉度者，乃营气宗气行于脉中，以应呼吸漏下。若夫营血之流行，始于手太阴肺，终于足厥阴肝。其支者，止环转督脉一周，而跻脉不与焉。盖跻脉主营运肾藏之精水于脉中而为血者也。举足行高曰跻，盖取其从下行上之义。

黄帝曰：气独行五藏，不营六府何也？岐伯答曰：气之不得无行也，如水之流，如日月之行不休。故阴脉营其藏，阳脉营其府，如环之无端，莫知其纪，终而复始。其流溢之气，内溉五藏，外濡腠理。

此承上文复申明经脉外内之气，营于脉中，濡于脉外也。按卫气之行，日行于阳二十五周，夜行于阴二十五周，周于五藏。其始入于阴，常从足少阴入于肾，肾注于心，心注于肺，肺注于肝，肝注于脾，脾复注于肾为一周。脉外之血气相将，妇随夫转，是止营于五藏不营于六府。上文论脉外之血气则为濡目，故帝有此问，伯言气之不得无行于六府也。营于脉中者，如水之流，运于脉外者，如日月之行，随天道之运行无息。故阴脉营其藏，阳脉营其府，如环之无端，莫知其纪，终而复始。其流溢之气，内溉五藏，外濡腠理。腠理者，皮肤肌肉之文理，五藏募原之肉理也。玉师曰：营气之行，肾传于心包络，包络传之肝，肝传之肺，肺传之脾，脾传之心，水火木金土，先天之五行也。卫气之行，肾注于心，心注于肺，肺注于肝，肝注于脾，脾复注于肾，交相胜制，后天之五行也。故曰此逆顺之常也。盖脉内之气顺行，脉外之气逆行，有顺有逆，斯成天地之纪。

黄帝曰：跻脉有阴阳，何脉当其数？岐伯答曰：男子数其阳，女子数其阴。当数者为经，不当数者为络也。其数之数去声，馀上声。

阴跻之脉，从足上行，应地气之上升，故女子数其阴。阴跻属目内眦，合阳跻而上行，是阳跻受阴跻之气，复从发际而下行至足，应天气之下降，故男子数其阳。尚御公曰：阴跻乃足少阴之别，阳跻乃足太阳之别。男子之宗营，注于太阳之阳跻；女子之宗营，注于少阴之阴跻。气之所注者，故为大经隧。气不营者，为络脉也。上节论少阴之精水，从阴跻而上并于阳跻，此节论营气宗气之行于跻脉，有男女阴阳之分，二节是当分看。

# 营卫生会第十八

黄帝问于岐伯曰：人焉受气？阴阳焉会？何气为营？何气为卫？营安从生？卫于焉会？老壮不同气，阴阳异位，愿闻其会。岐伯答曰：人受气于谷，谷入于胃，以传于肺，五藏六府，皆以受气。其清者为营，浊者为卫。营在脉中，卫在脉外。营周不休，五十而复大会。阴阳相贯，如环无端。卫气行于阴二十五度，行于阳二十五度，分为昼夜。故气至阳而起，至阴而止。故曰：日中而阳陇为重阳，夜半而阴陇为重阴。故太阴主内，太阳主外，各行二十五度，分为昼夜。夜半为阴陇，夜半后而为阴衰，平旦阴尽而阳受气矣；日中而阳陇，日西而阳衰，日入阳尽而阴受气矣。夜半而大会，万民皆卧，命曰合阴，平旦阴尽而阳受气。如是无已，与天地同纪。

此章论营卫之生始会合，因以名篇。首节论营卫之所生而各走其道，下节论营卫之会合，相将而行，外内出入，此阴阳离合之道也。谷入于胃，以传于肺，五藏六府，皆以受气者，此营血之营于五藏六府十二经脉也。其清者为营，浊者为卫，乃别出两行营卫之道。营在脉中，卫在脉外，营周不休，昼夜五十营而复大会于手太阴，阴阳相贯，如环无端。此营气之行于脉中，循度环转，以应呼吸漏下者也。卫气夜行于阴二十五度，日行于阳二十五度，分为昼夜。故气至阳则卧起而目张，至阴则休止而目瞑。日中阳气陇而卫气正行于阳，故为重阳；夜半阴气陇而卫正行于阴，故为重阴。太阴主地，太阳主天。卫气日行于太阳之肤表，而夜行于五藏之募原，乃太阴所主之地中也。外内各行二十五度，分为昼夜，此卫气之所行也。夜半为阴陇，夜半后为阴衰，平旦阴尽而阳受气矣；日中而阳陇，日西而阳衰，日入阳尽而阴受气矣。夜半而阴阳大会，天下万民皆卧，命曰合阴。此天气夜行于阴而与阴气会合，天道昼夜之阴阳也。平旦卫气行阴，阴尽而表阳复受此卫气，如是昼夜出入之无已，与天地阴阳之同纪也。

黄帝曰：老人之不夜瞑者，何气使然？少壮之人不昼瞑者，何气使然？岐伯答曰：壮者之气血盛，其肌肉滑，气道通，营卫之行不失其常,故昼精而夜瞑。老者之气血衰,其肌肉枯,气道涩,五藏之气相搏,其营气衰少而卫气内伐,故昼不精,夜不瞑。

此论营与卫合,偕行于皮肤肌腠之间,分为昼夜而外内出入者也。血气者,充肤热肉,澹渗皮毛之血气。肌肉者,在外皮肤之肌肉,在内募原之肌肉。气道者,肌肉之文理,三焦通会元真之处,营卫之所游行出入者也。故肌肉滑利,气道疏通,则荣卫之行不失其出入之常度,故昼精明而夜瞑合。如肌肉干枯,气道涩滞,则五藏之气相搏,而不能通调于外内矣。夫营血者,五藏之精气也。五藏不和则营气衰少,营气衰则不能外营于肌肉,而卫气内伐矣。卫气内伐而不得循行五藏,故昼不精而夜不暝也。此言营卫相将,卫随营行者也。夫经言营行脉中,卫行脉外者,论营卫二气分阴阳清浊之道路也。《平脉篇》曰:营为血,卫为气。本经曰:化而为血,命曰营气。盖经脉之外有充肤热肉之血气,皆为营气。当知脉外有营,与卫气相将出入者也。是以本经论营卫之生始离合,计五篇有奇。第十五之《五十营篇》论营气之行于脉中,第七十六之《卫气行篇》论卫气之行于脉外,第十六之《营气篇》论营血之营于五藏六府十二经脉,此篇论营卫之生各有所从来,各走其道而复会合于皮肤肌腠之间,营卫相将,偕行出入,第五十二之《卫气篇》论脉内之血气,从气街而出于肤表,故与卫气相合而偕行。夫脉内之血气顺行,则脉外之气血逆转,此阴阳离合外内逆顺之常也。阴阳之道,通变无穷,千古而下,皆碍于营行脉中,卫行脉外之句,而不会通于全经,以致圣经大义,蒙昧久矣。

黄帝曰:愿闻营卫之所行,皆何道从来?岐伯答曰:营出中焦,卫气出于下焦。下,当作上。

帝承上文之义,复问营卫相将之所行,皆何道从来,而行于脉外也。夫清者为营,浊者为卫。此入胃水谷之精气,别出两行营卫之道,营行脉中,卫行脉外,乃精气也。中焦受气取汁,化而为血,以奉生身,莫贵于此,故独行于经隧,命曰营气。此血之气名营气,故曰营出中焦,与精气之少有别也。《决气篇》曰:上焦开发,宣五谷味,熏肤充身泽毛,若雾露之溉,是谓气。《五味篇》曰:辛入于胃,其气走于上焦。上焦者,受气而营诸阳者也。卫者,阳明水谷之悍气,从上焦而出卫于表阳,故曰卫出上焦。夫充肤热肉之血,乃中焦水谷之津液,随三焦出气,以温肌肉,充皮肤。故《痈疽》章曰:肠胃受谷,上焦出气,以温分肉,而养骨节,通腠理。中焦出气如露,上注谿谷而渗孙脉,津液和调,变化而赤为血。血和孙脉先满溢,乃注于络脉皆盈,乃注于经脉,阴阳已张,因息乃行。行有经纪,周有道理,与天合同,不得休止。夫谿谷者,肌肉之分会也。是津液先和调于分肉孙络之间,变化而赤为血,血和而后孙络满溢,注于络脉经脉。故中焦之津液化而为血,以奉生身者,谓血营于身形之肌肉也。独行于经隧,命曰营气,谓血注于孙脉经脉也。此血之气,命曰营气,与应呼吸漏下之营气少别。故外与卫气相将,昼夜出入,内注于经脉,因息乃行,与天道之运行于外,而复通贯于中之合同也。余伯荣曰:此论营卫出于两焦,下节论上焦与营俱行,中焦蒸化营气,此节乃承上启下之文。

**黄帝曰:愿闻三焦之所出。岐伯答曰:上焦出于胃上口,并咽以上,贯膈而布胸中,走腋,循太阴之分而行,还至阳明,上至舌,下足阳明。常与营俱行于阳二十五度,行于阴亦二十五度,一周也。故五十度而复大会于手太阴矣。**

此复论三焦之所出,兼证营卫之生会。上焦出于胃上口者,上焦所归之部署也。并胃咽以上贯膈而布胸中,出走腋下,循太阴之云门中府之分而行,还至阳明之天鼎扶突而上至舌,复下于足阳明之分,常与营俱行于阳二十五度,行于阴亦二十五度,一周也。故五十度而复大会于手太阴。盖从胸腋太阴之分而出行,故复大会于太阴也。夫手之三阴从藏走手,足之三阴从足走藏。营气行于二十八脉之中,二百七十息,以应漏下二刻为一周,则阴阳外内经脉藏府俱已循行。盖以一日分为昼夜而为五十营,非日行于阳而夜行于阴也。凡日行于阳二十五度,行于阴亦二十五度,乃营卫之行于脉外阴阳出入者也。越人首设问难,即将经义混淆,而后人非之。后人又以营在脉中,行阳二十五度,行阴二十五度,是犹百步五十步相笑之故智耳。按《金匮要略》曰:若五藏元真通畅,人即安和,病则无由入其腠理。腠者,是三焦通会元真之处,为血气所注。理者,是皮肤藏府之文理也。盖三焦乃初阳之气,运行于上下,通合于肌腠,不入于经俞,是以上焦之气常与营俱行阳二十五度,行阴二十五度者,与充肤热肉之营血,间行于皮肤藏府之文理也。上焦出胃上口,上贯膈,布胸中,走腋,下至阳明,上至舌。此论上焦气之所出,与经脉之循臂肘,上肩胛,入缺盆,出耳颊之不同也。再按三焦乃少阳之相火,生于肾阴,从下而上,通会于周身之腠理，藏府之膜原，总属一气耳。归于有形之部署，始分而为三：气之在上者，即归于上部，主宣五谷之气味，即从上而出，熏肤充身泽毛。气之在中者，即归于中部，主蒸化水谷之津液而为营血，即从中而出，以奉生身。气之在下者，即归于下部，主济泌别汁，即从下而出，以行决渎。此气由阴而生，从下而上，归于上中下之三部，即从上中下而分布流行。马氏复以下焦之气升于中上，上焦之气降于中下，此缘不明经理而强为臆说也。

黄帝曰：人有热，饮食下胃，其气未定，汗即出，或出于面，或出于背，或出于身半，其不循卫气之道而出，何也？岐伯曰：此外伤于风，内开腠理，毛蒸理泄，卫气走之，故不得循其道。此气慓悍滑疾，见开而出，故不得从其道，故命曰漏泄。

此申明卫气出于上焦，从上焦之气而分布于周身者也。上焦出于胃上口，上贯膈，布胸中，由腋而出于太阴之分，至手阳明之扶突，下足阳明之人迎，而后布散于皮腠，常与营俱行阳而行阴。卫气从上焦之气而出，所出之道路从来，上未至于面，后未至于背。今饮食下胃，其营卫宗气未有定分，而先汗出于面，或出于背，此卫气之不循道而出也。卫气布于周身，无所不被其泽。若汗出于身半，此卫气之偏沮也。盖卫气者，水谷之悍气，其性慓悍滑疾，如腠理不密，即见开而出，故不得从其道。此假风邪汗出，以证明卫气循上焦之道路而出，上焦与营俱行，而营与卫又相将出入于外内者也。故曰上焦如雾，谓气之游行于肤表，熏肤充身泽毛，若雾露之溉。张开之曰：此章论卫气始出之从来，第七十六篇论卫气昼夜出入之道路，所行不同，各宜体析。

黄帝曰：愿闻中焦之所出。岐伯答曰：中焦亦并胃中，出上焦之后。此所受气者，泌糟粕，蒸津液，化其精微，上注于肺脉，乃化而为血，以奉生身，莫贵于此。故独得行于经隧，命曰营气。

此论营出于中焦。中焦亦并胃中，在胃中脘之分，中焦所归之部署也。此所受气者，主泌水谷之糟粕，蒸精液，化其精微，上注于肺脉，奉心神化赤而为血，以奉生身，莫贵于此。故独得行于经隧，命曰营气。此津液化血而名营气也。

黄帝曰：夫血之与气，异名同类，何谓也？岐伯答曰：营卫者，精气也；血者，神气也。故血之与气，异名同类焉。故夺血者无汗，夺汗者无血。故人生有两死，而无两生。

此承上文而言营卫生于水谷之精，皆由气之宣发。营卫者，水谷之精气也。血者，中焦之精汁，奉心神而化赤，神气之所化也。血与营卫皆生于精，故异名而同类焉。汗乃血之液，气化而为汗，故夺其血者则无汗，夺其汗者则无血。无血者死，无汗者亦死，故人有两死而无两生者，谓营卫血汗总属于水谷之精也。此言中焦之精汁，皆由气之所化，而为营为卫，为血为汗，有如水中之沤，气发于水中则为沤泡，气散则沤亦破泄矣。

黄帝曰：愿闻下焦之所出。岐伯答曰：下焦者，别回肠，注于膀胱而渗入焉。故水谷者，常并居于胃中，成糟粕而俱下于大肠，而成下焦。渗而俱下，济泌别汁，循下焦而渗入膀胱焉。

下焦之部署，在胃之下口，别走于回肠，注于膀胱而渗入焉。故水谷者，常并居于胃中，成糟粕而俱下于大肠。就下焦之气，济泌别汁，循下焦之经而渗入膀胱，气化则出矣。

黄帝曰：人饮酒，酒亦入胃，谷未熟而小便独先下，何也？岐伯答曰：酒者，熟谷之液也，其气悍以清，故后谷而入，先谷而液出焉。黄帝曰：善。余闻上焦如雾，中焦如沤，下焦如渎，此之谓也。

饮酒者先行皮肤，则水津四布而下输膀胱矣。三焦下俞出于委阳，并太阳之正，入络膀胱，约下焦气化而出，故小便独先下。此承上文而言下焦之气，主决渎水液，故帝曰善，余素闻云上焦如雾，中焦如沤，下焦如渎，此之谓也。按此篇论营卫之生会。夫水谷之精气，清者为营，浊者为卫，营在脉中，卫在脉外，此营卫之生也。阴阳异位，又何焉会，故复论三焦之所出，以明其会焉。卫出上焦，而上焦常与营俱行阳二十五度，行阴亦二十五度。营出中焦，而中焦之津液随三焦出气，以温肌肉，化赤为血，以奉生身。营卫之行，不失其常，此营卫之会也。故独得行于经隧，命曰营气。言与卫相将于脉外，而又独得行于经隧之中，是肌腠经脉之外内，皆有此营也。阴阳血气之离合出入，非熟读诸经，细心体会，不易悉也。

# 卷三

## 四时气第十九

黄帝问于岐伯曰：夫四时之气，各不同形，百病之起，皆有所生，灸刺之道，何者为定？岐伯答曰：四时之气，各有所在，灸刺之道，得气穴为定。故春取经，血脉分肉之间，甚者深取之，间者浅刺之；夏取盛经孙络，取分间，绝皮肤；秋取经腧，邪在府，取之合；冬取井荥，必深之留之。间，去声。

此篇论四时之气出入于皮肤脉络，而皮肉筋骨乃六府之外合，故百病之起，有因于在外之皮肤脉肉筋骨，而及于内之六府者，有因病六府之气，而及于外合之形层者。内因外因，皆有所生，知其气之出入，则知所以治矣。四时之气，各有所在，故春取经脉于分肉之间，夏取盛经孙络，分肉皮肤，盖春夏之气，从内而外也。秋取经俞，邪在府，取之合，此秋气之复从外而内也。冬取井荥，必深而留之，谓冬气之藏于内也。此人气之出入，应天地之四时，是以灸刺之道，得气穴为定。按《本藏篇》曰：肺合大肠，大肠者皮其应；心合小肠，小肠者脉其应；肝合胆，胆者筋其应；脾合胃，胃者肉其应；肾合三焦膀胱，三焦膀胱者腠里毫毛其应，乃藏合府而府合于形层。是以有病温疟皮水之在外者，有肠中不便腹中常鸣之在府者。

温疟汗不出，为五十九痏。

此外因之邪，病在于骨髓也。《素问·疟论》曰：温疟者，得之冬中于风寒，气藏于骨髓之中，至春则阳气大发，邪气不能自出，因遇大暑，脑髓烁，肌肉消，腠理发泄，或有所用力，邪气与汗皆出。此病藏于肾，其气先从内出之于外也。是以汗不出则邪不能去，当为五十九痏，以第四针五十九刺骨。

风㽷肤胀，为五十七痏，取皮肤之血者，尽取之。㽷，即水，以水为疾也。

此外因之邪，病在于皮肤也。瘀，水病也。因汗出遇风，风水之邪留于皮肤而为肿胀也。为五十七痏，取皮肤之血者尽取之，盖邪在皮肤，当从肤表而出。五十七痏，详《素问·水热穴论》。

**飧泄，补三阴之上，补阴陵泉，皆久留之，热行乃止。**飧，叶孙。

此内因之病，在脾而为飧泄也。脾为湿土，乃阴中之至阴。脾气虚寒则为飧泄，故当补三阴之上，补阴陵泉，皆久留之，候热气行至乃止。三阴之上，足三阴交穴。阴陵泉，脾之合穴也。朱济公问曰：经义止病在六府，奚又有脾藏之飧泄？曰：阳明不从标本，从中见太阴之化。脾与胃以膜相连，阴阳相合，为藏府血气之生原，是以下篇论五藏病而兼论胃，此篇论六府病而有脾。

**转筋于阳治其阳，转筋于阴治其阴，皆卒刺之。**卒，焠同。

筋有阴阳，以应四时十二月，故转筋于阳治其阳，转筋于阴治其阴。焠刺者，烧针劫刺，以取筋痹。

**徒瘀，先取环谷下三寸，以铍针针之，已刺而筩之，而内之，入而复之，以尽其瘀，必坚。来缓则烦闷，来急则安静。间日一刺之，瘀尽乃止。饮闭药，方刺之时，徒饮之。方饮无食，方食无饮，无食他食，百三十五日。**筩，音桶。内，音讷。

此内因脾胃虚寒，而水溢于肉理也。徒，众也。土位中央，主灌溉于四傍。土气虚则四方之众水反乘侮其土而为水病也。夫谿谷有三百六十五穴会，肉之大会为谷，大会者，手足股肱之大肉也。环谷者，取手足之分肉以泻其水也。筩，筒也。以如筒之针而内之，入而复出，以尽其水。水肿于肌肉则浮而软，水尽则肉必坚矣。来缓则烦闷，来急则安静也。水虽在于肌腠，而其原在内也。饮闭药者，谓水乃尽，当饮充实脾土之药，勿使水之复乘也。方刺之时，欲使水尽出于外，故徒饮之。盖脾主肌肉，瘀病之因本于脾，脾水尽而后能土气充实也。夫饮入于胃，上输于脾肺，食气入胃，淫散于心肝，饮食并入，藉三焦之气蒸化精微，济泌别汁，中焦气虚，则水谷不能分别矣。是以方饮无食，方食无饮，盖言土气虚而水聚于中者，由三焦元气虚也。三焦者，通会元真于肌腠，三焦元真之气虚，则肤腠空疏而水溢于内矣。无食他食者，惟食谷食以养土气也。土之成数在十，而分王于四时八节，调养百三十五日者，逾九节候而土气复也。

著痹不去，久寒不已，卒取其三里。

此邪留于骨节而为痹也。《素问·痹论》曰：湿胜为著痹。盖湿流于关节，故久寒不已。当卒取其三里，取阳明燥热之气，以胜其寒湿也。沈亮宸曰：谿谷属骨。此承上文肌腠未尽之水，流于关节则为著痹，故取阳明之三里，从府以泻藏也。

骨为干。

沈亮宸曰：此承上文而言骨之为病，在骨之髓节也。干者，如木干之坚劲，是故温疟之邪，藏于骨髓，湿痹之气，流于关节，其骨如干，而不受邪之所伤。莫云从曰：《五运行论》云：肾生骨髓，髓生肝。《骨空论》论骨节之交，皆有髓空，以渗精髓。盖邪害空窍，而直骨坚劲，不受邪伤，即骨之痠痛，病在髓节而应于骨也。

肠中不便，取三里，盛泻之，虚补之。

沈亮宸曰：此病在三焦，而为肠中不便也。三焦之气，蒸化水谷，济泌别汁。水谷者，常并居于胃中，成糟粕而俱下于大肠。是以肠中不便者，三焦之气虚也。三焦之部署，在胃府上中下之间，故独取足阳明之三里，邪盛者泻之，正虚者补之。

厉风者，素刺其肿上，已刺，以锐针针其处，按出其恶气，肿尽乃止。常食方食，无食他食。

此邪病之在脉也。《素问·风论》曰：风寒客于脉而不去，名曰厉风。肿者，脉中之营热出于跗肉而为肿也。恶气者，恶厉之邪，留而不去，则使其鼻柱坏而色败，皮肤疡溃，故当出其恶气，肿尽乃止。常食方食，无食他食者，谓当恬淡其饮食，无食他方之异品也。

腹中常鸣，气上冲胸，喘不能久立，邪在大肠，刺肓之原，巨虚上廉三里。肓，音荒。

此邪在大肠而为病也。大肠为传导之官，病则其气反逆，是以腹中常鸣，气上冲胸，喘不能久立。膏肓即藏府之募原，膏在上而肓在下。肓之原在脐下一寸五分，名曰脖胦，乃大肠之分。巨虚上廉，在三里下三寸。取巨虚三里者，大肠属胃也。

小肠控睾，引腰脊上冲心，邪在小肠者，连睾系，属于脊，贯肝肺，络心系。气盛则厥逆，上冲肠胃熏肝，散于肓，结于脐。故取之肓原以散之，刺太阴以予之，取厥阴以下之，取巨虚下廉以去之，按其所过之经以调之。睾，音高。

沈亮宸曰：控睾引腰脊上冲心者，小肠之疝气也。肓乃肠外之脂膜，故取肓之原以散之，刺手太阴以夺之，取足厥阴以下之，取巨虚下廉以去小肠之邪，按其所过之经以调其气。

善呕，呕有苦，长太息，心中憺憺，恐人将捕之，邪在胆，逆在胃，胆液泄则口苦，胃气逆则呕苦，故曰呕胆。取三里以下胃气逆，则刺少阳血络，以闭胆逆，却调其虚实，以去其邪。

此邪在胆而为病也。呕有苦，胆气逆在胃也。胆气欲升，故长太息以伸之。病则胆气虚，故心中憺憺，恐人将捕之。病在胆，逆在胃者，木邪乘土也。胆汁通于廉泉玉英，故胆液泄则口苦。胆邪在胃，故胃气逆则呕苦也。取三里以下胃气之逆，刺少阳经之血络以闭胆逆，调其虚实，以去其邪。

饮食不下，膈塞不通，邪在胃脘。在上脘则刺抑而下之，在下脘则散而去之。

此邪在胃脘而为病也，饮食不下，膈塞不通。如邪在上脘，则不能受纳水谷，故当抑而下之。如邪在下脘，则不能传化糟粕，故当散而去之。沈亮宸曰：食饮不下，膈塞不通，病在上也。然下焦阻塞，则上焦亦为之不利。盖水谷入口，则胃实而肠虚，食下则肠实而胃虚。如下气闭而食不下，则胃实而上焦膈塞矣。是以经文总言其病而治分上下，学者体会毋忽。

小腹痛肿，不得小便，邪在三焦约，取之太阳大络，视其络脉与厥阴小络结而血者，肿上及胃脘，取三里。

此邪在膀胱而为病者。三焦下俞，出于委阳，并太阳之正，入络膀胱，约下焦，实则闭癃，虚则遗溺。小腹肿痛，不得小便，邪在三焦约也，故当取足太阳之大络小络孙络也。足太阳厥阴之络，交络于跗腘之间，视其结而血者去之。盖肝主疏泄，结在厥阴之络，亦不得小便矣。如小腹肿上及胃脘，取足三里。

睹其色，察其以，知其散复者，视其目色，以知病之存亡也。一其形，听其动静者，持气口人迎，以视其脉。坚且盛且滑者，病日进；脉软者，病将下；诸经实者，病三日已。气口候阴，人迎候阳也。

睹其色者，分别五行之色也。如色青者，内病在胆，外病在筋。色赤者，内病在小肠，外病在脉也。察其以者，察其所以然之病，或病因于外，或病因于内，或因于外而病及于内者，或因于内而病及于外者。散者，邪散而病已也。复者，病在外而复及于内，病在内而复及于外也。视其目色者，察其血色也。盖在外之皮肉筋骨，内应于六府，六府内合五藏，外内之病，皆本于五行之色，而五藏之血色皆见于目，故视其目色以知病之存亡也。一其形者，静守其神，形与神俱也。听其动静者，持气口人迎，以视脉之坚滑静软，而知病之进退也。诸经实者，邪在经脉也。气口人迎，候三阴三阳之气也。沈亮宸曰：五藏六府，应天之五运六气。五运主中，六气主外，五运主岁，六气主时，五藏内合六府，六府外应六气，阴阳相合，外内交通。故本篇首定四时，末论藏府阴阳血气，乃人与天地相参，阴阳离合之大道也。

## 五邪第二十

邪在肺，则病皮肤痛，寒热，上气喘，汗出，咳动肩背。取之膺中外俞，背三节五藏之傍，以手疾按之，快然乃刺之。取之缺盆中以越之。

此承上章复论邪在五藏而病于外也。夫六府之应于皮肉筋骨者，藏府雌雄之相合也。五藏之外应者，阴阳之气皆有出有入也。肺主皮毛，故邪在肺则病皮肤痛。寒热者，皮寒热也。盖藏为阴，皮肤为阳，表里之气，外内相乘，故为寒为热也。上气喘者，肺气逆也。汗出者，毛腠疏也。咳动肩背者，咳急息肩，肺俞之在肩背也。膺中外俞，肺脉所出之中府云门处。背三节五藏之傍，乃肺俞傍之魄户也。缺盆中者，手阳明经之扶突，盖从府以越阴藏之邪。

邪在肝，则两胁中痛，寒中，恶血在内，行善掣节，时脚肿。取之行间，以引胁下，补三里以温胃中，取血脉以散恶血，取耳间青脉以去其掣。

肝脉循于两胁,故邪在肝则胁中痛。两阴交尽,是为厥阴,病则不能生阳,故为寒中。盖邪在肝胁中痛,乃病经藏之有形。寒中,病厥阴之气也。内,脉内也。行善掣节者,行则掣节而痛,此恶血留于脉内,脉度循于骨节也。时脚肿者,厥阴之经气下逆也。当取足厥阴肝经之行间,以引胁下之痛,补足阳明之三里,以温寒中,取血脉以散在内之恶血。耳间青脉乃少阳之络,循于耳之前后,入耳中,盖亦从府阳以去其掣节。

邪在脾胃,则病肌肉痛。阳气有馀,阴气不足,则热中善饥;阳气不足,阴气有馀,则寒中肠鸣腹痛;阴阳俱有馀,若俱不足,则有寒有热。皆调于三里。

脾胃主肌肉,故邪在脾胃则肌肉痛。脾乃阴中之至阴,胃为阳热之府,故阳明从中见太阴之化,则阴阳和平,雌雄相应。若阳气有馀,阴气不足,则热中而消谷善饥。若阳气不足,阴气有馀,则寒中而肠鸣腹痛。阴阳俱有馀者,邪病之有馀;俱不足者,正气之不足,皆当调之三里而补泻之,亦从府而和藏也。

邪在肾,则病骨痛阴痹。阴痹者,按之而不得,腹胀腰痛,大便难,肩背颈项痛,时眩。取之涌泉昆仑,视有血者,尽取之。

在外者,筋骨为阴。病在阴者,名曰痹。阴痹者,病在骨也。按之而不得者,邪在骨髓也。腹胀者,藏寒生满病也。腰者,肾之府也。肾开窍于二阴,大便难者,肾气不化也。肩背颈项痛时眩者,藏病而及于府也。故当取足少阴之涌泉,足太阳之昆仑,视有血者尽取之。

邪在心,则病心痛,喜悲,时眩仆。视有馀不足,而调之其输也。

邪在心,邪薄于心之分也。喜为心志,心气病则虚,故喜悲。神气伤,故时眩仆。视有馀不足,而调其输也。按皮脉肉筋骨,五藏之外合也。邪在心而不病脉者,手厥阴心主包络主脉也。《邪客篇》曰:心者,五藏六府之大主也,精神之所舍也。其藏坚固,邪勿能容也。容之则伤心,伤心则神去,神去则死矣。故诸邪在于心者,皆在于心之包络。包络者,心主之脉也。本输者,皆因其气之虚实疾徐以取之,故邪在心,邪在于包络心之分也。视有馀不足而调之者,因心气之虚实而调之也。此邪薄于心之分,以致心气之有馀不足。邪不在心,故不外应于脉。沈亮宸曰：邪干藏则死，非独伤于心也。曰邪在肺邪在肝者，邪薄于五藏之分，病藏气而不伤其藏真，故首言三节五藏之傍，以手疾按之，快然乃刺之。盖五藏之傍，乃五藏之气舍也。病在气，当取之气，取之气，故以手按之则快然。曰三节，曰五藏之傍，俱宜体会。

## 寒热病第二十一

皮寒热者，不可附席，毛发焦，鼻槁腊，不得汗。取三阳之络，以补手太阴。腊，思亦切。

上二章论五藏六府以及外合之皮肉筋骨为病，此章论病三阴三阳之经气而为寒为热也。病在皮，故不可附席。皮肤之血气以滋毛发，皮气伤，故毛发焦也。腊，干也。肺主皮毛，开窍在鼻，故鼻为之干槁。此邪在表而病太阴太阳之气，当从汗解。如不得汗，宜取太阳之络以发汗，补手太阴以资其津液焉。按以上三章经旨相连，故无君臣问答之辞。其病在藏府经气之不同，故分为三章。此章通论阴阳之经气为病，故篇名《寒热》。寒热者，阴阳之气也。

肌寒热者，肌痛，毛发焦而唇槁腊，不得汗。取三阳于下，以去其血者，补足太阴，以出其汗。

脉外之血气，充肤热肉生毫毛，故病在肌，则肌肉痛而毛发焦也。脾主肌肉，开窍于口，故唇口槁腊。如不得汗，当取三阳于下，以去其血，补足太阴以资水谷之汗。三阳，太阳也。盖寒热虽在肌，而汗从表出也。莫云从曰：肺之鼻窍，脾之口窍，皆在气分上看。

骨寒热者，病无所安，汗注不休。齿未槁，取其少阴于阴股之络；齿已槁，死不治。骨厥亦然。

骨寒热者，病少阴之气也。病无所安者，阴躁也。少阴为生气之原，汗注不休者，生气外脱也。齿未槁者，根气尚存，取足少阴于阴股之络以去其邪。齿已槁，死不治矣。此邪病少阴之气，邪正相搏，故为寒热。邪去则愈，正脱则死矣。骨厥者，谓肾藏为病而肾气厥逆也。夫圣人南面而立，前曰广明，后曰太冲。太冲之地，名曰少阴。少阴之上，名曰太阳。是少阴为生阳之本，然肾藏亦为生气之原，故曰骨厥亦然。盖以分别骨寒热者，病少阴之气也。沈亮宸曰：以上三节，病在三阴之气，故曰取三阳之络，曰取少阴于阴股之络，而不言经穴。上章之病在五藏，则曰行间三里昆仑涌泉，而不言三阴三阳。

骨痹，举节不用而痛，汗注烦心。取三阳之经补之。

骨痹举节不用而痛，汗注烦心，病在少阴之气而入深也。故当取太阳之经，补之以去其邪。夫经脉为里，浮见于皮部者为络。上节论三阴之气而为寒热者，病在于肤表，故取之络。此病气入深，故取之经。此篇论三阴三阳之经气为病，有病在气而不及于经者，有病在气而转入于经者，有经气之兼病者。盖阴阳六气，合手足之六经也。沈亮宸曰：冬者盖藏，血气在中，内著骨髓，通于五藏。骨痹，冬痹也。汗注烦心，病通于藏也。邪气者，常随四时之气血而入客也。故下文曰：冬取经输。经输者，治骨髓，故取三阳之经，以发越阴藏之痹。莫云从曰：以本经之法，施于治道，如鼓应桴。马氏退理以先针，致使后学咸视为针刺而忽之，不知针刺之中有至道存焉。

身有所伤，血出多，及中风寒，若有所堕坠，四支懈惰不收，名曰体惰。取其小腹脐下三结交。三结交者，阳明太阴也，脐下三寸关元也。

此言皮肤之血气有伤，当取之阳明太阴也。夫首言皮肤之寒热者，病三阴之气也。此言皮腠之血气受伤，亦取之太阴阳明，阴阳血气之相关也。身有所伤，血出多，伤其血矣。及中风寒，伤其营卫矣。夫人之形体，藉气呴而血濡，血气受伤，故若有所堕坠，四支懈惰不收，名曰体惰。夫充肤热肉之血气，生于阳明水谷之精，流溢于中，由冲任而布散于皮腠，故当取小腹脐下之阳明太阴，任脉之关元，以助血气之生原。三结交者，足太阴阳明与任脉交结于小腹脐下也。沈亮宸曰：首言三阴之气本于里阴，而外主于皮毛肌骨。下节论三阳之气从下而生，而上出于颈项头面。此言肤表之血气，亦由下而上充于皮肤。盖阴阳血气，皆从下而上也。

厥痹者，厥气上及腹。取阴阳之络，视主病也。泻阳补阴经也。颈侧之动脉人迎，人迎足阳明也，在婴筋之前。婴筋之后，手阳明也，名曰扶突。次脉手少阳也，名曰天牖。次脉足太阳也，名曰天柱。腋下动脉臂太阴也，名曰天府。

此言阳气生于阴中，由下而上也。厥痹者，痹闭于下，以致三阳之气厥逆，止及于腹，而不能上行于头项也。取阴阳之络，视主病者，视厥痹之在何经也。泻阳者，泻其厥逆而使之上也。补阴者，阳气生于阴中也。次脉者，从喉傍而次序于项后，即《本输篇》之所谓一次脉二次脉也。盖三阳之经气，皆循颈项而上充于头面也。腋下动脉，手太阴也。太阴统主阴阳之气者也。

阳明头痛，胸满不得息，取之人迎。

此下五节，承上文而分论厥逆之气，各有所见之证，各随所逆之经以取之。阳明头痛，阳明之气厥逆于腹，不得循人迎而上充于头，是以头痛。逆于中焦，故胸满不得息。当取之人迎，以通其气。

暴瘖气鞕，取扶突与舌本出血。鞕，梗同。

夫金主声，心主言。手阳明主气而主金，故阳明气逆于下，则暴瘖而气梗矣。取扶突与舌本出血，则气通而音声出矣。

暴聋气蒙，耳目不明，取天牖。

手少阳之脉入耳中，至目锐眦，少阳之气厥于下，则上之经脉不通，是以暴聋气蒙，耳目不明，当取之天牖。

暴挛痫眩，足不任身，取天柱。

足太阳主筋，故气厥则暴挛而足不任身矣。太阳之脉起于目内眦之睛明，气不上通，故痫眩也，当取之天柱。

暴瘅内逆，肝肺相搏，血溢鼻口，取天府。

瘅，消瘅。暴瘅，暴渴也。肝脉贯肺，故手太阴之气逆，则肝肺相搏。肺主气而肝主血，气逆于中，则血亦留聚而上溢矣。肺乃水之生原，搏则津液不生而暴瘅矣。皆当取手太阴之天府，以疏其搏逆。夫暴疾，一时之厥证也。此因于气厥，故用数暴字。

此为大牖五部。

牖，窗也。头面之穴窍，如楼阁之大牖，所以通气者也。气厥于下，以致在上之经脉不通，而为耳目不明，暴瘖痫眩诸证。盖言三阳之气，由下而生，从上而出，故总结曰此为大牖五部，以下复论其经络焉。沈亮宸曰：人迎扶突天牖天柱，头气之街也。腋下动脉，胸气之街也。莫云从问曰：《本输篇》论次脉，乃手足三阳之六经。此节止言手阳明少阳，足阳明太阳为大牖何也？曰：太阳之气，生于膀胱水中；少阳之气，本于命门相火；阳明之气，生于中焦胃府。在经脉有手足之六经，在二气止论三阴三阳也。其手阳明与太阴为表里，主行周身之气，故合为五大牖焉。

**臂阳明有入頄遍齿者，名曰大迎，下齿龋，取之臂，恶寒补之，不恶寒泻之。足太阳有入頄遍齿者，名曰角孙，上齿龋取之，在鼻与頄前。方病之时其脉盛，盛则泻之，虚则补之。一曰取之出鼻外。**頄，音仇。龋，邱禹切。

上节论三阳之气循次而上出于大牖，此复论气从络脉以相通，所谓络绝则径通，如环无端，莫知其纪也。盖气之出于大牖者，从气街而出于脉外。气之行于脉中者，从络脉而贯于脉中。外内环转之无端，故莫知其纪也。顴鼻交处为頄。龋，齿痛也。臂阳明有入頄遍络于齿者，名曰大迎，大迎乃足阳明之经穴。此手阳明之气，从络而贯于足阳明之经，故下齿痛，当取之臂阳明。恶寒饮者虚也，当补之；不恶寒饮者实也，当泻之。足太阳有入頄遍络于齿者，名曰角孙。角孙乃手少阳之经穴，此足太阳之气贯于手少阳之经。故上齿痛者，当取之鼻与頄前，乃太阳之络脉也。按营血宗气之所营行者，经脉也。足太阳之络不入于齿中，此非经脉，亦非支别，乃微细之系，以通二阳之气者也。故方病之时其脉盛，乃气之太过也。太过则泻之，不及则补之。莫云从曰：三阳之气，分则有三，合则为一。一阳之气，下通于泉，绕地环转，而复通贯于地中，故遍历于齿，属口对入。齿者，水藏之所生。口者，土之外候也。

**足阳明有挟鼻入于面者，名曰悬颅，属口对入，系目本，视有过者取之。损有馀，益不足，反者益。**足阳明，当作手太阳。

此总结三阳之六次脉也。盖三阳之气上出于大牖者，循手之阳明少阳，足之阳明太阳，而经脉之贯通，则有手足六脉之相交矣。故手太阳有挟鼻入于面者，名曰悬颅，悬颅乃足少阳之经穴。此手太阳之气，从络脉而通于足少阳之经也。属口对入，上系目本，视有过者取之。过，病也。如病在太阳而太阳之络有馀，少阳之经不足，则当损太阳之有馀，益少阳之不足，反是者又当益太阳也。沈亮宸曰：反者当从有过上看。推此二句，当知太阳之气从络脉而贯于少阳之经,少阳之气从络脉而通于太阳之经也。以上四脉亦然。莫云从问曰:阳明手足相交,自然之道也。太阳之与少阳相合,其义何居?曰:太少之气本于先天之水火,犹两仪所分之四象,是以正月二月,主于太少,五月六月,主于太少,太少之相合也。阳明者,两阳合明,故曰阳明主于三月四月,此阳明之自相交合也。夫阴阳之道,推变无穷。明乎经常变易之理,始可与言阴阳矣。朱济公问曰:太阳之气主皮毛,阳明之气主肌腠,少阳之气主枢胁。今论三阳之气,又皆循经而上出于头面焉?曰:此升降出入之道也。阴阳之气,出入于外内,故皮寒热者,取之太阳太阴,肌寒热者,取三阳于下,升降于上下。故邪中于面则下阳明,中于项则下太阳,中于颊则下少阳。三阳之气运行于肌表,故中于阳则溜于经,经气外内之相通也。此升降出入之无息者也,一息不运则失其机矣。

其足太阳有通项入于脑者,正属目本,名曰眼系。头目苦痛取之,在项中两筋间,入脑乃别阴跻阳跻,阴阳相交,阳入阴,阴出阳,交于目锐眦。阳气盛则瞋目,阴气盛则瞑目。

此言足太阳之气,贯通于阳跻阴跻也。其者,承上文而言。言其足太阳又有通项入于脑者,正属目本,名曰眼系。在项中两筋间,入脑乃别络于阴跻阳跻,而阴阳相交于目锐眦,阳跻之气入于阴跻,阴跻之气出于阳跻。如阳跻之气盛则张目,阴跻之气盛则瞑目。此太阳之气又从眼系而贯通于阴阳之跻脉也。按《脉度篇》曰:跻脉者,太阴之别,起于然谷之后,循胸上行,属目内眦,合于太阳阳跻而上行,气并相还,则为濡目。此言阴跻之脉,起于足少阴而上通于太阳阳跻。此节论太阳之气通于阳跻阴跻,故曰男子数其阳,女子数其阴。盖阴跻之脉,通少阴之精水于阳跻;阳跻之脉,通太阳之气于阴跻。男子以气为主,故男子数其阳;女子以精血为主,故女子数其阴。气为阳而血为阴也。莫云从曰:举足行高曰跻。足少阴太阳乃阴阳血气之生原,阴跻阳跻主通阴阳血气,从下而上交于目。目者,生命之门也。

热厥,取足太阴少阳,皆留之;寒厥,取足阳明少阴于足,皆留之。

此论阴阳之气不和,而为寒厥热厥也。盖在表之阴阳不和,则为肌皮之寒热。发原之阴阳不和,则为寒厥热厥矣。马玄台曰:少阳当作少阴,少阴当作少阳。按《素问厥论》曰:阳气衰于下则为寒厥,阴气衰于下则为热厥。盖以热厥为足三阳气胜,则所补在阴,故当取足太阴少阳皆留之,以使针下寒也。寒厥为足三阴气胜,则所补在阳,故当取足阳明少阳于足者留之,以俟针下热也。余伯荣曰:取之于足者,谓阳气生于下也。

**舌纵涎下,烦悗,取足少阴。**

此言上下之阴阳不和也。少阴之上,君火主之,而下为水藏。水火之气,上下时交,舌纵涎下烦悗者,肾气不上资于心火也。故当取足少阴,以通少阴之气。

**振寒洒洒,鼓颔不得汗出,腹胀烦悗,取手太阴。**

此言表里之阴阳不和也。《内经》云:阳加于阴谓之汗。肤表为阳,腹内为阴。在内之阴液,藉表阳之气宣发而为汗。振寒洒洒,鼓颔不得汗出,腹胀烦悗者,表里之阴阳不和也。故当取手太阴以疏皮毛之气,以行其汗液焉。手太阴主通调水液,四布于皮毛者也。莫云从曰:上节论上下,此节论表里,乃阴阳之升降出入。篇名《寒热》者,皆阴阳之不调也。

**刺虚者,刺其去也;刺实者,刺其来也。**

此总论阴阳寒热之不调,因邪正虚实之有碍也。虚者正气之不足,实者邪气之有馀,盖邪气实则正气虚矣。故刺虚者,刺其气之方去,所谓追而济之也;刺实者,刺其气之方来,所谓迎而夺之也。迎之随之,以意和之,可使气调,可使病已也。

**春取络脉,夏取分腠,秋取气口,冬取经输。凡此四时,各以时为齐。络脉治皮肤,分腠治肌肉,气口治筋脉,经输治骨髓。**

此以人之形层深浅与四时之气为齐也。盖人之血气,应天地之阴阳出入。故春取络脉,夏取分腠,春夏之气,从内而外也。秋取气口,冬取经输,秋冬之气,复从外而内也。此人之气血,随天地四时之气而外内出入者也。齐者,所以一之也。凡此四时,以应人之阴阳出入,故各以时为齐。故取络脉者以治皮肤,取分腠以治肌肉,取气口以治筋脉,取经输以治骨髓。此又以四时之法,以治皮肉筋骨之浅深。盖天气有四时之出入,而人有阴阳之形层,故各以时为齐也。

五藏身有五部;伏兔一;腓二,腓者腨也;背三;五藏之腧四;项五。此五部有痈疽者死。

夫在外者,皮肤为阳,筋骨为阴。痈疽所发,在于皮肉筋骨之间。此言五藏各有五部,而一部之阴阳不和,即留滞而为痈矣。伏兔,肾之街也。腨者,脾之部也。背者,肺之俞也。五藏俞者,谓五椎之心俞也。项者,肝之俞也。本经曰:痈疽之发,不从天下,不从地出,积微之所生也。故五部之有痈疽者,乃五藏渐积之郁毒,外应于血气之不和而为痈疽,故五部有此者死。按上章论五藏之邪,外应于皮肉筋骨,此言五藏各有五部,而一部之中皆有阴阳血气之流行,所谓阴中有阳,阳中有阴也。余伯荣曰:痈疽之发,有因于风寒外袭者,有因于喜怒不测,食饮不节,营卫不和,逆于肉理,乃发为痈。阴阳不通,两热相搏,乃化为脓。然有发于股臂而死者,有发于项背而生者,此又以邪毒之重轻,正气之虚实,以别其死生,然病及五藏者必死。故因于外邪者,善治治皮毛,其次治肌肉。因于内伤者,使五藏之郁气四散于皮肤,弗使痈肿于一部,所谓始萌可救,脓成则死。此上工之治未病也。

病始于臂者,先取手阳明太阴而汗出;病始头首者,先取项太阳而汗出;病始足胫者,先取足阳明而汗出。

此分别形身上下各有所主之阴阳也。夫身半以上,手太阴阳明皆主之。故病始于臂者,先取手阳明太阴而汗出。太阳之气,生于膀胱而上出于头项,故病始于头首者,先取项太阳而汗出。身半以下,足太阴阳明皆主之,故病始足胫者,先取足阳明而汗出。曰始者,谓病始于下者,下行极而上。始于上者,上行极而下。曰先者,谓手足之阴阳虽各有所主,然三阴三阳之气,上下升降,外内出入,又互相交通者也。

臂太阴可汗出,足阳明可汗出。故取阴而汗出甚者,止之于阳;取阳而汗出甚者,止之于阴。

汗乃阴液,生于阳明。太阴主气,行于肤表,水津四布,乃气化以通调,故臂太阴可汗出。水谷之津液,从腠理发泄,汗出溱溱,故足阳明可汗出。然汗液必由气之宣发,气得液而后能充身泽毛。故取阴而汗出甚者,止之于阳;取阳而汗出甚者,止之于阴。盖阳为阴之固,阴为阳之守也。沈亮宸曰:此篇论阴阳之不调而为寒热之证,宜从汗解。故总结汗法数条。

凡刺之害,中而不去则精泄,不中而去则致气,精泄则病甚而恇,致气则生为痈疽也。

泄精者,谓阴阳血气生于精,过伤则并伤其根原矣。痈疡者,谓阴阳血气营行于皮肉筋骨之间,邪气留客致正气不行,则生痈疡矣。本篇论阴阳寒热,缘邪正之实虚,故以此节重出于篇末,盖以戒夫治病者,慎勿再实实而虚虚也。

## 癫狂第二十二

目眦外决于面者,为锐眦;在内近鼻者,为内眦。上为外眦,下为内眦。

锐眦内眦者,睛外之眼角也。太阴之气主约束,目外角为锐眦,内角为内眦者,乃太阴之气主乎外内之目眦也。太阳为目上纲,阳明为目下纲,上为外眦,下为内眦者,乃太阳阳明之气主于上下之目眦也。手太阴主天,足太阴主地,太阳为开,阳明为阖。天地之气,昼明夜晦,人之两目,昼开夜阖,此人应天地之昼夜开阖者也。一息之中,有开有阖,以应呼吸漏下者也。天地开阖之气不清,阴阳出入之气混浊,则神志昏而癫狂作矣。是以治癫狂之法,独取手足之太阴太阳阳明焉。夫肺主皮毛,目之拳毛,天气之所生也。肌肉之精为约束,地气之所生也。目眦之外内上下,又统属天地阴阳之气而为开阖者也。王芳侯曰:癫狂之疾,最为难治,得此篇之理,可批郤导窾矣。

癫疾始生,先不乐,头重痛,视举目赤,甚作极,已而烦心。候之于颜,取手太阳阳明太阴,血变而止。

夫癫狂之疾,乃阴阳之气先厥于下,后上逆于巅而为病。故《通评虚实篇》曰:癫疾厥狂,久逆之所生也。又曰:厥成为癫疾。夫少阴者,先天之水火;太阴者,后天之地土。天地水火之气,上下平交者也,厥则不平而为病矣。水之精为志,火之精为神。先不乐者,神志不舒也。举视目赤者,心气上逆也。癫甚作极,已而心烦者,厥逆之气上下于太阴阳明,而复之于少阴之心主也。《五色篇》曰:庭者,颜也。首面上于阙庭,王宫在于下极。盖谓天阙在上,王宫在下。故候之于颜者,候天之气色也。身半以上为阳,手太阴阳明皆主之。故取手太阴阳明以清天气之混浊,取手太阳以清君主之心烦。心主血,血变则神气清而癫疾止矣。

癫疾始作,而引口啼呼喘悸者,候之手阳明太阳,左强者攻其右,右强者攻其左,血变而止。

此论厥气上乘,致开阖不清而为癫疾也。啼悸者,太阳之气混乱也。喘呼者,阳明之气不清也。太阳主开,阳明主阖,故当候之手阳明太阳。夫天地开阖之气,左旋而右转,故左强者攻其右,右强者攻其左。莫云从曰:手太阳者心之表,手阳明者肺之表,在心为啼悸,在肺为喘呼。因开阖不清而啼悸喘呼者,病在表而及于内也。

癫疾始作,先反僵,因而脊痛,候之足太阳、阳明、太阴、手太阳,血变而止。

癫疾始作先反僵者,厥气逆于寒水之太阳也。因而脊痛者,寒气乘于地中也。脊,背也。《易》曰:艮其背。艮为山,止而不动,乃坤土之高阜者,故当候之足太阳阳明太阴。按首节论厥气上乘于天及太阳君火,次节论开阖之不清,此节论厥气逆于水土之中,盖天地水火之气不清而为癫疾也。复取手太阳者,水火神志相交,足太阳之水邪上逆,必致心主之神气昏乱,故候其血变,则神气清矣。沈亮宸曰:以上三证,曰始生始作,盖厥气始上逆于太阴太阳阳明之气,而未及乎有形之筋骨也。疾在气者,易于清散。其病已入深,虽司命无奈之何。故骨脉之癫疾,皆多不治。使良医得蚤从事,则疾可已,身可治也。奈人之所病病疾多,而医之所病病道少。

治癫疾者,常与之居,察其所当取之处。病至,视其有过者泻之。置其血于瓠壶之中,至其发时,血独动矣;不动,灸穷骨二十壮。穷骨者,骶骨也。

此言治癫疾者,当分别天地水火之气而治之。太阳之火,日也,随天气而日绕地一周,动而不息者也。地水者,静而不动者也。常与之居者,得其病情也。察其所当取之处,视其有过者泻之,谓视疾之在于手足何经而取之也。匏壶,葫芦也。致其血于壶中,发时而血独动者,气相感召也。如厥气传于手太阴太阳,则血于壶中独动,感天气太阳之运动也。不动者,病入于地水之中,故当灸骶骨二十壮。经云:陷下则灸之。此疾陷于足太阳太阴,故当灸足太阳之骶骨。二者阴之始,十乃阴之终,地为阴而水为阴也。朱永年曰:《素问·长刺节论》云:初发岁一发,不治则月一发,名曰癫疾。夫岁一发者,日一岁而一周天,日以应火也。月一发者,月一月而一周天,月以应水也。

**骨癫疾者,颇齿诸腧分肉皆满而骨居,汗出烦悗,呕多沃沫,气下泄不治。**颇,叶坎,面也。悗,音瞒,闷也。

齿者骨之馀,分肉属骨,是以骨癫疾者,颇齿诸分肉皆满。骨居者,骨肉不相亲也。汗者血之液,汗出烦悗者,病在足少阴肾,而上及于手少阴心也。呕多沃沫,太阴阳明之气上脱也。肾为生气之原,气下泄,少阴之气下泄也。阴阳上下离脱,故为不治。莫云从曰:病入骨髓,虽良医无所用其力,故不列救治之法。此下三证,病在有形之筋骨,故不言太少之阴阳。

**筋癫疾者,身倦挛急大,刺项大经之大杼脉,呕多沃沫,气下泄不治。**

病在筋,故身倦挛而脉急大。足太阳主筋,故当刺膀胱经之大杼。呕多沃沫,气下泄者,病有形之藏府,而致阴阳之气脱也。

**脉癫疾者,暴仆,四支之脉皆胀而纵。脉满,尽刺之出血;不满,灸之,挟项太阳,灸带脉于腰相去三寸,诸分肉本输。呕多沃沫,气下泄不治。**

经脉者,所以濡筋骨而利关节。脉癫疾,故暴仆也。十二经脉皆出于手足之井荥,是以四支之脉皆胀而纵。脉满者,病在脉,故当尽刺之,以出其血。不满者,病气下陷也。夫心主脉而为阳中之太阳,不满者,陷于足太阳也。十二藏府之经俞,皆属于太阳,故当灸太阳于项间,以启陷下之疾。带脉起于季胁之章门,横束诸经脉于腰间,相去季胁三寸,乃太阳经俞之处也。诸分肉本俞,谿谷之俞穴也。盖使脉内之疾,仍从分肉气分而出。

**癫疾者,疾发如狂者,死不治。**

夫阴盛者病癫,阳盛者病狂。癫疾者,疾发如狂者,阴阳之气并伤,故死不治。夫阴阳离脱者死,阴阳两伤者亦死。莫云从曰:阳病速,故疾发。用二者字，以分阴阳。

狂始生，先自悲也，喜忘苦怒善恐者，得之忧饥。治之取手太阴阳明，血变而止，及取手足太阴阳明。

此以下论狂疾之所生，有虚而有实也。先自悲者，先因于肾虚也。经云：水之精为志。精不上传于志而志独悲，故泣出也。喜忘善恐者，神志皆虚也。苦怒者，肝气虚逆也。盖肝木神志，皆肾精之所生也。此得之忧饥。夫忧则伤肺，饥则谷精不生，肺伤则肾水之生原有亏，谷精不生，则肾精不足矣。阴不足则阳盛而为狂。取手太阴阳明者，逆气上乘于手太阴阳明，泻出其血而逆气散矣。及取足太阴阳明者，补足太阴阳明，资谷精以助肾气也。此节首论阴虚以致阳狂，即末节之所谓短气，息短不属，动作气索，补足少阴，去血络也。盖癫狂乃在上之见证，厥逆乃在下之始因，故篇名《癫狂》而后列厥逆，上工之治未病者，治其始萌也。夫癫疾多因于阴实，狂疾有因于阴虚。故越人曰：重阴者癫，重阳者狂。盖阴虚则阳盛矣。夫阴虚阳盛，则当泻阳补阴矣。然阴精生于阳明，而阳气根于阴中，阴阳互相资生之妙用，学者细心体会，大有裨于治道者也。

狂始发，少卧不饥，自高贤也，自辩志也，自尊贵也，善骂詈，日夜不休。治之取手阳明太阳太阴，舌下少阴。视之盛者，皆取之；不盛，释之也。

此心气之实狂也。夫阴气盛则多卧，阳气盛则少卧。食气入胃，精气归心，心气实，故不饥。心乃君主之官，虚则自卑下，实则自尊高。阳明实则骂詈不休，心火盛而传乘于秋金也。肺者心之盖，火炎上则天气不清矣。故当取手太阳之府，以泻君火之实，取手阳明太阴，以清乘传之邪。舌下少阴，心之血络也。此病心之神志而不在血脉，故当视之。如盛者，并皆取之；如不盛，则释之而勿取也。盖病在无形之神志，皆从府以清藏，府为阳而主气也。如入于血络，则取本藏之脉络矣。马氏曰：上节言始生，而此曰始发，则病已成而发也。

狂言惊，善笑好歌乐，妄行不休者，得之大恐。治之取手阳明太阳太阴。

此肾病上传于心，而为心气之实狂也。得之大恐则伤肾。阴虚阳盛，故狂言而发惊也。经云:心气实则善笑,虚则善悲。实则心志郁结,故好歌乐以伸舒之。神志皆病,故妄行不休也。取手太阳以清心气之实,取手阳明太阴以资肾气之伤。

**狂,目妄见,耳妄闻,善呼者,少气之所生也。治之取手太阳太阴阳明,足太阴头两颇。**

此因肾气少而致心气虚狂也。心肾水火之气,上下相济,肾气少则心气亦虚矣。心肾气虚,是以目妄见,耳妄闻。善呼者,虚气之所发也。当取手太阳太阴阳明以清狂妄,补足太阴阳明以资谷精。盖水谷入胃,津液各走其道,肾为水藏,受藏五藏之精,气生于精也。本经曰:胃气上注于肺,其悍气上冲头者,循咽上走空窍,循眼系入络脑,出颇下客主人,循牙车合阳明,并下人迎。此阳明之气上走空窍,出于头之两颇。不曰足阳明而曰头两颇者,盖取阳明中上二焦之气,以纳化水谷也。按此节即下文之气,身漯漯也,言吸吸也。盖始见在下之虚,即补少阴之阴,今发于上而为狂,又当用治狂之法矣。

**狂者多食,善见鬼神,善笑而不发于外者,得之有所大喜。治之取足太阴太阳阳明,后取手太阴太阳阳明。**

此喜伤心志而为虚狂也。心气虚故欲多食。神气虚,故善见鬼神也。因得之大喜,故善笑。不发于外者,冷笑而无声也。食气入胃,浊气归心,故当先补足太阴阳明以养心精,补足太阳之津以资神气。后取手太阴太阳阳明,以清其狂焉。按因于足少阴者,先取手而后取足,因于手少阴者,先取足而后取手,皆上下气交之妙用。

**狂而新发,未应如此者,先取曲泉左右动脉,及盛者见血,有顷已。不已,以法取之,灸骨骶二十壮。**

此总结以上之狂疾,如从下而上者,则当先取肝经之曲泉。应者,谓因于下而应于上也。盖言狂乃心气虚实之为病,如因于肾气之实虚,皆从水而木,木而火也。故狂而新发,未见悲惊喜怒,妄见妄闻,如此之证者,先取曲泉左右之动脉。盛者见血即已,盖病从木气清散而不及于心神矣。如不已,用灸法以取之。骶骨,乃督脉之所循,督脉与肝脉会于头项,故灸骨骶引厥阴之脉气复从下散也。按脊骨之尽处为骶骨,乃足太阳与督脉交会之处,曰穷骨,曰骶骨,曰骨骶,盖亦有所分别也。

风逆,暴四支肿,身漯漯,唏然时寒,饥则烦,饱则善变。取手太阴表里,足少阴阳明之经,肉清取荥,骨清取井经也。

经云:厥成为癫疾。盖因厥气上逆,而成巅疾也。夫肾为水藏,风行则水涣。风逆者,因感外淫之风,以致少阴之气上逆也。风淫末疾,故暴肿四支。漯漯,寒湿也。唏然,寒栗貌,乃风动水寒之气而见此证也。风伤肾水,则心气亦虚,故饥则烦。风木之邪贼伤中土,故饱则善变也。取手太阴表里以清风邪,足少阴阳明之经以调逆气。清,冷也。肉清者,凉出于肌腠,故取荥火以温肌寒。盖土主肌肉,火能助土也。骨清者,尚在于水藏,故取井木以泻水邪。余伯荣曰:取手太阴表里者,取汗也。如用麻黄以通毛窍,配杏子以利肺金,盖里气疏而后表气通也。

厥邪为病也,足暴清,胸将若裂,肠若将以刀切之,烦而不能食,脉大小皆涩。暖取足少阴,清取足阳明。清则补之,温则泻之。

此足少阴之本气厥逆而为病也。少阴之大络起于肾,下出于气街,循阴股内廉,斜入腘中,下出内踝之后,入足下。少阴之气逆于内,故足暴清也。胸将若裂,肠若将以刀切之,烦而不能食者,厥气从腹而上及于心胸也。血脉资始于肾,脉来或大或小皆涩者,肾气逆而致经脉之不通也。肾为生气之原,如身体暖者实逆也,故当取足少阴以泻之。清者虚逆也,故当补足阳明以资肾藏之精气。以上二节,一因外感之厥,一因本气之厥,皆为癫疾之生始。见厥证而先以治厥之法清之,即所以治未病也。

厥逆,腹胀满肠鸣,胸满不得息,取之下胸二胁,咳而动手者,与背腧以手按之,立快者是也。

此言厥逆之气上乘于太阴阳明,而将成癫疾也。腹胀满者,乘于足太阴阳明也。肠鸣者,乘于手阳明也。胸满不得息者,乘于手太阴也。胸下二胁,乃手太阴中府云门之动脉处。背腧者,肺之俞也。取之下胸二胁,咳而动手者,再以手按其背腧而病人立快者,是厥逆之气上乘,是成癫疾矣。病在气,故按之立快。盖言厥癫疾者,在气而不在经也。朱卫公曰:肺合天气,故候于手太阴。

内闭不得溲，刺足少阴太阳与骶上，以长针。

此承上文而言厥逆之气，惟逆于下而不上乘者也。逆气在下，故内闭不得溲，当刺足少阴太阳与骶上，以泻逆气而通其溲便焉。夫足少阴，先天之两仪也。手足太阴阳明，后天之地天也。先后天之气，上下相通者也。是以少阴之厥气上乘，则开阖不清而成癫疾，故当取之太阴阳明。如厥气在下，止病下之闭癃，其过只在足少阴太阳矣。

气逆，则取其太阴阳明厥阴，甚取少阴阳明动者之经也。

此言逆气上乘而为狂疾者，则取其太阴阳明厥阴也。夫狂始生，得之忧饥，治之取手太阴阳明，及取足太阴阳明。盖少阴之气上逆于太阴阳明而始生狂疾，故则取其太阴阳明。然又有足少阴之逆气上乘于心而为狂疾者，则取其厥阴也。盖水气传于肝木，肝木传于心火，是以狂而新发，未应如是者，先取曲泉左右之动脉也。甚者，逆气太盛也，故当取足少阴之本经以泻之。少阴之气上与阳明相合，少阴气甚则阳明亦甚矣。阳明脉盛则骂詈不休，故并取阳明动者之经。

少气，身漯漯也，言吸吸也，骨痠体重，懈惰不能动，补足少阴。漯，音垒。

此足少阴之气少而欲为虚逆也。漯漯，寒栗貌。吸吸，引伸也。盖心主言，肺主声，藉肾间之动气而后发。肾气少，故言语之气不接续也。肾为生气之原而主骨，肾气少，故骨痠体重，懈惰不能动。当补足少阴，以治其始蒙。

短气，息短不属，动作气索，补足少阴，去血络也。

此虚气上乘而将作虚狂也。所谓少气者，气不足于下也。短气者，气上而短，故息短而不能连属，若有动作，则气更消索矣。当补足少阴之不足，而去其上逆之血络焉。上节治其始蒙，故止补其少阴。此将欲始作，故兼去其血络。按足少阴虚实之厥逆，为癫狂之原始，故首论癫狂，后论厥逆。善治者，审其上下虚实之因，分别调治，未有不中乎肯綮者矣。

# 热病第二十三

偏枯,身偏不用而痛,言不变,志不乱,病在分腠之间。巨针取之,益其不足,损其有馀,乃可复也。

此篇论外感风寒之热,内有五藏之热,外内阴阳邪正之为病,而先论其外因焉。经曰:虚邪偏客于身半,其入深,内居荣卫,荣卫稍衰,故真气去,邪气独留,故为偏枯。是风寒之邪偏中于形身,则身偏不用而痛。夫心主言,肾藏志,言不变,志不乱,此病在于分腠之间,而不伤于内也。以巨针取之,益其正气之不足,损其邪气之有馀,而偏伤之正气乃可复也。按《素问·热论》论热病者皆伤寒之类,本经论热病首言偏枯,次言痱之为病,而不曰中风,盖风寒之邪皆能为热也。此篇与《刺热论》大义相同,故《刺热论》中亦用五十九刺之法。

痱之为病也,身无痛者,四支不收,智乱不甚。其言微,知可治;甚则不能言,不可治也。病先起于阳,后入于阴者,先取其阳,后取其阴,浮而取之。痱,音肥。

痱者,风热之为病也。身无痛者,邪入于里也。风木之邪贼伤中土,脾藏智而外属四支。四支不收,智乱不甚者,邪虽内入,尚在于表里之间,藏真之气未伤也。其言微者,此伤于气,故知可治。甚则不能言者,邪入于藏,不可治也。夫外为阳,内为阴,病先起于分腠之间,而后入于里阴者,先取其阳,后取其阴。浮而取之者,使外受之邪仍从表出也。沈亮宸曰:风之为病也,善行而数变。上节论偏客于形身,此论在于表里之间,入内而干藏则死,浮而取之外出则愈。二节之中,有左右外内出入邪正虚实死生之别。

热病三日,而气口静,人迎躁者,取之诸阳,五十九刺,以泻其热而出其汗,实其阴以补其不足者。身热甚,阴阳皆静者,勿刺也。其可刺者,急取之,不汗出则泄。所谓勿刺者,有死征也。

沈亮宸曰:热病三日,三阳为尽,三阴当受邪。如气口静而人迎躁者,此邪尚在阳而未传于阴也。故当取诸阳,为五十九刺,以泻其热而出其汗,实其阴以补其不足,勿使邪气之入阴也。如身热甚而阴阳之脉皆静者,此邪热甚而阴阳之正气皆虚,有死征而勿刺也。其可刺者,急取之,如邪在阳分即出其汗,在阴分即从下泄。此邪虽甚而正气未脱，故当急泻其邪。张开之曰：夫热病者，皆伤寒之类也。六经相传，七日来复，在三阳三阴之气分而不涉于经，故候在人迎气口。不汗则泄，即《素问》之所谓未满三日者，可汗而已，其满三日者，可下而已。尚御公曰：《内经》言其常，仲景言其变。张隐庵曰：热病三日，气口静而人迎躁者，即常中之变也。

**热病七日八日，脉口动，喘而短者，急刺之，汗且自出，浅刺手大指间。**

此热病七日八日，而邪仍在表阳者，急从汗解也。表阳之邪，七日来复，八日不解，将作再经，而有传阴之害矣。如脉口动喘而短者，邪尚在于肤表，急取手太阴之少商使之汗，则邪自共并而出矣。按《素问》有喘脉，喘而短者，谓脉之喘动于寸口，而不及于尺，故知其可汗解也。余伯荣曰：此即《伤寒论》之太阳病，脉浮紧无汗，发热身疼痛，八九日不解，表证仍在，麻黄汤主之。夫麻黄汤，即取手大指汗出之剂也。仲祖《伤寒》立论缘本于《灵》《素》诸经，学者引伸触类，头头是道，何必守针！

**热病七日八日，脉微小，病者溲血，口中干，一日半而死，脉代者，一日死。**

此外热不解，内传少阴而为死证也。六经传遍，七日来复，八日不解，又作再经矣。微细，少阴之脉也。少阴之上，君火主之。病者溲血，病足少阴之水藏也。口中干，病手少阴之君火也。一日半死者，死于一二日之间，阴阳水火之气终也。夫脉始于肾而主于心，脉代者以绝于下，故一日而死。沈亮宸曰：巨阳者，为诸阳主气，故伤寒热病，本于太阳。太阳与少阴为表里，故《伤寒论》曰：伤寒一日，太阳受之，脉若静者，为不传，颇欲吐，若躁烦，脉数急者，为传也。此太阳之邪传于少阴，少阴标阴而本热，故阳烦而阴躁也。本经之再经七八日，即《伤寒论》之初经一二日也。少阴从本从标，故《伤寒论》有急下急温之证。本经之溲血口中干，一日半死者，标本皆病也。

**热病已得汗出，而脉尚躁，喘且复热，勿刺肤，喘甚者死。**

热病已得汗而脉尚躁者，阳热甚而不从汗解也。喘而且复热者，邪入于里，故勿刺肤。喘甚者，邪盛在里而阴气受伤，故死。

**热病七日八日，脉不躁，躁不散数，后三日中有汗，三日不汗，四日死。未曾汗者，勿腠刺之。**数，叶朔。

热病七八日，脉不躁者，外已解也。脉即躁而不散数，此邪热虽未去而正气不伤。后三日乃再经之十一日，此复传于里阴，必得阴液之汗而解。故未曾汗者，勿腠刺之，当取汗于阴也。如三日不汗，乃阳热盛而阴气已绝，故至四日而死。上节论热病在外，虽得汗而不解，邪复传于里阴，此论邪入于阴，如有汗而不死，谓阳可入阴而阴亦可出于阳也。以上论外因风寒之热病，有表里阴阳邪正虚实之死生。莫云从曰：此篇先论风寒而后论热病，《伤寒论》先言中风而后论伤寒。

**热病先肤痛，窒鼻充面，取之皮，以第一针五十九，苛轸鼻，索皮于肺，不得，索之火。火者，心也。**

此以下论内因之热，病在五藏，当取诸外合之皮脉肉筋骨，如不得解，当以五行胜制之法治之。热病先肤痛鼻窒者，热在肺而病气先应于皮肤鼻窍也。故当以第一之镵针取之皮，用五十九刺之法，以泻五藏之热。若皮苛鼻轸，当索皮于内合之肺，再不得解，索之于火。火者，心也，当取心藏之气，以胜制其金焉。盖五藏内合五行之气，外合皮肉筋骨之形，病气先在于外合之形，故先取之形，次索之藏气，再以五行胜制之法治之，盖先标而后本也。前章论外因之热，病在六气，此论内因之热，病在五行。莫云从曰：上章与《素间》之《热论》，此与《评热论》大同小异。

**热病先身涩倚而热，烦惋，干唇口嗌，取之脉，以第一针五十九，肤胀口干，寒汗出，索脉于心，不得，索之水。水者，肾也。**

此热在心主之包络而病见于脉也。经脉者，所以行血气而营阴阳，病在血脉，故先身涩倚而热。烦惋者，相火盛而心不安也。唇口嗌干者，火炎上也。当取之脉，以第一针为五十九刺之法，以泻其热。若肤胀者，脉盛而胀于皮肤也。仍口干而寒汗出者，热在内而蒸发其阴液也，当索脉于心。索脉于心者，刺脉而久留之，以候心气之至也。如不得解，当索之水。水者，肾也。取肾气以胜制其火也。按此节当以第三针取脉，用第一针者，以络脉之在皮肤，故曰肤胀。盖在皮肤间而取诸络，皮肤络脉之相通也。

热病嗌干多饮，善惊，卧不能起，取之肤肉，以第六针五十九，目眦青，索肉于脾，不得，索之木。木者，肝也。

喉主天气，嗌主地气。嗌干多饮者，脾热上行也。脾热盛则及于胃，故善惊。脾主肌肉四支，故卧不能起。当取之肤肉，以第六针为五十九刺之法，以泻其热。脾主约束，若目眦青者，脾病未去也。当索肉于脾，不得，索之木。木者，肝也。取肝木之气，以胜制其土。

热病面青脑痛，手足躁，取之筋骨，以第四针于四逆，筋躄目浸，索筋于肝，不得，索之金。金者，肺也。

色主春，面青者，肝木之病色见于面也。肝脉上额循巅下项中，故脑痛。肝主筋，诸筋皆起于四支之指井，并经而循于形身，故手足为之躁扰。当取之筋间，以第四针刺手足之四逆。肝开窍于目，筋之精为黑眼，若筋躄而目浸淫，当索筋于肝，不得，索之金。金者，肺也。取肺金之气，以胜制其肝木。

热病数惊，瘛疭而狂，取之脉，以第四针急泻有馀者，癫疾毛发去，索血于心，不得，索之水。水者，肾也。数，叶朔。

心病热，故数惊。本经曰：心脉急甚为瘛疭，心气实则狂也。当取之脉，以第四针急泻其血络之有馀者。癫疾，脉癫疾也。发者血之馀。若癫疾而毛发去，当索血于心，不得，索之水。水者，肾也。取肾水之气，以胜制其心火。

热病身重骨痛，耳聋而好瞑，取之骨，以第四针五十九刺骨，病不食，啮齿耳青，索骨于肾，不得，索之土。土者，脾也。

肾为生气之原，热伤气，故身重。肾主骨，故骨痛也。肾开窍于耳，肾气逆，故耳聋。病在少阴，故欲寐也。当取之骨，以第四针，为五十九刺之法以刺骨。若病而不欲食者，肾气实也。经曰：肾是动病，饥不欲食。啮齿者，热盛而咬牙也。齿者骨之馀，耳者肾之窍，若啮齿耳青，当索骨于肾，不得，索之土。土者，脾也。取脾土之气，以胜制其水焉。夫五藏者，形藏也。五行者，五藏之气也。病气出于外，合之皮肉筋骨，故先治其外，不得，故复内索于五藏五行之气焉。莫云从曰：若重感其外邪，则为外内交争之证。

热病不知所痛，耳聋不能自收，口干，阳热甚，阴颇有寒者，热在髓，死不可治。

本篇首章论外因之热，上章论内因之热，此以下复论外内之热，合并而交争者也。凡病皆生于风雨寒暑，阴阳喜怒，饮食居处，故有因外邪而病热者，有因内伤而病热者，有因于外而不因于内者，有因于内而不因于外者，有外内之兼病者。此章与《素问·刺热论》合参，大义自明矣。热病不知所痛者，外因之热入于内也。耳聋不能自收口干者，肾藏之热乘于上也。阳热甚而阴颇有寒者，在内之热交争于外也。热在髓者，外因之热交争于内也。凡病出于外者生，深入于内者死。

热病头痛，颞颥目瘳，脉痛善衄，厥热病也。取之以第三针，视有馀不足，寒热痔。

此外因之热与肝热交争也。肝脉上巅顶，热病头痛者，表邪之热交于肝脉也。颞颥目瘳者，口目振战之貌，此肝藏之热逆于上也。脉痛善衄者，表邪之热迫于经也。此厥阴肝经之热与外热交逆而为病也。当以第三针取脉，视其外内之有馀不足而治之。经云：风客淫气，精乃亡，邪伤肝也。因而饱食，筋脉横解，肠澼为痔。如外感风淫之热，内因饱食而热，外内不解，则往来寒热而为痔矣。按外内交争之热，皆在气而不涉于经。此节论热入于经，故曰厥热，谓外内之热厥逆于厥阴之经而为病也。盖有热在气而皆出入于气分者，有病在气而转入于经者，经气外内之相通也。莫云从曰：在经气外内之间，故为寒热；在筋脉，故为痔。筋在脉外之气分。

热病体重，肠中热，取之以第四针，于其腧及下诸指间，索气于胃胳，得气也。胳，当作络。

此外因之热与脾热交争也。热病体重者，脾热出于外也。热病肠中热者，外热入于内也。取之于第四针于其腧，腧主土也。及下诸指间，乃足太阴之隐白，阳明之厉兑也。大肠小肠属胃，索气于胃络，得手太阳阳明之气，则肠中之外邪随气而出矣。

热病挟脐急痛，胸胁满，取之涌泉与阴陵泉，取以第四针针嗌里。

此外淫之热与心热并交也。《内经》云：环脐而痛者，病名伏梁，此风根也。热病挟脐急痛者，外淫之风邪客于心下而为伏梁也。胸胁满者，内因之心热逆于内也。取足少阴之涌泉，索水气以济心火，取足太阴之阴陵泉，补中土以散心腹之伏梁。嗌里，舌下也。取第四针针嗌里，以泻外内心下之热邪。

热病而汗且出，及脉顺可汗者，取之鱼际太渊大都太白，泻之则热去，补之则汗出，汗出太甚，取内踝上横脉以止之。

此外因之热与肺热相交，可俱从汗解也。热病而汗且出及脉顺者，外内之热皆在于肤表也。故取手太阴之鱼际太渊，补足太阴之大都隐白。盖泻肺经则热去，补脾土则津液生而汗出矣。内踝上横脉，即足太阴之三阴交。盖汗随气而宣发于外，取气下行则汗止矣。夫外内之热，入深者死不可治，外出者易散而愈。《金匮玉函》曰：非谓一病，百病皆然。在外者可治，入里者死。然因于内者，从内而外；因于外者，从外而内。是以上工治皮毛，其次治肌肉，其次治经脉，其次治六府，其次治五藏。治五藏者，半死半生。

热病已得汗，而脉尚躁盛，此阴脉之极也，死；其得汗而脉静者，生。热病者，脉尚躁而不得汗者，此阳脉之极也，死；脉盛躁，得汗静者，生。

此总结上文而言外内之热，皆宜从汗而外解也。夫外为阳，内为阴，热病已得汗而脉尚躁盛者，此内因之热，外虽汗出而里热不解，此内热之极也，死。于得汗而脉静者，热已清而脉平和，故生。热病者，脉尚躁，病外因之热而及于经也。不得汗者，不得从乎外解，此外热之极也，故死。脉盛躁，得汗而脉静者，外淫之邪从表汗而散，故生。

热病不可刺者有九：一曰汗不出，大颧发赤，哕者死；二曰泄而腹满甚者死；三曰目不明，热不已者死；四曰老人婴儿，热而腹满者死；五曰汗不出，呕下血者死；六曰舌本烂，热不已者死；七曰咳而衄，汗不出，出不至足者死；八曰髓热者死；九曰热而痉者死，腰折瘛疭齿噤齘也。凡此九者，不可刺也。

一曰汗不出者，外淫之热不得从汗解也。《刺热论》曰：肝热病者，左颊先赤；心热病者，颜先赤；脾热病者，鼻先赤；肺热病者，右颊先赤；肾热病者，颐先赤。大颧赤者，满颧面皆赤，此五藏之热甚也。哕，呃逆也。哕者，外内之热交争于中，而致胃气绝也。二曰泄而腹满甚者，正气阴液下泄，而外热之邪填于内也。三曰目不明,热不已者,内热甚而外内不清也。四曰老人婴儿,热而腹满者死。夫老人者,外内之血气已衰;婴儿者,表里之阴阳未足。腹满者,热逆于中,不得从外内散也。五曰汗不出,呕下血者,外热不解而入于阴之经也。六曰舌本烂,热不已者,内热盛而逆于上之脉也。七曰咳而衄,汗不出者。咳者,内热上逆于肺也;衄者,表热外迫于经也。夫肺主皮毛而朝百脉,外内之热咸从肺气以汗解。汗不出者,气绝于上也。出不至足者,气绝于下也。八曰髓热者,热在髓,死不可治也。九曰热而痉者,太阳之气终也。太阳气终,则肾气亦绝,是以腰折瘛疭齿噤龂也。太阳少阴,阴阳生气之根原也。夫刺者,所以致气而却邪也。凡此九者,邪热甚而正气已绝,刺之无益也。

所谓五十九刺者,两手外内侧各三,凡十二痏;五指间各一,凡八痏,足亦如是;头入发一寸傍三分各三,凡六痏;更入发三寸边五,凡十痏;耳前后耳下者各一,项中一,凡六痏;巅上一,囟会一,发际一,廉泉一,风池二,天柱二。痏,叶贿。针瘢也。

此申明上文之五十九穴也。两手内侧者,肺之少商,心之少冲,心包络之中冲,左右各三,计六痏。外侧者,手阳明之商阳,手太阳之少泽,手少阳之关冲,左右各三,计六痏。两手外内各三,共十二痏。五指间各一,凡八痏,足亦如是者,手足第三节缝间,共十六痏也。头入发一寸傍三分各三者,乃足太阳膀胱经之五处承光通天,两傍各三,凡六痏。更入发三寸边五者,乃足少阳胆经之临泣目窗正营承灵脑空五穴,左右凡十痏。曰入发傍三分,曰更入发三寸边者,谓太阳经去行中之督脉共三寸而两分也,少阳经去督脉两边各三寸也。耳前后各一者,手少阳三焦经之禾髎在耳前,足少阳胆经之浮白在耳后。口下一者,任脉之承浆。项中一者,督脉之大椎。耳前后左右之四脉,合任督共六痏也。巅上一者,督脉之百会。囟会一者,督脉之上星。发际一者,前发际乃督脉之神庭,后发际乃督脉之风府。廉泉,任脉穴,在颔下结喉上四寸。风池,足少阳胆经穴,在耳后两傍发际陷中。天柱,足太阳膀胱经穴,在项后两傍发际大筋外陷中。凡此五十九穴,各分别表里阴阳,五藏十二经之热病而取之。

气满胸中喘息,取足太阴大指之端,去爪甲如韭叶。寒则留之,热则疾之,气下乃止。

本篇首论外淫之热,次论内因之热,次论外内交争,然皆在气分而不涉于经。此复论内因之病入于三阴之经,外因之病入于三阳之经,故取手足之指井及血络焉。太阴居中土,厥逆从上下散,足太阴脾脉上膈注心中,气满胸中喘息者,经气逆于上也。故取足太阴大指之隐白,使逆气下行,则快然如衰矣。

心疝暴痛,取足太阴厥阴,尽刺去其血络。

疝乃少腹阴囊之疾。心疝者,病在下而及于上,故曰病心疝者,少腹当有形也。足太阴之脉,从腹而上注心中。足厥阴之脉,络阴器,抵小腹,上贯膈,注于肺。此病足太阴厥阴之经而上为心疝,故取足太阴厥阴于下,去其血络则心痛止矣。

喉痹舌卷,口中干,烦心心痛,臂内廉痛,不可及头,取手小指次指爪甲下,去端如韭叶。

心包络之脉起于胸中,出属心包络,上通于心,下络三焦,故是主脉所生病者,烦心心痛。相火上炎,则喉痹舌卷口中干也。取小指次指之井穴,乃手少阳经之关冲,泻其相火则诸病自平矣。

目中赤痛,从内眦始,取之阴跻。

此论外淫之邪入于三阳之经,而证见于上中下也。目中赤痛,从内眦始,病足太阳之经而在上也。太阳之脉起于目内眦,与阴跻阳跻会于睛明,故当取之阴跻以清阳热。

风痉身反折,先取足太阳及腘中及血络出血。中有寒,取三里。

此风邪入于太阳之经,而证见于中也。夫阳病者不能俯,阴病者不能仰。太阳之经脉循于背,风入于中则筋脉强急而身反折矣。先取足太阳之委中,出其血络。中有寒者,取足阳明之三里以补之。盖经脉血气,阳明水谷之所生也。

癃,取之阴跻及三毛上及血络出血。

此病足太阳之经而在下也。三焦下俞出于委阳,并太阳之正,入络膀胱,约下焦,实则闭癃,故亦取之阴跻。盖阴跻与阳跻相交于太阳之睛明。阳入于阴,阴出于阳,阳跻乃足太阳之别,泻其阴跻,则太阳之经邪从跻脉而出矣。三毛,足厥阴之大敦。肝所生病者为闭癃,故及三毛之经,上有血络者,以出其血。夫太阳之气,主于肤表,邪之中人,始于皮毛,是以皮毛之邪而转入于太阳之经也。按前章论外因之邪,在于表阳之气分,是以七日来复,八日再经,如与五藏之气交争,则为外内出入。此复论外内之病转入于经,外者入阳,内者入阴,各不相干涉矣。沈亮宸曰:《四时篇》论小腹痛肿,不得小便,邪在三焦约,取之太阳大络,视其络脉与厥阴小络结而血者。此癃在太阳三焦,亦兼取厥阴之络。盖厥阴之气生于膀胱水中,母能令子实,实则泻其子也。按本经以针合理数,以人配天地阴阳,乃修身养性,治国治民之大本。其于救民之疾苦,分表里阴阳,邪正虚实,阴阳血气,经络藏府,五行六气,生克补泻,各有其法。学者以针刺之理,引而伸之,施于药石,妙用无穷。惜乎皇甫士安次为《甲乙》,而马氏随文顺句,惟曰此病在某经而有刺之之法,此病系某证而有刺之之法,反将至理蒙昧,使天下后世藐忽圣经久矣,悲夫!

**男子如蛊,女子如怚,身体腰脊如解,不欲饮食,先取涌泉见血,视跗上盛者,尽见血也。**怚,当作阻。

通篇论外因内因之病,此复结外内之正气焉。盖外内之病,皆伤人之阴阳血气,而阴阳血气本于先天之精气,生于后天之谷精,从内而外者也。先天之精,肾藏之所主也。水谷之精,胃府之所生也。脐下丹田为气海,胞中为血海。男子以气为主,女子以血为主。故曰男子如蛊,女子如阻,形容其血气之留滞于内也。身体腰脊如解,形容血气之病于外也。身体,脾胃之所主也。腰脊,肾之府也。不欲饮食,胃气逆也。此外内之邪,而伤其外内之正气也。故当先取肾藏之涌泉,再取胃府之趺阳于跗上,尽见其血者,通其经而使血气之外行也。盖言千般病难,不越外内二因,而外内之病,总伤人之阴阳血气。知其生始出入之本原,能使血气和调,阴阳固密,非惟苛疾不生,更可延年不老,圣人之教化大矣。女子如阻者,如月经之阻隔也。男子无月事之留阻,故曰如蛊。用三如字,不过形容外内血气之为病,在男女二字,亦当轻看,参阅圣经,勿以文辞害义,庶为得之。莫云从曰:此与《寒热篇》脐下关元三结交之大义相同。

# 厥论第二十四

**厥头痛，面若肿，起而烦心，取之足阳明太阴。**

此章论经气五藏厥逆为病，因以名篇。夫三阴三阳，天之六气也。木火土金水，地之五行也。在天呈象，在地成形。地之五行，化生五藏，天之六气，配合六经，是以五藏相通，移皆有次，穴气旋转，上下循环。若不以次相传，则厥逆而为病矣。再按在天丹苍黅素玄之气，经于五方之分，化生地之五行，地之五行上呈三阴三阳之六气，此天地阴阳五运六气，互相生成者也，而人亦应之。故曰东方生风，风生木，木生酸，酸生肝。南方生热，热生火，火生苦，苦生心。此五藏之形气生于地之五行，而本于天之六气。十二经脉外合六气，而本于藏府之所生，藏府经气之相合也。《灵》《素》经中，凡曰太阳少阳，阳明太阴，少阴厥阴，此论在六气，或有及于六经。若曰肝心脾肺肾，此论在藏府经脉，而或涉于六气。此阴阳离合之道也。夫阴阳出入，寒暑往来，皆从地而出，自足而上，是以贤人上配天以养头，下象地以养足，中傍人事以养五藏。苟失其养，则气厥而为头痛，藏厥而为心痛矣。阳明之气，上出于面，厥气上逆于头，故为头痛面肿。阳明是动则病心欲动，故起而心烦。此阳明之气，上逆于头而为厥头痛也。故当取之足阳明，阳明从中见太阴之化，故兼取之太阴，此厥逆在气而不及于经也。

**厥头痛，头脉痛，心悲善泣，视头动脉反盛者，刺尽去血，后调足厥阴。**

此论厥阴之气，厥逆于上，转入于经而为厥头痛也。夫三阴三阳之气，皆从下而上，有厥在气而不及于经者，有厥在气而转入于经脉者，经气外内相通，可离而可合也。是以首节止论气厥，此以下论气厥而上及于经脉焉。逆在脉，故头脉痛。厥阴为阖，阖折则气绝而喜悲。逆在气，故心悲善泣。视头痛脉反盛者刺之，尽去其血以泻脉厥，后调足厥阴，以通其气逆焉。

**厥头痛，贞贞头重而痛，泻头上五行行五，先取手少阴，后取足少阴。**

此少阴之气厥逆于上，转及于太阳之经脉而为厥头痛也。贞贞，固而不移也。头上五行,取足太阳经之五处承光通天络郄玉枕。少阴太阳主水火阴阳之气,上下标本相合,是以先泻太阳,次取手少阴,后取足少阴也。沈氏曰:阴阳六气,止合六经,从足而手,故先取手而后取足。尚氏曰:少阴之上,君火主之,故先取手而后取足。张开之曰:沈论六气合六经,而有手足之上下。尚论六气有标本之上下。二说俱宜通晓。

厥头痛,意善忘,按之不得,取头面左右动脉,后取足太阴。

此太阴之气厥逆于上,及于头面之脉而为厥头痛也。经云:气并于上,乱而喜忘。脾藏意,太阴之气厥逆,则脾藏之神志昏迷,故意善忘也。头主天气,脾主地气,按之不得者,地气上乘于天,入于头之内也。先取头面左右之动脉,以泻其逆气,后取足太阴以调之。莫云从曰:头面左右之动脉,足阳明之脉也。

厥头痛,项先痛,腰脊为应,先取天柱,后取足太阳。

此太阳之气上逆于头而为厥头痛也。夫阴阳六气,皆循经而上。太阳之脉,从头项而下循于腰脊,太阳之厥头痛,项先痛而腰脊为应,此逆在气而应于经也。故先取项上之天柱以泻其逆,后取足太阳以调之。

厥头痛,头痛甚,耳前后脉涌有热,泻出其血,后取足少阳。

此少阳之气厥入于头项之经脉而为厥头痛也。少阳之上,相火主之,火气上逆,故头痛甚,而耳前后脉涌有热,先泻出其血,而后取其气焉。以上论三阴三阳之气厥而为头痛,不因于外邪也。

真头痛,头痛甚,脑尽痛,手足寒至节,死不治。

真头痛者,非六气之厥逆,乃客邪犯脑,故头痛甚,脑尽痛。头为诸阳之首,脑为精水之海,手足寒至节,此真气为邪所伤,故死不治。

头痛不可取于腧者,有所击堕,恶血在于内,若肉伤痛未已,可则刺,不可远取也。

此击堕伤头而为头痛者,不可取之俞也。夫有所击堕,恶血在于内,若肉伤痛未已,可则在此痛处而刺之,不可远取之俞也。盖言痛在头而取之下者,乃在下之气厥逆于上,经气上下交通。若有所伤而痛者,非经气之谓也。

头痛不可刺者,大痹为恶,日作者,可令少愈,不可已。

此言大痹而为头痛者,亦不可刺其俞也。大痹者,风寒客于筋骨而为恶也。日作者,当取之筋骨,可令少愈,如不止,不可已而再取之。此言风寒之邪深入于筋骨,故不可取之俞,而亦不能即愈也。

头半寒痛,先取手少阳阳明,后取足少阳阳明。

此寒邪客于经脉而为偏头痛也。寒伤荣,故为寒痛。手足三阳之脉,上循于头,左者络左,右者络右,伤于左则左痛,伤于右则右痛,非若厥气上逆而通应于头也。手足少阳阳明之脉,皆分络于头之左右。先取手而后取足者,手经之脉上于头而交于足经也。不取太阳者,太阳之在中也。按《灵》《素》二经,凡论六气,后列经证一条;论六经,后列气证一则。此先圣之婆心,欲后学之体认。沈亮宸曰:千般疢难,不越三因,厥头痛者,内因之气厥也。真头痛者,淫邪犯脑也。大痹者,风寒逆于脉外也。头半痛者,寒邪客于脉中也。此外因之疾也。有所击堕者,不内外因也。以此详之,病由都尽。若人能慎养,内使血气和调,阴阳顺序,外使元真通畅,腠理固密,不令淫邪干忤,更能保身忍性,无有击堕之虞,可永保其天年,而无夭枉之患矣。

厥心痛,与背相控,善瘛,如从后触其心,伛偻者,肾心痛也,先取京骨昆仑,发针不已,取然谷。

此论五藏之经气厥逆而为厥心痛也。藏真通于心,心藏血脉之气也。是以四藏之气厥逆,皆从脉而上乘于心。背为阳,心为阳中之太阳,故与背相控而痛,心与背相应也。心脉急甚为瘛疭,如从后触其心者,肾附于脊,肾气从背而上注于心也。心痛故伛偻而不能仰,此肾藏之气逆于心下而为痛也。先取膀胱经之京骨昆仑,从府阳而泻其阴藏之逆气。如发针不已,再取肾经之然谷。此藏气厥逆,从经脉相乘,与六气无涉,故不曰太阳少阴,而曰昆仑然谷。

厥心痛,腹胀胸满,心尤痛甚,胃心痛也,取之大都太白。

胃气上逆,故腹胀胸满。胃气上通于心,故心痛尤甚。脾与胃以膜相连,而为胃之转输,故取脾经之大都太白,以输胃之逆气。尚御公曰:上节从府泻藏,此复从藏泻府,皆雌雄相合,经气交通之妙用。夫五藏之血气,皆从胃府而生,故经中凡论五藏,多兼论其胃焉。

厥心痛,痛如以锥针刺其心,心痛甚者,脾心痛也,取之然谷太豀。

脾脉上膈注心中，故痛如以锥刺其心。然谷当作漏谷，太豀当作天豀。盖上古之文，不无鲁鱼之误。

厥心痛，色苍苍如死状，终日不得太息，肝心痛也，取之行间太冲。

肝主色而属春生之气，肝气厥逆，故色苍苍如死状。肝病则胆气亦逆，故终日不得太息。此肝气逆乘于心，而为肝心痛也。取本经之行间太冲以疏逆气。

厥心痛，卧若徒居，心痛间，动作痛益甚，色不变，肺心痛也，取之鱼际太渊。

夫肺主周身之气，卧若徒然居于此者，气逆于内而不运用于形身也。动作则逆气内动，故痛，或少间而动则益甚也。夫心之合脉也，其荣色也。肺者心之盖，此从上而逆于下，故心气不上出于面而色不变也。取肺经之鱼际太渊以泻其逆。

真心痛，手足青至节，心痛甚，旦发夕死，夕发旦死。

夫四藏厥逆而为心痛者，从经脉而薄于心之分也。心为君主之官，神明出焉，故心不受邪。若伤其藏真而为真心痛者，不竟日而死矣。盖心乃太阳之火，应一日而绕地一周，心气伤故不终日而死。夫寒热，天之气也。青赤，五行之色也。故真头痛者，寒至节；真心痛者，青至节。

心痛不可刺者，中有盛聚，不可取于腧。

此言心痛之因于气者，不可取之腧也。盛聚者，五藏之逆气太盛，聚于中而为心痛，非循脉之上乘也。此节论五藏之经脉厥逆，而末结气证一条，盖以证明经气之各有别也。故止曰不可取于腧，而不言其治法。

肠中有虫瘕及蛟蛔，皆不可取以小针。心肠痛，侬作痛，肿聚往来上下行，痛有休止，腹热喜渴涎出者，是蛟蛔也。以手聚按而坚持之，无令得移，以大针刺之，久持之，虫不动乃出针也。恲腹侬痛，形中上者。恲，音烹。中，平声。

此言虫瘕蛟蛔而亦能为心痛也。虫瘕者，癥瘕而成形也。蛟蛔者，蛔虫也。蛟蛔生于肠胃之中，蛟蛔而为心痛者，六府之气亦上通于心也。虫瘕积于肠胃之外，虫瘕而为心痛者，心主神明正大，端居于上，即宫城郛郭之间，亦不容其邪也。皆不取以小针者，谓不涉于经络皮肤也。恼者，懊恼不安也。胂聚者，虫聚而壅于胸腹之间，上行则痛，归下则安，故痛有休止也。虫瘕蛟蛔，皆感湿热以生聚，故腹热。虫欲饮，故喜渴。虫动则廉泉开，故涎下也。见此诸证，是蛟蛔也。以手聚按而坚持之，无令得移，以大针刺之，久持之，虫不动则虫已毙，而乃出针也。若腹侬满而心中懊恼作痛者，乃瘕聚之形类从中而上者也。沈亮宸曰：此与上节之击堕，下节之干耵聍，皆不涉于经气者也。

**耳聋无闻，取耳中。耳鸣，取耳前动脉。耳痛不可刺者，耳中有脓，若有干耵聍，耳无闻也。耳聋，取手小指次指爪甲上与肉交者，先取手，后取足。耳鸣，取手中指爪甲上，左取右，右取左，先取手，后取足。**

此言经气之厥逆，从经而气，从足而手，自下而上也。故逆在上之经络而为耳聋耳鸣者，即从耳间之络脉以取之。若气之上逆而为耳聋耳鸣者，当取手足之指井，先取手而后取足。盖六气止合六经，其逆盛而躁者在手，故阴阳二气厥逆而为耳聋耳鸣者，从足而手，手而头也。若有脓而痛者，有干耵聍而耳聋无闻者，此又与经气无涉，故不可刺耳间之络脉及手足之指井也。按小指次指者，手少阳之关冲。手中指者，乃手厥阴之中冲。后取足者，乃足厥阴之大敦。手足三阴之脉，皆不上循于头，亦非左络右而右络左，此因气之上逆而为耳聋耳鸣也。盖耳者肾之窍，厥阴主春，少阳乃初生之气，皆生于肾藏之水中。所生气之厥逆，则母藏之外窍不通，是以取手足之指井，乃经气之所出也。夫首论厥头痛者，因气厥而及于经，次论厥心痛者，因藏厥以及于脉，乃藏府经气之相通也。此复论厥在经络者，即取之络，厥在气分者，即取手足之指井以疏其气。此经气离合之道也。阴阳出入，寒暑往来，皆从地而出，自足而上，是以先取阳而后取阴，气自下而上也，先取手而后取足，气从足而手也。沈亮宸曰：此论人经气上下，藏府阴阳，各有分别。

**足髀不可举，侧而取之，在枢合中，以员利针，大针不可刺。病注下血，取曲泉。**

此承上文而言经气之厥逆于下者，即从下而取之也。夫阴阳之气虽从下而生,然上下升降,环转无端,故有从下而逆于上者,有从上而逆于下者,皆随其所逆而取之也。足髀不可举者,少阳之气厥于下也。侧而取之者,侧卧而取之也。枢合中,乃髀枢中之环跳穴,必深取而后得之。以员利针而大针不可刺者,此逆在气而不在经,故当浅刺于肤腠之间以疏气,不必深取之经穴也。病注下血者,此厥在气而入于经也。厥阴肝经主血,此厥阴之气厥于经,故当取本经之曲泉以止血。夫气为阳,血为阴;上为阳,下为阴。故气从下而上逆于经络者,则为气闭之耳聋耳鸣;气从上而下逆于经络者,则为病注下血。

风痹淫泺,病不可已者,足如履冰,时如入汤中。股胫淫泺,烦心头痛,时呕时闷,眩已汗出,久则目眩,悲以喜恐,短气不乐,不出三年死也。

此论厥气之分乘于上下也。风痹淫泺,乃痹逆之风邪淫泺于上下,盖风之善行而数变也。夫阴阳之道,分则为三阴三阳,应于经脉则又有手足之分,合而论之,总归于阴阳二气。水火者,阴阳之征兆也。心肾者,水火之形藏也。风邪淫泺于上下,故病不可已。盖寒之则伤心主之火,热之则伤肾藏之阴,病不可治,故不可已也。淫泺于下,故足如履冰,感寒水之气也。时或淫泺于上,则如入汤中,感火热之气也。股胫淫泺,淫及于下之足胫。烦心头痛,淫及于上之头首也。时呕时闷,有时而逆于中也。诸脉皆会于目,眩者,淫于经脉之血分也。毛腠疏则汗出,汗出者,淫于毛腠之气分也。水之精为志,火之精为神,志与心精共凑于目,故久则目眩也。喜为心志,恐为肾志,心悲名曰志悲。悲以喜恐者,心肾之神志伤而悲泣也。肾为生气之原,短气者,伤其肾气也。不乐者,伤其心气也。夫日以应火,月以应水,周天三百六十五度四分度之一,岁三百六十五日有奇,日月一周天而复大会,不出三年死者,不过尽水火阴阳之数周而终也。此篇论厥逆为病,有经气五藏阴阳邪正之分。

## 病本第二十五

先病而后逆者,治其本;先逆而后病者,治其本。先寒而后生病者,治其本;先病而后生寒者,治其本;先热而后生病者,治其本。

此承前数章之义,分别标本外内先后之治法焉。先逆先寒先热者,先病天之六气也。先病者,先病人之经气也。先病而后逆者,人之形体先病,而后致气之厥逆,故当先治其本病;先逆而后病者,先感天之六气,病吾身之阴阳,以致气逆而为病者,故当先治其天之本气。先寒而后生病者,先感天之寒邪,而致生六经之病,故当先治其本寒;先病而后生寒者,吾身中先有其病而后生寒者,当先治其本病。先热而后生病者,先感天之热邪,而致生形身之病,故当先治其天之本热。天之六气,风寒热湿燥火也。人之六气六经,三阴三阳也。人之阴阳与天之六气相合,故有病本而及标者,有病标而及本者。此节以先病为本,后病为标。莫云从曰:先病后逆,先逆后病,总论天之六气,与吾身之阴阳。先寒而后生病,先病而后生寒,先热而后生病,先病而后生热,分论天有此寒热,而吾身中亦有此寒热也。

先泄而后生他病者,治其本。必且调之,乃治其他病。先病而后中满者,治其标;先病而后泄者,治其本;先中满而后烦心者,治其本。

泄者,脾胃之病也。脾属四支而主肌肉。此病者,因脾病于内而生四支形体之病,故当先治其本病,必且调其脾胃,而后治其他病焉。中满者,腹中胀满,脾胃之所生也。先病而后中满者,因病而致中满也,则当先治中满之标病,而后治其本病。先病而后泄者,因病而致飧泄也,当先治其本病,而泄自止矣。脾所生病者,上走心为噫。先中满而后烦心者,脾病上逆于心也,故当治其本病。夫人之藏府形骸经脉血气,皆本于脾胃之所生。上节论天之客气与人之阴阳外内交感而为病,此论人之本气为病,又当以脾胃为根本也。

有客气,有同气。大小便不利,治其标;大小便利,治其本。

此承上文而言,所谓先病先逆,先寒先热,先泄中满之为病,有客气而有同气者也。客气者,天之六气也。同气者,吾身中亦有此六气,与天气之相同也。有客气之为病者,有本气之为病者,皆伤人之正气,伤则气不化而二便不利矣。故大小便不利者治其标,大小便利者治其本。莫云从曰:客气之病,从外而内;本气之病,从内而外。大小便不利者,病气皆入于内,故当治其标而从下解。大小便利者,病气皆在于外,故当治其外之本病。

病发而有馀,本而标之,先治其本,后治其标;病发而不足,标而本之，先治其标，后治其本。谨详察间甚，以意调之，间者并行，甚者独行。先大小便不利而后生他病者，治其本也。间，去声。

此论阴阳六气之标本也。《六微旨论》曰：少阳之上，火气治之；阳明之上，燥气治之；太阳之上，寒气治之；厥阴之上，风气治之；少阴之上，热气治之；太阴之上，湿气治之。所谓本也。本之下，气之标也。盖以风寒暑湿燥火六气为本，以三阴三阳六气为标。有馀者，邪气之有馀；不足者，正气之不足。故病发而有馀，本而标之，先治其风寒暑湿之本气，而后调其三阴三阳之标，谓当先散其邪，而后调其正气。如病发而不足，标而本之，当先调其阴阳，而后治其本气。此标本邪正虚实之治要也。再当谨察其间甚，以意调之。间者，邪正虚实之相间，故当并行其治。盖以散邪之中，兼补其正，补正之内，兼散其邪。甚者，谓邪气独盛，或正气独虚，又当独行其治。如邪气甚者独泻其邪，正虚甚者独补其正。此补泻间甚之要法也。如先大小便不利而后生他病者，当治其二便之本病，又无论其邪正之间甚矣。按此篇列于厥证之间，无问答之辞，乃承上启下，以申明厥逆之义。盖人秉天地阴阳五运六气而成此形，此身中亦有五运六气，应天道环转之不息。若感天之客气，则为客邪所逆而成病矣。若喜怒暴发，志意不调，饮食失节，居处失宜，则此身中之气运厥逆而为病矣。故病客气者，自外而内；病同气者，自内而外。有标本外内之出入，有邪正虚实之后先，故曰：标本之道，要而博，小而大，可一言而知百病之害。言标与本，易而勿损；察本与标，气令可调。明知胜复，为万民式，天之道毕矣。

## 杂病第二十六

厥挟脊而痛至顶，头沉沉然，目䀮䀮然，腰脊强，取足太阳腘中血络。䀮，音荒。

此论客气厥逆于经而为杂病也。足太阳之脉起于目内眦，上额交巅，从巅入络脑，还出别下项，挟背抵腰中。太阳之气，主于肤表，客气始伤太阳，则经气厥逆，而为头目项脊之病。故当取足太阳腘中血络，以泻其邪。沉，重也。莫云从曰：虚邪之中人也，必先始于皮毛。太阳之气主表，故首论其太阳。

厥胸满面肿，唇漯漯然，暴言难，甚则不能言，取足阳明。

足阳明之脉，起于鼻交頞中，挟口环唇，循喉咙，入缺盆下膈。本经曰：中于面，则下阳明。盖中于面之皮肤则面肿，下于阳明之经则为胸满唇漯诸证。喉咙者，气之所以上下也。阳明之脉循喉咙，逆则气机不利，故暴言难，甚则不能言也。当取足阳明之经以泻其邪。

厥气走喉而不能言，手足清，大便不利，取足少阴。

此邪病足少阴之气而为厥逆也。足少阴肾脉，循喉咙，挟舌本，厥气上逆于喉，故不能言。肾为生气之原，气逆故手足清。肾开窍于二阴，故大便不利。当取足少阴以通其逆气。

厥而腹响响然，多寒气，腹中榖榖，便溲难，取足太阴。榖，音谷。

此客气薄于太阴，致太阴之气厥而为此诸证也。腹乃脾土之郭，气厥于内，故腹响响然。太阴湿土主气，为阴中之至阴，故寒气多而榖榖然如水湿之声也。地气不升则天气不降，故溲便难，取足太阴以散其厥逆。

嗌干，口中热如胶，取足少阴。

夫所谓厥者，有病在下而气厥于下者，有病在下而厥气上逆者。如上节之厥气走喉而不能言，乃少阴之气上逆于喉也。此邪病少阴之气，而气厥于下也。盖心肾水火之气，上下时交，少阴之气厥逆于下而不上交于心，则火热盛而嗌干，口中热如胶矣。取足少阴以散逆气，而通水阴之上济。

膝中痛，取犊鼻，以员利针，发而间之。针大如氂，刺膝无疑。

按以上五节乃邪客阴阳之气而为气厥，即有见经证者，乃邪在气而迫及于经也。此以下复论邪入于经而经脉之厥逆，故曰针大如氂，刺膝无疑。《九针论》曰：六者，律也。律者，调阴阳四时而合十二经脉，虚邪客于经络而为暴痹者也。故为之治针，必令尖如氂，且圆且锐，中身微大，以取暴气。此邪客于足阳明之经而为膝中痛者，当以如氂之针而刺膝痛之无疑也。意言邪在气而致气厥者，当取之气穴。邪客于经络而为经痛者，当取之经穴无疑也。氂，音厘，牛尾也。张开之曰：暴痹者，不从气而转入，乃直中于脉而为脉痹也。犊鼻乃足阳明胃经穴，不因于气，故曰取犊鼻而不曰阳明，以下取手足之三阳者，经气之合病也。

喉痹不能言，取足阳明；能言，取手阳明。

喉痹者,邪闭于喉而肿痛也。足阳明之脉,循喉咙,挟于结喉之傍,故邪闭则不能言矣,当取之足阳明。手阳明之脉,在喉傍之次,故能言者取手阳明。

**疟不渴,间日而作,取足阳明;渴而日作,取手阳明。**

疟气随经络,沉以内薄,间日而作者,其气舍深,内薄于阴而不得出。足阳明之脉,属胃络脾,应地气之在下。其道远,故间日而作。地为阴,故不渴。手阳明之脉,属大肠络肺,应天气之在上。其道近,故日作。天为阳,故渴也。沈亮宸曰:按《素问·疟论》云:其间日者,邪气与卫气客于六府,而有时相失,不能相得,故休数日乃作。夫手阳明者肺之府,手太阳者心之府,手少阳者心主包络之府,此三府者主气主火而应于上,故渴而日作。足阳明者脾之府,足太阳者肾之府,足少阳者肝之府,此三府者主血主水而在下,故不渴而间日作。独取手足阳明者,身半以上,手阳明皆主之,身半以下,足阳明皆主之。

**齿痛,不恶清饮,取足阳明;恶清饮,取手阳明。**

手足阳明之脉,遍络于上下之齿。足阳明主悍热之气,故不恶寒饮;手阳明主清秋之气,故恶寒饮。莫云从曰:齿痛,病在手足阳明之脉,恶清饮不恶清饮,手足阳明之气也。此因脉以论气,因气以取脉,脉气离合之论,盖可忽乎哉!

**聋而不痛者,取足少阳;聋而痛者,取手阳明。**阳明,当作少阳。

手足少阳之脉,皆络于耳之前后,入耳中。手少阳秉三焦之相火,故聋而痛。莫云从曰:与上节之意相同。

**衄而不止,衃血流,取足太阳;衃血,取手太阳。不已,刺宛骨下;不已,刺腘中出血。**衃,音胚。宛,腕同。

鼻中出血曰衄。血至败恶凝聚,其色赤黑者曰衃。阳络伤则衄血,手足太阳之脉交络于鼻上,足太阳主水,故衃血流,手太阳主火,故衃血而不流。此邪薄于皮毛之气分而迫于络脉也。故取手足太阳以行气,不已,刺手之经脉于腕骨下;不已,刺足之经脉于腘中。莫云从曰:取气先足而手,取经脉先手而足,经气上下环转之不息。

**腰痛,痛上寒,取足太阳阳明;痛上热,取足厥阴;不可以俯仰,取足少阳。**

足太阳阳明少阳厥阴之脉，皆循腰脊而上行。太阳阳明主寒水清金之气，故痛上寒者，取足太阳阳明。厥阴风木主气，秉中见少阳之火化，故痛上热者，取足厥阴。不可以俯仰者，少阳之枢折也，故取之少阳。沈亮宸曰：腰脊者，身之大关节也。厥阴主春，少阳主夏，阳明主秋，太阳主冬。寒暑往来之气厥逆，则为腰脊之病，故独取此四经焉。

中热而喘，取足少阴腘中血络。

足少阴之脉上行者，贯膈注胸中，入肺络心；下行者，循阴股内廉，斜入腘中。中热而喘者，厥逆于下而不得上交于心，故取足厥阴腘中血络。莫云从曰：嗌干口中热如胶，乃水火之气上下不济，故曰取足少阴。中热而喘，乃上下之经脉不交，故取腘中血络。

喜怒而不欲食，言益小，取足太阴；怒而多言，刺足少阳。

此下论阴阳喜怒，饮食居处，而成内因厥逆之杂病也。暴喜伤心，暴怒伤肝。食气入胃，散精于心肝，食饮不节，肝心气逆，故不欲食也。五者，音也。音主长夏，肝心气逆，则中气不舒，故言益小也。当取足太阴以疏脾气，则食气得以转输，而音声益彰矣。肝主语而在志为怒，怒而多言，厥阴之逆气太甚，故当取中见之少阳，以疏厥阴之气。

颔痛，刺手阳明与𩑶之盛脉出血。𩑶，叶坎。

此言手足阳明之经气厥逆，皆能为颔痛也。手阳明之脉，从缺盆上颈贯颊。足阳明之气，上走空窍，循眼系出𩑶，下客主人，循牙车，合阳明，并下人迎。颔在腮之下，人迎之上，此病阳明之气，下合阳明之经而为颔痛，故不曰取足阳明而曰𩑶之盛脉，盖气逆于𩑶而致脉盛也。莫云从曰：足阳明之脉，起于鼻交頞中，入齿中，挟口环唇，交承浆，循颊车，上耳前，从大迎下人迎。阳明之气，上冲于头，走空窍，循眼系，入络脑，出頞下客主人，循牙车而下，始与阳明之脉相合而并下人迎。

项痛，不可俯仰，刺足太阳；不可以顾，刺手太阳也。

手足太阳之脉，皆循项而上，故皆能为项痛。足太阳之脉，挟脊抵腰中，故不可俯仰者，取足太阳。手太阳之脉绕肩胛，故不可以顾者，取手太阳也。

小腹满大，上走胃至心，淅淅身时寒热，小便不利，取足厥阴。

**腹满,大便不利,腹大,亦上走胸嗌,喘息喝喝然,取足少阴。腹满食不化,腹响响然,不能大便,取足太阴。**

此三阴之经气厥逆于下,而皆能为腹满也。《口问篇》曰:夫百病之始生也,皆生于风雨寒暑,阴阳喜怒,饮食居处,大惊卒恐,则血气分离,阴阳破散,经络厥绝,脉道不通,阴阳相逆,血气不次,乃失其常。如惊怒则伤足厥阴肝,卒恐则伤足少阴肾,饮食不节则伤足太阴脾,藏气伤则经络厥绝,脉道不通而皆为胀满也。足厥阴肝脉,抵小腹,挟胃上贯膈,厥阴之经脉厥逆,故小腹满大。厥气上逆,则走胃至心。厥阴者,阴极而一阳初生,故身淅淅然,时有寒热之变。肝主疏泄,小便不利者,厥阴之气逆也。肾者胃之关也,而开窍于二阴,腹胀满而大便不利者,肾气逆而关门不利也。足少阴之脉,上贯肝膈,入肺中,循喉咙,气逆则及于经,故亦上走胸嗌而喘息喝喝然,此少阴之气逆也。足太阴主输运水谷,脾气厥逆,故腹满而食饮不化。足太阴是动则病腹胀善噫,得后气则快然如衰,腹响响然,不能大便者,气逆于中也。故当取足三阴之经,以通厥逆之气。

**心痛引腰脊,欲呕,取足少阴。**

腰脊,肾之外府也。肾与胃戊癸合化,心痛引腰脊而欲呕者,肾气上逆而为心痛也,当取之足少阴。

**心痛腹胀,啬啬然,大便不利,取足太阴。**

啬啬,畏寒貌。太阴为阴中之至阴,阴寒故腹胀而啬啬然。大便不利者,土气不化也。此足太阴之气厥而为心痛,故当取本经以疏逆气。

**心痛引背不得息,刺足少阴;不已,取手少阳。**

肾脉从肾贯膈,入肺中,出络心。心痛引背不得息,少阴之经脉厥逆于上而为心痛也,故当刺足少阴。不已者,肾藏之气逆也。少阳属肾,三焦之气发原于肾藏,上布于胸中,故当取手少阳以泻肾气之逆。莫云从曰:刺少阴之脉曰刺,取少阳之气曰取。

**心痛引小腹满,上下无定处,便溲难,刺足厥阴。**

足厥阴肝脉抵小腹,别贯膈,上注肺。心痛引小腹满者,厥阴之经络上逆也。上下无定处,溲便难者,厥阴之气逆也。此经气并逆,当刺足厥阴之经,经脉通则气亦疏利矣。

**心痛,但短气,不足以息,刺手太阴。**

肺主气而司呼吸,心系上连于肺,心痛但短气不足以息者,但逆在肺而为心痛也,当刺手太阴以通肺气之逆。沈亮宸曰:足太阴少阴厥阴而为心痛者,藏气上逆而为痛也。肺乃心之盖,故但短气不足以息,此病在本藏而应于心也。四藏皆然,故无真心痛之死证。

**心痛当九节次之,按已刺,按之立已;不已,上下求之,得之立已。**

此总结五种心痛,因藏气之上乘而为痛也。次者,俞穴之傍也。九节次之者,肝俞次傍之魂门也。肝藏之魂,心藏之神,相随而往来出入,故取之魂门以通心气。按已而刺,出针而复按之,导引气之疏通,故心痛立已。九节之上,乃膈俞傍之膈关,下乃胆俞次之阳纲,心气从内膈而通于外,故不已当求之上以通心神,求之下以舒魂气。得之者,得其气也。《金匮玉函》曰:经络受邪,入藏府为内所因。前章之厥心痛,乃五藏之血脉相乘,故有真心痛之死证。此因气而痛,故按摩导引可立已也。前章刺血脉,曰昆仑然谷鱼际太渊。此取藏气,曰太阴厥阴少阴少阳。沈亮宸曰:七节之傍,中有小心,如逆伤心气者环死。故取之魂门以通心气,不得已而求之膈关也。余伯荣曰:前章之厥心痛,论经脉相乘,而有兼乎气者,此厥气为痛,而有及于经者。

**颇痛,刺足阳明曲周动脉见血,立已;不已,按人迎于经立已。**颇,叶坎。

颇,面也。颇痛者,邪伤阳明之气也。阳明之脉,曲折于口鼻颐頞之间,故取阳明曲周动脉,见血立已,此气分之邪,随血而解。如不已,按人迎于头立已。前三句论经气之相通,所谓中于面则下阳明是也。后二句论阳明之气,上冲于头而走空窍,出颇,循牙车而下合于阳明之经,并下人迎,言如不从曲折之络脉而解,导之入于人迎而下行,其痛可立已也。盖阳明居中土,为万物之所归,邪入于经,则从肠胃而出矣。余伯荣曰:如寒伤太阳,剧者必衄,衄乃解,此皆气分之邪,可随血而愈。莫云从曰:按人迎于经,乃启下文之意,言阳明之气上行于头,从牙车而下合于人迎,循膺胸而下出于腹气之街者也。

气逆上，刺膺中陷者，与下胸动脉。

气逆上者，气逆于上而不下行也。膺胸间乃足阳明经脉之所循，刺之使在上之逆气而下通于经也。此言阳明之气，从人迎而下循于膺，从膺以下胸，从胸而下脐也。

腹痛，刺脐左右动脉，已刺，按之立已；不已，刺气街，已刺，按之立已。

此承上文而言阳明之气，循经而下行也。足阳明之脉，从膺胸而下挟脐，入气街中，腹痛者，阳明之经厥也。故当刺脐左右之动脉，不已，刺气街，按之立已。夫腹气有街，与冲脉于脐左右之动脉间，刺气街而按之者，使经脉之逆气，从气街而出于肤表也。此论阳明之气，上冲于头而走空窍，出颇，循牙车而下合阳明之经，并下人迎，循膺胸而下出于脐之气街，是阳明之气出入于经脉之外内，环转无端，少有留滞，则为痛为逆矣。沈亮宸曰：阳明之气，从人迎而直下于足跗，通贯于十二经脉，故上之人迎与下之冲阳，其动也若一。气街者，气之径路也。盖络绝不通，然后从别径而出，非竟出于气街也。故先刺挟脐左右之动脉，不已而后取之气街。

痿厥，为四末束悗，乃疾解之，日二，不仁者，十日而知，无休，病已止。悗，音闷。

此复论阳明之气不能分布于四末，而为痿厥也。痿者，手足委弃而不为我所用。厥者，手足清冷也。夫阳明为阖，气不通则阖折，阖折则气无所止息而痿疾起矣。阳受气于四末，阳明之气不行，故手足逆冷也。阳明居中土，为水谷之海，海之所以行云气者，天下也。是以上文论阳明之气不能升降于上下，此论不得分布于四方。朱永年曰：悗，闷也。为四末束悗者，束缚其手足，使满闷而疾解之，导其气之通达也。夫按之束之，皆导引之法，犹尺蠖之欲信而先屈也。身半以上为阳，身半以下为阴，昼已前为阳，昼已后为阴。日二者，使上下阴阳之气表章而交通也。不仁者，荣血不行也。十日者，阴数之周也。信，叶伸。

哕，以草刺鼻，嚏，嚏而已；无息而疾迎引之，立已；大惊之，亦可已。岁，作哕。嚏，音啻。

哕，呃逆也。言其发声如车銮之声而有轮序，故名曰哕。此阳明所受之谷气，欲从肺而转达于肤表，肺气逆还于胃，气并相逆，复出于胃，故为哕。故以草刺鼻，取嚏以通肺气，肺气疏通，则谷气得以转输而呃逆止矣。无息，鼻息不通也。疾迎引之，连取其嚏也。夫谷入于胃，散精于心肝，大惊则肝心之气分散，胃之逆气亦可从之而外达也。按胃络上通于心，肝藏之脉挟胃，此言阳明之气，从肺气而出于气分，亦可从肝心而出于血分也。此章论杂病之因，有因于气者，有厥在经脉者，有经气之并逆者。首论太阳而末结阳明，盖太阳为诸阳主气，阳明乃血气之生原，故行于上下四傍，气分血分。夫人之百病，不越外内二因。外内之病，皆能令血气厥逆，是以凡病多本于郁逆。学者以数篇厥逆之因证，细心参求，为治之要，思过半矣。张介宾曰：岁，当作哕。

## 周痹第二十七

黄帝问于岐伯曰：周痹之在身也，上下移徙，随脉其上下左右相应，间不容空，愿闻此痛在血脉之中耶？将在分肉之间乎？何以致是？其痛之移也，间不及下针，其慉痛之时，不及定治，而痛已止矣，何道使然？愿闻其故。岐伯答曰：此众痹也，非周痹也。

此篇论经脉与络脉之缪处也。经脉者，藏府之十二经脉，循行于上下者也。络脉者，藏府之十二大络，阴走阳而阳走阴，左之右而右之左者也。痹者，风寒湿邪杂合于皮肤分肉之间，邪在于皮肤而流溢于大络者为众痹，在于分肉而厥逆于经脉者为周痹。帝以上下左右血脉分肉概而问之。然虽总属于阴阳血气，而有皮肤肌肉之浅深，经脉络脉之缪处，故伯有周痹众痹之分焉。慉痛，动而痛也。不及定治者，邪客于左则右病，右盛则左病，左右移易，故不及下针也。按《玉版篇》曰：人之所受气者，谷也。谷之所注者，胃也。胃者，水谷血气之海也。海之所以行云气者，天下也。胃之所出血气者，经隧也。经隧者，五藏六府之大络也。此言胃府所出之血气，从大络而布于皮肤，犹海之行云气于天下。故邪客于皮肤，流溢于大络者，名曰众痹，谓邪在天下之广众也。

黄帝曰：愿闻众痹。岐伯对曰：此各在其处，更发更止，更居更起，以右应左，以左应右，非能周也，更发更休也。黄帝曰：善。刺之奈何?岐伯对曰:刺此者,痛虽已止,必刺其处,勿令复起。

各在其处者,邪溢于大络与经脉缪处也。更发更止,更居更起者,左痛未已,而右脉先病也。以右应左,以左应右者,左盛则右病,右盛则左病也。更发更休,故非能周也。病在左而右痛,病在右而左痛。故刺其痛处,而病虽已止,然必刺其所病之处,而勿令复起也。

帝曰:善。愿闻周痹何如?岐伯曰:周痹者,在于血脉之中,随脉以上,随脉以下,不能左右,各当其所。黄帝问曰:刺之奈何?岐伯对曰:痛从上下者,先刺其下以过之,后刺其上以脱之;痛从下上者,先刺其上以过之,后刺其下以脱之。

手足三阴三阳之脉,从下而上,从上而下,交相往还,故周痹在于血脉之中,随脉气上下,而不能左之右而右之左也。各当其所者,与络脉各居其所也。过者,使邪气过在分肉皮肤以外出。脱者,使病本之更脱于脉中也。沈亮宸曰:经脉之上下,络脉之左右,应司天在泉,左右间气。盖藏府之经脉络脉,总合于天之六气也。后刺以脱之,与必刺其处同义。

黄帝曰:善。此痛安生?何因而有名?岐伯对曰:风寒湿气客于外分肉之间,迫切而为沫,沫得寒则聚,聚则排分肉而分裂也,分裂则痛,痛则神归之,神归之则热,热则痛解,痛解则厥,厥则他痹发,发则如是。

此言周痹之因,乃邪客于分肉之间而厥逆于脉也。分肉,肌肉之腠理。沫者,风湿相搏,迫切而为涎沫也。沫得寒则聚,聚则排分肉而分裂其腠理,故痛。痛则心专在痛处,而神亦归之。神归之则热,热则痛解,解则厥逆于脉中,厥于脉中则彼之周痹发,发则如是之随脉上下也。此内不在藏而外未发于皮,独居分肉之间,真气不能周,故命曰周痹。

帝曰:善:余已得其意矣。此句衍,当以下文接上节。此内不在藏而外未发于皮,独居分肉之间,真气不能周,故命曰周痹。故刺痹者,必先切循其下之六经,视其虚实,及大络之血,结而不通,及虚而脉陷空者而调之,熨而通之,其瘈坚,转引而行之。瘈,音掣。

夫邪之客于形也,必先舍于皮毛;留而不去,则腠理开,开则抵深而入于分肉;留而不去,入舍于络脉;留而不去,入舍于经脉,内连五藏。此邪在于分肉而厥逆于脉中,故内不在藏而外未于出于皮,独居分肉之间,真气不能周,故命曰周痹。真气者,五藏元真之气,三焦通会于肌腠之间,所受于天,与谷气并而充身者也。邪沫凝聚于腠理,则真气不能充身,故曰周,谓因痹而不周也。下之六经,谓藏府十二经脉,本于足而合于六气也。夫邪在于分肉,则分肉实而经脉虚;厥逆于脉中,则经脉实而分肉虚,故当视其虚实而取之。此刺周痹之法也。大络之血,结而不通,邪在于大络也。及虚而脉陷空者,络气虚而陷于内也。熨而通之,启其陷下之气通于外也。瘈坚者,络结而掣疭坚实,故当转引而行之。此调治众痹之法也。张开之曰:邪在分肉,内则入于脉中,外则出于皮肤,故曰外未发于皮。谓经脉分肉之邪,当仍从皮毛而出。

黄帝曰:善。余已得其意矣,亦得其事也。九者,经巽之理,十二经脉阴阳之病也。

事者,谓揆度奇恒之事。盖邪在于皮肤,留而不去,不得入于经,流溢于大络,而生奇恒之病,故帝曰余已得其意矣,谓得其邪在分肉经脉之意矣。亦得其事也,言亦得知其邪在大络之事也。九针者,乃经常巽顺之理,所以明十二经脉阴阳之病也。沈氏曰:观帝所言,谓九针之论乃经巽之理,所以明人之阴阳血气,终始出入,应天地之大道。学者当于针中求理,勿以至理反因针而昧之,圣人立言之意,其庶几乎!

# 卷四

## 口问第二十八

黄帝闲居，辟左右而问于岐伯曰：余已闻九针之经，论阴阳逆顺，六经已毕，愿得口问。岐伯避席再拜曰：善乎哉问也！此先师之所口传也。黄帝曰：愿闻口传。岐伯答曰：夫百病之始生也，皆生于风雨寒暑，阴阳喜怒，饮食居处，大惊卒恐，则血气分离，阴阳破散，经络厥绝，脉道不通，阴阳相逆，卫气稽留，经脉虚空，血气不次，乃失其常。论不在经者，请道其方。

九针之经，谓上古之《针经》，帝欲于经传之外，而有口传心受者。阴阳六经之外，有别走其道者，外因内因之外，有奇邪之为病者，故设此问。辟左右者，此上帝之所贵，非其人勿传也。伯言百病之生，不出外内二因：外因者，因于风雨寒暑，内因者，因于喜怒惊恐，饮食居处，皆伤营卫血气，阴阳经脉。若不在经者，请言其所在之病。

黄帝曰：人之欠者，何气使然？岐伯答曰：卫气昼日行于阳，夜半则行手阴。阴者主夜，夜者卧。阳者主上，阴者主下。故阴气积于下，阳气未尽，阳引而上，阴引而下，阴阳相引，故数欠。阳气尽阴气盛则目瞑，阴气尽而阳气盛则寤矣。泻足少阴，补足太阳。数，叶朔。欠，江左谓之呵欠。

此论阴阳之气上下出入。阳者天气也，主外主上；阴者地气也，主内主下。然又有升降出入之机，而人亦应之。人之卫气，日行于阳，夜行于阴。行于阴则阳气在内，阴气在外。阳气在下，阴气在上，夜半一阳初生，至天明卫行于阳而寤矣。然在下之阳气，未尽行于上，阳欲引而上，阴欲引而下，阴阳相引，故数欠。此阴阳之上下也。日暮在外之阳气将尽，而阴气渐盛，则目瞑而卧。平旦在外之阴气将尽,而阳气渐盛则寤矣。此阴阳之外内也。当补足太阳以助阳引而上,泻足少阴以引阴气而下。少阴太阳,标本相合,为阴阳之主宰。

黄帝曰:人之哕者,何气使然?岐伯曰:谷入于胃,胃气上注于肺。今有故寒气与新谷气,俱还入于胃,新故相乱,真邪相攻,气并相逆,复出于胃,故为哕。补手太阴,泻足少阴。

此言人之所受谷气,由胃气之布散于天下者也。胃为水谷之海,肺属天而外主皮毛。谷入于胃,乃传之肺,肺朝百脉,输精于皮毛。毛脉合精,行气于府。五藏六府,皆以受气,是入胃之水谷,藉肺气转输于皮毛,行于藏府。如肺有故寒气而不能输布,寒气与新谷气俱还入于胃,新故相乱,真邪相攻,气并相逆于胃,而胃府不受,复出于胃,故呃逆也。夫肾者,至阴也。至阴者,盛水也。肺者,太阴也。少阴者,冬脉也。故其本在肾,其末在肺,皆积水也。是在下之寒水,上通于天者也。故当补手太阴,以助天之阳气,泻足少阴,以下肺之寒邪。肺之寒者,乃肾水之寒气也。此篇论人身之应天地阴阳,奇邪之走空窍,非外因之形寒,亦非饮冷之寒气也。姚士因曰:按《金匮玉函》云:哕逆者,橘皮竹茹汤主之。盖橘之色黄臭香,味甘而辛,乃中土之品也。辛兼走肺,皮性走皮,是助胃气走肺而外出于皮毛者也。竹性寒而凌冬不凋,得冬令寒水之气。用茹者,助水气之运行于肤表,不凝聚于肺中。配人参甘草生姜大枣,以助中土之气。先圣立方之法,咸从经义得之,学者引而伸之,天下之能事毕矣。

黄帝曰:人之唏者,何气使然?岐伯曰:此阴气盛而阳气虚,阴气疾而阳气徐,阴气盛而阳气绝,故为唏。补足太阳,泻足少阴。

此论阴阳之不相和也。太阳少阴,乃水火阴阳之本,雌雄相合,标本互交。若阴气盛而阳气虚,则阴气疾而阳气徐矣。阴气疾而阳气徐,则阴气不能相将,而阴与阳绝矣。故当补足太阳之阳,泻足少阴之阴,以和其阴阳焉。唏者,欷歔悲咽也。盖阳气盛则多喜笑,阴气盛则多悲哀。

黄帝曰:人之振寒者,何气使然?岐伯曰:寒气客于皮肤,阴气盛,阳气虚,故为振寒寒栗。补诸阳。

此言阳气之在外也。诸阳之气,主于肌表,故寒气客于皮肤,藉阳气以化热。若阴气盛而阳气虚,则为振寒战栗,当补诸阳。诸阳者,三阳也。吴懋先曰:寒气即太阳寒水之气,故当补诸阳。

黄帝曰:人之噫者,何气使然?岐伯曰:寒气客于胃,厥逆从下上散,复出于胃,故为噫。补足太阴阳明,一曰补眉本也。

此言土位中央而气出于上下也。寒气客于胃,厥逆之气上走心为噫,得后气则快然如衰,是厥气出于胃,从脾气而上下散,故当补足太阴阳明,以助其分散焉。眉本乃足太阳之经,寒气客于胃者,乃太阳寒水之气也。一曰补太阳之阳气于上,而客中之寒气可散矣。姚士因曰:肾为水藏,太阳之上,寒气主之。哕者寒气在于肺,噫者寒气在胃中,一泻少阴之寒,一补太阳之阳,补泻虽别,其义则同。

黄帝曰:人之嚏者,何气使然?岐伯曰:阳气和利,满于心,出于鼻,故为嚏。补足太阳荥眉本,一曰眉上也。

此言太阳之气与心气之相和也。太阳之上,寒水主之,少阴之上,君火主之,阴阳互交,标本相合,故心为阳中之太阳,太阳与心气之相合也。是以阳气和利,则上满于心,出于鼻而为嚏。鼻乃肺之窍,肺乃心之盖也。太阳之气生于膀胱,膀胱乃津液之府,阳气和利,上满于心,则阳气盛矣。故当取足太阳之荥于眉本,使津液上资,则阴阳相平矣。夫太阳之气,主于肤表,一曰补眉上以取太阳之气,使气行于外,则不满于心矣。

黄帝曰:人之亸者,何气使然?岐伯曰:胃不实则诸脉虚,诸脉虚则筋脉懈惰,筋脉懈惰则行阴用力,气不能复,故为亸。因其所在,补分肉间。亸,音朵。

此言筋脉皆本于胃府之所生者。亸者,垂首斜倾,懈惰之态。筋脉皆本于水谷之所资养,故胃不实则诸脉虚,诸脉虚则筋脉懈惰。盖经脉者,所以濡筋骨而利关节者也。夫阳明主润宗筋,阳明虚则宗筋纵,是以筋脉懈惰,则阳明之气行于宗筋,而用力于阴器矣。行阴用力,则阳明之气不能复养于筋脉,故为亸。因其所在行阴,故补分肉间,以取阳明之气外出。

黄帝曰:人之哀而泣涕出者,何气使然?岐伯曰:心者,五藏六府之主也;目者,宗脉之所聚也,上液之道也;口鼻者,气之门户也。故悲哀愁忧则心动,心动则五藏六府皆摇,摇则宗脉感,宗脉感则液道开，液道开故泣涕出焉。液者，所以灌精濡空窍者也。故上液之道开则泣，泣不止则液竭，液竭则精不灌，精不灌则目无所见矣，故命曰夺精。补天柱经挟颈。

此言五藏之液，内濡百脉，膀胱之津，外濡空窍。夫水谷入胃，津液各走其道。酸先入肝，苦先入心，甘先入脾，辛先入肺，咸先入肾。五藏主藏水谷之津者也。膀胱者，州都之官，津液藏焉。复还入胃中，以资藏府，是藏府膀胱之津，交相资益者也。是故泣不止则液竭，液竭则精不灌。盖液者，又所以灌精濡空窍者也。宗脉者，上液之道也。液道开而泣不止则液竭，而濡空窍之精不能灌于目，而目不明矣。故命曰夺精，谓夺其外濡空窍之精也。当补膀胱经之天柱于挟颈间，以资津液上灌，盖液随气行者也。夫口鼻耳目皆为空窍，故曰：口鼻者，气之门户也。谓津液随气而上濡空窍，故精不灌则目不明。

黄帝曰：人之太息者，何气使然？岐伯曰：忧思则心系急，心系急则气道约，约则不利，故太息以伸出之。补手少阴心主，足少阳留之也。

此言上焦之宗气，与下焦之生气相通，而行呼吸者也。夫宗气积于胸中，出于喉咙，以贯心脉而行呼吸。忧思则心系急，心系急则气道敛约，约则不利，故太息以伸出之。当补手少阴心主，足少阳留之。留之者，候气之至也。盖肾为生气之原，少阳属肾，乃肾中所生之初阳，上通于心主包络。故补手少阴心主，以通上焦之气；补足少阳留之，以候下焦之生气以上交。王芳侯曰：本经凡曰手少阴心主，乃包络之经，以相而代行君令者也。凡曰足少阳，乃兼手少阳而言，盖六府皆出于足之三阳，上合于手者也。

黄帝曰：人之涎下者，何气使然？岐伯曰：饮食者，皆入于胃，胃中有热则虫动，虫动则胃缓，胃缓则廉泉开，故涎下。补足少阴。

此言足少阴之气上与阳明相合，而主化水谷者也。虫者，阴类也。阴类动，则肾气不交于阳明而胃气缓矣。气不上交，则水邪反从任脉而上出于廉泉，故涎下。当补足少阴以助下焦之生气上升，而水邪自下矣。姚士因曰：少阴阳明，戊癸相合，而后能化水谷之精微。故曰饮食者皆入于胃，谓不合则胃缓，缓则不能化饮食矣。不合则热，热则虫动矣。上节论少阴之气，上与宗气相合以行呼吸。此论与阳明相合，以化饮食之精微。下节论与宗脉相合，而通会于百脉。盖营卫血气，本于后天水谷之所资生，然必藉下焦先天之气以合化。

黄帝曰：人之耳中鸣者，何气使然？岐伯曰：耳中宗脉之所聚也，故胃中空则宗脉虚，虚则下溜，脉有所竭者，故耳鸣。补客主人，手大指爪甲上与肉交者也。

此言经脉之血气，资生于胃而资始于肾也。夫肺朝百脉，宗脉者，百脉一宗，肺所主也。耳者，宗脉之所聚也。百脉之血气，水谷之所生也。故胃中空则宗脉虚，虚则脉气下溜矣。脉中之血气有所竭，故耳鸣也。当补客主人与手太阴之少商。客主人乃足少阳之脉，补之以引下溜之脉气上行。王芳侯曰：客主人者，谓经脉为客，脉中之主人在肾。下溜者，下陷于肾中也，故取在上之脉以引启之。

黄帝曰：人之自啮舌者，何气使然？缺岐伯曰此厥逆走上，脉气辈至也。少阴气至则啮舌，少阳气至则啮颊，阳明气至则啮唇矣。视主病者，则补之。啮，音业。

此总结脉气生于中焦后天之水谷，本于下焦先天之阴阳，中下之气相合而行者也。齿者，肾气之所生也。少阴之脉挟舌本，少阳之脉循于颊，阳明之脉挟口环唇下。如肾藏之生气厥逆走上，与中焦所生之脉气相辈而至，则舌在齿之内而反向外矣，唇在齿之外而反向内矣，颊在齿之傍而反向中矣。此处假啮舌啮唇，以明阳明所生之血脉，本于先天之生气，相合而偕行者也。

凡此十二邪者，皆奇邪之走空窍者也。故邪之所在，皆为不足。故上气不足，脑为之不满，耳为之苦鸣，头为之苦倾，目为之眩；中气不足，溲便为之变，肠为之苦鸣；下气不足，则乃为痿厥心悗。补足外踝下留之。

此总结十二邪者，皆缘膀胱所藏之津液不能灌精濡空窍故也。所谓奇邪者，外不因于风雨寒暑，内不因于阴阳喜怒，饮食居处，皆缘津液不足而空窍虚无，故邪之所在皆为之不足。盖因正气不足，而生奇邪之证也。故上气不足者，脑为之不满，耳为之苦鸣，头为之苦倾，目为之眩；中气不足者，溲便为之变，肠为之苦鸣；下气不足者，则为痿厥心悗。盖不足于下，则为痿厥；不得上交于心,则心悗矣。补足外踝下留之,乃取太阳之昆仑穴,候太阳之气至也。盖太阳者,三阳也。三阳者,天之业。膀胱之津水随气运行以濡空窍,故取之昆仑。昆仑乃津水之发原,上通于天者也。

黄帝曰:治之奈何?岐伯曰:肾主为欠,取足少阴。肺主为哕,取手太阴足少阴。唏者,阴与阳绝,故补足太阳,泻足少阴。振寒者,补诸阳。噫者,补足太阴阳明。嚏者,补足太阳眉本。亸,因其所在,补分肉间。泣出,补天柱经挟颈,挟颈者,头中分也。太息,补手少阴心主,足少阳留之。涎下,补足少阴。耳鸣,补客主人,手大指爪甲上与肉交者。自啮舌,视主病者则补之。

上节总论膀胱之津液,不能灌濡空窍,以致上中下气,皆为之不足。此复分论十二邪者,各有补泻阴阳之法。盖膀胱者,津液之府,受藏府之津液而藏之,复还入胃中以资益藏府,互相交通者也。故各因其邪之所在而补泻之。

目眩头倾,补足外踝下留之。痿厥心悗,刺足大指间上二寸留之,一曰足外踝下留之。

足大指间上二寸,乃足太阴之太白,脾藏之上俞也。此篇论太阳之津水,随气而运行于肤表,复从中土而上交于心,应司天在泉之气,运行于地之外,复贯通于地中。是以上气不足,补足太阳之昆仑;下气不足,不得从中而上通于心者,刺足太阴之俞以通土气。然本于足太阳之津气贯通,故一曰足外踝下留之,乃取太阳之津气也。姚士因曰:欠者,足太阳少阴之气相引而上下也。哕者,少阴寒水之气客于肺也。唏者,太阳与少阴之气不和也。振寒者,寒水之气客于皮肤,而太阳之阳气虚于表也。噫者,太阳寒水之气客于胃也。嚏者,太阳之阳气满于心也。亸者,筋脉之气,行阴用力。前阴者,足少阴太阳之会也。哀泣者,太阳之津液竭也。太息者,下焦之生气不交于上也。涎下者,膀胱之水邪上溢也。耳鸣者,宗脉之气溜陷于下焦也。自啮者,下焦之气厥逆走上也。此皆足太阳与少阴之津气为病。太阳之气生于膀胱,少阳之气发于肾藏,肾与膀胱雌雄相合,皆为水藏而为生气之原。膀胱之津水随太阳之气运行于肤表,以濡空窍,应六气之旋转。肾藏之精气,贯通于五藏,应五运之神机。此皆不在六经阴阳逆顺之论,故帝辟左右而问曰愿闻口传。王芳侯曰:此篇论先后天之阴阳为病。

# 师传第二十九

黄帝曰:余闻先师有所心藏,弗著于方。余愿闻而藏之,则而行之,上以治民,下以治身,使百姓无病,上下和亲,德泽下流,子孙无忧,传于后世,无有终时,可得闻乎?岐伯曰:远乎哉问也!夫治民与自治,治彼与治此,治大与治小,治国与治家,未有逆而能治之也,夫惟顺而已矣。顺者,非独阴阳脉论气之逆顺也,百姓人民皆欲顺其志也。黄帝曰:顺之奈何?岐伯曰:入国问俗,入家问讳,上堂问礼,临病人问所便。

吴懋先曰:师传者,先知觉后知,先觉觉后觉,即夫子所谓明德新民之意。上以治国,下以治民,治大治小,治国治家,乃修身齐家治国平天下之道。顺,和也。气之逆顺者,阴阳寒暑之往来也。入国问俗,入家问讳,上堂问礼,临病人问所便,即治国齐家治民之要。志者,心之所之也。骄恣纵欲,恶死乐生,意之所发也。所谓欲治其身者,必先正心诚意,此上医医国之道也。

黄帝曰:便病人奈何?岐伯曰:夫中热消瘅则便寒,寒中之属则便热。胃中热则消谷,令人悬心善饥。脐以上皮热,肠中热,则出黄如糜。脐以下皮寒,胃中寒,则腹胀。肠中寒则肠鸣飧泄。胃中寒,肠中热,则胀而且泄。胃中热,肠中寒,则疾饥,小腹痛胀。

吴懋先曰:便者,所以更人之逆也。热者更之寒,寒者更之热也。热中寒中者,寒热之气,皆由中而发,内而外也。脐以上发热者肠中热,脐以下皮寒者胃中寒,寒热外内之相应也。

黄帝曰:胃欲寒饮,肠欲热饮,两者相逆,便之奈何?且夫王公大人,血食之君,骄恣纵欲轻人,而无能禁之,禁之则逆其志,顺之则加其病,便之奈何?治之何先?岐伯曰:人之情,莫不恶死而乐生。告之以其败,语之以其善,导之以其所便,开之以其所苦,虽有无道之人,恶有不听者乎?

吴懋先曰:寒热者,阴阳之气也。言上医者,具阿衡之材,能调燮其阴阳,尤能格君心之非也。

黄帝曰:治之奈何?岐伯曰:春夏先治其标,后治其本;秋冬先治其本,后治其标。

姚士因曰:本标者,内为本而外为标也。春夏之气,发越于外,故当先治其标,后治其本;秋冬之气,收藏于内,故当先治其本,后治其标。知本末之先后,气可令调,为万民式,天之道毕矣。

黄帝曰:便其相逆者奈何?岐伯曰:便此者,饮食衣服,亦欲适寒温。寒无凄怆,暑无出汗。饮食者,热无灼灼,寒无沧沧。寒温中适,故气将持,乃不致邪僻也。适,叶的。

姚士因曰:此言饮食衣服,乃日用平常之事,所当适其和平,则阴阳之气可以持平,不致邪僻之所生也。便其相逆者,谓胃欲寒饮,肠欲热饮,两者相逆,便之奈何。夫胃中热,肠中寒,则胃欲寒饮,肠欲热饮矣。如胃中寒,肠中热,则胃欲热饮,肠欲寒饮矣。此寒热之在内也。故饮食者,热无灼灼,寒无沧沧,则在内之寒热可调矣。四时之气,寒暑之在外也。时值凉寒,无使其凄怆,时值暑热,无使其汗出,则在外之阴阳可调矣。吴氏曰:通篇大义在调和外内之阴阳,非阴阳脉论,乃论气之逆顺也。故曰:寒温中适,故气将持,乃不致邪僻也。谓天有寒暑,人有阴阳,我之阴阳既和,可以御天之寒暑。

黄帝曰:《本藏》以身形支节䐃肉,候五藏六府之小大焉。今夫王公大人,临朝即位之君而问焉,谁可扪循之而后答乎?岐伯曰:身形支节者,藏府之盖也,非面部之阅也。黄帝曰:五藏之气,阅于面者,余已知之矣。以支节知而阅之奈何?岐伯曰:五藏六府者,肺为之盖,巨肩陷咽,候见其外。黄帝曰:善。岐伯曰:五藏六府,心为之主,缺盆为之道,骺骨有馀,以候髑骬。黄帝曰:善。岐伯曰:肝者主为将,使之候外,欲知坚固,视目小大。黄帝曰:善。岐伯曰:脾者主为卫,使之迎粮,视唇舌好恶以知吉凶。黄帝曰:善。岐伯曰:肾者主为外,使之远听,视耳好恶,以知其性。黄帝曰:善。愿闻六府之候。岐伯曰:六府者,胃为之海,广骸大颈张胸,五谷乃容;鼻隧以长,以候大肠;唇厚人中长,以候小肠;目下果大,其胆乃横;鼻孔在外,膀胱漏泄;鼻柱中央起,三焦乃约。此所以候六府者也。上下三等,藏安且良矣。䯏,音括。䯏,音歇。骭,音干。

此言望而知之者,斯可谓国士也。夫人生于地,悬命于天,天地合气,命之曰人。在天主气,在地成形,此天之生命,所以立形定气,而视寿夭者,必明乎此。是以五藏之气见于色,藏府之体应乎形,既能阅于面而知五藏之气,又当阅其形以知藏府之形,知气知形,斯可谓望知之神。䯏骭,胸骨也。肝乃将军之官,故主为将。脾乃转运之官,故主为卫。肾开窍于耳,故主为外,言其听之远也。坚固者,五藏之有坚脆也。吉凶者,藏安则吉,藏病则凶也。性者,五藏有端正偏倾之性也。鼻乃肺之窍,大肠者肺之府,故鼻以候大肠。口乃脾之窍,小肠受盛脾胃之浊,而上属于胃,故唇与人中以候小肠。目乃肝之窍,故目下以候胆。膀胱者,津液之府,气化则出,鼻孔在外,谓鼻孔之气出在外,则膀胱漏泄,盖上窍通而下窍泄也。三焦者,决渎之官,水道出焉。气约则止,不约则遗。鼻柱中央起者,谓鼻之吸气从中央而起,则三焦乃约,盖上气吸入则下约,上气呼出则下通,上下开阖之相应也。此言藏府之形外内相应者,亦由气之所感也。上下三等,谓天地人三部之相等也。

## 决气第三十

黄帝曰:余闻人有精气津液血脉,余意以为一气耳,今乃辩为六名,余不知其所以然。

此篇论精气津液血脉,生于后天而本于先天也。本于先天,总属一气,成于后天,辩为六名,故帝意以为一而伯分为六焉。决,分也。决而和,故篇名《决气》,谓气之分判为六,而和合为一也。

岐伯曰:两神相搏,合而成形,常先身生,是谓精。何谓气?岐伯曰:上焦开发,宣五谷味,熏肤充身泽毛,若雾露之溉,是谓气。何谓津?岐伯曰:腠理发泄,汗出溱溱,是谓津。何谓液?岐伯曰:谷入气满,淖泽注于骨,骨属屈伸,泄泽,补益脑髓,皮肤润泽,是谓液。何谓血?岐伯曰:中焦受气取汁,变化而赤,是谓血。何谓脉?

岐伯曰：壅遏营气，令无所避，是谓脉。

吴氏曰：所生之来谓之精，两精相搏谓之神。又曰：神者，水谷之精气也。两神者，一本于天一之精，一生于水谷之精，两神相搏，合而成此形也。所生之来谓之精，故常先身生，谓未成形而先生此精也。上焦之气，宣发五谷之精微，充肤热肉，润泽皮毛，若雾露之溉，是谓气。腠理者，肌肉之文理。本经曰：水谷入于口，其味有五，各注其海，津液各走其道。故三焦出气以温肌肉，充皮肤，为其津；其流而不行者，为液。是以发泄于腠理，汗出溱溱，是谓津。谷入气满，淖泽注于骨，使骨属屈伸，泄泽，从髓空而补益脑髓，皮肤润泽，是谓液。中焦受水谷之精气，济泌别汁，奉心神变化而赤，是谓血。壅，培助也。遏，遮蔽也。避，违避也。言经脉壅蔽营气行于脉中，昼夜环转，无所违逆，是谓脉。

黄帝曰：六气者，有余不足，气之多少，脑髓之虚实，血脉之清浊，何以知之？岐伯曰：精脱者，耳聋。气脱者，目不明。津脱者，腠理开，汗大泄。液脱者，骨属屈伸不利，色夭脑髓消，胫痠耳数鸣。血脱者，色白，夭然不泽，其脉空虚。此其候也。

营者，精气也。血者，神气也。精血津液，皆本于气之生化，故谓之六气。清浊者，营卫之气也。肾主藏精，开窍于耳，故精脱者耳聋。目之精明五色者，气之华也，故气脱者，目不明。津发于腠理，故津脱者腠理开，汗大泄。液淖泽于骨，补益脑髓，故液脱者，骨属屈伸不利，不能润泽皮肤，故毛色夭焦也。肾主骨而骨髓上通于脑，故脑髓消而胫痠耳鸣。心主血，心之合脉也，其荣色也，是以血脱者，色白夭然不泽，其脉空虚。此其候也。

黄帝曰：六气者，贵贱何如？岐伯曰：六气者，各有部主也。其贵贱善恶，可为常主，然五谷与胃为大海也。

夫子曰：卑高以陈，贵贱位矣。谓居上者为尊贵，居下者为卑贱。言此六气，主于心肾而生于胃海也。各有部主者，谓精之藏于肾，血之主于心，气之主于皮肤，津之发于腠理，液之淖于骨，资于脑，脉之循于藏府形身，各有所主之部。然以心肾为常主，五谷与胃为大海，津液血气乃胃海之所生也。夫心为君主之官而居上，水性润下而居下。火之精为血，水之精为精，水性柔善，火性猛恶，其贵贱善恶，可为六气之常主也。盖水火者，阴阳之征兆也。谓六气辩为六名,然总归阴阳之一气。

## 肠胃第三十一

黄帝问于伯高曰:余愿闻六府传谷者,肠胃之小大长短,受谷之多少,奈何?伯高曰:请尽言之。谷所从出入浅深远近长短之度:唇至齿长九分,口广二寸半。齿以后至会厌,深三寸半,大容五合。舌重十两,长七寸,广二寸半。咽门重十两,广一寸半,至胃长一尺六寸。胃纡曲屈,伸之长二尺六寸,大一尺五寸,径五寸,大容三斗五升。小肠后附脊,左环回周叠积,其注于回肠者,外附于脐上,回运环十六曲,大二寸半,径八分分之少半,长三丈三尺。回肠当脐,左环回周叶积而下,回运环反十六曲,大四寸,径一寸寸之少半,长二丈一尺。广肠傅脊,以受回肠,左环叶脊上下辟,大八寸,径二寸寸之大半,长二尺八寸。肠胃所入至所出,长六丈四寸四分,回曲环反,三十二曲也。

此言有生之后,总藉水谷之所生养,故专论其肠胃。胃主受纳水谷,肠主传导变化,其精液血气,由此而生焉。越人曰:唇为飞门,齿为户门,会厌为吸门,胃为贲门,太仓下口为幽门,大小肠会为阑门,下极为魄门。盖唇齿乃始受水谷之门,故先论唇齿之广长。舌者主为卫,使之迎粮,舌和而后能知五味。会厌者,喉之上套,所以分别咽喉。咽乃胃之门,主受纳水谷。喉乃肺之窍,以司呼吸者也。

## 平人绝谷第三十二

黄帝曰:愿闻人之不食,七日而死,何也?伯高曰:臣请言其故。胃大一尺五寸,径五寸,长二尺六寸,横屈,受水谷三斗五升。其中之谷常留二斗,水一斗五升而满。上焦泄气,出其精微,慓悍滑疾,下焦下溉诸肠。小肠大二寸半,径八分分之少半,长三丈二尺,受谷二斗四升,水六升三合合之大半。回肠大四寸,径一寸寸之少半，长二丈一尺，受谷一斗，水七升半。广肠大八寸，径二寸寸之大半，长二尺八寸，受谷九升三合八分合之一。肠胃之长，凡五丈八尺四寸，受水谷九斗二升一合合之大半，此肠胃所受水谷之数也。平人则不然，胃满则肠虚，肠满则胃虚。更虚更满，故气得上下，五藏安定血脉和，则精神乃居。故神者，水谷之精气也。故肠胃之中，常留谷二斗，水一斗五升。故平人日再后，后二升半，一日中五升，七日五七三斗五升，而留水谷尽矣。故平人不食饮七日而死者，水谷精气津液皆尽故也。

此论人之藏府形骸，精神气血，皆藉水谷之所资生，水谷绝则形与气俱绝矣。《六节藏象论》曰：五味入口，藏于肠胃，味有所藏，以养五气，气和而生，津液相成，神乃自生。故神者，水谷之精气也。平人不然者，谓平常无病之人，胃满则肠虚，肠满则胃虚，日夜消化，止留三斗五升，无有如此之留积也。是以不饮食七日，则所留之水谷尽矣。水谷尽，则精气津液皆尽矣。王芳侯曰：病人不饮食七日不死者，水谷留积故也。盖留积则为病矣。

## 海论第三十三

黄帝问于岐伯曰：余闻刺法于夫子，夫子之所言，不离于营卫血气。夫十二经脉者，内属于藏府，外络于支节，夫子乃合之于四海乎？岐伯答曰：人亦有四海、十二经水。经水者，皆注于海，海有东西南北，命曰四海。黄帝曰：以人应之奈何？岐伯曰：人有髓海，有血海，有气海，有水谷之海。凡此四者，以应四海也。黄帝曰：远乎哉！夫子之合人天地四海也。愿闻应之奈何？岐伯答曰：必先明知阴阳表里，荥输所在，四海定矣。黄帝曰：定之奈何？岐伯曰：胃者，水谷之海，其输上在气冲，下至三里。冲脉者，为十二经之海，其输上在于大杼，下出于巨虚之上下廉。膻中者，为气之海，其输上在柱骨之上下，前在于人迎。脑为髓之海，其输上在于其盖，下在风府。膻，叶袒。

夫天主生物，地主成物，是以人之形身，应地之四海，十二经水。然水天之气,上下相通,是以头气有街,胸气有街,腹气有街,胫气有街,经气上下之出入也。故合人于天地四海,必先明知阴阳表里荥输之所在,四海定矣。胃者水谷之海,其输上在气冲,气在腹者,止之背俞,下至足之三里,是水谷之海上通于天气,而下通于经水也。冲脉者,为十二经之海,其输上在于太阳之大杼,下至巨虚之上下廉,而出于胫气之街,是冲脉之外通于天气,而内通于经水也。膻中者,为气之海,在膺胸之内,宗气之所聚也。宗气流于海,其下者注于气街,其上者走于息道,故气在胸者,止之膺与背俞。故其输上在背之天柱,前在膺胸之人迎,是气海之上通于天,而下通于经水也。脑为髓之海,气在头者,止之于脑。故其输上在于其盖,下在督脉之风府,是髓海之上通于天,而下通于经水也。是十二经脉,应地之十二经水。经水者,皆注于海,海有东西南北,而海之云气上通于天,是以人之所以合天地四海也。

黄帝曰:凡此四海者,何利何害?何生何败?岐伯曰:得顺者生,得逆者败。知调者利,不知调者害。

姚氏曰:人合天地四海,升降出入,运行无息。故得顺而和者,则生利无穷,逆而不调,则败害至矣。

黄帝曰:四海之逆顺奈何?岐伯曰:气海有馀者,气满胸中,悗息面赤;气海不足,则气少,不足以言。

吴氏曰:天地阴阳之道,更相和平者也。故有馀不足,皆为之逆。膻中者,宗气之所居,上出于喉以司呼吸。故气海有馀者,气满胸中,气息悗乱,气上逆故面赤也。气海不足则气少,气少故不足于言。

血海有馀,则常想其身大,怫然不知其所病;血海不足,亦常想其身小,狭然不知其所病。

吴氏曰:冲脉起于胸中,上循背里,为经脉之海。其浮而外者,循腹右上行,至胸中而散于皮肤之间,是冲脉之血,充实于周身。故有馀则觉其身大,不足则觉其身小,怫然狭然,不知其为何病也。王芳侯曰:血以应水,故有馀常想其大,不足则觉其为小矣。

水谷之海有馀,则腹满;水谷之海不足,则饥不受谷食。

姚氏曰:胃气有馀,故腹胀满;胃气不足,故饥而不受谷食。

髓海有馀,则轻劲多力,自过其度;髓海不足,则脑转耳鸣,胫痠眩冒,目无所见,懈怠安卧。

姚氏曰:精液补益脑髓,而下流阴股,故髓海有馀,则足劲轻健而多力。度,骨度也。髓从骨空循度而上通于脑,故有馀则自过其度矣。髓海不足,则精液竭。精液者,所以濡空窍者也。是以耳为之鸣,目无所见。液脱者,骨属屈伸不利,故胫痠而懈怠安卧。

黄帝曰:余已闻逆顺,调之奈何?岐伯曰:审守其输,而调其虚实,无犯其害。顺者得复,逆者必败。黄帝曰:善。

吴氏曰:审其输,则知其四海之通于经,而经俞之外通于气也。调其虚实,则有馀不足自和矣。害谓经气之逆,复则反逆为顺也。

## 五乱第三十四

黄帝曰:经脉十二者,别为五行,分为四时,何失而乱?何得而治?岐伯曰:五行有序,四时有分,相顺则治,相逆则乱。黄帝曰:何谓相顺?岐伯曰:经脉十二者,以应十二月。十二月者,分为四时。四时者,春秋冬夏,其气各异。营卫相随,阴阳已和,清浊不相干,如是则顺之而治。黄帝曰:何谓逆而乱?岐伯曰:清气在阴,浊气在阳,谷气顺脉,卫气逆行,清浊相干,乱于胸中,是谓大悗。故气乱于心,则烦心密嘿,俯首静伏;乱于肺,则俯仰喘喝,接手以呼;乱于肠胃,则为霍乱;乱于臂胫,则为四厥;乱于头,则为厥逆,头重眩仆。悗,音闷。

本经《邪客篇》曰:五谷入于胃也,其糟粕津液宗气分为三隧。故宗气积于胸中,出于喉咙,以贯心脉而行呼吸焉。营气者,泌其津液,注之于脉,化而为血,以营四末,内注五藏六府,以应刻数焉。此言宗气积于胸中,上贯心脉,同营气行于脉中,以应呼吸漏下。《五味篇》曰:谷始入于胃,其精微者,先出于胃之两焦,以溉五藏。别出两行,营卫之道。其大气之抟而不行者,积于胸中,命曰气海。出于肺,循喉咽,故呼则出,吸则入。此言宗气积于胸中,上出于肺,偕卫气行于脉外,以应呼吸漏下。此营行脉中,卫行脉外,宗气两行营卫之道。一呼一吸,脉行六寸,漏下二刻,人二百七十息,脉行十六丈二尺为一周，漏下百刻，人一万三千五百息，脉行五十度而大周于身。此清气在阴，浊气在阳，营行脉中，卫行脉外，清浊之不相干也。又曰：卫气者，出其悍气之慓疾，而先行于四末分肉皮肤之间而不休者也。昼日行于阳，夜行于阴，常从足少阴之分间行于五藏六府。此营卫相将，偕行于脉外，昼行阳二十五度，夜行阴二十五度，与营行脉中卫行脉外之各走其道，清浊之不相干也。经脉十二以应十二月者，五藏六府之经脉，循度环转，行十六丈二尺为一周也。分为四时者，一日之中有四时，朝则为春，日中为夏，日入为秋，夜半为冬。卫气昼行于阳，夜行于阴，其气各异，营卫相随，阴阳相和，而清浊不相干也。夫循脉之营卫宗气，从胸而上出于心肺，顺脉而行，以营四末，内注五藏六府，以应刻数。其营卫相随，昼行阳而夜行阴者，与脉逆行，从头注于臂胻，以行三阳之分，夜则内行藏府之阴，与营行脉中卫行脉外之气不相干也。所谓清浊相干者，循脉之营卫与行阴行阳之营卫相干，是以乱于胸，乱于心肺，及乱于肠胃臂胻头也。

黄帝曰：五乱者，刺之有道乎？岐伯曰：有道以来，有道以去，审知其道，是谓身宝。黄帝曰：善。愿闻其道。岐伯曰：气在于心者，取之手少阴心主之输。气在于肺者，取之手太阴荥足少阴输。气在于肠胃者，取之足太阳阳明；不下者，取之三里。气在于头者，取之天柱大杼；不知，取足太阳荥输。气在于臂足，取之先去血脉，后取其阳明少阳之荥输。

道者，谓各有循行之道路。有道以来，有道以去者，言有道以来，而清浊相干，亦当有道以去，而阴阳相和也。故审知逆顺之道，是谓养身之宝。取手少阴手太阴之荥输者，取气以顺其宗气之上行也。本经云：宗气流于海，其上者走于息道，其下者注于气街。又曰：冲脉者，十二经之海也。与少阴之大络起于肾，下出于气街，取足少阴俞者，顺宗气之下行也。取足太阴阳明，而复取之三里者，先取气而后取脉也。取天柱大杼而复取之荥俞者，先取脉而后取气也。盖清浊相干，乃经脉外内之血气厥逆也。《经脉篇》曰：六经络，手阳明少阳之大络，起于五指间，上合肘中。逆气在于臂足，取之先去血脉，后取其阳明少阳之营俞者，先去其脉中之逆，使脉外之血气溜注于脉中，而阴阳已和也。

黄帝曰：补泻奈何？岐伯曰：徐入徐出，谓之导气，补泻无形，谓之同精。是非有馀不足也，乱气之相逆也。黄帝曰：允乎哉道！明乎哉论！请著之玉版，命曰治乱也。

徐入徐出者，导其气之来去也。营卫者，精气也。同生于水谷之精，故谓之同精。出入补泻，非为有馀不足，乃导乱气之相逆也。玉师曰：上古治气者，著之玉版；治血脉者，著之金匮。

## 胀论第三十五

黄帝曰：脉之应于寸口，如何而胀？岐伯曰：其脉大坚以涩者，胀也。黄帝曰：何以知藏府之胀也？岐伯曰：阴为藏，阳为府。

此承上文言卫气之行于形身藏府之外内，有顺有逆，逆顺不从，在外则为脉胀肤胀，在内则为藏府之胀矣。寸口坚大为阳脉，涩为阴脉，阴为藏，阳为府，以脉之阴阳，则知藏府之胀矣。

黄帝曰：夫气之令人胀也，在于血脉之中耶？藏府之内乎？岐伯曰：三者皆存焉，然非胀之舍也。黄帝曰：愿闻胀之舍。岐伯曰：夫胀者，皆在于藏府之外，排藏府而郭胸胁，胀皮肤，故命曰胀。

姚士因曰：此病在气而及于藏府血脉之有形，故三者皆存焉。然非胀之舍也。胀之舍在内者，皆在于藏府之外，空郭之中。在外者，胀于皮肤腠理之间，故命曰胀，谓胀在无形之气分也。

黄帝曰：藏府之在胸胁腹里之内也，若匣匮之藏禁器也，各有次舍，异名而同处，一域之中，其气各异，愿闻其故。

王芳侯曰：帝问藏府在于胸腹之内，如匣匮所藏之禁器，而各有界畔。五藏六府，其气各异。今胀气皆在于藏府之外，何以分别某藏某府之胀乎？此下有岐伯所答之阙文。

黄帝曰：未解其意，再问。岐伯曰：夫胸腹，藏府之郭也。膻中者，心主之宫城也。胃者，太仓也。咽喉小肠者，传送也。胃之五窍者，闾里门户也。廉泉玉英者，津液之道也。故五藏六府者，各有畔界，其病各有形状。营气循脉，卫气逆为脉胀；卫气并脉，循分为肤胀。三里而泻,近者一下,远者三下。无问虚实,工在疾泻。膻,叶袒。

此言卫气生于胃府水谷之精,日行于阳,夜行于阴,逆于阳则为脉胀肤胀,逆于阴则为空郭之胀,及五藏六府之胀。夫胸腹者,藏府之郛郭。膻中者,心主之宫城。胀者,皆在于藏府之外,排藏府而郭胸胁,此卫气逆于阴,而将为藏府之胀矣。胃主受纳水谷,为太仓而居中焦,在上为咽喉,主传气而送水谷。在下口为小肠,主传送糟粕津汁。胃之五窍,犹闾里之门户也。盖水谷入胃,其味有五,津液各走其道,酸先入肝,苦先入心,甘先入脾,辛先入肺,咸先入肾。五藏主藏水谷之精者也。其流溢于下焦之津液,从任脉而出于廉泉玉英,以濡上之空窍,故五藏六府,各有界畔,其病各有形状也。如营气循脉,卫气逆于脉中则为脉胀;若并脉而循行于分肉,则为肤胀。盖卫气虽常然并脉循行于分肉,而行有逆顺。若并脉顺行而乘于脉中,则为脉胀,行于肤肉,则为肤胀。此皆卫气之逆行,故曰若顺逆也。当取足阳明胃经之三里而泻之,在于肤脉而近者一下,在于城郭而远者三下。无问虚实,工在疾泻。盖留之则为藏府之胀矣。卫气出于太仓,故泻胃之三里。姚氏曰:营气循脉,卫气逆为脉胀,与上章之营气顺脉卫气逆行同义。吴氏曰:卫气逆于空郭之中,则为鼓胀;著于募原而传送液道阻塞者,则为肠胃之胀;门户界畔不清者,则为五藏之胀。此皆胃府之门户道路,故泻足之三里。若病久而成虚者,泻之反伤胃气,故曰工在疾泻。疾泻者,治其始蒙也。杨元如曰:逆则生长之机渐消,故久而未有不成虚者,审其传送阻塞者泻之,门户液道不通者通之,界畔不清者理之,正气不足者补之,补泻疏理兼用,斯为治胀之良法。若新病而不大虚者,急宜攻之,可一鼓而下。朱永年曰:医者止知泻以消胀,焉知其中之门户道路。知其门户道路,可以批郤导窾矣。故本经乃端本澄源之学。倪冲之曰:廉泉玉英者,津液之道也。液道不通,则空窍闭塞而气逆于中矣。故治胀者当先通其津液,故曰:若欲下之,必先举之。朱卫公曰:液者,所以灌精濡空窍者也。其别气出于耳而为听,宗气上出于鼻而为臭,浊气出于胃走唇舌而为味,其精阳气上走于目而为睛。故液道不通,则诸气皆逆矣。

黄帝曰:愿闻胀形。岐伯曰:夫心胀者,烦心短气,卧不安;肺胀者,虚满而喘咳;肝胀者,胁下满而痛引小腹;脾胀者,善哕,四支烦悗,体重不能胜衣,卧不安;肾胀者,腹满引背央央然,腰髀痛。

六府胀:胃胀者,腹满胃脘痛,鼻闻焦臭,妨于食,大便难;大肠胀者,肠鸣而痛濯濯,冬日重感于寒,则飧泄不化;小肠胀者,少腹䐜胀,引腰而痛;膀胱胀者,少腹满而气癃;三焦胀者,气满于皮肤中,轻轻然而不坚;胆胀者,胁下痛胀,口中苦,善太息。

吴氏曰:此卫气逆于城郭之中,而为藏府之胀也。愿闻胀形者,问五藏六府之胀形,始在无形而及于有形也。

凡此诸胀者,其道在一。明知逆顺,针数不失。泻虚补实,神去其室,致邪失正,真不可定,粗之所败,谓之夭命。补虚泻实,神归其室,久塞其空,谓之良工。

姚氏曰:其道在一者,谓三合而为一也。逆顺者,谓营行脉中,卫行脉外,相逆顺而为行也。塞其空者,外无使经脉肤腠疏空,内使藏府之神气充足,自无厥逆之患矣。此良工治未病也。莫仲超曰:上节言无问虚实,工在疾泻,此复曰泻虚补实,神去其室,是又当审其邪正而补泻之。圣人之虑深矣,学者不可不深体之。王芳侯曰:神者,先天之精,水谷之精,两精相搏,合而为神。

黄帝曰:胀者焉生?何因而有?岐伯曰:卫气之在身也,常然并脉循分肉,行有逆顺,阴阳相随,乃得天和,五藏更始,四时有序,五谷乃化。然后厥气在下,营卫留止,寒气逆上,真邪相攻,两气相搏,乃合为胀也。

此言卫气逆行,因下焦寒气之所致也。夫卫气之在身也,常然并脉循于分肉,而行有逆顺。盖卫气与脉内之营气,相逆顺而行也。阴阳相随者,谓脉外之营卫,相将而行,阴阳清浊,有逆有顺,乃得天和,应天气之右旋而西转,经水皆归于东流,得天地自然之和气也。五藏更始者,谓营行于藏府经脉,外内出入,阴阳递更,终而复始也。四时有序者,谓卫气日行于阳,夜行于阴,应四时寒暑之往来也。阴阳和平,五谷乃化,而营卫生焉。此先论其阴阳和调,然后论厥逆之因,乃厥气在下,营卫留止,寒气逆上,真邪相攻,两气相搏,乃合为胀也。

黄帝曰:善。何以解惑?岐伯曰:合之于真,三合而得。帝曰:善。

真者,所受于天,与谷气并而充身者也。下焦先天之真元,上与阳明相合,化水谷之精微，生此营卫二气。元真之气通会于腠理，与营卫合并而充行于形身者也。故营卫二气合之于真元，三合而得其厥逆之因矣。如天真之气厥逆在下，则营卫之气留止于上矣。下焦寒水之气上逆，则真邪相攻，营卫两气相搏，乃合而为胀也。吴氏曰：元真之气，天乙之真元也。与寒水之气相合，故真邪相搏，则真气反厥于下，而寒气反逆于上矣。真气不得上合于营卫，则营卫留止矣。

黄帝问于岐伯曰：《胀论》言无问虚实，工在疾泻，近者一下，远者三下。今有其三而不下者，其过焉在？岐伯对曰：此言陷于肉肓而中气穴者也。不中气穴，则气内闭；针不陷肓，则气不行上越；中肉则卫气相乱，阴阳相逐。其于胀也，当泻不泻，气故不下。三而不下，必更其道，气下乃止，不下复始，可以万全，乌有殆者乎？其于胀也，必审其𧿹，当泻则泻，当补则补，如鼓应桴，恶有不下者乎？肓，音荒。𧿹，之忍切，与胗同。

此论卫气逆于内而为藏府之胀者，有城郭募原之分也。募原者，藏府之膏肓也。夫卫气之逆于内而为胀者，在于宫城空郭之中，故取之三里，三下而已。今有其三而不下者，此陷于肉肓而中气穴故也。故针不中气穴，则气闭于内而不得外出。针不陷肓，则气不行而不能上越。故三而不下者，必更其道，取之气穴，恶有不下者乎！按气穴有三百六十五，以应一岁，即上纪之胃脘，下纪之关元诸穴，非谿谷之会，是以中肉则卫气相乱，阴相相逐。盖卫气行于皮肤藏府之肉理，今入于气穴，故不当取之肉也。姚氏曰：按《金匮玉函》云：腠者，是三焦通会元真之处。理者，是皮肤藏府之文理也。夫藏府之文理，乃藏府募原之肉理，而肉理之中有脉系，卫气陷于肓膜而入于脉络，故当取之气穴也。王芳侯曰：按《素问》有《气府论》《气穴论》，总属手足三阴三阳之经脉。而分府与穴者，谓府者藏也，压遏血气之藏于内也。穴者窟也，气从此而出入者也。

## 五癃津液别第三十六

黄帝于问岐伯曰：水谷入于口，输于肠胃，其液别为五：天寒衣薄，则为溺与气；天热衣厚，则为汗悲哀气并，则为泣；中热胃缓，则为唾；邪气内逆，则气为之闭塞而不行，不行则为水胀。余知其然也，不知其所由生，愿闻其道。

吴氏曰：此章论水谷所生之津液，各走其道，别而为五。如五道癃闭，则为水胀。五别者，为汗为溺为唾为泪为髓。五癃者，液不渗于脑而下流，阴阳气道不通，四海闭塞，三焦不泻，而津液不化，水谷留于下焦，不得渗于膀胱，则水溢而为水胀，因以名篇。上章论气胀之因，此章论水胀之因，得其因则知所以治矣。

岐伯曰：水谷皆入于口，其味有五，各注其海，津液各走其道。故三焦出气，以温肌肉，充皮肤，为其津，其流而不行者，为液。

吴氏曰：此论水谷之精，别而为津为液也。胃者，五藏六府之海也。水谷皆入于胃，五藏六府皆禀气于胃。五味各归其所喜，其津液各走其道，随三焦出气以温肌肉充皮肤者为津，其流而不行者为液。流者，淖泽注于骨，补益脑髓，灌精而濡空窍者也。

天暑衣厚，则腠理开，故汗出。寒留于分肉之间，聚沫则为痛。

此言津之为汗也。腠理者，分肉之文理。津随三焦出气，淖注于皮肤肌肉之间，故腠理开则汗大泄。如有寒而留聚于分肉之间，则排裂分肉而为痛。沫者，津聚而为沫也。

天寒则腠理闭，气湿不行，水下流于膀胱，则为溺与气。

姚氏曰：此言津之为溺也。天寒则腠理闭，三焦之气因湿而不行，津水下流于膀胱，则为溺与气。气者，膀胱为州都之官，津液藏焉。气化而出者为溺。藏于膀胱者，化生太阳之气。愚按为汗为溺为血为髓，皆水谷津液之化。伯因帝问而分别答之，言津随寒暑之气而外内出入。然一日之中有四时，而饮食衣服，亦有寒温厚薄，读者不以文害义，庶为得之。

五藏六府，心为之主，耳为之听，目为之候，肺为之相，肝为之将，脾为之卫，肾为之主外。故五藏六府之津液，尽上渗于目。心悲气并则心系急，心系急则肺举，肺举则液上溢。夫心系与肺不能尽举，乍上乍下，故咳而泣出矣。

此论五藏六府之津液，上渗于目而为泣，由心悲肺举而出也。心为君主之官,乃五藏六府之主。耳目者,上之空窍,津液之所注也。将相卫者,为君主之臣使也。肾主外者,肾主藏津液,所以灌精濡空窍者也。心悲气并者,心悲则藏府之气皆上并于心,听令于君主也。气并于心则心系急,心系急则肺举。肺乃心之盖也。肺举则液上溢,肺主气而水随气行也。心系与肺不能尽举,乍上乍下,下则为咳,上则泣出矣。

中热则胃中消谷,消谷则虫上下作,肠胃充郭,故胃缓,胃缓则气逆,故唾出。

姚氏曰:此言液之为唾也。按《口问篇》曰:胃缓则廉泉开,故涎下,补足少阴。盖任脉起于足少阴之阴中,而上出于廉泉。胃缓则少阴之气不与阳明相合,反上逆于廉泉,则水液随之,故涎唾也。

五谷之精液,和合而为高者,内渗入于骨空,补益脑髓,而下流于阴股。

此言精液之为髓也。夫肾主藏精而主骨,和合而高者,五谷之液与肾藏之精,相和合而渗入于骨空。上行而高者,从骨空而补益脑髓,复从髓空而下流阴股。此精液淖注于骨而为髓,先上益于脑而复下流,故曰五藏之精液,和合而为高者。姚氏曰:本经云谷入气满,淖泽注于骨,骨属屈伸,补益脑髓,是谓液。又曰肾者精之处也,其华在发,其充在骨。是谷之液,肾之精,并注于骨而为髓。髓者以脑为主,故曰和合而高者。

阴阳不和,则使液溢而下流于阴,髓液皆减而下,下过度则虚,虚故腰背痛而胫痠。阴阳气道不通,四海闭塞,三焦不泻,津液不化,水谷并于肠胃之中,别于回肠,留于下焦,不得渗膀胱,则下焦胀,水溢则为水胀。此津液五别之逆顺也。

此五液闭癃而为腰痛水胀诸病也。阴阳不和者,少阴与阳明之不和也。阴阳之气不和,则液与精不合,使液溢于骨外,而下流于阴矣。液溢于外,则髓液皆减而下,是不能为高矣。下流过度,则骨虚而腰痛胫痠矣。此髓道之闭癃也。阴阳气道不通,则津液不得注于海,而四海闭塞矣。三焦之气不能通泻于肌腠,而津液不化矣。济泌之汁不得渗于膀胱,而下焦胀矣。水溢于下,则上逆而为水胀矣。此津液五别之逆顺也。

# 卷五

## 五阅五使第三十七

黄帝问于岐伯曰:余闻刺有五官五阅,以观五气。五气者,五藏之使也,五时之副也。愿闻其五使当安出?岐伯曰:五官者,五藏之阅也。黄帝曰:愿闻其所出,令可为常。岐伯曰:脉出于气口,色见于明堂。五色更出,以应五时,各如其藏。经气入藏,必当治里。

莫仲超曰:此章论五藏之气,外见于五色,上通于五窍,五色更出,以应五时,各如其藏,此从内而应于外也。如从外而内,是当皮而络,络而脉,脉而经,经而藏,故曰:经气入藏,必当治里。夫色见于皮肤,五藏之气见于色者,盖亦从经脉而出于皮肤,故曰:五脉安出,五色安见。杨元如曰:色气应天,经脉应地。五藏者,在地五行之所主也。而色见于面,此五行之气上呈于天也。从内而外者,由藏而经脉皮肤,应地气之上腾于天;从外而内者,由皮肤经脉而藏,应天气之下降于地。升降出入,环转无端,故曰:经气入藏,必当治里。

帝曰:善。五色独决于明堂乎?岐伯曰:五官已辩,阙庭必张,乃立明堂。明堂广大,蕃蔽见外,方壁高基,引垂居外,五色乃治,平博广大,寿中百岁,见此者刺之必已。如是之人者,血气有馀,肌肉坚致,故可苦以针。

莫氏曰:此论五藏之气,应土基之博厚也。阙庭,天庭也。明堂,王者听政之堂,犹天阙在上,王宫在下也。蕃蔽者,颊侧耳门之间,犹明堂之藩屏也。方壁高基者,四方之墙壁坚固,而地基高厚也。引垂居外者,边陲在外,为中土之保障也。此土基之平博广大,以配五色之润泽高明,如是者天地交而二气亨,寿必中百岁而去。

黄帝曰:愿闻五官。岐伯曰:鼻者,肺之官也;目者,肝之官也;口唇者,脾之官也;舌者,心之官也;耳者,肾之官也。

官之为言司也。所以闻五臭,别五色,受五谷,知五味,听五音,乃五藏之气外应于五窍,而五窍之各有所司也。

黄帝曰:以官何候?岐伯曰:以候五藏。故肺病者,喘息鼻张;肝病者,眦青;脾病者,唇黄;心病者,舌卷短,颧赤;肾病者,颧与颜黑。卷,上声。

莫氏曰:五官者,五藏之阅也。阅其五官之色证,则知五藏之病矣。

黄帝曰:五脉安出?五色安见?其常色殆者何如?岐伯曰:五官不辩,阙庭不张,小其明堂,蕃蔽不见,又埤其墙,墙下无基,垂角去外。如是者,虽平常殆,况加病哉。埤,音裨,卑也。

莫氏曰:此言土基埤薄者,其常色亦殆。盖人秉天地之气所生,得博厚高明,而后能悠久。

黄帝曰:五色之见于明堂,以观五藏之气,左右高下,各有形乎?岐伯曰:五藏之在中也,各以次舍,左右上下,各如其度也。

莫氏曰:明堂者,鼻也。五藏次于中央,六府挟其两侧,言五色见于明堂,而藏府之气各有所次之部位。此篇照应后第四十九篇之《五色》。此篇论天地人三才相应,后篇论藏府之气色,主病之死生。

## 逆顺肥瘦第三十八

黄帝问于岐伯曰:余闻针道于夫子,众多毕悉矣。夫子之道应若失,而据未有坚然者也。夫子之问学熟乎,将审察于物而心生之乎?

此篇论人之形体厚薄,血气清浊,以应天地之道,逆顺而行者也。夫子之道应若失者,谓道之幽远难寻。坚,确也。察于物者,即物穷理。心生之者,豁然贯通也。盖圣人之道,通乎天地,而合于事物之常。杨氏曰:夫坚者,即颜子所谓钻之弥坚,瞻之在前,忽焉在后之意。

岐伯曰：圣人之为道者，上合于天，下合于地，中合于人事，必有明法，以起度数、法式检押，乃后可传焉。故匠人不能释尺寸而意短长，废绳墨而起平水也；工人不能置规而为圆，去矩而为方。知用此者，固自然之物，易用之教，逆顺之常也。黄帝曰：愿闻自然奈何？岐伯曰：临深决水，不用工力，而水可竭也；循掘决冲，而经可通也。此言气之滑涩，血之清浊，行之逆顺也。

伯言天地之道，出于自然，不待勉强，虽幽远难明，然不出乎规矩方圆之外。临深决水者，决之去也。循掘决冲者，导之来也。此逆顺之行也。杨氏曰：规矩方圆，天地之象也。逆顺者，地气左迁，天道右旋也。不用工力者，造化之自然也。

黄帝曰：愿闻人之白黑肥瘦小长，各有数乎？岐伯曰：年质壮大，血气充盈，肤革坚固，因加以邪。刺此者，深而留之，此肥人也。广肩腋，项肉薄，皮厚而黑色，唇临临然，其血黑以浊，其气涩以迟，其为人也，贪于取与。刺此者，深而留之，多益其数也。

此论形体之太过也。广肩腋者，广阔于四傍也。项乃太阳之所主，项肉薄而皮厚黑色者，太阳之水气盛也。唇乃脾土之外候，临临然者，土气厚大也。黑者水之色，血黑以浊者，精水之重浊也。气涩以迟者，肌肉厚而气道滞也。夫太过则能与，不及则贪取。贪于取与者，不得中和之道，过犹不及也。杨元如曰：前篇论五藏之气，应土基厚薄，气色清粗。此篇论形之肥瘦，血之清浊，以应太过不及。盖皮脉肉筋骨，五藏之外合也。朱济公曰：五运主中，六气主外。人秉天地之运气而生，故多有太过不及。

黄帝曰：刺瘦人奈何？岐伯曰：瘦人者，皮薄色少，肉廉廉然，薄唇轻言。其血清气滑，易脱于气，易损于血。刺此者，浅而疾之。

此论形体之不及也。皮薄色少，秉天气之不足也。廉廉，瘦洁貌。肉廉廉然，薄唇轻言，秉地气之不足也。血清者，水清浅也。气滑者，肌肉薄而气道滑利也。莫仲超曰：音主长夏，土气薄，故言轻。朱济公曰：气道之滑涩，由肌肉之厚薄，应天气之行于地中。

黄帝曰：刺常人奈何？岐伯曰：视其白黑，各为调之。其端正敦厚者,其血气和调,刺此者,无失常数也。

此论平人之和调也。黑白者,水天之色也。端正敦厚者,坤之德也。此得天地平和之气,故其血气和调也。常数者,天地之常数也。盖以人应天地之气,而针合天地人之数也。

黄帝曰:刺壮士真骨者奈何?岐伯曰:刺壮士真骨,坚肉缓节监监然。此人重则气涩血浊,刺此者,深而留之,多益其数。劲则气滑血清,刺此者,浅而疾之。

此言年壮之士,得天真之完固也。先天之真元藏于肾而肾主骨,天真完固而后骨肉充满也。真骨坚肉缓节监监者,筋骨和而肌肉充也。监监者,卓立而不倚也。其人重浊则气涩血浊,其人轻劲则气滑血清。盖元真者,乃混然之气,已生之后,而有轻重高下之分焉。深而留之,浅而疾之,导其气出入于外内也。

黄帝曰:刺婴儿奈何?岐伯曰:婴儿者,其肉脆,血少气弱,刺此者,以毫针,浅刺而疾发针,日再可也。

此言婴儿未得天真充盛,其肉脆而血少气弱也。襁褓乳养曰婴。盖男子八岁,女子七岁,肾气始盛,齿更发长。男子四八,女子四七,则筋骨隆盛,肌肉满壮。盖形肉血气虽藉后天水谷之所资生,然本于先天之生原也。日再者,导阴阳血气之生长。

黄帝曰:临深决水奈何?岐伯曰:血清气浊,疾泻之则气竭焉。黄帝曰:循掘决冲奈何?岐伯曰:血浊气涩,疾泻之则经可通也。

清浊者,天地之气也。临深决水,循掘决冲,行之逆顺也。血气逆顺而行,应天地之旋转也。按此篇论形肉之厚薄坚脆,血气之多少清浊,应太过不及之气。故用针之浅深疾徐,刺法之多少补泻,皆以针合人而导之和平。是以一篇之中,并无邪病二字,若以泻邪论之,去经义远矣。

黄帝曰:脉行之逆顺奈何?岐伯曰:手之三阴,从藏走手;手之三阳,从手走头;足之三阳,从头走足;足之三阴,从足走腹。

此言手足阴阳之脉,上下外内,逆顺而行,应地之经水也。

黄帝曰:少阴之脉独下行,何也?岐伯曰:不然。夫冲脉者,五

**藏六府之海也,五藏六府皆禀焉。其上者,出于颃颡,渗诸阳,灌诸精;其下者,注少阴之大络,出于气街,循阴股内廉,入腘中,伏行骱骨内,下至内踝之后,属而别;其下者,并于少阴之经,渗三阴;其前者,伏行出跗,属下,循跗入大指间,渗诸络而温肌肉。故别络结则跗上不动,不动则厥,厥则寒矣。黄帝曰:何以明之?岐伯曰:以言导之,切而验之,其非必动,然后乃可明逆顺之行也。黄帝曰:窘乎哉!圣人之为道也,明乎日月,微于毫厘,其非夫子,孰能道之也!**

此言血气行于脉外,以应天之道也。夫司天在上,在泉在下。水天之气,上下相通,应人之血气,充肤热肉,澹渗皮毛,而肌肉充满。若怯然少气者,则水道不行而形气消索矣。夫冲脉者,五藏六府之海也。五藏六府之气,皆禀于冲脉而行,其上者出于颃颡,渗诸阳,灌诸阴,其下者注少阴之大络,下出于气街。此五藏六府之血气,皆从冲脉而渗灌于脉外皮肤之间,应水随气而运行于天表也。夫少阴主先天之水火,水火者,精气也。冲脉并少阴之经,渗三阴,循跗入大指间,渗诸络而温肌肉,是少阴之精气,又从冲脉而运行出入于经脉皮肤之外内者也。故别络结则少阴之气不能行于跗上,而跗上不动矣。不动者,乃少阴之气厥于内,故厥则寒矣。此气血结于脉内,而不能通于脉外也。故当导之以言,导气之外出也。验之以脉,知精血之行也。其非跗上不动,然后乃可明逆顺之行。逆顺之行者,少阴之精气渗灌于肤表,而复运行于脉中,应司天在泉之气,绕地环转,而复通贯于地中。明乎日月,微于毫厘者,言圣人之道,如日月丽天,循度环转,无有毫厘差失。故曰:圣人之为道者,上合于天,下合于地,中合于人事,必有明法,以起度数,法式检押,乃后可传焉。杨元如曰:五藏六府,应五运之在中。五运者,神机之出入也。皮肤经脉,应六气之在外。六气者,左右上下,环转升降者也。五藏六府之气,禀冲脉而运行于肤表,应地气之出于外也。莫仲超曰:所谓冲脉者,顺行逆冲于经脉皮肤之外内,充于形身,无往不到,故曰逆顺之行。盖经脉之血气顺行,则皮肤之气血逆转,所以应天地运行之道也。禀于五藏六府者,即水谷所生之血气,流溢于中,由冲脉而布散于皮肤之外。少阴之气血,先天之精气也。并冲脉渗于三阴,而行于脉中,循足跗渗足指之诸络,而出于脉外。是以阳气起于足五指之表,阴气起于足五指之里,盖秉足少阴先天之水火也。人之形体肥厚,由水谷所生之血气,充肤热肉,澹渗皮毛,其真骨坚肉缓节监监者,秉先天之精气也。皮肉筋骨,营卫血气,皆本于先天后天生始之血气以资益,而后能筋骨强坚,肌肉丰厚。是以始论人之肥瘦长短,而末结冲脉少阴之出入焉。

## 血络论第三十九

黄帝曰:愿闻其奇邪而不在经者。岐伯曰:血络是也。

此承上章少阴之大络,而复统论其藏府之十二络焉。《玉版论》曰:人之所受气者,谷也。谷之所注者,胃也。胃者,水谷血气之海也。海之所行云气者,天下也。胃之所出血气者,经隧也。经隧者,五藏六府之大络也。夫谷入于胃,乃传之肺,流溢于中,布散于外。精专者,行于经隧,是水谷所生之血气,营行于脉中者也。水谷之精气,从胃之大络,注于藏府之经隧,通于孙络,出于皮肤,以温肌肉。此水谷所生之气血,散于脉外者也。夫大络与经脉缪处,故奇邪而不在经者,血络是也。上章论五藏六府之血气,少阴肾藏之精气,从冲脉而出于皮肤。此章论胃府所生之气血,从藏府之大络而出于皮肤。杨元如曰:按《素问·缪刺篇》云:邪客于皮毛,入舍于孙络,留而不去,闭塞不通,不得入于经,流溢于大络而生奇病。故曰奇邪者,血络是也。

黄帝曰:刺血络而仆者何也?血出而射者何也?血少黑而浊者何也?血出清而半为汁者何也?发针而肿者何也?血出若多若少,而面色苍苍者何也?发针而面色不变,而烦悗者何也?多出血而不动摇者何也?愿闻其故。

血络者,外之络脉孙络见于皮肤之间。血气有所留积,则失其外内出入之机。

岐伯曰:脉气盛而虚者,刺之则脱气,脱气则仆。

此言经脉之血气,皮肤之气血,皆出于胃府水谷之精,而分走其道,所当和平者也。若经脉之脉气盛,而皮肤之血气虚者,刺之则脱气,脱气则仆矣。朱济公曰:三阳之气,主于皮肤肌腠之间。血虚则脱气者,血为气之守也。《阴阳应象论》曰:阴在内,阳之守也。

血气俱盛而阴气多者,其血滑,刺之则射。阳气畜积久留而不泻者,其血黑以浊,故不能射。

此言经脉之内,皮肤之间,皆有此血气,而有阴阳之分焉。经脉为阴,皮肤为阳。俱盛者,经藏外内之血气俱盛也。如脉中之阴气多者,其血滑,故刺之则射。如皮肤之阳气畜积,久留而不泻者,其血黑以浊,故不能射也。朱济公曰:阳气留积,其血黑浊,血随气行者也。

新饮而液渗于络,而未合和于血也,故血出而汁别焉。其不新饮者,身中有水,久则为肿。

此言络脉之血,由水谷之津液所化。津液注于皮肤肌腠,渗于孙络,与血和合而化赤者也。《痈疽》章曰:中焦出气如露,上注谿谷,而渗孙脉,津液和调,变化赤而为血。血和则孙脉先满溢,乃注于络脉皆盈,乃注于经脉,阴阳已张,因息乃行。盖水谷入胃,其津液随三焦出气,以温肌肉,充皮肤,复渗于孙络,于络脉之血和合,变化而赤为血。故新饮而液渗于络,未和合于血,是津液未变而赤,故刺之血出清而半为汁也。其不新饮者,身中有水,久则为肿。盖言血乃水谷之津液所化,若不新饮而出为汁者,乃身中之水也。按奇邪而不在经者,谓皮肤之气血从别络而出于孙络皮肤,与经脉缪处。此节论津液注于皮肤,渗于络脉,与经脉之血和合,是皮肤孙络又与经脉相通,而皮肤络脉之气血所从来,又有一道。盖此篇假针以明阴阳血气之生始出入,学者当于针刺之外,细体认其义焉。

阴气积于阳,其气因于络,故刺之血未出而气先行,故肿。

此言阳分之气血,因于大络孙络而出也。藏府经脉为阴,皮肤肌腠为阳。藏府之阴气积于皮肤之阳分者,其气因于大络孙络而出。血未出而气先行者,谓藏府之气先行,而血随气出者也。上节论脉络之血,乃皮肤之津液,渗入孙脉络脉而化赤。此言皮肤之血,因于大络孙络而出,是皮肤脉络之血气,外内相通。故下文曰:阴阳之气,其新相得而未和合。

阴阳之气,其新相得而未和合,因而泻之,则阴阳俱脱,表里相离,故脱色而苍苍然。

此承上文总结阴阳外内之相合也。皮肤为表,经脉为里,肤表之阳,得脉内之阴气以和之,经脉之阴,得肤表之阳气以和之,阴阳表里之相合也。如阴阳之气,其新相得而未和合,因而泻之,则阴阳俱脱,表里相离,故脱色而苍苍然。苍苍,青色也。《平脉篇》曰:营气不足,面色青。阴阳俱脱者,经脉外内之营气脱也。

刺之血出多,色不变而烦悗者,刺络而虚经。虚经之属于阴者,阴脱,故烦闷。

此言阴阳俱脱而色变者,皮肤络脉之血脱也。如血出多而色不变者,刺其络而虚其经也。经虚之属,则阴脱矣。心主脉而包络主血,阴藏之血脱,故烦闷也。盖言在外之血气,由藏府之阴而出于经,经而脉,脉而络也。

阴阳相得而合为痹者,此为内溢于经,外注于络。如是者阴阳俱有馀,虽多出血而弗能虚也。

夫内在阴,外在阳,经络为阴,皮肤为阳,此总结血气之外内出入,相得而和合者也。自外而内者,从皮肤渗于孙脉络脉,而内溢于经。自内而外者,从藏府之阴而出于经,从经脉而外注于络脉皮肤,外内之相得也。如阴阳俱有馀,相合而痹闭于外内之间,虽多出血而弗能虚也。朱济公曰:阴阳相得而合为痹,与上文之阴阳相得同义。盖阴阳和合而流行则调,阴阳相得而留滞则痹。痹者,闭也。通篇论经脉血气之生始出入,故帝止问血出多而不动摇,伯曰阴阳相得而合为痹,是非邪病之痹明矣。

黄帝曰:相之奈何?岐伯曰:血脉者,盛坚横以赤,上下无常处,小者如针,大者如筋,则而泻之,万全也,故无失数矣。失数而反,各如其度。

此申明血气之在经脉而外内出入也。相,视也。盛坚横以赤者,血盛于脉中也。上下无常处者,血气之流行也。小者如针,留血之在孙络也。大者如筋,留血之在经隧也。数者,血脉出入之度数。留血之在经络,则而泻之,故无失其所出之度数矣。所出之度,从经而脉,脉而络,络而孙。如失其所出之数而反者,又从孙而络,络而脉,脉而经,各如其度而外内出入者也。杨元如曰:万全者,谓血气流行,外内相贯,如环无端,莫知其纪。

黄帝曰:针入而肉著何也?岐伯曰:热气因于针则针热,热则肉著于针,故坚焉。

三阳之气,主于肤表。热气,阳气也。热气因于针则针热,热则肉著于针,故针下坚而不可拔也。按此篇论血气出入于络脉之间,故篇名《血络》。论有所留积,皆因于络,则而泻之万全也。若取之肉,则肉著于针而针下坚矣。

## 阴阳清浊第四十

黄帝曰:余闻十二经脉,以应十二经水者,其五色各异,清浊不同,人之血气若一,应之奈何?岐伯曰:人之血气,苟能若一,则天下为一矣,恶有乱者乎?黄帝曰:余问一人,非问天下之众。岐伯曰:夫一人者,亦有乱气,天下之众,亦有乱人,其合为一耳。

此篇论阴阳清浊,交相于乱者也。人之十二经脉,外合十二经水,内合五藏六府,其五色各异,清浊不同。故一人之身有乱气,犹天下之众有乱人,其理可合之为一耳,恶有不乱者乎?杨元如曰:清浊,天地之气也。天气下降,地气上升,清浊相干,命曰乱气,不乱则生化灭矣。故曰:夫一人者,亦有乱气,天下之众,亦有乱人。谓天下之人,皆有此乱气也。

黄帝曰:愿闻人气之清浊。岐伯曰:受谷者浊,受气者清。清者注阴,浊者注阳。浊而清者,上出于咽;清而浊者,则下行。清浊相干,命曰乱气。

六府为阳,五藏为阴。六府受谷者浊,五藏受气者清。故清者注阴,浊者注阳。浊而清者,谓水谷所生之清气,上出于咽喉,以行呼吸。清而浊者,肺之浊气,下注于经,内注于海。此人气之清浊相干,命曰乱气。莫仲超曰:上节言天下之众皆有此乱气,谓人合天地之清浊也,故复曰愿闻人气之清浊。

黄帝曰:夫阴清而阳浊,浊者有清,清者有浊,清浊别之奈何?岐伯曰:气之大别,清者上注于肺,浊者下走于胃。胃之清气,上出于口,肺之浊气,下注于经,内积于海。

此论人合天地之气也。大别者,应天地之大而有别也。天清地浊而上下气交,故浊者有清,清者有浊,而人亦应之。肺属天而阳明居中土,故清者上注于肺,浊者下走于胃,此清浊之上下也。然浊者有清,胃之清气,上出于口,口鼻者,气出入之门户也。胃府水谷之浊生此清气,上出于口,以司呼吸而应开阖者也。清者有浊,肺之浊气,下注于经,内积于海。肺为精水之原,清中所生之津液,流溢于下,即所谓谷入于胃,乃传之肺,流溢于中,布散于外,精专者,行于经隧。下注于经者,行于经隧也。流溢于中者,内积于海也。海者,下焦精髓之海也。此阴阳清浊之气交也。朱济公曰:天为阳,地为阴。天一生水,地二生火。火为阳,水为阴,故清者有浊,浊者有清。

黄帝曰:诸阳皆浊,何阳独甚乎?岐伯曰:手太阳独受阳之浊,手太阴独受阴之清。其清者上走空窍,其浊者下行诸经。诸阴皆清,足太阴独受其浊。

诸阳皆浊,而手太阳独受其浊之甚。盖手太阳小肠主受盛胃府之糟粕,有形者皆浊,而糟粕为浊之甚者也。诸阴皆清,而手太阴为五藏之长,华盖于上,故手太阴独受阴之清。空窍者,皮毛之汗空也。手太阴主周身之气,走于空窍,以司呼吸开阖,应天之道也。小肠受盛糟粕,济泌别汁,化而为赤,下行于十二经脉,应地之道也。脾为仓廪之官,主输运胃府水谷之精汁,故诸阴皆清,而足太阴独受其浊。杨元如曰:手太阴主天,故独受其清。足太阴主地,故独受其浊。此篇论人之阴阳清浊,应合天地经水。故帝曰十二经脉,应十二经水。伯曰天下之众,又曰气之大别。

黄帝曰:治之奈何?岐伯曰:清者其气滑,浊者其气涩,此气之常也。故刺阴者,深而留之;刺阳者,浅而疾之;清浊相干者,以数调之也。

气之滑利者,应天运于外,故浅而疾之。涩浊者,应地居于中,故深而留之。清浊相干者,阴阳之气交,故以数调之。数者,天地之常数也。朱济公曰:以数调之,与《逆顺篇》之无失常数同义。此篇以人之清浊合天地之阴阳,下章论人之形体应天地日月水火。

## 阴阳系日月第四十一

黄帝曰:余闻天为阳,地为阴,日为阳,月为阴,其合之于人奈何?岐伯曰:腰以上为天,腰以下为地,故天为阳,地为阴。故足之十二经脉，以应十二月，月生于水，故在下者为阴；手之十指，以应十日，日主火，故在上者为阳。

积阳为天，积阴为地，天地合气，命之曰人。故身半以上，天气主之，身半以下，地气主之。日以应火，月以应水，人秉先天之水火而成此形。故在上者为阳以应日，在下者为阴以应月。十日应天之十干，十二月应地之十二支，是以足之十二经脉以应十二月，手之十指以应十日。人秉天地水火而生，故与天地参也。

黄帝曰：合之于脉，奈何？岐伯曰：寅者，正月之生阳也，主左足之少阳；未者，六月，主右足之少阳；卯者，二月，主左足之太阳；午者，五月，主右足之太阳；辰者，三月，主左足之阳明；巳者，四月，主右足之阳明。此两阳合于前，故曰阳明。申者，七月之生阴也，主右足之少阴；丑者，十二月，主左足之少阴；酉者，八月，主右足之太阴；子者，十一月，主左足之太阴；戌者，九月，主右足之厥阴；亥者，十月，主左足之厥阴。此两阴交尽，故曰厥阴。

岁半以上为阳，而主少阳太阳，岁半以下为阴，而主少阴太阴，犹两仪之分四象也。两阳合明，故曰阳明，两阴交尽，故曰厥阴，此四象而生太少中之三阳三阴也。男生于寅，故始于正月之少阳；女生于申，故始于七月之少阴。阳从左，故左而右；阴从右，故右而左。按六气主岁，初之气厥阴风木，二之气少阴君火，三之气少阳相火，四之气太阴湿土，五之气阳明燥金，终之气太阳寒水。而《四气调神论》又以少阳主春，太阳主夏，太阴主秋，少阴主冬。《脉解篇》曰：正月太阳寅，寅，太阳也；厥阴者，辰也；阳明者，午也；少阳者，申也；少阴者，戌也；太阴者，子也。而本篇又以寅未主少阳，卯午主太阳，辰巳主阳明，申丑主少阴，酉子主太阴，戌亥主厥阴。《经脉别论》以肝木主春，心火主夏，脾土主长夏，肺金主秋，肾水主冬。木火土金水，此后天之五行也。而《诊要经终篇》又曰：正月二月，人气在肝；三月四月，人气在脾。《天元纪论》子午属少阴，丑未属太阴，寅申属少阳，卯酉属阳明，辰戌属太阳，巳亥属厥阴。而藏府配合支干，又以子甲属少阳胆，丑乙属厥阴肝，寅辛属太阴肺，卯庚属阳明大肠，辰戊属阳明胃，巳己属太阴脾，午丙属太阳小肠，未丁属少阴心，申壬属太阳膀胱,酉癸属少阴肾,戌属包络相火,亥属三焦相火。《禁服篇》以人迎应春夏,一盛在少阳,二盛在太阳,三盛在阳明;气口应秋冬,一盛在厥阴,二盛在少阴,三盛在太阴。而《阴阳别论》又以少阳为一阳,阳明为二阳,太阳为三阳。阴阳之变化无穷,故曰:阴阳者,有名而无形,数之可十,推之可百,数之可千,推之可万。

甲主左手之少阳,己主右手之少阳,乙主左手之太阳,戊主右手之太阳,丙主左手之阳明,丁主右手之阳明。此两火并合,故为阳明。庚主右手之少阴,癸主左手之少阴,辛主右手之太阴,壬主左手之太阴。

太阳主日,少阳主火,故两火并合,是为阳明。阳明者,离明之象也。明两作离,故两火并合,两阳合阳,是为阳明。手少阴君火主日,手太阴肺金主天,故应手之十指,此阳中有阴也。朱济公曰:按《河图》《洛书》,五位中央而主阳,五行之中,木火为阳,金水为阴,故甲乙丙丁戊己为阳中之阳,庚辛壬癸为阳中之阴。

故足之阳者,阴中之少阳也;足之阴者,阴中之太阴也;手之阳者,阳中之太阳也;手之阴者,阳中之少阴也。腰以上者为阳,腰以下者为阴。

此论手足之阴阳,而阴中有阳,阳中有阴也。上节论太少之阴阳分于左右,此论太少之阴阳位于上下,盖阴阳气交于六合之内者也。腰以上者为阳,腰以下者为阴,此阴阳之定位。手经有阴,足经有阳,乃上下之气交。

其于五藏也,心为阳中之太阳,肺为阳中之少阴,肝为阴中之少阳,脾为阴中之至阴,肾为阴中之太阴。

心属火而应日,故为阳中之太阳。肺居高而属金,故为阳中之少阴。肝居下而属木,故为阴中之少阳。肾居下而属水,故为阴中之太阴。脾位中央而主坤土,故为阴中之至阴。五藏为阴,而阴中有阳也。

黄帝曰:以治奈何?岐伯曰:正月二月三月,人气在左,无刺左足之阳;四月五月六月,人气在右,无刺右足之阳;七月八月九月,人气在右,无刺右足之阴;十月十一月十二月,人气在左,无刺左足之阴。

阳气从左而右，故正二三月，人气在左，四五六月，人气在右；阴气从右而左，故七八九月，人气在右，十月十一十二月，人气在左。圣人春夏养阳，秋冬养阴，以从其根，故无刺其气之所在，盖针刺所以取气故也。朱济公曰：阴阳二气，皆从足而生，自下而上，故止言足而不言手，盖以从其根也。

黄帝曰：五行以东方为甲乙木，主春。春者，苍色，主肝。肝者，足厥阴也。今乃以甲为左手之少阳，不合于数，何也？岐伯曰：此天地之阴阳也，非四时五行之以次行也。且夫阴阳者，有名而无形，故数之可十，推之可百，数之可千，推之可万，此之谓也。

经云：东方生风，风生木，木生酸，酸生肝。又曰：东方青色，入通于肝。此天地之五方五时，五行五色，以应人之五藏，非天地之阴阳也。天地之阴阳者，天干在上，地支在下。天之十干，化生地之五行，以应人之五藏，地之十二支，上呈天之六气，以应人之十二经脉。是以阴中有阳，阳中有阴，天地定位，上下气交，非四时五行之以次行也。且夫阴阳者，有名而无形，数之可十可百，推之可千可万，阴阳变化之无穷也。朱济公曰：有名无形者，以无形而合有形也。

## 病传第四十二

黄帝曰：余受九针于夫子，而私览于诸方，或有导引行气，乔摩灸熨，刺焫饮药之一者，可独守耶？将尽行之乎？岐伯曰：诸方者，众人之方也，非一人之所尽行也。黄帝曰：此乃所谓守一勿失，万物毕者也。

此篇论人之身体，有形层之浅深，有血气之虚实，是以针砭药灸，各守其一，非一人之所尽行也。病传者，谓邪从皮毛而发于腠理，从腠理而入于经脉，从经脉而传溜于五藏。所谓经络受邪，入藏府为内所因也。如邪入于藏，不可以致生。故邪在皮毛者，宜砭而去之；在于脉肉筋骨者，宜针而泻之；邪入于中者，宜导引行气以出之；寒邪之入深者，宜熨而通之；邪在内而虚者，止可饮以甘药，实者可用毒药以攻之，陷于下者宜灸以启之。是以药石灸刺导引诸方，随众人之所病而施之，非一人之所尽行者也。此章教人知病传之有浅深，如可治之属,即守一勿失,不使大邪入藏而成不救。利济万物之功,毕于此矣。

今余闻阴阳之要,虚实之理,倾移之过,可治之属。愿闻病之变化,淫传绝败而不可治者,可得闻乎?岐伯曰:要乎哉问!道昭乎其如日醒,窘乎其如夜瞑,能被而服之,神与俱成,毕将服之,神自得之。生神之理,可著于竹帛,不可传于子孙。黄帝曰:何谓日醒?岐伯曰:明于阴阳,如惑之解,如醉之醒。黄帝曰:何谓夜瞑?岐伯曰:瘖乎其无声,漠乎其无形,折毛发理,正气横倾,淫邪泮衍,血脉传溜,大气入藏,腹痛下淫,可以致死,不可以致生。

此论形与神俱,病则无由入其腠理,不致血脉流传,而成不救之死证也。阴阳之要者,皮肤肌腠为阳,血脉为阴。肌腠者,三焦通会元真之处。血脉者,神气之所藏也。虚实者,血气之虚实也。如腠理固密,元真通畅,血脉和调,精神内守,邪气何由内入?虚则传溜入藏,而不可以致生。是以生神之理,可著于竹帛,以教化后世,不可传于子孙。盖言调养此神气者,乃自修之功也。倾移之过者,折毛发理,正气横倾也。可治之属者,邪尚在于皮肤肌腠之间,未至血脉传流,大邪入藏也。此言邪在于外,犹为可治之属,守一勿失,不使邪溜于内。故善治者治皮毛,其次治肌肉,其次治经脉,其次治五藏。治五藏者,半死半生。盖间传者生,传之于其所胜者,不治也。若夫病之变化,淫传绝败而不可治者,乃淫邪泮衍,血脉流传,大气入藏,不可以致生也。明于阴阳,如惑之解,如醉之醒,毕将服之,神自得之。所谓上古之人,其知道者,法于阴阳,和于术数,食饮有节,起居有常,不妄作劳,故能形与神俱,而尽终其天年。瘖乎其无声,漠乎其无形,谓不知道者,肤腠空疏,血脉虚脱,虚邪之中人也微,莫知其情,莫见其形,渐致淫邪入藏,不可以致生。夫邪之中于人也,始于皮毛,则毛发折而腠理开。开则邪从毛发入,入则抵深而入于腠理。腠理者,三焦通会元真之处,是以正气横倾,淫邪泮衍于肌腠之间,则传流于血脉而内入于藏矣。盖经脉内属于藏府,外络于形身,是以经脉受邪,入藏府为内所因也。淫邪泮衍于肌腠则伤气,传流于血脉而入藏则伤神,神气并伤,故可以致死,而不可以致生。是以圣人之教下也,虚邪贼风,避之有时,恬淡虚无,精神内守,病从何来?故可著于竹帛,盖欲使天下后世子孙黎民,咸知此养生之道焉。

黄帝曰:大气入藏奈何?岐伯曰:病先发于心,一日而之肺,三日而之肝,五日而之脾。三日不已死,冬夜半,夏日中。

此论大邪入藏,传于其所不胜而死。盖五藏秉五方五行之气而生,故生于相生而死于相胜也。病先发于心,一日而传之肺,三日而传之肝,五日而传之脾,皆逆传其所不胜,再至三日不已而死。夫心为火藏,冬主水,夏主火,冬夜半者,水胜而火灭也,夏日中者,亢极而自焚也。杨元如曰:按《素问·玉机真藏论》,病入于五藏,逆传于所胜,尚可按可浴可药可灸以救之。故曰三日不已死,谓邪入于藏,犹有可已之生机。故首言导引行气,乔摩灸熨,刺焫饮药,末言诸病以次相传者,皆有死期,不可刺也。盖邪在于形层者宜刺,入于藏者止可按摩饮药以救之。圣人救民之心,无所不用其极。

病先发于肺,三日而之肝,一日而之脾,五日而之胃。十日不已死,冬日入,夏日出。

杨元如曰:肺主气,日出而气始隆,日入而气收引。冬日入者,气入而绝于内也。夏日出者,气出而绝于外也。按止言冬夏而不言春秋者,四时之气总属寒暑之往来。夜半日中,阴阳之分于子午也。日出日入,阴阳之离于卯酉也。病传之一三五日者,乃天之奇数。盖五藏生于地之五行,而本于天干之所化。

病先发于肝,三日而之脾,五日而之胃,三日而之肾。三日不已死,冬日入,夏蚤食。

杨元如曰:按《素问·标本病传论》云:肝病头目眩,胁支满,三日体重身痛,五日而胀,三日腰脊小腹痛胫痠,三日不已死,冬日入,夏蚤食。盖病先发于肝,故头目眩而胁支满,三日而之脾则体重身痛,五日而之胃则胀,三日而之肾则腰脊小腹痛胫痠。冬日入,夏蚤食,乃木气绝于卯酉金旺之时。

病先发于脾,一日而之胃,二日而之肾,三日而之膂膀胱。十日不已死,冬人定,夏晏食。

杨元如曰:按《素问·标本病传论》云:脾病身重体痛,一日而胀,二日少腹腰脊痛胫痠,三日背膂筋痛小便闭,十日不已死,冬人定,夏晏食。盖病发于脾,则身痛体重,一日而之胃则胀,二日而之肾则少腹腰脊痛胫痠。膂膀胱者,膀胱附于脊背之膂筋也。是以三日而之膂膀胱,则背膂筋痛小便闭。人定在寅，木旺而土绝也。夏之晏食在亥，水泛而土败也。

**病先发于胃，五日而之肾，三日而之膂膀胱，五日而上之心。二日不已死，冬夜半，夏日昳。**昳，音笛。日昃也。

按《素问·标本病传论》云：胃病胀满，五日少腹腰脊痛骱痠，三日背腹筋痛小便闭，五日身体重，六日不已死，冬夜半，夏日昳。盖病先发于胃，故胀满，五日而之肾则少腹腰脊痛骱痠，三日而之膂膀胱则背膂筋痛，五日而上之心则身体重。盖心主血脉，血脉者所以濡筋骨而利关节者也。二乃火之生数，六日者，水之成数也。死于二日者，火之生气绝也；死于六日者，水乘而火灭也。故冬夜半者，即水乘火灭之义。夏日昃者，亦太阳之生气绝也。朱济公曰：冬主水，夏主火，日昃者，盛而始亏之时。

**病先发于肾，三日而之膂膀胱，三日而上之心，三日而之小肠。三日不已死，冬大晨，夏晏晡。**

按《素问·标本病传论》曰：肾病者，少腹腰脊痛骱痠，三日背膂筋痛小便闭，三日腹胀，三日两胁支痛，二日不已死。盖病先发于肾，故少腹腰脊痛骱痠，三日而之膂膀胱则背膂筋痛小便闭，三日而上之心则腹胀。盖足少阴肾脉下络膀胱，上从腹注胸中，入肺络心。此邪入于藏，亦从血脉流传也。上节病在心，故身体重。此从膀胱而上传于心，复从心而下传小肠，故腹胀也。冬大晨者，乃寅卯木旺之时，木旺则泄其水之气矣。夏晏晡，土气所主之时，土克水也。三日者，水火之生气并绝。二日者，火之生气绝也。盖病之且死，有死于先发之藏气绝者，有死于所传之藏气绝者，是以《灵》《素》经中少有不同，学者自当理会。

**病先发于膀胱，五日而之肾，一日而之小肠，一日而之心。二日不已死，冬鸡鸣，夏下晡。**

按《标本病传论》云：膀胱病，小便闭，五日少腹胀腰脊痛骱痠，一日腹胀，一日身体痛，二日不已死。盖病发于膀胱，故小便闭。五日而之肾则少腹胀腰脊痛骱痠，一日而之小肠则腹胀，一日而之心故身体痛也。冬鸡鸣，夏下晡，即上节大晨晏晡之时也。按五藏相传而有膀胱胃府者，胃居中央，为水谷之海，乃五藏之生原，太阳为诸阳主气也。

诸病以次相传,如是者皆有死期,不可刺也。间一藏及二三四藏者,乃可刺也。

《玉机真藏论》曰:五藏相通,移皆有次。五藏有病,则各传其所胜。病之且死,必先传行,至其所不胜,病乃死。故如是者,乃逆传其所胜,皆有死期,不可刺也。如间一藏者,乃心传之肝,肺传之脾,子行乘母也。间二藏者,心传之脾,肺传之肾,乃母行乘子,子母之气互相资生者也。间三藏者,心传之肾,肺传之心,从所不胜来者为微邪也。按五藏间传,止有间三而无间四。所谓间四藏者,以藏传之府而府复传之于他藏,盖府亦可以名藏也。杨元如曰:按《五藏别论》黄帝问曰:余闻方士或以脑髓为藏,或以肠胃为藏。盖藏货物曰府,故府亦可以名藏。

## 淫邪发梦第四十三

黄帝曰:愿闻邪淫泮衍奈何?岐伯曰:正邪从外袭内而未有定舍,反淫于藏,不得定处,与营卫俱行,而与魂魄飞扬,使人卧不得安而喜梦。气淫于府,则有馀于外,不足于内;气淫于藏,则有馀于内,不足于外。黄帝曰:有馀不足有形乎?岐伯曰:阴气盛则梦涉大水而恐惧,阳气盛则梦大火而燔焫,阴阳俱盛则梦相杀。上盛则梦飞,下盛则梦堕。盛饥则梦取,甚饱则梦予。肝气盛则梦怒,肺气盛则梦恐惧哭泣飞扬,心气盛则梦善笑恐畏,脾气盛则梦歌乐身体重不举,肾气盛则梦腰脊两解不属。凡此十二盛者,至而泻之立已。焫,与爇同。

此承上章论淫邪泮衍,而有虚邪正邪之别也。虚邪者,虚乡不正之淫邪,中人多死。正邪者,风雨寒暑,天之正气也。夫虚邪之中人也,洒淅动形。正邪之中人也微,先见于色,不知于身,若有若无,若亡若存,有形无形,莫知其情。是以上章之淫邪泮衍,血脉传溜,大气入藏,不可以致生者,虚邪之中人也。此章论正邪从外袭内,若有若无,而未有定舍,与营卫俱行于外内肌腠募原之间,反淫于藏,不得定处,而与魂魄飞扬,使人卧不得安而喜梦。夫邪之折毛发理,邪从皮毛入而发于腠理之间。腠理者,在外肤肉之文理,在内藏府募原之肉理，卫气所游行出入之理路也。是以淫邪泮衍，与营卫俱行，行于募原之肉理，则反淫于藏矣。夫心藏神，肾藏精，肝藏魂，肺藏魄，脾藏意。随神往来谓之魂，并精而出谓之魄。志意者，所以御精神，收魂魄者也。与魂魄飞扬而喜梦者，与五藏之神气飞扬也。府为阳而主外，藏为阴而主内，邪气与营卫俱行于藏府募原之间，故气淫于藏，则有馀于内，不足于外，气淫于府，则有馀于外，不足于内。今反淫于藏，则有馀于内，而五藏之阴气盛矣。阴气盛则梦涉大水恐惧，阳气盛则梦大火燔焫，此心肾之有馀也。阴阳俱有馀，则心气并于肺肾气并于肝而梦相杀。相杀者，梃刃交击也。此肝肺之有馀也。夫魂游魄降，上盛则梦飞，下盛则梦堕，此魂魄之有馀于上下也。饥则梦取，饱则梦予，是脾胃之有馀不足也。此邪与五藏之神气游行，而形之于梦也。如肝气盛则梦怒，肺气盛则梦悲，心气盛则梦笑，脾气盛则梦歌乐，肾气盛则梦腰脊不属。此邪干五形藏，而形之于梦也。凡此十二盛者，乃气淫于藏，有馀于内，故泻之立已。

厥气客于心，则梦见邱山烟火；客于肺，则梦飞扬，见金铁之奇物；客于肝，则梦山林树木；客于脾，则梦见邱陵大泽，坏屋风雨；客于肾，则梦临渊没居水中；客于膀胱，则梦游行；客于胃，则梦饮食；客于大肠，则梦田野；客于小肠，则梦聚邑冲衢；客于胆，则梦斗讼自刳；客于阴器，则梦接内；客于项，则梦斩首；客于胫，则梦行走而不能前，及居深地窌苑中；客于股肱，则梦礼节拜起；客于胞脯，则梦泄便。凡此十五不足者，至而补之立已也。窌，音教，地藏也。

夫邪之所凑，其正必虚。上章论邪气之有馀，此论正气之不足。厥气者，虚气厥逆于藏府之间。客者，薄于藏府之外也。客于心，则梦邱山烟火，心属火而心气虚也。客于肺，则梦飞扬，肺主气而肺气虚也。金铁之奇物，金气虚而见异象也。客于肝，则梦山林树木，肝气之变幻也。客于脾，则梦邱陵大泽，土虚而水泛也。脾者，营之居也，名曰器。夫形谓之器，脾主肌肉，形骸乃人之器宇。梦风雨坏屋者，脾气虚而为风雨所坏也。客于肾，则梦临渊没居水中，肾气虚陷也。客于膀胱，则梦游行，太阳之气虚行也。客于胃，则梦饮食，虚则梦取也。客于大肠，则梦田野。田野者，水谷之所生也。大肠为传导之官，主受水谷之馀,济泌别汁。止梦见田野者,大肠之气虚也。客于小肠,则梦聚邑冲衢。夫聚邑冲衢乃通聚货物之处,小肠受盛化物。止梦见衢邑者,小肠之气虚也。胆为中正之官,决断出焉。故厥气客于胆,则梦斗讼自剖。客于阴器,则梦接内,精气泄也。三阳之气,皆循项而上于头,故头为诸阳之首。客于项,则阳气不能上于头,故梦斩截其首也。客于胫,则梦行走不前,胫气虚也。足为阴,深居地窌苑中,地气下陷也。客于股肱,则梦礼节拜起者,手足不宁也。客于胞,则梦泄前溺。客于脏肠,则梦后便。凡此十五不足者,至而补之立已也。嗟乎!人生梦境耳。得其生神之理,则神与俱成,如醉之醒,如梦之觉,若迷而不寤,瘖乎其无声,漠乎其无形矣。

## 顺气一日分为四时第四十四

黄帝曰:夫百病之所始生者,必起于燥湿寒暑风雨,阴阳喜怒,饮食居处。气合而有形,得藏而有名,余知其然也。夫百病者,多以旦慧昼安,夕加夜甚,何也?岐伯曰:四时之气使然。

此章论阳气昼夜出入,应四时之生长收藏。五藏主五运于中,而外合木火土金水之五气。人之百病,不出于外内二因。燥湿风雨寒暑,外因于天之六气,气合于有形而为病,藉人气之生长以慧安。盖六淫之邪,外合于形而病于形也。阴阳喜怒,饮食居处,内因于人之失调,得之于藏而有病名。如伤喜则得之于心,而有心病矣;伤怒则得之于肝,而有肝病矣;伤悲则得之于肺,而有肺病矣;伤恐则得之于肾,而有肾病矣;伤于饮食则得之脾胃,而有脾胃之病矣。是必以藏气之所胜时者起,盖内因之病,得之于藏而病藏也。此论人之正气,合天地之阴阳五行。人气盛,可以胜天之淫邪。得地之五行,可以起人之藏病。人与天地参合,而互相资助者也。

黄帝曰:愿闻四时之气。岐伯曰:春生夏长,秋收冬藏,是气之常也,人亦应之。以一日分为四时,朝则为春,日中为夏,日入为秋,夜半为冬。朝则人气始生,病气衰,故旦慧;日中人气长,长则胜邪,故安;夕则人气始衰,邪气始生,故加;夜半人气入藏,邪气独居于身,故甚也。

春生夏长，秋收冬藏，一岁之四时，天地之阴阳出入也。朝则为春，日中为夏，日入为秋，夜半为冬，一日之四时，人气之阴阳出入也。人气生则病衰，气长则安，气衰则病加，气藏则甚，此邪正之气交相胜负。人之正气，可以胜天之淫邪，是以圣人春夏养阳，秋冬养阴，以从其根。养一日之气，以应天之四时，顺天地之四时，以调养其精气，可以寿蔽天地。

黄帝曰：其时有反者，何也？岐伯曰：是不应四时之气，独藏主其病者，是必以藏气之所不胜时者甚，以其所胜时者起也。黄帝曰：治之奈何？岐伯曰：顺天之时，而病可与期。顺者为工，逆者为粗。

此言因于阴阳喜怒，饮食居处者，五藏独主其病，是必以藏气之所不胜时者甚，以其所胜时者起也。如肝病不能胜申酉时之金气，心病不能胜亥子时之水气，脾病不能胜寅卯时之木气，肺病不能胜巳午时之火气，肾病不能胜辰戌丑未时之土气，是藏气之所不胜时者甚也。如肝病至辰戌丑未时而起，心病至申酉时而起，脾病至亥子时而起，肺病至寅丑时而起，肾病至巳午时而起，以其所胜时而起也。故良工顺天之时，以调养五行之气，则病之起，可与之期。若不知天地阴阳四时五行之理者，不可以为工矣。

黄帝曰：善。余闻刺有五变，以主五输，愿闻其数。岐伯曰：人有五藏，五藏有五变，五变有五输，故五五二十五输，以应五时。黄帝曰：愿闻五变。岐伯曰：肝为牡藏，其色青，其时春，其音角，其味酸，其日甲乙；心为牡藏，其色赤，其时夏，其日丙丁，其音徵，其味苦；脾为牝藏，其色黄，其时长夏，其日戊己，其音宫，其味甘；肺为牝藏，其色白，其音商，其时秋，其日庚辛，其味辛；肾为牝藏，其色黑，其时冬，其日壬癸，其音羽，其味咸。是为五变。

此言五藏之气，应天之四时五音五色五味也。五藏有五变者，有五时五行五音五色之变异。五变有五输者，一藏之中，有春刺荥，夏刺输，长夏刺经，秋刺合，冬刺井之五输，故五五有二十五输，以应五时也。肝属木，心属火，故为牡藏；脾属土，肺属金，肾属水，故为牝藏。

黄帝曰：以主五输奈何？缺岐伯曰藏主冬，冬刺井；色主春，春刺荥；时主夏，夏刺输；音主长夏，长夏刺经；味主秋，秋刺合。是谓五变，以主五输。

此五藏之气，应天之五时，而取之五输，各有所主也。肾者主封藏之本，藏主冬，此肾合冬藏之气也。肝主色，色主春，此肝合春生之气也。心者，生之本，神之变也。时主夏，心合夏长之气也。土数五，五者音也。音主长夏，脾合长夏之气也。五味入口，藏于肠胃，阳明主秋金之气，味主秋，肠胃合秋收之气也。此五藏之气，应五时之变而取之五俞，各有所主也。春刺荥，夏刺输，长夏刺经，秋刺合，冬刺井，皆从子以透发母气。

黄帝曰：诸原安合，以致六输？岐伯曰：原独不应五时，以经合之，以应其数，故六六三十六输。

此六府之应五时也。春令木，夏令火，长夏主土，秋令金，冬令水，此五时之合于五行也。肝藏木，心藏火，脾藏土，肺藏金，肾藏水，此五藏之合于五行也。井主木，荥主火，俞主土，经主金，合主水，此五输之合于五行也。六府有原穴，故不应五时，以经与原合之，则合于五行，以应六六三十六之数矣。盖木火土金水，地之五行也，以生人之五藏。地之五行，上呈天之六气，以合人之六府。六气者，木火土金水火也。君火以明，相火以位，是以六气之中有二火。以六气合六府，六府有六输，故应六六三十六之数。以经火与原火合之，则又合五行之数矣。此阴阳离合之道，五行变化之机，天地生成之妙用也。

黄帝曰：何谓藏主冬，时主夏，音主长夏，味主秋，色主冬？愿闻其故。岐伯曰：病在藏者，取之井；病变于色者，取之荥；病时间时甚者，取之输；病变于音者，取之经；经满而血者，病在胃，及以饮食不节得病者，取之于合，故命曰味主合。是谓五变也。

前节论五藏之气，应于五时，而取之五输，各有所主。此复论五藏之病，合于五输，而各有所取也。藏者，阴也，里也。肾治于里，故病在藏者取之井，以泄冬藏之气。肝应春而主色，故病变于色者取之荥。时间时甚者，火之动象，神之变也，故取之输。脾主土，其数五，其音宫，宫为五音之主音，故变于音者取之经。肺与阳明主秋金之令，饮入于胃，上输于肺，食气于胃，淫精于脉。脉气流经，经气归于肺，肺朝百脉，输精于皮毛。毛脉合精，行气于府，而通于四藏。是入胃之饮食,由肺气通调输布,而生此营卫血脉,故经满而血者病在胃。饮食不节者,肺气不能转输而得病也。按《灵》《素》经中,凡论五藏,必兼论胃府,以胃为五藏之生原也。肺与阳明并主秋令,此章以府合藏,而藏合于四时五行。味主秋,则秋令所主之藏府,皆橥于中矣。

## 外揣第四十五

黄帝曰:余闻九针九篇,余亲受其调,颇得其意。夫九针者,始于一而终于九,然未得其要道也。夫九针者,小之则无内,大之则无外,深不可为下,高不可为盖,恍惚无穷,流溢无极。余知其合于天道人事四时之变也,然余愿杂之毫毛,浑束为一,可乎?

此章帝以九针之道,合而为一,以应天道。夫九针者,始于一以应天,二以应地,三以应人,四以应时,五以应音,六以应律,七以应星,八以应风,九以应野。始于一而终于九者,合于天地人事四时之变也。然道之要,惟一而后能贯通。故九针者,小之则无内,大之则无外,深不可为下,高不可为盖,恍惚无穷,流散无极。今欲如毫毛之繁杂者,浑束为一,可乎?

岐伯曰:明乎哉问也!非独针道焉,夫治国亦然。黄帝曰:余愿闻针道,非国事也。岐伯曰:夫治国者,夫惟道焉。非道,何可小大深浅杂合而为一乎?

夫治民与自治,治彼与治此,治大与治小,治国与治家,夫惟道而已矣。故非独针道,治国亦然。伯以九针之道,合于阴阳,推之可千可万,合之惟归于一,犹庖牺氏之卦象,有变易不易之理。所以修身齐家,治国平天下,总不外乎此。

黄帝曰:愿卒闻之。岐伯曰:日与月焉,水与镜焉,鼓与响焉。夫日月之明,不失其影;水镜之察,不失其形;鼓响之应,不后其声。动摇则应和,尽得其情。

此言浑束而为一者,合于天之道也。日月丽天,绕地即转,不失其光明之影。司天在上,在泉在下,如水与镜,不失其照应之形。动静有常,刚柔推荡,如鼓与响,不失其传应之声,言天道也。动摇则应和,尽得其情者,外可以揣内,内可以揣外,外内相应,天地之道也。

黄帝曰:窘乎哉!昭昭之明不可蔽。其不可蔽,不失阴阳也。合而察之,切而验之,见而得之,若清水明镜之不失其形也。五音不彰,五色不明,五藏波荡,若是则内外相袭,若鼓之应桴,响之应声,影之应形。故远者司外揣内,近者司内揣外,是谓阴阳之极,天地之盖。请藏之灵兰之室,弗敢使泄也。

此言天地之道而合于人道也。夫六气主外,天之道也,五运主内,地之道也,而人亦应之。六气运行于上下,以应十二经脉,如升降息则气立孤危。五运出入于外内,以应五藏之气,如出入废则神机化灭。是以五音五色之彰明于外者,五藏之气著也。如五藏波荡于内,则五音不彰,五色不明矣。此外内相袭,若桴鼓影响之相应也。远者司外揣内,应天之道也。近者司内揣外,应地之道也。是谓阴阳之极,天地之盖。藏之灵兰秘室,不敢妄泄也。杨元如曰:始云高不可为盖,谓天之覆盖于上也。又曰天地之盖,谓天包乎地之外,上下合而为盖也。此章始论合束为一以应天道,然后提出天地阴阳上下外内,犹卦象之始于一而成两,奇偶相合而为三,三而三之成九,九九八十一,以起黄钟之数。是九针之道,合于天地人事四时之变。如杂之毫毛,若浑然为一,复归于天道之无极也。朱济公曰:九针者,有九针之名,有九针之式,合而为一,是为微针矣。此篇照应首章之义。

# 卷六

## 五变第四十六

黄帝问于少俞曰:余闻百疾之始期也,必生于风雨寒暑,循毫毛而入腠理。或复还,或留止,或为风肿汗出,或为消瘅,或为寒热,或为留痹,或为积聚。奇邪淫溢,不可胜数,愿闻其故。夫同时得病,或病此,或病彼,意者天之为人生风乎,何其异也?少俞曰:夫天之生风者,非以私百姓也。其行公平正直,犯者得之,避者得无殆,非求人而人自犯之。

马仲化曰:此言人之感邪同而病否异者,非天之有私,而人有避不避之异也。

黄帝曰:一时遇风,同时得病,其病各异,愿闻其故。少俞曰:善乎哉问!请论以比匠人。匠人磨斧斤砺刀削斫,材木之阴阳尚有坚脆,坚者不入,脆者皮弛,至其交节而缺斤斧焉。夫一木之中,坚脆不同,坚者则刚,脆者易伤,况其材木之不同,皮之厚薄,汁之多少,而各异耶?夫木之蚤花先生叶者,遇春霜烈风,则花落而叶萎;久曝大旱,则脆木薄皮者,枝条汁少而叶萎;久阴淫雨,则薄皮多汁者,皮溃而漉;卒风暴起,则刚脆之木,枝折杌伤;秋霜疾风,则刚脆之木,根摇而叶落。凡此五者,各有所伤,况于人乎!黄帝曰:以人应木奈何?少俞答曰:木之所伤也,皆伤其枝。枝之刚脆而坚,未成伤也。人之有常病也,亦因其骨节皮肤腠理之不坚固者,邪之所舍也,故常为病也。

此章论因形而生病,乃感六气之化,有五变之纪也。夫形之皮肤肌腠筋骨,有厚薄坚脆之不同,故邪舍有浅深,而其病各异。即五藏之病消瘅,肠胃之有积聚,亦因形之皮肤肌肉,而病及于内也。故以木之皮汁坚脆多少方之。阴阳者,木之枝干皮肉也。交节而缺斧斤者,比人之皮弛肉脆,而骨节坚刚也。是以一木之中,尚有坚脆之不同,坚者则刚,脆者易伤,况其材木之不同耶?木之皮薄枝脆者,比人之皮不致密,肤腠疏也。木之多汁少汁者,比皮肤之津液多少也。木之蚤花先叶者,木气外敷而不禁风霜也。溃,散也。漉,渗也。皮薄多汁者,遇久阴淫雨,则溃而漉。刚脆之木,遇卒风暴起,则枝折杌伤。盖汁多者不宜阴雨,刚脆者又忌暴风。以比人之腠理疏者漉汗,刚直多怒者消瘅也。木之所伤,皆伤其枝。枝之刚脆者易伤,而坚者未成伤也。故人之常病,亦因其骨节皮肤腠理之不坚固者,邪之所舍而常为病也。朱永年曰:木枝者,比人之四支。本经曰:中于阴,常从胻臂始。是以上古之人,起居有常,不妄作劳,养其四体也。

黄帝曰:人之善病风厥漉汗者,何以候之?少俞答曰:肉不坚,腠理疏,则善病风。黄帝曰:何以候肉之不坚也?少俞答曰:腘肉不坚而无分理,理者粗理,粗理而皮不致者腠理疏。此言其浑然者。

朱永年曰:此言皮不致密,肉理粗疏,致风邪厥逆于内,而为漉漉之汗。盖津液充于皮腠之间,皮溃理疏,则津泄而为汗矣。委中之下曰腘,太阳之部分也。盖太阳之气,主于皮肤,如腘肉不坚而无分理。无分理者,粗理也。理粗而皮不致密,则腠理疏而浑然汗出矣。倪冲之曰:太阳之津气,运行于肤表,如天道之浑然。水随气行者也,故皮不密则气泄,气泄则津亦泄矣。

黄帝曰:人之善病消瘅者,何以候之?少俞答曰:五藏皆柔弱者,善病消瘅。黄帝曰:何以知五藏之柔弱也?少俞答曰:夫柔弱者,必有刚强,刚强多怒,柔者易伤也。黄帝曰:何以候柔弱之与刚强?少俞答曰:此人皮肤薄而目坚固以深者,长冲直扬,其心刚,刚则多怒,怒则气上逆,胸中畜积,血气逆留,臗皮充肌,血脉不行,转而为热,热则消肌肤,故为消瘅。此言人之暴刚而肌肉弱者也。

消瘅者,瘅热而消渴消瘦也。《邪气藏府篇》曰:五藏之脉微小为消瘅。盖五藏主藏精者也。五藏皆柔弱,则津液竭而善病消瘅矣。夫形体者,五藏之外合也。薄皮肤而肌肉弱,则五藏皆柔弱矣。夫柔弱者,必有刚强,谓形质弱而性气刚也。故此人薄皮肤而目坚固以深者,其气有长冲直扬之势。其心刚,刚则多怒,怒则气上逆,而血积于胸中。气逆留则充塞于肌肉,血畜积则脉道不行,血气留积,转而为热。热则消肌肤,故为消瘅。此言其人暴刚而肌肉弱者也。盖肌肉弱则五藏皆柔,暴刚则多怒而气上逆矣。朱永年曰:按本经有五藏之消瘅,有肌肉之消瘅。五藏之消瘅,津液内消而消渴也。肌肉之消瘅,肌肉外消而消瘦也。盖因于内者,必及于外;因于外者,必及于内。形体五藏,外内之相合也。高士宗曰:按《平脉篇》云:肾气微,少精血,奔气促迫,上入胸膈。盖精血少则逆气反上奔,故曰柔弱者必有刚强。谓五藏之精质柔弱,而气反刚强,是柔者愈弱而刚者愈强,刚柔之不和也。

黄帝曰:人之善病寒热者,何以候之?少俞答曰:小骨弱肉者,善病寒热。黄帝曰:何以候骨之小大,肉之坚脆,色之不一也?少俞答曰:颧骨者,骨之本也。颧大则骨大,颧小则骨小。皮肤薄而其肉无䐃,其臂懦懦然,其地色殆然,不与其天同色,污然独异,此其候也。然后臂薄者,其髓不满,故善病寒热也。䐃,音窘。懦,音糯。

此言骨小肉弱者,善病寒热也。夫肾主骨,颧者,肾之外候也。故颧骨为骨之本,颧大则周身之骨皆大,颧小则知其骨小也。䐃者,肉之指标也。懦懦,柔弱也。臂薄者,股肱之大肉不丰也。地色者,地阁之色殆,不与天庭同色,此土气之卑污也。髓者,骨之充也,骨小则其髓不满矣。夫在外者,皮肤为阳,筋骨为阴。骨小皮薄,则阴阳两虚矣。阳虚则生寒,阴虚则发热,故其人骨小皮薄者,善病寒热也。倪冲之曰:津液随三焦出气,以温肌肉,充腠理,淖泽注于骨,补益脑髓,润泽皮肤。如臂薄者,通体之皮肉薄弱矣。皮肉薄弱,则津液竭少,故曰臂薄者其髓不满。高士宗曰:邪在皮肤则发热,深入于骨则发寒。

黄帝曰:何以候人之善病痹者?少俞答曰:粗理而肉不坚者,善病痹。黄帝曰:痹之高下有处乎?少俞答曰:欲知其高下者,各视其部。

此言理粗而肉不坚者,善病痹也。理者,肌肉之文理,如粗疏而不致密,则邪留而为痹。夫皮脉肉筋骨,五藏之分部也。《痹论》曰:风寒湿三气杂至,合而为痹。以冬遇此者为骨痹,以春遇此者为筋痹,以夏遇此者为脉痹,以至阴遇此者为肌痹,以秋遇此者为皮痹。故各视其部,则知痹之高下。盖心肺之痹在高,肝肾脾痹在下也。

黄帝曰:人之善病肠中积聚者,何以候之?少俞答曰:皮肤薄而不泽,肉不坚而淖泽,如此则肠胃恶,恶则邪气留止,积聚乃伤。脾胃之间,寒温不次,邪气稍至,畜积留止,大聚乃起。

朱永年曰:此言善病肠中积聚者,以肠胃之恶也。夫皮肤薄而气不充身泽毛,肉不坚而津液不能淖泽,如此则肠胃恶。盖津液血气,肠胃之所生也。恶则邪气留止而成积聚,乃伤脾胃之间。若再饮食之寒温不节,邪气稍至,即畜积而大聚乃起。夫肠乃肺之合而主皮主气,胃乃脾之合而主肉主津,故皮肤薄而肉不坚,则气不充而津液不淖泽矣。气不充而液不泽,则毫毛开而腠理疏,疏则邪气留止,渐溜于肠胃之间而成积聚矣。

黄帝曰:余闻病形,已知之矣,愿闻其时。少俞答曰:先立其年,以知其时。时高则起,时下则殆。虽不陷下,当年有冲通,其病必起。是谓因形而生病,五变之纪也。

风雨寒暑,运行之六气也。六气在外以病形,故当先立其年,以知其时之六气。如辰戌之岁,太阳司天,二之客气乃阳明燥金,主气乃少阴君火,此主气胜临御之气,值此时气高而病必起。起者,即帝所谓或复还也。如三之客气乃太阳寒水,主气乃少阳相火;四之客气乃厥阴风木,主气乃太阴湿土;五之客气乃少阴君火,主气乃阳明燥金;终之客气乃太阴湿土,主气乃太阳寒水。值时气下而为客气所胜,故其病必殆。殆,将也。时气下而不能胜,则病将留止,即帝所谓或留止也。盖风雨寒暑,乃临御之化,六期环转,客于形而为病,故必因时气以胜之。此论六气之在外也。陷下者,陷于肠胃之间而成积聚也。冲通者,五运之气,通出于外,而冲散其病气也。如太阳寒水司天,而五运乃太宫土运,此在内之运气胜之,故病亦不能留止也。盖六气在外,以应天之三阴三阳。五运主中,以应地之五行,人之五藏。此藏气胜岁气,故虽不陷下,病留止于外者,亦能冲通而散。盖六气主升降于上下,五运主出入于外内者也。是谓因形而生病,五变之纪也。夫皮肤肌腠曰形。腠者,皮肤肌肉之文理,乃营卫出入之道路,此病形而不病气者也。如病气则与营卫俱行,淫于内而与魂魄飞扬矣。如传溜于血脉,则入藏府,为内所因矣。此病形而不病气,亦不溜于脉中,故为漉汗消瘅寒热留痹积聚五者之病。即陷于内,乃伤脾胃之间,郛郭之中,而不及于藏府。此奇邪淫溢,或病形,或病气,或溜于血脉,或入于藏府,病之变化,不可胜数也。是以《伤寒论》六篇,首论三阴三阳之气,以及六经之证,然亦有病形而不病气者。故太阳篇中曰:形作伤寒。盖在天成气,在地成形,此天地之生命,所以立形定气,而视寿夭者,必明乎此。临病人以观邪之中人,或病气,或病形,或溜于血脉,或入于藏府,以知病之轻重,人之死生者,必明乎此。朱氏曰:《素问》岁运诸篇有客气胜主气而为民病者,主气胜客气而为民病者,有六气胜五运而为民病者,五运胜六气而为民病者。此概论岁运之太过不及也。此篇论人之皮薄理疏,风雨寒暑之气,循毫毛而入腠理,为五变之病,故藉主气以胜之。主气者,吾身中有此六气,而合于天之四时也。朱卫公曰:气者,三阴三阳之气,相将出入之营气卫气,三焦通会元真之气,所以充行于皮肤肌腠之间。此病形而不病气,故藉此形中之阴阳,合四时之六气以胜邪。若病气,则又有气之变证矣。倪冲之曰:按《阴阳别论》云:气伤痛,形伤肿。先痛而后肿者,气伤形也。先肿而后痛者,形伤气也。盖形舍气,气归形,故病形必及于气,病气必及于形。此章论病形而不病气,盖阴阳之道,有有形,有无形,有经常,有变易。士宗曰:理者,皮肤藏府之文理也。盖在外乃皮肤肌肉之文理,在内乃藏府募原之文理。故留止而成积聚者,在藏府外之募原,故乃伤脾胃之间,而不涉于藏府。募原者,连于肠胃之膏膜。

## 本藏第四十七

黄帝问于岐伯曰:人之血气精神者,所以奉生而周于性命者也;经脉者,所以行血气而荣阴阳,濡筋骨,利关节者也;卫气者,所以温分肉,充皮肤,肥腠理,司开阖者也;志意者,所以御精神,收魂魄,适寒温,和喜怒者也。是故血和则经脉流行,营复阴阳,筋骨劲强,关节清利矣;卫气和则分肉解利,皮肤调柔,腠理致密矣;志意和则精神专直,魂魄不散,悔怒不起,五藏不受邪矣;寒温和则六府化谷，风痹不作，经脉通利，支节得安矣。此人之常平也。五藏者，所以藏精神血气魂魄者也，六府者，所以化水谷而行津液者也。此人之所以具受于天也。无愚智贤不肖，无以相倚也。然有其独尽天寿，而无邪僻之病，百年不衰，虽犯风雨卒寒大暑，犹有弗能害也；有其不离屏蔽室内，无怵惕之恐，然犹不免于病，何也？愿闻其故。岐伯曰：窘乎哉问也！五藏者，所以参天地，副阴阳，而运四时，化五节者也。五藏者，固有小大高下坚脆端正偏倾者，六府亦有小大长短厚薄结直缓急。凡此二十五者，各不同，或善或恶，或吉或凶。请言其方。

上章论在外之皮肤肌䐃，因刚柔厚薄而生病。此章论在内之五藏六府，有大小高下偏正厚薄之不同，亦因形而生病也。夫营卫血气，藏府之所生也。脉肉筋骨，藏府之外合也。精神魂魄，五藏之所藏也。水谷津液，六府之所化也。是以血气神志和调，则五藏不受邪而形体得安。然又有因于藏府之形质，而能长寿不衰，虽犯风雨寒暑，邪勿能害者，有外不离屏蔽室内，内无怵惕之恐，然犹不免于病者。此缘藏府有大小厚薄之不同，致有善恶凶吉之变异。盖五藏六府，本于天地阴阳四时五行之气而成此形，故宜中正坚厚，以参副天地阴阳之正气。

心小则安，邪弗能伤，易伤以忧；心大则忧不能伤，易伤于邪。心高则满于肺中，悗而善忘，难开以言；心下则藏外，易伤于寒，易恐以言。心坚则藏安守固；心脆则善病消瘅热中。心端正则和利难伤；心偏倾则操持不一，无守司也。

心小则神气收藏，故邪弗能害，小心故易伤以忧也。心大则神旺而忧不能伤，大则神气外弛，故易伤于邪也。肺者，心之盖，故心高则满于肺中。在心主言，在肺主声。满则心肺之窍闭塞，故闷而善忘，难开以言也。经云心部于表，故心下则藏外，易伤于寒，心卑下，故易恐以言也。心坚则藏安守固。心脆则善病消瘅热中。按《邪气藏府篇》五藏脉微小为消瘅。盖五藏主藏精者也，五藏脆弱则津液微薄，故皆成消瘅。心正则精神和利，而邪病难伤；心偏倾则操持不一，无守司也。

肺小则少饮,不病喘喝;肺大则多饮,善病胸痹喉痹逆气。肺高则上气肩息咳;肺下则居贲迫肺,善胁下痛。肺坚则不病咳上气;肺脆则苦病消瘅易伤。肺端正则和利难伤;肺偏倾则胸偏痛也。贲,叶奔。

肺主通调水道,故小则少饮,大则多饮。肺居胸中,开窍于喉,以司呼吸,故小则不病喘喝,大则善病胸痹喉痹。肺主气,故高则上气息肩而咳也。贲乃胃脘之贲门,在胃之上口,下则肺居贲间,而胃脘迫肺,血脉不通,故胁下痛。胁下,乃肺脉所出之云门中府处也。肺坚则气不上逆而咳。肺脆则苦病消瘅而肺易伤也。肺藏气,气舍魄,肺端正则神志和利,邪勿能伤,肺偏倾则胸偏痛也。

肝小则藏安,无胁下之痛;肝大则逼胃迫咽,迫咽则苦膈中,且胁下痛。肝高则上支贲切,胁悗为息贲;肝下则逼胃,胁下空,胁下空则易受邪。肝坚则藏安难伤;肝脆则善病消瘅易伤。肝端正则和利难伤;肝偏倾则胁下痛也。

肝居胁下,故小则藏安而无胁下之痛。肝居胃之左,故大则逼胃而胃脘上迫于咽也。肝在膈之下,故大则苦于膈中,且胁下痛。肝脉贯膈上注肺,故高则上支贲切,胁悗为息贲。肝居胃傍,故下则逼胃而胁下空。空则易受于邪,盖胁乃邪正出入之枢部也。肝坚则藏安难伤,脆则善病消瘅而易伤也。肝藏血,血舍魂,端正则神志和利,偏倾则胁痛也。

脾小则藏安,难伤于邪也;脾大则苦凑肋而痛,不能疾行。脾高则肋引季胁而痛;脾下则下加于大肠,下加于大肠则藏苦受邪。脾坚则藏安难伤;脾脆则善病消瘅易伤。脾端正则和利难伤;脾偏倾则善满善胀也。肋,音秒,与秒同。

脾为中土而主于四傍,故小则藏安而难伤于邪也。脾居于腹,在胁骨之杪,故大则苦凑肋而痛。脾主四支,故不能疾行也。胁在肋之上,故高则肋引季胁而痛。下则加于大肠,加于大肠则藏苦受邪,盖藏虚其本位也。脾坚则藏安难伤,脾脆则善病消瘅而易伤也。脾藏意,意舍荣,端正则神志和利,偏倾则善满善胀也。

肾小则藏安难伤；肾大则善病腰痛，不可以俯仰，易伤以邪。肾高则苦背膂痛，不可以俯仰；肾下则腰尻痛，不可以俯仰，为狐疝。肾坚则不病腰背痛；肾脆则苦病消瘅易伤。肾端正则和利难伤；肾偏倾则苦腰尻痛也。凡此二十五变者，人之所苦常病也。尻，音敲，肫骨也。

夫藏者，藏也，故小则藏安难伤，大则善病腰痛，腰乃肾之府也。夫腰脊者，身之大关节也。故腰痛背膂痛腰尻痛，皆不可以俯仰。肾附于腰脊间，故病诸痛也。狐疝者，偏有大小，时时上下。狐乃阴兽，善变化而藏，睾丸上下如狐之出入无时，此肾藏之疝也。肾坚则不病腰背痛，脆则苦病消瘅而易伤也。肾藏精，精舍志，藏体端正则神志和利而难伤，偏倾则苦腰尻痛也。夫身形，五藏之外合也。皮薄理疏，则风雨寒暑之邪，循毫毛而入腠理以病形，盖六气之客于外也。如在内之藏形薄脆偏倾，则人之所苦常病。常病者，五五二十五变病也。

黄帝曰：何以知其然也？岐伯曰：赤色小理者，心小；粗理者，心大。无髃骬者，心高；髃骬小短举者，心下。髃骬长者，心下坚；髃骬弱小以薄者，心脆。髃骬直下不举者，心端正；髃骬倚一方者，心偏倾也。髃，音结。骬，音干。

小理者，肌肉之文理细密。粗理者，肉理粗疏。大肉䐃脂，五藏之所生也。故候肉理之粗细，即知藏形之大小。䐃骬，胸下蔽骨也。本经曰：膏人纵腹垂腴，肉人者上下容大。盖人之䐃肉，本于藏府募原之精液以资生。募原者，藏府之膏肓也。五藏所藏之精液，溢于膏肓而外养于䐃肉，是以五藏病者，大肉陷下，破䐃脱肉。

白色小理者，肺小；粗理者，肺大。巨肩反膺陷喉者，肺高；合腋张胁者，肺下。好肩背厚者，肺坚；肩背薄者，肺脆。背膺厚者，肺端正；胁偏疏者，肺偏倾也。

肺居肩膺之内，胁腋之上，故视其肩背膺腋，即知肺之高下坚脆偏倾。倪冲之曰：肺属天而华盖于上，背为阳而形身之上也。故肺俞出于肩背。朱永年曰：《脉要精微论》云：尺内两傍，则季胁也。尺外以候肾，尺里以候腹中。推而外之,内而不外,有心腹积也。推而内之,外而不内,身有热也。盖形身之上下,即藏府所居之外候也。

青色小理者,肝小;粗理者,肝大。广胸反骹者,肝高;合胁兔骹者,肝下。胸胁好者,肝坚;胁骨弱者,肝脆。膺腹好相得者,肝端正;胁骨偏举者,肝偏倾也。骹,音交。

骹者,胸胁交分之扁骨。内膈前连于胸之鸠尾,傍连于胁,后连于脊之十一椎。肝在膈之下,故广胸反骹者,肝高;合胁兔骹者,肝下。兔者,骨之藏伏也。肝脉下循于腹之章门,上循于膺之期门,在内者从肝别贯膈,故膺腹好相得者,肝端正。

黄色小理者,脾小;粗理者,脾大。揭唇者,脾高;唇下纵者,脾下。唇坚者,脾坚;唇大而不坚者,脾脆。唇上下好者,脾端正;唇偏举者,脾偏倾也。

倪氏曰:唇者脾之候,故视唇之好恶,以知脾藏之吉凶。

黑色小理者,肾小;粗理者,肾大。高耳者,肾高;耳后陷者,肾下。耳坚者,肾坚;耳薄不坚者,肾脆。耳好前居牙车者,肾端正;耳偏高者,肾偏倾也。凡此诸变者,持则安,减则病也。

倪氏曰:耳者,肾之候,故视耳之好恶,以知肾藏之高下偏正。凡此诸变者,神志能持则安,减则不免于病矣。

帝曰:善。然非余之所问也。愿闻人之有不可病者,至尽天寿,虽有深忧大虑,怵惕之志,犹不能减也,甚寒大热,不能伤也;其有不离屏蔽室内,又无怵惕之恐,然不免于病者,何也?愿闻其故。岐伯曰:五藏六府,邪之舍也,请言其故。五藏皆小者少病,苦焦心,大愁忧;五藏皆大者缓于事,难使以忧。五藏皆高者好高举措;五藏皆下者好出人下。五藏皆坚者无病;五藏皆脆者不离于病。五藏皆端正者,和利得人心;五藏皆偏倾者,邪心而善盗,不可以为人平,反复言语也。

倪冲之曰:此总结五藏之形不同,而情志亦有别也。五藏者,所以藏精神血气魂魄志意者也,故小则血气收藏而少病。小则神志畏怯,故苦焦心,大忧愁也。五藏皆大者,神志充足,故缓于事,难使以忧。五藏皆高者,好高举措。五藏皆下者,好出人下。此皆因形而情志随之也。和于中则著于外,故得人心。善盗者,贪取之小人,语言反复,不可以为平正人也。

黄帝曰:愿闻六府之应。岐伯答曰:肺合大肠,大肠者,皮其应;心合小肠,小肠者,脉其应;肝合胆,胆者,筋其应;脾合胃,胃者,肉其应;肾合三焦膀胱,三焦膀胱者,腠理毫毛其应。

倪氏曰:五藏为阴,六府为阳,藏府雌雄相合。五藏内合六府,六府外应于形身,阴内而阳外也。故视其外合之皮脉肉筋骨,则知六府之厚薄长短矣。肾将两藏,一合三焦,一合膀胱。

黄帝曰:应之奈何? 岐伯曰:肺应皮。皮厚者,大肠厚;皮薄者,大肠薄;皮缓腹里大者,大肠大而长;皮急者,大肠急而短;皮滑者,大肠直;皮肉不相离者,大肠结。

倪氏曰:五藏内合六府,外应于皮脉肉筋骨。是以肺应皮而皮厚者大肠厚,皮薄者大肠薄。藏府之形气,外内交相输应者也。

心应脉。皮厚者脉厚,脉厚者小肠厚;皮薄者脉薄,脉薄者小肠薄;皮缓者脉缓,脉缓者小肠大而长;皮薄而脉冲小者,小肠小而短;诸阳经脉皆多纡屈者,小肠结。

《邪气藏府篇》曰:脉急者,尺之皮肤亦急。脉缓者,尺之皮肤亦缓。皮脉之相应也。故皮厚者脉厚,脉厚者小肠厚,皮薄者脉薄,脉薄者小肠薄。

脾应肉。肉䐃坚大者,胃厚;肉䐃么者,胃薄;肉䐃小而么者,胃不坚;肉䐃不称身者,胃下,胃下者,下脘约不利;肉䐃不坚者,胃缓;肉䐃无小裹累者,胃急;肉䐃多小裹累者,胃结,胃结者,上脘约不利也。䐃,音窘。称,去声。

倪氏曰:䐃,肥脂也。么,亦小也。约,约束也。胃有上脘中脘下脘,故胃下则下脘约不利,结则上脘约不利也。

肝应爪。爪厚色黄者,胆厚;爪薄色红者,胆薄;爪坚色青者,胆急;爪濡色赤者,胆缓;爪直色白无纹者,胆直;爪恶色黑多纹者,胆结也。

朱氏曰:爪者筋之馀,故肝应爪。视爪之好恶,以知胆之厚薄缓急也。五藏六府皆取决于胆,故秉五藏五行之气色。莫子瑜曰:胆属甲子,主天干地支之首,故备五行之色。

肾应骨。密理厚皮者,三焦膀胱厚;粗理薄皮者,三焦膀胱薄;疏腠理者,三焦膀胱缓;皮急而无毫毛者,三焦膀胱急;毫毛美而粗者,三焦膀胱直;稀毫毛者,三焦膀胱结也。

倪氏曰:太阳之气主皮毛,三焦之气通腠理,是以视皮肤腠理之厚薄,则内应于三焦膀胱矣。又津液随三焦之气以温肌肉,充皮肤。三焦者,少阳之气也。本经云熏肤充身泽毛是谓气,是以皮毛皆应于三焦膀胱。朱永年曰:经云谿谷属骨,是肌肉之属于骨也。又曰脾生肉,肉生肺,肺生皮毛,是骨肉皮毛,交相资生者也。故曰:肾应骨,密理厚皮者,三焦膀胱厚。

黄帝曰:厚薄美恶皆有形,愿闻其所病。岐伯答曰:视其外应,以知其内藏,则知所病矣。

倪氏曰:六府内合五藏,外应于皮肉筋骨,故视其外应,以知其内藏,则知其所病矣。盖六府之厚薄缓急大小而为病者,与五藏之相同也。

## 禁服第四十八

雷公问于黄帝曰:细子得受业,通于《九针》六十篇,旦暮勤服之,近者编绝,久者简垢,然尚讽诵弗置,未尽解于意矣。《外揣》言浑束为一,未知所谓也。夫大则无外,小则无内,大小无极,高下无度,束之奈何?士之才力,或有厚薄,智虑褊浅,不能博大深奥,自强于学若细子,细子恐其散于后世,绝于子孙,敢问约之奈何?黄帝曰:善乎哉问也!此先师之所禁,坐私传之也,割臂歃血之盟也。子若欲得之,何不斋乎?雷公再拜而起曰:请闻命。于是矣,乃斋宿三日而请曰:敢问今日正阳,细子愿以受盟。黄帝乃与俱入斋堂,割臂歃血。黄帝亲祝曰:今日正阳,歃血传方,敢有背此言者,反受其殃。雷公再拜曰:细子受之。黄帝乃左握其手,右受之书曰:慎之慎之!吾为子言之。凡刺之理,经脉为始,营其所行,知其度量,内刺五藏,外刺六府,审察卫气,为百病母,调其虚实,虚实乃止,泻其血络,血尽不殆矣。

夫气合于天,天合于地,血合于水。《外揣篇》论九针之道,浑束为一,而合于天道,故篇名《外揣》。言天道之运行于外,司外可以揣内也。此篇以气血约而为一,候其人迎气口,外可以知六气,内可以验其藏府之病,盖经脉本于藏府之所生,而合于六气也。故曰:凡刺之理,经脉为始,营其所行,知其度量,内刺五藏,外刺六府,审察卫气,为百病母。谓邪之中人,必先始于皮毛气分,而入于络脉,从经脉而入于藏府。故泻其血络,血尽不殆。盖络脉络于皮肤之间,乃气血之交会。故视其血络,尽泻其血,则邪病不致传溜于经脉藏府,而成危殆之证矣。虚实者,血气之虚实也。盖邪在气,则气实而血虚。陷于脉中,则血实而气虚。故必审察其本末以调之。夫血脉者,上帝之所贵,先师之所禁也。藏之金匮,非其人勿教,非其真勿授。故帝与歃血立盟,而后乃传方。篇名《禁服》者,诫其佩服而禁其轻泄也。莫子瑜问曰:此篇论约束气血为一,奚复引《外揣》而论?曰:天与水相连,而运行于上下。水天之合一也,故曰如水镜之察,不失其形。《外揣篇》论九针之道,浑束为一而合于天道。远者司外揣内,近者司内揣外,是谓阴阳之极,天地之盖,谓天地之合一也。天地相合,而水在其中矣。此篇论气血约而为一,应水天之相合,故引《外揣》而问者,补申明前章之义也。

雷公曰:此皆细子之所以通,未知其所约也。黄帝曰:夫约方者,犹约囊也。囊满而弗约,则输泄;方成弗约,则神与弗俱。雷公曰:愿为下材者,弗满而约之。黄帝曰:未满而知约之以为工,不可以为天下师。

未满而知约者,知气与血合。候人迎气口,以知三阴三阳之气,而不知阴阳血气,推变无穷,可浑束为一,而合于天之大数。故通人道于天道者,斯可以为天下师。约方者,约束血气之法。如约囊者,谓气与血合,犹气在橐籥之中,满而弗约,则输泄矣。故方成而弗约,则神与弗俱,谓血与气不能共居而合一也。满而弗约者,谓不知经治,脉急弗引也。约而为一者,脉大以弱,此血气已和,则欲安静也。

雷公曰:愿闻为工。黄帝曰:寸口主中,人迎主外,两者相应,俱往俱来,若引绳大小齐等。春夏人迎微大,秋冬寸口微大,如是者名曰平人。

愿闻为工者,愿闻血气之相应,而后明合一之大道。是由工而上,上而神,神而明也。寸口主阴,故主中,人迎主阳,故主外。阴阳中外之气,左右往来,若引绳上下齐等,如脉大者人迎气口俱大,脉小者人迎气口俱小。春夏阳气盛而人迎微大,秋冬阴气盛而寸口微大,如是者阴阳相应,是谓平人。若不应天之四时,而更偏大于数倍,是为溢阴溢阳之关格矣。此论三阴三阳之气,而应于人迎气口之两脉也。高子曰:人迎气口,谓左右之两寸口,所以分候阴阳之气,非寸关尺三部也。若以三部论之,则左有阴阳而右有阴阳矣。

人迎大一倍于寸口,病在足少阳,一倍而躁,病在手少阳;人迎二倍,病在足太阳,二倍而躁,病在手太阳;人迎三倍,病在足阳明,三倍而躁,病在手阳明。盛则为热,虚则为寒,紧则为痛痹,代则乍甚乍间。盛则泻之,虚则补之,紧痛则取之分肉,代则取血络且饮药,陷下则灸之,不盛不虚,以经取之,名曰经刺。人迎四倍者,且大且数,名曰溢阳,溢阳为外格,死不治。必审按其本末,察其寒热,以验其藏府之病。间,去声。数,叶朔。

此论阴阳之气偏盛,而脉见于人迎气口,及病之在气在脉,以证明血气之相应相合也。三阳之气偏盛,则人迎大二倍三倍,此气血之相应也。脉大以弱,则欲安静,此血气之相合也。痛痹者,病在于皮腠之气分,气伤故痛。气血相搏,其脉则紧,此病在气而见于脉也。代则乍甚乍间乍痛乍止者,病在血气之交,或在气,或在脉,有交相更代之义,故脉代也。盛则泻之者,气盛宜泻之也。虚则补之者,气虚宜补之也。紧痛之在气分,故当取之分肉。代则病在血气之交,故当刺其血络。且饮药者,助其血脉藏府,勿使病从络脉而入于经脉,从经脉而入于藏府也。陷下则灸之者,气之下陷也。不盛不虚者,气之和平也。以经取之者,病不在气而已入于经,则当取之于经矣。若人迎大于四倍,且大且数,名曰溢阳。溢阳者,死不治。夫始言人迎大一倍二倍三倍者,此阳气太盛而应于脉也。后言以经取之,名曰经刺。人迎四倍者,且大且数,名曰溢阳。此阳盛之气溢于脉中,气血之相合也。此以阴阳气之偏盛,病之在气在脉,以明气之应于脉而合于脉也。故必审按其本末,察其寒热,以验其藏府之病。本者,以三阴三阳之气为本。末者,以左右之人迎气口为标。盖言阴阳血气浑束为一,外可以候三阴三阳之六气,内可以候五藏六府之有形。此阴阳离合之大道,天运常变之大数也。

寸口大于人迎一倍,病在足厥阴,一倍而躁,病在手心主;寸口二倍,病在足少阴,二倍而躁,病在手少阴;寸口三倍,病在足太阴,三倍而躁,病在手太阴。盛则胀满,寒中食不化;虚则热中出糜,少气溺变色;紧则痛痹;代则乍痛乍止。盛则泻之,虚则补之,紧则先刺而后灸之,代则取血络而后调之,陷下则徒灸之。陷下者,脉血络于中,中有著血,血寒故宜灸之。不盛不虚,以经取之,名曰经刺。寸口四倍者,名曰内关。内关者,且大且数,死不治。必审察其本末之寒温,以验其藏府之病。

夫在天苍黅丹素玄之气,经于十干之分,化生地之五行。地之五行,上呈天之六气,六气合六经,五行生五藏,是六气本于五藏之所生。故阴气太盛,则胀满寒中,虚则热中,出糜溺色变,气从内而外,由阴而阳也。是以候人迎气口,则知阴阳六气之盛虚,内可以验其藏府之病,阴阳外内之相通也。夫痛痹在于分腠之气分,腠者,皮肤藏府之肉理。故病在阳者,取之分肉,病在阴者,先刺而后灸之。盖灸者,所以启在内在下之气也。代则气分之邪,交于脉络,故先取血络,而后饮药以调之。陷下则徒灸之,盖言气陷下者宜灸,今入于脉中,又当取之于经矣。如陷于脉而宜灸者,乃脉受络之留血而陷于中,中有著血,血寒故宜灸。若气并于血,又非灸之所宜也。此盖因气之盛虚,病之外内,以证明血气之有分有合,有邪病,有和调,反复辩论,皆所以明约束之道。所谓邪病者,中有著血,犹囊满而弗约,则输泄矣。和调者,气并于血,神与气俱,浑束为一。阴阳已和,则欲安静,毋用力烦劳,不可灸也。朱永年曰:本经中论人迎寸口大一二三倍之文凡四见,其中章旨不同,学者各宜体会。若仅以三阴三阳论之,去经义远矣。马氏以六气增注藏府,更为蛇足。

**通其营输,乃可传于大数。大数曰:盛则徒泻之,虚则徒补之,紧则灸刺且饮药,陷下则徒灸之。不盛不虚,以经取之。所谓经治者饮药,亦曰灸刺。脉急则引,脉大以弱,则欲安静,用力无劳也。**

此总结上文,以申明约束为一之道。通其营输者,谓血气之相合,从营输而溜注于脉也。大数者,谓合一之道通天道也。故知其大数,则曰盛则徒泻之,虚则徒补之,陷下则徒灸之。盖谓气盛者宜泻,气虚者宜补,气陷下者宜灸。今气与血合,浑束为一,有病者则当取之于经。气盛于脉中者,又当引而伸之。血气和平而相合者,则欲安静调养,是以徒泻徒补徒灸也。所谓经治者饮药,亦曰灸刺,此病入于经,所当以经治之。脉急则引者,阴阳偏盛之气并于脉中,故脉数急,又当引而伸之,盖囊满勿约,则输泄矣。若脉大以弱者,此平和之气与血相合而已和调,则欲安静以调养,无用力以伤其血脉,无烦劳以伤其气也。此章假人迎气口之盛躁,以明气血之合一。故曰脉急则引者,先言盛躁之气而合于脉中也。继言脉大以弱者,乃平和之气血浑束于一也。气并于脉中,故脉大。血气和调,故柔耎也。《外揣篇》论浑束为一而合于天道,天地有外内上下之气交,故司外可以揣内,司内可以揣外,此天地之合一也。此篇论阴阳六气与血脉浑束为一,应司天在上,在泉在下,如水镜之察,不失其形,此水天之合一也。愚按此篇大义,谓阴阳六气,外合于手足六经,内合于五藏六府,可分可合,可外可内者也。候人迎气口者,候六气之在外,而不涉于经也。陷下则灸之者,谓气陷于内,而不陷于脉也。故曰审察卫气,为百病母。卫气外行于皮肤分肉,内行于藏府之募原。六气在外,同卫气而在肤表之间,陷于内则入于藏府之募原矣。故曰审察其本末之寒温,以验其藏府之病,盖以内为本而外为末,血为本而气为标,审其病之在气在脉,在外在内也。如病在外之六气,有不涉于六经者,有病在气而转入于经者,有陷于内而不干于藏府者,有陷于募原之中而病及于藏府者,此六气之于经脉藏府,可分而可合也。紧则为痛痹者,病形而伤气也。代则乍甚乍间者,气始入于脉也。盖六气本于五藏之所生,而外出于肤表,合而为一,则从络而脉,脉而经,经而藏府也。六气出入于藏府经脉之间,有离有合,运行无息者也。春夏人迎微大,秋冬寸口微大,此六气行于脉外也。脉大以弱,则欲安静,此气与血合,混束而为一矣。

即如中风伤寒，六经相传，七日来复，此病在六气，而不涉于经也。如病一二日，即见呕吐泄泻诸证者，此陷于内而入府也。有病一二日，即见神昏气促烦躁诸证者，此陷于藏府之募原而为半死半生之证矣。盖客于藏外者生，干藏者死，干藏而藏真完固，不为邪伤者生，藏真伤而神昏躁盛者死。故曰治五藏者半死半生也。如伤寒之黄连阿胶桃花小陷胸证，此病在气而溜于经也。盖邪入于经，其藏气实，不必动藏，则溜于府。若血脉传溜，大气入藏，腹痛下淫，可以致死，而不可以致生矣。夫邪气淫泆，不可胜数。有病一二日，或即溜于经，或即陷于内，或即干藏入府者，有病多日而渐次溜经陷内干藏入府者，有病久而止在气在形不入于内者，此邪病之有重轻，正气之有虚实也。此篇论血气之离合出入，审病气之轻重死生，大有关于至道，故帝令斋宿而始授其书，予亦不厌琐赘而复明之，以勉后学。知正气之出入，则知邪病之浅深。治其始蒙，救其未逆，弗使邪气内入而成不救，此医道中修身善后之大功德也。高子曰：《外揣篇》论气与形合，此篇论气与血合。《五变》章论病在形而不病气。《本藏篇》论病在藏府而不病气，本经厥逆诸篇，有病气者，有病血者，有血气之兼病者，此阴阳离合之道，变化之不测也。

## 五色第四十九

雷公问于黄帝曰：五色独决于明堂乎？小子未知其所谓也。黄帝曰：明堂者，鼻也。阙者，眉间也。庭者，颜也。蕃者，颊侧也。蔽者，耳门也。其间欲方大，去之十步，皆见于外，如是者寿必中百岁。

此承三十七章之《五阅五使》，复辨明五藏之气，见色于明堂，见脉于气口，察其色，切其脉，以知病之间甚，人之寿夭也。《五阅》章曰：五官已辨，阙庭必张，乃立明堂，明堂广大，蕃蔽见外，方壁高基，引垂居外，五色乃治，平博广大，寿中百岁。故帝复释之曰：明堂者，鼻也。阙者，眉间也。庭者，颜也。蕃者，颊侧也。蔽者，耳门也。其间欲方大，去之十步，皆见于外，如是者寿必中百岁。盖言面部之形色，应天地之形气，欲其清明而广厚也。夫五藏生于地之五行，地之五行，上呈天之五色，及三阴三阳之六气，故色见于明堂，脉出于气口，乃五藏之气见于色而应于脉也。故曰五气者，五藏之使也，五时之副也。气口者，左之人迎，右之寸口，所以候三阴三阳之气。三阴三阳者，五藏六府之气也。朱氏曰：按《五藏生成篇》云：凡相五色之奇脉，面黄目青，面黄目赤，面黄目白，面黄目黑者，皆不死也。面青目赤，面赤目白，面青目黑，面黑目白，面赤目青，皆死也。盖五藏之气色见于面，五藏之血色见于目也。《脉要精微论》曰：尺外以候肾，中附上，左外以候肝，右外以候脾，上附上，右外以候肺，左外以候心。是五藏之有形，候见于左右三部之寸关尺；五藏之气，候见于气口也。故曰脉之浮沉，及人迎与寸口气小大等者病难已。此五藏之形气，各有所候也。夫天地之生命，所以立形定气，故视人之寿夭，决病之死生者，必明乎此。

雷公曰：五官之辨奈何？黄帝曰：明堂骨高以起，平以直，五藏次于中央，六府挟其两侧，首面上于阙庭，王宫在于下极。五藏安于胸中，真色以致，病色不见，明堂润泽以清，五官恶得无辨乎？恶，叶乌。

五官者，五藏之外候也。明堂者，鼻也。鼻之准骨，贵高起而平直者也。五藏次于中央，阙庭之中，肺也。阙下者，心也。直下者，肝也。再下者，脾也。藏为阴而主中，故候次于中央也。六府挟其两侧，肝左者，胆也。方上者，胃也。中次者，大肠也。面王以上者，小肠也。面王以下者，膀胱子处也。府为阳而主外，故位次于两侧也。肾为水藏，故挟大肠而位于蕃蔽之外，应地居中而海水之在外也。首面上于阙庭，王宫在于下极，应天阙在上，王宫在下，有天地人之三部也。阙庭者，肺也，肺主天而居上也。下极者，脾也，脾主地而居下也。王宫者，心之部也。心为君主而居中也。五藏安居于胸中，而藏真之色致见于外，五官恶得无辨乎？

雷公曰：其不辨者，可得闻乎？黄帝曰：五色之见也，各出其色部。部骨陷者，必不免于病矣。其色部乘袭者，虽病甚不死矣。

朱永年曰：不辨者，谓不辨其真色，而辨其病色也。五色之见，各出其色部者，谓五藏之病色，各见于本部也。《刺热论》曰：色荣颧骨，热病也。部骨陷者，谓本部之色，隐然陷于骨间者，必不免于病矣。盖病生于内者，从内而外。

色隐现于骨者，病已成矣。承袭者，谓子袭母气也。如心部见黄，肝部见赤，肺部见黑，肾部见青，此子之气色，承袭于母部，虽病甚不死，盖从子以泄其母病也。

雷公曰：官五色奈何？黄帝曰：青黑为痛，黄赤为热，白为寒，是为五官。

倪冲之曰：此察五部之色，而知外淫之病也。青黑者，风寒之色，故为痛。黄赤者，火土之色，故为热。白者，清肃之气，故为寒。是为五色之所司，而为外因之病也。莫子瑜曰：上节论五藏之病色，各出其部，此论天之风寒，见于五色，审别外内，是为良工。

雷公曰：病之益甚，与其方衰，如何？黄帝曰：外内皆在焉。切其脉口，滑小紧以沉者，病益甚，在中；人迎气大紧以浮者，其病益甚，在外。其脉口浮滑者，病日进；人迎沉而滑者，病日损。其脉口滑而沉者，病日进，在内；其人迎脉滑盛以浮者，其病日进，在外。脉之浮沉及人迎与寸口气小大等者，病难已。病之在藏，沉而大者，易已，小为逆；病在府，浮而大者，其病易已。人迎盛坚者，伤于寒；气口盛坚者，伤于食。

此切其脉口人迎，以知病之间甚外内也。夫外因之病，从外而内，自阳而阴；内因之病，从内而外，由阴而阳。脉口主内，人迎主外，故曰外内皆在，谓候其脉口人迎，而外感内伤之病，皆可以知其甚衰也。故切其脉口滑小紧以沉者，病甚在内也。人迎气大紧以浮者，病甚在外也。夫浮为阳，沉为阴，其脉口浮滑者，阳气在阴，故病主日进。人迎沉而滑者，阴气出阳，故病日损也。其脉口滑以沉者，病日进在内也。其人迎滑以浮者，病日进在外也。脉之浮沉，谓左右寸关尺三部之脉，与人迎寸口之气大小浮沉等者，此藏府之形气俱病，故为难已。病之在藏，沉而大者，此阴病见阳脉，故为易已，是以小则为逆。病在府，浮而大者，阳病在外，故其病易散也。人迎主外，是以人迎盛坚者伤于寒，病因于外也；气口主中，是以气口盛坚者伤于食，病因于内也。人迎气口，主藏府阴阳之气，故候其两脉而外内之病皆在焉。

雷公曰：以色言病之间甚，奈何？黄帝曰：其色粗以明，沉夭者为甚;其色上行者,病益甚;其色下行如云彻散者,病方已。五色各有藏部,有外部,有内部也。色从外部走内部者,其病从外走内;其色从内走外者,其病从内走外。病生于内者,先治其阴,后治其阳,反者益甚;其病生于阳者,先治其外,后治其内,反者益甚。

朱永年曰:此察其色而知病之间甚外内也。粗明主阳,沉夭主阴,阴阳交见,故为病甚。夫色乃五藏五行之气,从内而出,自下而上,以见于面。其色上行者,病气方殷,故为益甚。夫地气升而为云,得天气降而彻散,故病方已也。藏部,藏府之分部也。五藏次于中央为内部,六府挟其两侧为外部。色从外部走内部者,外因之病,从外走内也;其色从内走外者,内因之病,从内走外也。盖府为阳而主外,藏为阴而主内也。故病生于内者,先治其阴,后治其阳,反者益甚;其病生于阳者,先治其外,后治其内,反者益甚也。

其脉滑大以代而长者,病从外来。目有所见,志有所恶,此阳气之并也,可变而已。

承上文而言气分之病并于血脉也。上文之所谓阴阳外内者,病在气也,故脉见于气口,色见于明堂。若气并于血,则脉见寸关尺之三部,而色见于目矣。滑者寒水之象,大者暑热之象,代者湿土之象,长者风木之象。此外因风寒暑湿之气,并于血脉而见此诊。故曰以代曰而长,谓或滑大,或代或长,皆病从外来,非四气之同并,而同见此脉也。目有所见者,色见于目也。志有所恶者,五藏之神志有所不安也。此阳气之并也,可变而已,谓先治其外后治其内,使之通变于外而病可已也。

雷公曰:小子闻风者百病之始也,厥逆者寒湿之起也,别之奈何?黄帝曰:常候阙中,薄泽为风,冲浊为痹,在地为厥。此其常也。各以其色言其病。

地者,面之下部名地阁也。风乃天气,故常候于阙庭。寒湿者地气,故候在地部。风乃阳邪,故其色薄泽。寒湿者阴邪,故其色冲浊。此承上启下之文,言风寒湿邪,可并于脉中,可入于藏府,而为卒死之不救。故邪风之至,疾如风雨,而为百病之长。故善治者治皮毛,其次治肌肤,其次治筋脉,其次治藏府。治藏府者,半死半生也。是以医者当明于分部,审察外内,用阴和阳,用阳和阴,勿使邪入于藏而成不救,斯谓之良工,而万举万当也。朱永年曰:气并于脉,则血脉传溜,大气入藏,不可以致生。盖邪在血脉,尚可变而已,已入于藏,不亦晚乎!是故圣人之教人,察色辨脉,盖欲其不治已病而治未病,不治已乱治未乱也。倪冲之曰:扁鹊望见桓侯之色,正欲其治未病也。所谓未病者,病未传溜于深隧也。

雷公曰:人不病卒死,何以知之?黄帝曰:大气入于藏府者,不病而卒死矣。雷公曰:病小愈而卒死者,何以知之?黄帝曰:赤色出两颧,大如母指者,病虽小愈,必卒死。黑色出于庭,大如母指,必不病而卒死。

此承上文而言外因内因之病,并于血脉而入藏者,皆为卒死也。大气入藏者,外淫之邪,入于藏府,故不病而卒死矣。不病者,无在外之形证也。病小愈而卒死者,内因之病,藏府相乘也。赤色出两颧,黑色出于庭,即下文之所谓肾乘心,心先病,肾为应,色皆如是,盖赤者火之色,黑者水之色也。小愈者,水济其火也。卒死者,水淫而火灭也。盖五行之气,制则生化,淫胜则绝灭矣。夫病在气者,其色散而不聚;乘于脉中者,其色聚而不散。大如母指者,血脉之聚色也。肾脉注胸中,上络心,赤色出两颧者,肾上乘心,而心火之气外出也。黑色出于庭者,肾乘心而心先病,肾为应而亦随之外出,故色皆如是。皆如是者,色皆如母指也。盖藏者,藏也。五色之见于面者,五藏之气见于色也。聚色外见者,藏真之外泄也。倪冲之曰:水上乘心,则心先病,故曰病曰小愈。肾气上乘,则自虚其本位矣。复为后应而上出,故不病而卒死。不病者,不为他藏所乘而自脱也。朱永年曰:五行之气,有相生,有承制。制则生化,胜制太过则绝灭矣。故病之小愈者,制则生化也。小愈而卒死者,胜制太过也。举心肾而五藏皆然。高士宗曰:庭者,天庭也。水通于天,上下环转,黑色出于庭,乃水归于天,而无施转之机矣。在人则卒死,在天为混濛。

雷公再拜曰:善哉!其死有期乎?黄帝曰:察色以言其时。雷公曰:善乎!愿卒闻之。黄帝曰:庭者,首面也。阙上者,咽喉也。阙中者,肺也。下极者,心也。直下者,肝也。肝左者,胆也。下者,脾也。方上者,胃也。中央者,大肠也。挟大肠者,肾也。当肾者,脐也。面王以上者,小肠也。面王以下者,膀胱子处也。颧者,肩也。颧后者,臂也。臂下者,手也。目内眦上者,膺乳也。挟绳而上者,背也。循牙车以下者,股也。中央者,膝也。膝以下者,胫也。当胫以下者,足也。巨分者,股里也。巨屈者,膝膑也。此五藏六府支节之部也,各有部分。有部分,用阴和阳,用阳和阴,当明部分,万举万当。能别左右,是谓大道,男女异位,故曰阴阳。

察色以言其时者,察五藏五行之色,以知所死之时也。如赤色出于两颧者,所死之期,其日壬癸,其时夜半也。黑色出于庭而死者,其日戊己,其时辰戌丑未时也。藏府各具五行之色,各有所主之部,故当明其部分,用阴和阳,用阳和阴,阴阳和调,万举万当矣。左右者,阴阳之道路。阳从左,阴从右,能别左右,是谓天地之大道。男子之色,从左而右,女子之色,从右而左,男女异位,故曰阴阳。倪冲之曰:男从左,女从右,气之顺也,顺则散。如男从右,女从左,气之逆也,逆则聚,聚则有胜克绝灭之患。此节论内因之色,有阴阳左右死生逆顺之分。

审察泽夭,谓之良工。沉浊为内,浮泽为外。黄赤为风,青黑为痛,白为寒。黄而膏润为脓,赤甚者为血。痛甚为挛,寒甚为皮不仁。五色各见其部,察其浮沉,以知浅深;察其泽夭,以观成败;察其散抟,以知远近;视色上下,以知病处。积神于心,以知往今。故相气不微,不知是非,属意勿去,乃知新故。色明不粗,沉夭为甚,不明不泽,其病不甚。

此言审察其色,以知外因之病也。沉浊为内,浮泽为外,谓外因之病,从外而内,察其色之浮沉,则知病之外内也。风乃天之阳邪,故色见黄赤;痛为阴痹,故色见青黑。色白为寒,色黄而膏润为痈脓,赤甚者为留血。痛在筋骨,故甚则为拘挛。寒伤皮肤,故甚为皮不仁。此外因之邪,见于五色而各见其部。察其色之浮沉,以知病之浅深;察其色之泽夭,以观人之成败;察其色之散抟,以知病之远近;视其色之上下,以知病之所在。夫色脉者,上帝之所贵,先师之所传也。上古使僦贷季理色脉而通神明,合之四时五行,八风六合,不离其常,是以积神于心,然后以知往古来今。故相气不微,不知是非,属意勿去,乃知新故。若色明不粗，而反见沉夭者，其病为甚；其色虽不明泽，而不沉夭者，其病不甚。盖外因之病，宜从外散而不宜内入也。

其色散驹驹然未有聚，其病散而气痛，聚未成也。肾乘心，心先病，肾为应，色皆如是。

此复申明内因之病，有聚散死生之别。夫藏病之散而不聚，则其色散如驹驹然而病未有聚也。若抟聚于藏，血脉相乘，则见抟聚之色，而为卒死之病矣。驹驹然者，如驹之过隙，行而不留者也。其色行散，故病未有聚也。夫气伤痛，其病散于气分而痛者，聚未成于血脉也。若藏病不出于气分，如肾乘心则心先病，而抟聚之赤色出于两颧，大如母指矣。肾即为应而黑色出于庭，亦大如母指矣。此藏邪聚于藏，从血脉相乘，故色皆如是之聚而不散也。《金匮要略》云：血气入藏即死，入府即愈。非为一病，百病皆然。在外者可治，入里者即死。

男子色在于面王，为小腹痛，下为卵痛。其圜直为茎痛。高为本，下为首。狐疝㿉阴之属也。女子在于面王，为膀胱子处之病，散为痛，抟为聚，方圆左右，各如其色形。其随而下至胝为淫，有润如膏状，为暴食不洁。左为左，右为右。其色有邪，聚散而不端，面色所指者也。圜，圆同。邪，斜同。

此言外因之病色，见于府部者，其病在府。色虽抟聚，非死征也。面王以上者，小肠也。面王以下者，膀胱子处也。故男子色见于面王，为小腹痛，其圆直为茎痛。夫外因之病，从外而内，其色从上而下，故以高为本。下为所行之首，其病乃在下，狐疝阴㿉之属也。女子色见于面王，为膀胱子处之病。男女之病，散在气分则为痛，抟于血分则为聚。夫狐疝阴㿉之属，乃有形之证。其形之或方或圆，或左或右，各如其色形。盖病聚于内，则见聚色于外，形方则色方，形圆则色圆，此病形而不病藏，虽有聚色，非死色也。此五藏六府，各有部分，有外内，能明乎部分，知其外内，万举万当矣。胝者，面王之下部也。其面王之色，随而下至胝者，主有淫浊之证。其色润如膏状者，为暴食不洁之物。盖府为阳而主外，主受纳水谷，传导糟粕，是以或外受风寒，或内伤饮食，皆为病府，而色见于府部也。色见于左，则为病在左，色见于右，则为病在右。其所见之色,或聚或散,皆斜而不端。其抟聚之面色,所谓如指者也。夫血脉传溜,大邪入藏则为卒死。今府病而为狐疝阴㿉之属,因邪抟而为聚病,故见其聚色,非入藏之死征也。

色者青黑赤白黄,皆端满有别乡。别乡赤者,其色赤,大如榆荚,在面王为不日。

此言色之抟聚而端满者,乃大气入藏而为卒死矣。青黄赤白黑,五藏五行之色也。别乡者,如小肠之部在面王,而面王者,乃心之别乡也。胆之部在肝左,胆部者,肝之别乡也。大如榆荚者,血分之聚色,即如母指之状也。不日者,不终日而卒死也。此言五藏之病色,见于本部;五藏之死色,见于别乡。如心受外淫之邪而卒死者,其色见于面王;心受内因之病而卒死者,其色出于颧,皆非心藏之本部。但在藏者,其色端满而不斜;在府者,其色斜而不端。此藏府死生之有别也。高士宗曰:藏真藏于内,绝则从府而脱于外,故色见于府部。

其色上锐,首空上向,下锐下向,在左右如法。

此承上文以申明端邪之色状也。锐,尖也。空,虚也。其色上行者,上锐首虚,浮而上行;其色下行者,下锐首虚,浮而下行。盖病从内而外者,其本在下,其首在上;病从外而内者,其本在上,其首在下。是以本沉实而首虚浮,此端满之色状也。有邪而不端者,其本在左,其首向右行;其本在右,其首向左行。皆如上锐首空,下锐首空之法。此病在府而抟聚为聚之色也。朱永年曰:榆荚上下皆锐,但虚浮者,其锐形外见,所沉之本不见其锐形也。故曰:察其浮沉,以知浅深。

以五色命藏,青为肝,赤为心,白为肺,黄为脾,黑为肾。肝合筋,心合脉,肺合皮,脾合肉,肾合骨也。

此总结五藏各具五色,而各有外内之形层也。上文言赤色出于两颧,黑色出于庭,赤色在面王,此心肾之色也。若以五色命藏,则五藏各有五者之色矣。至于肩臂膺背膝胫手足之部,俱各有五藏所合之皮脉肉筋骨,视其五色,则知病在内之五藏,在外合之形层。此五藏内合五行,外见五色。若外因风寒暑湿之邪,而见于色者,六气之应于色也。倪冲之曰:病五藏于内,则外见五色,邪中外合之皮脉肉筋骨,则内入于五藏,此外内出入之道也。按《病传》章曰:血脉传溜,大邪入藏,可以致死,不可以致生。帝曰:大气入藏奈何?伯曰:病先发于心,一日而之肺,三日而之肝。盖血脉传溜,故先发于心。若邪中皮而内入,则先发于肺矣。夫邪从形层次第而入于内者,先皮毛而肌腠,腠而络,络而脉,脉而经,经而藏府。此邪在外之皮脉,即中内合之五藏,故曰人不病而卒死,谓不病在外之形层,而即入于藏也。

## 论勇第五十

黄帝问于少俞曰:有人于此,并行并立,其年之长少等也,衣之厚薄均也,卒然遇烈风暴雨,或病或不病,或皆病,或皆不病,其故何也?少俞曰:帝问何急?黄帝曰:愿尽闻之。少俞曰:春青风,夏阳风,秋凉风,冬寒风。凡此四时之风者,其所病各不同形。黄帝曰:四时之风,病人如何?少俞曰:黄色薄皮弱肉者,不胜春之虚风;白色薄皮弱肉者,不胜夏之虚风;青色薄皮弱肉,不胜秋之虚风;赤色薄皮弱肉,不胜冬之虚风也。黄帝曰:黑色不病乎?少俞曰:黑色而皮厚肉坚,固不伤于四时之风。其皮薄而肉不坚,色不一者,长夏至而有虚风者病矣;其皮厚而肌肉坚者,长夏至而有虚风不病矣。其皮厚而肌肉坚者,必重感于寒,外内皆然乃病。黄帝曰:善。

朱永年曰:上章论五藏之气见于色,而分别于明堂,此论五藏之气充于形,而审其虚实。盖皮肤肌腠之间,五藏元真之所通会,是以薄皮弱肉,则藏真之气虚矣。五藏之气虚,则不能胜四时之虚风矣。虚风者,虚乡不正之邪风也。黑者,水之色,论肾气之厚薄也。不伤于四时之风者,谓土旺于四季也。不病长夏之风者,谓土主于长夏也。设有皮厚气归形,形气之可分可合而论者也。

黄帝曰:愿闻勇怯之所由然。少俞曰:勇士者,目深以固,长冲直扬,三焦理横,其心端直,其肝大以坚,其胆满以傍,怒则气盛而胸张,肝举而胆横,眦裂而目扬,毛起而面苍,此勇士之由然者也。黄帝曰:愿闻怯士之所由然。少俞曰:怯士者,目大而不减,阴阳相失，其焦理纵，𩨗骭短而小，肝系缓，其胆不满而纵，肠胃挺，胁下空。虽方大怒，气不能满其胸，肝肺虽举，气衰复下，故不能久怒，此怯士之所由然者也。

朱永年曰：此言勇怯者，本于心之端小，气之盛衰，肝胆之强弱也。目深以固，长冲直扬，肝气强也。理者，肌肉之文理，乃三焦通会之处。三焦理横，少阳之气壮而胆横也。其心端直，自反而缩也。肝大以坚，藏体之坚大也。胆满以傍，胆之精汁充满于四傍，此肝胆之形质壮盛也。气盛而胸张，气之盛大也。肝举胆横，眦裂毛起，肝胆之气强也。夫心者，君主之官，神明出焉。肝者，将军之官，谋虑出焉。胆者，中正之官，决断出焉。是以心直气壮，肝举胆横。此肉坚，而伤于四时之风者，必重感于寒也。夫在地为水，在天为寒，肾为水藏，上应天之寒气，是以色黑而皮厚肉坚之为病者，必重感于寒，外内皆然乃病，谓外受天之寒邪，内伤肾藏之水气。此言人之五藏与天之六气相合，是以五色之薄弱者，不能胜四时之风气也。倪冲之曰：《五变》章论形之厚薄坚脆，此章论形中之气，有强弱之不同。

黄帝曰：夫人之忍痛与不忍痛者，非勇怯之分也。夫勇士之不忍痛者，见难则前，见痛则止；夫怯士之忍痛者，闻难则恐，遇痛不动。夫勇士之忍痛者，见难不恐，遇痛不动；夫怯士之不忍痛者，见难与痛，目转面盻，恐不能言，失气惊，颜色变化，乍死乍生。余见其然也，不知其何由？愿闻其故。少俞曰：夫忍痛与不忍痛者，皮肤之厚薄，肌肉之坚脆，缓急之分也，非勇怯之谓也。

倪冲之曰：此言形气之有别也。夫忍痛与不忍痛者，因形之厚薄坚脆也。勇怯者，气之强弱也。上节论因形而定气，此论形气之各有分焉。盖形舍气，勇士之所由然者也。目大不减者，目虽大而不深固也。阴阳相失者，血气不和也。焦理纵者，三焦之理路纵弛也。𩨗骭短而小者，心小而下也。肝系缓，胆不满，肠胃缓，胁下空，肝胆之体质薄也。夫肺和主气，气不能满其胸，故虽方大怒，肝肺虽举，气衰复下，此怯士之所由然者也。

黄帝曰：怯士之得酒，怒不避勇士者，何藏使然？少俞曰：酒者，水谷之精，熟谷之液也。其气慓悍，其入于胃中则胃胀，气上逆满于胸中,肝浮胆横。当是之时,固比于勇士,气衰则悔,与勇士同类,不知避之,名曰酒悖也。

朱氏曰:此复申明人之勇怯,本于气之弱强,气之壮盛,由胃府水谷之所生也。酒者,水谷之精,熟谷之液也。其气慓悍,故能助气之充满,而使肝胆浮横。然酒散则气衰,气衰则悔矣。故善养乎气者,饮食有节,起居有常,则形气充足矣。暴喜伤阳,暴怒伤阴,和其喜怒,则阴阳不相失矣。形气壮盛,虽遇烈风暴雨,无由入其腠理,而况四时之虚风乎?倪氏曰:气之敢勇,本于心之端直,肝之大坚,胆之汁满,是气生于形也。气满胸中,而使肝浮胆横,是形本乎气也。形不离乎气,气不离乎形,此天之生命,所以立形定气,以观人之寿夭者也。高士宗曰:怯士之得酒,与勇士同类,即虽方大怒,肝肺举而气衰复下相同。盖因酒因怒以壮其气,酒散气衰,则复怯矣。故无暴其气,此善养乎大勇者也。

## 背腧第五十一

黄帝问于岐伯曰:愿闻五藏之腧出于背者。岐伯曰:背中大腧,在杼骨之端,肺腧在三焦之间,心腧在五焦之间,膈腧在七焦之间,肝腧在九焦之间,脾腧在十一焦之间,肾腧在十四焦之间。皆挟脊相去三寸所,则欲得而验之,按其处,应在中而痛解,乃其腧也。灸之则可,刺之则不可。气盛则泻之,虚则补之。以火补者,毋吹其火,须自灭也。以火泻者,疾吹其火,传其艾,须其火灭也。

倪冲之曰:五藏六府之俞,皆在于背,帝止问五藏之俞者,藏府雌雄相合,论地之五行也。焦,椎也。在脊背骨节之交,督脉之所循也。大杼在第一椎端之两傍,肺俞在三椎之间,心俞在五椎之间,膈俞在七椎之间,肝俞在九椎之间,脾俞在十一椎之间,肾俞在十四椎之间,皆挟脊相去三寸所,左右各间中行一寸五分也。按其俞,应在中而痛解者,太阳与督脉之相通也。是以问五藏之俞,而先言大杼者,乃项后大骨之端,督脉循于脊骨于第一椎也。问五藏而言七焦之膈俞者,五藏之气皆从内膈而出,故曰七节之傍,中有小心。中膈者,皆为伤中,其病虽愈,不过一岁必死。夫五藏之俞皆附于足太阳之经者,膀胱为水府，地之五行本于天一之水也。按太阳之经而应于督脉者，太阳寒水之气，督脉总督一身之阳，阴阳水火之气交也。灸之则可者，能启藏阴之气也。刺之则不可者，中心者环死，中脾者五日死，中肾者七日死，中肺者五日死。盖逆刺其五藏之气，皆为伤中，非谓中于藏形也。以火补之者，以火济水也。以火泻之者，艾名冰台，能于水中取火，能启发阴藏之气，故疾吹其火，即传上其艾，以导引其外出也。朱氏曰：太阳之上，寒水主之，是以标阳而本寒，秉水火阴阳之气者也。督脉环绕于周身之前后，从阴而上行者，循阴气，别绕臀，上股内后廉，贯脊属肾，从阳而下行者，与太阳起于目内眦，上额交巅，入络脑，还出别下项，挟脊抵腰中，下循膂络肾，是督脉环绕于前后上下，而属络于两肾者也。天一生水，地二生火，此太极始分之阴阳。人秉先天之水火，化生五行以成此形，是以五藏之俞，皆本于太阳，而应于督脉也。

# 卫气第五十二

黄帝曰：五藏者，所以藏精神魂魄者也；六府者，所以受水谷而化行物者也。其气内入于五藏，而外络支节。其浮气之不循经者，为卫气；其精气之行于经者，为营气。阴阳相随，外内相贯，如环之无端，亭亭淳淳乎，孰能穷之！然其分别阴阳，皆有标本虚实所离之处。能别阴阳十二经者，知病之所生；候虚实之所在者，能得病之高下；知六府之气街者，能知解结契绍于门户；能知虚实之坚软者，知补泻之所在；能知六经标本者，可以无惑于天下。

此章论营行脉中，卫行脉外，然经脉皮肤之血气，外内出入，阴阳相贯，环转之无端也。其气者，谓水谷所生之营卫，内荣于五藏，以养精神魂魄，外络于支节，以濡筋骨关节，此言藏府阴阳十二经脉之外内也。其浮气之不循经者，为卫气。其精气之行于经者，为营气。谓营行脉中，卫行脉外，各走其道，交相逆顺而行者也。阴阳相随，外内相贯，谓脉内之血气，出于脉外，脉外之气血，贯于脉中，阴阳相随，外内出入，如环无端，莫知其纪也。合天地之亭毒，乃阴阳之化淳，亭亭淳淳，孰能穷之？然其分别阴阳，皆有标本虚实所离之处，盖以经脉所起之处为本，所出之处为标。虚实者，谓血气出于气街，离经脉而荣于肤腠，则经脉虚而皮肤实矣。高下者，谓本在下而标出于上也。气街者，气之径路，络绝则径通，乃经脉之血气从此离绝，而出于脉外者也。契，合也。绍，继也。门户者，血气所出之门户。知六府之气街，则知血气之结于脉内者，解而通之，脉内之血气与脉外之气血，相合相继而行，则知出于气街之门户矣。脉内之血气，从气街而出于脉外；脉外之气血，从井荥而溜于脉中。出于气街，则经脉虚软，而皮肤石坚；溜于脉中，则经脉石坚，而皮肤虚软。故能知虚实，则知补泻之所在矣。皮肤之气血，犹海之布云气于天下，经脉之血气，合经水之流贯于地中，故能知六经之标本，可以无惑于天下。篇名《卫气》者，谓脉内之营气，出于气街，与卫气相将，昼行阳而夜行于阴也。夫营卫者，水谷之精气，营行脉中，卫行脉外，乃无形之气也。水谷之津液，化而为血，以奉生身，命曰营气，乃有形之血，行于经隧皮肤者，皆谓之营气。夫充肤热肉之血，有从冲脉而散于皮肤者，有从大络而出于脉外者，有随三焦出气之津液，化而为赤者，皆谓之营气。盖以血为营，血之气为营气也。此章论行于脉中之营气，出于气街，与卫气相将而行，故篇名《卫气》。曰阴阳相随，外内相贯，血气之生始出入，阴阳离合，头绪纷纭，学者当于全经内细心穷究，庶可以无惑矣。

岐伯曰：博哉圣帝之论！臣请尽意悉言之。足太阳之本，在跟以上五寸中，标在两络命门。命门者，目也。足少阳之本，在窍阴之间，标在窗笼之前。窗笼者，耳也。足少阴之本，在内踝下上三寸中，标在背腧与舌下两脉也。足厥阴之本，在行间上五寸所，标在背腧也。足阳明之本，在厉兑，标在人迎颊挟颃颡也。足太阴之本，在中封前上四寸之中，标在背腧与舌本也。

此分别十二经脉之本出于手足之腕踝，其标在于胸腹头气之街。标者，犹树之梢杪，杪绝而出于络外之径路也。本者，犹木之根干，经脉之血气，从此而出也。足太阳之本，在跟以上五寸中。其标在于两目，而出于头气之街。夫气在头者，止之于脑，两目之脉入于脑而绝于内也。足少阳之本，在足窍阴之间，其标在耳窗笼之前，而出于头气之街。足少阴之本，在内踝下上三寸中，其标在于背俞与舌下之两脉，而出于胸气之街。盖气在胸者，止之膺与背俞，谓络脉之循于胸者，或绝于膺胸之间，或行至背俞而始绝也。《根结篇》曰：少阴结于廉泉,舌下两脉廉泉玉英也。盖少阴主先天之精气,乃受藏水谷之精,故从本经之络脉,而出于胸气之街,复从任脉而上出于廉泉,从冲脉而下出于胫气之街,少阴为水藏,而富于精血者也。足厥阴之本,在行间上五寸所,标在背俞,而出于胸气之街。足阳明之本,在足之厉兑,标在人迎颊挟颃颡,而出于头气之街。颃颡者,鼻之上窍,以收洟涕者也。足太阴之本,在中封前上四寸之中,标在背俞与舌本,而出于胸气之街。盖三阳之经,上循于头,是以络脉亦上出于头而始绝。三阴之脉,止于膺胸之间,故络脉亦至膺与背俞而止。按此章与《根结篇》大义相同,而各有分别。《根结篇》论三阴三阳之开阖枢,此章论十二络脉之标本出入。倪氏曰:开阖枢者,三阴三阳之气也。入于脉中为阖,出于肤表为开,出入于皮肤经脉之外内为枢,此论气而及于脉络也。此章论血气出入于十二经脉之中,以合三阴三阳之气,故曰太阳少阳阳明,太阴少阴厥阴,而不言藏府之经脉,此论络脉而及于气也。盖血气之行于肤表者,应六气之司天在泉,运行于地之外,肤表之气血,溜注于脉中,应天泉之复通贯于地内。《五运行篇》之所谓燥胜则地干,暑胜则地热,风胜则地动,湿胜则地泥,寒胜则地裂,火胜则地固也。十二经脉,应经水之流行于地中。经脉之血气,从络脉而出于肤表。犹经水之从支流而注于海,海之云气,复上通于天。是以论阴阳六气,不离乎经脉,论十二经脉,不离乎阴阳,人与天地参也。

手太阳之本,在外踝之后,标在命门之上一寸也。手少阳之本,在小指次指之间上二寸,标在耳后上角下外眦也。手阳明之本,在肘骨中,上至别阳,标在颜下合钳上也。手太阴之本,在寸口之中,标在腋内动也。手少阴之本,在锐骨之端,标在背腧也。手心主之本,在掌后两筋之间二寸中,标在腋下下三寸也。

手太阳之本,在外踝之后,标在命门之上一寸,而出于头气之街。手少阳之本,在小指次指之间上二寸,标在耳后上角下外眦,而出于头气之街。手阳明之本,在肘骨上至别阳,标在颜下合钳上,而出于头气之街。钳上者,耳上也。手太阴之本,在寸口之中,标在腋内之动处,而出于胸气之街。手少阴之本,在锐骨之端,标在背俞,而出于胸气之街。手心主之本,在掌后两筋之间二寸中,标在腋下三寸,而出于胸气之街。按十二经脉之终始,出于井,溜于荥,注于俞，行于经，入于合，而内属于藏府，此藏府之十二经脉也。十二络脉之本标，乃经脉之支别，故曰此气之大络也。络绝则径通，盖血气从络脉之起处为本，尽处为标，而出于气街也。然支络乃经脉之分派，故曰足太阳之本，在跟以上五寸中，足少阴之本，在内踝下三寸中。盖以本支所分之处为本，而不定在于经俞之穴会也。至于标在头气之街者，止之于脑，如太阳之在目内，少阳之在耳中，阳明之在颃颡，乃三阳之络脉绝于头脑之中，亦非头面之穴会也。经脉之内属藏府，外络形身，应神机之出入；血气之从络脉出于气街，运行于肤表，应精气之降升。出入废则神机化灭，升降息则气立孤危。故曰亭亭淳淳，孰能穷之，言血气之升降出入，合天地之化育运行无息者也。

凡候此者，下虚则厥，下盛则热；上虚则眩，上盛则热痛。故实者绝而止之，虚者引而起之。

虚实者，谓十二络脉之血气，有虚而有实也。下虚下盛者，虚实之在本也。是以下虚则厥，下盛则热；上虚上盛者，虚实之在标也。是以上虚则眩，上盛则热痛。故石者绝而止之，谓绝之于下，而止之盛于上也。虚者引而起之，谓引之于上，而起之出于下也。此候手足之十二络脉，上出于头气胸气之街者也。朱氏曰：绝者，绝其经脉之血气，溢于络脉之中。起者，起其经脉之血气，而引出于气街也。此盖以申明血脉之贯通，非补泻之谓也。

请言气街：胸气有街，腹气有街，头气有街，胫气有街。故气在头者，止之于脑；气在胸者，止之膺与背腧；气在腹者，止之背腧与冲脉于脐左右之动脉者；气在胫者，止之于气街与承山踝上以下。取此者，用毫针，必先按而在久应于手，乃刺而予之。所治者头痛眩仆，腹痛中满暴胀，及有新积。痛可移者，易已也；积不痛，难已也。

街，路也。气街者，气之径路。络绝则径通，乃络脉之尽绝处，血气从此通出于皮腠者也。止，尽也。止之于脑者，言头气之街，络脉尽于脑也。止之膺与背俞者，谓胸气之街，络脉有尽于膺胸之间者，有从胸上循肩背而始绝者，脉内之血气，或从膺腋之络脉尽处而出于皮肤，或从背俞之络脉尽处而出于皮肤也。夫十二经脉，上出于头气之街胸气之街者，血气从下而上出于标也。经云：冲脉者，经脉之海也。主渗灌谿谷，与阳明合于宗筋，阴阳总宗筋之会，会于气街，而阳明为之长，皆属于带脉，而络于督脉。是阳明之血气，又从冲脉而出于腹气之街，故与冲脉会于脐之左右动脉也。本经《动输篇》曰：冲脉与少阴之大络起于肾，下出于气街，循阴股内廉，邪入腘中。腘中乃足太阳之部分，故与足太阳之承山，交会于踝上以下，此足少阴又同冲脉而出于胫气之街也。毫针，微细之针，取气之出于皮毛者也。按之在久者，候气之至也。夫少阴阳明，为血气之生始，少阴之血气，逆于脉气之街，则不能上行而为头痛眩仆。阳明之血气，逆于腹气之街，则不能布散而为腹痛中满。此因少阴阳明之气厥逆，故用毫针久按以候气。故所治者，头痛眩仆中满也。及有新积痛可移者，积在气分，故为易已。积不痛者，积在血分，故难已也。此盖假积以申明经络之营血出于气街，与卫气偕行，环转无端，或有因于气逆，或有因于血逆也。阳明为血气所生之府，少阴乃先天精气之藏，故复从冲脉出于腹气之街胫气之街，而充布于皮肤肌腠，是以《动输篇》论足少阴阳明独动不休者，乃血气之盛也。

## 论痛第五十三

黄帝问于少俞曰：筋骨之强弱，肌肉之坚脆，皮肤之厚薄，腠理之疏密各不同，其于针石火焫之痛如何？肠胃之厚薄坚脆亦不等，其于毒药何如？愿尽闻之。少俞曰：人之骨强、筋弱、肉缓、皮肤厚者耐痛，其于针石之痛，火焫亦然。黄帝曰：其耐火焫者，何以知之？少俞答曰：加以黑色而美骨者，耐火焫。黄帝曰：其不耐针石之痛者，何以知之？少俞曰：坚肉薄皮者，不耐针石之痛，于火焫亦然。焫，爇同。

此承上文复申明人之皮肉筋骨，皆藉少阴阳明之所资生而资养者也。少阴秉先天之精气，阳明化水谷之精微，是以筋骨之强弱，肌肉之坚脆，皮肤之厚薄，腠理之疏密，皆秉气于少阴阳明者也。黑色而美骨者，少阴之血气盛也。肉缓皮肤厚者，阳明之血气盛也。莫子晋曰：肾为水藏，故少阴之气盛者，能耐火焫。阳明秉秋金之气，故气弱则不能耐针石火焫矣。

黄帝曰：人之病，或同时而伤，或易已，或难已，其故何如？少俞曰：同时而伤，其身多热者易已，多寒者难已。

此分论少阴之气。少阴者，至阴也，而为生气之原。故其身多热者，少阴之生气盛也；多寒者，少阴之生气虚也。人之形气，生于后天之水谷，始于先天之阴阳，形气盛则邪散，形气虚则邪留。是以病之难易已者，由少阴生气之盛衰也。朱氏曰：少阴先天之精气，藉后天水谷以资培，两火并合，故曰阳明，阳明秉燥热之气者也。其身多热者，少阴之气盛也。少阴之气盛，受阳明之所资也。此节论少阴受阳明之气以资培，下节论阳明受少阴之气以合化。

黄帝曰：人之胜毒，何以知之？少俞曰：胃厚色黑，大骨及肥者，皆胜毒；故其瘦而薄胃者，皆不胜毒也。胜，平声。

此复论少阴与阳明之相合也。阳明居中土，主受纳水谷，藉少阴之气上升，戊癸相合，化大火土之气，而后能蒸泌水谷之精微。是以胃厚色黑，大骨及肥者，少阴阳明之气并盛，故皆能胜毒。倪氏曰：中下二焦，互相资生，然后筋骨强坚，肌肉丰厚。此注与《素问·厥论》合看。

## 天年第五十四

黄帝问于岐伯曰：愿闻人之始生，何气筑为基？何立而为楯？何失而死？何得而生？岐伯曰：以母为基，以父为楯。失神者死，得神者生也。

倪冲之曰：此篇论人之生死寿夭，皆本于少阴阳明也。夫阳为父，阴为母。基，始也。言人本于少阴而始生也。楯者，干盾之属，所以扞御四傍。谓得阳明之气，而能充实于四体也。两精相搏谓之神。两精者，一生于先天之精，一生于水谷之精。相搏者，抟聚而合一也。谓得先后天之精气充足，然后形与神俱，度百岁乃去。

黄帝曰：何者为神？岐伯曰：血气已和，营卫已通，五藏已成，神气舍心，魂魄毕具，乃成为人。

朱永年曰：此言有生之初，得先天之精气，生此营卫气血，五藏神志，而后乃成人。

黄帝曰:人之寿夭各不同,或夭寿,或卒死,或病久,愿闻其道。岐伯曰:五藏坚固,血脉和调。肌肉解利,皮肤致密。营卫之行,不失其常。呼吸微徐,气以度行。六府化谷,津液布扬。各如其常,故能长久。

朱氏曰:此言已生之后,藉水谷之精气,资生营卫津液,资养藏府形身,而后能长久。

黄帝曰:人之寿百岁而死,何以知之?岐伯曰:使道隧以长,基墙高以方。通调营卫,三部三里起。骨高肉满,百岁乃得终。

此总论人秉先后天之精气充足,营卫通调,骨肉丰满,可长享其天年。使道者,血脉之道路。《本输篇》之所谓间使之道,盖心包络之主血脉也。隧,行列也。长者,环转之无端也。此言血气充足,循序而流通也。基墙高以方者,肌肉厚而充于四体也。脉道流长,肌肉高厚,则营卫通调矣。三部者,形身之上中下。三里者,手足阳明之脉,皆起发而平等也。骨高者,少阴之气足也。肉满者,阳明之气盛也。如此者,寿之征也。倪氏曰:心包络主脉,包络三焦乃肾藏所生之气,出归于心,下为有形之藏府而主血脉,此先天之精气也。基墙者,土基厚而四壁坚固,此后天水谷之精气也。

黄帝曰:其气之盛衰,以至其死,可得闻乎?岐伯曰:人生十岁,五藏始定,血气已通,其气在下,故好走。二十岁,血气始盛,肌肉方长,故好趋。三十岁,五藏大定,肌肉坚固,血脉盛满,故好步。四十岁,五藏六府十二经脉,皆大盛以平定,腠理始疏,荣华颓落,发颇颁白,平盛不摇,故好坐。五十岁,肝气始衰,肝叶始薄,胆汁始灭,目始不明。六十岁,心气始衰,善忧悲,血气懈惰,故好卧。七十岁,脾气虚,皮肤枯。八十岁,肺气衰,魄离,故言善误。九十岁,肾气焦,四藏经脉空虚。百岁,五藏皆虚,神气皆去,形骸独居而终矣。

此言人之生长,从阴而生,自下而上,故曰其气在下。好走好趋好步者,春夏生动之气也。人之衰老,从上而下,自阳而阴,故肝始衰而心,心而脾,脾而肺,肺而肾。好坐好卧者,秋冬收藏之气也。肌肉坚固,血脉盛满,少阴阳明之气盛也。腠理空疏，发颇颁白，阳明少阴之气衰也。朱氏曰：人之生长，先本于肾藏之精气，从水火而生木金土，先天之五行也。人之衰老，从肝木以及于火土金水，后天之五行也。

黄帝曰：其不能终寿而死者，何如？岐伯曰：其五藏皆不坚，使道不长，空外以张，喘息暴疾。又卑基墙，薄脉少血，其肉不石。数中风寒，血气虚，脉不通。真邪相攻，乱而相引，故中寿而尽也。数，叶朔。

此言人秉先天之气虚薄，而后天犹可资培，更能无犯贼风虚邪，亦可延年益寿。若秉气虚弱，而又不能调养，兼之数中风寒，以致中道夭而不能尽其天年矣。五藏不坚，使道不长，空外以张，喘息暴疾，先天之气不足也。又卑基墙，薄脉少血，其肉不石，又失其饮食起居之调养矣。数中风寒，又不知虚邪贼风避之有时矣。致使真邪相攻，乱而相引，故中寿而尽也。倪冲之曰：先天者，肾藏之精气也。然有生之后，惟藉后天以资培。水谷入口，其味有五，津液各走其道。酸先入肝，苦先入心，甘先入脾，辛先入肺，咸先入肾。五藏主藏水谷之精者也。肾为水藏，受五藏之精而藏之，是以先天之精气不足，得后天以资养，亦可以享其永年。故曰：六府化谷，津液布扬，各如其常，故能久长。

# 卷七

## 逆顺第五十五

黄帝问于伯高曰:余闻气有逆顺,脉有盛衰,刺有大约,可得闻乎?伯高曰:气之逆顺者,所以应天地阴阳四时五行也;脉之盛衰者,所以候血气之虚实有馀不足也;刺之大约者,必明知病之可刺,与其未可刺,与其已不可刺也。

余伯荣曰:此论病气亦随血气出入于皮肤经脉之外内,而刺之有法也。气有逆顺者,谓经脉外内之气,交相逆顺而行,所以应天地阴阳四时五行之升降出入。脉有盛衰者,谓经脉外内之血气,有出有入,是以有虚有实,有有馀有不足也。刺之大约者,必明知病之方来之可刺也,与其方盛之未可刺也,与其已过之不可刺也。

黄帝曰:候之奈何?伯高曰:兵法曰:无迎逢逢之气,无击堂堂之阵。刺法曰:无刺熇熇之热,无刺漉漉之汗,无刺浑浑之脉,无刺病与脉相逆者。黄帝曰:候其可刺,奈何?伯高曰:上工刺其未生者也,其次刺其未盛者也,其次刺其已衰者也。下工刺其方袭者也,与其形之盛者也,与其病之与脉相逆者也。故曰:方其盛也,勿敢毁伤,刺其已衰,事必大昌。故曰:上工治未病,不治已病。此之谓也。逢,叶彭。

此言刺法有如兵法,当避其来锐,击其惰归。按《史记》轩辕之时,神农时世衰,诸侯相侵伐,及蚩尤作乱,轩辕乃习用干戈,以征不享。故即以用兵之法,而为刺之大约。夫战,勇气也。一鼓作气,再而衰,三而竭。是以无迎逢逢之气,无击堂堂之阵,俟其气衰阵乱,然后击之,无有不克者矣。熇熇之热,热盛于皮肤也。漉漉之汗,邪盛在肌腠也。浑浑之脉,邪入于经脉也。病与脉相逆者，真邪相攻也。《离合真邪论》曰：夫邪去络入于经也，舍于血脉之中，其寒温未相得，如涌波之起也，时来时去。方其来也，必按而止之，无逢其冲而泻之，知机之道，不可挂以发。盖邪之方盛不可迎，邪之以往不可追，俟其来去之时，如发机之速，不可差之毫发者也。刺其未生者，未生于脉中也；未盛者，邪来之未盛；已衰者，邪去之已衰。故曰方其盛也，勿敢毁伤，谓邪气方盛，则真气大虚，故勿敢泻邪以伤正气，刺其已衰，事必大昌。上工治未病者，未病于脉中也。盖传溜于血脉，则有入府干藏之患矣。余伯荣曰：按此篇篇名《逆顺》，而伯高曰：气之逆顺，所以应天地阴阳四时五行也。是虽论刺之大约，而重在气之逆顺。夫天道右迁，地道左转，四时之气，寒往则暑来，暑往则寒来，升降出入于天地之外内者也。五藏者，生长化收藏之气。此皆阴阳相贯，环转无端。夫人皮以应天，肌肉应地，血脉应地之经水，气之逆顺，谓气之环转于经脉皮肤之外内，交相逆顺而行，以应天地阴阳四时五行之气。是以下工刺其方袭者，谓病之方袭于脉中也。与其形之盛者，谓病之盛于皮腠，而为熇熇之热漉漉之汗也。与其病之与脉相逆者，谓病邪始入于脉也。盖脉气之出于皮肤，从经而脉，脉而络，络而孙，孙络绝而后出于气街。邪之入于经脉，去皮肤而入于络，去络而入于经，是以病与脉之相逆也。夫邪去络入于经也，如涌波之起，时来时去，无有常在，其病气已衰，则顺脉而行矣。故曰刺其已衰，事必大昌。此篇重在知人气之逆顺，应天地四时五行，则知邪病之盛虚出入矣。

## 五味第五十六

黄帝曰：愿闻谷气有五味，其入五藏，分别奈何？伯高曰：胃者，五藏六府之海也。水谷皆入于胃，五藏六府，皆禀气于胃。五味各走其所喜。谷味酸，先走肝；谷味苦，先走心；谷味甘，先走脾；谷味辛，先走肺；谷味咸，先走肾。谷气津液已行，营卫大通，乃化糟粕，以次传下。

任谷庵曰：此章论五藏六府，津液营卫，皆秉气于胃府水谷之所生养。夫谷入于口，其味有五，各归所喜，津液各走其道。谷气津液已行，营卫大通，所化之糟粕，乃传于小肠大肠，循下焦而渗入膀胱也。

黄帝曰:营卫之行奈何?伯高曰:谷始入于胃,其精微者,先出于胃之两焦,以溉五藏。别出两行营卫之道,其大气之抟而不行者,积于胸中,命曰气海。出于肺,循喉咽,故呼则出,吸则入。天地之精气,其大数常出三入一。故谷不入,半日则气衰,一日则气少矣。抟,音团。

任氏曰:此言入胃水谷所生之精气,先出于胃之两焦,以溉五藏。两焦,上焦中焦也。上焦出胃上口,中焦亦并胃中,故曰胃之两焦。谷入于胃,以传于肺,五藏六府,皆以受气,别出两行营卫之道。其清者为营,浊者为卫,营行脉中,卫行脉外。大气,宗气也。胸中,膻中也。其宗气之抟而不行者,积于胸中,命曰气海。上出于肺,循喉咽以司呼吸,呼则气出,吸则气入也。天食人以五气,地食人以五味。谷入于胃,化其精微,有五气五味,故为天地之精气。五谷入于胃也,其糟粕津液宗气分为三隧,故其大数常出三入一。盖所入者谷,而所出者乃化糟粕以次传下,其津液溉五藏而生营卫,其宗气积于胸中以司呼吸。其所出有三者之隧道,故谷不入半日则气衰,一日则气少矣。余伯荣曰:按本篇言大气之抟而不行者,积于胸中,命曰气海。出于肺,循喉咽,故呼则出,吸则入。此宗气之行于脉外也。盖肺主皮毛,人一呼则气出,而八万四千毛窍皆阖,一吸则气入,而八万四千毛窍皆开,此应呼吸而司开阖者也。《邪客篇》云:宗气积于胸中,出于喉咙,以贯心脉而行呼吸,此宗气之行于脉中也。一呼一吸,脉行六寸,昼夜一万三千五百息,脉行八百十丈为一周,此应呼吸而脉行循度环转者也。故曰:宗气流于海,其下者注于气街,其上者走于息道。盖行于脉外者,直下注于气街,而充遍于皮毛也。

黄帝曰:谷之五味,可得闻乎?伯高曰:请尽言之。五谷:秔米甘,麻酸,大豆咸,麦苦,黄黍辛。五果:枣甘,李酸,栗咸,杏苦,桃辛。五畜:牛甘,犬酸,猪咸,羊苦,鸡辛。五菜:葵甘,韭酸,藿咸,薤苦,葱辛。五色:黄色宜甘,青色宜酸,黑色宜咸,赤色宜苦,白色宜辛。凡此五者,各有所宜。所谓五色者,脾病者,宜食秔米饭牛肉枣葵;心病者,宜食麦羊肉杏薤;肾病者,宜食大豆黄卷猪肉栗藿;肝病者,宜食麻犬肉李韭;肺病者,宜食黄黍鸡肉桃葱。秔,粳同。

余伯荣曰:五谷为养,五果为助,五畜为益,五菜为充。气味合而服之,以补精益气,是以五色合五味,而各有所宜也。五藏内合五行,外合五色,五味入胃,各归所喜,津液各走其道,以养五藏,故五藏病者,随五味所宜也。

五禁:肝病禁辛,心病禁咸,脾病禁酸,肾病禁甘,肺病禁苦。

余氏曰:五味五气,有生有克,有补有泻,故五藏有病,禁服胜克之味。

肝色青,宜食甘,秔米饭牛肉枣葵皆甘;心色赤,宜食酸,犬肉麻李韭皆酸;脾色黄,宜食咸,大豆豕肉栗藿皆咸;肺色白,宜食苦,麦羊肉杏薤皆苦;肾色黑,宜食辛,黄黍鸡肉桃葱皆辛。

《藏气法时论》曰:肝苦急,急食甘以缓之;心苦缓,急食酸以收之;脾苦湿,急食苦以燥之;肺苦气上逆,急食苦以泄之;肾苦燥,急食辛以润之。夫色者,气之华也。缓急燥湿,藏气之不和也。五藏有五气之苦,故宜五味以调之,用阴而和阳也。愚按脾苦湿,急食苦以燥之,而又曰脾色黄,宜食咸,大豆豕肉栗藿皆咸,盖脾为阴中之至阴,而主湿土之气,乃喜燥而恶寒湿者也。故宜食苦以燥之。然灌溉于四藏,土气润湿而后乃流行,故又宜食咸以润之。是以《玉机真藏论》曰:脾者土也,孤藏以灌四傍者也。其来如水之流者,此谓太过,病在外,故宜急食苦以燥之。如鸟之喙者,此谓不及,病在中,谓如黔喙之属,艮止而不行,是以食咸以滋其润湿而灌溉也。盖脾为土藏,位居中央,不得中和之气,则有太过不及之分,是以食味之有两宜也。

## 水胀第五十七

黄帝问于岐伯曰:水与肤胀、鼓胀、肠覃、石瘕、石水,何以别之?覃,音尽。

余伯荣曰:此章论寒水之邪而为水,是肤胀鼓胀肠覃石瘕诸证。经云:太阳之上,寒水主之。寒者,水之气也。肾与膀胱皆积水也,故曰石水。石水者,肾水也。如水溢于皮间则为皮水,寒乘于肌肤则为肤胀,留于空郭则为鼓胀,客于肠外则为肠覃,客于子门则为石瘕,皆水与寒气之为病也。夫邪之所凑,其正必虚。外之皮肤肌腠,内之藏府募原,肠胃空郭,皆正气之所循行。气化则水行,气伤则水凝聚而为病。是以凡论水病,当先体认其正气,知正气之循行出入,则知所以治之之法矣。

岐伯答曰:水始起也,目窠上微肿,如新卧起之状,其颈脉动,时咳,阴股间寒,足胫肿,腹乃大,其水已成矣。以手按其腹,随手而起,如裹水之状。此其候也。

余氏曰:此太阳膀胱之水,溢于皮肤而为水胀也。太阳之气运行于肤表,此水随气溢而为病也。太阳之脉起于目内眦,上额交巅,循颈而下,目窠上微肿,水循经而溢于上也。其颈脉动,水伤气而及于脉也。咳者,水邪上乘于肺也。阴股寒,足胫肿,太阳之气虚而水流于下也。腹大者,水泛而土虚也。水在皮中,故按之随手而起,如裹水之状,此其候也。

黄帝曰:肤胀何以候之?岐伯曰:肤胀者,寒气客于皮肤之间,鼟鼟然不坚,腹大身尽肿,皮厚,按其腹窅而不起,腹色不变。此其候也。鼟,音空,鼓声。窅,音杳。

余氏曰:寒者,水之气也。此无形之气,客于皮肤而为虚胀也。无形之气,故鼟鼟然不坚。气胀,故腹大身尽肿也。寒气在于肌腠,故皮厚窅深也。夫水在皮中,故按之即起。此病在气,故按其腹窅而不起。腹色不变者,寒气在皮肤而脾土未伤也。

鼓胀何如?岐伯曰:腹胀身皆大,大与肤胀等也,色苍黄,腹筋起,此其候也。

余氏曰:此寒气乘于空郭之中,所谓藏寒生满病也。藏寒者,水藏之寒气盛,而火土之气衰也。身皆大者,脾主肌肉也。色苍黄,腹筋起者,土败而木气乘之也。

肠覃何如?岐伯曰:寒气客于肠外,与卫气相搏,气不得营,因有所系,癖而内著,恶气乃起,瘜肉乃生。其始生也,大如鸡卵,稍以益大,至其成,如怀子之状,久者离藏,按之则坚,推之则移,月事以时下,此其候也。藏,旧文岁,今改正。

此寒气客于肠外而生覃也。夫卫气夜循藏府之募原,行阴二十五度,寒气客于肠外,与卫气相搏,则卫气不得营行矣。因有所系,癖而内著者,此无形之气相搏于肠外空郭之中,而著于有形之膏募也。是以血肉之恶气乃起,瘜肉乃生,而成此覃。久则离于藏府之脂膜,如怀子之虚悬,按之则坚,推之则移,不涉于藏府,故月事以时下,此其候也。

石瘕何如?岐伯曰:石瘕生于胞中,寒气客于子门,子门闭塞,气不得通,恶血当泻不泻,衃以留止,日以益大,状如怀子,月事不以时下。皆生于女子,可导而下。

余氏曰:胞中,血海也,在少腹内。男子之血,上唇口而生髭须。女子月事以时下,寒气客于子门,则子门闭而胞中之血当泻不泻,留积而成衃块,日以益大,状如怀子。血留胞中,故月事不以时下。覃瘕皆生于女子,治之者可导而下之。

黄帝曰:肤胀鼓胀可刺耶?岐伯曰:先泻其胀之血络,后调其经,刺去其血络也。

余氏曰:肤胀者,寒气客于外;鼓胀者,寒气客于内。故先泻其胀之血络,后调其经,刺去其血络。盖先泻其外,后调其内,而复治其外,外内之相通也。任氏曰:肠覃石瘕,乃有形之血积,可从气分而导之。肤胀鼓胀,乃无形之气胀,可从血络而泻之。血气之相通也。

## 贼风第五十八

黄帝曰:夫子言贼风邪气之伤人也,令人病焉。今有其不离屏蔽,不出室穴之中,卒然病者,非不离贼风邪气,其故何也?岐伯曰:此皆尝有所伤于湿气,藏于血脉之中,分肉之间,久留而不去;若有所堕坠,恶血在内而不去。卒然喜怒不节,饮食不适,寒温不时,腠理闭而不通。其开而遇风寒则血气凝结,与故邪相袭则为寒痹。其有热则汗出,汗出则受风。虽不遇贼风邪气,必有因加而发焉。

此篇论病形而伤其精气神也。三邪杂至,合而为痹,在内而伤其精气神者,有似乎鬼神,可祝由而已也。篇名《贼风》者,言往古之人,恬憺虚无,精神内守,邪不能深入,故可移精祝由而已。当今之世不然,忧患缘其内,苦形伤其外,贼风数至,虚邪朝夕,内至五藏骨髓,外伤空窍肌肤,故祝由不能已也。夫心主脉,诸血者皆属于心,尝有所伤于湿气,藏于血脉之中,则伤心藏之神矣。分肉者,三焦通会元真之处,留于分肉之间,则伤其气矣。若有所堕坠,则有伤于筋骨。筋即为肝,骨即为肾,血即为心。恶血在内,则伤心藏之神;有伤于筋,则伤肝藏之魂;有伤于骨,则伤肾藏之精。卒然喜怒不节,则更伤所藏之神魂;饮食不适,则更伤水谷之精液;寒温不时,则伤在外之形气。形气伤则腠理闭而不通,其开而遇风寒,则血气凝结,与故之湿邪相袭,则风寒湿三气杂合而为痹矣。其开而遇风者,以有热则汗出,盖热乃火之气,汗乃精血之液,因伤其精神,是以热则气弛,汗出而开也。汗出则受风,虽不遇贼风邪气,必有因加于风寒而发焉。任谷庵曰:贼风邪气,不正之邪气也。风寒,天之正气也。因有故邪,开而汗出,故因加而合为邪病焉。王子方曰:风伤气,寒伤神,湿伤精。盖风伤卫,寒伤营,而寒水之气又伤心火也。湿乃土之邪气,故伤肾藏之精,是以伤于湿者则为痿厥。痿者,骨痿。厥者,肾藏之生气厥逆而四支清冷也。

黄帝曰:夫子之所言者,皆病人之所自知也。其毋所遇邪气,又无怵惕之所志,卒然而病者,其故何也?惟有因鬼神之事乎?岐伯曰:此亦有故邪留而未发,因而志有所恶,及有所慕,血气内乱,两气相搏。其所从来者微,视之不见,听而不闻,故似鬼神。毋,无同。恶,去声。

此言病在内而伤其精气神也。故邪留而未发者,留于藏府募原之间,则有伤于气矣。水之精为志,火之精为神。志有所恶,则伤肾藏之精。心有所慕,则伤心藏之神。血气内乱,真邪相搏,其所由来者渐矣。此病气而不病形,故视之不见,听而不闻,若有似乎鬼神。夫魂游为神,魄降为鬼,随神往来谓之魂,并精而出谓之魄。精神内伤,则魂魄飞扬,而有似乎鬼神也。

黄帝曰:其祝而已者,其故何也?岐伯曰:先巫者,因知百病之胜,先知其病之所从生者,可祝而已也。

知百病之胜者,知精气神三者能胜其百病也。知其病之所从生者,知先伤其精气神,而病之所由生也。可祝而已者,先巫之能移精变气而通神明也。王子方曰:上古有十三科,祝由乃其一也。先巫者,言上古之能祝由而愈病者,谓之巫医。故古之医字从巫,非与师巫之贱役比也。南人有言曰:人而无恒,不可以作巫医。即上古祝而已病之医,非医巫之有二也。

## 卫气失常第五十九

黄帝曰:卫气之留于腹中,蓄积不行,菀蕴不得常所,使人支胁胃中满,喘呼逆息者,何以去之?伯高曰:其气积于胸中者,上取之;积于腹中者,下取之;上下皆满者,傍取之。黄帝曰:取之奈何?伯高对曰:积于上,泻大迎天突喉中;积于下者,泻三里与气街;上下皆满者,上下取之,与季胁之下一寸;重者鸡足取之。诊视其脉大而弦急,及绝不至者,及腹皮急甚者,不可刺也。黄帝曰:善。菀,音郁。

此篇论卫气失常,以明卫气所出所主之常所,有浮沉浅深及太过不及之别。按第七十六之《卫气行》章,论卫气昼行于阳,夜行于阴,外内入之循度。此篇论卫气始生始出之道路,主于皮肉筋骨之间,所以温分肉,充皮肤,肥腠理而司开阖者也。夫卫气者,阳明水谷之悍气也。谷入于胃,其精微者,先出于胃之两焦,以溉五藏。别出两行营卫之道,营行脉中,卫行脉外。所谓别出者,与谷入于胃,乃传之肺,流溢于中,布散于外,精专者行于经隧,常营无已,终而复始之营气,所出之道路各别也。卫气与宗气所出之道路各别也。两行者,谓营气出于气分而行于脉中,卫气出于脉中而散于脉外。此阴阳血气交互之妙道也。夫精专者行于经隧之营血,始于手太阴肺,终于足厥阴肝。藏府相通,外内相贯,环转无端,终而复始。与营行脉中,一呼一吸,脉行六寸,日行二十五度,夜行二十五度之道路各别也。所谓营行脉中,以应呼吸漏下者,乃中焦所生之津液,随三焦出气,外注于皮肤谿谷之气分,渗入于孙脉络脉,化而为赤者也。《五癃篇》之所谓三焦出气,以温肌肉,充皮肤,为其津,其流而不行者为液。《决气》章之所谓糟粕津液宗气分为三隧,营气者,泌其津液,注之于脉,化而为血,以营四末,内注五藏六府,以应刻数。《痈疽》章之所谓中焦出气如露,上注谿谷而渗孙脉,津液和调,变化而赤为血,血和则孙脉先满溢,乃注于络脉皆盈,乃注于经脉。阴阳已张,因息乃行,行有经纪,周有道理,与天合同,不得休止。是行于脉中,以应呼吸之营气,乃中焦所生之津液,随三焦之出气,注于皮肤分肉之气分,渗于孙络,变化而赤为血,因息乃行,行有经纪,与《营气篇》之始于手太阴肺,终于足厥阴肝之道路各别也。宗气积于胸中,上出于肺,循喉咽,呼则出,吸则入。夫肺主皮毛,人一呼则气出,而八万四千毛窍皆阖,一吸则气入,而八万四千毛窍皆开。此宗气之应呼吸而司开阖者也。卫气者,出其悍气之慓疾,而先行于四末分肉皮肤之间,昼日行于阳,夜行于阴,司昼夜之开阖者也。呼吸之开阖,人之开阖也。昼夜之开阖,应天之开阖也。是以营气卫气之所出所行,各有其道,故曰别出两行营卫之道。此篇论卫气之始生始出,从阳明之脉络,分行于上下四傍,而布散于形身之外。蓄积菀蕴者,犹草木之生长茂盛于内也。不得常所者,不得所出所主之常处也。故内积于上者,取之大迎天突。盖卫气之上出者,从胃之大迎,任之天突,而外出于皮肤也。积于下者,取之三里。盖卫气之下出者,从胃之三里,而外出于皮肤也。积于中者,取之气街,与季胁之带脉。盖卫气之布于四傍者,从腹之气街,带脉之章门,而外出于四傍也。夫卫气乃胃府水谷所生之气,足阳明与任脉会于中脘,上会于承浆,与带脉会于脐之左右,而出于腹气之街。是阳明所生之气,从阳明之经脉而出,散于皮肤,此卫气始出之常所也。夫卫为阳,从脉而出,由内而外,自阴而出于阳;营为阴,从谿谷气分而入于孙脉经脉,自外而内,由阳而入于阴。此阴阳血气外内交互之妙道也。鸡足者,以足缓伸缓缩,如鸡足之践地。盖以疏阳明之经脉,以通卫气之所出也。诊视其脉大而弦急,及绝不至者,乃腹皮急甚者,此卫气留滞于始生之处,非蓄蕴于所行所出之道路,故不可取之外穴也。此论卫气始生始出之常所,与行阳行阴之度数不同,故反论其失常以证明之。

黄帝问于伯高曰:何以知皮肉气血筋骨之病也?伯高曰:色起两眉薄泽者,病在皮;唇色青黄赤白黑者,病在肌肉;营气濡然者,病在血气;目色青黄赤白黑者,病在筋;耳焦枯受尘垢,病在骨。

此言卫气从内之脉络,布散于皮肉筋骨之间,而各有所在也。色者,气之章也。两眉间,即阙中,乃肺之部。肺合于皮,故色起两眉薄泽,知卫气之病在皮也。肌肉者,脾土之外合,土灌四藏,故观唇色青黄赤白黑者,知卫气之病在肌肉也。营者,血之气也。濡,润也。血之液为汗,汗出而濡然者,知卫气之病在血气也。肝主筋而开窍在目,视目色之青黄赤白黑者,知卫气之病在筋也。

筋合于三阴三阳十二经脉,故五色之并见也。耳者肾之窍,耳焦枯受尘垢者,知卫气之病在骨也。夫皮肉筋骨,脉外之气分。卫气出于形身,而各在其处也。

黄帝曰:病形何如?取之奈何?伯高曰:夫百病变化,不可胜数,然皮有部,肉有柱,血气有输,骨有属。黄帝曰:愿闻其故。伯高曰:皮之部,输于四末;肉之柱,在臂胫诸阳分肉之间,与足少阴分间;血气之输,输于诸络,气血留居,则盛而起;筋部无阴无阳,无左无右,候病所在;骨之属者,骨空之所以受益,而益脑髓者也。黄帝曰:取之奈何?伯高曰:夫病变化,浮沉深浅,不可胜穷,各在其处。病间者浅之,甚之深之,间者少之,甚之众之,随变而调气,故曰上工。数,上声。胜,平声。间,去声。

此承上文而言卫气行于皮肉筋骨之间,各有所主之部属也。卫气行于皮,输于四末,为所主之部。盖卫气出于阳,从头目而下注于手足之五指,故以四末为部也。行于肌肉,在臂胫诸阳分肉之间为肉之柱,柱之为言主也。盖肉之大分为谷,小分为谿,分肉之间,谿谷之会,以行营卫,以会大气。臂胫之大肉,肉之大分也。营卫大气,先会于大分之间,故以臂胫之肉为主,犹屋宇之有四柱也。足少阴分间,乃足少阴出于气街,行于分肉之间。卫气者,后天水谷之所生也。会少阴先天之气于分间,此气之大会也。诸络者,孙脉络脉也。营气从络而行于经脉,卫气从络而出于皮肤,血气输转于诸络之间,故气血留居,则络脉盛而起矣。卫气之行于骨者,在骨空之所,以受益而益脑髓者也。骨空者,津液淖泽注于骨,骨属屈伸,补益脑髓。髓空在脑后三分,颅际锐骨之下。盖髓之所以补益脑者,从尾骶而渗于脊骨,从脊骨而上渗于髓空以入脑。卫气一日一夜,大会于风府。其明日日下一节,二十一日下至尾骶,二十二日入脊内。其行九日出于缺盆,故卫气之行于骨者,以脊骨为所属也。卫气之行于筋者,无分阴阳左右,如留滞于手足某结之筋,即为病之所在。盖卫气者,应天之气也。筋者,厥阴风气之所生也。风者,大块之噫气,充满于天地之间,故与卫气相合,阴阳左右,无处不有。若夫皮之部,肉之柱,犹天之四方。骨之属,犹天之道也。百病变化者,审察卫气,为百病母,行于皮肉筋骨之间,是以浮沉浅深，各在其处。余伯荣曰：卫气司昼夜之开阖，以应天之气也。一日一夜，大会于风府，明日日下一节，二十一日下至尾骶，二十二日入脊内。其行九日上出缺盆，一月而环转一周，是又应月之一月而一周天也。是以月郭空则海水东盛，卫气去，形独居。盖水与天气上下相通，日月运行，随天道环转。日日行一度，故一岁而一周天；月行十三度有奇，故一月而一周天。此阴阳之运行无息者也。人与天地相参，一息不运，则失其旋转之机，而为奇恒之病。学者玩索而有得焉，非惟临病人以观死生，更可以通玄门，为养生之秘要。

黄帝问于伯高曰：人之肥瘦大小寒温，有老壮少小，别之奈何？伯高对曰：人年五十已上为老，二十已上为壮，十八已上为少，六岁已上为小。

此论卫气之有盛衰也。年少小者卫气始长，年壮者卫气正盛。五十已上，卫气渐衰，盖应天之气，而有四时生长收藏之盛衰也。《方盛衰论》曰：老从上，少从下。老者应秋冬之气，从上而方衰于下；少者应春夏之气，从下而方盛于上。王子方曰：数始于一，成于三，三而两之为六，三而三之成九。十八者，二九之数也。二十者，阴阳之生数，始也。五十者，五行之生数，终也。马玄台曰：十八已上，六岁已上，俱当作已下。

黄帝曰：何以度知其肥瘦？伯高曰：人有肥有膏有肉。黄帝曰：别此奈何？伯高曰：䐃肉坚，皮满者，肥；䐃肉不坚，皮缓者，膏；皮肉不相离者，肉。䐃，音国。

此以下论卫气之所以温分肉，充皮肤，肥腠理者也。腠理者，肌肉之文理，如豕之精肉，条分而有理路。理中之白膜曰脂，肉外连皮之肥肉曰肥。故曰䐃肉坚而皮满者肥，盖肥在皮之内，肉之外，故肉坚而皮满也。膏者，即肥之脂膏，谓如豕肉之红白相间而有数层者为膏。盖肥膏之间于肉内，故肉不坚而皮缓也。此论卫气之肥腠理，故止论膏而不论肥。然先言人有肥者，以明膏肥之有别也。皮肉不相离者，谓肉胜而连于皮，内无膏而无肥，此亦卫气之盛于肉理者也。任谷庵曰：䐃肉者，俗名腿肚也。盖肉之柱，在臂胫诸阳分肉之间，故䐃肉坚则通体之肉坚矣。又止言胫而不言臂者，气从下而上也。

黄帝曰：身之寒温何如？伯高曰：膏者其肉淖，而粗理者身寒，细理者身热。脂者其肉坚,细理者热,粗理者寒。

任谷庵曰:此言卫气之所以温分肉也。膏者肉不坚,故其肉淖。淖,和也。言膏与肉之相间而相和者也。脂者,腠理固密,故其肉坚。粗理者,卫气外泄,故身寒。细理者,卫气收藏,故身热。

黄帝曰:其肥瘦大小奈何?伯高曰:膏者多气而皮纵缓,故能纵腹垂腴;肉者身体容大;脂者其身收小。

任氏曰:此复申明卫气之所以肥腠理温分肉也。卫气盛则腠理肥,是以膏者多气而皮纵缓,故能纵腹垂腴。腴者,脐下之少腹也。肉者身体容大,此卫气盛而满于分肉也。脂者其身收小,此卫气深沉,不能充于分肉,以致脂膜相连,而肌肉紧充,故其身收小也。余伯荣曰:卫气之所以温分肉者,充实于肉之理路。所谓血气盛则充肤热肉,盖非止温肌肉,而能使肌肉盛满,身体容大,故反复以申明之。

黄帝曰:三者之气血多少何如?伯高曰:膏者多气,多气者热,热者耐寒;肉者多血,多血则充形,充形则平;脂者其血清,气滑少,故不能大。此别于众人者也。

任谷庵曰:此言卫气与营血相将,充盈于分肉之文理,其膏肥之内,止有卫气而血不营也。膏者卫气盛,故热而耐寒。肉者肌肉隆盛,故多血。血气盛则充肤热肉,故充形。血随气行,血气皆盛,是为营卫和平。脂者肌肉紧密,是以血清气少,故不能大。此三者有肥瘦大小之不同,故与平人之有别也。王子方曰:脂者,卫气不充于分肉,是以血亦清少,血气相将而行者也。

黄帝曰:众人奈何?伯高曰:众人皮肉脂膏不能相加也,血与气不能相多,故其形不小不大,各自称其身,命曰众人。

余伯荣曰:此言卫气之浮沉浅深而各有常所者,其形不大不小也。众人者,平常之大众也。不能相加者,谓血气和平,则皮肉脂膏不能相加于肥大也。血气之浮沉浅深各有常所,不能相多于肌肉间也。皮肉筋骨各自称其身,故其形不大不小也。

黄帝曰:善。治之奈何?伯高曰:必先别其三形,血之多少,气之清浊,而后调之,治无失常经。是故膏人纵腹垂腴。肉人者上下容大，脂人者虽脂不能大也。

此言人之血气，当使之无过不及也。三者，人之有肥大之太过，瘦小之不及，故当审其血之多少，气之清浊，而后调之，无失卫气之常经，斯为平和之人矣。此因卫气失常，是故膏人纵腹垂腴。肉人者上下容大，脂人者虽脂不能大也。盖卫气主于皮肉筋骨之间，浮沉浅深各在其处，若独充盛于皮肤分肉之间，而使纵腹垂腴，上下容大，或深沉于筋骨之间，以致脂不能大，皆卫气之失常也。是以浮沉深浅，不可胜穷，随变而调其气，命曰上工。此篇论卫气失常，以明卫气所出所循之常所，使后学知阴阳血气之生始出入，为治道之张本也。

## 玉版第六十

黄帝曰：余以小针为细物也，夫子乃言上合之于天，下合之于地，中合之于人，余以为过针之意矣。愿闻其故。岐伯曰：何物大于天乎？夫大于针者，惟五兵者焉。五兵者，死之备也，非生之具。且夫人者，天地之镇也，其不可不参乎？夫治民者，亦惟针焉。夫针之与五兵，其孰小乎？

此章论充溢于皮肤分肉之气血，从藏府之大络而出于孙络皮肤，应天气之出于地中，而布散于天下。逆之则伤其所出之机，胜五兵之杀人矣。大络者，手太阴之络，名曰列缺；手少阴之络，名曰通里；手心主之络，名曰内关；手太阳之络，名曰支正；手阳明之络，名曰遍历；手少阳之络，名曰外关；足太阳之络，名曰飞扬；足少阳之络，名曰光明；足阳明之络，名曰丰隆；足太阴之络，名曰公孙；足少阴之络，名曰大钟；足厥阴之络，名曰蠡沟。此十二藏府之大络，阳走阴而阴走阳，左注右而右注左，与经脉缪处。其气血布散于四末，溢于皮肤分肉间，不入于经俞，以应天气之运行于天表，故曰所谓夺其天气。夫九针之道，一者天，二者地，三者人。小针，微针也，亦所以合于天地人者也。且夫人者，天地之镇也，其不可不参乎！故治天下之万民者，亦惟针道所合之三才而已。余伯荣曰：上章论卫气从阳明之脉络，而出于皮肉筋骨之间。此章论皮肤分肉之血气，从胃之经隧藏府之大络而出于外，即与卫气相将之营气也。营卫血气，虽皆生于胃府水谷之精，然外内出入之道路不一，学者非潜心玩索，不易得也。按《管子》曰:蚩尤受卢山之铜而作五兵。是黄帝时即有五兵矣。一弓,二殳,三矛,四戈,五戟。一云东方矛,南方弩,中央剑,西方戈,北方锻。

黄帝曰:病之生时,有喜怒不测,饮食不节,阴气不足,阳气有馀,营气不行,乃发为痈疽。阴阳不通,两热相搏,乃化为脓,小针能取之乎?岐伯曰:圣人不能使化者,为其邪不可留也。故两军相当,旗帜相望,白刃陈于中野者,此非一日之谋也。能使其民令行禁止,士卒无白刃之难者,非一日之教也,须臾之得也。夫至使身被痈疽之病,脓血之聚者,不亦离道远乎?夫痈疽之生,脓血之成也,不从天下,不从地出,积微之所生也。故圣人自治于未有形也,愚者遭其已成也。黄帝曰:其已形不予遭,脓已成不予见,为之奈何?岐伯曰:脓已成,十死一生,故圣人勿使已成,而明为良方,著之竹帛,使能者踵而传之后世,无有终时者,为其不予遭也。

此言皮肤分肉之气血,从内而出于外,少有留滞,则渐积而成痈脓。如发于外而小者易愈,大者多害。若留积在内,成痈脓而不见者,十死一生也。喜怒不测,饮食不节,内因之所伤也。是以痈疽之生,脓血之成,不从天地之风寒暑湿,乃积微之所生也。是犹两军相当,旗帜相望,白刃陈于中野者,此非一日之谋也。能使其民令行禁止,士卒无白刃之难者,非一日之教也,非须臾之可得也。故圣人勿使已成,而明为良方,著之竹帛,使后学之能者,踵而传之后世,无有终时者,为其不予遭而成十死一生之证也。遭,遇也。言其已形而不予遭,脓已成而不予见,此痈生于藏府之间而不与我见,乃多死少生之候也。余伯荣曰:按本经及《素问》论所生痈脓,多因于风寒外邪,有伤营卫,留积而成痈脓。此因内伤喜怒饮食,故曰不从天下,不从地出。

黄帝曰:其已有脓血而后遭乎?不道之以小针治乎?岐伯曰:以小治小者,其功小;以大治大者,多害。故其已成脓血者,其惟砭石铍锋之所取也。

余伯荣曰:此言痈发于外而予见者,有大小之难易也。痈小而以小针治之者,其功小而易成;痈大而以大针治之者,多有逆死之害。故其已成脓血者,其惟砭石铍锋之所取也。盖小而浅者,以砭石取脓,大而深者,以铍锋取之。铍锋,大针也。

黄帝曰:多害者,其不可全乎?岐伯曰:其在逆顺焉。黄帝曰:愿闻逆顺。岐伯曰:以为伤者,其白眼青,黑眼小,是一逆也;内药而呕者,是二逆也;腹痛渴甚,是三逆也;肩项中不便,是四逆也;音嘶色脱,是五逆也。除此五者为顺矣。内,叶讷。

此言痈发于外而大者,有逆顺死生之分焉。夫皮脉肉筋骨,五藏之外合也。痈发于皮肉筋骨之间,其气外行者为顺,若反逆于内,则逆伤其藏矣。如白眼青,黑眼小,肺肝肾三藏之气伤也。内药而呕,胃气败也。脾主为胃行其津液,腹痛渴甚,脾气绝也。外阳为诸阳主气,肩项中不便,阳气伤也。在心主言,心之合脉也,其荣色也,音嘶色脱,心藏伤也。犯此五逆者死,除此五者为顺矣。

黄帝曰:诸病皆有逆顺,可得闻乎?岐伯曰:腹胀身热,脉大,是一逆也;腹鸣而满,四支清泄,其脉大,是二逆也;衄而不止,脉大,是三逆也;咳且溲血,脱形,其脉小劲,是四逆也;咳,脱形身热,脉小以疾,是谓五逆也。如是者,不过十五日而死矣。

此言血气之逆于经脉者,不过半月而死也。夫血气留滞而成痈脓者,积微之所生,其所由来者渐矣。若失其旋转之机,又不待成痈,而有遄死之害。诸病者,谓凡病多生于营卫血气之不调,非独痈脓也。如腹胀身热,脉大者,逆伤于脾也。腹鸣而满,四支清泄,其脉大者,逆伤于肾也。肝主藏血,衄而不止,逆伤肝也。肺朝百脉,输精于皮毛,咳而溲血形脱,其脉小劲,逆伤肺也。夫心主血脉,肺者心之盖,咳,形脱身热,脉小以疾,逆伤心也。夫血脉者,五藏之所生也。血气逆则失其旋转之机,而反伤其藏真矣。经脉应地之经水,水以应月,不过十五日而死者,随月之盈虚而死,不能终周天之数矣。王子方曰:堪舆家凿井,度月影以取泉。

其腹大胀,四末清,形脱泄甚,是一逆也;腹胀便血,其脉大时绝,是二逆也;咳溲血,形肉脱,脉搏,是三逆也;呕血,胸满引背,脉小而疾,是四逆也;咳呕腹胀,且飧泄,其脉绝,是五逆也。如是者,不过一时而死矣。工不察此者而刺之,是谓逆治。飧,叶孙。

此言气血之逆于气分者，不过一周时而死矣。夫皮肤分肉之气血，从胃府而注于藏府之大络，从大络而出于孙络，从孙络而外渗于皮肤。如腹大胀，四支清，形脱泄甚，是逆于胃之大络，不得出于皮肤，充于四体也。腹胀便血，其脉大时绝，逆于肾络也。咳溲血，形肉脱，脉搏，逆于肺络也。呕血，胸满引背，脉小而疾，逆于心络也。咳呕腹胀，且飧泄，其脉绝，逆于肝脾之络也。夫胃者，水谷血气之海也。五藏之大络，海之所以行云气于天下之道路也。水天之气，上下相通，一昼一夜，绕地环转一周，如逆而不行，则开阖已息，是以不过一周而死矣。夫人皮以应天，皮肤之气血逆而不行，不过一周而死。工不察此天运之大道，如逆伤其气，迟则死于家中，速则死于堂上矣。任谷庵曰：以上论人之气血，参合天地之道，运行无息者也。少有留滞，或渐积而成痈脓，或一息不续，即为霄壤之判。

黄帝曰：夫子之言针甚骏，以配天地，上数天文，下度地纪，内则五藏，外次六府，经脉二十八会，尽有周纪，能杀生人，不能起死者，子能反之乎？岐伯曰：能杀生人，不能起死者也。黄帝曰：余闻之则为不仁，然愿闻其道，弗行于人。岐伯曰：是明道也，其必然也。其如刀剑之可以杀人，如饮酒使人醉也，虽勿诊犹可知矣。黄帝曰：愿卒闻之。岐伯曰：人之所受气者，谷也。谷之所注者，胃也。胃者，水谷气血之海也。海之所行云气者，天下也。胃之所出气血者，经隧也。经隧者，五藏六府之大络也，迎而夺之而已矣。黄帝曰：上下有数乎？岐伯曰：迎之五里，中道而止，五至而已，五往而藏之气尽矣，故五五二十五而竭其输矣。此所谓夺其天气者也，非能绝其命而倾其寿者也。黄帝曰：愿卒闻之。岐伯曰：窥门而刺之者，死于家中；入门而刺之者，死于堂上。黄帝曰：善乎方！明哉道！请著之玉版，以为重宝，传之后世，以为刺禁，令民勿敢犯也。

此言胃府所生之气血，如云气之布散于天下者，从藏府之经隧，布于四末，充于皮肤分肉之间，不入于经俞者也。骏，大也。言针道之大，配乎天地也。上数天文，应天之数也。下度地纪，应地之经也。内别五藏，应五运之在中也。

外次六府,应六气之在外也。经脉二十八会,脉度之十六丈二尺也。此言小针者,上合于天,下合于地,中合于人,通其经脉,调其血气,营其顺逆出入之会,可传于后世,无有终时者。若不察此三才之大道,反逆伤其旋转之机,又胜五兵之杀人矣。大络者,十二藏府之经别也。五里者,手阳明之穴,在肘上三寸。盖藏府之大络,与经相干而布于四末,手阳明之大络与手阳明之经相干,循五里而散于尺肤。夫藏为阴,府为阳。经脉为阴,皮肤为阳。手阳明者,手太阴之府也。五藏之血气行于脉中者,因胃气而至于手太阴,以应尺寸之脉。五藏之气血行于脉外者,因胃气而出于手阳明之络,以应于尺肤。是以脉急者尺之皮肤亦急,脉缓者尺之皮肤亦缓,善调尺者,不待于寸。此十二藏府之血气,行于经脉皮肤之外内者,大会于手太阴阳明也。故迎之五里,中道而止。至者,迎其气之至也。往者,追其气之行也。故五至而迎其五藏之气至即已。若五往而追之,则五藏之气尽泄于外矣。五藏各有五输,五五二十五输,若皆取之,则竭其输矣。此所谓夺其天气者也,非由命之自绝,寿之自倾,实所以杀生人也。窥者,窥俟其所出也。门者,《卫气篇》之所谓契绍之门户,乃气血从孙络而出于皮肤之门也。故俟其气之出门而刺之者,稍缓而死于家中。入门而逆刺于络内者,即死于医者之堂上也。夫天气一日一夜绕地环转一周,逆则不过一周而死,况针刺之伤乎?是以著之玉版,以为重宝,传之后世,以为刺禁,令民勿敢犯也。任谷庵曰:人之皮表以应天,经脉应地之经水,天气运行于地之外,而复通贯于地中,升降出入,环转无端,而人亦应之。肤表之气血,从五藏之大络而出于皮肤分肉之外,复从手足之指井而溜于营,注于输,行于经,而与经脉中之血气,相合于肘膝之间。此人合天地阴阳,环转出入之大道也。故曰:五往而藏之气尽矣。谓迎之五里,复五往而追之,则五藏之气尽泄于外,盖谓皮肤之气血,由五藏之所出也。五五二十五而竭其输,此谓夺其天气,谓手足五输之气血,从皮肤之所入也。若尽取其五藏之五输,则竭其输中之血,而夺其皮表之天气也。血气之生始出入,参合天地阴阳,乃端本澄源之学,大有裨于治道,学者当以为首务焉。余伯荣曰:按《内经》论经脉之血气,曰藏之金匮;论皮肤分肉之血气,曰著之玉版。盖因金玉之黄白,而分血气之阴阳也。类而推之,如金银花王不留行,花开黄白,陶隐君即用之以行气血。张仲祖以鸡卵黄治血,卵白治气。此皆体先圣之遗意。学者引而伸之,触类而长之,天下事物之理,用之不穷矣。

## 五禁第六十一

黄帝问于岐伯曰:余闻刺有五禁,何谓五禁?岐伯曰:禁其不可刺也。黄帝曰:余闻刺有五夺。岐伯曰:无泻其不可夺者也。黄帝曰:余闻刺有五过。岐伯曰:补泻无过其度。黄帝曰:余闻刺有五逆。岐伯曰:病与脉相逆,命曰五逆。黄帝曰:余闻刺有九宜。岐伯曰:明知九针之论,是谓九宜。

余伯荣曰:此承上章复论刺有五禁五夺五过五逆,以为刺禁,令民勿犯者也。五过者,五藏外合之皮脉肉筋骨,有邪正虚实,宜平调之,如补泻过度,是为五过。九宜者,九针之论,各有所宜,神而明之,是为九宜。

黄帝曰:何谓五禁?愿闻其不可刺之时。岐伯曰:甲乙日自乘,无刺头,无发矇于耳内;丙丁日自乘,无振埃于肩喉廉泉;戊己日自乘,四季无刺腹去爪通水;庚辛日自乘,无刺关节于股膝;壬癸日自乘,无刺足胫。是谓五禁。

余氏曰:天之十干,始于甲乙,终于壬癸。故甲乙以应头,壬癸以应足,丙丁应身半以上,庚辛应身半以下,配天之四时也。戊己属土,故乘于四季。夫甲为阳木,乙为阴木。自乘者,阴阳自合,非化气也。发矇振埃者,所以通气也。天之十干,化生地之五行。通气者,通五运之化气。此天干自乘,故为取气之禁。

黄帝曰:何谓五夺?岐伯曰:形肉已夺,是一夺也;大夺血之后,是二夺也;大汗出之后,是三夺也;大泄之后,是四夺也;新产及大血,是五夺也。此病不可泻。

余氏曰:形肉血气已虚脱者,虽有实邪,皆不可泻。

黄帝曰:何谓五逆?岐伯曰:热病脉静,汗已出脉盛躁,是一逆也;病泄脉洪大,是二逆也;著痹不移,䐃肉破身热,脉偏绝,是三逆也;淫而夺形身热,色夭然白,及后下血衃,血衃笃重,是谓四逆也;

寒热夺形，脉坚搏，是谓五逆也。

余氏曰：热病脉静者，阳病见阴脉也。汗已出，脉盛躁者，阳热之邪不从汗解，阴液去而邪反盛也。病泄者，脉宜沉弱。反洪大者，阴泄于下，阳盛于上，阴阳上下之相离也。著痹不移，䐃肉破身热者，湿邪伤形，久而化热。脉偏绝者，脾胃之气败也。淫者，酷虐之邪。夺形者，邪伤形也。如但热不寒之疟气，内藏于心而外淫于分肉之间，令人消烁脱肉。夫心主血而血脉荣于色，色夭然白，及后下衃血笃重者，形气消于外，血液脱于内，血气外内之离脱也。寒热夺形，脉坚搏者，寒热之邪盛而正气伤也。此为五逆，皆不可刺也。

# 动输第六十二

黄帝曰：经脉十二，而手太阴、足少阴、阳明独动不休，何也？岐伯曰：是明胃脉也。胃为五藏六府之海，其清气上注于肺，肺气从太阴而行之。其行也以息往来，故人一呼脉再动，一吸脉亦再动，呼吸不已，故动而不止。黄帝曰：气之过于寸口也，上十焉息？下八焉伏？何道从还？不知其极。岐伯曰：气之离藏也，卒然如弓弩之发，如水之下岸，上于鱼以反衰，其馀气衰散以逆上，故其行微。

此章论营卫宗气，循度行于经脉之外内。冲脉行于足少阴阳明之经，而出于腹气胫气之街，以明血气之行于经脉皮肤之间，交相和平俞应者也。帝问手太阴足少阴阳明独动不休者，谓手太阴之太渊经渠，足阳明之人迎冲阳，足少阴太豀之动脉也。伯言是明胃脉者，谓胃为五藏六府之海，其营卫宗气，皆胃府谷精之所生也。清气上注于肺者，营气宗气也。肺气从太阴而行之者，脉气随三阴三阳之气而行也。其行也以息往来者，人一呼一吸，脉行六寸，日夜一万三千五百息，脉行八百十丈为一周也。帝问气之过于寸口，上十焉息者，乃营气卫气宗气尽走于息道，而变见于寸口也。下八焉伏者，谓流溢于中之营血，下伏于胞中，故如水之下岸也。按本经《营气篇》曰：营气之道，内谷为宝。谷入于胃，乃传于肺，流溢于中，布散于外。精专者行于经隧，常营无已，终而复始。夫帝言下伏之营血有八，是精专而行于经隧之营止二分矣。夫营气行于脉中,卫气行于脉外,宗气两行营卫之道,此经脉外内之气相为和平,而有形之营血分行于外内,亦相为匀等者也。夫冲脉起于胞中,上循背里,为经络之海。其浮而外者,循腹右上行,至胸中而散,充肤热肉,淡渗皮毛。此下伏于胞中之血,半随冲脉而行于脉内,半随冲脉而散于皮肤。又足阳明之脉,与冲脉于脐左右之动脉,而出于腹气之街,冲脉与少阴之大络,循阴股而下出于胫气之街。夫精专者二分行于经隧,随冲脉者二分出于气街,是经脉外内之气血,相为匀等矣。皮肤之气血,从指井而溜注于营俞,脉中之血气,从本标而外出于肤表,从道往还,莫知其极矣。伯言气之离藏,卒然如弓弩之发者,谓五藏之气至于手太阴而变见于寸口者,应手而动,若弓弩之发弦,上于鱼际则动气衰而无动脉矣。其馀气衰散以逆上者,谓馀气分散而上注于手阳明大肠之经,故其脉上鱼而其行微缓也。此言五藏之气,因胃气而至于手太阴,腹走手而手走头,头走足而足走腹,常营无已,终而复始,环转之无端也。

黄帝曰:足之阳明,何因而动?岐伯曰:胃气上注于肺,其悍气上冲头者,循咽上走空窍,循眼系,入络脑,出顑,下客主人,循牙车,合阳明,并下人迎,此胃气别走于阳明者也。故阴阳上下,其动也若一。故阳病而阳脉小者为逆,阴病而阴脉大者为逆。故阴阳俱静俱动,若引绳相倾者病。顑,音坎。

此言阳明之气盛,而独动不休者也。《阴阳系日月论》曰:两阳合于前,故曰阳明。又曰:两火合并,故为阳明。是阳明主燥金之气,而又有悍热之火气也。胃气上注于肺者,胃府所生之营气宗气,上注于肺而行于经脉之外内,以应呼吸漏下。其悍热之气,上冲头者,循咽上走空窍,循眼系,入络脑,出顑,下客主人,循牙车。此阳明之悍气,上走空窍,行于皮肤之气分,而下合于阳明之脉中,并下人迎。此胃府所生之悍气,别走于阳明者也。故阴阳上下,其动也若一。盖身半以上为阳,身半以下为阴。谓在上之人迎,在下之冲阳,其动之相应也。故阳病而阳脉小,阴脉大者为逆;阴病而阴脉大,阳脉小者为逆。故阴阳上下,静则俱静,动则俱动,若引绳墨。如相倾而不相应者,则为病矣。按上章曰胸气有街,腹气有街,头气有街,胫气有街,气在腹者,止之背腧与冲脉于脐左右之动脉间。夫足阳明之脉,其支者下人迎,入缺盆,从缺盆下乳内廉,挟脐入气街中。其支者，下循腹里，至气街中而合，以下髀关，循股外廉，至足跗上。夫胃之悍气，合阳明之脉而下人迎，挟脐入气街中，则与冲脉相合，而出于腹气之街矣。其下行而出于足跗者，动于冲阳而上，与人迎之相应也。

黄帝曰：足少阴何因而动？岐伯曰：冲脉者，十二经之海也，与少阴之大络，起于肾，下出于气街，循阴股内廉，邪入腘中，循骨内廉，并少阴之经，下入内踝之后，入足下。其别者，邪入踝，出属跗上，入大指之间，注诸络，以温足胫。此脉之常动者也。邪，斜同。

此言流溢于中之血气，一从冲脉与足少阴之大络，而下出于足胫之气街。循阴股内廉者，血气出于皮肤，仍循少阴之经而行也。斜入腘中者，与太阳之承山踝上以下也。其别者，乃少阴之支络，别走于踝跗，上入大指之间，而散于十指之络，是以阳气起于足五指之表，阴气起于足五指之里。盖阴阳二气本于先天之水火，藏于肾藏，出于下而升于上也。夫卫气者，阳明所生之气也。上节论卫气之别走阳明，合于人迎，是从膺胸脐腹而下至跗上，如左右之动脉与冲脉会于脐间，则阳明之血气随冲脉而出于腹气之街矣。此节论冲脉与少阴出于胫气之街，盖手足十二经之本标，止出于头气之街，胸气之街。营卫之行，从本而入，从标而出，上下相贯，如环无端。其腹气之街，胫气之街，乃别出阳明少阴之血气，不在十二经脉本标之内，故别提出阳明少阴之动输焉。

黄帝曰：营卫之行也，上下相贯，如环之无端，今有其卒然遇邪气，及逢大寒，手足懈惰，其脉阴阳之道，相输之会，行相失也，气何由还？岐伯曰：夫四末阴阳之会者，此气之大络也。四街者，气之径路也。故络绝则径通，四末解则气从合，相输如环。黄帝曰：善。此所谓如环无端，莫知其纪，终而复始，此之谓也。

此申明经脉之血气，从四街而出行于脉外。皮肤分肉之气血，从四末而入行于脉中。上下相贯，环转之无端也。四末者，四支之杪末，手足之指井也。其脉者，谓手足三阴三阳之经输。阴阳之道者，血气从此所行之道路也。相输之会气从合者，谓皮肤之气血，从四末而溜于脉中，输行于经，而与脉中之血气相会，入于肘膝之间，而与脉中之血气相合，故曰四末解则气从合。盖假风寒之邪，以明四末乃阴阳之会，气从此而所入之大络也。如因邪气所阻，则手足懈惰而道路不通，气何由而环转？如四末和解，则气血输会于脉中，而还转于气街矣。夫经脉者，内连于藏府，外络于形身，外内出入，常营无已。络脉者，乃经脉之支别，如江河之支流，至梢杪而有尽也。四街者，气之径路也。故络绝则径通。手足十二经之本标，出于头气之街，胸气之街，阳明所生之血气，复出于腹气之街，少阴所藏之血气，复出于胫气之街。此经脉中之血气，复从络脉之尽处，出于气街，而行于皮肤分肉之外也。此营卫之行于皮肤经脉之外内，上下相贯，如环无端，莫知其纪也。王子方曰：本经云：营行脉中，卫行脉外。又曰：浮气之不循经者为卫气，精气之营于经者为营气。今复言营卫之行，环转于经脉之外内，岂经义自相矛盾欤？曰：卫气昼行于阳，夜行于阴，应天气之晦明。天道右旋，地道左转，天运于地之外，交相逆顺而行，应营气行于脉中，卫气行于脉外，外内清浊之不相干也。然天气运行于地之外，而复通贯于地中。有四时之寒暑往来，生长收藏，此天地阴阳之气，上下升降，外内出入，有分有合，环转无端。是以营卫之行，环转于皮肤经脉之外内者，应天地之气交也。夫所谓营行脉中者，始于手太阴肺，终于足厥阴肝。腹走手而手走头，头走足而足走腹，一脉流通，终而复始，此营血之行于脉中也。又别出两行营卫之道，清者为营，浊者为卫。营行脉中，卫行脉外。营于脉中者，循手足之十二经脉，及阴跻阳跻任脉督脉，合十六丈二尺为一周，昼行二十五度，夜行二十五度，应呼吸漏下者，此营气之行于脉中也。卫气昼行阳二十五度，夜行阴二十五度，此营气卫气各走其道，清浊外内之不相干也。若夫手足之三阴三阳，十二经脉，皆从指井所出，而营于五藏之二十五腧，六府之三十六腧。夫指井离爪甲如韭许，乃血肉筋骨之尽处，血气皆从何来，而曰所出为井耶？盖受皮肤之气血，从此而溜注于脉中，十二经脉之血气，始从此而生出，故曰所出为井，所溜为荥，所注为输，所行为经也。充肤热肉之气血，妇随夫唱，相将而行，同溜于经脉之中，故曰营卫之行也，上下相贯。四末阴阳之会者，此气之大络也。夫宗气半行于脉中，半行于脉外。营血半营于经隧，半营于皮肤。营气行于脉中，卫气行于脉外。阴中有阳，阳中有阴，犹两仪四象之定体，血气贯通于外内，应天地之气交，一息不运则生化灭矣。夫皮肤气分为阳，经脉血分为阴。阳走阳而阴走阴，此阴阳之相离也。阴出于阳，阳入于阴，此阴阳之相合也。阴阳之道，有离而有合也。若行于阳者止行于阳，行于阴者止行于阴，无外内出入之神机，而生化亦灭矣。阴阳之奥，会心者明之。余伯荣曰：《五乱》《胀论》言卫气乱脉，是谓大悗。卫气逆为脉胀，卫气并脉循分为肤胀。若卫气行于脉内，岂非乱脉乎？曰：卫气之在路也，常然并脉循分肉，行有逆顺，阴阳相随，乃得天和，谓脉内之血气顺行，而脉外之气血逆转，行有逆顺，乃得天地之和。卫气乱脉者，谓卫气顺脉而行也。若夫环转于皮肤经脉之外内，正所谓交相逆顺而行，又何乱之有？

## 五味第六十三

黄帝问于少俞曰：五味入于口也，各有所走，各有所病。酸走筋，多食之令人癃；咸走血，多食之令人渴；辛走气，多食之令人洞心；苦走骨，多食之令人变呕；甘走肉，多食之令人悗心。余知其然也，不知其何由？愿闻其故。悗，闷同。

任谷庵曰：按《五运行大论》云：东方生风，风生木，木生酸，酸生肝，肝生筋。南方生热，热生火，火生苦，苦生心，心生血。是五藏本于五味之所生，而生外合之筋骨血肉也。是以五味入口，而各有所走。夫心主血，肾主骨，苦乃火之味，咸乃水之味。苦走骨而咸走血者，阴阳水火之交济也。肺主气，故辛走气。

少俞答曰：酸入于胃，其气涩以收，上之两焦，弗能出入也。不出即留于胃中，胃中和温，则下注膀胱。膀胱之脆薄以懦，得酸则缩绻，约而不通，水道不行，故癃。阴者，积筋之所终也，故酸入而走筋矣。

任氏曰：五味阴阳之用，辛甘发散为阳，酸苦涌泄为阴。咸味涌泄为阴，淡味渗泄为阳。六者或收或散，或缓或急，或燥或润，或软或坚，是发散涌泄之中，而又有收散缓急之性矣。上焦开发，宣五谷味，中焦出气如露，以行水谷之津，酸气收涩，故弗能出于上之两焦，不出则留于胃而溜于下焦，注于膀胱矣。膀胱为脬之室，脬居于中，故膀胱之体质脆薄以懦，得酸则易于缩绻。缩则约而不通，水道不行，故为癃闭。阴者，前阴。积筋，骨宗筋也。宗筋者，筋之主也。酸入于宗筋，故走筋也。按《经筋》章云：足厥阴之筋，上循阴股，结于阴器,络诸筋,其病阴股痛转筋,阴器不用。伤于内则不起,伤于寒则阴缩入,伤于热则纵挺不收。是足厥阴肝经,主宗筋而外合于通体之筋。

黄帝曰:咸走血,多食之人令人渴,何也?少俞曰:咸入于胃,其气上走中焦,注于脉,则血气走之。血与咸相得则凝,凝则胃中汁注之。注之则胃中竭,竭则咽路焦,故舌本干而善渴。血脉者,中焦之道也,故咸入而走血矣。

任氏曰:中焦并胃中,出上焦之后。此所受气者,泌糟粕,蒸津液,化其精微,上注于肺脉,乃化而为血。咸入于胃,其气上走中焦,注于脉者,咸性之上涌也,注于脉则走于血气矣。血者中焦之汁,奉心神而化赤。咸乃寒水之味,故血与咸相得则凝,凝则燥结,而胃中之汁以滋之。胃中汁竭,则咽路焦枯,故舌本干而善渴。血脉者,中焦之道路,咸气上走于中焦,故走血。王子方曰:胃府水谷之精汁,化而为赤,营于脉中。人一呼一吸,脉行六寸者,血气之流行也。呼吸不已,血气之行无少停息,故血凝则胃中之汁注之,以资其流行。

黄帝曰:辛走气,多食之令人洞心,何也?少俞曰:辛入于胃,其气走于上焦,上焦者,受气而营诸阳者也。姜韭之气薰之,营卫之气不时受之,久留心下,故洞心。辛与气俱行,故辛入而与汗俱出。

任氏曰:上焦开发,宣五谷味,熏肤充身泽毛,若雾露之溉,是谓气。辛走气,故其气走于上焦。上焦者,受中焦之气而营诸表阳者也。夫营卫之气生于中焦,皆从上而出。故姜韭之气上熏,则营卫之气不时受之,久留心下,则为洞心。辛与上焦之气俱行于表阳,则开发皮腠而汗出。余伯荣曰:辛气留于心下而上熏,则为洞心。与气俱行,则与汗共并而出,盖汗乃中焦水谷之液也。王子方曰:论五味而曰气者,味之性也。

黄帝曰:苦走骨,多食之令人变呕,何也?少俞曰:苦入于胃,五谷之气,皆不能胜苦。苦入下脘,三焦之道皆闭而不通。故变呕。齿者骨之所终也,故苦入而走骨。故入而复出,知其走骨也。

任谷庵曰:炎上作苦,君主之味也。故五谷之气,皆不能胜之。苦性下泄,故入于下脘。三焦者,少阳相火也。苦性寒,故三焦之道皆闭塞不通。三焦不通,则入胃之水谷不得通调布散,故变而为呕也。夫肾主骨,肾为寒水之藏,苦性寒,故走骨,同气相感也。然苦乃火味,故入于下而复出于上,以其性下泄而上涌也。余伯荣曰:少阴之上,君火主之,标阳而本寒也。炎上作苦,而苦寒下泄,此少阴之味也,故能从本从标。天食人以五气,地食人以五味,地之五行,上呈天之六气,是以味合五行,气合三阴三阳之六气。

黄帝曰:甘走肉,多食之令人悗心,何也?少俞曰:甘入于胃,其气弱小,不能上至于上焦,而与谷留于胃中者,令人柔润者也。胃柔则缓,缓则蛊动,蛊动则令人悗心。其气外通于肉,故甘走肉。

任谷庵曰:稼穑作甘,坤土之味也。坤德柔顺,故其气弱小。太阴湿土主气,故令人柔润。柔者土之性,润乃湿之气也。夫虫乃阴类,胃秉阳明燥热之气,胃若柔而缓,则虫动而上入于胃矣。虫上食,故令人悗心。土气外主于肌肉,故甘走肉。马玄台曰:蛊,当作虫。

# 卷八

## 阴阳二十五人第六十四

黄帝曰:余闻阴阳之人何如?伯高曰:天地之间,六合之内,不离于五,人亦应之。故五五二十五人之政,而阴阳之人不与焉。其态又不合于众者五,余已知之矣。愿闻二十五人之形,血气之所生,别而以候,从外知内,何如?岐伯曰:悉乎哉问也!此先师之秘也,虽伯高犹不能明之也。黄帝避席遵循而却曰:余闻之,得其人弗教,是谓重失,得而泄之,天将厌之。余愿得而明之,金匮藏之,不敢扬之。岐伯曰:先立五形金木水火土,别其五色,异其五行之人,而二十五人具矣。黄帝曰:愿卒闻之。岐伯曰:慎之慎之!臣请言之。

仇汝霖曰:天地之间,不离于五者,天有五色五气五时五音,地有五方五行五运五味也。《五运行论》曰:东方生风,风生木,木生酸,酸生肝,在藏为肝,在体为筋;南方生热,热生火,火生苦,苦生心,在藏为心,在体为脉;中央生湿,湿生土,土生甘,甘生脾,在藏为脾,在体为肉;西方生燥,燥生金,金生辛,辛生肺,在藏为肺,在体为皮毛;北方生寒,寒生水,水生咸,咸生肾,在藏为肾,在体为骨。风寒热湿燥,天之五气也;木火土金水,地之五行也。在天成气,在地成形,天地合气,命之曰人。人之形体,秉在地五行之所生,然本于天之五气,是以形合五行,而气合五色五音也。五阴而合五阳者,在地之阴而合天之阳也。五五二十五者,合天之数也。阴阳之人不与者,《通天论》之所谓少阴太阴少阳太阳之人也。其态又不合于众者,不合五行全备之人也。夫三阴三阳者,天之阴阳也。五人之形者,地之所成也。是以此章论形合五行,而上应天之五气。下章论阴阳之人,应天气之所生,故篇名《通天论》。

木形之人，比于上角，似于苍帝。其为人苍色，小头长面，大肩背直身，小手足，好有才，劳心少力，多忧劳于事，能春夏不能秋冬，感而病生，足厥阴佗佗然。太角之人，比于左足少阳，少阳之上遗遗然。左角之人，比于右足少阳，少阳之下随随然。钛角之人，比于右足少阳，少阳之上推推然。判角之人，比于左足少阳，少阳之下栝栝然。能，叶耐，义同。钛，音大。

马仲化曰：木主东方，其音角，其色苍，故木形之人，当比之上角，似于上天之苍帝。色苍者，木之色苍也。头小者，木之巅小也。面长者，木之体长也。肩背大者，木之枝叶繁生，其近肩之所阔大也。身直者，木之体直也。小手足者，木之枝细而根之分生者小也。此自其体而言耳。好有才者，木随用而可成材也。力少者，木易动摇也。内多忧而外劳于事者，木不能静也。耐春夏者，木春生而夏长也。不耐秋冬者，木至秋冬而凋落也，故感而病生焉。此自其性而言耳。足厥阴风木主气。佗佗，美也，如木之美材也。比，量也，和也。夫五音主五运之化气，三阳应六气之司天。五音之合于三阳者，应岁运之干支相合也。足厥阴与足少阳皆合，以一阴而合左右太少之四阳者，应地居天之中，而天运于上下左右也。大谓之钛，即太角也。太角之人，比于左足少阳。钛角之人，比于右足少阳。少阳之上遗遗推推然者，下文之所谓足少阳之上，血气盛则通髯美长也。遗遗，谦下之态，如枝叶之下垂也。推推，上进之态，如枝叶之上达也。半谓之判，即少角也。左角之人，比于右足少阳。判角之人，比于左足少阳。少阳之下随随栝括然者，下文之所谓足少阳之下，血气盛则胫毛美长，外踝肥也。随随，从顺之态，如木体之委曲也。栝栝，正直之态，如木体之梃直也。仇汝霖曰：左右手足，即《阴阳系日月论》之手合十干足合十二支也。

火形之人，比于上徵，似于赤帝。其为人赤色，广朋锐面小头，好肩背髀腹，小手足，行安地，疾心行摇，肩背肉满有气，轻财少信，多虑见事明，好颜急心，不寿暴死。能春夏不能秋冬，秋冬感而病生，手少阴核核然。质徵之人，比于左手太阳，太阳之上肌肌然。少徵之人，比于右手太阳，太阳之下慆慆然。右徵之人，比于右手太阳，太阳之上鲛鲛然。质判之人，比于左手太阳，太阳之下支支颐颐然。

火主南方，其音徵，其色赤，故火形之人，似于上天之赤帝。色赤者，火之色赤也。䐗，脊肉也。广䐗者，火之中势炽而大也。面锐头小者，火之炎上者，锐且小也。好肩背髀腹者，火之自下而上，光明美好也。手足小者，火之傍及者，其势小也。行安地者，火从地而起也。疾心者，火势猛也。行摇者，火之动象也。肩背肉满者，即䐗广也。有气者，火有气势也。此自其体而言耳。轻财者，火性易发而不聚也。少信者，火性不常也。多虑而见事明者，火性通明而傍烛也。好颜者，火色光明也。急心者，火性急也。不寿暴死者，火性不久也。此自其性而言耳。耐春夏者，木火相生之时。不耐秋冬者，火畏凉寒也，故秋冬感而病生焉。手少阴君火主气。核核，真实之义，如火之神明正直也。手少阴与手太阳相合。质者，火之形质也。质徵即太徵，质判即少徵也。质徵之人，比于左手太阳。右徵之人，比于右手太阳。太阳之上，肌肌鲛鲛然者，下文之所谓手太阳之上，血气盛则有多须，面多肉以平也。肌肌然者，肉之充满也。鲛鲛然者，性之踊跃也。少徵之人，比于右手太阳。质判之人，比于左手太阳。太阳之下慆慆支支然者，下文所谓手太阳之下，血气盛则掌肉充满也。慆慆，喜悦之态。支支颐颐，上下之相应也。

土形之人，比于上宫，似于上古黄帝。其为人黄色，圆面大头，美肩背，大腹，美股胫，小手足，多肉，上下相称，行安地，举足浮，安心好利人，不喜权势，善附人也。能秋冬不能春夏，春夏感而病生，足太阴敦敦然。太宫之人，比于左足阳明，阳明之上婉婉然。加宫之人，比于左足阳明，阳明之下坎坎然。少宫之人，比于右足阳明，阳明之上枢枢然。左宫之人，比于右足阳明，阳明之下兀兀然。

中央主土，其音宫，其色黄。故土形之人比于上宫，似于上古之黄帝。曰上古者，以别于本帝也。色黄者，土之色黄也。面圆者，土之体圆也。头大者，土之高阜也。肩背美者，土之体厚也。腹大者，土之阔充也。股胫美者，充于四体也。小手足者，土溉四傍，至四末而土气渐微也。多肉者，土主肉也。上下相称者，土丰满也。行安重者，土体安重也。举足浮者，土扬之则浮也。此自其体而言耳。安心者，土性静也。好利人者，土以生物为德也。不喜权势善附人者,土能藏垢纳污,不弃贱趋贵也。耐秋冬者,土得令也。不耐春夏者,受木克而土燥也,故春夏感而病生焉。此自其性而言耳。足太阴湿土主气,敦敦然者,有敦厚之道也。足太阴与足阳明相合,太宫之人,比于左足阳明。少宫之人,比于右足阳明。阳明之上婉婉枢枢然者,下文之所谓足阳明之上,血气盛则髯美长也。婉婉,和顺之态,土之德也。枢枢,如枢转之持重,土之体也。加宫,土之加厚,比上宫也。加宫之人,比于左足阳明。左宫之人,比于右足阳明。阳明之下,坎坎兀兀然者,下文之所谓足阳明之下,血气盛则下毛美长至胸也。坎坎然者,行地之或安或浮,如山路之不平也。兀兀,不动貌,如平陆之安夷也。仇汝霖曰:东南为左,西北为右。天阙西北,地陷东南。加宫者,右宫也。盖西北之地高厚而多山岳,故曰加宫。

金形之人,比于上商,似于白帝。其为人方面白色,小头小肩背,小腹小手足,如骨发踵外,骨轻,身清廉,急心静悍,善为吏,能秋冬不能春夏,春夏感而病生,手太阴敦敦然。钛商之人,比于左手阳明,阳明之上廉廉然。右商之人,比于左手阳明,阳明之下脱脱然。左商之人,比于右手阳明,阳明之上监监然。少商之人,比于右手阳明,阳明之下严严然。

西方主金,其音商,其色白,故金形之人比于上商,似于上天之白帝。面方者,金之体方也。色白者,金之色白也。头腹肩背俱小者,金质收敛而不浮大也。小手足,如骨发踵外骨轻者,金体坚刚而骨胜也。身清廉者,金之体冷而廉洁不受污也。此自其体而言耳。急心静悍者,金质静而性锐利也。善为吏者,有斧断之才也。秋冬者,金水相生之时。不能春夏者,受木火之制也,故春夏感而病生焉。此自其性而言耳。手太阴燥金主气。敦敦然者,如金体之敦重也。手太阴与手阳明相合,钛商之人,比于左手阳明。左商之人,比于右手阳明。阳明之上廉廉监监然者,下文之所谓手阳明之上,血气盛则髭美也。廉廉,如金之洁而不污。监监,如金之鉴而明察也。右商之人,比于左手阳明。少商之人,比于右手阳明。阳明之下,脱脱严严然者,下文之所谓手阳明之下,血气盛则腋下毛美,手鱼肉以温也。脱脱,如金之坚白,涅而不淄。严严,如金之整肃也。仇汝霖曰:五行五音,上应五星。故曰似于苍帝者,上应岁星也,似于白帝者，上应太白也。

**水形之人，比于上羽，似于黑帝。其为人黑色，面不平，大头廉颐，小肩大腹，动手足，发行摇身，下尻长，背延延然，不敬畏，善欺绐人，戮死。能秋冬不能春夏，春夏感而病生，足少阴汗汗然。太羽之人，比于右足太阳，太阳之上颊颊然。少羽之人，比于左足太阳，太阳之下纡纡然。众之为人，比于右足太阳，太阳之下洁洁然。桎之为人，比于左足太阳，太阳之上安安然。**

北方主水，其音羽，其色黑，故水形之人，比于上羽，似于上天之黑帝。色黑者，水之色黑也。面不平者，水面有波也。头大者，水面平阔也。颐乃肾之部，廉颐者，如水之清濂也。小肩大腹者，水体之在下也。动手足者，水流于四傍也。发身摇者，水动而不静也。下尻长者，足太阳之部如水之长也。背主督脉，背延延然，太阳之水上通于天也。水懦弱，民狎而玩之则多死焉，故人不敬畏而善欺绐人也。戮死者，多因戮力劳伤而死。盖水质柔弱，而不宜过劳也。秋冬者，金水相生之时。春时木泄水气，夏时火熯水涸也，故春夏感而病生焉。足少阴寒水生气，汗汗然者，卑下之态，如川泽之纳污也。足少阴与太阳相合，大羽之人，比于右足太阳。桎之为人，比于左足太阳。太阳之上，颊颊安安然者，下文之所谓足太阳之上，血气盛则美眉。眉，有毫毛也。颊，侠辅也。颊颊然者，谓大阳在上，如有侠辅而尊贵也。安安然者，安然而不动也。少羽之人，比于左足太阳。众羽之人，比于右足太阳。太阳之下，纡纡洁洁然者，下文之所谓足太阳之下，血气盛则跟肉满踵坚也。纡纡，纡洄之态，如水之洄旋也。洁洁，如水之清洁也。曰众之为人者，谓居海滨平陆之大众，如水之在下，而形体清洁也。桎之为人者，谓居岗陵山谷之人民，如山之在上，安然而不动也。盖水性动而不静，故水形之人，动手足，发行摇身。如居于高陵山谷之中，受加宫之所胜制，则手足如桎梏，而安然不动矣。盖言五形之人，有居海滨傍水者，有居山陵高阜者，有居平原污下者，五方杂处之不同也。又如钛角之人，居于东方，质徵之人，生于南土，则木火之性，更偏甚矣。如少商之人，居于南土，少羽之人，处于加宫之山陵高阜，又各有所调制矣。盖人之五形，本于五方五行之所生，故各因其所居之处，而又有生制之甚衰，故以此义申明于五形之末云。

马仲化曰:桎者,受桎梏之人。意水形之人为戮死耶?仇汝霖曰:按疏属之山有神焉,名曰二负,桎其手足。抑以山居之人,以比山之神欤?倪仲宣曰:不曰左羽右羽,而曰众之为人,桎之为人,此即以众桎而为左右也。东南为左而地土卑下,西方为右而土阜山高。倪仲玉曰:水形之人,岂应桎梏而戮死耶?经义渊微,圣辞古朴,非覃思精粹,不易疏也。

是故五形之人,二十五变者,众之所以相欺者是也。

仇汝霖曰:言此五行之人,二十五变者,乃众人中之所以相偏欺者也。众人者,谓平常之人,得五行五音之全者也。倪仲宣曰:相术以五行中具一形者,乃富贵之人。若五行混杂者,平常之人也。故曰众人,谓平常之大众也。故下文曰:形色相得者,富贵大乐。谓木形之人其色苍,火形之人其色赤,此偏欺之人也。

黄帝曰:得其形,不得其色,何如?岐伯曰:形胜色,色胜形者,至其胜时年加,感则病行,失则忧矣。形色相得者,富贵大乐。黄帝曰:其形色相胜之时,年加可知乎?岐伯曰:凡年忌下上之人,大忌常加。七岁、十六岁、二十五岁、三十四岁、四十三岁、五十二岁、六十一岁,皆人之大忌,不可不自安也,感则病行,失则忧矣。当此之时,无为奸事,是谓年忌。

仇汝霖曰:形胜色者,如太角之人其色黄。色胜形者,如太宫之人其色青也。夫形者,五行之体也。色者,五行之气也。形气相得,感天地之生成,故主富贵大乐。下上之人者,谓左右太少之上下,合手足三阳之人,而三阴之人不与焉。年加者,始于七岁,每加九年,乃形色不相得者之所大忌也。夫七岁者,少阳也。加九年,乃十六岁。再加九年,乃二十五岁。盖以手足三阳之人,始于七岁之少阳,再加穷九之老阳,阳亢极而有悔矣。凡此相加之年,皆为斯人之大忌,不可不自安其分也。如感之则病行,有所疏失,失则忧矣。倪仲宣曰:五形合手足之三阴,故虽逢阳九,不以为忌。若变而为太少左右者,此手足之三阳,故为大忌也。

黄帝曰:夫子之言,脉之上下,血气之候,以知形气,奈何?岐伯曰:足阳明之上,血气盛,则髯美长;血少气多,则髯短;故气少血

**多则髯少；血气皆少则无髯，两吻多画。足阳明之下，血气盛，则下毛美长至胸；血多气少，则下毛美短至脐，行则善高举足，足指少肉，足善寒；血少气多，则肉而善瘃；血气皆少，则无毛，有则稀枯瘁，善痿厥足痹。**瘃，音祝，寒疮也。吻，音刎。

以下八节，申明形者，乃皮脉肉筋骨。然藉皮肉经脉之血气，以生养此形，而有上下盛衰之不同也。夫生长须毛者，乃充肤热肉，澹渗皮毛之血气。然手足三阳之气血，各因本经之经脉所循之处，而各分皮部。故帝问脉之上下，血气之候，以知形气。盖以各经脉络所循之上下候之，以知形中之气血也。形者，谓皮肉筋骨也。足阳明之脉，其上行者，挟口环唇下，交承浆，是以皮肤之血气盛，则髯美而长，血少气多则髯短，气少血多则髯少，气血皆少则无髯。盖血盛则澹渗皮肤而生毫毛。气者，所以熏肤充身泽毛者也。是以在上之须眉，在下之毫毛，皆藉皮肤之气血以生长。故气少则髯少，血少则髯短，血气皆少则无髯矣。血气少而不能充皮肤，肥腠理，故两吻多画，盖肌肉不得充满而多瘦纹也。足阳明之脉，其下行者，循膺胸，下脐腹，从膝膑而至足跗。故在下皮肤之血气盛，则下毛美而长至胸，血多气少则下毛美短至脐，血气皆少则无毛，虽有亦稀而枯瘁也。足指少肉，足善寒者，气之所以熏肤充身泽毛者也。瘃者，手足寒冷之冻疮。血少则肉而善瘃者，血之所以温肤热肉者也。痿厥足痹者，血气少而不能营养筋骨也。此言二十五人之形者，皮脉肉筋骨也。然皮肉筋骨之间，又藉血气之所资益，而有上下盛衰之不同也。

**足少阳之上，气血盛，则通髯美长；血多气少，则通髯美短；血少气多，则少须；血气皆少，则无须。感于寒湿，则善痹骨痛爪枯也。足少阳之下，血气盛，则胫毛美长，外踝肥；血多气少，则胫毛美短，外踝皮坚而厚；血少气多，则胻毛少，外踝皮薄而软；血气皆少，则无毛，外踝瘦无肉。**

足少阳之经脉，其上行者，循于耳之前后，加颊车，下颈项。是以皮肤之血气盛，则通髯美长，血多气少，则通髯美短。盖须发乃血之馀，是以血多气少，虽短而亦美也。在外者，皮肤为阳，筋骨为阴。病在阳者名曰风，病在阴者名为痹。爪者筋之馀，血气皆少，不能营养筋骨，以致寒湿之邪留痹而为骨痛爪枯也。其经脉之下行者,循膝外廉,下辅骨之前,抵绝骨之端,下出外踝之前,循足跗上,是以在下皮肤分肉之血气盛,则胫毛美长,外踝肥。血多则皮坚而厚,血少则皮薄而软,盖血之所以澹渗于皮肤者也。

足太阳之上,血气盛,则美眉,眉有毫毛;血多气少,则恶眉,面多少理;血少气多,则面多肉;血气和,则美色。足太阳之下,血气盛,则跟肉满踵坚;气少血多,则踵跟空;血气皆少,则善转筋踵少痛。少理,当作小理。

足太阳之脉,起于目内眦,循两眉而上额交巅。是以皮肤之血气盛,则眉美而眉有毫毛也。夫充肤热肉生须毛之血气,乃后天水谷之所生。在上之髭须,在下之长毛,皆生于有生之后。眉乃先天所生,故美眉者,眉得血气之润泽而美也。毫毛者,眉中之长毛,因血气盛而生长,亦后天之所生也。恶眉者,无华彩而枯瘁也。面多小理者,多细小之纹理,盖气少而不能充润皮肤也。血少气多则面多肉,气之所以肥腠理也。《内经》云:心之合脉也,其荣色也。《平脉篇》曰:缓则阳气长,其色鲜,其颜光。血气和者,谓经脉皮肤之血气和调,则颜色鲜美也。盖五藏六府之俞,皆出于太阳之经,太阳为诸阳主脉也。转筋踵下痛者,血气少而不能营养筋骨也。

手阳明之上,血气盛,则髭美;血少气多,则髭恶;血气皆少,则无髭。手阳明之下,血气盛,则腋下毛美,手鱼肉以温;气血皆少,则手瘦以寒。

手阳明之脉,其上行者,挟口交人中,上挟鼻孔,是以皮肤之血气盛,则髭美。恶者,稀而枯瘁也。其经脉之下行者,循臑臂上入两筋之间,出合谷,故血气盛,则腋下毛美,而手鱼肉以温。血气皆少,则手瘦以寒也。仇汝霖曰:手阳明之脉,出合谷两骨之间。手鱼肉,乃手太阴之部分。阳明之血气盛,而手鱼肉以温者,藏府之气互相交通者也。

手少阳之上,血气盛,则眉美以长,耳色美;血气皆少,则耳焦恶色。手少阳之下,血气盛,则手卷多肉以温;血气皆少,则寒以瘦;气少血多,则瘦以多脉。

手少阳之脉,其上行者,出走耳前,交颊上至目锐眦,是以皮肤之血气盛,则眉美以长。长者,即生毫毛之意也。其下行者,从肩臑肘臂而上出于手腕,故血气盛,则手卷多肉以温。盖手少阳之血气,循手表腕,盛则皮缓肉淖,故善于卷握也。多脉者,皮肉瘦而脉络多外见也。仇汝霖曰:阳气者,所以温分肉,充皮肤,肥腠理者也。是以气少,则皮肉瘦而多脉。

手太阳之上,血气盛,则有多须,面多肉以平;血气皆少,则面瘦恶色。手太阳之下,血气盛,则掌肉充满;血气皆少,则掌瘦以寒。

手太阳之脉,其上行者,循于颧颊耳鼻目眦之间,是以皮肤之血气盛,则有多须,面多肉以平。血气皆少,则面瘦色恶。太阳为诸阳主气也,其下行者,循肩臑肘臂而下出于手腕,是以血气盛则掌肉充满,血气皆少则掌瘦以寒也。以上论手足三阳之血气,各循本经之部分,充肤热肉,澹渗皮毛,肥腠理,濡筋骨,以养二十五变之形。如血气皆少,则又不能佗佗遗遗之自然矣。

黄帝曰:二十五人者,刺之有约乎?岐伯曰:美眉者,足太阳之脉,气血多;恶眉者,气血少;其肥而泽者,血气有馀;肥而不泽者,气有馀,血不足;瘦而无泽者,气血俱不足。审察其形气有馀不足而调之,可以知逆顺矣。

此言足太阳之主脉也。二十五人之形者,皮脉肉筋骨也。以五形之人论之,则当手少阴主脉。今变为二十有五,合于手足之三阳,故以足太阳主脉。盖十二经脉之俞,皆会于足太阳之经也。故美眉者,足太阳之脉气血多也。恶眉者,足太阳之脉气血少也。其肌肉肥而颜色润泽者,手足三阳之脉血气皆有馀也。盖足太阳为诸阳主脉,太阳之脉气血盛而美眉,则诸阳之脉血气皆有馀,而肌肉肥泽矣。故当再审察其皮肤分肉之气血有馀不足而调之,可以知逆顺矣。逆顺者,皮肤经脉之血气,交相逆顺而行者也。知逆顺之有馀不足,则知所以调之矣。仇汝霖曰:脉字其字宜玩。盖用脉字,以知足太阳之脉之气血多少。加其字,以分别肥而泽者,乃诸阳之脉之血气有馀也。倪仲宣曰:按《口问篇》论足太阳之精气,行于脉外以濡空窍,十二奇邪之走空窍,独取足太阳之外踝。此章论太阳为诸阳主脉,而诸阳脉之血气有馀不足,皆以足太阳为准绳。盖太阳之上,寒水主之。在天为阳,在地为水,在人即为精气,是以足太阳为诸阳主气,而又为诸阳主精血也。

黄帝曰:刺其诸阴阳,奈何?岐伯曰:按其寸口人迎,以调阴阳,切循其经络之凝涩,结而不通者,此于身皆为痛痹,甚则不行,故凝涩。凝涩者,致气以温之,血和乃止。其结络者,脉结血不行,决之乃行。故曰:气有馀于上者,导而下之;气不足于上者,推而休之;其稽留不至者,因而迎之。必明于经隧,乃能持之。寒与热争者,导而行之。其宛陈血不结者,则而予之。必先明知二十五人,则血气之所在,左右上下,刺约毕也。

此言手足三阴三阳,皮肤分肉间之气血,皆从藏府之经隧,而外出于形身者也。盖二十五变之形者,皮脉肉筋骨也。是以上节论脉之血气,此节论皮肉筋骨之气血焉。诸阴阳者,足之少阴太阴厥阴,手之少阴太阴,以应五音五行之人也。手之太阳阳明,足之少阳太阳阳明,以应左右太少二十五变之人也。诸阴阳之血气,所以充肤热肉,渗泽皮毛,肥腠理,濡筋骨者,皆从本藏本府之经隧,而出于孙络皮肤,各并本经之脉络以分界畔。此非经脉之血气,故当按其寸口人迎,以知阴阳之有馀不足而调之。切循其经络之凝涩结而不通者,此于形身中,皆有邪痹于皮肉筋骨之间,甚则留而不行,以致经络之血气有所凝涩。盖充肤热肉之气血,从内之经隧而外出于孙络皮肤,此因邪闭于络脉之外,气血不得外行,以致凝涩于经络之中,故当致诸阳之气以温之,则寒痹解而血得以和于外矣。其结络者,血气留结于脉内,以致脉结而血不行,又当决之使行。盖邪闭于皮腠,而致经络之凝涩者,当理其气,血结于脉络者,当决其血也。故曰:气有馀于上者,导而下之;不足于上者,推而上之。盖气血之出于皮肤,而又有上下有馀不足之分者,因络脉所出于上下,有疏通阻滞之不同也。其有稽留于经络中而不至者,因而迎之,此必明于经隧,乃能持之。经隧者,五藏六府之大络也。胃海所出之气血,而布散于天下者,从藏府之大络,而出于孙络皮肤。大络虽与经脉缪处,然上下左右,与经相干而布于四末。盖并经而外出于皮部,各随本经之脉以分界限,是以足阳明之上血气盛则髯美长,足太阳之上血气盛则美眉也。寒与热争者,阴阳之血气混乱也,故当导而行之,使各归于本部。盖手足三阴三阳之血气,行于皮肤分肉之间,如不分界畔,则混乱交争矣。宛陈者,陈莝之物菀积于肠胃之内,以致血气不至,此不因于血结于脉络而不通,故当则而予之。盖用逐陈莝之法则,而予夺之也。此手足三阴三阳之血气,本于胃府之所生,从经隧而外出。故必先明知二十五人,则血气之所在,左右上下,刺之约法毕矣。如知少宫太宫之人,则知比于足之阳明,而足阳明之脉,其上行者,挟口环唇,则知经隧之络脉,亦络于唇口,而皮肤之气血,亦分部于唇口也。仇汝霖曰:此以皆为痛痹之皆字,照应气有馀于上,或不足于上。盖十二经隧之络脉孙络,与十二藏之经脉络脉,并行于形身之上下。若此身中皆为痛痹,则十二经隧之络脉皆为之不通。如止痹于足阳明之上,则阳明之上气不足,而下气有馀矣。若止痹于足阳明之下,则阳明之下气不足,而上气有馀矣。痹在阳明之部分,则知阳明之气血结而不通,又不涉于诸阴阳之络矣。此盖假痛痹以申明皮肤分肉之气血,各并本经而出,各从本经经脉所循之上下,而各分界畔者也。

## 五音五味第六十五

右徵与少徵,调右手太阳上。

此承上章谓五音之人,血气不足者,当调之以五谷五畜之五味也。上章云:右徵之人,比于右手太阳,太阳之上鲛鲛然。又云:手太阳之上,血气盛,则有多须,面多肉以平;血气皆少,则面瘦恶色。是右徵之人,当调手太阳上矣。又云:少徵之人,比于右手太阳,太阳之下慆慆然。又云:手太阳之下,血气盛,则掌肉充满;血气皆少,则掌瘦以寒。是少徵之人,当调手太阳下矣。今右徵与少徵,同调手太阳上者,谓血气上下之相通也。

左商与左徵,调左手阳明上。少徵与大宫,调左手阳明上。

此言皮肤分肉之血气,虽各有分部,然通融渗溉,交相往来。审经络之相联者,亦可以通融调治也。夫左商之人,调左手阳明上者宜矣。而左徵与少徵应调手太阳,而同调于手阳明者,谓手太阳与手阳明之脉,并出于巨虚而上行。手足三阳之脉,皆纵横联络于头面,然虽各有界畔,而皮肤血气之流行,交相往来,故有经脉相联者,亦可以同调之也。是以左徵少徵之人,同调于手阳明上,且手阳明主皮肤之气血者也。手阳明之脉,出于足阳明之巨虚上廉而上行,故太宫之人,当调足阳明上,而亦可调之手阳明上也。

**右角与太角，调右足少阳下。**按前章有左角而无右角，左右二字有误。

前章云：左角之人，比于右足少阳，少阳之下随随然。是右角之人，宜调之右足少阳下也。又云：太角之人，比于左足少阳，少阳之上遗遗然。此以太角之人，同调右足少阳下者，左右上下之相通也。

**太徵与少徵，调左手太阳上。**

前章云：质徵之人，比于左手太阳，太阳之上肌肌然。是太徵之人，当调手太阳上矣。又云：少徵之人，比于右手太阳，太阳之下慆慆然。今以太徵与少徵同调左手太阳上，亦左右上下之相通也。仇汝霖曰：右角与太角故从下，少阳之气从下而上也。太徵与少徵故从上，太阳之火气炎上也。

**众羽与少羽，调右足太阳下。**

前章云：众之为人，比于右足太阳，太阳之下洁洁然。又曰：少羽之人，比于左足太阳，太阳之下纡纡然，是宜调足太阳下也。

**少商与右商，调右手太阳下。**

此以少商与右商调手太阳者，即左徵少徵之调手阳明，乃互相交通之义。

**桎羽与众羽，调右足太阳下。**

前章曰：桎之为人，比于左足太阳，太阳之上安安然。众之为人，比于右足太阳，太阳之下洁洁然。今皆调足太阳下者，太阳之气从下而上也。

**少宫与太宫，调右足阳明下。**

前章云：少宫之人，比于右足阳明，阳明之下枢枢然。太宫之人，比于左足阳明，阳明之下婉婉然。以上而同调之下者，阴阳血气皆从下而上，足而手也。倪仲宣曰：足多从下，盖以下而通于上也。手多从上，盖以上而通于下也。阴阳血气，上下环转之无端也。

**判角与少角，调右足少阳下。**

前章云：判角之人，比于左足少阳，少阳之下栝栝然。夫半谓之判，判角即少角也。前章止有太角左角钛角判角，而无少角，恐传写之误耳。倪仲宣曰：下文亦无少角。

**钛商与上商，调右足阳明下。**

钛商主手阳明大肠，上商主手太阴肺。足阳明者，胃府之经气也。此以手太阴阳明而调之足阳明者，血气生于胃府水谷之精也。谷入于胃，乃传之肺。盖肺手太阴之脉，起于中焦，下络大肠，还循胃口，上膈属肺。肺与大肠之血气，皆从胃府始出，而行于手太阴阳明之经。故钛商与上商，调足阳明也。倪仲宣曰：藏府通连者曰下。

钛商与上角，调左足太阳下。

钛商，手阳明大肠也。足太阳者，膀胱水府也。《营卫生会篇》曰：水谷者，常并居于胃中，成糟粕而俱下于大肠，而成下焦，渗而俱下，济泌别汁，循下焦而渗入膀胱。是大肠与膀胱并属下焦，而交相通贯者也。是以钛商而调之足太阳下者，以府气之交通于下也。上角应足厥阴肝经，五藏之脉络皆不上循头面，惟足厥阴之脉连目系，上出额，与督脉会于巅，足太阳之脉与督脉会于目之睛明，而上额交巅，是足太阳与督脉厥阴会于目而交于额也。是以上角而调之足太阳下，盖血气津液主于肠胃之下也。按此节论调手足之三阳，有左右上下之相通者，有手太阳而调之手阳明者，有手阳明而调之手太阳者，有手阳明而调之足阳明者，有足厥阴而调之足太阳者。阴阳之血气各有分部，而调治错综，抑经气之交通，或鲁鱼之舛误，姑从臆见笺疏，以俟后贤参正。仇汝霖曰：此节论调左右太少之血气，比手足之三阳，而不涉于五音之三阴。今以上商上角论调于后者，谓血气之生始也。《营气篇》曰：营气之道，内谷之宝。谷入于胃，乃传之肺，始于手太阴肺，终于足厥阴肝。其支别者，上额循巅交于督脉，复循腹里，下注于肺中。是以论调上商之手太阴上角之足厥阴者，谓血气之营于藏府十二经脉之中，而渗注于外也。张子所谓鲁鱼之误者，疑辞也。且前后不从本经之调治者，计什有一条，岂差误之过半耶？学者当从气交中求之。

上徵与右徵同。谷麦，畜羊，果杏，手少阴，藏心，色赤，味苦，时夏。

此节以五谷五畜五果之五味，调养五音之人及二十五变之人。盖左右太少者，从五音之所变也。上徵者，手少阴之人也。右徵者，左右上下，手足三阳之人也。上徵与右徵同者，举一而概四也。盖四变之人，本于五音之所出，是以五味调五音，而四变之人亦调之以此五味也。麦成于夏，火之谷也。巳午未会成火局，羊乃火之畜也。杏色赤而味苦，心之果也。经云：五谷为养，五果为助，五畜为益。夫血归形，气归精，是以五音之形及二十五变之形，不足者当补之以味也。五音者，在气为手少阴，在藏为心，在色为赤，在味为苦，在时为夏，此五音之所主也。右徵者，以阴而变阳也。仇汝霖曰：按前后二篇并无针刺二字，所谓调右手太阳上，左足太阳下者，即以此五味调之也。列左右上下者，分别二十五变之人，使后学观形以知血气之盛虚，非用五味之中而有上下之分也。如用调左手太阳上，右手太阳下，总以麦谷羊畜调之也。书不尽言，言不尽意，学者以意逆之，则得之矣。

上羽与太羽同。谷大豆，畜彘，果栗，足少阴，藏肾，色黑，味咸，时冬。

上羽，足少阴之人也。太羽者，二十五变之形也。曰右徵曰太羽，经文错综其间者，举一而左右太少，总调之以此味也。豆色黑性沉，水之谷也。彘乃亥畜，水之畜也。栗色黑味咸，肾之果也。上羽者，在经气为足少阴，在藏为肾，在色为黑，在味为咸，在时为冬。倪仲宣曰：所言足少阴藏肾者，谓大豆彘栗之味，在经气调养足少阴，在藏则调养肾也。馀藏同义。

上宫与太宫同。谷稷，畜牛，果枣，足太阴，藏脾，色黄，味甘，时季夏。

上宫，足太阴之人也。太宫者，变而为足阳明也。稷色黄味甘，土之谷也。牛乃土之畜，枣者脾之果也。在气为足太阴，在藏为脾，在色为黄，在味为甘，在时为长夏。上宫太宫加宫左宫少宫之人，同调此谷畜之味也。

上商与右商同。谷黍，畜鸡，果桃，手太阴，藏肺，色白，味辛，时秋。

上商，手太阴之人也。右商，四变之形也。黍色白而秋成，金之谷也。鸡属酉而鸣于巳酉丑时，金之畜也。桃色白而有毛，肺之果也。在气主手太阴，在藏为肺，在色为白，在味为辛，在时为秋。上商右商少商钛商左商之人，同调此谷畜之味也。

上角与太角同。谷麻，畜犬，果李，足厥阴，藏肝，色青，味酸，时春。

上角，足厥阴之人也。太角，四变之形也。麻色青茎直，木之谷也。犬属戌而味酸，厥阴之畜也。李色青味涩，肝之果也。在经气主足厥阴，在藏为肝，在色为青，在味为酸，在时为青。上角太角右角钛角判角，同调此谷果之味也。仇汝霖曰：调五音者补五藏，调四变者补六府。

太宫与上角，同右足阳明上。

夫生长须毛者，乃充肤热肉澹渗皮毛之气血，从藏府之经隧而出于皮肤。是以上节论右徵与少徵，调右手太阳上，左商与左徵，调左手阳明上者，论皮肤分肉之气血，各分手足三阳之上下也。此复论手足三阳之经脉，有上下之相交者，各审其经而调之。上角者，足厥阴肝经也。厥阴肝脉，循喉咙，入颃颡，连目系，上出额，与督会于巅。而足阳明之脉，起于鼻交頞中，循发际至额颅，从大迎下人迎，循喉咙，入缺盆。夫颃颡者，鼻内之上窍，在頞中之分，口鼻气涕相通之窍也。足阳明与肝脉交会于喉咙颃颡额颅之间，是以太宫与上角，同调于足阳明也。仇汝霖曰：五音之人及二十五变之形，总以此谷畜之五味调养。前后错综，分列二十馀条者，重在经气有上下之交通也。学者识之。倪仲宣曰：前后二十馀则，为经气之交通，是以论手足之三阳，而前后兼论厥阴之上角。盖厥阴之脉络，上循头目，或与三阳之经络交通，或与皮肤之血气相合，故前后分列二则。

左角与太角，同左足阳明上。

足少阳之脉，上循于头者，抵于䪼下，加足阳明之颊车，是足少阳与足阳明之脉络相通，故左角与太角，同调足阳明上。仇氏曰：前曰调，此曰同，合而言之，是同调也。

少羽与太羽，同右足太阳下。

太阳之上，寒水主之。少羽太羽属水，故同调足太阳下。

左商与右商，同左手阳明上。

阳明之上，金气主之。左商与右商属金，故调手阳明上。仇氏曰：金气应天，故从上；水气在泉，故从下。倪氏曰：手多从上，足多从下。

加宫与太宫，同左足少阳上。

加宫与太宫，比于足阳明也。足阳明之脉，上出于耳前者，会足少阳之客主人，是足阳明少阳之经脉交通于上，故加宫与太宫同调足少阳下。

质判与太宫，同左手太阳下。

质判属火，宜调手太阳者也。太宫属土，同调手太阳下者，手太阳之脉，循咽下膈抵胃，而所出之经脉，本于足阳明之巨虚上廉，是足阳明与手太阳之经脉交通于下，故同调手太阳下。

判角与太角，同左足少阳下。

前章云：太角之人，比于左足少阳，少阳之上遗遗然。判角之人，比于左足少阳，少阳之下推推然。今同调足少阳下者，上下之相通也。仇汝霖曰：以此经而调彼经者，论经气之交通也。以本经而调本经者，论左右上下之相通也。

太羽与太角，同右足太阳上。

太羽属水，宜调足太阳者也。太角属木，同调足太阳上者，足太阳之脉，抵耳上角，交于足少阳之浮白率谷窍阴诸穴，是足太阳与足少阳之脉络交通于上，故太角同调足太阳上。

太角与太宫，同右足少阳上。

太角属木，宜调足少阳者也。太宫属土，同调足少阳上者，足阳明之脉上交于足少阳，足少阳之脉上交于足阳明也。夫皮肤分肉之血气，所以生须毛，温肌肉，肥腠理，濡筋骨者，本于胃府水谷之精，从胃之大络，出于藏府之经隧，而外渗于皮肤。是以前节论形中之气血不足者，宜调此五味。此复论脉中之血气不足者，同调此五味也。倪仲宣曰：左角与太角，同足阳明上者，少阳之脉上交于阳明也。加宫与太宫同足少阳下者，阳明之脉上交于少阳也。今复以太角在上，少阳在下，而太宫居中，谓少阳之脉交于阳明者，亦可调之少阳，阳明之脉交于少阳者，亦可调之阳明也。

右徵，少徵，质徵，上徵，判徵。

右角，钛角，上角，太角，判角。

右商，少商，钛商，上商，左商。

少宫，上宫，太宫，加宫，左宫。

众羽，桎羽，上羽，太羽，少羽。

夫上徵上角上商上宫上羽者，乃五音五行而合于手足之三阴者也。左右太少者，乃四变之形，而比于手足之三阳者也。以五阴而错综在中者，阴内而阳外也。上章论质徵之人,比于左手太阳上。少徵之人,比于右手太阳下。右徵之人,比于右手太阳上。质判之人,比于左手太阳下。盖以上徵之人,变质徵右徵于上之左右,少徵质判于下之左右也。今复以五音错综其间者,是右徵之人,可比于左太阳上。少徵之人,可比于右太阳上也。质徵之人,可比于右太阳下。判徵之人,可比于左太阳下也。当知五音之人,肌肌然而美眉者,即变徵之人,又不必拘于质徵右徵少徵判徵,及太阳左手右手之人也。夫分太少钛判左右上下者,因四变而分也。是以上章以左右太少之人,比于手足左右之三阳。此章论调手足左右之阴阳,以养五音五变之人也。五变之中,又不必专主于质在左而少在右,质在上而少在下。故复序此一节,盖欲使学者通变以论阴阳,不可胶柱而鼓瑟也。

**黄帝曰:妇人无须者,无血气乎?岐伯曰:冲脉任脉,皆起于胞中,上循背里,为经络之海。其浮而外者,循腹右上行,会于咽喉,别而络唇口。血气盛则充肤热肉,血独盛则澹渗皮肤,生毫毛。今妇人之生,有馀于气,不足于血,以其数脱血也。冲任之脉,不营口唇,故须不生焉。**

此复论充肤热肉澹渗皮毛之血气,又起于胞中,从冲脉任脉而散于脉中者也。上章论胃府所生之血气,出于胃之大络,注藏府之经隧,而外渗于皮肤,此后天水谷之精,从中焦而出也。此言胞中之血气,从冲任而行于经脉之外内,乃先天所藏之精气,从下焦而上也。盖言形中之血气,所以营养皮脉肉筋骨者,本于先后天之资生而资始也。胞中为血海,下焦少阴之所主也。冲脉任脉皆起于胞中,上循背里,为经络之海者,胞中之血气,从冲任而半营于脉中也。其浮而外者,循腹右上行,至胸中而散,此半随冲脉而散于皮肤分肉者也。故血气盛则充肤热肉,血独盛则澹渗皮肤,生毫毛。妇人之生,因月事以时下,数脱于血而血不足,不得上营于唇口,故须不生焉。上章论生须眉毫毛之气血,手足三阳之所主也。此章论络唇口生髭须之血气,冲脉之所濡也。血气生始出入之道路多歧,若非潜心体会,反兴亡羊之叹。仇汝霖曰:妊娠之血,皮肤之血也。此血卧则归肝,故卧出而风吹之,则为血痹,如热入血室,刺肝之期门。

黄帝曰:士人有伤于阴,阴气绝而不起,阴不用,然其须不去,其故何也?宦者独去何也?愿闻其故。岐伯曰:宦者去其宗筋,伤其冲脉,血泻不复,皮肤内结,唇口不营,故须不生。

宗筋者,前阴也。宦者去其宗筋,伤其冲脉,血泻而不复上营于唇口,故须不生。此因割去前阴,而伤其先天之精气也。

黄帝曰:其有天宦者,未尝被伤,不脱于血,然其须不生,其故何也?岐伯曰:此天之所不足也,其任冲不盛,宗筋不成,有气无血,唇口不营,故须不生。

此言胞中之血气,本于先天之所生也。天宦者,谓之天阉。不生前阴,即有而小缩,不挺不长,不能与阴交而生子,此先天所生之不足也。其冲任不盛,宗筋不成,有气无血,唇口不营,故须不生。仇汝霖曰:髭须生于有生之后,然又本于先天之精气。以上二篇论阴阳血气有互相资生之妙,学者再于五音五行之外求之。

黄帝曰:善乎哉!圣人之通万物也。若日月之光影,音声鼓响,闻其声而知其形,其非夫子,孰能明万物之精?是故圣人视其颜色,黄赤者多热气,青白者少热气,黑色者多血少气,美眉者太阳多血,通髯极须者少阳多血,美须者阳明多血。此其时然也。

此复论人道之归于天道也。青黄赤白黑,五音五行之色也。赤主夏而黄主长夏,故黄赤者多热气。热气者,阳气也。青主春而白主秋,故青白者少热气也。黑主冬令之水,而阳气深藏,故多血而少气也。三阴三阳者,乃天之六气,亦合于四时。初之气厥阴风木,二之气少阴相火,三之气少阳君火,四之气太阴湿土,五之气阳明燥金,终之气太阳寒水。在天有此六气,而人亦有此六气者也。合人之藏府经脉,有手足十二之分。在天之阴阳,止有太少之六气也。故美眉者,太阳多血;通髯极须者,少阳多血;美须者,阳明多血。此论人归于天道,而合于天之四时,又以分手与足也。

夫人之常数,太阳常多血少气,少阳常多气少血,阳明常多血多气,厥阴常多气少血,少阴常多气少血,太阴常多血少气。此天之常数也。

此以人之常数，而合于天之常数也。常数者，地之五行，天之六气，五六相合，而成三十年之一纪，六十岁之一周，而人亦有此五运六气者也。是以首论地之五行，以合人之五形。末论人之六气，而合于天之六气也。在天成气，在地成形，人秉地之五行而成此形，然本于天之六气，故复归论于天之六气焉。张玉师曰：血气生于阳明，故阳明多血多气。其馀阴阳，有多气少血者，有多血少气者，此大数之不全，自然之理也。然本经以厥阴常多气少血，太阴常多血少气，而《素问·血气形志篇》及本经《九针论》以厥阴多血少气，太阴多气少血，岂经义之矛盾耶？抑相传之错误欤？曰：此正以人之常数，合天之常数也。夫厥阴之上，风气主之。风者，大块之噫气，故厥阴之多气也。太阴湿土主气，地气升而为云为雨，故曰太阴所至为湿生，终为注雨。雨者，下注于地而为经水，故太阴之多血也。此天之常数也。在人之形藏，足厥阴主肝，肝主藏血，手厥阴主包络，包络主生血，故厥阴之多血也。太阴者，脾土也。命门相火生脾土，脾土生肺金，三者主生诸阳之气，故太阴之多气也。此人之常数也。故天有此六气，而人有六气，在天之阴阳，应天之常数，在人之阴阳，应人之常数，故以人合于天，而合有异同也。虽然，阴阳之道，未有常而无变者也。以天之常变论之，厥阴司天之政，云趋雨府，湿化乃行，是厥阴之多血矣。太阴所至为雷霆烈风，是太阴之多气矣。以人之常变论之，厥阴不从标本，从中见少阳之火化。从中者，以中气为化，是厥阴之多气矣。脾统诸经之血，而足太阴独受水谷之浊，是太阴之多血矣。噫！知阴阳常变之道者，然后能明万物之精微。仇汝霖曰：首言天地之间，六合之内，不离于五，人亦应之，谓人合天地之五数也。末结云夫人之常数，此天之常数也，谓人合天之六数也。故曰其生五，其数三，谓人之生于地之五行，而合于三阴三阳之天数。倪仲宣曰：五者，应五运之在中，主神机之出入。六者，合六气之在外，应天气之降升。人能养此五运六气，与天地合同，弗使形气有伤，可以神仙不老。

## 百病始生第六十六

黄帝问于岐伯曰：夫百病之始生也，皆生于风雨寒暑，清湿喜怒。喜怒不节则伤藏，风雨则伤上，清湿则伤下。三部之气，所伤异类，愿闻其会。岐伯曰：三部之气各不同，或起于阴，或起于阳，请言其方。喜怒不节则伤藏，藏伤则病起于阴也；清湿袭虚则病起于下；风雨袭虚则病起于上，是谓三部。至于其淫泆，不可胜数。胜，平声。数，上声。

按本经云：风寒伤形，忧恐忿怒伤气，气伤藏，乃病藏，寒伤形，乃病形，风伤筋脉，筋脉乃应。此形气外内之相应也。又曰邪气在上者，言邪气之中人也高，故邪气在上也。清气在下者，言清湿地气之中人也，必从足始，故清气在下也。是风雨清湿之邪，病在外而伤于形之上下。喜怒不节，则伤藏而病起于阴。夫形者，皮脉肉筋骨，五藏之外合也。此盖承上章而言五行之形，不足于上者，则风雨袭虚而病起于上；不足于下者，则清湿袭虚而病起于下；藏气不足者，则喜怒伤气而病起于阴。故当用五谷五畜五果之五味，合而服之，以补益精气，使阴阳和调，血气充满，病则无由入其腠理。此贤人之所以养生，良医之治未病也。徐振公曰：五音之人应五藏，左右太少之人应身形之上下。五音之人，阴气多而阳气少。左右太少之人，阴气少而阳气多。是五音之人当病形，左右太少之人当病藏矣。虽然，阴中有阳，阳中有阴。阳盛者有血气之不足，阴盛者亦有血气之不足也。倪仲宣曰：此注照应下章《行针》论。

黄帝曰：余固不能数，故问先师，愿卒闻其道。岐伯曰：风雨寒热，不得虚邪，不能独伤人。卒然逢疾风暴雨而不病者，盖无虚，故邪不能独伤人。此必因虚邪之风，与其身形，两虚相得，乃客其形。两实相逢，众人肉坚。其中于虚邪也，因于天时，与其身形，参以虚实，大病乃成。气有定舍，因处为名，上下中外，分为三员。

此言风雨之邪，客于形而不伤气者，传舍于内而成积也。《金匮要略》云：一者经络受邪，入藏府，为内所因。此言邪伤六经之气，而内入于藏府者也。盖三阴三阳之气，主于肤表而合于六经。故邪伤于气，则折毛发理，使正气横倾，淫邪泮衍于肌腠络脉之间，而传溜于血脉。经脉内连藏府，是以大邪入藏，腹痛下淫，可以致死，而不可以致生。盖阴阳六气，生于五行。五藏内合于五行，外合六气。故伤于气者，传溜于血脉，则内干藏府矣。如病形而不病气者，虽传舍于经脉，止留于肠胃之外而成积也。夫虚邪之中人也，洒淅动形。正邪之中人也微,先见于色,不知于其身,若有若无,若亡若存,有形无形,莫知其情。是虚邪伤形,而正邪伤气也。正邪者,天之正气,风寒暑湿燥火也。盖天有此六气,而人亦此六气,是以正邪中气,同气相感也。故曰风雨寒热,不得虚邪,不能独伤人。伤人者,谓伤人之形也。虚邪者,虚乡不正之邪风。形者,皮脉肉筋骨,五藏之外合,应地之五行也。地之五行,应天之五时,地之五方。虚风者,春时之风,从西方来,夏时之风,从北方来。此五行不正之气,故伤人之形。是天之六气,伤人之六气;地之五行,伤人之五形。盖人秉天地之形气,而生成此形气也。是以虚邪之风,与其身形,两虚相搏,乃客于形,传舍于肠胃之外而成积也。众人肉坚者,承上文而言二十五形之人,血气不足,不能充肤热肉,以致虚邪之客于形,非比众人之肉坚也。因于天时者,因春时之西风,夏时之北风也。大病乃成者,大邪著于肠胃之间而成积也。气有定舍者,言邪气淫泆,不可胜论,或著于孙络,或著于经输,而后有定名也。此论风雨伤上,下节论清湿伤下,末节论喜怒伤中,而分为三员也。徐振公曰:一篇之中,并不提一气字,而此节用三形字,反复三转,下节云内伤于忧怒则气上逆,正所谓风寒伤形,忧恐忿怒伤气。阐发圣义,须全经贯通,方能具大手眼。

是故虚邪之中人也,始于皮肤,皮肤缓则腠理开,开则邪从毛发入,入则抵深,深则毛发立,毛发立则淅然,故皮肤痛。留而不去,则传舍于络脉。在络之时,痛于肌肉,其痛之时息,大经乃代;留而不去,传舍于经,在经之时,洒淅喜惊;留而不去,传舍于输,在输之时,六气不通,四支则支节痛,腰脊乃强;留而不去,传舍于伏冲之脉,在伏冲之时,体重身痛;留而不去,传舍于肠胃,在肠胃之时,贲响腹胀,多寒则肠鸣飧泄,食不化,多热则溏出糜;留而不去,传舍于肠胃之外,募原之间,留著于脉,稽留而不去,息而成积。或著孙脉,或著络脉,或著经脉,或著输脉,或著于伏冲之脉,或著于膂筋,或著于肠胃之募原,上连于缓筋,邪气淫泆,不可胜论。飧,叶孙。胜,平声。

此言风雨虚邪,伤于形身之上,从形层传舍于内而成积也。夫邪之中人,必先始于皮毛。人之形虚,则皮肤缓而腠理开,开则邪从毛发入,入则抵深,深则毛发立。盖气者所以充肤泽毛,如邪伤气则折毛发理,此邪入于皮肤而气不伤,故毛发立。淅然者,洒淅动形也。皮肤痛者,邪留于皮肤也。络脉者,浮见于皮肤之孙脉络脉。在络之时,痛于肌肉者,邪留于肌肉络脉之间,而不得入于经也。《缪刺篇》曰:邪之客于形也,必先舍于皮毛。留而不去,入舍于孙脉;留而不去,入舍于络脉;留而不去,入舍于经脉,内连五藏,散于肠胃。此邪之从皮毛而入,极于五藏之次也。如此则治其经焉。今邪客于皮毛,入舍于孙络,留而不去,闭塞不通,不得入于经,流溢于大络而生奇病也。息,止也。大经乃代者,谓邪止于肌肉络脉之间,不得入于经脉,而流于大经也。大经者,经隧也。经隧者,五藏六府之大络也。传舍于经者,传舍于胃府之经隧。足阳明之脉病,故惕然而喜惊也。输者,转输血气之经脉,即藏府之经隧也。藏府之大络,左右上下,并经而出,布于四末,故邪留于输,则六经不通,四支之支节痛也。腰脊乃强者,藏府之大络通于督络之长强也。伏冲者,伏行腹内之冲脉。冲脉者,起于胞中,挟脐上行,至胸中而散于皮肤,充肤热肉,濡养筋骨。邪留于内,则血气不能充溢于形身,故体重身痛也。留而不去,传舍于肠胃,在肠胃之时,贲响腹胀,多寒则肠鸣飧泄,多热则溏出麋。麋者,谷之不化者也。募原者,肠胃外之膏膜。留著于脉者,募原间之脉络也。稽留其间而不去,则止于此而成积矣。孙脉络脉者,募原中之小络。经脉者,胃府之大经也。输脉者,藏府之大络,转输水谷之血气者也。伏冲者,伏行于腹之冲脉。募原者,肠胃之脂膜也。膂筋者,附于脊膂之筋。缓筋者,循于腹内之筋也。此数者,在于肠胃之前后左右,邪随著而为积,邪之淫泆,不可胜数也。徐振公曰:邪伤气则邪从经脉而内干藏府,盖三阴三阳之气生于藏府,从经脉而出于肤表,故邪亦从经脉而内干于藏府也。邪伤形则从别络而入于肠胃之外,盖形中之血气出于胃府水谷之精,渗出于胃外之孙脉络脉,溢于胃之大络,转注于藏府之经隧,外出于孙络皮肤,所以充肤热肉,渗皮毛濡筋骨者也。是以形中之邪,亦从外之孙络传于内之孙络,留于肠胃之外而成积。故下文曰:其著孙络之脉而成积者,其积往来上下,臂手孙络之居也,浮而缓,不能拘积而止之。盖外内孙络之相通,是以外内之相应也。倪仲宣曰:古来论完谷不化,有言因于寒者,有言因于热者,今本经以多热则溏出麋,是因于热矣。盖火能速物而出,故不及化。

黄帝曰:愿尽闻其所由然。岐伯曰:其著孙络之脉而成积者,其积往来上下。臂手孙络之居也，浮而缓，不能句积而止之，故往来移行肠胃之间。水凑渗注灌，濯濯有音。有寒则䐜满雷引，故时切痛。其著于阳明之经，则挟脐而居，饱食则益大，饥则益小。其著于缓筋也，似阳明之积，饱食则痛，饥则安。其著于肠胃之募原也，痛而外连于缓筋，饱食则安，饥则痛。其著于伏冲之脉者，揣之应手而动，发手则热气下于两股，如汤沃之状。其著于膂筋，在肠后者，饥则积见，饱则积不见，按之不得。其著于输之脉者，闭塞不通，津液不下，孔窍干塞。此邪气之从外入内，从上下也。

此承上文申明留著而成积者，各有形证也。孙络者，肠胃募原间之小络。盖胃府所出之血气，渗出于胃外之小络，而转注于大络，从大络而出于孙络皮肤。其著于内之孙络而成积者，其积往来上下，其臂手孙络之居于外也。浮而缓，不能拘束其积而止之，故往来移行于肠胃之间，胃府之水津渗注于外则濯濯有声。盖留滞于孙络，而不能注于大络也。阳明之经乃胃之大络，故挟脐而居。饱则水谷之津注于外，故大。饥则津血少，故小也。缓筋者，经于腹内之筋，故有似乎阳阴之积。饱则胀故痛，饥则止而安也。募原者，肠胃之膏膜。饱则津液渗润于外故安，饥则干燥故痛也。伏冲之脉，挟于脐间，故揣之应手而动。发手则热者，冲脉之血气充于外也。脉下循阴股，出于胫气之街。其气下于两股，如汤沃之状者，因积而成热也。膂筋者，附于脊膂之内，在肠之后，故饥则积见，饱则不见，而按之不得也。输之脉者，转输津液之脉，藏府之大络也。胃府水谷之精，从胃之大络，而注于藏府之大络。从藏府之大络，而出于皮肤。故积著于输之脉，则脉道闭塞不通，津液不下，而皮毛之孔窍于塞也。此邪气之从外而内，从上而下，以成其积也。徐振公曰：手孙络之居也，浮而缓者，谓无力也。诊孙络之浮缓者，诊尺肤也。盖脉之急者，尺之皮肤亦急；脉缓者，尺之皮肤亦缓。胃府所出之气血，从阳明之五里而出于尺肤，是以诊孙络之浮缓，则知其无力而不能拘积也。倪仲宣曰：寸关尺三部，以候藏府经脉之气，人迎气口，以候在外之气，尺肤以候在内之气。

黄帝曰：积之始生，至其已成，奈何？岐伯曰：积之始生，得寒乃生，厥乃成积也。

此承上启下之文。风雨者，在天之邪而伤上。清湿者，在地之邪而伤下。在天曰生，在地曰成。故积之始生，得寒而生。清湿之邪，厥逆于下而成积也。

黄帝曰：其成积奈何？岐伯曰：厥气生足悗，悗生胫寒，胫寒则血脉凝涩，血脉凝涩则寒气上入于肠胃，入于肠胃则䐜胀，䐜胀则肠外之汁沫迫聚不得散，日以成积。卒然多食饮，则肠满。起居不节，用力过度，则络脉伤。阳络伤则血外溢，血外溢则衄血；阴络伤则血内溢，血内溢则后血；肠胃之络伤，则血溢于肠外；肠外有寒汁沫与血相搏，则并合凝聚不得散而积成矣。卒然外中于寒，若内伤于忧怒，则气上逆，气上逆则六输不通，湿气不行，凝血蕴裹而不散，津液涩渗，著而不去，而积皆成矣。悗，莫本切，叶门，上声。

此言清湿之邪，伤下之形而成积也。悗，闷也。厥逆生足悗者，邪气厥逆于下，则足胫悗而不得疏利矣。悗则生寒，寒则血脉凝涩，而寒气上入于肠胃，入于肠胃则䐜胀。胀则肠外之汁沫迫聚不得散，日久而成积矣。若卒然多食饮，则肠满。又或起居不节，用力过度，则络脉伤。络脉者，即藏府所出血气之别络也。阳络者，上行之络脉，伤则血外溢于上而为衄。阴络者，下行之络脉，伤则血内溢而为后血。肠胃之络伤，则血溢于肠外，肠外有寒汁沫与血相搏，则并合凝聚不得散而积成矣。或卒然外中于寒邪，若兼之内伤于忧怒，则气上逆，气上逆则六输不通。输者，转输血气之脉。六者，手经之输，即阳络也。六输不通，则温肤热肉之气不行，血凝蕴裹而不散。津液涩于络中，渗于络外，著而不去而积成矣。此言汁沫迫聚，或肠外之寒汁沫与血相搏，皆为成积也。或外中于寒，兼之内伤忧怒，凝血与津液留著，亦皆成积也。按经脉有手三阴三阳之大络，并经而上循于手；足三阴三阳之大络，并经而下循于足。主行血气，渗出于脉外以养形。是以阳络伤，则上出于空窍而为衄血；阴络伤，则内出于肠胃而为便血。六输不得上通于外，则内溢于脉外而成积。是外内皆主渗出于脉外者也。徐振公曰：因于风雨所生之积，著于有形而生，故曰生。因于清湿所成之积，乃凝血与津汁抟聚于空郭之中，如怀子之状，虚悬而成形。盖因于天者，本于无形，故附于有形而生，因于地者，乃自成其形也。

黄帝曰：其生于阴者，奈何？岐伯曰：忧思伤心；重寒伤肺；忿怒伤肝;醉以入房,汗出当风伤脾;用力过度,若入房汗出则伤肾。此内外三部之所生病者也。

此言喜怒不节,则伤五藏之形,而病起于阴也。忧思伤心;形寒饮冷则伤肺;忿怒不节则伤肝;醉以入房,汗出当风则伤脾;用力过度,若入房汗出则伤肾。此外因于天之风雨,地之清湿,内因于五藏之情志,而成上中下三部之积也。按五藏止曰生病,而不曰积,盖五藏之病积,在气而非有形也。《难经》所谓在肝曰肥气,在肺曰息贲,在心曰伏梁,在脾曰痞气,在肾曰奔豚。此乃无形之气积,而非有形之血积也。倪仲玉曰:忧思忿怒伤气,故积在气。

黄帝曰:善。治之奈何?岐伯答曰:察其所痛,以知其应,有馀不足,当补则补,当泻则泻,毋逆天时,是谓至治。

痛者,为积之痛于内也。察其所痛,知其所应者,如著于孙络之积,则外应于手臂之孙络;著于阳明之经积,则外应于阳明;著于肠胃募原之积,则外应于谿谷之穴会;著于伏冲之积,则外应于气冲大赫;著于膂筋之积,则应于足少阴太阳之筋;结于缓筋之积,则应于足太阴阳明之筋;成于六输之积,则外应于内关外关通里列缺支正遍历;积于空郭之中,则外应于阳明之五里,臂腕之尺肤;积于五藏,察其左右上下,则外应于五藏之经俞。审其有馀不足,当补则补,当泻则泻,随四时之序,气之所处,病之所舍,藏府之所宜,毋逆天时,是谓至治。倪仲玉曰:外因之积应于形,内因之积应于脉。

## 行针第六十七

黄帝问于岐伯曰:余闻九针于夫子,而行之于百姓,百姓之气血,各不同形,或神动而气先针行,或气与针相逢,或针已出气独行,或数刺乃知,或发针而气逆,或数刺病亦剧。凡此六者,各不同形,愿闻其方。

此承前章论刺阴阳之人,而行针之不同也。夫五音之人多阴,左右太少之人多阳。百姓者,天下之大众。盖天地之间,六合之内,不离于五,而人亦应之。百姓之气血,各不同形者,谓形中之血气,有盛有少也。六者,谓重阳之人,阳中有阴之人,阴阳和平之人,多阴之人,阴中有阳之人,及粗工之所败也。

倪仲玉曰:此篇论刺形,故提二形字,末结一形字。

岐伯曰:重阳之人,其神易动,其气易往也。黄帝曰:何谓重阳之人?岐伯曰:重阳之人,熇熇高高,言语善疾,举足善高,心肺之藏气有馀,阳气滑盛而扬,故神动而气先行。

此言重阳之人,神气之易行也。夫五藏内合五行,外合五音,三阴之所主也。心肺居上为阳,肝肾脾居下为阴,阴中之有阳也。重阳之人者,手足左右太少之三阳,及心肺之藏气有馀者也。熇熇高高,手三阳之在上也。言语善疾,阴中之阳在中也。举足善高,足三阳之在下也。心藏神,肺主气,心肺之藏气有馀,阳气滑盛而扬,故神动而气先行也。

黄帝曰:重阳之人,而神不先行者,何也?岐伯曰:此人颇有阴者也。黄帝曰:何以知其颇有阴也?岐伯曰:多阳者多喜,多阴者多怒,数怒者易解,故曰颇有阴。其阴阳之离合难,故其神不能先行也。

心为阳中之太阳,肝为阳中之少阳。心主喜,肝主怒。心藏神,肝藏魂。魂,随神以往来者也。神动而气先行者,神魂之相离也。重阳而颇有阴者,阴阳之相合也。阴阳之离合难,故神与魂合,则其神不能先行矣。上文曰气先行,此则曰神不能先行,盖气行则神行,神行则气行,神气之相随也。夫行针者,贵在得神取气。然而神有易动,气有易往,是以数刺而病益甚者,反伤其神气也。仇汝霖曰:喜为心志,怒为肝志。数怒者易解,言其人易怒而易解者,重阳之人颇有阴也。盖多阴者多怒,此阳中之阴,故易怒而易解也。

黄帝曰:其气与针相逢,奈何?岐伯曰:阴阳和调而血气淖泽滑利,故针入而气出,疾而相逢也。

徐振公曰:此言阴阳和平之人,血气淖泽滑利,故气出疾而与针相逢也。倪仲玉曰:谓阴阳之气,皆应于针。

黄帝曰:针已出而气独行者,何气使然?岐伯曰:其阴气多而阳气少,阴气沉而阳气浮。沉者内藏,故针已出,气乃随其后,故独行也。

徐振公曰:此言多阴之人,针已出而阴气独行也。其阴气多而阳气少者,阴气沉而阳气浮，阴阳之相离也。故针已出，则微阳之气随针外泄，阴气独行于内，此阴阳不和，不能交相厮守，而微阳之易脱也。

黄帝曰：数刺乃知，何气使然？岐伯曰：此人之多阴而少阳，其气沉而气往难，故数刺乃知也。

徐振公曰：此言阴中有阳之人，数刺而始知也。阴中有阳者，多阴而少阳，其气沉而难于往来，故数刺乃知，此阴阳厮守于内也。二节言多阴少阳之人，有阴阳之相离者，有相守者，阴阳离合之道，行针者不可不知。仇汝霖曰：多阴少阳，故阴阳不合。阴中有阳，故阴阳相和。盖阳生于阴也。

黄帝曰：针入而气逆者，何气使然？岐伯曰：其气逆与其数刺病益甚者，非阴阳之气，浮沉之势也。此皆粗之所败，工之所失，其形气无过焉。

徐振公曰：重阳之人，其神易动，其气易往，神气之易散也。多阴之人，气随针出，微阳之易脱也。阴阳有离有合，气之有浮有沉。粗工不知浮沉离合之道而失之，以致数刺而病益甚也。夫五音之形，阴气多而阳气少。左右太少之形，阳气多而阴气少。故善用针者，调其阴阳，而使形气之无过焉。仇汝霖曰：神气者，五藏之神气也。重阳之人，使神气外弛，则愈亡其阴矣。多阴少阳之人，使阳气随针而出，则愈亡其阳矣。此皆粗之所败，工之所失也。

## 上膈第六十八

黄帝曰：气为上膈者，食饮入而还出，余已知之矣。虫为下膈，下膈者，食晬时乃出，余未得其意，愿卒闻之。岐伯曰：喜怒不适，食饮不节，寒温不时，则寒汁流于肠中，流于肠中则虫寒，虫寒则积聚，守于下管则肠胃充郭，卫气不营，邪气居之。人食则虫上食，虫上食则下管虚，下管虚则邪气胜之，积聚已留，留则痈成，痈成则下管约。其痈在管内者，即而痛深；其痈在外者，则痈外而痛浮，痈上皮热。管，脘同。

此言汁沫积于肠胃而成痈。膈者，内之膈肉，前连于胸之鸠尾，后连于脊之十一椎，傍连于胁。膈上为膻中，名曰气海。上焦宗气之所居。上焦开发，宣五谷味，所以熏肤充身泽毛。膈下胃府之所居，名水谷之海，受中焦之气，泌糟粕，蒸津液，化其精微，随三焦出气，以温肌肉，充皮肤。若因于喜怒不适，食饮不节，寒温不时，病在膈上者，食饮入而还出，因于膈下者，食入晬时乃还。晬时，周时也。夫胃者，水谷血气之海也。汁沫者，胃府所生之津液，渗出于肠胃之外。募原间之孙脉络脉，化赤为血，注于胃之大络，从藏府之经隧，外出于皮肤。如因于外邪，以致汁沫渗留于肠外不得散，则日以成积矣。如因于内伤，汁沫留于肠内，渐积而成痈。此皆因于中上二焦之气有伤，不能宣化输布，故帝曰气为上膈，虫为下膈。上膈者，上焦之气也；下膈者，中焦之气也。盖虫为阴类，遇阳热则消，中焦之气虚寒，则阴类生聚而上食矣。寒汁流于肠中，则肠胃充郭，而卫气不能营于外，则留积而成痈矣。其痈在脘内者，即痛而深。其痈在外者，则隐见于外而痛浮，在痈上之腹皮则热。徐振公曰：此节亦承前数章而言，谓形中之肌肉血气，藉胃府水谷之所生养。若食饮入而还出，或朝食暮吐，暮食朝吐，则形气消索矣。此皆因于喜怒不节。若伤于五藏之形，则成五藏之积；伤于肠胃，则成肠胃之痈。本经曰：五藏不和，则七窍不通；六府不和，则留而为痈。

黄帝曰：刺之奈何？岐伯曰：微按其痈，视气所行，先浅刺其傍，稍内益深，还而刺之，毋过三行。察其浮沉，以为深浅。已刺必熨，令热入中，日使热内，邪气益衰，大痈乃溃，伍以参禁，以除其内，恬憺无为，乃能行气，后以咸苦化谷，乃下矣。

视气所行者，视卫气之行于手足阳明而取之也。毋过三行者，先浅刺之，以逐阳邪而来血气。复深刺之，以致阴气之邪。最后还而复深刺之，以下谷气。谷气者，水谷所生之正气也。若过取之，则谷气出，故曰毋过三行。察其浮沉者，察痈之生于脘内脘外，而为浅深之刺也。已刺必熨者，温散其寒汁沫也。伍以参禁者，参伍而禁忌之，以除其内积也。《上古天真论》曰：恬憺虚无，真气从之。故宜恬憺无为，乃能行气。咸苦化谷者，以咸苦之物，同谷食之。盖咸能耎坚，苦能泄下，谷则养其正气者也。徐振公曰：此因喜怒不适，食饮不节，寒温不时之所致，故曰伍以参禁，谓禁其饮食之所当忌者，恬憺无为，是和其喜怒，适其寒温矣。倪仲玉曰：当忌者忌，不当忌者不忌，故曰参伍。

# 忧恚无言第六十九

黄帝问于少师曰：人之卒然忧恚而言无音者，何道之塞，何气出行，使音不彰？愿闻其方。

音声者，五音之声，嘹亮而有高下者也。语言者，分别清浊字面，发言而有语句也。在肺主声，心主言，肝主语，然由足少阴肾气之所发。又曰：五者音也，音主长夏。是音声之道，本于五藏之气全备，而后能音声响亮，语句清明。故善治者，审其有音声而语言不清者，当责之心肝。能语言而无音声者，当责之脾肺。不能语言而无音声者，此肾气之逆也。夫忧则伤肺，肺伤则无声矣。恚怒伤肝，肝伤则语言不清矣。徐振公曰：土数五而主宫音，宫乃君主之音，五音之主也。仇汝霖曰：此篇亦承前数章而言。盖忧恐忿怒伤五藏之形，则病五藏而成积。如伤五藏之气，则无音声矣。倪仲玉曰：忧恐忿怒伤气，气伤藏，乃病藏，是因气而病五藏之形，或伤五藏之气。

少师答曰：咽喉者，水谷之道也。喉咙者，气之所以上下者也。会厌者，音声之户也。口唇者，音声之扇也。舌音，音声之机也。悬雍垂者，音声之关也。颃颡者，分气之所泄也。横骨者，神气所使，主发舌者也。故人之鼻洞涕出不收者，颃颡不开，分气失也。是故厌小而疾薄，则发气疾，其开阖利，其出气易；其厌大而厚，则开阖难，其气出迟，故重言也。人卒然无音者，寒气客于厌，则厌不能发，发不能下，至其开阖不致，故无音。厌，上声。

胃之上脘为咽喉，主进水谷，在喉咙之后。肺之上管为喉咙，主气之呼吸出入，在咽喉之前。会厌者，在喉咙之上，乃喉咽交会之处。凡人饮食，则会厌掩其喉咙，而后可入于咽。此喉咙之上管，故为音声之户，谓声气之从此而外出也。脾开窍于口唇，口开阖而后语句清明，故为音声之扇。心开窍于舌，足少阴之脉上挟舌本，舌动而后能发言，故为音声之机。悬雍者，喉间之上腭有如悬雍之下垂者，声气从此而出，故为音声之关。肝脉循喉咙，入颃颡。颃颡者，腭之上窍，口鼻之气及涕唾从此相通，故为分气之所泄，谓气之从此而分出于口鼻者也。横骨者，在舌本内，心藏神而开窍于舌，骨节之交，神气之所游行出入,故为神气之所使,主发舌者也。盖言横骨若弩,舌之发机,神气之所使也。人之鼻洞涕出不收者,因颃颡不开,分气失也。盖以申明颃颡乃腭之上窍,口鼻之气及涕唾之从此而相通者也。会厌者,为开为阖,主声气之出入。是以薄小则发声疾,厚大则开阖难,其气出迟,故重言也。重言者,口吃而期期也。寒气者,足少阴寒水之气也。盖少阴之脉,上系于舌,络于横骨,终于会厌。其正气上行,而后音声乃发。如寒气客于厌,则厌不能发,谓不能开也。发不能下,谓不能阖也。是以至其开阖不致,而无音声矣。

黄帝曰:刺之奈何?岐伯曰:足之少阴,上系于舌,络于横骨,终于会厌。两泻其血脉,浊气乃辟。会厌之脉,上络任脉,取之天突,其厌乃发也。

足少阴主先天之生气,留于膻中,上出于肺,以司呼吸者,后天水谷所生之宗气也。是以呼出心与肺,吸入下通于肝肾。呼吸定息,上下之相通也。故寒气客之,则正气不通而会厌失其开阖之机矣。浊气者,寒水之浊气。辟,除也。两泻其血脉者,谓脉道有两歧,一通气于舌本,一通精液于廉泉玉英。盖足少阴主藏先天之精气,而上通于空窍者也。

## 寒热第七十

黄帝问于岐伯曰:寒热瘰疬,在于颈腋者,皆何气使生?岐伯曰:此皆鼠瘘寒热之毒气也,留于脉而不去者也。

此承上章之义,而论足少阴之水火焉。寒热者,先天水火之气。水火者,精气也。以上数章论后天所成之身形,及水谷所生之血气,有盛有虚,为痈为积。上章论少阴所生之气,上出于会厌而发于音声;所藏之精,上通于任脉以濡空窍。然有正气则有邪淫。如寒热之毒气,下藏于藏,上通于颈腋之间,留于脉而不去,则为瘰疬者,此肾藏先天之水毒也。天开于子,天一生水,其毒在外,故名曰鼠。夫颈腋之脉,少阳之脉也。少阳乃初阳之气,生于先天之水中。少阳与肾藏经气相通,故本经曰少阳属肾。愚按本经凡论刺论疾,其中暗合天地阴阳之道,及血气之生始出入。盖欲使学者知邪病之所由生,则知正气之所出入。若能触类傍通,斯得圣人之微义。

黄帝曰：去之奈何？岐伯曰：鼠瘘之本，皆在于藏，其末上出于颈腋之间。其浮于脉中而未内著于肌肉，而外为脓血者易去也。黄帝曰：去之奈何？岐伯曰：谓从其本引其末，可使衰去而绝其寒热。审按其道以予之，徐往徐来以去之。其小如麦者，一刺知，三刺而已。

此言阴藏之毒气，传于府阳而外出于末者，可刺而易已也。夫藏为本，脉为末。其毒在藏，而上出于颈腋之间。其浮于脉中而外为脓血者，此毒气出于末而从脉溃，故易已也。未内著于肌肉者，未转及于阳明也。故从其本，引其末，可使衰去而绝其寒热之毒。审按其所出之道路以予夺之，徐往徐来以引去之。其小如麦者，毒之轻微者，可一刺知，三刺而已。此章与《素问集注》第六十篇之《骨空论》合参，其大义晓然矣。徐振公曰：手厥阴少阳皆与肾合，阴藏之毒出于府阳，故为易治。若传于厥阴之藏，故为不治之死证矣。

黄帝曰：决其生死奈何？岐伯曰：反其目视之，其中有赤脉，上下贯瞳子。见一脉，一岁死；见一脉半，一岁半死；见二脉，二岁死；见二脉半，二岁半死；见三脉，三岁而死。赤脉不下贯瞳子，可治也。

夫肾藏天一之水，地二之火，此先天始分之两仪也。少阳厥阴之气，皆出于肾。厥阴之气，上舍于心下之包络，而为有形之一藏，包络主脉，而代君行其血焉。少阳之气，游行于上中下，出入于肌腠，归于中焦之部署，而为有形之一府，与心主包络之相合也。是厥阴少阳之形藏，在于心下中焦之部分，而二气皆本于肾藏之所生。瞳子者，水藏之骨晴也。赤脉从上而下贯瞳子者，水藏之毒气上交于包络之火藏，火藏之毒气复下交于水藏之骨晴。此为阴阳交者，死不治。盖毒气在于阴阳之藏内往来，不能出于末而从脉溃，故为不治之恶疾也。夫天一地二，合而为三。一脉一岁死者，水藏之毒甚也。二脉二岁死者，水藏之毒传之于火藏也。三脉三岁死者，毒气分于二岁之间也。盖毒之专者重，故死之速，分者死之迟也。一脉半者，一二之间也。二脉半者，二三之间也。夫人秉先天之水火而成此形，有感于正气，必协于邪淫。是以痘毒发原在肾，先天之火毒也。瘰疬者，先天之水毒也。盖火有毒而水亦有毒，但火毒多而水毒少也。仇汝霖曰:心包络为阳藏,阴传于阳而不复下交于阴者,尤为可治,故复曰赤脉不下贯瞳子者,可治也。圣人救民之心甚切,医者可轻忽而待其死焉。

## 邪客第七十一

黄帝问于伯高曰:夫邪气之客人也,或令人目不瞑、不卧出者,何气使然?

此篇论卫气行于形身之外内,宗气行于经脉之外内。行于脉内者,偕营气而行,行于脉外者,随卫气而转,外内自相逆顺而行者也。徐振公曰:此章假邪客以明卫气宗气之行,故篇名《邪客》,而经文皆论其正气焉。

伯高曰:五谷入于胃也,其糟粕津液宗气分为三隧。故宗气积于胸中,出于喉咙,以贯心脉而行呼吸焉。营气者,泌其津液,注之于脉,化以为血,以营四末,内注五藏六府,以应刻数焉。卫气者,出其悍气之慓疾,而先行于四末分肉皮肤之间而不休者也。昼曰行于阳,夜行于阴,常从足少阴之分间,行于五藏六府。今厥气客于五藏六府,则卫气独卫其外,行于阳不得入于阴。行于阳则阳气盛,阳气盛则阳跻陷,不得入于阴,阴虚故目不瞑。

此论宗气同营气行于脉中,以应呼吸漏下。卫气行于脉外,昼行于阳,夜行于阴。皮肤经脉之血气,交相逆顺而行也。按《五味篇》曰:大气之抟而不行者,积于胸中,命曰气海。出于肺,循喉咽,故呼则出,吸则入。此宗气随肺气行于皮肤,呼则气出,而八万四千毛窍皆阖;吸则气入,而八万四千毛窍皆开。此章论宗气贯心脉而行呼吸。心脉者,手心主包络之脉。包络主脉,是从心脉而行于十六经脉之中。呼吸定息,脉行六寸,昼夜一万三千五百息,脉行八百十丈,以终五十营之一周。是宗气营气,皆半营于脉中,而半行于脉外者也。卫气者,慓悍滑疾,独行于脉外。昼行于阳,夜行于阴,以司昼夜之开阖,行于阳则目张而起,行于阴则目瞑而卧。如厥逆之气客于五藏六府,则卫气独卫于外,行于阳不得入于阴,故目不瞑。愚按卫气不得入于阴则目不瞑之论,多有重见。然各有意存,学者宜体析明白。徐振公曰:《大惑篇》云:卫气不得入于阴则阳气满,阳气满则阳跻盛。此章陷字疑误。

黄帝曰:善。治之奈何?伯高曰:补其不足,泻其有馀,调其虚实,以通其道而去其邪。饮以半夏汤一剂,阴阳已通,其卧立至。黄帝曰:善。此所谓决渎壅塞,经络大通,阴阳和得者也。愿闻其方。伯高曰:其汤方以流水千里已外者八升,扬之万遍,取其清五升煮之,炊以苇薪火,沸,置秫米一升,治半夏五合,徐炊令竭为一升半,去其滓,饮汁一小杯,日三稍益,以知为度。故其病新发者,覆杯则卧,汗出则已矣;久者,三饮而已也。秫,音术,稷之粘者。

此论调足少阴阳明之气,以通卫气之行于内。盖卫气之行于阴,从手足阳明下行至足,而交于足少阴。从足少阴而注于五藏六府,故当调此二经之气焉。补不足者,补卫气之不足。泻有馀者,泻厥气之有馀。调虚实者,调外内之虚实,以通其道路而去其厥逆之邪。半夏色白形圆,味甘而辛,阳明之品也。《月令》五月半夏生,感一阴之气而生者也。胃属戊土,肾藏天癸,饮以半夏汤一剂者,启一阴之气上交于胃,戊癸合而化大火土之气,则外内之阴阳已通,其卧立至。此所谓决渎壅塞,经络大通,阴阳得和者也。夫肾为水藏而为生气之原,气行则水涣。胃乃燥热之府而主中土,欲得阴阳以合化,而不欲寒水之上乘,故用流水千里以外者,所谓劳水也。再扬之万遍,则水性无力,不能助寒水上行矣。八乃金之成数,五乃土之生数。阳明主秋金而胃居中土,故用八升五升者,助阳明之胃气也。苇乃水草,炊以苇薪者,助水中之生气也。米乃土谷而秋成,置秫米一升者,助胃气也。上古以腹中和,小便利为知。覆杯则卧,汗出而已者,正气和而厥气散,卫气得从其道而出入矣。徐振公曰:厥气者,藏府之逆气也。气本于足少阴肾,而生于足阳明胃,故调此二经之气,而逆气自解矣。曰阴阳已通,曰阴阳和得者,一谓卫气所行于外内之阴阳,一谓少阴阳明之阴阳,相得而和也。

黄帝问于伯高曰:愿闻人之支节,以应天地奈何?伯高答曰:天圆地方,人头圆足方以应之。天有日月,人有两目;地有九州,人有九窍;天有风雨,人有喜怒;天有雷电,人有音声;天有四时,人有四支;天有五音,人有五藏;天有六律,人有六府;天有冬夏,人有寒冷;天有十日,人有手十指;辰有十二,人有足十指茎垂以应之,女子不足二节,以抱人形;天有阴阳,人有夫妻;岁有三百六十五日,人有三百六十节;地有高山,人有肩膝;地有深谷,人有腋腘;地有十二经水,人有十二经脉;地有泉脉,人有卫气;地有草蓂,人有毫毛;天有昼夜,人有卧起;天有列星,人有牙齿;地有小山,人有小节;地有山石,人有高骨;地有林木,人有募筋;地有聚邑,人有䐃肉;岁有十二月,人有十二节;地有四时不生草,人有无子。此人与天地相应者也。

此论人之形身四体,藏府阴阳,应天地之日月星辰,山川草木,人与天地参也。卫气昼行于阳,夜行于阴,应天道之绕地一周,一岁而终三百六十五度。日月五星,随天道之环转。风雨雷电,从天气以施行。山川泉谷,上天之无不覆帱。林木草蓂,感天气而生长。卫气日行于阳,上至头目口齿,下至足胫膝腘,四傍之四支支节,䐃肉皮毛;夜行于阴,内循五藏六府,熏于募筋,充于胸腹。人之身形藏府,应六气之降升,五运之出入。卫气之行,应天地之绕地环转,而复通贯于地中,故曰地有泉水,人有卫气。是卫气非独行于形身之外内,而复贯通于经脉之外内者也。徐振公曰:地有草蓂,人有毫毛。女子月事以时下者,澹渗皮毛之血也。男子冲任不盛,宗筋不成,则须不生。是以四时之草不生,以应人之无子。仇汝霖曰:上古有蓂草,一茎三十叶,日落一叶,如月小则落二十九叶,盖以应女子之月事以时下。

黄帝问于岐伯曰:余愿闻持针之数,内针之理,纵舍之意,扞皮开腠理,奈何?脉之屈折出入之处,焉至而出,焉至而止,焉至而徐,焉至而疾,焉至而入?六府之输于身者,余愿尽闻。少叙别离之处,离而入阴,别而入阳,此何道而从行?愿尽闻其方。岐伯曰:帝之所问,针道毕矣。黄帝曰:愿卒闻之。内,叶纳。舍,叶捨。

此问用针之理,而兼问血气之行于皮肤经脉之外内,有出入至止离别之处焉。皮腠者,脉外之气分也。脉之屈折出入之处,焉至而出,焉至而止,谓血气之行于经脉外内,有至止出入之处,而内针之理,何以为之至止疾徐也。六府之输于身者,即手足三阳之本标。别离之处者,别经脉而出于气街之处也。

夫皮肤为阳，经脉为阴。离而入阴者，脉外之气血离皮肤而入于经脉也。别而入阳者，脉内之气血别经脉而入于皮肤也。此何道从行，愿尽闻其方。伯言帝之所问，乃阴阳血气之流行。知血气之外内，则知所以用针矣。仇汝霖曰：此因针道以明血气之运行出入，盖针道与血气之流行，皆合天地之大道。

岐伯曰：手太阴之脉，出于大指之端，内屈循白肉际，至本节之后太渊，留以澹，外屈上于本节之下，内屈与阴诸络会于鱼际，数脉并注，其气滑利，伏行壅骨之下，外屈出于寸口而行，上至于肘内廉，入于大筋之下，内屈上行臑阴，入腋下，内屈走肺。此顺行逆数之屈折也。屈，叶曲。数，上声。

此分论脉外之宗气，循手太阴之经，顺行而逆数也。夫宗气之行于脉外者，从肺气而出，故其气滑利，伏行于壅骨之下，外屈出于寸口而行。外屈上于本节之下，留以澹渗皮毛。手太阴之脉，出于大指之端，内屈循白肉际，至本节之后太渊。内屈与诸阴络会于鱼际，数脉并注，上至于肘内廉，入于大筋之下，内屈上行臑阴，入腋下，内屈走肺。此太阴之脉，从指井而走肺，脉外之宗气，从臑腋以上鱼。此顺行逆数之屈折也。

心主之脉，出于中指之端，内屈循中指内廉，以上留于掌中，伏行两骨之间，外屈出两筋之间，骨肉之际。其气滑利，上二寸，外屈出行两筋之间，上至肘内廉，入于小筋之下，留两骨之会，上入于胸中，内络于心肺。

此分论行于脉中之宗气，从心主之脉，营行于十二经脉之中，以应呼吸漏下。其脉外之宗气，亦随本经而屈折于皮肤之间。盖宗气之出于肺而行于皮肤者，散于十二经脉之外，各从本经而为逆顺之行。故行于心主之脉外者，外屈出两筋之间，骨肉之际，其气滑利，上肘臂二寸，外屈而澹渗于皮毛。心主之脉，出于中指之端，内屈循中指内廉，以上留于掌中，伏行两骨之间，出行两筋之间，上至肘外廉，入于小筋之下，留两骨之会，上入于胸中，内络于心肺。此亦顺行而逆数也。夫脉外之气血，各随本经以分界畔。故行于脉中者，随脉而屈折于脉内；行于脉外者，亦随本经而屈折于脉外也。以上二节论宗气之留于胸中，上出于肺，行于十二经脉之皮部，以司呼吸开阖，上贯心脉，营于十二经脉之中，以应呼吸漏下，外内之相应也。

黄帝曰：手少阴之脉独无腧，何也？岐伯曰：少阴，心脉也。心者，五藏六府之大主也，精神之所舍也，其藏坚固，邪弗能容也。容之则心伤，心伤则神去，神去则死矣。故诸邪之在于心者，皆在于心之包络。包络者，心主之脉也，故独无腧焉。

此申明宗气贯心脉而行呼吸之因。盖血脉者，心所主也。包络代行其血气者，君主无为而神明内藏，包络之相代君行其令也。精神内藏，其藏坚固，故邪弗能伤，心伤则死矣。少阴，心脉也。包络者，心主之脉也。独无腧者，包络代腧其血气也。

黄帝曰：少阴独无腧者不病乎？岐伯曰：其外经病而藏不病，故独取其经于掌后锐骨之端。其馀脉出入屈折，其行之疾徐，皆如手少阴心主之脉行也。故本输者，皆因其气之虚实疾徐以取之，是谓因中而泻，因衰而补。如是者，邪气得去，真气坚固，是谓因天之序。

此承上文复申明少阴之无腧者，谓精神内藏，不为各经转输其血气，而少阴之经脉亦从外而循于内也。故外感于邪，独取其掌后锐骨之神门穴，盖病在外经而藏不病也。其馀手足十二经脉之出入屈折，行之疾徐，皆如手少阴心主之脉行。盖言十二经脉相同，非少阴之独无腧也。故取少阴之本腧者，皆因其正气之虚实以取之，而不因于邪也。因心气之盛而冲者泻之，心气之衰者补之。盖精神内藏，藏真坚固，邪在外经而不伤于内，故止因正气之盛虚而补泻其腧也。《八正神明论》曰：因天之序，盛虚之时，移光定位，正立而待。盖心为阳中之太阳，而上应于日。如衰而补之，以待日之方中；冲而泻之，以待日之将昃。

黄帝曰：持针纵舍奈何？岐伯曰：必先明知十二经脉之本末，皮肤之寒热，脉之盛衰滑涩。其脉滑而盛者，病日进；虚而细者，久以持；大以涩者，为痛痹；阴阳如一者，病难治。其本末尚热者，病尚在；其热已衰者，其病亦去矣。持其尺，察其肉之坚脆大小滑涩寒温燥湿，因视目之五色，以知五藏而决死生。视其血脉，察其色，以知其寒热痛痹。

此论审别病气在于皮肤经脉之外内，有出入盛衰之别也。本末者，十二经脉之本标，血气之流行出入者也。皮肤之寒热，病气在于皮肤也。脉之盛衰滑涩，病气在于经脉也。其脉滑而盛者，病日进于经脉之中；虚而细者，病久持于脉外也。夫在外者，皮肤为阳，筋骨为阴。脉大以涩者，为寒热痛痹也。如左右之阴阳如一者，病难治，谓皮肤筋骨之浅深皆病也。其本末尚热者，病尚在于血脉之中。其热已衰者，其病气随经脉之血气，出于气街而亦去矣。《邪气藏府篇》曰：脉滑者，尺之皮肤亦滑；脉涩者，尺之皮肤亦涩。故持其尺，察其尺肤之坚脆大小滑涩，以知皮肤分肉之寒热燥湿也。五藏之血色见于目，因视目之五色，以知五藏而决死生。盖病在藏者，半死半生也。视其血络，察其皮毛，以知痛痹之寒热也。《皮部论》曰：凡十二经络脉者，皮之部也。其色多青则痛，多黑则痹，黄赤则热，多白则寒，五色皆见，则寒热也。此篇论营卫宗气，营行出入于经脉之外内。故持针纵舍，亦当察病气之在于皮肤，在于经脉，或在内之五藏也。

黄帝曰：持针纵舍，余未得其意也。岐伯曰：持针之道，欲端以正，安以静，先知虚实，而行疾徐，左指执骨，右手循之，无与肉果。泻欲端以正，补必闭肤，辅针导气，邪得淫泆，真气得居。

此论刺血脉而当养其真气也。真气者，所受于天，与谷气并而充身者也。纵舍者，迎随也。无与肉果者，刺脉无伤肉也。

黄帝曰：扦皮开腠理奈何？岐伯曰：因其分肉，左别其肤，微纳而徐端之，适神不散，邪气得去。

此论刺皮肤而当养其神气也。神气者，两精相搏之所生。两神者，天乙之精，后天水谷之精也。

黄帝问于岐伯曰：人有八虚，各何以候？岐伯答曰：以候五藏。黄帝曰：候之奈何？岐伯曰：肺心有邪，其气留于两肘；肝有邪，其气流于两腋；脾有邪，其气留于两髀；肾有邪，其气留于两腘。凡此八虚者，皆机关之室，真气之所过，血络之所游，邪气恶血，固不得住留。住留则伤经络，骨节机关不得屈伸，故病挛也。

此言五藏之血气，从机关之虚出于肤表，与营卫宗气之相合也。《九针》章曰：节之交，神气之所游行出入。两肘两腋两髀两腘乃关节交会之处，心藏之神气从此而出。如五藏有邪，则气留于此而不得布散矣。真气之所过，谓五藏之经脉各从此而经过。邪气住留，则伤经络。谓邪在于皮肤留而不去，则伤经络矣。此言机关之室，在于骨节之交，五藏之血气，从此而出于分肉皮肤，不涉于血脉也。故五藏有邪，则气留于此。如外感于邪气，恶血留滞于此，则骨节机关不得屈伸而病挛也。按本篇论营气行于脉中，卫气行于脉外，而宗气贯心脉而行于脉中，从手太阴而行于脉外。卫气日行于皮肤分肉，夜行于五藏之阴，而五藏之气，又从机关之虚外出于肤表。此形身藏府之气，游行于外内而交相出入者也。至于皮肤经脉之血气，屈折于外内之间，出入于本标之处，皆假邪客以明正气之流行，乃修身治民之大张本也。

# 卷九

## 通天第七十二

黄帝问于少师曰：余尝闻人有阴阳，何谓阴人？何谓阳人？少师曰：天地之间，六合之内，不离于五，人亦应之，非徒一阴一阳而已也，而略言耳，口弗能遍明也。黄帝曰：愿略闻其意。有贤人圣人，心能备而行之乎？少师曰：盖有太阴之人，少阴之人，太阳之人，少阳之人，阴阳和平之人。凡五人者，其态不同，其筋骨气血各不等。

一阴一阳者，始生之两仪，应阴阳和平之人也。太阴少阴，太阳少阳，应所生之四象也。人秉天地之气而生成此形气，是以《阴阳二十五人》章论地之五行以生此形，故论五音之形。此论人合天之阴阳四象，故篇名《通天》，而论人之态也。

黄帝曰：其不等者，可得闻乎？少师曰：太阴之人，贪而不仁，下齐湛湛，好内而恶出，心和而不发，不务于时，动而后之。此太阴之人也。内，叶讷。恶，去声。

赵庭霞曰：太阴之人，太偏于阴矣。其人阴险，故贪而不仁。阴内而阳外，故好内而恶出。湛湛，清洁貌。下齐，谦下整齐，足恭之态也。心和而不发，阴柔之性也。不务于时者，不通时务也。动而后之者，见人之举动而后随之，柔顺之态也。

少阴之人，小贪而贼心，见人有亡，常若有得，好伤好害，见人有荣，乃反愠怒，心疾而无恩。此少阴之人也。好，俱去声。

赵氏曰：少阴之人，少偏于阴，故小贪。然阴险之性，局量褊浅，故常好贼害之心，利人之失，而忌人之得也。

太阳之人,居处于于,好言大事,无能而虚说,志发于四野,举措不顾是非,为事如常自用,事虽败而无常悔。此太阳之人也。

赵氏曰:于于,自足貌。好言大事,无能而虚说,言大不惭,无必为之志也。志发于四野者,放旷而肆志也。举措不顾是非者,恣意妄行,颠倒从违也。自用者,言不式古,行不遵先也。虽败而无常悔者,阳刚而矫强也。阳在外,故偏阳之人好夸张于外,而无内之实行也。

少阳之人,諟谛好自贵,有小小官,则高自宜,好为外交而不内附。此少阳之人也。

赵氏曰:諟谛好自贵者,好自审为贵也。有小官则高者,妄自尊高也。好外交而不内附者,阳性之外务也。

阴阳和平之人,居处安静,无为惧惧,无为欣欣,婉然从物,或与不争,与时变化,尊则谦谦,谭而不治,是谓至治。

赵氏曰:居处安静者,恬憺虚无也。无为惧惧,无为欣欣者,心安而不惧,志闲而少欲也。惋然从物,或与不争者,与物无竞,与世不争也。与时变化者,随世变迁,所谓禹稷颜回同道也。居尊而谦,其德愈光也。谭而不治者,无为而治也。至治者,不治之治也。此阴阳和平之象,贤人圣人,心能备而行之,则心正身修,而可以平治天下矣。

古之善用针灸者,视人五态乃治之,盛者泻之,虚者补之。

偏阳之人,泻阳补阴,偏阴之人,泻阴补阳。此言针合天地人三才之道,可以挽回天地阴阳之造化者也。朱卫公曰:阴阳之气皆从下而上,古之善灸者,能启阴阳之气以上行。

黄帝曰:治人之五态奈何?少师曰:太阴之人,多阴而无阳,其阴血浊,其卫气涩,阴阳不知,缓筋而厚皮,不之疾泻,不能移之。

赵庭霞曰:太阴之人,多阴无阳,故其阴血浓浊。阳气者,通会于腠理,无阳故卫气所行之涩滞也。阴血多,故筋缓。血多气少,故皮坚而厚。此阴阳不和之剧,不之疾泻,不能移易也。

少阴之人,多阴少阳,小胃而大肠,六府不调,其阳明脉小而太阳脉大,必审调之,其血易脱,其气易败也。

赵氏曰:在内者,五藏为阴,六府为阳,多阴少阳,故六府不调也。阳气生于中焦,其阳明脉小者,生阳之本不足也。太阳之气生于水中,太阳脉大者,寒水之气盛也。此阴阳不和,故其血易脱而气易败,必审察其盛虚以调之。闵士先曰:多阴无阳,故不疾泻其阴血,则阴阳不能移易。多阴少阳,故宜调之,盖阴阳不和,自不能交相厮守矣。朱卫公曰:中下二焦之精气,互相资生而资益者也。阳明脉小,太阳脉大,此先后天之气不和,故易脱而易败。倪仲玉曰:上节论在外之阴阳,此论在内之阴阳。盖外有阴阳,而内有阴阳也。外不和必因于内,内不和必及于外。

太阳之人,多阳而少阴,必谨调之,无脱其阴,而泻其阳,阴重脱者阳狂,阴阳皆脱者,暴死,不知人也。

赵氏曰:无脱其阴而泻其阳者,阳为阴之固也。若阴气重脱,则为阳狂。阴阳皆脱,则为暴死。盖阳为阴之固,阴为阳之守,阳气生于阴中,阴重脱则阳亦脱矣。

少阳之人,多阳少阴,经小而络大,血在中而气外,实阴而虚阳,独泻其络脉则强,气脱而疾,中气不足,病不起也。

赵氏曰:经脉为里,支而横者为络。小胃而大肠者,以上为阳而下为阴也。经小而络大者,以里为阴而表为阳也。血在中而气外者,阴在内而阳在外,血为阴而气为阳也。故欲实阴而虚阳,独泻其络脉则强。如泻气则气脱而疾,致中气不足,病不起也。闵士先曰:上节论泻阳当防其阴脱,谓阴阳之二气也。此以血为阴而气为阳,充肤热肉之气,从里之经隧而出于络脉皮肤。故欲实阴虚阳,独泻其络脉则强,至于三焦通会之元真,不可泻也。泻之则疾脱,脱则中气不足,病不起也。此章论阴阳之理,参伍错综。盖阴阳者,有名而无形。若以有形之肠胃经络表里上下,皆可以论阴阳者也。朱卫公曰:阴阳血气之原流,头绪纷纭,须贯通全经,而后可以无惑。

阴阳和平之人,其阴阳之气和,血脉调谨,诊其阴阳,视其邪正,安其容仪,审有馀不足,盛则泻之,虚则补之,不盛不虚,以经取之。此所以调阴阳,别五态之人者也。

赵庭霞曰:阴阳之气和,气有阴阳也。血脉调谨,诊其阴阳,血有阴阳也。

视其邪正，安其容仪，形中之阴阳也。审其有馀不足，盛则泻之，虚则补之，调其气之盛虚也。如气无盛虚，则以经取之，调其血之虚实也。此所以调阴阳，别五态之人也。朱卫公曰：始论无形之四象，而渐及于有形之五行。

黄帝曰：夫五态之人者，相与毋故，卒然新会，未知其行也，何以别之？少师答曰：众人之属，不如五态之人者，故五五二十五人，而五态之人不与焉。五态之人，尤不合于众者也。毋，无同。

赵氏曰：此论视其状而即知其态也。盖阴阳五态之人，与五音之二十五人不同也，尤不合于众人者也，故当视其形状以别之。闵士先曰：在天呈象，在地成形，天地合气，命之曰人。故前章论五行之形，而后合于六气，此论阴阳四象，而复合于有形。

黄帝曰：别五态之人奈何？少师曰：太阴之人，其状黮黮然黑色，念然下意，临临然长大，腘然未偻。此太阴之人也。

赵氏曰：临临然者，黑暗而无光明也。念然下意，即下齐足恭之意也。身半以下为阴，是以临临然腘胫之长大也。朱卫公曰：腘胫长大，故俯恭于身半以上，而腘未伛偻也。念然下意而腘未偻者，形容其无阳之人而作此态也。

少阴之人，其状清然窃然，固以阴贼，立而躁崄，行而似伏。此少阴之人也。崄，险同。

马仲化曰：清然，冷貌。窃然者，消沮闭藏之貌也。以阴险贼害为心，故有此态也。其立也躁而不静，阴善躁也。行而似伏者，其内藏沉思反侧之心故耳。

太阳之人，其状轩轩储储，反身折腘。此太阳之人也。

马氏曰：车之向前曰轩。轩轩者，面高而轩昂也。储储，挺然之状。反身折腘者，腹仰而倨然也。此居处于于，好言大事之人，故有此状也。

少阳之人，其状立则好仰，行则好摇，其两臂两手则常出于背。此少阳之人也。

赵氏曰：立则好仰，即反身折腘之状。行则好摇者，初阳生动之象也。其两臂两手常出于背者，谓常反挽其手于背。此皆轻倨傲慢之状，无叉手掬恭之貌也。

阴阳和平之人，其状委委然，随随然，颙颙然，愉愉然，暶暶然，豆豆然，众人皆曰君子。此阴阳和平之人也。

赵氏曰：委委，雍雍自得之貌。随随，不急遽也。颙颙，尊严貌。愉愉，和悦也。暶暶，目好貌。豆豆，有品也。盖存乎人者，莫良于眸子，胸中正，故眸子了然而美好也。此阴阳和平之人，众人皆曰君子。盖自贤人以至于圣人，皆可以君子称也。

# 官能第七十三

黄帝问于岐伯曰：余闻九针于夫子众多矣，不可胜数。余推而论之，以为一纪。余司诵之，子听其理。非则语余，请正其道，令可久传，后世无患。得其人乃传，非其人勿言。岐伯稽首再拜曰：请听圣王之道。黄帝曰：用针之理，必知形气之所在，左右上下，阴阳表里，血气多少，行之逆顺，出入之合，谋伐有过。知解结，知补虚泻实，上下气门，明通于四海，审其所在，寒热淋露，以输异处，审于调气，明于经隧，左右支络，尽知其会。寒与热争，能合而调之；虚与实邻，知决而通之；左右不调，犯而行之；明于逆顺，乃知可治。阴阳不奇，故知起时，审于本末，察其寒热，得邪所在，万刺不殆。知官九针，刺道毕矣。

此章论用针之理，必明知阴阳血气之流行出入，逆顺浅深，五藏六府之经输配合，虚实疾徐，而针论毕矣。形气之所在，左右上下，阴阳表里，血气多少，此形中之阴阳血气也。行之逆顺者，皮肤经脉之血气，交相逆顺而行也。出入之合者，经脉外内之气血，有本标之出入，有离而有合也。谋伐有过者，谓有过之脉，宜伐而去之。知解结者，谓契绍之门户，有所结而不通者宜解之。此言血气之流行于经脉外内之间，或留积于脉内，或阻滞于气街之门也。知补虚泻实，上下气门者，知六府气街之门户，虚实之坚软者，则知补泻之所在也。明通于四海者，知膻中卫脉胃府脑髓之出入也。寒热，阴阳血气也。淋露，中焦所生之津液也。审其所在，以输异处者，当知膻中之宗气，输于经脉之外内，以应呼吸漏下者也。冲脉之血气，半输于十二经脉之中，半散于皮肤之外者也。胃府所生之津液,淖泽注于骨,而补益脑髓者也。审于调气,明于经隧者,知胃府所出之血气,注于经隧。经隧者,五藏六府之大络也。左右支络,尽知其会者,左注右而右注左,左右上下,与经相干,布于四支,出于络脉,与脉外之气血相会于皮膝分肉间也。寒与热争者,阴阳之气不和也,故当合而调之。虚与实邻者,血与气之不和也,故知决而通之。左右不调者,人迎气口之不调,故当犯而行之。阴阳不奇者,藏府阴阳,交相配合,十二经脉,交相贯通也。故知起时者,如乘秋则肺先受邪,乘春则肝先受邪之类也。如春甲乙伤于风者为肝风,以夏丙丁伤于风者为心风之类也。以冬遇此者为骨痹,以春遇此者为筋痹之类也。如正月太阳寅,故为腰脽肿痛。阳明者午也。阳盛而一阴加之,故洒洒振寒之类也。如手太阳之筋病,名曰仲春痹;足少阳之筋病,名曰孟秋痹也。盖知藏府之阴阳,故知病起之时也。本末,病之本标也。寒热,阴阳之邪也。用针之理,知阴阳血气之流行出入,则知邪之所在矣。按此篇乃全经之总纲,帝平时详析咨访于伯,已得其宗旨,故复宣扬以发明之,故曰:余闻九针于夫子众多矣,不可胜数,余推而论之,以为一纪。纪,纲也。

明于五输,徐疾所在,屈伸出入,皆有条理。言阴与阳,合于五行。五藏六府,亦有所藏。四时八风,尽有阴阳。各得其位,合于明堂。各处色部,五藏六府。察其所痛,左右上下。知其寒温,何经所在。审皮肤之寒温滑涩,知其所苦,膈有上下,知其气所在。先得其道,稀而疏之。稍深以留,故能徐入之。大热在上,推而下之;从下上者,引而去之;视前病者,常先取之;大寒在外,留而补之;入于中者,从合泻之。针所不为,灸之所宜。上气不足,推而扬之;下气不足,积而从之;阴阳皆虚,火自当之。厥而寒甚,骨廉陷下。寒过于膝,下陵三里。阴络所过,得之留止。寒入于中,推而行之。经陷下者,火则当之。结络坚紧,火所治之。不知所苦,两跻之下。男阴女阳,良工所禁。针论毕矣。

五输者,五藏五输,五五二十五输,六府六输,六六三十六输。本经云因其气之实虚疾徐而取之,故明知五输之实虚,则知疾徐之所在矣。其藏府之十二经脉,屈伸出入,皆有循度之条理也。言阴与阳,合于五行者,言五藏六府,合于天之阴阳，地之五行也。五藏六府，亦有所藏者，五藏藏五神志，六府传导水谷，胆为中精之府，膀胱为津液之所藏也。四时八风，尽有阴阳，各得其位，合于明堂者，《五色篇》之所谓黄赤为风，青黑为痛，白为寒。五色各见其部，察其浮沉，以知浅深，视色上下，以知病处也。五藏六府，察其所痛，在身形之左右上下，则知寒温之邪，在于藏府之何经也。审皮肤之寒温滑涩，知其所苦者，《邪气藏府篇》之所谓脉滑者尺之皮肤亦滑，脉涩者尺之皮肤亦涩，心脉滑甚为善渴，涩甚为瘖是也。膈有上下，知其气所在者，膈上为宗气之海，上焦开发，宣五谷味，熏肤充身泽毛者也。膈下乃胃府中焦之分，三焦出气以温肌肉充皮肤者也。故知其气之所在，先得其所出之道路，稀而疏之，以导气之出也。稍深以留，以致谷气，知谷气已至，故能徐而入之，复使气之入也。身半以上为阳，身半以下为阴，大热在上，故当推而下之，使下和于阴也。从下上者，热厥也。热厥之为热也，起于足而上，故当引行于上而去之。夫大热在上，由中焦之所生，热厥于下，因酒入于胃，气聚于脾中不得散，故视身以前痛者，常先取之。此气因于中，当先取之中焦也。太阳之上，寒气主之。太阳之气，主于肤表，大寒在外，寒水之气在表也。故当留而补之。候阳气至而针下热，补其阳以胜其寒也。如寒邪上入于中者，从合以泻之。夫合治内府，使寒邪从肠胃以泻出之也。夫寒气之甚于外而入于中者，因阳气之在下也。故针所不能为者，灸之所宜也。上气不足者，推而扬之，下气不足者，积而从之，谓气本于下之所生也。阴阳皆虚，火自当之，盖艾能于水中取火，能启阳气于阴中也。厥而寒甚，起于廉骨下之陷中而上逆于膝，此寒厥也。寒厥起于足五指之里，集于膝下而聚于膝上，盖气因于中，阳气衰不能渗营其经络，阳气日损，阴气独在，故为之寒，是以取阳明之下陵三里以补之，此寒厥之在气也。若寒气从络之所过，得之则留而止之。如寒入于中，则当推而行之。此治寒厥之法也。经气陷下，以火灸之。结络坚紧者，中有著血，血寒故火所治之。《调经论》曰：病不知所痛，两跻为上。盖阳跻阴跻并起于足踝，上循胸里，故痛在跻脉之上者，不知痛处也。是以不知所苦痛者，当取两跻于踝下也。男子数其阳，女子数其阴，故男子取阴而女取阳，此良工之所禁也。能知藏府阴阳，寒热虚实，表里上下，补泻疾徐，针论毕矣。

用针之服，必有法则，上视天光，下司八正，以辟奇邪，而观百姓,审于虚实,无犯其邪。是得天之露,遇岁之虚,救而不胜,反受其殃,故曰必知天忌。

闵士先曰:服,事也。言用针之事,当合于天时也。夫针者,所以候气也。故当上视天光,因天之序,盛虚之时,移光定位,正立而待。盖俟天之阳,以助人之气也。下司八正,所以候八风之虚邪,以时至者也。虚实者,人气之有盛衰也。得天之露者,清邪中上,阳中雾露之气也。遇岁之虚者,逢年之虚,值月之空,失时之和。救而不能胜邪,则反受其殃,故曰必知天忌。

乃言针意,法于往古,验于来今,观于窈冥,通于无穷,粗之所不见,良工之所贵,莫知其形,若神仿佛。

闵氏曰:法于往古者,先知《针经》也。验于来今者,先知日之寒温,月之虚盛,以候气之浮沉,而调之于身,观其立有验也。观于窈冥者,言形气营卫之不形于外,而工独知之。通于无穷者,可以传于后世也,是故工之所以异也。然而不形见于外,故俱不能见也。视之无形,尝之无味,故莫知其形,若神仿佛。

邪气之中人也,洒淅动形。正邪之中人也微,先见于色,不知于其身,若有若无,若亡若存,有形无形,莫知其情。是故上工之取气,乃救其萌芽;下工守其已成,因败其形。

闵士先曰:此言虚邪伤形,而正邪中气也。虚邪者,虚乡不正之邪风。如春时之风从西方来,夏时之风从北方来。盖人秉地之五行而成此形,是以五方不正之气而伤人之形也。正邪者,风寒暑湿燥火,天之正气也。天有此六气,而人亦有此六气,是以正邪中气者,同气相感也。中于气故先见于色,不知于其身,若有若无,莫知其情。是故上工之取气,乃救其萌芽,必先见三部九候之气,尽调不败而救之。下工守其已成,救其已败。救其已败者,不知三部九候之相失,因病而败之也。

是故工之用针也,知气之所在,而守其门户,明于调气,补泻所在,徐疾之意,所取之处。泻必用圆,切而转之,其气乃行。疾而徐出,邪气乃出。伸而迎之,摇大其穴,气出乃疾。补必用方,外引其皮,令当其门。左引其枢,右推其肤,微旋而徐推之。必端以正,安以静,坚心无懈。欲微以留,气下而疾出之。推其皮,盖其外门,真气乃存。用针之要，无忘其神。

闵氏曰：知气之所在者，知病气之所在，而守其门户。门者，邪循正气之所出入也。明于调气者，知气之实虚，而为之补泻，以疾徐之意而取之也。泻必用圆者，圆活而转之，其气乃行也。疾内而徐出者，疾而徐则虚也。邪气乃出，则实者虚矣。摇大其穴，以出其针，则邪气乃疾出矣。补必用方者，外引其皮，令当其穴门，左手引其枢转，右手推其肤，微旋转其针而徐推之。其针必端以正，安静以候气至，坚心而无懈惰，微留其针，候气下而疾出之，推其皮以盖其外门，则真气乃存于内矣。用针之要，贵在得神。盖存己之神，以俟彼之神也。朱卫公曰：按《素问・八正神明论》曰：泻必用方，补必用圆。盖方与圆，非针也，乃用针之意耳。且方圆者，天地之象也。天气下降，气流于地，地气上升，气腾于天，天地之气，上下相交，是以方圆之意，皆可圆活用之。

雷公问于黄帝曰：《针论》曰：得其人乃传，非其人勿言。何以知其可传？黄帝曰：各得其人，任之其能，故能明其事。雷公曰：愿闻官能奈何？黄帝曰：明目者，可以视色；聪耳者，可以听音；捷疾辞语者，可使传论；语徐而安静，手巧而心审谛者，可使行针艾，理血气而调诸逆顺，察阴阳而兼诸方；缓节柔筋而心和调者，可使导引行气；疾毒言语轻人者，可使唾痈咒病；爪苦手毒为事善伤人者，可使按积抑痹。各得其人，方乃可行，其名乃彰；不得其人，其功不成，其师无名。故曰得其人乃言，非其人勿传，此之谓也。手毒者，可使试按龟，置龟于器下而按其上，五十日而死矣。手甘者，复生如故也。

闵士先曰：官之为言司也。言各因其所能，而分任之，以司其事，故曰官能。如目之明者，可使之察色。耳之聪者，可使之听音。可使行针艾者，任之其艾针之能。可使导引行气者，任之其导引之能。口毒者，可使唾痈咒病。手毒者，可使按积抑痹。各得其能，方乃可行，其名乃彰。不得其人，其功不成。盖圣人欲得其人，量材而官，授任而治，已不与于其间，而总司其成也。试按龟者，言手毒之人，不可使之行针，即灵寿之物，亦遭其毒手，而况病人乎？惟手巧而甘美者，能活人也。朱卫公曰：五十乃大衍之数，谓不能尽百岁之天年。按《阴阳别论》篇论五藏气绝，亦合五十之数，此皆出于理数之自然也。夫麟凤龟龙,谓之四灵。圣人制九针之法,所以救民之灾异,岂试以毒手而伤其灵瑞乎?盖以深戒夫非其人勿传,非其人勿任耳。

## 论疾诊尺第七十四

黄帝问于岐伯曰:余欲无视色持脉,独调其尺,以言其病,从外知内,为之奈何?岐伯曰:审其尺之缓急小大滑涩,肉之坚脆,而病形定矣。

此章以论疾诊尺,从外知内。论疾者,谓论其疾而知其证。诊,视也。诊尺者,谓视其尺肤而知其内,不待视面王之色,持手太阴之脉,独调其尺以知其病也。夫胃者,水谷血气之海也。故行于脉中者,至于太阴之两脉口,持其脉以知藏府之病,血气之行于脉外者,从手阳明之大络,循经脉之五里,而散行于尺肤。故审其尺之缓急大小滑涩,肉之坚脆,而病形定矣。盖太阴主阴,阳明主阳,藏府雌雄相合,气血色脉之相应也。故《邪气藏府篇》曰:脉急者,尺之皮肤亦急;脉缓者,尺之皮肤亦缓;脉小者,尺之皮肤亦减而少;脉大者,尺之皮肤亦贲而起;脉滑者,尺之皮肤亦滑;脉涩者,尺之皮肤亦涩。闵士先曰:小儿视虎口纹,乃手阳明之色,与手太阴之脉相应者也。

视人之目窠上微痈,如新卧起状,其颈脉动,时咳,按其手足上,窅而不起者,风水肤胀也。痈,壅同。窅,窈同。

此论其疾而知其病也。足太阳之脉,起于两目,而下出于颈项。太阳之上,寒水主之。太阳之气,运行于肤表。此水随气而溢于皮肤之间,故目窠微肿,颈脉动而肤胀。咳者,水留于皮毛而动其肺气也。风水者,因外受于风,风行而水涣也。

尺肤滑,其淖泽者,风也;尺肉弱者,解㑊安卧,脱肉者,寒热不治;尺肤滑而泽脂者,风也;尺肤涩者,风痹也;尺肤粗如枯鱼之鳞者,水泆饮也;尺肤热甚,脉盛躁者,病温也,其脉盛而滑者,病且出也;尺肤寒,其脉小者,泄少气;尺肤炬然,先热后寒者,寒热也;尺肤先寒,久大之而热者,亦寒热也。

此论诊尺而知外内之病也。夫津液淖泽于皮肤,故尺肤滑。其淖泽者,知风在于皮肤而鼓动其津液也。脂者,肌肉文理间之脂膜。尺肤滑而泽脂者,风在于肌肉间也。夫在外者,皮肤为阳,筋骨为阴。病在阳者名曰风,病在阴者名曰痹。如尺肤涩者,此风痹于筋骨间也。此以尺肤之淖泽滑涩,而知风邪之浅深也。肌肉者,五藏元真之所通会,脾土之所主也。故尺肉弱者,主脾土虚而解㑊安卧。解㑊者,懈惰也。脱肉者,形损也。寒热者,阴阳血气虚也。阳虚则发寒,阴虚则发热,阴阳形气皆已虚脱,故为不治。如枯鱼之鳞者,皮肤起寒栗也。寒者水之气,此水邪泆饮于内,故寒色见于外也。温病者,寒毒藏于肌肤,至春发为温病,故尺肤热甚而脉盛躁者,知其为病温也。其脉盛而滑者,知病且出于外也。尺肤寒其脉小者,少气。盖气者所以温肤热肉,从阴而生,自内而外,故知其泄于内而虚于外也。此诊其尺而知内因之病也。尺肤之先热后寒,先寒后热,而皆为寒热者,尺肤主三阴三阳之气也。

肘所独热者,腰以上热;手所独热者,腰以下热;肘前独热者,膺前热;肘后独热者,肩背热;臂中独热者,腰腹热;肘后粗以下三四寸热者,肠中有虫。掌中热者,腹中热;掌中寒者,腹中寒;鱼上白肉有青血脉者,胃中有寒。

夫手太阴之脉,从指井之少商,过于输,行于经,而入于肘之尺泽。脉外之气血,从手阳明之五里,走尺以上鱼,相逆顺而行也。是以《脉要精微篇》论两手之尺寸,上竟上者,胸喉中事也,下竟下者,少腹腰股膝胫足中事也。盖以尺上寸以候身半以上,寸下尺以候身半以下。夫身半以上为阳,身半以下为阴,故以寸之阳以候上,尺之阴以候下也。肘所,自寸而下尺也。手所,自尺而上寸也。肘所独热者,腰以上热;手所独热者,腰以下热。此诊尺肤以候形身之上下,故与脉候之上下反其诊也。肘前乃手厥阴之曲泽处,肘后乃手少阳之天井处。盖以两手下垂,上以候上,下以候下,前以候前,后以候后也。夫所谓肘所手所者,论手臂之背面;臂中掌中鱼上,乃手臂之正面。背面为阳,故候形身之外;正面主阴,故候腰腹肠胃之内。即尺外以候季胁,尺里以候腹中之大义相同也。夫人生于天地六合之内,其血气之流行升降出入,应天运之环转于上下四傍,是以《脉要精微论》以寸尺之外内前后上下,候形身之外内前后上下。此章以手臂皮肤之前后外内,候形身之上下前后外内。盖脉内之血气,应地气之上腾于天,脉外之气血,应天气之下流于地,人与天地参也。

尺炬然热，人迎大者，当夺血；尺坚大，脉小甚，少气悗有加，立死。悗，闷同。

尺炬然热，人迎大者，三阳之气偏盛也，故当主夺血。夫皮肤为阳，血脉为阴。尺坚大，脉小甚者，阳盛而阴绝于外也。少气悗有加者，阳盛而阴绝于内也。

目赤色者病在心，白在肺，青在肝，黄在脾，黑在肾。黄色不可名者，病在胸中。

此以目色而候五藏之血气也。五藏之血气，行于脉中而变见于寸口。五藏之气血，变见于色而出于目中。盖五藏之精，皆上注于目而为之睛也。前节视目窠以知皮肤之水，此节视目色以知五藏之阴，皆从外以知内也。胸中，膈中也。黄色不可名者，色黄而有黑白青赤之间色也。病在胸中者，五藏之气皆从内膈而出，故所见之色若是。

诊目痛，赤脉从上下者，太阳病；从下上者，阳明病；从外走内者，少阳病。

太阳为目上纲，故目脉从上下者主太阳病。阳明为目下纲，故从下上者主阳明病。少阳之脉循目锐眦，故从外走内者主少阳病。上节视目色以知五藏之阴，此诊目脉以知三阳之气。夫色为阳，脉为阴，此阴阳之变换。

诊寒热，赤脉上下至瞳子，见一脉，一岁死；见一脉半，一岁半死；见二脉，二岁死；见二脉半，二岁半死；见三脉，三岁死。

此论血脉主于手少阴心主，而本于足少阴肾藏。寒热者，水火阴阳之气也。心主包络之气，发原于肾，归于心下之部署，为一形藏而主脉。瞳子者，肾藏之骨精也。水藏之毒上交于火藏，而火藏之气复下交于阴，所谓阴阳交者，死不治。朱卫公曰：此论水藏之毒气，随正气相交而死。故凡论疾，皆当体会其正气焉。

诊龋齿痛，按其阳之来，有过者独热，在左左热，在右右热，在上上热，在下下热。

马仲化曰：齿痛曰龋。上齿属手阳明大肠经，下齿属足阳明胃经，故按其阳脉之来，有过者必为独热。其脉在左右上下，则病热亦分左右上下也。

诊血脉者，多赤多热，多青多痛，多黑为久痹，多赤多黑多青皆见者，寒热。

此以皮部之色，而知血脉之寒热也。《皮部论》曰：凡十二经脉者，皮之部也。其色多青则痛，多黑则痹，黄赤则热，多白则寒，五色皆见，则寒热也。

身痛而色微黄，齿垢黄，爪甲上黄，黄疸也。安卧，小便黄赤，脉小而涩者，不嗜食。

此论中土之病，统见于五藏之外合，土灌于四藏也。身痛，病见于肉也。色黄，病见于皮也。齿垢黄，病见于骨也。爪甲上黄，病见于筋也。黄疸，脾家病也。脾病故解㑊安卧。小肠为赤肠，心之府也。心主血脉，小便赤黄，脉小而涩，病见于脉也。小便赤黄，下焦热也。不嗜食，上焦虚也。盖土位中央，而上下四傍皆为之应。

人病，其寸口之脉与人迎之脉小大等，及其浮沉等者，病难已也。

此论人迎气口与手太阴两寸口之脉，各有所候也。寸口者，手太阴之两脉，分寸关尺三部，以候藏府之血气者也。人迎气口者，候三阴三阳之气也。人病，其寸口之脉与人迎之脉大小浮沉等者，此表里阴阳血气皆病，故为难已。按人迎气口以左为阳而右为阴，手太阴之两脉以寸为阳而尺为阴，是以宋崔紫虚《四言举要》曰：关前一分，人命之主。左为人迎，右为气口。盖亦有所本也。夫寸口者，在太渊之分。关前一分者，寸关之间也。寸关尺三部，以候内之五藏六府，人迎气口，以候外之三阴三阳，所候不同，而所取之部位亦有别也。是以手太阴之两寸曰寸口，人迎寸口又曰脉口又曰气口，盖各有部位之分，故名亦有别也。《五色篇》曰：脉之浮沉及人迎与寸口气小大等者，病难已。盖左右三部之脉，以候血脉，左右之人迎气口，以候三阴三阳之气，故曰气口。朱卫公曰：此篇论尺，故兼论人迎，盖尺肤与人迎气口之相应也。

女子手少阴脉动甚者，妊子。

此论人之始生，本于先天之水火也。手少阴者，两手之少阴肾脉也。盖胞系于肾，故少阴之脉动甚也。夫妊始成形，先生两肾，犹太极中之阴阳，阴阳分而五行备，五行备而形始成，是以女子手少阴脉动甚者，主妊子也。闵士先曰：

此篇论诊尺，若以手少阴心脉论之，则失其经旨矣。且本经云：阴搏阳别，谓之有子。夫寸为阳，尺为阴。阴搏者，尺脉滑利也。阳别者，与寸关之有别也。赵庭霞曰：动甚者，动脉也。厥厥动摇，状如小豆，与滑脉之流利如珠同形，盖有诸内而形诸外也。朱卫公曰：动在左者，先感天一之气，故主男；动在右者，先感地二之气，故主女。越人以胞系于命门者，谓气之所感，非著于右肾也。试按男子之胎，多偏于左。

婴儿病，其头毛皆逆上者，必死。

此论人之血气本于先天所生，而上下环转者也。婴儿者，始生之儿。毛发者，血之馀，少阴精血之所生也。发复下垂，以应人之血气从下而升，复从巅而下。若发上逆，是惟升而无降矣。升降息，故不免于死亡。

耳间青脉起者，掣痛。

肾主骨而开窍于耳，故耳间青脉起者，当主筋骨掣痛。此承上文而言，人之血气始于先天肾藏之所生。

大便赤办，飧泄脉小者，手足寒，难已；飧泄脉小，手足温，泄易已。办，叶辨，内从力。飧，叶孙。

办，别也。大便赤办者，谓黄赤之间别也。盖中焦泌糟粕，蒸津液，乃化而为血，独行于经隧，命曰营气。水谷常并居于胃，成糟粕而俱下于大肠，济泌别汁，而渗入于膀胱。如大便赤办，乃中焦之血与糟粕并下矣。飧泄，大肠虚而不能济泌矣。此肠胃虚泄于下，中焦之汁不能营于脉中，故脉小也。若手足温者，得下焦之生气，故泄易已。此言中焦水谷之精微，有藉下焦之生气以合化。闵士先曰：本经凡论针论疾之中，檃括阴阳血气之生始出入，能明乎正气之所从来，然后知邪病之浅深外内，学者当体认毋忽。

四时之变，寒暑之胜，重阴必阳，重阳必阴。故阴主寒，阳主热。故寒甚则热，热甚则寒。故曰寒生热，热生寒，此阴阳之变也。

此言人之阴阳血气应四时之寒暑往来，而有寒热阴阳之变。盖变化者，阴阳之道也。邵子曰：少不变而老变。故重阴必阳，重阳必阴，寒甚则热，热甚则寒。

故曰：冬伤于寒，春生瘅热；春伤于风，夏生飧泄肠澼；夏伤于暑，秋生痎疟；秋伤于湿，冬生咳嗽。是谓四时之序也。

此承上文申明阴阳寒热之变。冬伤于寒，春生瘅热者，寒毒藏于肌肤，至春时人之阳气外出，寒随气而化热，故春发为瘅热之病。夏伤于暑，秋生痎疟者，暑气藏于募原，至秋时人之阴气外出，邪随气而发为痎疟。痎疟者，阴疟也。此寒暑之伏邪，随人气之外内出入也。夫天之寒邪，化为瘅热，天之暑邪，化为阴疟，此天之阴阳，又随人气之变化也。夫阳者，天气也，主上；阴者，地气也，主下。风乃天之阳邪，故伤于风者，上先受之；湿乃地之阴邪，故伤于湿者，下先受之。阳病者，上行极而下，是以春伤于风，夏生飧泄；阴病者，下行极而上，是以秋伤于湿，冬生咳嗽。此天地之阴阳，又随四时之上下升降也。赵庭霞曰：人之阴阳出入，随四时之寒暑往来，故曰四时之变，寒暑之胜。至于阴阳寒热之变，有因于天气者，有因于人气者。闵士先曰：冬时阳气伏藏于内，里气实，故寒毒藏于肌肤；夏时阳气发越于外，里气虚，故暑热藏于募原。长夏湿土主气，太阴之气，主七月八月，故秋伤于湿。募原者，藏府之膏膜，在肠胃之外，是痎疟邪盛而透发不出者。若流于空郭之中，则成鼓胀。近时多用断疟之法，其误人不浅矣。

## 刺节真邪第七十五

黄帝问于岐伯曰：余闻刺有五节，奈何？岐伯曰：固有五节：一曰振埃，二曰发矇，三曰去爪，四曰彻衣，五曰解惑。黄帝曰：夫子言五节，余未知其意。岐伯曰：振埃者，刺外经，去阳病也；发矇者，刺府输，去府病也；去爪者，刺关节支络也；彻衣者，尽刺诸阳之奇输也；解惑者，尽知调阴阳，补泻有馀不足相倾移也。

此章论真气游行出入于支节皮肤经脉之间，皆当调之和平，导其通利。真气者，所受于天，与谷气并而充身者也。受于天者，先天所生之精气。谷气者，水谷所生之营卫宗气津液也。节之交三百六十五会，神气之所游行出入，故曰刺节。有因真气不调，有为邪气所阻，故篇名《刺节真邪》。赵庭霞曰：两精相搏谓之神。两精者，先天之精，后天水谷之精。是真气即是神气。分而论之，各有其名；合而论之，总属中下二焦所生之血气也。

黄帝曰:刺节言振埃,夫子乃言刺外经,去阳病,余不知其所谓也,愿卒闻之。岐伯曰:振埃者,阳气大逆,上满于胸中,愤䐜肩息,大气逆上,喘喝坐伏,病恶埃烟,䭇不得息,请言振埃,尚疾于振埃。黄帝曰:取之何如?岐伯曰:取之天容。黄帝曰:其咳上气,穷诎胸痛者,取之奈何?岐伯曰:取之廉泉。黄帝曰:取之有数乎?岐伯曰:取天容者,无过一里,取廉泉者,血变而止。帝曰:善哉!䐜,充人切。恶,去声。䭇,音噎。诎,音屈。

此阳气逆于内,而不能充行于形身也。阳气者,阳明水谷所生之气。大气,宗气也。阳气大逆,故愤䐜肩息。大气逆上,故喘喝坐伏也。《六元正纪论》曰:阳明所至为埃烟。病恶埃烟,䭇不得息,阳明之气病也。阳明者,土也。请言振发其阳明之气,疾如振发其尘埃也。天容,手太阳小肠之经,刺之以通阳气之逆。诎者,语塞也。其咳上气穷诎胸痛者,所受于天之气上逆,不得合并而充身也。故取任脉之廉泉,以通肾藏之逆气。一里者,如人行一里,其气已通,言其速也。血变者,通其血络也。闵士先曰:手太阳心之府也。通神气,故取手太阳之天容。

黄帝曰:刺节言发矇,余不得其意。夫发矇者,耳无所闻,目无所见,夫子乃言刺府输,去府病,何输使然?愿闻其故。岐伯曰:妙乎哉问也!此刺之大约,针之极也,神明之类也,口说书卷,犹不能及也。请言发矇,耳尚疾于发矇也。黄帝曰:善。愿卒闻之。岐伯曰:刺此者,必于日中,刺其听宫,中其眸子,声闻于耳,此其输也。黄帝曰:善。何谓声闻于耳?岐伯曰:刺邪以手坚按其两鼻窍,而疾偃其声,必应于针也。黄帝曰:善。此所谓弗见为之,而无目视,见而取之,神明相得者也。

此言神气之通于七窍也。矇者耳无所闻,目无所见,上窍之不通也。听宫,手太阳之经,心之府输也。眸子,耳中之珠。刺耳之听宫,尚疾于发目之矇,是耳窍与目窍之相通也。以手坚按其两鼻窍,而疾偃其声,必应其耳中之针,是耳窍与鼻窍口窍之相通也。而上之七窍不通,独取手太阳以通心神之气,而七窍皆利,是神明之通于七窍也。心为阳中之太阳,故必于日中取之。

黄帝曰:刺节言去爪,夫子乃言刺关节支络,愿卒闻之。岐伯曰:腰脊者,身之大关节也。支胫者,人之管以趋翔也。茎垂者,身中之机,阴精之候,津液之道也。故饮食不节,喜怒不时,津液内溢,乃下留于睾,血道不通,日大不休,俯仰不便,趋翔不能。此病荣然有水,不上不下,铍石所取,形不可匿,常不得蔽,故名曰去爪。帝曰:善。

此言津液随神气而渗灌于诸节者也。津液生于中焦阳明,淖泽于骨,所以濡筋骨而利关节。腰脊者,从大椎至尾骶,乃身之大关节也。手足支胫之骨节,人之管以趋翔。盖津液淖泽于支胫,则筋骨利而胫能步趋,支能如翼之翔也。茎垂者,肾之前阴,乃宗筋之会。肾者胃之机关,主受藏津液。夫肾藏所藏之津液,从宗脉而上濡于空窍,故曰茎垂者,身中之机,阴精之候,津液之道也。此言胃府所生之津液,随神气而淖注于骨节,肾藏所藏之津液,从宗脉而上濡于空窍。如饮食不节,喜怒不时,则津液内溢,乃下流于睾囊,血道不通,日大不休,俯仰不便,趋翔不能。此病荣然有水,不上不下,当用铍石取之。形谓前阴。爪者筋之馀,谓形不可藏匿,常不得遮蔽,有若去其宗筋,故命曰去爪。

黄帝曰:刺终言彻衣,夫子乃言尽刺诸阳之奇输,未有常处也,愿卒闻之。岐伯曰:是阳气有馀而阴气不足。阴气不足则内热,阳气有馀则外热,两热相搏,热于怀炭,外畏绵帛,近不可近身,又不可近席,腠理闭塞,则汗不出,舌焦唇槁,腊干嗌燥,饮食不让美恶。黄帝曰:善。取之奈何?或之于其天府大杼三痏,又刺中膂以去其热,补足手太阴以出其汗,热去汗稀,疾于彻衣。黄帝曰:善。

此因津液不外濡于皮毛,以致阳热盛而不可近席,不上济于心藏,以致内热盛而热如怀炭。盖阳气者,火热之气;阴气者,水阴之气也。故曰尽刺诸阳之奇输。奇输者,六府之别络也。津液生于胃府水谷之精,大肠主津液,小肠主液。胆者中精之府,膀胱者州都之官,津液藏焉,是六府之津液,从大络而外濡于皮肤分肉者也。心为阳中之太阳,太阳膀胱为水府,水火上下相济者也。水液不上滋于心,以致心火盛而热于怀炭,舌焦唇槁,腊干嗌燥,心不和,故饮食不知味也。或之于其者,谓水谷之津液,皆藏于膀胱,水液随太阳之气运行于肤表,或不必尽刺诸阳之奇输,取之于其天府大杼三痏,使膀胱所藏之津外濡于皮毛。又刺太阳经之中膂,通津液上滋于心藏,以去其热。手太阴乃金水之生源,而外主皮毛,足太阴主脾而外主肌肉,脾主为胃行其津液者也,故当补足手太阴以出其汗,热去汗稀,疾于彻衣之去热也。

黄帝曰:刺节言解惑,夫子乃言尽知调阴阳,补泻有馀不足相倾移也,惑何以解之?岐伯曰:大风在身,血脉偏虚,虚者不足,实者有馀,轻重不得,倾侧宛伏,不知东西,不知南北,乍上乍下,乍反乍复,颠倒无常,甚于迷惑。黄帝曰:善。取之奈何?岐伯曰:泻其有馀,补其不足,阴阳平复,用针若此,疾于解惑。黄帝曰:善。请藏之灵兰之室,不敢妄出也。

此言阴阳不调,致神志之迷惑也。夫火为阳,水为阴,水火者,阴阳之征兆也。火之精为神,水之精为志。大风在身,则血脉偏虚。虚者不足,实者有馀。血脉偏虚,则轻重倾侧矣。阴阳不调,则神志迷惑矣。神志迷惑,是以不知东西,不知南北,而反复颠倒也。故当泻其有馀,补其不足,阴阳平复,疾于解惑。夫血者,神气也。心藏所主而发原于肾,是以风伤血脉则阴阳不调,阴阳不调则神志昏而甚于迷惑也。此五节论神气不调,故曰刺节。节者,神气之所游行出入,神游最速,故曰疾于彻衣,疾于解惑。闵士先曰:以上五节,虽有气神津液之分,然总不出于下焦之肾藏膀胱,中焦之阳明胃府。盖下焦乃所受于天之精,中焦乃后天之谷气,两者相搏而为神也。

黄帝曰:余闻刺有五邪。岐伯曰:病有持痈者,有容大者,有狭小者,有热者,有寒者,是谓五邪。黄帝曰:刺五邪奈何?岐伯曰:凡刺五邪之方,不过五章。瘅热消灭,肿聚散亡,寒痹益温,小者益阳,大者必去,请道其方。

此节言真气通会于皮肤肌腠之间,而有壅滞大小寒热之病。邪者,谓不得中正之和调也。章,法也。谓阳盛于外而为瘅热者,使之消灭,气热而为壅肿者,使之散亡,寒者致其神气以和之,真气小者益其阳,大者必使之归去,各有平调之法也。闵士先曰:始言刺节,中论真气,末言外邪,故曰《刺节真邪》。所谓邪病者,谓不得中和之道而为病也。若以外邪之病论之,去经义远矣。

**凡刺痈邪无迎陇，易俗移性不得脓，脆道更行去其乡，不安处所乃散亡。诸阴阳过痈者，取之其输泻之。**

此气滞于皮肤肌腠之间而为肿聚也。痈者，壅也。此因气壅而肿，非痈脓也。《离合真邪论》曰：天暑地热，则经水波涌而陇起，经之动脉，其至也，亦时陇起。盖言此气壅于皮肤分肉而为肿，无迎刺陇起之经脉也。俗，犹习俗。性者，心之所生也。谓心所生之神气，习聚于此，当移易其流行。非痈脓，故不得脓。脆道，肌肉之理路也。聚气从脆道更行，去其所聚之乡，不使安其处，则聚气乃行散矣。诸阴阳之脉，所过于壅处者，取其输而泻之。盖皮肤分肉之气，从经输络脉而出，恐聚气之流于脉络也。此言合并充身之真气，亦运行环转之无端也。

**凡刺大邪日以小，泄夺其有馀乃益虚。剽其通，针其邪，肌肉亲，视之毋有反其真，刺诸阳分肉间。**

大者，谓真气容大于肌腠之间，故当使之日小。夫有馀于外，则不足于内，若泄夺其有馀，乃益虚其内矣。盖言日以小者，使之复反于内，非夺其外泄也。故剽切其真气通会之处，针其有馀之气，以通于内。亲，近也。近视其肌肉致密而小，则外内和平矣。若毋有反其真者，再刺诸阳分肉间。盖真气者，神气也，从关节而出于肌腠之外，故剽通其关节，其有未反者，再取之肌肉也。闵士先曰：水谷所生之气，从大络而出于分肉，神气出入于关节之间，总属中焦之谷气而分走其道。赵庭霞曰：谷气与下焦之精气相搏，而后谓之神。朱卫公曰：毋有反其真，刺诸阳分肉间，是真气从节而出，可复从分肉理路而入，亦环转出入者也。

**凡刺小邪日以大，补其不足乃无害。视其所在迎之界，远近尽至，其不得外，侵而行之乃自费，刺分肉间。**

小者，通会于肌腠之气虚小，故当使日以渐大，即追而补之乃无害。视其气至之所在，而迎之于界。界者，节之交也。使上焦之神气，中焦之谷气，下焦之天真，远近尽至，则日以大矣。侵，渐进也。费，用也。其不得外侵而行之者，乃中焦之谷气自用，不与下焦之天真合并而充身，故当刺分肉间以通其谷气。闵士先曰：追而济之曰补，盖追其正气之内归，小者当迎之使出，不当追之使入。曰补其不足乃无害者，言此处追而补之，则彼处溢而自出矣，谓真气之环转出入者也。朱卫公曰：此节与上节交错环转，本篇论气血之离合出入，圣人反复辩论，曲尽婆心，学者不可不深体之。

凡刺热邪越而苍，出游不归乃无病，为开辟门户，使邪得出，病乃已。

热邪者，阳气盛而留于肌腠之间，故为热也。苍苍者，天之正色也。越而苍者，使邪热发越，而天真之气色见矣。出游不归，谓神气游行于外，而不返其真。此为开辟门户，使邪得出而后病乃已，故虽出游不归乃无病。此盖言真气外内出入，环转无息者也。

凡刺寒邪日以除，徐往徐来致其神，门户已闭气不分，虚实得调其气存也。

寒气者，所得于天之水寒。神者，火之精也。水火相感，神志合精，是为和平。故刺寒邪者，日以除其寒，徐往徐来，以致其神气，即闭其门户，使气不分，而寒热之虚实得调，其真气乃存矣。上节论开辟门户以去邪，此论门户已闭乃存正。

黄帝曰：官针奈何？岐伯曰：刺痈者用铍针，刺大者用锋针，刺小者用圆利针，刺热者用镵针，刺寒者用毫针也。

此申明五者之病，皆在皮肤肌肉之气分，故所用之针，皆取痹于肌肉者也。

请言解论，与天地相应，与四时相副，人参天地，故可为解。下有渐洳，上生苇蒲，此所以知形气之多少也。阴阳者，寒暑也。热则滋雨而在上，根荄少汁。人气在外，皮肤缓，腠理开，血气减，汗大泄，皮淖泽。寒则地冻水冰，人气在中，皮肤致，腠理闭，汗不出，血气强，肉坚涩。当是之时，善行水者，不能往冰；善穿地者，不能凿冻；善用针者，亦不能取四厥；血脉凝结，坚搏不往来者，亦未可即柔。故行水者，必待天温，冰释冻解，而水可行，地可穿也。人脉犹是也。治厥者，必先熨调和其经，掌与腋，肘与脚，项与脊以调之，火气已通，血脉乃行。然后视其病脉，淖泽者刺而平之，坚紧者破而散之，气下乃止，此所谓以解结者也。

此解论所受于天之气，从阴而生，自下而上，应天地之寒暑往来，随四时之生长收藏者也。渐洳，濡湿之地也。苇蒲生于水中，其质柔弱，中抽坚茎，名曰蒲槌。内刚外柔，为坚心之坎水，以比人之元阳，生于精水之中，故曰此所以知形气之多少也。谓充于形中之气，生于天一水中，知所秉之厚薄，则知气有多少矣。人之阴阳出入，应天地之寒暑往来。热则滋雨在上，而万物之根荄少汁，盖言精水亦随气而上出者也。热则人气在外，腠理开而汗大泄。津气外泄，故在内之血气减少。此言人之血气，本于下焦之精气也。地冻水冰，则天气收藏而人气在中，皮肤致密而汗不出，精气内藏，故血气自强也。善行水者，不能凿冰，善用针者，不能取四厥，谓气随天地之寒暑出入，非人力之所能强也。治厥者必先熨，通其气也。调和其经，通其经也。谓所受于天之精气，行于经脉之外内者也。调之掌与腋，肘与脚，项与脊，谓血气之行于上下四傍，无处不到也。淖泽者，行之太过，当刺而平之。紧涩者，涩滞不通，当破而散之。此所谓以针而解结者也。

用针之类，在于调气。气积于胃，以通营卫，各行其道。宗气流于海，其下者注于气街，其上者走于息道。故厥在于足，宗气不下，脉中之血，凝而留止，弗之火调，弗能取之。

此言后天饮食之谷气，乃营卫宗气，各走其道，充于形身之上下者也。厥在足者，少阴之气厥也。寒气厥逆于下，是以宗气不能下行，脉中之血，凝而留止。弗之火调，弗能通之，谓下焦之精气，乃阴阳水火，得火热而后能温其水寒。夫所受于天者，少阴肾藏之精气也。冲脉与少阴之大络，起于肾，出于气街，循阴股内廉，邪入腘中。厥在于足而宗气不下者，谓宗气下行而与少阴之气相合也。夫所谓合并而充身者，下焦先天之气上与阳明之谷气相合，而出入于关节肌腠之间。然而后天所生之宗气，亦下行而与少阴之精气相合，注于气街，入于腘中，并行于经脉皮肤之外内者也。

用针者，必先察其经络之实虚，切而循之，按而弹之，视其应动者，乃后取之而下之。

此申明血气之行于脉中也。《内经》云：络满经虚，泻阳补阴；经满络虚，泻阴补阳。盖以里之经脉为阴，外之络脉为阳。血气之行于脉中，从经而脉，脉而络,络而孙,故必先察其经络之虚实而后取之。

六经调者,谓之不病,虽病,谓之自已也。一经上实下虚而不通者,此必有横络盛加于大经,令之不通,视而泻之。此所谓解结也。

此申明血气之行于脉外也。六经者,手足之十二经别也。大经者,经隧也。经隧者,五藏六府之大络也。胃府所出之气血,充于皮肤分肉之间者,从藏府之大经,而外出于皮肤。横络者,经脉之支别也。如一经上实下虚而不通者,此必有经脉之横络,盛加于大经而令之不通也。故视而泻之,此所谓解结也。此二节论水谷所生之血气,营于脉中,充于肤腠,各有道路也。闵士先曰:以此二节列于节中者,分别合并,而充身之真气各别也,当以自费之义参之。

上寒下热,先刺其项太阳,久留之,已刺则熨项与肩胛,令热下合乃止。此所谓推而上之者也。

此言下焦所生之气,从下而上也。太阳为诸阳主气,而太阳之气生于膀胱水中,上寒下热。此太阳之气留于下而不上,故先刺其项太阳久留之,以候气至。已刺则熨项与肩胛,令火热与下之阳气交合乃止,此所谓推而上之者也。闵士先曰:本经凡曰项太阳,皆在气分上看。取表气,故不言经穴。赵庭霞曰:少阴太阳本水火之标本,故俱用火以温气。

上热下寒,视其虚脉而陷之于经络者取之,气下乃止。此所谓引而下之者也。

此言上焦所生之气,从上而下也。上焦开发,宣五谷味,熏肤充身泽毛,是谓气。此上焦之气,从上而下。如上热下寒,当视其虚脉而陷之于经络者取之。此因脉虚而气陷于脉内,不能熏肤热肉,故下寒也。故当取之于经,俟气下乃止,此所谓引而下之者也。

大热遍身,狂而妄见妄闻妄言,视足阳明及大络取之,虚者补之,血而实者泻之。因其偃卧,居其头前,以两手四指挟按颈动脉,久持之,卷而切之,下至缺盆中而复止如前,热去乃止。此所谓推而散之者也。

此言中焦所生之气,从中而出,散行于上下者也。中焦之气,阳明水谷之悍气也。大热遍身，狂而妄见妄闻，此阳明之气逆而为热狂也。故当视足阳明之皮部及大络取之，虚者补之，如逆于血脉之中而血实者泻之。盖中焦之气，从大络而出于皮肤者也。其悍气之上冲头者，循咽上走空窍，出顑，下客主人，循牙车，复与阳明之脉相合，并下人迎，从膺胸而下至足跗。故当因其偃卧，居其头前，以两手四指，挟按颈中人迎之动脉，久持之。盖使悍热之散于脉外，勿使合于脉中，此所谓推而散之者也。以上三节申明肤表之气又有从上中下之三道而出者，是所受于天与谷气并而充身者，又有二气也。学者能明乎阴阳血气离合出入之道，全经大义，思过半矣。

黄帝曰：其一脉生数十病者，或痛或痈，或热或寒，或痒或痹，或不仁，变化无穷。其故何也？岐伯曰：此皆邪气之所生也。

此下论邪气之伤人营卫宗气，则真气去，邪独留，邪气淫泆，变化无穷，是以一脉而生数十病也。

黄帝曰：余闻气者，有真气，有正气，有邪气。何谓真气？岐伯曰：真气者，所受于天，与谷气并而充身者也；正气者，正风也，从一方来，非实风，又非虚风也；邪气者，虚风之贼伤人也，其中人也深，不能自去。正风者，其中人也浅，合而自去，其气来柔弱，不能胜真气，故自去。

所受于天者，先天之精气，谷气者，后天水谷之精气，合并而充身者也。正气者，大块噫气，其名为风，从一方来，非实风，又非虚风，此天地之正气也。虚风者，从虚乡来之贼风，伤人正气，其中人也深，不能自去。正风者，其中人也浅，与真气合而自去。盖其气来柔弱，不能胜真气，故自去。闵士先曰：人秉天地之正气所生，故天之正气，与人之真气相合，不能胜真气者，合并之气盛也。朱卫公曰：风出于地隧之中，故其气来柔弱。实风者，天之怒气也。

虚邪之中人也，洒淅动形，起毫毛而发腠理。其入深，内搏于骨，则为骨痹；搏于筋，则为筋挛；搏于脉中，则为血闭不通，则为痈；搏于肉，与卫气相搏，阳胜者则为热，阴胜者则为寒，寒则真气去，去则虚，虚则寒；搏于皮肤之间，其气外发腠理，开毫毛，淫气往来，行则为痒，留而不去为痹，卫气不行则为不仁。

此言虚邪之伤形也。洒淅动形,故搏于皮脉肉筋骨,而为痹为挛,为痈为痒。阴胜则为寒,寒则真气去,有伤卫气则为不仁,此皆邪气之所生也。

虚邪偏客于身半,其入深,内居营卫,营卫稍衰,则真气去,邪气独留,发为偏枯。其邪气浅者,脉偏痛。

此邪气偏客于形,伤其营卫,则真气去而为偏枯也。其邪气浅者脉偏痛,盖偏枯者,邪直伤于筋骨也。闵士先曰:营卫衰则真气去,当知营卫真气,同本所生而各走其道,可离而可合者也。

虚邪之入于身也深,寒与热相搏,久留而内著,寒胜其热,则骨疼肉枯,热胜其寒,则烂肉腐肌,为脓内伤骨,内伤骨为骨蚀。有所疾前筋,筋屈不能伸,邪气居其间而不反,发为筋溜。有所结,气归之,卫气留之,不得反,津液久留,合而为肠溜,久者数岁乃成,以手按之柔。已有所结,气归之,津液留之,邪气中之,凝结日以易甚,连以聚居为昔瘤,以手按之坚。有所结,深中骨,气因于骨,骨与气并,日以益大,则为骨疽。有所结,中于肉,宗气归之,邪留而不去,有热则化而为脓,无热则为肉疽。凡此数气者,其发无常处而有常名也。

此虚邪伤气而病形也。寒与热搏者,形中之阴阳二气也。盖形舍气,气归形,形气之相合也。是以伤形则病气,伤气则病形。结气归之者,寒热相搏之气,归于邪留之形所也。凡此数气者,其发无定处,而有肉枯骨蚀筋溜昔瘤之定名也。末章论邪气病形,则真气去而营卫伤。盖真气者,出入于节之交,游行于皮肤肌腠之间者也。

## 卫气行第七十六

黄帝问于岐伯曰:愿闻卫气之行,出入之合何如?伯高曰:岁有十二月,日有十二辰,子午为经,卯酉为纬。天周二十八宿,而一面七星,四七二十八星。房昴为纬,虚张为经。是故房至毕为阳,昴至心为阴,阳主昼,阴主夜。故卫气之行,一日一夜五十周于身,昼日行于阳二十五周,夜行于阴二十五周,周于五藏。是故平旦阴尽,阳气出于目,目张则气上行于头,循项下足太阳,循背下至小指之端。其散者,别于目锐眦,下手太阳,下至手小指之间外侧。其散者,别于目锐眦,下足少阳,注小指次指之间,以上循手少阳之分侧,下至小指之间。别者,以上至耳前,合于颔脉,注足阳明,以下行至跗上,入五指之间。其散者,从耳下下手阳明,入大指之间,入掌中。其至于足也,入足心,出内踝,下行阴分,复合于目,故为一周。藏字旧本误作岁,今改正。

岁有十二月者,周天三百六十五度四分度之一,一昼一夜,日随天道环转,绕地一周而过一度,岁三百六十五日有奇而一周天。日有十二辰者,夜半为子,日中为午,日出为卯,日入为酉,子位于北,午位于南,卯位于东,酉位于西,子午为经,卯酉为纬。天周二十八宿,而一面七星,四七二十八星,是二十八宿分位于周天之三百六十五度也。房位于卯,昴位于酉,虚位于子,张位于午,房昴为纬,虚张为经。房度在卯,毕度在酉。房至毕为阳者,日随天道,自东而西,漏下二十五刻,日正中而行至张度,又二十五刻则行至毕度,此昼日行于阳也。昴度在酉,心度在卯。昴至心为阴者,日随天道,自西而东,绕地环转,漏下二十五刻,夜正中而行至虚度,又二十五刻行至心度,此夜行于阴也。卫气之行,一日一夜,五十周于身者,谓营行脉中,卫行脉外,循藏府之手足十二经脉,与督脉任脉阳跻阴跻之脉度而行,一呼一吸,脉行六寸,水下二刻,计二百七十息,脉行十六丈二尺为一周,昼行二十五周,夜行二十五周,总属此十六丈二尺之脉度,无分阴与阳也。其昼行于阳二十五周,夜行于阴二十五周,周于五藏者,昼行于三阳之分,夜行于五藏之阴,与循经而行者各走其道。盖卫气之循经而行者,与脉内之营气交相循度环转。昼行于阳,夜行于阴者,与脉外之营气相将而行,昼行于皮肤肌腠之间,夜行于五藏募原之内,与昼夜循行十六丈二尺之经脉五十周者不同也。是以平旦气出于阳而目张,暮则气入于阴而目瞑。故下文曰:日行一舍,人气行一周,与十分身之八。盖言日行一舍,卫气之循度而行者,环转于十六丈二尺之一周,与行于三阳之分者,亦一周也。夫卫气之昼行于阳,夜行于阴者,应日随天道绕地环转,卫气之循经而行者,应月与海水之盛亏于东西,故曰人与天地参也,与日月相应也。按《厥论》曰:阳气起于足五指之表，阴气起于足五指之里。阳明者表也，为之行气于三阳。而卫气者，阳明水谷之悍气，合于阳明之颔脉，下行至足跗上。是以卫气之上入于五指之间者，合阳明而入于颔脉之人迎，下至足跗。故入于足五指之端，从指井而复出于皮肤之气分也。玉师曰：经言卫气先行皮肤，先充络脉，是卫气与络脉之相通也。卫气大会于风府，日下一节，二十一日，下至尾骶，内行于伏冲之脉。是卫气外行于皮肤，而内行于经脉也。此言卫气入于阳明之颔脉，是营卫之行于经脉外内，又不可执一而论。

是故日行一舍，人气行一周与十分身之八；日行二舍，人气行二周于身与十分身之六；日行三舍，人气行于身五周与十分身之四；日行四舍，人气行于身七周与十分身之二；日行五舍，人气行于身九周；日行六舍，人气行于身十周与十分身之八；日行七舍，人气行于身十二周在身与十分身之六；日行十四舍，人气二十五周于身有奇分与十分身之四，阳尽于阴，阴受气矣。其始入于阴，常从足少阴注于肾，肾注于心，心注于肺，肺注于肝，肝注于脾，脾复注于肾为周。是故夜行一舍，人气行于阴藏一周与十分藏之八，亦如阳行之二十五周，而复合于目。阴阳一日一夜，合有奇分十分身之四与十分藏之二，是故人之所以卧起之时有早晏者，奇分不尽故也。

日行一舍者，日行乎一宿之度也。人气行一周者，言卫也。

黄帝曰：卫气之在于身也，上下往来不以期，候气而刺之，奈何？伯高曰：分有多少，日有长短，春秋冬夏，各有分理，然后常以平旦为纪，以夜尽为始。是故一日一夜，水下百刻，二十五刻者，半日之度也，常如是无已。日入而止，随日之长短，各以为纪而刺之。谨候其时，病可与期；失时反候者，百病不治。故曰：刺实者，刺其来也；刺虚者，刺其去也。此言气存亡之时，以候虚实而刺之。是故谨候气之所在而刺之，是谓逢时。病在于三阳，必候其气在于阳而刺之；病在于三阴，必候其气在阴分而刺之。

此论四时昼夜有长短之分，然各有分理，以定气之在阳在阴也。如春秋昼夜平分之时,常以平旦为纪,以夜尽为始。日出卯初一刻,以一刻人气在太阳为始,二刻在少阳,三刻在阳明,四刻在阴分。一日一夜,水下百刻为一周,二十五刻者,半日之度也,至日入而止为昼。随日之长短,皆以卯初一刻人气在太阳为纪而刺之。谨候其人气在于阳分之时,以刺阳病,人气在于阴分之时,以刺阴病,此病可与期而愈。如失时反候,百病不治也。实者,邪气实也。来者,谓气之始来。如邪在阳分,以水下一刻五刻九刻,气始来于阳而即刺之,所谓迎而夺之也。虚者,正气虚也。去者,谓气之已去。如阳气虚者,以水下三刻七刻十一刻,人气将去阳而之阴之时以刺之,所谓追而济之也。如病在阴之虚实者,亦如此法,是谓逢时。如病在于三阳,必候其气在于阳而刺之;病在于三阴,必候其气在于阴而刺之。倪仲玉曰:必候其气在于阳者,在三阳之分也;在于阴者,在三阴之分也。以三阴三阳之为病,亦候其气之在三阴三阳之分治之。

水下一刻,人气在太阳;水下二刻,人气在少阳;水下三刻,人气在阳明;水下四刻,人气在阴分。水下五刻,人气在太阳;水下六刻,人气在少阳;水下七刻,人气在阳明;水下八刻,人气在阴分。水下九刻,人气在太阳;水下十刻,人气在少阳;水下十一刻,人气在阳明;水下十二刻,人气在阴分。水下十三刻,人气在太阳;水下十四刻,人气在少阳;水下十五刻,人气在阳明;水下十六刻,人气在阴分。水下十七刻,人气在太阳;水下十八刻,人气在少阳;水下十九刻,人气在阳明;水下二十刻,人气在阴分。水下二十一刻,人气在太阳;水下二十二刻,人气在少阳;水下二十三刻,人气在阳明;水下二十四刻,人气在阴分。水下二十五刻,人气在太阳。此半日之度也。从房至毕一十四舍,水下五十刻,日行半度,回行一舍,水下三刻与七分刻之四。大要曰:常以日之加于宿上也,人气在太阳。是故日行一舍,人气行三阳,行于阴分。常如是无已,与天地同纪,纷纷盼盼,终而复始,一日一夜,水下百刻而尽矣。盼,普巴切。

此论卫气应天道之绕地环转,在阳在阴,以为取刺之法。夫阳者,天气也,主外。阴者,地气也,主内。少阴之上,君火主之。君火者,日之太阳也。日随天道环转,昼明夜晦,盖天运以日光明也。是以水下一刻,人气在太阳;水下二刻,人气在少阳;水下三刻,人气在阳明;水下四刻,人气在阴分。阴分者,少阴之分也。水下二十五刻,此半日之度也。从房至毕一十四舍,水下五十刻,日行天度之半。回行一舍者,绕地回转,从昴至心,而又行一舍也。水下三刻者,谓五十三刻而又加于太阳,与七分刻之四者,有一分二厘五毫之奇分也。此卫气随天道绕地环转,昼夜皆行于三阳之分,是以五十三刻,而复行于太阳,故大要曰:常以日之加于宿上也。人气在太阳,谓昼夜日之加于舍上,皆以太阳为始也。是故日行一日,人气行于三阳,而行于阴分,常如是无已,与天地同纪,谓地居天之中,而天道运行于地之外也。纷纷盼盼者,谓杂乱纷纭而仍有明白之分度也。夫卫气昼行于阳,夜行于五藏之阴者,应天气之入于地中,有寒暑之往来。卫气环转一周,行于三阳之分,二十五周者,天道环转于地之下也。故病在于三阳,必候其气在阳而刺之;病在于三阴,必候其气在阴分而刺之。阴分者,少阴之分,少阴乃三阴之主也。卫气昼行于三阳,夜行于五藏,共计行五十周,应天运环转于地之外,昼夜止行二十五周,此气之有徐驶矣。若夫大会于风府,日下一节,二十二日,内行于伏冲,其行九日,上出于缺盆,其所行更迟矣。经言卫气慓悍滑疾,而所行疾徐不同,此皆出于理数之自然,又须人之知力所能臆度也。王子律曰:昼夜行于三阳,乃在肌表气分,与昼夜循经而行大略相同。经脉应地之经水,抑水流速而气行缓欤?

## 九宫八风第七十七

太一常以冬至之日,居叶蛰之宫四十六日,明日居天留四十六日,明日居仓门四十六日,明日居阴洛四十五日,明日居天宫四十六日,明日居玄委四十六日,明日居仓果四十六日,明日居新洛四十五日,明日复居叶蛰之宫,曰冬至矣。

卢良侯曰:此章论太一所居之宫,徙游之日,以下应君民将相之安否也。太乙,北极也。斗杓所指之辰,谓之月建,即气令所主之方。月令五日谓之候,三候谓之气,三气谓之节。冬至子之半,一阳初动,乃岁时之首也。是以太一常以冬至之日,居叶蛰之宫。叶蛰,坎宫也。本宫居四十六日,明日四十七日,徙居于天留之宫。天留,艮宫也。居四十六日,明日徙居仓门之宫。仓门,震宫也。居四十六日，明日徙居于阴洛之宫。阴洛，巽宫也。居四十五日，明日徙居于天宫。天宫，离宫也。居四十六日，明日徙居于玄委之宫。玄委，坤宫也。居四十六日，明日徙居于仓果之宫。仓果，兑宫也。居四十六日，明日徙居于新洛之宫。新洛，乾宫也。居四十五日，明日四十六日，复居于叶蛰之宫，是明岁之冬至矣。常如是无已，终而复始，此太乙一岁所居之宫也。倪仲玉曰：坎宫名叶蛰者，冬令主蛰封藏，至一阳初动之时，蛰虫始振，故名曰叶蛰。艮宫名天留者，艮为山，正而不动，因以为名。震宫名仓门者，仓，藏也。天地万物之气收藏，至东方春令而始震动开辟，故名仓门。巽宫名阴洛者，《洛书》以二四为肩，巽宫位居东南而主四月，因以为名。离宫名天宫者，日月丽天，主离明在上之象，因以为名。坤宫名玄委者，坤为地，玄，幽远也，委，随顺也，地道幽远柔顺，是以名之。兑宫名仓果者，果，实也，万物至秋而收藏成实，是以名之。乾宫名新洛者，新，始也，《洛书》戴九履一，一乃乾之始也。此九宫之位，应于八方，四时各随时而命名也。

太一日游，以冬至之日，居叶蛰之宫，数所在日，从一处至九日，复反于一，常如是无已，终而复始。太乙移日，天必应之以风雨，以其日风雨则吉，岁美民安少病矣。先之则多雨，后之则多汗。太乙在冬至之日有变，占在君；太一在春分之日有变，占在相；太一在中宫之日有变，占在吏；太一在秋分之日有变，占在将；太一在夏至之日有变，占在百姓。所谓有变者，太一居五宫之日，疾风折树木，扬沙石，各以其所主占贵贱，因视风所从来而占之。风从其所居之乡来为实风，主生长，养万物；从其冲后来为虚风，伤人者也，主杀主害者，谨候虚风而避之。故圣人曰：避虚邪之道，如避矢石然，邪弗能害。此之谓也。汗，当作旱。

卢良侯曰：此太一日游于九宫也。数所在日者，以所在之宫，数至九日，而复反于本宫也。如居叶蛰之宫，即从叶蛰之一处，一日而至天留，二日而至仓门，三日而至阴洛，四日而至天宫，五日而至中宫，六日而至玄委，七日而至仓果，八日而至新洛，九日而复反于叶蛰之宫。如居天留之宫，即从天留数至九日，而复反于天留也。常如是无已，终而复始。风雨者，天地阴阳之和气，是以太一移宫之日,天必应之以风雨。其本日风雨则吉,岁美民安少病。如先期而风雨,主多雨水,后期而风雨,则多旱燥。此太一出游之第一日,即移宫之第四十七日也。二至二分,乃阴阳离合之候,中宫乃占八风之时,是以递居本宫之第一日有变,则占在君民将相也。疾风折木扬沙,暴戾之变气也。实风者,春之东风,夏之南风,秋之西风,冬之北风,春夏交之东南风,秋冬交之西北风,此天地四时之正气,故主生长,养万物。其从冲后来者,如冬至从南西二方而来,春分从西北二方而来,是为虚乡不正之风,主伤人而杀害万物。故圣人曰避虚邪之道,如避矢石。曰避者,太一出游之一日也。

是故太一徙立于中宫,乃朝八风,以占吉凶也。风从南方来,名曰大弱风,其伤人也,内舍于心,外在于脉,气主热;风从西南方来,名曰谋风,其伤人也,内舍于脾,外在于肌,其气主为弱;风从西方来,名曰刚风,其伤人也,内舍于肺,外在于皮肤,其气主为燥;风从西北方来,名曰折风,其伤人也,内舍于小肠,外在于手太阳脉,脉绝则溢,脉闭则结不通,善暴死;风从北方来,名曰大刚风,其伤人也,内舍于肾,外在于骨与肩背之膂筋,其气主为寒也;风从东北方来,名曰凶风,其伤人也,内舍于大肠,外在于两胁腋骨下及支节;风从东方来,名曰婴儿风,其伤人也,内舍于肝,外在于筋纽,其气主为身湿;风从东南方来,名曰弱风,其伤人也,内舍于胃,外在肌肉,其气主体重。此八风皆从其虚之乡来,乃能病人。三虚相搏,则为暴病卒死。两实一虚,病则为淋露寒热。犯其雨湿之地则为痿。故圣人避风,如避矢石焉。其有三虚而偏中于邪风,则为击仆偏枯矣。

卢氏曰:太一出游之第五日,立于中宫,乃朝八风,以占吉凶。八风者,四正四维之风也。夫人之五藏,生于五方五行,内合六府,外合于皮脉肉筋骨,是以八方不正之风,内伤藏府,外病形身。此皆从其虚之乡来,乃能病人也。如居叶蛰之宫,而出游之第五日,风从南西二方而来,如居仓门之宫,而出游之第五日,风从西北二方而来,数所在日而来不正之风,皆谓之虚风也。三虚者,乘年之虚,逢月之空,失时之和。三虚相搏,则为暴病卒死。两实一虚者,止伤于虚风也。淋露寒热者,汗出而为寒为热也。犯其雨湿之地,则风湿相搏而为痿。其有三虚而偏中于邪风,则为击仆偏枯。故圣人避风,如避矢石矣。倪仲玉曰:重言圣人避风,如避矢石者,上节谓避太一出游之第一日,此避太一立于中宫所朝之八风也。

# 九针论第七十八

黄帝曰:余闻九针于夫子,众多博大矣,余犹不能寤,敢问九针焉生?何因而有名?岐伯曰:九针者,天地之大数也,始于一而终于九。故曰:一以法天,二以法地,三以法人,四以法时,五以法音六以法律,七以法星,八以法风,九以法野。黄帝曰:以针应九之数,奈何?岐伯曰:夫圣人之起天地之数也,一而九之,故以立九野。九而九之,九九八十一,以起黄钟数焉,以针应数也。一者,天也。天者,阳也。五藏之应天者肺。肺者,五藏六府之盖也。皮者,肺之合也,人之阳也。故为之治针,必以大其头而锐其末,令无得深入而阳气出。二者,地也。人之所以应土者肉也。故为之治针,必箭其身而圆其末,令无得伤肉分,伤则气得竭。三者,人也。人之所以成生者血脉也。故为之治针,必大其身而圆其末,令可以按脉勿陷,以致其气,令邪气独出。四者,时也。时者,四时八风之客于经络之中,为瘤病者也。故为之治针,必箭其身而锋其末,令可以泻热出血,而痼病竭。五者,音也。音者,冬夏之分,分于子午,阴与阳别,寒与热争,两气相搏,合为痈脓者也。故为之治针,必令其末如剑锋,可以取大脓。六者,律也。律者,调阴阳四时而合十二经脉,虚邪客于经络而为暴痹者也。故为之治针,必令尖如氂,且圆且锐,中身微大,以取暴气。七者,星也。星者,人之七窍。邪之所客于经而为痛痹,舍于经络者也。故为之治针,令尖如蚊虻喙,静以徐往,微以久留,正气固之,真邪俱往,出针而养者也。八者,风也。风者,人之股肱八节也。八正之虚风,八风伤人,内舍于骨解腰脊节腠理之间为深痹也。故为之治针，必长其身，锋其末，可以取深邪远痹。九者，野也。野者，人之节解皮肤之间也。淫邪流溢于身，如风水之状，而溜不能过于机关大节者也。其为之治针，令小大如铤，其锋微圆，以取大气之不能过于关节者也。

此篇论九针之道，应天地之大数，而合之于人。人之身形，应天地阴阳而合之于针，乃交相输应者也。天地人者，三才之道也。天地之大数，始于一而成于三，三而三之成九，九而九之，九九八十一，以起黄钟之数焉，以针应数也。肺属金而位居尊高，为藏府之盖，故应天者肺。脾属土而外主肌肉，故应土者肉也。而脉者，人之神气也，故人之所以成生者血脉也。经络出于四支，以应岁之十二月，故合于四时八风。五居九数之中，故主冬夏之分，分于子午。律分阴阳，故合十二经脉。七窍在上，故应天之七星。人之四支，应于四傍，骨有八节，故应八方之风。九野者，在天为分野，在地为九州，在人为膺喉头首，手足腰胁，故曰其气九州九窍，皆通于天气。此论九针之道，通于天地人，而各有其式，各有其用也。

黄帝曰：针之长短有数乎？岐伯曰：一曰镵针者，取法于巾针，去末寸半卒锐之，长一寸六分，主热在头身也；二曰圆针，取法于絮针，怀其身而卵其锋，长一寸六分，主治分肉间气；三曰鍉针，取法于黍粟之锐，长三寸半，主按脉取气令邪出；四曰锋针，取法于絮针，筩其身，锋其末，长一寸六分，主痈热出血；五曰铍针，取法于剑锋，广二分半，长四寸，主大痈脓，两热争者也；六曰圆利针，取法于氂针，微大其末，反小其身，令可深内也，长一寸六分，主取痈痹者也；七曰毫针，取法于毫毛，长一寸六分，主寒热痛痹在络者也；八曰长针，取法于綦针，长七寸，主取深邪远痹者也；九曰大针，取法于锋针，其锋微圆，长四寸，主取大气不出关节者也。针形毕矣，此九针大小长短法也。

此论九针之制，有大小长短之法，而取用各不同也。夫人之气血，合天地阴阳，昼夜旋转，无所宁息。少有留滞，则为痹为痈。是以九针之用，皆取气取痈取痹。盖针者，所以斡旋天地阴阳之气。

黄帝曰：愿闻身形应九野，奈何？岐伯曰：请言身形之应九野也。左足应立春，其日戊寅己丑；左胁应春分，其日乙卯；左手应立夏，其日戊辰己巳；膺喉首头应夏至，其日丙午；右手应立秋，其日戊申己未；右胁应秋分，其日辛酉；右足应立冬，其日戊戌己亥；腰尻下窍应冬至，其日壬子。六府膈下三藏应中州，其大禁，大禁太一所在之日及诸戊己。凡此九者，善候八正所在之处，所主左右上下。身体有痈肿者，欲治之，无以其所直之日溃治之，是谓天忌日也。

九野者，九州之分野也。按星书：立春应天文箕尾分野，《禹贡》冀州之域；春分应天文心房分野，《禹贡》徐州之域；立夏应天文翼轸分野，《禹贡》荆州之域；夏至应天文井鬼分野，《禹贡》雍州之域；立秋应天文参井分野，《禹贡》梁州之域；秋分应天文奎娄分野，《禹贡》兖州之域；立冬应天文危室分野，《禹贡》青州之域；冬至应天文牛斗分野，《禹贡》扬州之域；中州应天文张柳分野，《禹贡》豫州之域。盖地有九野九州，人有九窍九藏，皆上通于天气，是以身形应九野，而合于天之四时八节也。手足之主戊己者，土属四支也。岁半以上，天气主之；岁半以下，地气主之。膺喉头首应夏至者，身半以上为阳也；腰尻以下应冬至者，身半以下为阴也。丙午属火故主夏，壬子属水故主冬。胁主外内出入之枢，故主春秋二分。盖春主阳气上而阴气下，秋主阴气上而阳气下也。乙卯属木，主于东方，故其日乙卯；辛酉属金，主于西方，故其日辛酉。六府膈下三藏，居形身之中而在下，故应地之中州。太一所在之日，谓移宫出游之一日，并立中宫之日也。八正者，八方之正位，所以候八风之虚邪以时至者也。所直之日，谓太一所在之日，及诸戊己。凡此九者，是谓天忌日也。王子律曰：按《遁甲经》云：六戊为天门，六己为地户。故为天忌。卢良侯曰：肺应天，心应日，故止膈下之三藏应地。倪仲玉曰：气从下而上，故左足应立春。右足应立冬者，气复归于下也。

形乐志苦，病生于脉，治之以灸刺。形苦志乐，病生于筋，治之以熨引。形乐志乐，病生于肉，治之以针石。形苦志苦，病生于咽喝，治之以甘药。形数惊恐，筋脉不通，病生于不仁，治之以按摩醪药，是谓形。喝，当作嗌。

此言人有贵贱君子小人之不同,形志有偏苦偏乐之分异,故治法亦宜守一勿失也。夫富贵之人,形乐志苦;村野之人,形苦志乐。澹忘舒泰者,形志皆乐;系牵拘畏者,形志皆苦。形乐者,四体不运则血脉留滞,故当治之以灸刺而通血脉。形苦者,劳其筋骨,故当治之以熨引,以舒其筋。形乐志乐,则心广体胖,故当治之针石以疏气。志者,心之所发也。咽乃胃府之门,而胃主肌形。髑骬乃心之蔽骨,而内应于心藏。故形志皆苦者,病生于咽髑,此病在不足,故当调之以甘药也。惊伤心肝,恐则伤肾,是以形数惊恐,则筋脉不通,营气不行,则为不仁。此病因于内,故当治之以按摩醪药,是谓五形志也。

五藏气:心主噫,肺主咳,肝主语,脾主吞,肾主欠。

此以下意言明乎九针之道,更当知五运六气之微。五运者,五行之化运,合于五藏六府而主出入。六气者,主司天在泉,合人之三阴三阳,而通于手足之十二经脉。以九九之大数,而合于五六之变化,可通于无穷,可传于后世矣。噫者,中焦之逆气,上走心为噫,故心主噫。《阴阳应象论》曰:肺在变动为咳。语者,论难也。肝为将军之官,谋虑出焉,故肝主语。脾主为胃行其津液者也。脾气不能灌溉于四藏,则津液反溢于外窍,故为吞咽之证。本经曰:阳者主上,阴者主下。阳引而上,阴引而下,阴阳相引,故数欠。当泻足少阴,补足太阳。盖肾气上逆,欲引而下则为欠。

六府气:胆为怒,胃为气逆哕,大肠小肠为泄,膀胱不约为遗溺,下焦溢为水。

王子律曰:胆者,中正之官,决断出焉,故气逆则为怒。《口问篇》曰:人之哕者,谷入于胃,胃气上注于肺。今有故寒气与新谷气俱还入于胃,新故相乱,真邪相攻,气并相逆,复出于胃,故为哕。大肠小肠,受盛水谷,变化糟粕,病则不能化物而为泄矣。膀胱者,州都之官,津液藏焉,气化则出,是以不约则为遗溺。下焦如渎,水道出焉,病则反溢而为水病矣。

五味:酸入肝,辛入肺,苦入心,甘入脾,咸入肾,淡入胃,是谓五味。

五走:酸走筋,辛走气,苦走血,咸走骨,甘走肉,是谓五走也。

王氏曰:酸苦甘辛咸,五行之味也。血气肉筋骨,五藏之所生也。是以五味各自走其道。

五裁：病在筋，无食酸；病在气，无食辛；病在骨，无食咸；病在血，无食苦；病在肉，无食甘。口嗜而欲食之，不可多者，必自裁也，命曰五裁。

王子律曰：裁者，酌其适中而不可多也。夫五味入口，内养五藏，外濡形身，病则嗜食，故宜裁之。

五发：阴病发于骨，阳病发于血，阴病发于肉，阳病发于冬，阴病发于夏。

王子律曰：肾为阴藏，在体为骨，故阴病发于骨。心为阳藏，在体为脉，故阳病发于血。脾为阴中之至阴，在体为肉，故阴病发于肉。即《调神论》之所谓逆夏气则太阳不长，心气内洞，逆冬气则少阴不藏，肾气独沉之义。盖因本气自逆而发病也。肝为牡藏，逆冬气则奉生者少。春为痿厥，故肝藏之阳病发于冬。肺为牝藏，逆夏气则奉收者少。秋为痎疟，故肺藏之阴病发于夏。故言五藏发病，有因所生之母气而为病者，有因本气自逆而为病者，以五藏错综而论之，皆能为病者也。

五邪：邪入于阳，则为狂；邪入于阴，则为血痹；邪入于阳，转则为癫疾；邪入于阴，转则为瘖；阳入之于阴，病静，阴出之于阳，病喜怒。喜，当作善。《宣明五气》章曰：阴出之阳，病善怒。

王子律曰：邪入于阳则阳盛，阴不胜其阳，则脉流薄疾，并乃狂。又四支为诸阳之本，阳盛则四支实，实则能登高也。热盛于身，则弃衣欲走也。阳盛则使人骂詈，不避亲疏也。痹者，闭也，痛也。邪入于阴，闭而不行，则留著而为痹痛矣。夫在外者，皮肤为阳，筋骨为阴，故曰病在阳者名曰风，在阴者名曰痹。癫乃重阴，邪入于阳，转入于阴，则为癫疾矣。夫心主言，由肾间之动气而后发，邪入于肾藏之阴，转入于心藏之阳，则为瘖矣。阳分之邪而入于阴，则病者静；阴分之邪而出于阳，则善怒。上节论五藏之气自伤，此论五藏为邪所病。

五藏：心藏神，肺藏魄，肝藏魂，脾藏意，肾藏志也。

《本神篇》曰：肝藏血，血舍魂；脾藏营，营舍意；肺藏气，气舍魄；心藏脉，脉舍神；肾藏精，精舍志。神志魂魄意，五藏所藏之神也。

五主:心主脉,肺主皮,肝主筋,脾主肌,肾主骨。

王子律曰:上节论五藏内藏之神,此论五藏外合之形。

阳明多血多气,太阳多血少气,少阳多气少血,太阴多血少气,厥阴多血少气,少阴多气少血。故曰:刺阳明出血气,刺太阳出血恶气,刺少阳出气恶血,刺太阴出血恶气,刺厥阴出血恶气,刺少阴出气恶血也。恶,叶乌,去声。

王子律曰:此与《五音五味篇》中之论相同而重见者,以五运而生六气也。多者宜出,少者不宜,故曰恶。

足阳明太阴为表里,少阳厥阴为表里,太阳少阴为表里,是谓足之阴阳也;手阳明太阴为表里,少阳心主为表里,太阳少阴为表里,是谓手之阴阳也。

三阴三阳者,天之六气也。而人亦有此六气,合于手足十二经脉,六藏六府。盖针有九九,人有九九,地有九九,皆上通于天之六六也。王子律曰:地之五行,上呈天之六气,故先论五行,而后论六气。

## 岁露论第七十九

黄帝问于岐伯曰:经言夏日伤暑,秋病疟。疟之发以时,其故何也?岐伯对曰:邪客于风府,病循膂而下。卫气一日一夜,常大会于风府,其明日日下一节,故其日作晏。此其先客于脊背也,故每至于风府则腠理开,腠理开则邪气入,邪气入则病作,此所以日作尚晏也。卫气之行风府,日下一节,二十一日,下至尾骶,二十二日,入脊内,注于伏冲之脉,其行九日,出于缺盆之中,其气上行,故其病稍益。

全章大义,论卫气充行于皮肤肌腠,为形身之外卫,昼行于阳,夜行于阴,应天运之开阖,一日一夜,大会于风府。其明日日下一节,二十二日,内注于伏冲之脉。其行九日,上出于缺盆,应月行一月而一周天。海水西盛,人血气积,肌肉充;海水东盛,人血气虚,卫气去,形独居,应海水之消长。盖一日一夜,天道绕地一周,水天之气上下相通,而月以应水也。卫气行于肌腠之间,寒则皮肤急而腠理闭,暑则皮肤缓而腠理开,故以夏伤于暑,秋成痎疟,以证卫气之行焉。疟者,暑邪藏于肌肤,秋时阴气外出,阴与阳遇,寒与热争,邪正相持,而发为疟也。风府,督脉穴,在脑后发际中。邪气客于风府,循脊膂而下,卫气一日一夜,大会于风府,其明日日下一节,故其日作晏。此邪先客于脊背也。故卫气每至于风府则腠理开,开则邪气入而与卫气相遇则病作。卫气日下一节,故作日晏也。盖卫气日下一节则开其下节之腠理,邪气因开而入,与卫气相遇而病乃作也。伏冲者,冲脉伏行背里,为经络之海,卫气循外而下,从内而上,环转一周,应天道也。卢良侯曰:卫气行阳行阴,应天与日之晦冥,循脊膂而下注冲脉而上,应天道之运行于外,而复通贯于地中。卫气内注于伏冲之脉,外注于足阳明之脉,犹司天在泉,上下环转,泉在天之下,而与地中之经水相通。

至其内搏于五藏,横连募原,其道远,其气深,其行迟,不能日作,故次日乃蓄积而作焉。

内搏五藏者,邪留于五藏之募原。募原者,横连于藏府之脂膜。疟邪内搏于五藏募原之间,则其道远,其气深,不能与卫气俱行而外出,故不能日作而间日乃发也。此言卫气夜行于阴者,行于五藏募原之间也。

黄帝曰:卫气每至于风府,腠理乃发,发则邪入焉。其卫气日下一节,则不当风府,奈何? 岐伯曰:风府无常,卫气之所应,必开其腠理。气之所舍节,则其府也。

此承上文申明卫气出于缺盆之中,其气上行,一日一夜,大会于风府。明日日下一节矣。盖岁有三百六十日,而气盈五日九百四十分,则一月该盈四百九十五分,是出于缺盆之第九日,行一日一夜,正朔日之平旦,而大会于风府也。其明日日下一节,则邪与卫气亦会于下节,而大会于风府矣。盖卫气之所应,必开其腠理,开则邪循脊膂而下,入与卫气相遇则病乃作。故风无常府,谓卫气日下所舍之节,则其府也。故曰常大会于风府,常者,谓一岁之中,常十二大会于风府也。大会者,与膂脉相会。盖始于风府,其日下所舍之节,即其府也。

黄帝曰:善。夫风之与疟也,相与同类,而风常在,而疟特以时休,何也? 岐伯曰:风气留其处,疟气随经络,沉以内搏,故卫气应乃作也。帝曰:善。

风乃天之阳邪,故留于表阳之分。疟乃风寒暑湿之邪,主阴阳寒热之往来,故随经络之出入。沉以内搏,与卫气相应乃作。盖卫气随经络交相逆顺而行者也。

黄帝问于少师曰:余闻四时八风之中人也,故有寒暑。寒则皮肤急而腠理闭,暑则皮肤缓而腠理开。贼风邪气,因得以入乎?将必须八正虚邪,乃能伤人乎?少师答曰:不然。贼风邪气之中人也,不得以时。然必因其开也,其入深,其内极病,其病人也卒暴;因其闭也,其入浅以留,其病也徐以迟。

此言邪气必因其开而入深也。四时有寒暑之往来,故八风之中人也,有寒风而有暑风。寒则皮肤急而腠理闭,暑则皮肤缓而腠理开。然贼风邪气之中人也,盖因人气之虚实开阖而入有浅深,不因寒暑之开闭也。

黄帝曰:有寒温和适,腠理不开,然有卒病者,其故何也?少师答曰:帝弗知邪入乎?虽平居,其腠理开闭缓急,其故常有时也。黄帝曰:可得闻乎?少师曰:人与天地相参也,与日月相应也。故月满则海水西盛,人血气积,肌肉充,皮肤致,毛发坚,腠理郄,烟垢著。当是之时,虽遇贼风,其入浅不深。至月郭空,则海水东盛,人气血虚,其卫气去,形独居,肌肉减,皮肤纵,腠理开,毛发残,焦理薄,烟垢落。当是之时,遇贼风则其入深,其病人也卒暴。

此承上文申明人气之虚实开阖,应天时之盛衰。人与天地相参,与日月相应也。卫气日行于阳,夜行于阴,应天道之开阖。日丽天而绕地一周,卫气从风府而下至骶骨,注冲脉而上出缺盆,应一月而月与天会。月乃阴魄,故月之盈亏,应水之消长。月郭满则海水西盛,月郭空则海水东盛。盖月有盈亏,亏于西则满于东。月生于西,故从西而盛于东也。卫气者,所以温分肉,充皮肤,肥腠理,司开阖者也。故卫气盛则肌肉充,皮肤致,毛发坚,腠理郄,烟垢著。当是之时,虽遇贼风,其入浅不深。至月郭空,则海水东盛,人气血虚,其卫气去而形独居,肌肉减,皮肤纵,腠理开,毛发残。理者,肌肉之文理,乃三焦通会之处,故曰焦理。烟垢者,火土之馀也。三焦主火,肌肉主土,故焦理薄则烟垢落。谓肌肉减,腠理开,则肌腠之气亦消散也。当是之时,遇贼风则其入深,其病人也卒暴。夫卫气去者,去形身而内入于伏冲之脉也。二十二日,入于内,注于伏冲。其行九日,复出于缺盆,其气上行。是每月朔旦复出于形身,复会于风府也。故《八正神明论》曰:月始生则血气始精,卫气始行。夫月晦初苏曰朔,谓卫气至朔日始行于阳,而大会于风府也。此卫气之与天地相参,与日月相应者也。王子律曰:海水初八起汐,十五大潮,念三落汐,是以卫气应月满而盛,至念三而去形也。

黄帝曰:其有卒然暴死暴病者,何也?少师答曰:三虚者,其死暴疾也;得三实者,邪不能伤人也。黄帝曰:愿闻三虚。少师曰:乘年之衰,逢月之空,失时之和,因为贼风所伤,是谓三虚。故论不知三虚,工反为粗。帝曰:愿闻三实。少师曰:逢年之盛,遇月之满,得时之和,虽有贼风邪气,不能危之也,命曰三实。黄帝曰:善乎哉论!明乎哉道!请藏之金匮,然此一夫之论也。

逢年之虚者,六气司天在泉之不及也。逢月之空者,月郭空之时也。失时之和者,四时不正之气也。夫卫气与天地相参,与日月相应,是年之虚,月之空,时之违和,皆主卫气失常。盖卫气者,卫外而为固也。卫气虚则腠理疏而邪气直入于内,故为暴病卒死。夫三虚三实,民所共由。帝曰此一夫之论者,谓虚邪贼风,人逢之则中,非比下文之冲风,能伤天下人者也。故圣人避风,如避矢石焉。

黄帝曰:愿闻岁之所以皆同病者,何因而然?少师曰:此八正之候也。黄帝曰:候之奈何?少师曰:常以冬至之日,太一立于叶蛰之宫,其至也,天必应之以风雨者矣。风雨从南方来者,为虚风,贼伤人者也。其以夜半至者,万民皆卧而弗犯也,故其岁民少病。其以昼至者,万民懈怠,而皆中于虚风,故万民多病。虚邪入客于骨,而不发于外,至其立春,阳气大发,腠理开,因立春之日,风从西方来,万民又皆中于虚风,此两邪相搏,经气结代者矣。故诸逢其风而遇其雨者,命曰遇岁露焉。因岁之和而少贼风者,民少病而少死;岁多贼风邪气,寒温不和,则民多病而死矣。

八正者，冬至夏至，春分秋分，立春立夏，立秋立冬，定八方之正位，以候八方之风雨也。冬至之日，风从南方来，立春之日，风从西方来，此从其冲后来，为虚风伤人者也。冬至子之半，其气始蒙，故虚邪入客于骨而不即发。立春时阳气大发，腠理开，而立春之日，又逢西方来之冲风，两邪相搏，则经络结代矣。风者天之气，雨者天之露。故诸逢其风而遇其雨者，命曰遇岁露焉。一岁之中，得及时之风雨而少贼风者，是因岁之和，则岁美民安少病。如风雨不时，又多烈风邪气，而失时之和，则民多病而死矣。

黄帝曰：虚邪之风，其所伤贵贱何如？候之奈何？少师答曰：正月朔日，太一居天留之宫，其日西北风不雨，人多死矣。正月朔日，平旦北风，春，民多死。正月朔日，平旦北风行，民病死者，十有三也。正月朔日，日中北风，夏，民多死。正月朔日，夕时北风，秋，民多死。终日北风，大病死者十有六。正月朔日，风从南方来，命曰旱乡，从西方来，命曰白骨，将国有殃，人多死亡。正月朔日，风从东方来，发屋扬沙石，国有大灾也。正月朔日，风从东南方行，春有死亡。正月朔日，天和温不风，籴贱，民不病。天寒而风，籴贵，民多病。此所以候岁之风贼人者也。二月丑不风，民多心腹病。三月戌不温，民多寒热。四月巳不暑，民多瘅病。十月申不寒，民多暴死。诸所谓风者，皆发屋折树木，扬沙石，起毫毛，发腠理者也。

正月朔日，候四时之岁气者，以建寅之月为岁首，人生于寅也。二月丑不风者，又常以冬至之日，太一始居叶蛰之宫，以候天之风雨，以建子之月为岁首，天开于子也。三月主辰，三月戌不温者，辰与戌合也。在十二月所主在十二辰，在六气所主在三阴三阳，故曰三月戌不温，四月巳不暑，盖或从六气，或从十二辰也。寅申少阳主气，十月申不寒者，以六气之主时也。天干始于甲，地支始于子。如子午之岁，寅申少阳主五气之九月十月。十月申不寒者，主气失时，民多暴死。盖四时主客之气，三阴三阳之所主也。以一日之四时，而应一岁之四时者，日日随天道环转一周，而岁与天会也。正月朔日，风从东方来者，正风也。因发木扬沙，故国有灾也。天寒而风，二月丑风，谓和风也。诸所谓风者，皆折木扬沙之烈风，又无和润之雨露，故民有死亡也。此章论人之虚实,因天气之盛衰,而四时之风露,又有和厉之异气,故圣人曰避虚邪之道,如避矢石然,庶邪勿能害也。

## 大惑论第八十

黄帝问于岐伯曰:余尝上于清冷之台,中阶而顾,匍匐而前,则惑。余私异之,窃内怪之,独瞑独视,安心定气,久而不解,独博独眩,被发长跪,俯而视之,后久之不已也。卒然自止,何气使然?岐伯对曰:五藏六府之精气,皆上注于目而为之精。精之窠为眼,骨之精为瞳子,筋之精为黑眼,血之精为络,其窠气之精为白眼,肌肉之精为约束。裹撷筋骨血气之精,而与脉并为系,上属于脑,后出于项中。故邪中于项,因逢其身之虚,其入深,则随眼系以入于脑。入于脑则脑转,脑转则引目系急,目系急则目眩以转矣。邪其精,其精所中不相比也则精散,精散则视歧,视歧见两物。目者,五藏六府之精也,营卫魂魄之所常营也,神气之所生也。故神劳则魂魄散,志意乱。是故瞳子黑眼法于阴,白眼赤脉法于阳也,故阴阳合传而精明也。目者,心使也。心者,神之舍也。故神精乱而不转,卒然见非常处,精神魂魄,散不相得,故曰惑也。

清冷之台,东苑之台名也。惑,眩乱也。精,精明也。窠,藏也。眼者,瞳子黑白之总名也。骨之精为瞳子,肾之精也。筋之精为黑眼,肝之精也。血之精为络,心之精也。窠气之精为白眼,肺之精也。约束者,目之上下纲,肌肉之精为约束,脾之精也。裹撷筋骨血气之精,心主包络之精也。包络之精,与脉并为目系,上属于脑,后出于项中。是诸脉皆上系于目,会于脑,出于项。此脉系从下而上,从前而后也。若邪中于项,则随眼系入于脑。入于脑则脑转,脑转则引目系急,目系急则目眩以转矣。比,周密也。邪其精,其精为邪所中,则不相比密而精散矣,精散则视歧而见两物矣。夫心藏神,肾藏志,肝藏魂,肺藏魄,脾藏意,此五藏所藏之神志也。目者,五藏六府之精也。是故瞳子黑眼法于阴,白眼赤脉法于阳,故阴阳相合,传于目而为睛明也。夫心者,五藏之专精也。目者,其窍也。华色者,心之荣也。故目乃心之使,心者神之舍也。神精乱而不转，则卒然见非常处。精神魂魄散不相得，故曰惑也。

黄帝曰：余疑其然。余每之东苑，未曾不惑，去之则复，余唯独为东苑劳神乎？何其异也？岐伯曰：不然也。心有所喜，神有所恶，卒然相感，则精气乱，视误，故惑，神移，乃复。是故闻者为迷，甚者为惑。

夫火之精为神，水之精为精，精上传于神，共凑于目而为精明。若神感于精，则精气乱而为惑矣。盖精明者，从下而上，从前而后也。是以上文论从后而逆于前，此论上而感于下，皆反逆而为惑也。心有所喜者，喜之东苑而上清冷之台也。神乃火之精而恶清冷，故神有所恶。卒然相感者，神志相感也。神乃清冷而有所感，则神反下交于阴矣。神气下交，则精气乱矣。精气乱，则视误而为惑矣。候神移于上，而后乃复也。夫肾藏志而开窍于耳，是故志不上交于神则迷，甚则神反下交于志则惑也。按此章总结九针之道，贵在得神。能存乎精气神者，可无惑于天下。故帝设此问，而伯论其精气神焉。《宝命全形论》曰：凡刺之真，必先治神。又曰：浅深在志，远近若一。《八正神明论》曰：神乎神，耳不闻，目明心开而志先，慧然独悟。《离合真邪论》曰：诛罚无过，命曰大惑。反乱大经，真不可复。盖治针之要，贵在诊视审察，存神定志，适其常变，万举万全，可传于后世，令终而不灭。至于修身养生，治国治民，总在调养精气神三者。是以《内经·素问》首论《上古天真》，末结《解精微论》，所以修身养生也。本经首论《九针》之道，末结《大惑》《痈疽》，所以治国治民也。知修身则知所以治民，知治民则知所以治天下国家矣。

黄帝曰：人之善忘者，何气使然？岐伯曰：上气不足，下气有馀，肠胃实而心肺虚。虚则营卫留于下，久之不以时上，故善忘也。

本篇曰：目者，五藏六府之精也，营卫魂魄之所常营也。《八正神明论》曰：观其冥冥者，言形气营卫之不形于外，而工独知之。又曰：养神者，必知营卫血气之盛衰。故此以下，复论营卫之行，所当详审者也。夫营卫生于中焦之阳明，运行于形身之外内。气者，先天之真元，生于下焦精水之中，上通于心肺，环转于上下。上气不足，下气有馀，则肠胃实而心肺虚矣。虚则营卫留于下，久之不以时上，故善忘也。倪仲玉曰：肠胃，阳明也。先天之气逆于下，则后天之气亦逆于中,中下并逆,则上气大虚,故善忘也。

黄帝曰:人之善饥而不嗜食者,何气使然?岐伯曰:精气并于脾,热气留于胃,胃热则消谷,谷消故善饥。胃气逆于上,胃脘寒,故不嗜食也。

脾主为胃行其津液者也。精气并于脾,则脾家实而不能为胃转输,则热气留于胃而消谷善饥矣。夫谷入于胃,五藏六府皆以受气,别出两行营卫之道,清者为营,浊者为卫,其大气之抟而不行者,积于上焦之胸中。胃气逆上者,谓之悍气,上冲于头而走空窍。盖脾不能为胃行其津液,则营卫大气,留而不行,胃之逆气,反上冲于头,而别走阳明矣。胃脘者,胃之上脘。大气不行,则上焦虚而胃脘寒。上焦虚寒不能主纳,故不嗜食也。以上二节,论营卫生始之因。

黄帝曰:病而不得卧者,何气使然?岐伯曰:卫气不得入于阴,常留于阳。留于阳则阳气满,阳气满则阳跻盛,不得入于阴则阴气虚,故目不瞑矣。黄帝曰:病目而不得视者,何气使然?岐伯曰:卫气留于阴,不得行于阳。留于阴则阴气盛,阴气盛则阴跻满,不得入于阳则阳气虚,故目闭也。

阳跻者,足太阳之别,起于足之外踝,循胁下肩髆,从口吻至目内眦,与阴跻会于足太阳之睛明。阴跻乃足少阴之别,起于然谷之后,循胸上入缺盆,从咽喉至目内眦,与阳跻会于足太阳之睛明。卫气行阳二十五周,下行阴分而复会于目内,行于五藏之阴,亦如阳行之二十五周而复会于目,是以卫气出于阳,则目张而寤,入于阴,则目瞑而卧。故卫气留于阳则阳跻盛,不得入于阴则阴气虚,故目不瞑。卫气留于阴则阴跻满,不得入于阳则阳气虚,故目闭也。此言卫气行阳行阴,皆从目以出入,故曰目者营卫魂魄之所常营也。王子律曰:此节重见者再,盖其文则同,而各有所谓也。

黄帝曰:人之多卧者,何气使然?岐伯曰:此人肠胃大而皮肤涩,而分肉不解焉。肠胃大则卫气留久,皮肤涩则分肉不解,其行迟。夫卫气者,昼日常行于阳,夜行于阴。故阳气尽则卧,阴气尽则寤。故肠胃大则卫气行留久,皮肤涩分肉不解则行迟,留于阴也久,其气不精则欲瞑,故多卧矣。其肠胃小,皮肤滑以缓,分肉解利,卫气之留于阳也久,故少瞑焉。

卫气外行于肌肉之文理,内行于肠胃之募原。分肉者,肌肉之腠理。其人肠胃大,则卫气行于阴而留久。皮肤涩分肉不解,则出于阳而行迟,留于阴也久。其气不精,则欲瞑而多卧矣。其人肠胃小,则卫气周于阴也速,皮肤滑以缓,分肉解利,卫气之行于阳也久,故少瞑焉。盖卫气日行于阳,夜行于阴,阳气尽则入于阴而卧,阴气尽则出于阳而寤,如留于阴久则多卧,留于阳久则少瞑焉。上节论卫气通贯于阳跻阴跻之脉中,此论卫气出入于分肉募原之气分。夫卫者阳气也,主外而夜行于阴。卫者浊气也,注阳而复贯于脉。此应天道之运行,无往而不遍者也。

黄帝曰:其非常经也,卒然多卧者,何气使然?岐伯曰:邪气留于上焦,上焦闭而不通,已食若饮汤,卫气久留于阴而不行,故卒然多卧焉。

此言卫气留于上而不行于上,则卒然多卧。盖身半以上为阳,身半以下为阴也。非常经者,非日行于阳,夜行于阴之经常出入,此因邪气留于上焦,则上焦闭而不通。饮食于胃,则中焦满实,以致卫气久留于下之阴,而不能上行于阳,故卒然多卧也。

黄帝曰:善。治此诸邪,奈何?岐伯曰:先其藏府,诛其小过,后调其气,盛者泻之,虚者补之。必先明知其形志之苦乐,定乃取之。

先其藏府者,先调其五藏六府之精气神志。诛其小过者,去其微邪也。后调其气者,调其营卫也。必先明知其形志之苦乐,定其灸刺熨引,甘药醪醴以取之。盖志者,精神魂魄志意也。形者,营卫血气之所营也。故志苦则伤神,形劳则伤精气矣。

## 痈疽第八十一

黄帝曰:余闻肠胃受谷,上焦出气,以温分肉而养骨节,通腠理。中焦出气如露,上注谿谷而渗孙脉,津液和调,变化而赤为血。血和则孙脉先满溢,乃注于络脉,皆盈,乃注于经脉。阴阳已张,因息乃行,行有经纪,周有道理,与天合同,不得休止。切而调之,从虚去实,泻则不足,疾则气减,留则先后,从实去虚,补则有馀。血气已调,形气乃持。余已知血气之平与不平,未知痈疽之所从生,成败之时,死生之期,有远近,何以度之?可得闻乎?岐伯曰:经脉流行不止,与天同度,与地合纪。故天宿失度,日月薄蚀,地经失纪,水道流溢,草蓂不成,五谷不殖,径路不通,民不往来,巷聚邑居,则别离异处,血气犹然,请言其故。夫血脉营卫,周流不休,上应星宿,下应经数。寒邪客于经络之中则血泣,血泣则不通,不通则卫气归之,不得复反,故痈肿。寒气化为热,热胜则腐肉,肉腐则为脓,脓不泻则烂筋,筋烂则伤骨,骨伤则髓消,不当骨空,不得泄泻,血枯空虚,则筋骨肌肉不相营,经脉败漏,熏于五藏,藏伤故死矣。泣,涩同。

此篇归结首章之义。盖人之血气流行,与天地相参,与日月相应,昼夜环转之无端也。一息不运,则留滞而为痈为痹。故圣人立九针之法,所以治未病也。若积久而成痈疽,则多不治之死证矣。夫营卫血气之行,皆从内而外,应寒暑往来,经水流行,皆从地而出。帝复论上焦出气,以温分肉而养骨节,通腠理,中焦出气如露,上注谿谷而渗孙脉,从孙脉而注于络脉经脉,是从气分而注于经脉之中,乃从外而内,应天道之运行于外,而复通于经水之中。人与天地参也,故经脉流行不止,与天同度,与地合纪。天宿失度,日月薄蚀,地经失纪,水道流溢,人之血气犹然。夫血脉营卫,周流不休,上应星宿,下应经数。如寒邪客于经络之中则血泣,血泣则不通,不通则卫气归之。归,还也。盖营行脉中,卫行脉外,交相逆顺而行者也。营血留泣不行,则卫气亦还转而不得复反其故道,故痈肿也。骨空者,节之交也。痈肿不当骨空之处,则骨中之邪热不得泄泻矣。血枯而经脉空虚,则筋骨肌肉不相营矣。经脉外络形身,内属藏府。经脉败漏,则熏于五藏,藏伤故死矣。

黄帝曰:愿尽闻痈疽之形,与忌日名。岐伯曰:痈发于嗌中,名曰猛疽。猛疽不治化为脓,脓不泻,塞咽,半日死。其化为脓者,泻则合豕膏冷食,三日而已。

夫皮脉肉筋骨,五藏之外合也。而藏府之血气循行,又各有部分,故有轻重死生之别焉。嗌乃呼吸出入之门,发于嗌中,其势甚猛,故名猛疽。若脓不泻而塞嗌,则呼吸不通,不待半日而死矣。嗌乃肺之上管,肺肾上下交通。豕乃水畜,冷饮豕膏者,使热毒从下而出也。

发于颈,名曰夭疽。其痈大以赤黑,不急治,则热气下入渊液,前伤任脉,内熏肝肺。熏肝肺,十馀日而死矣。

颈乃手足少阳阳明血气循行之分部,故不急治,则热气下入渊液。渊液乃足少阳胆经穴,在腋下三寸,盖从外而将入于内也。任脉居阳明少阳四脉之中,故前伤任脉,内熏肝肺。此在外府经之毒,内熏于藏,故至十馀日而死。经云:上工治皮肤,其次治经脉,其次治六府,其次治五藏。治五藏者,半死半生。为疡医者,不可不知也。

阳气大发,消脑留项,名曰脑烁。其色不乐,项痛而如刺以针。烦心者,死,不可治。

阳气大发者,三阳之气并发也。三阳者,太阳也。太阳经脉入于脑,出于项,故阳气大发,留于项,名曰脑烁。此纯阳之气,消烁脑髓也。夫心为阳中之太阳,心与太阳标本相合,心气受郁,故其色不乐。若烦心者,府毒干藏,死不可治矣。

发于肩及臑,名曰疵痈。其状赤黑,急治之,此令人汗出至足,不害五藏,痈发四五日,逞焫之。焫,热同。

肩臑乃肺藏之部分,故令人汗出至足。此痈生浮浅,如疵之在皮毛,故名疵痈,而不害五藏。逞,快也。速焫治之,则毒随气而散矣。姚氏曰:火气能消肺金之毒。

发于腋下赤坚者,名曰米疽。治之以砭石,欲细而长,疏砭之,涂以豕膏,六日已,勿裹之。

腋者,亦肺藏之部分。米者,言其小也。治之以砭石者,痈亦浮浅也。毒气在于皮肤之间,六日则气已周而来复,故已。勿裹之者,使毒气外泄也。夫痈发于府部者,反熏藏而死,发于藏部者易已,此皆浅深内外之别,为疡医者,不可不知。

其痈坚而不溃,为马刀挟缨,急治之。缨,当作瘿。

其痈坚而不溃,承上文而言。痈在膺腋之间,坚而不溃者,此为马刀挟瘿。《金匮要略》曰:人年五六十,其病脉大,痹挟背行,苦肠鸣,马刀挟瘿者,皆为劳得之。夫马刀挟瘿,足阳明之证也。四支为诸阳之本。劳其四体,则伤阳明而有是证,故宜急治之,以保胃气。

发于胸,名曰井疽。其状如大豆,三四日起,不早治,下入腹,不治,七日死矣。

胸者,膻中之分,宗气之所居也。宗气出于阳明,故不早治,则下入于腹,而伤阳明胃气,胃气伤则七日死矣。

发于膺,名曰甘疽。色青,其状如谷实瓜蒌,常苦寒热,急治之,去其寒热,十岁死,死后出脓。瓜,音括。蒌,音楼。

膺乃足厥阴阳明之部分,故疽发于此,其名曰甘,其色青也。状如谷实瓜蒌者,如米谷如括蒌之子实也。阳明从太阴之化,厥阴从少阳之化,阴阳互交,故往来寒热也。急治之以去其寒热。此疽至十年而后发乃死。死后出脓者,谓至将死之候,然后出脓而死,此即乳岩石痈之证也。夫寒热者,厥阴阳明之气病也。如谷实瓜蒌者,肝藏胃府之郁毒,留于脉络之间,即如鼠瘘寒热之毒,其本在藏,其末在脉,故不易消而亦不即发也。至十年之久,藏府之气将衰,则毒气发而溃烂死矣。

发于胁,名曰败疵。败疵者,女子之病也。灸之,其病大痈脓。治之,其中乃有生肉,大如赤小豆。锉蔆翘草根各一升,以水一斗六升,煮之竭,为取三升,则强饮厚衣,坐于釜上,令汗出至足,已。蔆,菱同。

胁在腋之下,肺肝之部分也。此亦发于皮肤,故名曰败疵。夫肺主气,肝主血。女子之生,有馀于气,不足于血,此因气血不调而生,故为女子之病。其病大痈脓治之者,谓如治大痈之法以灸之也。其中乃有生肉,大如赤小豆,是虽名败疽,而不至于腐肉烂筋伤骨矣。蔆乃水草。翘,连翘也。锉二草根各一升煮之,强饮,厚衣坐于釜上,令汗出至足乃已。盖水草能清热发汗,翘能解毒者也。

发于股胫,名曰股胫疽。其状不甚变,而痈脓搏骨,不急治之,三十日死矣。

发于股胫,足少阴之毒也。其状不甚变者,毒附于骨而不外发,故皮肤不甚变为痈毒之状也。不急治之,三十日死。肾为水藏,月为阴而应水,故应月一周而死。

发于尻,名曰锐疽。其状赤坚大,急治之,不治,三十日死矣。

尻乃足太阳之部分,太阳之上,寒水主之,故亦应月而死。夫肾与膀胱,为水藏水府。肾为阴而主骨,故痈脓搏骨而不外发。府为阳而太阳之气主于肤表,故其状赤坚而大。夫阳毒起发于外而亦致死者,太阳为诸阳主气也。噫!能知藏府阴阳,营卫血气,表里标本,多能死中求生。为疡医者,可不知《内经》乎!

发于股阴,名曰赤施。不急治,六十日死。在两股之内,不治,十日而当死。

股阴者,足三阴之部分也。以火毒而施于阴部,故名曰赤施。六十者,水之成数也。十日者,阴数之终也。闵士先曰:股阴者,足少阴之分也。两股之内者,足太阴厥阴之分也。

发于膝,名曰疵痈。其状大痈,色不变,寒热,如坚石,勿石,石之者死,须其柔,乃石之者生。

膝者筋之会,足少阳之分也。色不变者,色与皮肤相同而不赤也。其状如大痈而色不变者,毒在外内之间也。盖少阳主枢,故其色状如此,而为寒为热也。如坚石者,勿砭石之,石之则死,毒气入于内也。须其柔耎而石之者生,毒气出于外也。盖少阳主枢,可内而可外也。余伯荣曰:坚石者,毒气尚未透发,柔则发于外矣,故有外内死生之分焉。

诸痈疽之发于节而相应者,不可治也。发于阳者百日死,发于阴者三十日死。

此论痈疽之发于背也。节者,脊之二十一椎,每椎有节之交,神气之所游行出入者也。相应者,内应于五藏也。发于阳者,发于三椎而内应于肺藏,发于四椎而内应于心主包络,发于五椎而内应于心藏也。发于阴者,发于七椎而内应于肝藏,发于十一椎而内应于脾藏,发于十四椎而内应于肾藏也。百日死者,日之终也。三十日者,月之终也。余伯荣曰:痈疽发于背而偏者,或伤及藏府之俞,犹有可生之机。正中者,伤及督脉,而况相应于五藏乎?闵士先曰:痈者,壅也。疽者,阻也。毒者,痈疽之总名也。上古以痈疽所发之处,分阴阳而命名。后世以发于背者,即名曰发背,发于臂者,即名曰臂痈。是以古今之命名,各不同焉。姚士因曰:节之交,骨空处也。周身三百六十五节,而四支有十二大节,皆髓孔易髓之处。上文曰:不当骨空,不得泄泻。谓痈不当于骨空之处,其伤骨消髓之热邪,无从而出。若诸痈疽之发于节者,正当邪热所出之空,非死征也。马氏云:其节之外廉为阳,内廉为阴,是发于四支之内外廉者,皆不治之死证耶?噫!经义渊微,不易阐发,岂可以粗疏之学,贻误后人。

发于胫,名曰兔啮。其状赤至骨,急治之,不治,害人也。

兔乃阴类,发于胫,名曰兔啮者,发于阴胫也。其状赤至骨者,从外而内也。故曰急治之,不治害人也,犹言外贼之来害人也。夫冲脉者,十二经之海也。与少阴之大络起于肾,下出于气街,循阴股内廉,邪入腘中,循胫骨内廉,下入内踝之后。此邪客于冲脉之中,则血泣不通,有如兔啮之微肿也。

发于内踝,名曰走缓。其状痈也,色不变,数石其输,而止其寒热,不死。

此邪客于足少阴之脉而为肿也。夫痈疽之变,有病因于内而毒气走于外者,有肿见于外而毒气走于内者。此邪留于脉而不行,故名曰走缓。其状若痈而色不赤也。足少阴之脉,起于小指之下,邪越足心,出然谷之下,循内踝之后,以上腨内。故当数石其输,去其邪而止其寒热。盖足少阴秉先天之水火,故能为寒为热也。余伯荣曰:鼠瘘,寒热病也,发于少阴。

发于足上下,名曰四淫。其状大痈,急治之,百日死。

四淫者,邪气行于左右之太少也。少阳主初阳之生气,而发于肾藏,太阳乃肾之府而为诸阳主气,故当急治之,不则阳气伤而百日死矣。

发于足傍,名曰厉痈。其状不大,初如小指发,急治之,去其黑者,不消辄益,不治,百日死。

此寒邪客于足阳明之脉而为痈也。足阳明之脉,起于足大指次指之厉兑,故发于足傍,名曰厉痈。夫在地为水,在天为寒。黑者,水之气色也。不急治之以去其黑,则寒淫而土败矣。姚士英曰:少阳太阳之气生于下焦,故邪客于下，其状大痈。阳明之气生于中焦，故邪客于下，其状不大。盖经络伤而气未伤也。闵士先曰：初如小指发者，谓初发如小指，其状肿而长，乃邪在经络之形也。卫气归之，则圆而坟起矣。

发于足指，名曰脱痈。其状赤黑，死不治；不赤黑，不死。不衰，急斩之，不则死矣。

此足少阴之毒，从内而发于外，故曰脱痈，谓从阴而脱出于阳也。发于足指者，发于足大指也。《动输篇》曰：足少阴之经，下入内踝之后，入足下。其别者，邪入踝，出属跗上，入大指之间，注诸络。夫足少阴秉先天之水火，其状赤黑者，水火之淫毒太盛，故为不治之死证。不赤黑者，其毒气少衰，故为不死。如痈肿不衰，急斩去其指，不则毒气注于诸经之络而死矣。

黄帝曰：夫子言痈疽，何以别之？岐伯曰：营卫稽留于经脉之中，则血泣而不行，不行则卫气从之而不通，壅遏而不得行，故热。大热不止，热胜则肉腐，内腐则为脓。然不能陷骨髓，不为焦枯，五藏不为伤，故命曰痈。黄帝曰：何谓疽？岐伯曰：热气淳盛，下陷肌肉，筋髓枯，内连五藏，血气竭，当其痈下，筋骨良肉皆无馀，故命曰疽。疽者，上之皮夭以坚，上如牛领之皮。痈者，其皮上薄以泽。此其候也。

上文分别部位之阴阳死生，此总论痈疽之浅深轻重。盖人之血气流行，环转出入，而淫邪泮衍，变易无常。且气秉有厚薄，邪客有微甚，是以死生成败，各不同焉。按《内经》论痈疽所发，有因于喜怒不测，饮食不节，藏府不和，则留积而为痈者，有因于藏府之寒热相移而成痈者。本篇止论外因之邪，盖以人之血气流行，与天同度，与地合纪，因息乃行，不得休止，少有留滞，则为痈为痹矣。是以圣人立九针之法，配合三才之道，以回造化之功，立数十万言，传之竹帛，使天下后世，子孙黎民，不罹灾眚之患，同归生长之门。圣人之教化大矣！